William R. Fenner

Kleintierkrankheiten

Differentialdiagnostik und Therapie in der Praxis

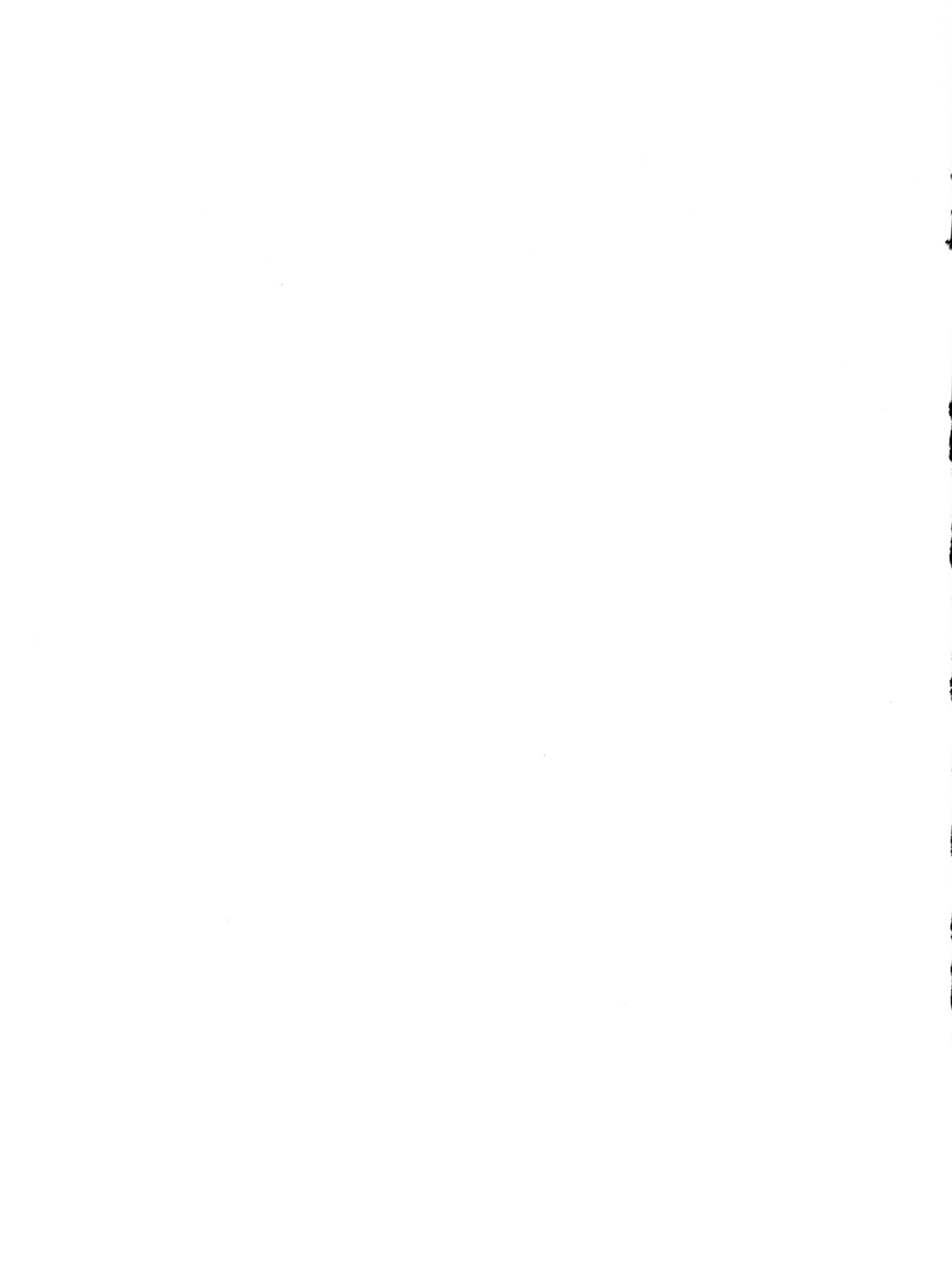

Kleintierkrankheiten

Differentialdiagnostik und Therapie in der Praxis

Herausgegeben von

William R. Fenner

Bearbeitet von 28 Fachwissenschaftlern

Mit 61 Abbildungen und 81 Tabellen

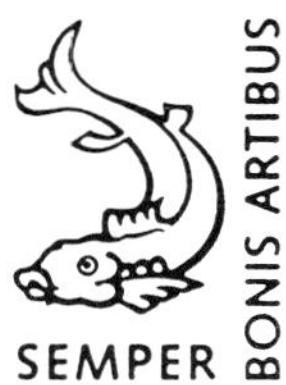

Gustav Fischer Verlag Jena · Stuttgart 1994

Titel und Verlag der Originalausgabe

Quick Reference to Veterinary Medicine
Second Edition

Editor: **William R. Fenner,** Diplomate, American College of Veterinary Internal Medicine, Associate Professor, Department of Veterinary Clinical Sciences, College of Veterinary Medicine, The Ohio State University, Columbus, Ohio, U.S.A.

Anschrift der Übersetzerin

Dr. med. vet. Carmen Stäbler
Heideleweg 1
D-86946 Issing

Wichtiger Hinweis

Die pharmakotherapeutischen Erkenntnisse in der Human- und Tiermedizin unterliegen laufendem Wandel durch Forschung und klinische Erfahrungen. Herausgeber und Autoren dieses Werkes haben große Sorgfalt darauf verwendet, daß die in diesem Buch mitgeteilten therapeutischen Angaben dem derzeitigen Wissensstand entsprechen. Das entbindet den Benutzer dieses Werkes aber nicht von der Verpflichtung, anhand der Beipackzettel zu verschreibender Präparate zu überprüfen, ob die dort gemachten Angaben von denen in diesem Buch abweichen, und die Verordnung in eigener Verantwortung zu bestimmen.

Die Deutsche Bibliothek – CIP-Einheitsaufnahme

Kleintierkrankheiten : Diffentialdiagnostik und Therapie in der Praxis ; mit 81 Tabellen / hrsg. von William R. Fenner. Bearb. von 28 Fachwiss. [Übers.: Carmen Stäbler]. – Jena ; Stuttgart ; New York : G. Fischer, 1994
Einheitssacht.: Quick reference to veterinary medicine <dt.>
ISBN 3-334-60813-1
NE: Fenner, William R. [Hrsg.]; EST

Deutsche Ausgabe

Lektor: Dr. Dr. Roland Itterheim
Satz und Druck: Druckhaus Köthen GmbH
Buchbinderei: Kunst- und Verlagsbuchbinderei GmbH, Leipzig
Printed in Germany

ISBN 3-334-60813-1

Autorenverzeichnis

Larry Berkwitt, D.V.M.
Diplomate American College of Veterinary Internal Medicine
Staff Internist
Darien Animal Hospital
Darien, Connecticut

John D. Bonagura, D.V.M.
Diplomate American College of Veterinary Internal Medicine (Cardiology and Internal Medicine)
Department of Veterinary Clinical Sciences
College of Veterinary Medicine
The Ohio State University
The Ohio State University Veterinary Teaching Hospital
Columbus, Ohio

Marcia Carothers, D.V.M.
Associate
Internal Medical Referral Practice of Cleveland
Cleveland, Ohio

John S. Cave, D.V.M.
Diplomate American College of Veterinary Internal Medicine
Private Practice
Henderson, Kentucky

Dennis J. Chew, D.V.M.
Diplomate American College of Veterinary Internal Medicine
Professor
College of Veterinary Medicine
The Ohio State University
The Ohio State University Veterinary Teaching Hospital
Columbus, Ohio

C. Guillermo Couto, D.V.M.
Diplomate American College of Veterinary Internal Medicine
Department of Veterinary Clinical Sciences
College of Veterinary Medicine
The Ohio State University
Chief, Clinical Oncology Service
The Ohio State University Veterinary Teaching Hospital
Columbus, Ohio

Deborah J. Davenport, D.V.M., M.S
Diplomate American College of Veterinary Internal Medicine
Associate in Clinical Nutrition
Mark Morris Associates
Topeka, Kansas

Stephen P. DiBartola, D.V.M.
Diplomate American College of Veterinary Internal Medicine
Associate Professor
Department of Veterinary Clinical Sciences
College of Veterinary Medicine
The Ohio State University
Columbus, Ohio

Donna S. Dimski, D.V.M., M.S.
Assistant Professor
Department of Veterinary Clinical Sciences
Louisiana State University
Veterinary Clinician
Veterinary Teaching Hospital and Clinics
Baton Rouge, Louisiana

Roy Fenner, D.V.M.
Private Practice
Port Lavaca, Texas

William R. Fenner, D.V.M.
Diplomate American College of Veterinary Internal Medicine (Neurology)
Associate Professor
College of Veterinary Medicine

The Ohio State University
Staff Neurologist
The Ohio State University Veterinary Teaching Hospital
Columbus, Ohio

James M. Fingeroth, D.V.M.
Diplomate American College of Veterinary Surgeons
Animal Hospital Pittsford
Rochester, New York

Diane F. Gerken, D.V.M., Ph.D.
Diplomate A.B.V.T., A.B.R.
Associate Professor
College of Veterinary Medicine
The Ohio State University
Columbus, Ohio

Alan S. Hammer, D.V.M.
Assistant Professor
Department of Veterinary Clinical Sciences
College of Veterinary Medicine
The Ohio State University
Columbus, Ohio

Bernard Hansen, D.V.M.
Visiting Instructor
North Carolina State University College of Veterinary Medicine
Director of Intensive Care
North Carolina State University Veterinary Teaching Hospital
Raleigh, North Carolina

Kirk H. Haupt, D.V.M.
Diplomate American College of Veterinary Internal Medicine
Cats Exclusive Veterinary Hospital
Edmonds, Washington

Catherine W. Kohn, V.M.D.
Diplomate American College of Veterinary Internal Medicine
Associate Professor
Department of Veterinary Clinical Sciences
College of Veterinary Medicine
The Ohio State University
Columbus, Ohio

Kenneth W. Kwochka, D.V.M.
Diplomate American College of Veterinary Dermatology
Assistant Professor of Dermatology
Department of Veterinary Clinical Sciences
College of Veterinary Medicine
The Ohio State University
Chief of Dermatology Service
The Ohio State University Veterinary Teaching Hospital
Columbus, Ohio

Ronald Lyman, D.V.M.
Diplomate American College of Veterinary Internal Medicine
President
The Animal Emergency and Referral Center
Fort Pierce, Florida

William W. Muir III, D.V.M., Ph.D.
Diplomate American College of Veterinary Anesthesiology
Diplomate American College of Veterinary Emergency and Critical Care
Professor and Chairman
Department of Veterinary Clinical Sciences
College of Veterinary Medicine
The Ohio State University
The Ohio State University Veterinary Teaching Hospital
Columbus, Ohio

Keith W. Prasse, D.V.M., Ph.D.
Diplomate American College of Veterinary Pathology
Associate Dean
College of Veterinary Medicine
University of Georgia
Athens, Georgia

M. Judith Radin, D.V.M., Ph.D.
Diplomate American College of Veterinary Pathology
Assistant Professor
Department of Veterinary Pathobiology
College of Veterinary Medicine
The Ohio State University
Clinical Pathologist
The Ohio State University Veterinary Teaching Hospital
Columbus, Ohio

William A. Rogers, D.V.M., M.S.
Diplomate American College of Veterinary Internal Medicine

Veterinary Internal Medicine Consultation Clinic
Milford, Ohio

Robert G. Sherding, D.V.M.
Diplomate American College of Veterinary Internal Medicine
Professor and Head of Small Animal Medicine
Department of Veterinary Clinical Sciences
College of Veterinary Medicine
The Ohio State University
Columbus, Ohio

Justin H. Straus, D.V.M.
Diplomate American College of Veterinary Internal Medicine
Staff Internist
Oradell Animal Hospital
Oradell, New Jersey

Margaret S. Swartout, D.V.M.
Internal Medicine Specialty Practice
Knoxville, Tennessee

Patricia D. White, D.V.M., M.S.
Instructor
Department of Veterinary Clinical Sciences
College of Veterinary Medicine
The Ohio State University
Columbus, Ohio

Susan Winston, D.V.M.
Diplomate American College of Veterinary Ophthalmologists
Veterinary Ophthalmology Clinic
Norcross, Georgia

Vorwort zur zweiten amerikanischen Auflage

Die sehr positive Reaktion der praktizierenden Tierärzte auf die erste Ausgabe dieses Buches war herzerfrischend und überwältigend. Ich hatte gehofft, ein Buch verfaßt zu haben, das Ihren Wünschen gerecht werden würde, und ein Großteil hat mir versichert, daß es meinen Mitarbeitern und mir gelungen ist. Diese waren auch so freundlich, mir Ratschläge für Verbesserungen in der zweiten Auflage zu geben. Nach langer Zeit und harter Arbeit von seiten der Koautoren und des Verlegers freue ich mich, jetzt die zweite Ausgabe dieses Buches vorstellen zu können.

Diese Auflage ist wiederum in erster Linie auf praktizierende Tierärzte abgestellt. Die erste Auflage hat sich aber auch für Studenten der höheren Semester als hilfreich erwiesen. Das Werk ist so gestaltet, daß es Sie zu einer Diagnose führt, Ihnen Hilfestellung bei der Art der Behandlung gibt und Ihnen Anregungen vermittelt, weiterführende Literatur zu finden. Das Buch präsentiert in Kurzform einen Überblick über das betreffende Thema, eine umfassende Darstellung wurde nicht angestrebt. Dafür verkürzt die Art der Darstellung die Zugriffszeit. Man kann an das Buch entweder so herangehen, daß man im Inhaltsverzeichnis das entsprechende Kapitel heraussucht und es überfliegt, bis man auf den relevanten Abschnitt trifft, oder man schlägt das Sachregister auf, um schnell zu der Seite zu kommen, auf der Informationen zu einem bestimmten Problem zu finden sind.

Die vorliegende Auflage erfuhr einige größere Erweiterungen, von denen die zwei wichtigsten ein Kapitel über Patienten mit Polyurie und Polydipsie und eines über die Interpretation von Laborwerten sind. Polyurie und Polydipsie gehören zu den häufigsten Beschwerden bei Kleintierpatienten. Außerdem handelt es sich um diagnostisch komplexe Probleme. Die Einfügung dieses Kapitels von Dr. Hansen bietet eine dringend benötigte Anleitung für das Vorgehen bei solchen Patienten. Das andere neue Kapitel von Dr. Radin hat die Interpretation von Laborbefunden zum Thema. Die meisten Tierärzte verwenden mittlerweile routinemäßig biochemische Profile zur Beurteilung ihrer Patienten. Eine der am häufigsten gestellten Fragen bei Beratungstelefonaten ist: „Ich habe hier diese unerwartete Laborabweichung. Was bedeutet es, und was soll ich weiter tun?“ Ich glaube, daß dieses Kapitel Ihnen helfen wird, derartige Fragen zu beantworten.

Neben den neuen Kapiteln sind einige Passagen umgearbeitet worden, um den Gebrauch des Buches zu vereinfachen. Ich hatte das Glück, nicht nur viele der vorhergehenden Autoren halten zu können, sondern auch einige neue hinzugewinnen zu können, die die Gesamtqualität des Buches mit ihren Beiträgen verbessert haben. Ich glaube, daß sie nicht nur gute Tierärzte sind, sondern sich auch dem Fortschritt ihres Berufsstandes widmen.

Wie schon zuvor gibt es weder Zeit noch Raum, alle diejenigen zu würdigen, die direkt oder indirekt zu diesem Projekt beigetragen haben. Sicherlich gebührt Nancy Mullins und allen Mitarbeitern von J. B. Lippincott Dank und Ehre für ihre Hilfe, Unterstützung und Geduld. Dank geht ebenfalls an alle Tierärzte, die sich die Zeit für Zuspruch und Vorschläge genommen haben. Die Mitarbeiter und Mitarbeiterinnen, die geholfen haben, das Manuskript zu erstellen, verdienen besonderen Dank. Ich möchte meine Eltern würdigen, die mir mit ihrem Beispiel weiterhin vorangehen. Schließlich danke ich Terry, die mich unterstützte, ermutigte und für das Projekt Zeit unseres gemeinsamen Lebens opferte.

Ich hoffe, daß die Tierärzte, die dieses Buch benutzen, wie auch schon in der Vergangenheit Vorschläge für seine Verbesserung unterbreiten. Das Buch ist für Sie gemacht und soll Ihnen von Nutzen sein. Es kann diesen Anspruch aber nur erfüllen, wenn Sie dazu beitragen, daß das Werk fortbesteht.

William R. Fenner, D.V.M.

Geleitwort zur deutschen Ausgabe

Die deutsche Bearbeitung der zweiten Ausgabe von „Quick Reference to Veterinary Medicine" liegt nunmehr vor. Deren Intention ist es, dem Leser ein möglichst komprimiertes, informatives und trotzdem vollständiges Kompendium an die Hand zu geben, das im Praxisalltag rasch die gewünschte Information liefert. Zu diesem Zweck haben fast 30 Autoren, jeder von ihnen eine international anerkannte Kapazität, ihr Spezialwissen zusammengetragen, das vom Herausgeber, William R. Fenner, Diplomate, American College of Veterinary Internal Medicine, zu einem außerordentlich gelungenen Nachschlagewerk zusammengefaßt wurde. Fenner ist, wie auch der überwiegende Teil seiner Mitautoren, an der Ohio State University als Kliniker tätig. Sie alle verfügen über umfangreiche klinische Erfahrung, die sie in einer der größten und angesehensten amerikanischen Universitätskliniken gesammelt haben.

Gemäß seinem Anspruch, möglichst dicht an den Problemen der Praxis zu bleiben, beginnt das Buch in seinem ersten Teil mit den häufigsten Symptomen respektive Beschwerden des Patienten, die vom Tierbesitzer an den Tierarzt herangetragen werden. Die möglichen Krankheitsursachen werden dann jeweils mit einer kurzen Rekapitulation ihrer physiologischen bzw. pathophysiologischen Grundlagen erläutert, anschließend das diagnostische Vorgehen geschildert und exakte Therapievorschläge gegeben. Jeder Problemkreis wird durch das zugehörige Literaturverzeichnis komplettiert, das dem interessierten Leser weitere Anregungen zum Thema gibt. Auf eine Übersicht aller möglichen Therapieverfahren wird verzichtet, dafür wird die vom jeweiligen Autor bevorzugte Behandlung dargestellt.

Im zweiten Teil schließen sich die Erkrankungen der großen Organsysteme an, danach werden labormedizinische Fragen, Wasser- und Elektrolythaushalt und zuletzt physikalische und chemische Noxen (Vergiftungen) abgehandelt.

Wo erforderlich, ergänzen Schemata und Zeichnungen den vorwiegend stichwortartig gehaltenen Text. Die Systematik des Dargestellten wird durch zahlreiche Tabellen in seiner Übersichtlichkeit unterstützt.

Da der Herausgeber von Haus aus Neurologe ist, findet dieser Themenkreis entsprechend große Würdigung.

Das Buch wird seinem Anspruch, schnelle Information auch im Praxisalltag bereitzustellen, voll gerecht. Durch seine stringente Gliederung bleibt es durchweg übersichtlich, erfaßt dabei aber trotz der gebotenen Knappheit stets das Wesentliche. Hervorzuheben ist seine Aktualität, die sich besonders in den Kapiteln, die sich mit labormedizinischen Fragen und der Flüssigkeitstherapie beschäftigen, niederschlägt. Inhaltlich wird ein weiter Bogen gespannt, der von Adipositas über Ophthalmologie und Orthopädie bis hin zur Zytostatikabehandlung reicht. Alle schwierigen

Situationen, mit denen der im Kleintierbereich tätige Tierarzt konfrontiert werden kann, finden sich in diesem Kompendium.
Der Leser des Buches muß jedoch bereits über ein gewisses Basiswissen verfügen, auf dem aufbauend er sich dann schnell und gezielt in speziellen Situationen fundiert weiterhelfen kann.
Der Kleintiermediziner wird mit dem vorliegenden Buch eine wertvolle Ergänzung seiner Praxisbibliothek finden, mehr noch, er wird es als „Handbuch" schätzen lernen und stets zur Hand haben.

Hannover, Frühjahr 1994 I. Nolte

Inhaltsverzeichnis

• Teil I: Klinische Symptome des Patienten und Konsultationsgründe des Tierbesitzers

• Teil II: Störungen der Organsysteme

• Teil III: Abweichungen der Laborwerte und Grundsätze der Flüssigkeitstherapie

• Teil IV: Grundlagen des Wasser- und Elektrolythaushaltes

• Teil V: Physikalische und chemische Schädigungen

Teil I: Klinische Symptome des Patienten und Konsultationsgründe des Tierbesitzers

Kapitel 1. **Schock**

(William W. Muir III)

Die üblichen Methoden zur Klassifikation des Schocks betonen die Bedeutung der unterschiedlichen Ätiologien, wie Blutungen, Traumata, Sepsis, Allergien und Reaktionen auf Arzneimittel oder die funktionelle Beziehung zwischen dem effektiven zirkulierenden Blutvolumen, dem Herzen und dem peripheren Gefäßsystem. Die letztgenannte Erklärung führt den Schock zurück auf Hypovolämie, Herzinsuffizienz, Behinderung (hohen Widerstand) des Blutstroms oder dysregulierte Verteilung (niedrigen Widerstand) des Blutstroms. Obwohl sehr aufschlußreich, reichen diese Versuche einer Kategorisierung keinesfalls aus, um das für einen vernünftigen Zugang zu einer Therapie notwendige Wissen zu vermitteln. Vielmehr betont ein geeigneter Zugang zu einer Schocktherapie die temporären pathophysiologischen Prozesse, die für die Veränderungen im Kreislauf, die möglicherweise zur Dekompensation und zum Tod des Patienten führen, verantwortlich sind. Dieses Kapitel definiert den Schock und diskutiert (1) die gängigen Meinungen hinsichtlich der Pathophysiologie des Schocks, (2) Kreislaufkompensation und -dekompensation, (3) Zeichen und Symptome, (4) die Bedeutung der Überwachung physiologischer Variablen und (5) die Behandlung des Schocksyndroms.

Definition des Schocks

1. Schock ist eine Fehlverteilung des Blutvolumens, die zu unzureichender Bereitstellung von Sauerstoff und Nährstoffen an die Gewebe führt. Die ungleichmäßige mikrozirkulatorische Durchblutung verursacht Ischämie, Hypoxie und Azidose, wodurch die Zellfunktion gestört wird, und führt bei Fortbestehen möglicherweise zum Zelltod.

2. Allgemeine Zeichen

A. Der Blutdruck ist während des Schocks gewöhnlich vermindert, kann aber auch erhöht oder normal sein.

B. Das Herzminutenvolumen ist während des Schocks gewöhnlich vermindert, kann aber auch erhöht oder normal sein.

C. Der periphere Gefäßwiderstand ist während des Schocks gewöhnlich erhöht, kann aber auch vermindert oder normal sein.

D. Die Herzfrequenz ist während des Schocks gewöhnlich erhöht, kann aber auch vermindert oder normal sein.

Pathophysiologie des Schocks

Beim Auftreten von Ischämie, Hypoxie oder Azidose werden eine Reihe von Schutzmechanismen ausgelöst einschließlich (aber nicht begrenzt auf): (1) Aktivierung des autonomen Nervensystems; (2) Ausschüttung verschiedener Hormone; (3) Aktivierung des Immunsystems; (2) Freisetzung von mikrosomalen Enzymen, Proteasen, Lipasen und freien Sauerstoffradikalen aus den Leukozyten; (5) Aktivierung der Arachidonsäurekaskade; (6) Aktivierung des Komplement- und Kininsystems. Die Aktivierung dieser verschiedenen Prozesse ist die Grundlage für die Abwehrmechanismen. Obwohl diese Prozesse manchmal regellos und genau entgegengesetzt erscheinen mögen, stellen sie doch den Versuch des Körpers dar, die Zellfunktionen zu schützen und die Durchblutung der Gewebe wiederherzustellen. Extreme Reaktionen können jedoch fehlschlagen, zu einem Circulus vitiosus und zu weiterer Verschlechterung der Zellfunktionen führen. Es folgt ein Überblick der Prozesse, die während eines Schocks auftreten können.

1. Erhöhungen der autonomen neuralen Aktivität stimulieren die Herz- und Atemzentren und verursachen eine Vielfalt anderer Effekte:

A. Erhöhte Herzfrequenz

B. Erhöhte Kontraktilität des Myokards

C. Erhöhte Konstriktion der Arteriolen

D. Erhöhte Ventilation der Alveolen

2. Neuroendokrine Substanzen verändern die kardiovaskuläre Reaktionsfähigkeit und den Stoffwechsel.

A. Catecholamine bewirken Vasokonstriktion, Hyperglykämie, Verringerung der Insulinausschüttung und erhöhte Konzentrationen freier Fettsäuren im Plasma.

– Falsche Neurotransmitter (Octopamin, Syn. p-Norsynephrin), welche die normale vasomotorische Steuerung stören, werden freigesetzt.

B. Glucocorticoide erhöhen den Plasmaglucosespiegel und potenzieren oder antagonisieren vasoaktive Substanzen.

C. Aldosteron steigert die Natrium- und Wasserreabsorption und die Kaliumausscheidung und fördert eine Vasokonstriktion.

D. Das Renin-Angiotensin-System bewirkt eine Erhöhung der Ausschüttung von Adrenalin, Glucocorticoiden und Aldosteron, steigert die Aktivität des sympathischen Nervensystems und führt zu Vasokonstriktion.

E. Pankreashormone erhöhen den Blutglucosespiegel und den Proteinstoffwechsel.

1) Glucagon induziert Hyperglykämie.

2) Insulin verringert die Konzentrationen von Glucose und freien Fettsäuren im Plasma.

3) Während später Stadien eines Schocks, gleich welcher Ursache, und während eines Endotoxinschocks treten Insulinresistenz und ein herabgesetzter Stoffwechsel auf, was zu erhöhten Plasmakonzentrationen von Glucose und Insulin führt.

F. ADH erhöht den peripheren Gefäßwiderstand, verringert das Herzminutenvolumen und bewirkt die Retention von Wasser über die Niere.

G. ACTH steigert die Glucocorticoidsynthese und -freisetzung.

H. Opioide (Endorphine, Enkephaline und Dynorphine) bewirken Schmerzlinderung, Vasodilatation und Hypotonie.

I. Das Thyreotropin-Releasing Hormon (TRH) wirkt als physiologisches (endogenes) Opiat und Leukotrien-Antagonist und hat blutdruckerhöhende Wirkung.

3. Das Immunsystem wird während eines Schocks häufig aktiviert, kann aber auch gedämpft werden.

A. Traumata, Blutungen und Sepsis setzen die Fähigkeit des retikuloendothelialen Systems zur Phagozytose herab.

B. Abnahmen des Plasma-Fibronectins gehen einher mit verminderter Fähigkeit zur Phagozytose und einer Prädisposition für eine Sepsis.

C. Die Anzahl der Lymphozyten und der lymphozytären Reaktionen nimmt im Anschluß an Traumata und Sepsis ab.

D. Die Anzahl der antikörperbildenden Zellen im peripheren Blut nimmt im Anschluß an Traumata und Sepsis ab.

E. Die Aktivierung des Komplements, ausgelöst durch Blutungen, Traumata und Sepsis, hat mehrere Auswirkungen:

1) Freisetzung von bei Entzündungsreaktionen aktiven Peptiden
2) Erleichterung der Phagozytose durch Opsonierung
3) Lyse von eindringenden Organismen
4) Förderung der Gewebsschädigung durch einen Angriff auf die Zellmembranen
5) Steigerung der Kapillarpermeabilität

4. Hypoxie, Ischämie und Azidose aktivieren Monozyten, Makrophagen und Leukozyten, die ihrerseits eine Kaskade zellulär reagierender Substanzen auslösen.

A. Interleukin-1, ein Produkt von aktivierten Monozyten und Makrophagen, wirkt als hormonähnlicher Botenstoff, der:

1) durch Auslösung der Prostaglandinsynthese Fieber erzeugt,
2) die Aktivierung und Freisetzung von Neutrophilen anregt,
3) in der Skelettmuskulatur Proteolyse einleitet,
4) die Insulin- und Glucagonproduktion anregt,
5) das Immunsystem aktiviert.

B. Aktivierte Leukozyten setzen lytische Enzyme (Proteasen und Lipasen) und freie Sauerstoffradikale frei. Dies führt zu:

1) Einleitung der Komplementreaktion,
2) Schädigung der Zellmembran durch lysosomale Enzyme,
3) Freisetzung von Histamin, Bradykinin und Serotonin,
4) lokalisierter Vasokonstriktion,
5) erhöhter Permeabilität der Kapillarmembranen.

5. Der Arachidonsäure-Metabolismus ist aktiviert, wodurch mehrere biologisch aktive Cyclooxygenasen und Lipoxygenasen entstehen.

A. Prostacyclin relaxiert die glatte Muskulatur der Gefäße und hemmt die Aggregation der Thrombozyten.

B. Thromboxan A_2 kontrahiert die glatte Muskulatur der Gefäße, setzt Lysosomen frei und bewirkt Aktivierung und Aggregation der Thrombozyten und Leukozyten.

C. Leukotriene, zu denen die „slow reacting substance of anaphylaxis" gehört, haben nachteilige Auswirkungen:

1) Vasokonstriktion
2) Bronchokonstriktion
3) Erhöhte Kapillarpermeabilität

6. Durch Zellschädigungen wird die Permeabilität der Kapillarmembranen erhöht; die Menge an herzdämpfenden und vasoaktiven Peptiden, die die Aktivierung des Faktors XII auslösen, nimmt zu. Der Faktor XII wandelt Präkallikrein in Kallikrein, Bradykinin und andere aktive Peptide um, was zu Vasodilatation und erhöhter Kapillarpermeabilität führt.

A. Der Faktor XII aktiviert das Intrinsic-System der Blutgerinnung.

– Fibrinthromben werden gebildet; Hypoxie und Azidose dauern an, und das Gewebe wird weiter geschädigt.

a) Fibrinspaltprodukte werden gebildet.

b) Es entwickelt sich eine Thrombozytopenie.

c) Blutungen treten auf.

Kompensation und Dekompensation

Die meisten kompensatorischen Veränderungen werden eingeleitet, um die Sauerstoffversorgung der Gewebe aufrechtzuerhalten und den Zellstoffwechsel zu schützen.

1. Durch Blutungen nehmen das totale Blutvolumen, das zentrale Blutvolumen, der arterielle Blutdruck, das Herzminutenvolumen und die Sauerstoffabgabe ab.

A. Kompensatorische Mechanismen umfassen Tachykardie, generalisierte Vasokonstriktionen einschließlich pulmonale Vasokonstriktion und erhöhte Kontraktilität des Myokards.

B. Die Durchblutung wird zugunsten von Herz, Gehirn und Leber und zuungunsten von Nieren, Darm und Haut umverteilt.

C. In der Phase der Dekompensation nehmen arterieller Blutdruck und Herzminutenvolumen ab, bis schließlich der Tod eintritt.

D. Eine längerdauernde starke Vasokonstriktion prädisponiert den Patienten für Ischämie, Hypoxie und metabolische Azidose.

2. Traumata (z. B. Operationsstreß) steigern die Aktivität des autonomen Nervensystems, wodurch wiederum die kardiorespiratorischen Zentren stimuliert werden.

A. Kompensatorische Mechanismen umfassen das Auftreten von Tachykardie, die Erhöhung des zentralen Blutvolumens und der Kontraktilität und eine Verringerung des arteriellen Drucks und peripheren Gefäßwiderstandes.

B. Wenn keine Hypovolämie eintritt, erhöht sich das Herzminutenvolumen.

C. Durch die verstärkte Ventilation tritt eine respiratorische Alkalose auf.

D. Dauer und Ausmaß des Traumas bestimmen den Beginn verschiedener dekompensatorischer Ereignisse.

1) Auf Behandlung nicht ansprechende Tachykardie

2) Verminderter arterieller Blutdruck (< 60 mm Hg)

3) Vermindertes Herzminutenvolumen (< 90 ml/kg KG/min)

4) Aktivierung des neuroendokrinen, Immun-, Komplement- und Arachidonsäure-Systems durch Zelltrümmer und Sepsis.

3. Beim kardiogenen Schock verringert sich das Herzminutenvolumen, wodurch zahlreiche neuroendokrine und renale Mechanismen aktiviert werden, um die Durchblutung wiederherzustellen.

A. Die kompensatorischen Mechanismen umfassen Tachykardie, Vasokonstriktion und eine Erhöhung des totalen und zentralen Blutvolumens.

B. Der periphere Gefäßwiderstand nimmt zu.

C. Die Dekompensation des Herzens durch fortschreitende Herzinsuffizienz oder durch die Unfähigkeit des Herzens, mit dem venösen Rückstrom Schritt zu halten, führt zu Tachykardie, arterieller Hypotonie, erhöhtem venösem Blutdruck, vermindertem Herzminutenvolumen, Lungenödem und Aszites.

4. Durch die Sepsis werden das neuroendokrine, das Immun-, das Komplement- und das Arachidonsäure-System aktiviert.

A. Die kompensatorischen Reaktionen bestehen in Fieber, Schüttelfrost, Leukozytose mit oder ohne Hypotonie und Tachykardie.

B. Das Herzminutenvolumen ist gewöhnlich normal oder erhöht, wohingegen der systemische Gefäßwiderstand verringert ist.

C. Durch das Fieber werden weitere erhöhte Anforderungen an Stoffwechsel und Zirkulation gestellt.

D. Die Dekompensation, die Stunden oder Minuten dauern kann, ist eine Erweiterung des oben genannten hyperdynamischen Status. Fortschreitende Erhöhungen des Sauerstoffbedarfs und eine Umverteilung der Durchblutung führen schließlich zu Ischämie, Hypoxie und Azidose.

E. Endotoxin schädigt Endothelzellen und verursacht die Freisetzung von vasoaktiven Peptiden. Dies führt zu:

1) Aktivierung des Komplementsystems

2) Aktivierung des Gerinnungssystems

3) Aktivierung von Faktor XII, Produktion von Bradykinin und Freisetzung von anderen Autokoiden

4) Aktivierung des fibrinolytischen Systems

a) Bildung von Fibrin-Spaltprodukten

b) Verbrauchskoagulopathie

c) Thrombozytopenie

5. Redistribution von Körperwasser aus dem Plasma, aus interstitiellen und intrazellulären Kompartimenten tritt als Reaktion auf Hämorrhagie, Trauma und Volumenverarmung auf.

A. Durch Umverteilungen (Shifts) der Körperflüssigkeiten nach Hämorrhagien versucht der Organismus, die Plasmakompartimente wieder aufzufüllen. Durch die Flüssigkeitsshifts wird die Verminderung der Hämoglobinkonzentration verzögert.

B. Unangemessene Flüssigkeitsshifts nach Traumata, Operationen und Volumenverarmung führen zu Hypovolämie, exzessivem interstitiellem Wassergehalt, reduziertem intrazellulärem Wassergehalt und erhöhtem Gesamtkörperwasser.

1) Es kann ein peripheres Ödem auftreten.

2) Lungenkomplikationen sind häufig.

Zeichen und Symptome

Die Zeichen und Symptome zeigen übersteigerte adrenerge Reaktionen an, Gewebsischämie, Hypoxie und Azidose, ebenso die direkten Wirkungen der zirkulierenden schädigenden und vorteilhaften Substanzen.

1. Akute Hämorrhagien verursachen eine ausgeprägte Aktivierung des autonomen Nervensystems, eine Redistribution des Blutes zum Herzen, Gehirn und zu den Lungen sowie Shifts von Körperflüssigkeiten zum Plasmavolumen.

A. Depression
B. Blasse oder weiße Schleimhäute
C. Erniedrigte Hauttemperatur
D. Verlängerte kapilläre Füllungszeit
E. Tachykardie
F. Oligurie
G. Verzögerte Verminderung des Hämoglobins

2. Schwere mechanische Verletzungen oder umfangreiche Operationen erhöhen die Aktivität des autonomen Nervensystems, was die zentralen Herz- und Atemzentren stimuliert und humorale Mechanismen aktiviert.

A. Trauma oder Operation in der Anamnese
B. Klinische Anzeichen einer Verletzung (Frakturen, Zerreißungen)
C. Depression, Kollaps
D. Anzeichen einer Blutung
E. Tachypnoe, Atemnot

3. Eine Herzinsuffizienz aktiviert schrittweise das autonome Nervensystem, induziert die Retention von Elektrolyten (Na^+, Cl^-) und Wasser und aktiviert neurohumorale Mechanismen.

A. Verringerte Toleranz gegen körperliche Anstrengungen, Auftreten von Depression oder Ohnmacht
B. Blasse oder weiße Schleimhäute
C. Verlängerte kapilläre Füllungszeit
D. Tachykardie und Arrhythmien
E. Schwacher peripherer Puls
F. Herzgeräusche
G. Oligurie
H. Lungenödem und Aszites

4. Lokalisierte oder systemische Infektionen mit oder ohne Bakteriämie und Endotoxämie gehen einher mit autonomer Aktivierung der kardiorespiratorischen Zentren und des Immun-, Gerinnungs-, Komplement- und Kinin-Systems ebenso wie mit der Freisetzung verschiedener Hormone, Prostaglandine und vasoaktiver Peptide.

A. Depression
B. Fieber, Schüttelfrost
C. Warme Haut und Schleimhäute
D. Normale oder gerötete Schleimhäute
E. Tachykardie
F. Schwacher Puls
G. Tachypnoe
H. Oligurie
I. Leukozytose oder Leukopenie
J. Thrombozytopenie

Überwachung des Patienten

Durch die Überwachung des Patienten erhält man Werte, die zur Beurteilung des Status praesens und des Schockverlaufs unbedingt notwendig sind. Außerdem richtet sich danach der Verlauf der Therapie. Der Patient wird umfassend untersucht, was die Aufnahme eines genauen Vorberichts und eine exakte klinische Untersuchung, die durch Labormethoden und Röntgenaufnahmen ergänzt wird, einschließt. Serienbestimmungen sind obligatorisch.

1. Bei Überwachung des Kreislaufsystems sollte auf die Durchblutung des Gewebes und besonders auf die Variablen, die den Sauerstofftransport anzeigen, Wert gelegt werden.

   A. Herzfrequenz
   B. Herz- und Lungengeräusche
   C. Messung des Pulsdruckes
   D. Kapilläre Füllungszeit der Schleimhäute
   E. Farbe der Schleimhäute
   F. Körpertemperatur
   G. Hämatokrit und Hämoglobinkonzentration
   H. Blutdruckmessung
      1) Direkter arterieller oder venöser (zentralvenöser Druck [ZVD])-Katheter
      2) Indirekte Blutdruckmanschetten oder Doppler-Geräte
   I. Elektrokardiogramm (EKG)
   J. Messungen der Blutgase und des pH-Wertes des Blutes
      1) Die arteriellen Blutgase zeigen an, ob eine ausreichende Sauerstoffaufnahme und Ventilation stattfinden.
      2) Die venösen Blutgase und der pH-Wert verdeutlichen den metabolischen Status und geben Hinweise darauf, ob die Durchblutung (Herzminutenvolumen) hinreichend ist.

2. Bei der Überwachung des Atmungssystems wird die alveoläre Ventilation und besonders die Sauerstoffsättigung des arteriellen Blutes beurteilt.

   A. Farbe der Schleimhäute
   B. Atmungsfrequenz
   C. Röntgenaufnahmen des Thorax
   D. Atemnot (Dyspnoe)
   E. Atemvolumen
      1) Subjektive Bestimmung durch Rückatmen aus einem Beutel (Narkosegerät)
      2) Ventilometer
   F. Blutgase und pH-Wert des Blutes
      – Durch Bestimmung der arteriellen Blutgase können Aussagen über Oxygenierung (PO_2) und Ventilation (PCO_2) gemacht werden.

3. Das extrazelluläre Flüssigkeitsvolumen sollte laufend eingeschätzt werden, um eine ausreichende Gewebsperfusion sicherzustellen und einer Hyperhydratation vorzubeugen.

   A. Hautturgor
   B. Farbe der Schleimhäute und kapilläre Füllungszeit
   C. Harnvolumen

D. Natriumgehalt des Harns
E. Osmolalität von Harn und Plasma
F. Reaktionen des ZVD auf eine vermehrte Flüssigkeitszufuhr
– Plötzliche Erhöhungen des ZVD (>5 mm Hg) bei kleinen Infusionsmengen zeigen eine zu große Infusionsgeschwindigkeit, Übertransfusion oder eine schwache Herzfunktion an.

4. Die Beurteilung der Laborwerte kann Hinweise auf Gewebsschäden und Infektionen geben und ist prognostisch wertvoll.
A. Differentialblutbild (Hämatokrit, Gesamtprotein, Thrombozyten)
B. Zählung der Leukozyten
C. Elektrolyte (Na^+, K^+, Cl^-) und „anion gap"
D. Blutharnstoff-N und Kreatininwert zur Beurteilung der Nierenfunktion
E. Untersuchungen auf Schäden der viszeralen Organe
1) Messungen der Alanin-Transaminase (ALT) und Alkalischen Phosphatase (AP), um Leberschädigungen feststellen zu können
2) Messungen der Lipase oder Amylase bei Verdacht auf Pankreasschäden
F. Lactat
1) Hervorragender Indikator für die Schwere einer Gewebsazidose und prognostisch wertvoll (Normalwert <15 mmol/l)
G. Blutgase und pH-Wert
H. Untersuchung der Blutgerinnung
1) Gerinnungszeit
2) Fibrinspaltprodukte

Therapie

Die initiale Schockbehandlung muß gerichtet sein auf die Korrektur der durch Flüssigkeitsverluste oder Blutungen entstandenen Hypovolämie, Wiederherstellung der Herzfunktion nach Auftreten einer Herzinsuffizienz und Korrektur der Hypoxämie nach einer Atemwegsobstruktion oder ventilatorischen Insuffizienz (s. auch Kapitel 9). Sobald die lebensbedrohenden Zustände unter Kontrolle sind, sollte das therapeutische Ziel sein, den Gewebsstoffwechsel durch Verstärkung der kompensatorischen Mechanismen, die die Perfusion und Sauerstoffabgabe aufrechterhalten, und durch Beseitigung einer Infektion zu verbessern. Das Vorgehen hierzu umfaßt fünf Schritte, die in der Reihenfolge ihrer Priorität aufgeführt sind: (1) Ventilation, (2) Infusion von Blut oder Flüssigkeiten, (3) Aufrechterhaltung der Herzfunktion, (4) Pharmakotherapie, um die Zellfunktion wiederherzustellen, aufrechtzuerhalten und zu schützen (Tabelle 1-1); (5) chirurgische Intervention, wenn erforderlich.

1. Die Menge des Flüssigkeitsersatzes (kristalloid, kolloid, Blut) wird anfangs durch Messung des arteriellen Drucks, des ZVD, der Herzfrequenz, des Hämatokrit und Gesamtproteins und dann durch Harnvolumen und Herzminutenvolumen bestimmt.

A. Ausgewogene (physiologische), kristalloide, natriumhaltige Elektrolytlösungen (Natriumacetat oder Ringer-Lactat) werden für die Flüssigkeitsersatztherapie verwendet.

Tabelle 1-1 Pharmaka zur Schocktherapie [1])

Wirkstoff	Dosierung und Applikationsform	Wirkung
Hypertone Kochsalzlösung (7,5%)	4 ml/kg	Kreislaufstützung
Natriumhydrogencarbonat	0,5 mval/kg i. v.	alkalisierend
Dextran	10–20 ml/kg/Tag i. v.	verringerte Thrombozyten-aggregation, Expansion des Blutvolumens
Elektrolytlösungen	20–40 ml/kg i. v.	Volumenersatz
Dexamethason	3–6 mg/kg i. v.	Membranstabilisation, Hemmung der Freisetzung von Schockfaktoren
Prednisolon	15–30 mg/kg i. v.	Membranstabilisation, Hemmung der Freisetzung von Schockfaktoren
Lidocain-HCl	2–4 mg/kg i. v. (Hund) 0,5–1 mg/kg i. v. (Katze) 50 µg/kg/min i. v.	antiarrhythmisch
Procainamid	5–10 mg/kg i. v. 50 µg/kg i. v.	antiarrhythmisch
Nitroprussid	0,5–1 µg/kg/min i. v.	Vasodilatation
Dopamin, Dobutamin	5 µg/kg/min i. v. (nach Wirkung)	inotrop und blutdruckstabilisierend
Phenylephrin	0,01–0,1 mg/kg i. v. (nach Wirkung)	Vasokonstriktion
Gentamicin	3 mg/kg i. m. alle 6 Stunden	antibiotisch
Ampicillin	12–15 mg/kg i. v. oder i. m. alle 6 Stunden	antibiotisch

[1]) Erläuterungen und zusätzliche Therapiemöglichkeiten s. Text.

1) Die Gesamtdosis kann zwischen 20 und 90 ml/kg KG bei Hund und Katze liegen.

2) Bei starken Hämorrhagien ist eine schnelle Volumenauffüllung erforderlich (40 mg/kg KG einer kristalloiden Lösung).

3) Die Geschwindigkeit oder das Volumen der applizierten Flüssigkeit muß eingeschränkt werden, wenn der ZVD 10 cm H_2O überschreitet.

4) Der mittlere arterielle Blutdruck muß höher als 80 mm Hg sein, der systolische Blutdruck sollte 100 mm Hg überschreiten.

5) Die Applikation von Vollblut ist indiziert, wenn das Hämoglobin unter 7 g/dl fällt oder wenn der Hämatokrit weniger als 20% beträgt.

6) Kolloidale Lösungen (Dextran 70) sind indiziert, wenn das Gesamtplasmaprotein unter 3,5 g/dl sinkt.

a) Dextran 70 wird bevorzugt verwendet.

b) Hämorrhagische Diathese, Hypervolämie und Lungenödem werden durch zu schnelle oder übermäßige Applikation von Flüssigkeiten verursacht.

7) Bekannte Mengen verlorenen Blutes werden im Verhältnis 1 : 1 mit Blut oder kolloidalen Lösungen und 1 : 3 mit kristalloiden Lösungen ersetzt.

– Ein Basenersatz (HCO_3^-) ist indiziert, wenn gelagertes Blut verwendet wird (0,3 mval/kg KG).

8) Die Flüssigkeitsapplikation muß vorsichtig geschehen und genau überwacht werden bei Patienten mit:

a) Herzinsuffizienz,
b) Lungenerkrankungen,
c) allmählichen Erhöhungen des ZVD (> 10 cm H_2O),
d) Niereninsuffizienz,
e) Sepsis,
f) postoperativen oder posttraumatischen Zuständen.

B. Hypertone, natriumhaltige Lösungen (7,5%, 2 400 mosm/l) und hypertone Kochsalzlösungen (7,5%), die mit kolloidalen Lösungen gemischt werden (6% Dextran 70), sind sehr gut für die Volumenauffüllung und Wiederherstellung einer normalen Hämodynamik geeignet.

1) Die kardiovaskulären Folgen sind die Wiederherstellung des mittleren arteriellen Blutdrucks, des Herzminutenvolumens, des Säure-Basen-Gleichgewichts und die Expansion des Plasmavolumens.

2) Die Dosis jeder Lösung beträgt 4 ml/kg KG bei Hund und Katze.

2. Unterstützende respiratorische Maßnahmen sind Legen und häufiges Absaugen eines Endotrachealtubus, häufiges Wenden des Patienten und Vermeidung einer Volumenüberladung.

A. Niedrige arterielle PO_2-Werte (< 60 mm Hg) erfordern eine Erhöhung der Sauerstoffkonzentration in der inspirierten Luft auf 35% bis 40%.

3. Metabolische Azidose ist eine häufige Komplikation bei Schock. Es kann angenommen werden, daß sie während oder nach Perioden geringer Perfusion, Hypoxie oder beidem vorhanden ist.

A. Natriumhydrogencarbonat ist für eine Basenersatztherapie am besten geeignet.

B. Die Basenersatztherapie wird durch die Messung der venösen Blutgaswerte und der pH-Werte gelenkt.

C. Die Dosis von Natriumhydrogencarbonat wird durch folgende Formel berechnet:

Erforderliches Natriumhydrogencarbonat (mval) = Basendefizit (mval) × 0,3 × Körpergewicht (kg).

D. Der Basenersatz sollte 1,0 mval/kg KG/Std. nicht überschreiten, wenn der pH-Wert des Plasmas nicht bekannt ist.

4. Corticosteroide, obwohl umstritten, können hilfreich sein, wenn sie in frühen Stadien eines septischen und traumatischen Schocks in pharmakologischen Dosen verabreicht werden. Es kann sein, daß sie bei hämorrhagischem Schock nicht günstig wirken und bei kardiogenem Schock schädlich sind.

A. Glucocorticoide stabilisieren die lysosomalen Membranen und hemmen die Prostanoid-Produktion durch Hemmung der Phospholipase A2, wodurch die Aktivierung der Arachidonsäurekaskade begrenzt wird; sie hemmen ferner die Plättchenaggregation, verbessern den Sauerstofftransport in den peripheren Geweben und erniedrigen den Gefäßwiderstand in der Lunge.

B. Glucocorticosteroide in Kombination mit Antibiotika, im frühen Stadium eines septischen Schocks verwendet, bewirken die größtmögliche Überlebensrate.

C. Dosierungen von 30 mg/kg KG Methylprednisolonnatriumsuccinat oder 3 bis 6 mg/kg KG Dexamethasonnatriumphosphat müssen appliziert werden, damit die Therapie effektiv ist.

5. Inotrope Pharmaka, wie Dopaminhydrochlorid und Dobutaminhydrochlorid, sind bei Patienten mit Herzinsuffizienz oder reduzierter Ventrikelleistung hilfreich. Lidocain oder Procainamidhydrochlorid sind bei Kammerarrhythmien wirksam.

A. Dopamin oder Dobutamin können in Dosierungen von 3 bis 5 µg/kg KG verwendet werden, um die Herzkontraktilität und das Herzminutenvolumen zu erhöhen.

1) Exzessive Dosierungen verursachen Tachykardie und Herzarrhythmien.

2) Hypothermie und Azidose begrenzen die Reaktion auf eine Catecholamintherapie.

B. Lidocain und Procainamid sind bei der akuten Therapie von Kammerarrhythmien (s. Kapitel 9) häufig wirksam.

1) Lidocain: 2 bis 4 mg/kg KG intravenös (i. v.) für Hunde und 0,5 bis 1 mg/kg KG i.v. für Katzen oder in Infusionsgeschwindigkeiten von 30 bis 60 µg/kg KG/min.

2) Procainamid: 5 bis 10 mg/kg KG intravenös (i. v.) für Hunde und Katzen oder in Infusionsgeschwindigkeiten von 50 µg/kg KG/min.

6. Vasodilatatoren und Vasopressoren kommen nur in Betracht, wenn eine geeignete Flüssigkeitstherapie durchgeführt wurde, Säure-Basen-Störungen korrigiert sind und inotrope Pharmaka und andere unterstützende Maßnahmen die zirkulatorische Homöostase nicht wiederherstellen konnten.

A. Ein verminderter peripherer Widerstand verringert die Herznachlast und kann das Herzminutenvolumen, die Gewebsperfusion und den venösen Rückstrom steigern.

– Nitroprussid, 0,5 bis 1 µg/kg KG/min i. v.

C. Vasopressoren werden appliziert, nachdem der Patient sorgfältig untersucht und eine ausreichende Flüssigkeitstherapie durchgeführt wurde und dann auch nur, um den mittleren arteriellen Blutdruck aufrechtzuerhalten.

1) Dopamin, >5 µg/kg KG/min i. v.

2) Phenylephrinhydrochlorid, 0,01 bis 0,1 mg/kg i. v.

7. Eine Infektion muß, wenn erforderlich, mit geeigneten Antibiotika und einer chirurgischen Drainage behandelt werden.

A. Eine stark verbesserte Überlebenschance besteht bei einer Glucocorticoid-Antibiotika-Therapie.

B. Die Therapie richtet sich nach den Ergebnissen der Bakterienkultur und des Resistenztests.

C. Breitspektrumantibiotika werden bevorzugt.

1) Gentamicin, 3 mg/kg KG i. m. 4× tgl.

2) Ampicillin, 12 bis 15 mg/kg KG i. v. oder i. m. 4× tgl.

3) Alternativ können diese Pharmaka begleitend appliziert werden.

8. Entweder müssen oral oder parenteral unterstützend Nährstoffe zugeführt wer-

den, da bei posttraumatischen und septischen Patienten die Stoffwechselgeschwindigkeit erhöht ist.

A. Hypertone Glucoselösung (25%) zusammen mit einer Aminosäurenlösung (5,5%) liefert ausreichend Kalorien und kann langsam durch einen zentralvenösen Katheter appliziert werden.

1) Der Kalorienbedarf für Hunde beträgt 150 kcal/kg KG/Tag.

2) Eine kommerzielle Zubereitung metabolisierbarer Aminosäuren (6 g) wird mit 150 kcal Energie (42 g Dextrose) gemischt.

3) Bei einer Kurzzeittherapie (<24 Stunden) ist 1,0 g Glucose/kg KG/Stunde ausreichend.

B. Insulin (0,1 bis 0,3 E/g Glucose) sollte zugefügt werden, um eine Hyperglykämie zu vermeiden.

9. An der Entwicklung neuer Therapien, die dem Übergang in einen irreversiblen Schock entgegenwirken, wird laufend gearbeitet. Viele bewirken vorübergehende Besserungen der Hämodynamik und der Blutchemie. Eine Verringerung der Mortalität ist nicht durchweg demonstriert worden.

A. Naloxonhydrochlorid hemmt die blutdrucksenkenden Wirkungen der endogenen Opiate, von denen angenommen wird, daß sie beim septischen Schock von Bedeutung sind.

– Naloxon, 0,5 bis 1 mg/kg KG i. v.

B. Prostaglandinantagonisten können die Thromboxanbildung hemmen und die Überlebenschance vergrößern.

– Flunixinmeglumin, 0,1 bis 0,3 mg/kg KG i. v.

C. Glucagon kann die Reaktivität der glatten Muskulatur auf Neurotransmitter und Catecholamine bei Patienten mit septischem und kardiogenem Schock wiederherstellen.

– Glucagon, 0,1 mg/kg KG i. v.

Literatur

Muir, W. W., and Bonagura, J.: Cardiovascular emergencies. In: Sherding, R. G. (Ed.): Medical Emergencies, pp. 37–94. Churchill Livingstone, New York 1985.

Muir, W. W., and DiBartola, S. P.: Fluid Therapy. In: Kirk, R. W. (Ed.): Current Veterinary Therapy, VIII, pp. 28–40. W. B. Saunders, Philadelphia 1983.

Freudiger, U., Grünbaum, E.-G., und Schimke, E. (Hrsg.): Klinik der Hundekrankheiten. 2. Aufl. Gustav Fischer Verlag, Jena–Stuttgart 1993.

Hartmann, H., und Meyer, H. (Hrsg.): Klinische Pathologie der Haustiere. Gustav Fischer Verlag, Jena–Stuttgart 1994.

Kapitel 2. **Lymphadenopathien**

(Alan S. Hammer und C. Guillermo Couto)

Da das retikuloendotheliale System und das Immunsystem dynamischer Natur sind, ist ein Lymphknoten eine sich dauernd verändernde Entität, die auf Antigene in ihrer Umgebung reagiert. Eine Lymphadenopathie kann das einzige Krankheitszeichen eines Patienten sein und bei zahlreichen Krankheiten, die von Infektionskrankheiten über Immunopathien bis zu Neoplasien reichen, vorkommen. Bei der Identifizierung eines bestimmten Krankheitsprozesses kann der Befund einer Lymphadenopathie eine diagnostische Hilfe sein. Er kann aber auch je nach der Methode, mit der man sich dem Patienten nähert, in ein Dilemma führen. Durch ihre Bedeutung als Antigen-Prozessoren nehmen die Lymphknoten eine Hauptrolle im Immunsystem ein. Tatsächlich stellen sie eine der Hauptquellen des Körpers für retikuloendotheliale Zellen und Immunzellen dar.

1. **Anatomie, Histologie und Physiologie der Lymphknoten**

A. Histologisch ist erkennbar, daß die Lymphknoten aus einer Kapsel, einem subkapsulären Raum, einer Kortexzone, einer parakortikalen Zone und einer Medulla zusammengesetzt sind. Antigen wirkende Partikel, die dem Lymphknoten durch afferente Lymphgefäße zugeführt werden, werden durch die subkapsulären, trabekulären und medullären Sinus filtriert. So können die Makrophagen, die diese Sinus auskleiden, die Partikel phagozytieren und sie den lymphoiden Zellen präsentieren. Wenn die Belastung mit Partikeln groß ist, können die Makrophagen proliferieren und Zellhaufen von sogenannten epithelioiden Zellen bilden, die einem undifferenzierten, metastatischen Karzinom ähneln.

B. Der Kortex ist in erster Linie aus B-Lymphozyten zusammengesetzt, die in Lymphfollikeln angeordnet sind. Primärfollikel sind solche mit kleinen Lymphozyten, wohingegen Sekundärfollikel Zellhaufen aus unreifen Lymphozyten und Makrophagen sind. Die blassen zentralen Stellen von Sekundärfollikeln werden Keimzentrum genannt. Die parakortikale Zone ist hauptsächlich aus T-Zellen zusammengesetzt. Die Markstränge liegen zwischen den retikuloendothelialen Sinus und können während einer Immunantwort mit Plasmazellen besetzt sein. Die Lymphe fließt von der Medulla zur Hilusgegend, wo die efferenten Lymphgefäße liegen.

C. Die Filtration der Lymphe geschieht bei Durchströmung des Lymphknotens. Retention von Teilchen auf der Oberfläche der Makrophagen ermöglicht eine Stimulation der Antikörperproduktion durch die Interaktion dieser Zellen mit den B- und T-Lymphozyten. Diese Reaktion kann in den Keimzentren der Sekundärfollikel und in der Markzone des Lymphknotens beobachtet werden. Es ist der rezirkulierende Lymphozytenpool, der für das breite Spektrum immunologischer Reaktionen des Immunsystems verantwortlich ist.

D. Die Lymphknoten und ihre tributären anatomischen Gebiete sind für den

Hund und die Katze in Tabelle 2-1 aufgeführt. Die genannten lymphatischen Bahnen sind die häufigsten, aber die Strukturen sind sicherlich nicht darauf begrenzt, die Primärlymphe zu genau diesen Lymphknoten zu leiten. Die Lymphknoten, die bei Hunden und Katzen am leichtesten palpiert werden können, sind die mandibulären, präskapulären, axillaren, superfiziellen, inguinalen und poplitealen Lymphknoten.

Tabelle 2-1 Anatomische Lage der Lymphknoten und ihrer tributären Gebiete

Lymphknoten	Tributäres Gebiet
Lnn. parotidei	Augenlider und assoziierte Drüsen, äußeres Ohr, Ohrspeicheldrüse
Lnn. mandibulares	alle Teile des Kopfes, die nicht zum tributären Gebiet der Nll. parotidei gehören, einschließlich Mundhöhle
Lnn. retropharyngei laterales und mediales	Nll. parotidei und mandibulares, Muskeln des Kopfes und Nackens, Nasennebenhöhlen, Nasenhöhlen, Zungenbein, Larynx, Pharynx und Mundhöhle
Lnn. cervicales superficiales	kaudaler Bereich des Kopfes, laterale Oberfläche des Nakkens, Vordergliedmaßen
Lnn. cervicales profundi	Larynx, Trachea, Ösophagus, Thyreoidea
Lnn. axillares	Brustwand, Vordergliedmaßen, kraniale Milchdrüsen
Lnn. sternales	Diaphragma, Mediastinum, Pleura, Brustwand, kraniale Milchdrüsen, Brustmuskeln
Lnn. mediastinales	Lnn. sternales, tracheobronchales und cervicales Mediastinum, Ösophagus, Herz, Aorta, Wirbel
Lnn. tracheobronchales	Lungen, Bronchen, Ösophagus, Trachea, Herz, Mediastinum
Lnn. lumbales aortici	Lumbalwirbel, Nebennieren, Urogenitalsystem
Lnn. iliaci mediales	Becken, Hintergliedmaßen, Urogenitalsystem, kaudaler Verdauungstrakt, Nll. inguinales
Lnn. gastrici	Oberschenkel, Becken, Beckeneingeweide, Schwanz, Lumbalregion
Lnn. inguinales profundi	Hintergliedmaßen
Lnn. hepatici	Magen, Duodenum, Pankreas, Leber
Lnn. lienales	Ösophagus, Magen, Pankreas, Milz, Leber, Netz, Diaphragma
Lnn. mesenterici craniales	Jejunum, Ileum, Pankreas
Lnn. coeliaci	Ileum, Zäkum, Kolon
Lnn. gastrici	Ösophagus, Magen, Leber, Diaphragma, Peritoneum
Lnn. pancreaticoduodenales	Duodenum, Pankreas, Netz
Lnn. poplitei	Hintergliedmaßen
Lnn. femorales	mediale Seite der Hintergliedmaßen
Lnn. inguinales superficiales	ventrale Bauchwand, kaudale Milchdrüsen, Präputium, Skrotum, Hintergliedmaßen

2. **Definition der Lymphadenopathie**

A. Lymphadenopathie ist eine Veränderung in Größe oder Konsistenz eines Lymphknotens. Eine Lymphadenopathie kann solitär, regional oder generalisiert auftreten. Das Verteilungsmuster kann Hinweise auf die mögliche(n) Ursache(n) geben:

1) Eine weiche Konsistenz des Lymphknotens deutet meist auf Abszedierung, Nekrose oder Hämorrhagie hin.

2) Vermehrte Wärme und Schmerz können eine akute Entzündung oder metastatische Neoplasie begleiten.

3) Eine festere Konsistenz hat der Lymphknoten meist bei Hyperplasie und infiltrativen Prozessen wie Leukose und anderen neoplastischen Infiltraten.

3. **Pathogenese** (basierend auf histologischen und zytologischen Veränderungen)

A. Reaktive Lymphadenopathie, Lymphknotenhyperplasie und Lymphadenitis

Die Vergrößerung eines Lymphknotens beruht auf einer Proliferation normaler Zellen oder einer Infiltration mit normalen oder krankhaft veränderten Zellen. Histologisch und zytologisch kann der beteiligte Zelltyp Hinweise zur Bestimmung des Typs der pathologischen Vorgänge im Lymphknoten und die ablaufende Reaktion geben.

1) Wenn die proliferierenden Zellen in einem Lymphknoten normale lymphoretikuläre Zellen sind, wird der Prozeß als *reaktive Lymphadenopathie* bezeichnet. Dieser reaktive Prozeß tritt als Antwort auf infektiöse und immunologische Stimuli auf und ist durch eine vermehrte Anzahl großer Lymphozyten, Lymphoblasten, Plasmazellen und Makrophagen gekennzeichnet. Diese Art der Reaktion kann nach Vakzinationen, besonders bei jüngeren Tieren, beobachtet werden.

2) Eine leichte eosinophile Reaktion kann bei hyperplastischen Lymphknoten als Antwort auf Hautkrankheiten und Pyodermien beobachtet werden; ferner läßt sich eine erhöhte Anzahl an Mastzellen feststellen.

3) Wenn polymorphkernige Leukozyten oder Makrophagen im Lymphknoten vorherrschen, wird dies als *Lymphadenitis* bezeichnet. Die Lymphadenitis kann suppurativ sein, wenn Neutrophile vorherrschen, wie bei den meisten juvenilen Pyodermien (Impetigo). Sie kann auch granulomatös sein, wenn Makrophagen die vorherrschenden Zellen sind, wie bei Infektionen mit Pilzen oder Bakterien (z. B. *Histoplasma*, *Mycobacterium*), oder pyogranulomatös, wenn sowohl Neutrophile als auch Makrophagen vorhanden sind, wie dies als klassische Beispiele bei feliner infektiöser Peritonitis und bei Blastomykose vorkommt.

B. Neoplastische und nicht-neoplastische Infiltrate

Eine Infiltration mit entarteten Zellen kann eine Lymphadenopathie verursachen. Neoplastische Zellen, die Lymphknoten infiltrieren, fallen unter zwei Kategorien: hämolymphatisch und metastatisch. Beispiele für hämolymphatische Neoplasmen sind das Lymphom, die akute lymphoblastische Leukose, die chronische lymphozytäre Leukose, die myelozytäre Leukose und die Mastzelltumoren. Ein metastatisches Infiltrat kann aus jedem Zelltyp bestehen (außer hämolymphatischen Zellen), aber typische Beispiele sind Plattenepithelkarzinom, Mammakarzinom, Melanom und verschiedene Sarkome. Eine Form eines nicht-neoplastischen, eosinophilen Infiltrates tritt bei dem hypereosinophilen Syndrom der Katze auf. Verschiedene Ursachen der Lymphadenopathie sind in Tabelle 2-2 aufgeführt. Es ist zu beachten, daß die reaktiven Lymphadenopathien und die Lymphadenitis zusammen aufgeführt und die neoplastischen infiltrativen Erkrankungen separat genannt sind.

Tabelle 2-2 Ursachen der Lymphadenopathie

1. Reaktive Lymphadenopathien, Lymphadenitis und nicht-neoplastische, infiltrative Erkrankungen

A. Infektionen
  1) Bakterien
    Corynebacterium spp.
    Brucella canis
    Yersinia pseudotuberculosis (ssp. *pestis*)
    Actinomyces
    Nocardia
    Mycobacterium
    Streptokokken
    Staphylokokken
    Borrelia burgdorferi
    Lokalisierte bakterielle Infektionen (Erkrankungen des Parodontiums, Abszesse, Pyodermien)
  2) Pilze
    Histoplasma capsulatum
    Blastomyces dermatitidis
    Coccidioides immitis
    Cryptococcus neoformans
    Sporothrix schenckii
    Candida
    Phaeohyphomyces
    Zygomyces
  3) Algen
    Prototheca
  4) Rickettsien
    Ehrlichia canis
    Neorickettsia helminthoeca
    Rickettsia rickettsii
  5) Parasiten
    Trypanosoma cruzi
    Babesia canis
    Leishmania donovani
    Hepatozoon canis
    Toxoplasma gondii
    Demodex canis
  6) Viren
    Hepatitis contagiosa canis
    Herpesvirusinfektion des Hundes
    Virusenteritiden des Hundes
    Infektion mit dem Feline Leukose-Virus
    Feline Coronavirusinfektion (FIP)
B. Nichtinfektiöse Faktoren
  1) Nach einer Vakzination
  2) Immunopathien
    Rheumatoide Arthritis
    Polyarthritis (immunvermittelt)
    Systemischer Lupus erythematodes

Tabelle 2-2 (Fortsetzung)

3) Lokale aseptische Entzündung
4) Mastzellinfiltrate (nicht-neoplastisch)
5) Eosinophiles Granulom
6) Hypereosinophiles Syndrom
7) Jugendliches Alter
8) Idiopathisch
   a) Hyperplasie peripherer Lymphknoten (nach Retrovirusinfektionen)
   b) Lymphadenopathie der Maine-Coon-Katze
   c) Plexiforme Vaskularisation der Lymphknoten

2. Infiltative Lymphadenopathien
A. Primäre Neoplasmen des hämatopoetischen Systems
   1) Lymphosarkom
   2) Maligne Histiozytose
   3) Leukosen
      a) akute lymphoblastische Leukose
      b) chronische lymphozytäre Leukose
      c) myeloische Leukose
      d) Erythroleukämie
      e) megakaryozytäre Leukose
   4) Multiples Myelom
   5) Systemische Mastozytose
B. Metastasierende Tumoren
   1) Malignes Melanom
   2) Mammakarzinom
   3) Plattenepithelkarzinom
   4) Perirektales Adenokarzinom
   5) Prostatakarzinom
   6) Primäres Lungenkarzinom
   7) Fibrosarkom
   8) Osteosarkom
   9) Mastzelltumor
   10) Sonstige Tumoren

4. Beurteilung eines Patienten mit Lymphadenopathie

Bei der Beurteilung eines Patienten mit Lymphadenopathie ist es wichtig, den Vorbericht, die körperliche Untersuchung, die Laboruntersuchung und die zytologischen Befunde zu berücksichtigen.

A. Vorbericht

1) Bei der Auswertung des Vorberichtes kann es von Nutzen sein, den Wohnort des Tieres und die Orte, an denen es schon einmal gewesen ist, im Kopf zu behalten. Beispielsweise sind Infektionen mit Yersinien im Westen der USA endemisch. Bei einer Reise in den pazifischen Nordwesten kann das Tier an dem Salmon-Disease-Komplex erkranken (*Neorickettsia helminthoeca*). Coccidioidomykose tritt am häufigsten im Südwesten der USA auf, wohingegen Histoplasmose und Blastomykose in den Tälern des Mississippi und Ohio River endemisch vorkom-

men. In bestimmten subtropischen Gegenden des Südens der USA treten Leishmanien auf.

2) Es ist wichtig, auch bestimmte jahreszeitliche Unterschiede zu berücksichtigen, z. B. tritt das „Rocky Mountain spotted fever" hauptsächlich im Frühjahr und Sommer auf.

3) Schließlich ist es immer wichtig, den Tierbesitzer nach vorherigen Vakzinationen oder Symptomen wie Durchfall oder Husten zu fragen.

B. Klinische Untersuchung

Bei der klinischen Untersuchung sind das Verteilungsmuster der Lymphadenopathie, die palpatorischen Charakteristika und das Vorhandensein von vermehrter Wärme, Schmerz oder Fieber wichtige Merkmale. Leber und Milz sollten auf eine mögliche Vergrößerung untersucht werden. Liegt eine submandibuläre Lymphadenopathie vor, sollte man nach einer möglichen Parodontitis und Gingivitis suchen. Häufige Ursachen der sogenannten Pseudolymphadenopathie sind übermäßiges Fett (besonders in der poplitealen und präskapulären Region), Verwechslung der inguinalen Milchdrüse mit dem inguinalen Lymphknoten und Verwechslung der Speicheldrüsen mit den Lymphknoten. Die tributären Gebiete eines Lymphknotens, der eine solitäre Lymphadenopathie zeigt, müssen sorgfältig auf Anzeichen einer Infektion, Entzündung oder eines neoplastischen Prozesses untersucht werden.

C. Hämatologische Befunde

Veränderungen des Blutbildes können entweder sehr spezifisch (z. B. bei Leukosen) oder eher unspezifisch sein.

1) Eine die Lymphadenopathie begleitende Anämie ist meist nicht-regenerativ und auf chronisch-entzündliche, infektiöse oder neoplastische Krankheiten zurückzuführen. Eine Lymphadenopathie bei Befall mit Blutparasiten wird meist von einer regenerativen Anämie begleitet (außer bei chronischer Ehrlichiose). Die Anämie kann auch in Verbindung mit einer FeLV-Infektion stehen. In diesem Fall kann eine begleitende Makrozytose gesehen werden, verbunden mit einer gestörten Erythropoese. Schließlich kann die Anämie auf eine Knochenmarkdegeneration durch eine myeloproliferative Erkrankung oder Knochenmetastasen von Primärtumoren zurückzuführen sein.

2) Eine Thrombozytopenie kann bei Ehrlichiose, Rocky Mountain spotted fever, FeLV-Infektionen, Sepsis, Leukose, Lymphom, Myelom und systemischem Lupus erythematodes beobachtet werden.

3) Eine Leukozytose ist bei Patienten mit Lymphadenopathie häufig und gewöhnlich eine entzündungsbedingte Neutrophilie mit Linksverschiebung und Monozytose.

4) Bei Patienten mit Leukose können zirkulierende Blasten beobachtet werden.

D. Biochemische Untersuchungsbefunde

Biochemische Untersuchungsbefunde von besonderem Interesse bei Patienten mit Lymphadenopathie sind Hyperkalzämie und Hyperglobulinämie. Lymphom und Plasmozytom sind die Krankheiten, die beim Hund am häufigsten mit Hyperkalzämie und generalisierter Lymphadenopathie einhergehen. Jedoch können auch Blastomykose und ein Adenokarzinom der Analbeutel Hyperkalzämie und Lymphadenopathie verursachen. Bei Vorliegen einer monoklonalen Gammopathie sollte differentialdiagnostisch bei Hunden an Plasmozytom, Lymphom und Ehrlichiose gedacht werden. Bei Katzen treten monoklonale Gammopathien im Zusammenhang mit Lymphom und Plasmozytom auf. Für eine polyklonale Gammopathie können Mykosen, feline infektiöse Peritonitis, Lymphom und Ehrlichiose mögliche Ursachen sein.

E. Röntgenbefunde

Die röntgenologische Beurteilung von Patienten mit Lymphadenopathie kann eine Lymphadenopathie der Nodi lymphatici sternales und bifurcationis, raumfordernde Prozesse im Mediastinum, Hepatosplenomegalie und Lymphadenopathie der Nodi lymphatici iliaci mit Verschiebung des Kolons nach ventral zeigen. Weiter kann die Beurteilung des Abdomens mittels Ultraschalldiagnostik Veränderungen von Leber oder Milz und Lymphadenopathie der Nodi lymphatici mesenterici, iliaci und lumbales deutlich machen.

F. Knochenmarkuntersuchung

Eine Knochenmarkaspiration oder -biopsie ist indiziert, wenn hämatologische Anomalien, wie Zytopenien oder zirkulierende Blasten, vorhanden sind oder wenn Verdacht auf hämatologische Neoplasien besteht. Wenn keine offensichtliche Ursache einer Hyperkalzämie gefunden wird, kann ein Knochenmarkaspirat von Nutzen sein, da viele Hunde mit Lymphom und Hyperkalzämie eine Infiltration des Knochenmarks mit neoplastischen Zellen zeigen.

G. Zytologie der Lymphknoten

Das Verfahren, das die besten diagnostischen Informationen bei Patienten mit Lymphadenopathie liefern kann, ist die perkutane Lymphknotenbiopsie. Bei Verwendung dieser Technik kann in etwa 90% der Fälle eine Diagnose gestellt werden. Wenn eine Lymphknotenbiopsie durchgeführt wird, sind die Technik sowie die Wahl des Lymphknotens von Bedeutung.

1) Feinnadelbiopsie

Die Haut, die über dem peripheren Lymphknoten liegt, muß in der Regel nicht geschoren und mit einer Bürste gewaschen werden; jedoch ist bei einer Biopsie tiefer gelegener Lymphknoten eine chirurgische Vorbereitung der Haut erforderlich. Große weiche Lymphknoten haben häufig ein nekrotisches oder hämorrhagisches Zentrum; daher sollten sie bei einem Patienten mit generalisierter Lymphadenopathie nicht zur Biopsie verwendet werden. Die submandibulären Lymphknoten zeigen meist eine reaktive Lymphadenopathie durch Erkrankungen des Peridontiums, was die Interpretation der Befunde stören kann. Es sind eine 12-ml- oder 20-ml-Spritze, eine 25- oder 22-Gauge-Kanüle, Objektträger und eine Färbung erforderlich. Die Kanüle wird in den Lymphknoten eingeführt und langsam mehrfach angesaugt. Die Richtung der Kanüle wird mehrere Male geändert, um den Lymphknoten vollständig zu untersuchen. Der negative Druck muß vor Herausziehen der Kanüle abgelassen werden, oder die Zellen werden von dem Nadelansatzstück in den Spritzenzylinder aspiriert und sind für die Untersuchung verloren. Die Kanüle wird dann entfernt, und die Spritze mit Luft gefüllt; die Zellen in dem Nadelansatzstück werden auf Objektträger ausgestoßen. Dann wird von den Zellen ein Ausstrichpräparat angefertigt, das anschließend gefärbt wird.

2) Färbung

Obwohl es zahlreiche Färbemethoden gibt, werden im allgemeinen drei Techniken angewendet. Die Färbung nach Wright ist möglicherweise die beste, sie erfordert jedoch eine gute Qualitätskontrolle und reichlich Übung. Es gibt mehrere modifizierte Wright-Färbungen, die als Kits erhältlich und leichter anzuwenden sind. Schließlich kann auch Neues Methylenblau als Naßfärbung eines getrockneten Ausstriches verwendet werden. Es liefert Ergebnisse unterschiedlicher Qualität und ergänzt die Wright-Färbung.

3) Zytologische Untersuchungsbefunde

Der normale Lymphknoten ist zu 80% bis 90% aus kleinen Lymphozyten und gelegentlich auftretenden Makrophagen, großen Lymphozyten und Plasmazellen zusammengesetzt. Im Vergleich dazu finden sich in reaktiven Lymphknoten eine größere Anzahl großer Lymphozyten und Immunoblasten, mehr Plasmazellen, gelegentlich Neutrophile und Mastzellen. Eine Lymphadenitis kann als eitrig bezeichnet werden, wenn Neutrophile überwiegen, als granulomatös, wenn Makrophagen die vorherrschenden Zellen sind, und pyogranulomatös, wenn gleichermaßen Neutrophile und Makrophagen vorkommen. Zellen, die den Lymphknoten infiltrieren, sind Mastzellen, Eosinophile und neoplastische Zellen einschließlich Karzinom-, Sarkom- und Melanomzellen. Häufig wird nur wenig oder kein lymphoides Gewebe mehr gesehen, wenn der Tumor den ganzen Lymphknoten ersetzt hat. Lymphome sind durch eine monomorphe Population von unreifen lymphoiden Zellen mit einem hohen Kern-Zytoplasma-Verhältnis, multiplen Nukleoli, Vakuolisierung und basophilem Zytoplasma gekennzeichnet. Andere myeloproliferative Erkrankungen, die die Lymphknoten involvieren, können Lymphomen ähneln und eine weitergehende Untersuchung des peripheren Blutes und des Knochenmarks erfordern, um die Diagnose zu bestätigen.

H. Lymphknotenbiopsie

1) Indikationen

Biopsieproben von Lymphknoten erweisen sich in Fällen, bei denen sich zeigt, daß die Untersuchung eines Feinnadelaspirats für eine Diagnosestellung nicht ausreicht, als äußerst hilfreich. Mastzellen werden gelegentlich in reaktiven Lymphknoten gefunden, aber zu den wichtigsten Differentialdiagnosen gehört ein regionaler Mastzellentumor. Wenn das tributäre Gebiet ein Mastzelltumor ist, erscheinen die Mastzellen in den Sinus und in den subkapsulären Räumen. Handelt es sich um einen reaktiven Lymphknoten, haben die Mastzellen ein anderes Verteilungsmuster; sie erscheinen dann überall im Lymphknoten.

2) Vorgehen

Als Biopsieverfahren kann eine Exzisionsbiopsie, eine Keilbiopsie oder eine Tru-Cut-Biopsie gewählt werden. Die Vorteile einer Exzisionsbiopsie sind Entfernung des malignen Gewebes im Falle eines Neoplasmas und die Verfügbarkeit zusätzlichen Gewebes zur Beurteilung von Veränderungen der Gewebsarchitektur. Die Nachteile bestehen darin, daß es sich um ein invasives Verfahren handelt, das den Verlust einer „Immunbarriere“ bedeutet. Eine Keilbiopsie, obwohl ähnlich invasiv, läßt einen Teil des Lymphknotens intakt. Die Tru-Cut-Biopsie ist das am wenigsten invasive der drei Verfahren; es besteht aber auch die größte Wahrscheinlichkeit, eine fokale Läsion zu verpassen oder Gewebe zu erhalten, das für die Beurteilung der Lymphknotenarchitektur nicht ausreicht.

5. **Ursachen der Lymphadenopathie**

In den folgenden Abschnitten werden kurz einige der wichtigsten und häufigsten Ursachen der Lymphadenopathie beschrieben. In Tabelle 2-3 sind die verschiedenen Lymphadenopathien nach Ort des Auftretens, Ätiologie und Zytologie klassifiziert.

Tabelle 2-3 Lokalisationen der Lymphadenopathie in Abhängigkeit von der Ätiologie

	Regional	Thorakal	Abdominal	Generalisiert
Bakterien	Corynebakterien *Yersinia* *Actinomyces* *Nocardia* *Mycobacteriaceae* *Streptococcaceae* *Staphylococcaceae* *Borrelia*	*Actinomyces* *Nocardia* *Mycobacteriaceae*	*Actinomyces* *Mycobacteriaceae*	*Brucella* Bakterielle Endokarditis *Borrelia*
Pilze	*Cryptococcus* *Sporothrix* *Zygomyces*	*Histoplasma* *Blastomyces* *Coccidioides*	*Histoplasma* *Coccidioides* *Zygomyces*	*Histoplasma* *Blastomyces* *Coccidioides* *Cryptococcus*
Rickettsien				*Ehrlichia canis* *Rickettsia rickettsii* *Neorickettsia helminthoeca*
Parasiten	*Demodex*			*Demodex* *Trypanosoma* *Leishmania*
Viren		Feline infektiöse Peritonitis (FIP)	FIP	FIP Felines Leukämie-Virus (FeLV)
ohne infektiöse oder neoplastische Ursache	lokalisierte Entzündung			Impfungen Arthritis (rheumatoid, Polyarthritis) Systemischer Lupus erythematodes Hypereosinophiles Syndrom Idiopathisch
Neoplasien	Melanom Mammakarzinom Plattenepithelkarzinom Fibrosarkom Osteosarkom Mastzelltumor	Mammakarzinom Melanom Lungenkarzinom Fibrosarkom Osteosarkom	Perirektales Karzinom Prostatakarzinom Blasenkarzinom Intestinales Karzinom Mastzelltumor	Lymphom Leukämie Maligne Histiozytose

A. Infektionen mit *Brucella canis* gehen im klassischen Fall mit Resorption der Feten, Abort, Fluor vaginalis, Hodenveränderungen und generalisierter Lymphadenopathie einher. Eine Diskospondylitis kann sich entwickeln, auch Augensymptome wie Ödem der Kornea und Uveitis können gesehen werden. Die Diagnose stützt sich auf die serologischen Befunde oder den direkten Nachweis.

B. Juvenile Pyodermie („puppy strangles") kann eine schwere regionale Lymphadenitis mit Eiterung und schmerzhaften Lymphknoten im Gesicht und in der Halsgegend hervorrufen. Ein ähnlicher Zustand kann bei Katzen auftreten und wird von β-hämolysierenden Streptokokken der Lancefield-Gruppe G verursacht. Die betroffenen Katzenwelpen zeigen Fieber, Diarrhoe und zervikale Lymphadenopathie, die später abszediert.

C. *Yersinia pseudotuberculosis* (subspecies *pestis*) ist eine Zoonose, die endemisch in der Nagetier-Population des Südwestens der USA auftritt. Bei Katzen, die mit erkrankten Nagern Kontakt hatten, kann sich eine schwere eitrige Lymphadenopathie entwickeln, die mit Fieber und Lethargie einhergeht. Gewöhnlich sind nur die Lymphknoten einer Region befallen. Die Diagnose stützt sich auf die Ergebnisse der Bakterienkultur. Bis zum Vorliegen der Ergebnisse sollte der Patient isoliert werden.

D. Die Aktinomykose ist gewöhnlich eine lokalisierte, pyogranulomatöse Infektion der Gewebe oder der Körperhöhlen. In den betroffenen Körperhöhlen treten gewöhnlich Ergüsse auf. Es kann eine Osteomyelitis bestehen. Eine regionale Lymphadenopathie kann sich in den Lymphknoten, die Lymphe aus dem betroffenen Gebiet erhalten, entwickeln (z. B. in den sternalen oder tracheobronchialen Lymphknoten von Hunden mit Pyothorax).

E. Bei Nocardiose können Fistelgänge, abszedierende Lymphknoten, Osteomyelitis oder Pyothorax bestehen. Häufig manifestiert sich die Infektion an mehreren Stellen. Die Lymphadenopathie ist auf die regionären Lymphknoten beschränkt, die Lymphe aus den betroffenen Gebieten erhalten.

F. Die klinischen Symptome einer Infektion mit Mykobakterien einschließlich Tuberkulose werden durch das betroffene Organsystem bestimmt. Tuberkulose tritt häufig bei Tieren infizierter Besitzer auf, die die Bakterien auf ihre Haustiere übertragen. Bronchopneumonie, Knötchenbildung in der Lunge und Lymphadenopathie der Nodi lymphatici bifurcationis werden bei den betroffenen Hunden beobachtet und gehen mit nichtproduktivem Husten, Fieber, Anorexie und Lethargie einher. Katzen, die eine größere Prävalenz einer intestinalen Beteiligung zeigen als Hunde, leiden häufig an Diarrhoe, Vomitus, Gewichtsverlust und mesenterialer Lymphadenopathie. Atypische mykobakterielle Infektionen der Haut und der Subkutis sind beim Hund und besonders bei der Katze beschrieben worden. Die Übertragung dieser Infektionen geschieht durch mit Schmutz kontaminierte Biß- und Stichwunden und Kratzer.

G. *Blastomyces dermatitidis* ist ein dimorpher Pilz, der hauptsächlich aerogen übertragen wird. Meist sind die Lungen betroffen, aber eine generalisierte pyogranulomatöse Lymphadenitis, Osteomyelitis und Hautläsionen sind ebenfalls häufig. Uveitis und Chorioretinitis werden ebenfalls beobachtet.

H. *Histoplasma capsulatum* ist ein anderer dimorpher Pilz mit spezifischer geographischer Verteilung. Die pulmonale Form ist verbunden mit parenchymalen Noduli und tracheobronchialer Lymphadenopathie. Häufig sind der Husten und die Dyspnoe, die diese Erkrankung begleiten, durch die bronchiale Kompression bedingt, die durch reaktive Nodi lymphatici bifurcationis verursacht wird. Eine disseminierte Histoplasmose geht einher mit Erkrankungen des Gastrointestinaltraktes oder der Leber oder beidem. Die Diarrhoe kann dünndarm- oder dickdarmbedingt sein oder beides. Mesenteriale Lymphadenopathie und Splenomegalie sind häufig. Andere weniger häufige Symptome einer Histoplasmose sind periphere Lymphadenopathie, Osteomyelitis und Involvierung des ZNS und der Augen. Im Gegensatz zur Blastomykose, bei der eine pyogranulomatöse Entzündung vorliegt, sind die Veränderungen bei Histoplasmose in erster Linie granulomatös.

I. Katzen mit Kryptokokkose zeigen meist Symptome der oberen Atemwege, wie Schnupfen, Nasenausfluß und chronische nasale Raumforderungen. Außerdem kann eine Beteiligung der Augen, des ZNS oder der Haut vorliegen. Eine submandibuläre Lymphadenopathie ist häufig, manchmal kann bei einer weitgestreuten Infektion eine periphere Lymphadenopathie auftreten. Bei Hunden bestehen am häufigsten Symptome des ZNS und der Augen, eine leichte periphere Lymphadenopathie kann vorhanden sein.

J. *Coccidioides immitis* ist ein Pilz, der hauptsächlich durch Inhalation der Arthrosporen übertragen wird. Die klinischen Symptome einer disseminierten Coccidioidomykose stehen in Verbindung mit einer Lungenerkrankung und können Fieber, Anorexie und Gewichtsverlust umfassen. Eine lokalisierte Lymphadenopathie ist häufig, eine generalisierte Lymphadenopathie tritt selten auf. Es kann auch eine Infektion des Herzens, des ZNS oder des Gastrointestinaltraktes vorkommen. Osteoproduktive Knochenläsionen, die hauptsächlich die Knochen des Becken- und Schultergürtels und der Extremitäten betreffen, können beobachtet werden. Die darüberliegende Haut kann auch betroffen sein, was helfen kann, die Krankheit von primären Knochenneoplasien zu unterscheiden.

K. *Sporothrix schenckii* ist ein saprophytärer Pilz, der pathogen sein kann, wenn er durch Stichwunden oder andere Verletzungen eindringt. Bei Hunden und Katzen ist in erster Linie die Haut involviert, obwohl manchmal Fälle einer systemischen Disseminierung beschrieben worden sind.

L. Zygomykosen, früher Phykomykosen genannt, sind Erkrankungen, die von einer Vielzahl von unseptieren Pilzen verursacht werden und meist den Gastrointestinaltrakt betreffen. Vomitus und Diarrhoe können auftreten; falls eine orale oder kutane Beteiligung vorhanden ist, können Fistelgänge mit peripherer Lymphadenopathie vorhanden sein. Abdominale raumfordernde Prozesse sind palpierbar. Die Läsionen können durch Bariumkontrastaufnahmen des Gastrointestinaltraktes festgestellt werden.

M. *Prototheca zopfii* ist eine seltene Alge, die bei Hund und Katze eine disseminierte Erkrankung verursacht. Die Symptome umfassen blutige Diarrhoe, Gewichtsverlust, Erblindung und ZNS-Läsionen. Manchmal sind auch kutane Läsionen beschrieben worden.

N. Der Salmon-Disease-Komplex ist eine Erkrankung, die durch *Neorickettsia helminthoeca* verursacht und von dem Trematoden *Nanophyetus salmincola* übertragen wird. Für den Lebenszyklus des Trematoden sind drei Wirte erforderlich: Schnecken, Fische und Säugetiere oder Vögel. Anzeichen einer Infektion treten fünf bis sieben Tage nach dem Fischverzehr auf und umfassen Fieber, Vomitus, Diarrhoe und Lymphadenopathie. Eine verwandte Erkrankung, das Elokomin fluke fever, hat ähnliche Symptome, ist aber weniger ernst.

O. Ehrlichiose ist eine von Zecken übertragene Infektion mit *Ehrlichia canis*, die eine akute und eine chronische Phase hat. Klinisch umfaßt die akute Phase Fieber, okulonasalen Ausfluß, Lymphadenopathie und Dyspnoe. Eine Thrombozytopenie kann vorhanden sein, Leukozytose und Monozytose sind charakteristisch. Die chronische Phase ist durch eine Blutungsneigung infolge einer Thrombozytopenie, durch

Depression, Gewichtsverlust, Anämie oder andere Zytopenien und manchmal durch ZNS-Symptome bei Meningitis oder Hämorrhagien gekennzeichnet.

P. Rocky Mountain spotted fever ist eine andere durch Zecken übertragene Infektion mit Rickettsien, die saisonal von April bis September auftritt. Fieber, Anorexie, Vomitus, Diarrhoe, Lymphadenopathie, Splenomegalie, okulonasaler Ausfluß, Husten und Muskel- oder Gelenkschmerzen sind häufig vorhanden. Petechiale und ekchymotische Blutungen können auftreten, die hämorrhagische Diathese kann klinisch bedeutend werden. Uveitis und retinale Hämorrhagien sind ebenfalls Merkmale der Krankheit. Involvierung des Herz-Kreislauf- oder Nervensystems oder des Harnapparates ist die häufigste Todesursache.

Q. *Trypanosoma cruzi* ist ein Blutparasit, der durch Raubwanzen der Familie *Reduviidae* übertragen wird. Er ruft das auch als Chagas-Krankheit bekannte Leiden hervor, das klinische Symptome wie Tachykardie, Aszites, Hepatomegalie und manchmal Lymphadenopathie, Diarrhoe und Gewichtsverlust umfaßt. Der Tod kann plötzlich eintreten. Diese Erkrankung ist in erster Linie auf die Golfstaaten und Zentral- und Südamerika begrenzt.

R. Leishmaniose ist eine durch Arthropoden übertragene Infektion mit Leishmanien. Bei Hunden mit viszeraler Leishmaniose bestehen typischerweise anamnestische Hinweise auf einen Aufenthalt in endemischen Gebieten, wie z. B. nahe dem Mittelmeer. Gewichtsverlust, Lymphadenopathie und Anämie können vorhanden sein. Die Krankheit geht meist mit kutanen Läsionen einher.

S. An Demodikose erkrankte Hunde können eine generalisierte Lymphadenopathie aufweisen, die durch Vorhandensein einer tiefen Pyodermie und durch die Wanderung der Parasiten zu den Lymphknoten entsteht. Die Alopezie, die Schuppen und die Follikulitis zusammen mit dem Nachweis des Parasiten bei der Untersuchung von Hautgeschabseln sind diagnostisch beweisend.

T. Die immunvermittelten Arthritiden können mit Lymphadenopathien einhergehen. Die Arthritiden können entweder als erosiv oder nichterosiv klassifiziert werden. Rheumatoide Arthritis ist eine erosive Arthritis, die in erster Linie kleinwüchsige Hunderassen betrifft; das Vorhandensein eines rheumatoiden Faktors im Serum ist gewöhnlich diagnostisch beweisend. Nichterosive Arthriden können idiopathisch oder mit anderen Krankheiten verbunden sein, wie verschiedenen Infektionskrankheiten, systemischem Lupus erythematodes (SLE) oder entzündlichen Darmerkrankungen. Patienten mit SLE zeigen renale, hämatologische, dermatologische, Gelenk- oder neuromuskuläre Anomalien immunpathologischer Genese. Verschiedene Labortests wie der direkte Coombs-Test, Lupus-erythematodes-Test, der antinukleäre Antikörpertest (ANA) und die Untersuchung des Biopsiematerials der betroffenen Gebiete durch Immunfluoreszenz können zur Diagnosestellung erforderlich sein.

U. Das eosinophile Granulom, das Katzen betrifft, hat drei typische Ausprägungen. Eosinophile Ulzera treten an der Oberlippe und dem Philtrum auf, eosinophile Plaques erscheinen an Bauch und Flanken, und lineare Granulome treten an der Hinterseite des Oberschenkels und in der Mundhöhle auf.

V. Es sind Fälle von Lymphadenopathie bei Katzen beschrieben worden, bei denen die Pathogenese und die Klassifizierung unklar sind.

1) Bei der ersten Serie von Fällen handelte es sich um eine abgegrenzte Hyperplasie peripherer Lymphknoten, ähnlich der, die bei Katzen mit experimenteller

FeLV-Infektion beobachtet werden kann. Die meisten Katzen mit klinischer Erkrankung waren beim Test auf ein FeLV-Antigen positiv. Andere klinische Symptome waren Fieber, Lethargie, Anorexie und Erbrechen. Eine signifikante Anzahl von Katzen war anämisch, und mehrere wiesen eine Neutropenie auf.

2) Bei einer anderen Serie von Fällen waren junge Katzen betroffen, die eine ausgeprägte Lymphadenopathie, die einem Lymphom ähnelte, aufwiesen. Bei der Hälfte der betroffenen Katzen handelte es sich um Maine-Coon-Katzen, und alle Katzen waren FeLV-negativ. Mehrere histopathologische Merkmale eines Lymphoms waren vorhanden, einschließlich Verlust der normalen nodulären Architektur und einheitlicher Population der Zellen in den parakortikalen Gebieten. Jedoch waren andere Merkmale nicht mit einer malignen Erkrankung zu vereinbaren, einschließlich aktiver Keimzentren und einer gemischten Zellpopulation in den Sinus. Außer bei einer Katze, die sofort euthanasiert wurde, verschwand die Lymphadenopathie bei den anderen Katzen; sie überlebten noch 12 bis 84 Monate nach der Diagnosestellung, was auf eine Erkrankung hindeutet, die sich von einem Lymphom unterscheidet.

3) Schließlich ist noch eine plexiforme Vaskularisierung solitärer Zervikal- oder Inguinallymphknoten bei Katzen beschrieben worden.
Der Ersatz der interfollikulären Pulpa durch eine plexiforme Proliferation kleiner Gefäßkanäle von Kapillargröße ist ebenso wie eine lymphoide Atrophie beschrieben worden. Die betroffenen Katzen waren asymptomatisch, als sie vorgestellt wurden. Die chirurgische Entfernung der Lymphknoten wurde in den meisten Fällen von einer Genesung ohne besondere Vorkommnisse gefolgt.

W. Von den neoplastischen Lymphadenopathien verursachen die hämatopoetischen malignen Prozesse am wahrscheinlichsten eine Generalisation. Das Lymphom ist das häufigste hämolymphatische Neoplasma beim Hund. Bei der multizentrischen Form besteht eine generalisierte Lymphadenopathie mit Lymphknoten, die drei- bis viermal so groß wie normal sind. Hepatosplenomegalie ist ein häufiger Befund, anteriore Uveitis kann auch auftreten. Die Diagnose kann häufig aufgrund einer Feinnadelbiopsie der betroffenen Lymphknoten mit typischen zytologischen Befunden gestellt werden. Wenn hämatologische Veränderungen bestehen, wie Zytopenie oder zirkulierende Blasten, müssen andere Differentialdiagnosen wie lymphoblastische Leukose oder myelogene Leukose in Betracht gezogen werden. Zur Zeit umfaßt die Therapie bei multizentrischem Myelom an unserem Institut Cyclophosphamid, Vincristin, Cytosin-Arabinosid und Prednison. Andere Arten des Lymphoms sind gastrointestinale, mediastinale, okuläre, zentralnervale, kutane und andere extranodale Formen.

X. Für eine spezifische Diagnose der in Tabelle 2-2 aufgeführten Leukämien sind Knochenmarkbiopsien und spezielle zytochemische Färbungen erforderlich. Eine wichtige Form der Leukose ist die chronische lymphozytäre Leukose. Bei dieser Erkrankung ist in aller Regel eine leichte periphere Lymphadenopathie vorhanden, aber die Feinnadelbiopsie ist nicht diagnostisch beweisend, da hauptsächlich gut differenzierte Lymphozyten vorhanden sind. Die Diagnose basiert auf der erhöhten Anzahl zirkulierender reifer Lymphozyten und dem erhöhten Prozentsatz reifer Lymphozyten im Knochenmark. Die kranken Hunde können durch Chemotherapie über Jahre in einem guten Zustand bleiben. Manchmal wird auch bei unbehandelten Hunden eine längere Lebensdauer beobachtet.

Y. Ein Plasmozytom ist eine neoplastische Wucherung eines Plasmazellklons. Es kann diagnostiziert werden, wenn mindestens drei der folgenden vier Kriterien erfüllt sind: monoklonale Gammopathie, osteolytische Knochenläsionen, erhöhte Zahlen von Plasmazellen in Knochenmarkaspiraten und Vorliegen einer Bence-Jones-Proteinurie. Ähnlich kann eine systemische Mastozytose bei Vorliegen von zwei der folgenden vier Kriterien diagnostiziert werden: Vorhandensein von Mastzellen in Leber oder Milz, in Lymphknoten, im Knochenmark und in Ausstrichen von peripherem Blut oder in Buffy-coat-Präparationen. Bei der Mehrheit der Hunde mit Mastozytose besteht eine Beteiligung der Haut.

Z. Ein hämatopoetisches Neoplasma, das noch bei Patienten mit Lymphadenopathie und begleitendem Gewichtsverlust und Anämie in Erwägung zu ziehen ist, ist die maligne Histiozytose. Eine Feinnadelbiopsie des Knochenmarks stützt die Diagnose, wenn atypische phagozytäre Histiozyten festgestellt werden können. Milz, Leber, Lunge und Lymphknoten sind meist involviert.

Literatur

Gemeinhardt, H. (Hrsg.): Endomykosen. Gustav Fischer Verlag, Jena 1989.

Greene, C. E.: Clinical Microbiology and Infectious Diseases of the Dog and Cat. W. B. Saunders Company, Philadelphia 1984.

Lucke, Y. M., Davies, J. D., Wood, C. M., et al.: Plexiform vascularization of lymph nodes: An unusual but distinctive lymphadenopathy in cats. J. Comp. Pathol. **97**, 109 (1987).

Mooney, S. C., Patnaik, A. K., Hayes, A. A., et al.: Generalized lymphadenopathy resembling lymphoma in cat: Six cases (1972–1976). J. Amer. Vet. Med. Assoc. **190**, 897 (1987).

Moore, F. M., Emerson, W. E., Cotter, S. M., et al.: Distinctive peripheral lymph node hyperplasia of young cats. Vet. Pathol. **23**, 386 (1986).

Schmidt, V., und Horzinek, M. Ch. (Hrsg.): Krankheiten der Katze. Bd. 2. Gustav Fischer Verlag, Jena–Stuttgart 1993.

Swindle, M. M., Narayan, O., Luzarraga, M., et al.: Pathogenesis of contagious streptococcal lymphadenitis in cats. J. Amer. Vet. Med. Assoc. **179**, 1208 (1981).

Kapitel 3. **Fieber unbekannter Genese**

(Kirk H. Haupt)

Ein Fieber unbekannter oder unbestimmter Genese ist eine kontinuierliche, intermittierende oder rezidivierende fieberhafte Störung, die nach routinemäßiger Erhebung der Vorgeschichte, klinischer Untersuchung und Bestimmung der Laborwerte nicht diagnostiziert werden kann. Bei Störungen dieser Art ist Fieber der Hauptbefund. Weitere Befunde sind meistens unspezifischer Art. Der Patient mit Fieber unbekannter Genese leidet typischerweise an einem chronischen, versteckten Krankheitsprozeß, der schwierig zu diagnostizieren ist.

Grundprinzipien der Thermoregulation

1. Die Körpertemperatur wird durch das Thermoregulationszentrum des Hypothalamus gesteuert, das unter normalen Umständen das Gleichgewicht zwischen Wärmeproduktion und Wärmeabgabe aufrechterhält.
2. Veränderungen der Umgebungstemperatur und der Kerntemperatur werden durch periphere und zentrale Thermorezeptoren dem Thermoregulationszentrum übermittelt. Daraufhin werden nach Vergleich mit dem Sollwert die geeigneten physiologischen Reaktionen zur Wärmeabgabe oder zur Wärmeproduktion ausgelöst.

A. Die Wärmeabgabe wird durch Dilatation der Hautgefäße, Hecheln, Schweißbildung, Haltungsänderungen, um die Körperoberfläche zu vergrößern (Ausstrekken), und eine kühle Umgebung begünstigt. Katzen verteilen Speichel über ihr Fell, um die Wärmeabgabe zu beschleunigen.

B. Wärmezunahme entsteht durch Wärmeproduktion (verstärkte Thyroxin- und Catecholamin-Aktivität und Muskelzittern) und Drosselung der Wärmeabgabe (Konstriktion der Hautgefäße, Aufrichten der Haare, Haltungsänderungen, wie z. B. Zusammenrollen, um die Körperoberfläche zu verkleinern, und Aufsuchen einer warmen Umgebung).

Vergleich zwischen Fieber und Hyperthermie

Hyperthermie ist ein allgemeiner Terminus für eine unspezifische Erhöhung der Körpertemperatur, während Fieber eine spezifische Form der Hyperthermie ist, die durch Einwirkung von Pyrogenen hervorgerufen wird (Musacchia 1979, Stitt 1979). Es ist klinisch von Bedeutung, zwischen echtem Fieber und anderen Formen der Hyperthermie, die in diesem Kapitel „Hyperthermien nichtpyrogener Genese“ genannt werden, zu unterscheiden.

1. Fieber

A. Echtes Fieber wird durch eine Vielzahl exogener Pyrogene, einschließlich Viren und Bakterien und ihrer Produkte, Antigen-Antikörper-Komplexe, Antigene (über Lymphokine von sensibilisierten Lymphozyten) und Pharmaka hervorgerufen (Abb. 3-1; Dinarello und Wolff 1978, Dinarello 1979).

B. Exogene Pyrogene erzeugen das Fieber nicht direkt, sondern bewirken die Freisetzung von endogenem Pyrogen aus phagozytären Zellen im Blut (Neutrophile, Eosinophile und Monozyten) und im Gewebe (Kupffersche Zellen, alveoläre Makrophagen, sinusoidale Milzzellen, andere fixe Makrophagen).

C. Dieses endogene Pyrogen, ein kleines Protein, wirkt direkt auf den Hypothalamus, wodurch eine Thermoregulation auf erhöhtem Temperaturniveau stattfindet, d. h., der Sollwert wird nach oben verstellt.

D. Bei Erhöhung des Sollwertes werden die physiologischen Reaktionen zur Wärmegewinnung aktiviert, um die Körpertemperatur so zu erhöhen, daß sie dem neuen Sollwert des Hypothalamus entspricht (Abb. 3-1 und 3-2).

E. Es ist bewiesen, daß endogenes Pyrogen die Synthese von Prostaglandin E_1 (PGE_1) induziert, wobei angenommen wird, daß PGE_1 als zentraler Mediator des Fiebers wirkt. Dies wird durch die Beobachtung gestützt, daß Salicylate und ähnliche Antipyretika die Prostaglandinsynthese blockieren, wodurch der Sollwert herab-

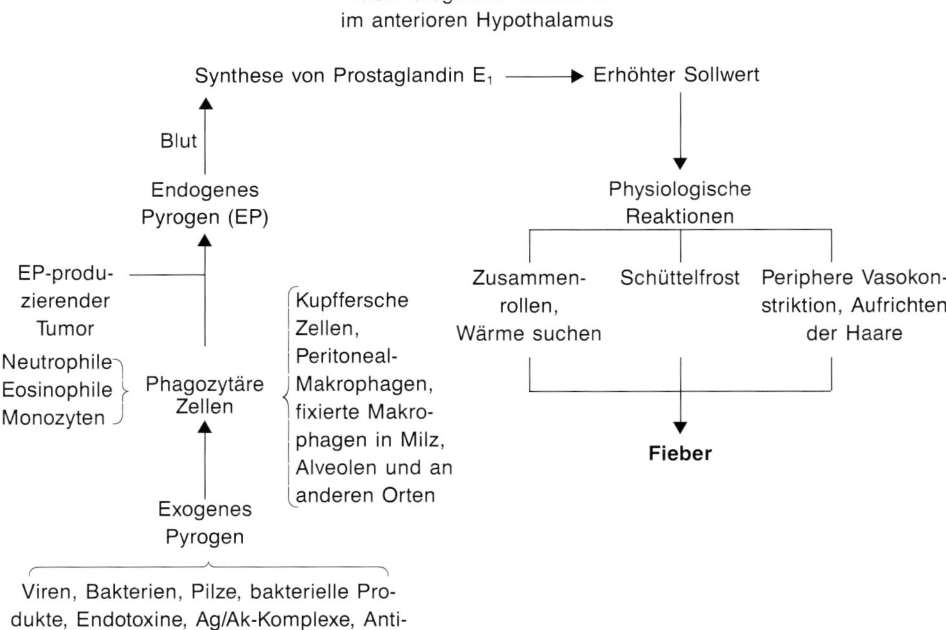

Abb. 3-1 Postulierte Pathogenese des Fiebers (nach Dinarello, C. A., und Wolff, S. M.: Pathogenesis of fever in man. N. Engl. J. Med. **298**, 607–612, 1978).

gesetzt wird und das Fieber fällt. Neuere Untersuchungen haben die Bedeutung von PGE_2 als zentralem Mediator des Fiebers niedriger eingestuft; auf diesem Gebiet sind gegenwärtig noch Fragen offen (Cranston 1979).

F. Die Elimination des exogenen Pyrogens aus dem Körper und die darauffolgende verringerte Aktivität des endogenen Pyrogens bewirkt, daß der Sollwert wieder auf normale Körpertemperatur eingestellt wird (Abb. 3-3). Die physiologischen Mechanismen zur Wärmeabgabe werden aktiviert, wodurch sich die Körpertemperatur wieder normalisiert.

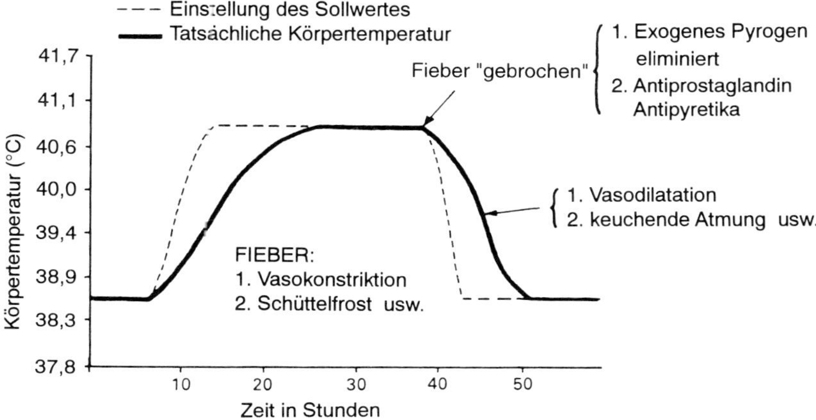

Abb. 3-2 Das Verhältnis des eingestellten Temperatursollwertes zur Körpertemperatur bei Fieber (nach Guyton, C. A.: Body temperature, temperature regulation, and fever. In: Guyton, C. A.: Textbook of Medical Physiology, 4. Ed. W. B. Saunders, Philadelphia 1971).

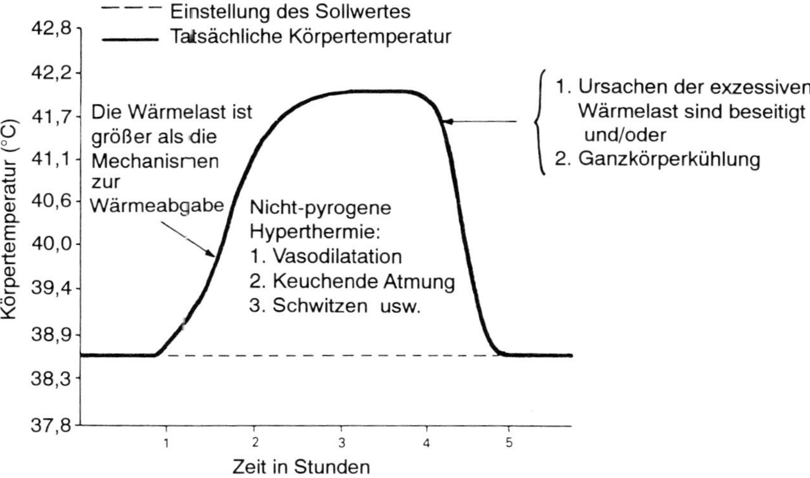

Abb. 3-3 Das Verhältnis des eingestellten Temperatursollwertes zur Körpertemperatur bei nicht-pyrogener Hyperthermie.

Tabelle 3-1 Mögliche Ursachen eines Fiebers unbekannter Genese bei Kleintieren

- *Infektionen*
  - Systemische Infektionen
    - Felines Leukose-Virus (FeLV) (Virämie, Tumoren, Sekundärinfektionen durch Immunsuppression, Immunkomplexkrankheiten) [1])
    - Felines Immunschwäche-Virus (FIV)
    - Feline infektiöse Peritonitis (FIP) [1])
    - Septikämie oder bakterielle Endokarditis [1])
    - Mykosen (Histoplasmose, Blastomykose, Kryptokokkose, Coccidioidomykose, Nocardiose, Aktinomykose [1])
    - Toxoplasmose
    - Katzenschnupfen
    - wandernde Helminthen
    - Canine Rickettsieninfektionen (Ehrlichiose, Rocky Mountain spotted fever)
    - Canine Hepatozoonose
    - Canine Lyme-Borreliose
  - Lokalisierte Infektionen
    - Subkutane oder tiefe Abzesse oder Zellgewebsentzündung
    - Nicht entdeckter Fremdkörper (Grannen, Nadeln)
    - Infektionen des Urogenitaltraktes (Prostatitis oder Prostataabszesse, Orchitis, Pyelonephritis, perirenale Abszesse, Endometritis oder Pyometra, emphysematöse Zystitis)
    - Abdominelle Infektionen (Peritonitis, Leber- oder Pankreasabszesse, Cholangiohepatitis, sublumbale Abszesse)
    - Thorakale Infektionen (Lungen- oder Mediastinalabzeß, Pyothorax, Pneumonie)
    - Infektionen der Knochen (Osteomyelitis, Discospondylitis)
    - Infektionen des ZNS (Meningitis, Myelitis, Enzephalitis)
    - Phlebitis oder Thrombophlebitis (Nach Verwendung eines intravenösen Katheters oder ätzender Pharmaka)
    - Infektionen durch Harnblasenkatheter (Pyelonephritis, Sepsis)
    - Postoperative Komplikationen (Infektionen des Ligamentum falciforme; Infektionen der Ovar- oder Uterusstümpfe; Ruptur eines Prostataabszesses nach einer Kastration; Pneumonie; Osteomyelitis)

- *Immunopathien*
  - Systemischer Lupus erythematodes
  - Rheumatoide Arthritis
  - Idiopathische immunvermittelte Polyarthritis [1])
  - Idiopathische immunvermittelte Polymyositis [1])

- *Neoplasmen*
  - Primäres Fieber (viszerales Lymphom, Leukämie)
  - Sekundäre Ursachen
    - Infektionen (invasive Tumoren des Gastrointestinal- und Urogenitaltraktes, Immunsuppression durch Tumoren oder Tumortherapie) [1])
    - Gewebsnekrose (Hämangiosarkom)
    - Funktionelle Neoplasmen (Schilddrüsentumoren, Phäochromozytom)

- *Verschiedene Ursachen*
  - Fiktives Fieber [1])
    - Erregung oder Angst

Tabelle 3-1 (Fortsetzung)

Hohe Umgebungstemperatur oder Luftfeuchtigkeit, geringe Ventilation
Körperliche Bewegung
Größere, tagsüber auftretende Schwankungen der Körpertemperatur

Pharmaka
Tetracyclinhydrochlorid (bei Katzen) [1])
Dinitrophenol (DNP)
Penicillin, Streptomycin, Sulfonamide, Novobiocin, Amphotericin B, Quinidin, Phenytoin, Acetylsalicylsäure

Nekrose oder Entzündung des Gewebes
Thromboembolie der Lunge (Dirofilariose, Hypalbuminämie) [1])
Torsionen (Milz, Hoden, Uterus)
Feline Steatitis
Noduläre Pannikulitis
Postoperative Entzündungen (Harntröpfeln aus einer Zystotomiewunde, Nekrose des Ligamentum falciforme, Infektionen von chirurgisch versorgten Frakturen, Reaktionen auf Nähte mit Catgut)

Endokrine Ursachen
Hyperthyreose (iatrogen, Schilddrüsentumoren)
Phäochromozytom

Muskelzittern oder Tetanie
Hypokalzämie
Intoxikationen

Schädigungen der Hypophyse und des Hypothalamus (Neoplasmen, Infarkte, Traumata, Entzündungen, Folgen eines Hitzschlages)

- *Nicht diagnostiziertes Fieber unbekannter Genese*

[1]) Häufige Ursache für Fieber unbekannter Genese

2. Hyperthermien nichtpyrogener Genese

A. Hyperthermien nichtpyrogener Genese können die Folge einer erhöhten internen Wärmeproduktion sein (z. B. starke Muskelkontraktionen während körperlicher Bewegung oder während Konvulsionen) oder Folge einer hohen Umgebungstemperatur (z. B. Hitzschlag). In diesen Fällen ist der Sollwert auf eine physiologische Körpertemperatur eingestellt, aber die physiologischen Reaktionen, die eine entsprechende Wärmeabgabe möglich machen, sind durch die übermäßige Hitzebelastung überfordert (s. Abb. 3-3). In manchen Fällen sind die Mechanismen zur Wärmeabgabe gedämpft oder funktionieren nicht richtig. Letzteres tritt z. B. auf, wenn Tiere in der Aufwachphase einer Allgemeinnarkose auf Wärmekissen gelegt oder in eine sonst warme Umgebung verbracht werden. Eine Allgemeinnarkose dämpft die Mechanismen zur Wärmeabgabe (besonders das Hecheln) und prädisponiert das Tier für eine Hyperthermie nichtpyrogener Genese.

B. In seltenen Fällen führt eine primäre Schädigung des Thermoregulationszentrums (z. B. Tumoren) dazu, daß die Thermorezeptoren schwer gestört sind oder nicht mehr funktionieren, und damit nicht mehr fähig sind, weder auf eine warme noch auf eine kalte Umgebung zu reagieren (Stitt 1979). Bei einer Exposition an warme Umgebungen kann in diesen Fällen eine Hyperthermie nichtpyrogener Genese auftreten.

Ätiologie

Die möglichen Ursachen eines Fiebers unbekannter Genese bei Kleintieren können unter die allgemeinen Begriffe Infektionen, Immunopathien, Neoplasien, sonstige Krankheitszustände und nicht diagnostiziertes Fieber unbekannter Genese eingeteilt werden (Drazner 1979, Jacoby und Swartz 1973; Tabelle 3-1).

1. Gemäß der Definition des Fiebers unbekannter Genese werden fieberhafte Erkrankungen, deren Ursache schon durch Symptome oder Laborergebnisse feststeht, in dieser Diskussion nicht berücksichtigt. Ein Bißwundenabszeß ruft z. B. häufig Fieber hervor, die Diagnose wird jedoch bei einer routinemäßigen Untersuchung klar. Fieber unbekannter Genese ist im allgemeinen auf eine versteckte Ursache zurückzuführen.
2. Viele Fälle von Fieber unbekannter Genese sind auf häufige Erkrankungen zurückzuführen, die aber schwierig zu diagnostizieren sind, da sie in atypischer Form auftreten oder keine spezifischen Zeichen aufweisen.
3. In seltenen Fällen ist das „Fieber" unbekannter Genese kein echtes Fieber, sondern eine Form der Hyperthermie nichtpyrogener Genese.
4. Nach Humanstatistiken verteilen sich die ätiologischen Ursachen des Fiebers unbekannter Genese wie folgt: 40% Infektionen, 20% Immunopathien, 20% Neoplasien, 10% nicht diagnostiziertes Fieber unbekannter Genese (Drazner 1979). Eine ähnliche Verteilung kann auch in der Veterinärmedizin erwartet werden.

Infektionen

1. Systemische und lokale Infektionen machen einen großen Teil der Fälle von Fieber unbekannter Genese aus.
2. Systemische Infektionen, besonders die FeLV, FIV und FIP, sind häufige Ursachen fieberhafter, okkulter Krankheiten bei Katzen.
3. Versteckte lokale Infektionen müssen besonders bei Hunden in Erwägung gezogen werden.
4. In manchen Gegenden (Mittlerer Westen und Südwesten der USA) sind systemische Mykosen eine bedeutende Ursache des Fiebers unbekannter Genese.
5. Das durch Rickettsien erzeugte Zeckenfieber, an dem Hunde erkranken können, verbreitet sich in einigen Regionen zunehmend.

Immunopathien

1. Fieber geht häufig dem Beginn anderer klinischer Zeichen bei Immunopathien voran.
2. Lupus erythematodes, rheumatoide Arthritis und idiopathische, immunvermittelte Polyarthritis und Polymyositis müssen vor allem in Erwägung gezogen werden.

3. Immunvermitteltes Fieber wird bei Katzen seltener als bei Hunden erkannt.
4. Immunkomplexe und Antigene (via Lymphokine aus sensibilisierten Lymphozyten) wirken als exogene Pyrogene bei der Verursachung immunvermittelten Fiebers (Atkins und Bodel 1979, Dinarello und Wolff 1978).

Neoplasien

1. Okkulte Neoplasien sind wichtige Erkrankungen, die besonders bei älteren Patienten mit Fieber unbekannter Genese ausgeschlossen werden müssen.
2. Fieber kann als Primärreaktion auf Neoplasien oder als Sekundärreaktion auf Komplikationen bei Neoplasien auftreten.
3. Das Fieber entsteht hauptsächlich durch immunvermittelte Schädigungen des neoplastischen Gewebes. In einigen Fällen können Geschwülste (z. B. maligne Lymphome und Nierenkarzinome des Menschen) pyrogene Wirkstoffe mit Eigenschaften ähnlich denen von endogenen pyrogenen produzieren (s. Abb. 3-1; Dinarello 1979, Freidman 1975).
4. Sekundärinfektionen können die häufigste Ursache für Fieber im Zusammenhang mit Krebs sein. Infektionen sind potentielle Komplikationen okkulter Tumoren des Gastrointestinal- und Urogenitaltraktes, die nach Zerstörung der Serosa- und Epithelschranken gegen bakterielle Invasion auftreten können. Immunsuppression, die sowohl durch maligne Neoplasien (besonders Tumoren des lymphoretikulären und hämatopoetischen Systems) als auch durch die Krebstherapie hervorgerufen wird, prädisponiert das Tier ebenfalls für Infektionen.
5. Fieber kann auch die spontane Gewebsnekrose okkulter Tumoren begleiten.
6. In seltenen Fällen stellt sich eine Hyperthermie nichtpyrogener Genese, die durch ein funktionelles Phäochromozytom oder einen Schilddrüsentumor hervorgerufen wurde, als Fieber unbekannter Genese dar (s. S. 52 und 53).

Fiktives Fieber

1. Fiktives Fieber muß von echtem Fieber und anderen pathologischen Ursachen der Hyperthermie unterschieden werden. Bei Kleintieren kommt fiktives Fieber häufig vor. Ursächlich kommen mehrere Faktoren in Frage, die eine benigne Hyperthermie nichtpyrogener Genese hervorrufen.
2. Muskelzittern bei Erregung und Angst, Vasokonstriktion der Haut und Aufstellen der Haare führen zu Wärmegewinn, der zu Hyperthermie führen kann.
3. Hohe Umgebungstemperaturen, erhöhte Luftfeuchtigkeit und Eingesperrtsein in schwach ventilierten, engen Räumen (Autos, Käfige) behindern die Wärmeabgabe und führen zu einer exzessiven Wärmelast, die im Extremfall zu Hitzschlag führen kann.
4. Körperliche Bewegung (erhöhte Muskelaktivität) führt häufig zu einer Wärmeproduktion, die die physiologische Kapazität der Wärmeabgabe überschreitet.
5. Bei gesunden Tieren kann eine größere, tagsüber auftretende Schwankung der Körpertemperatur mit Fieber verwechselt werden. Die hauptsächlich tagaktiven Arten haben die höchste Körpertemperatur am frühen Nachmittag und eine niedrigere

Temperatur am frühen Morgen. Bei nachtaktiven Tieren kann dieser Rhythmus entgegengesetzt sein (Andersson 1970). Hunde und Katzen haben physiologische, am Tag auftretende Temperaturschwankungen von jeweils 37,9 °C bis 39,9 °C und 38,1 °C bis 39,3 °C.
6. Alle diese Faktoren sollten bei der kritischen Beurteilung der Temperatur des Patienten untersucht oder in Betracht gezogen werden. Im allgemeinen zeigen Tiere mit fiktivem Fieber keine anderen Zeichen einer systemischen Erkrankung.

Pharmaka-induzierte Hyperthermie

1. Pharmaka sind eine ungewöhnliche Ursache für Fieber unbekannter Genese.
2. Bei Katzen stellt oral appliziertes Tetracyclinhydrochlorid eine Ausnahme dar, da es gelegentlich 24 bis 48 Stunden nach der Applikation echtes Fieber hervorruft. Wie bei den meisten durch Pharmaka verursachten Fiebern ist die zugrunde liegende Ursache wahrscheinlich eine Überempfindlichkeit (Atkins und Bodel 1979, Jacoby und Swartz 1973).
3. Wenn eine Überdosis DNP appliziert wird, kann schnell eine letale Hyperthermie als Resultat der Entkopplung der oxydativen Phosphorylierung auftreten, was zu einem Freisetzen der Energie in Form von Wärme führt (Legendre 1973). Da eine DNP-Vergiftung eine nichtpyrogene Hyperthermie hervorruft, reagiert die starke Erhöhung der Körpertemperatur nur auf eine Ganzkörperkühlung. Hohe Dosen von Acetylsalicylsäure können ebenfalls die oxydative Phosphorylierung entkoppeln und eine Hyperthermie hervorrufen.

Nekrose und Entzündung des Gewebes

1. Nekrosen und Entzündungen des Gewebes ohne Vorliegen einer Infektion können manchmal die Ursache eines Fiebers unbekannter Genese sein.
2. Beispiele aus der Veterinärmedizin sind Thromboembolie der Lunge, Torsionen von Organen und Steatitis bei Katzen, die mit rohem Thunfisch gefüttert worden sind.
3. Nekrose und Entzündung des Gewebes verursachen echtes Fieber, aber der Ursprung der Pyrogene ist unklar.

Endokrinologisch bedingte Hyperthermie

1. Überfunktion der endokrinen Drüsen, die zu Hyperthermie nichtpyrogener Genese führt, ist eine seltene Ursache für Fieber unbekannter Genese (Simon und Daniels 1979).
2. Funktionelle Schilddrüsentumoren, die mit Hyperthyreose vergesellschaftet sind, sowie die Applikation von Schilddrüsenpräparaten in toxischen Dosen können eine Hyperthermie hervorrufen. Dies geschieht wahrscheinlich durch Erhöhung des Grundumsatzes und der Wärmeproduktion (Simon und Daniels 1979). Zusätzliche Symptome bei Katzen mit Schilddrüsentumoren sind Polydipsie, Polyurie, Polyphagie, voluminöse Stühle, Gewichtsverlust und Tachykardie.

3. Funktionelle Phäochromozytome sind meist von unspezifischen Symptomen begleitet (Schwäche, Hecheln, Tachykardie und gelegentlich Hyperthermie). Die übermäßige Wärmelast resultiert aus einer catecholamin-induzierten Erhöhung der metabolischen Wärmegewinnung und aus einer beeinträchtigten Wärmeabgabe durch Vasokonstriktion der Haut (Simon und Daniels 1979).

Muskelzittern und Tetanie

1. Starke Muskelkontraktionen führen zu Hyperthermie nichtpyrogener Genese.
2. Bei hypokalzämischen Hunden kann eine Hyperthermie vorliegen. Der wahrscheinliche Grund dafür ist eine Tetanie (Sherding et al. 1980).

Schädigungen der Hypophyse und des Hypothalamus

1. Schädigungen, die das Thermoregulationszentrum im Hypothalamus betreffen, sind selten.
2. Schädigungen des Thermoregulationszentrums führen zu einer Unfähigkeit des Körpers, auf warme oder kalte Umgebungen zu reagieren. Damit kann eine Hyperthermie nichtpyrogenen Ursprungs oder eine Hypothermie auftreten.

Diagnose

1. Bevor ein umfangreiches Suchprogramm nach den Ursachen des Fiebers aufgenommen wird, sollten zunächst die häufigsten viralen und bakteriellen Infektionskrankheiten oder fiktives Fieber ausgeschlossen werden. Es können mehrere Temperaturmessungen notwendig sein, damit feststeht, daß Hyperthermie ein echter Befund ist.
2. Fieber unbekannter Genese ist möglicherweise eines der kompliziertesten diagnostischen Probleme der Veterinärmedizin. Die Hauptregel hierbei ist, jeden Anhaltspunkt exakt zu prüfen, ganz gleich, wie gering und unbedeutend er scheinen mag.

Vorbericht

1. Der Vorbericht sollte im Hinblick auf die möglichen Ursachen des Fiebers unbekannter Genese verwertet werden. Scheinbar unbedeutende Gesichtspunkte im Vorbericht sind manchmal wertvolle Anhaltspunkte.
2. Das Signalement ist zu berücksichtigen, hierbei besonders das Alter (okkulte Neoplasien) und das Geschlecht (Erkrankungen des Genitaltraktes) des Tieres.
3. Zur Überprüfung sollte nach jedem Organsystem in geeigneter Weise gefragt werden. Eventuell kann dadurch der Krankheitsprozeß lokalisiert werden.

4. Mit speziellen Fragen ist Genaues über die folgenden Angaben des Vorberichts in Erfahrung zu bringen:

A. Vorherige Wunden oder Schädigungen durch Infektionskrankheiten (prädisponieren das Tier für lokale oder systemische Infektionen).

B. Vorherige und derzeitige Aufenthaltsorte (systemische Mykosen, Dirofilariose, Infektionen mit Rickettsien).

C. Zusammensein mit anderen Tieren (übertragbare Krankheiten).

D. Vorherige Krankheiten oder Todesfälle im Haushalt (FeLV, FIP).

E. Vorbericht der Reproduktion (Metritis).

F. Vorherige Operationen (postoperative Komplikationen, durch i. v. Therapie oder Harnblasenkatheter verursachte Komplikationen; metastasierende Tumoren).

G. Laufende Medikation (pharmaka-induziertes Fieber).

H. Ernährung (Steatitis).

5. Eine nützliche Information kann die Reaktion des Tieres auf eine vorhergehende medikamentöse Behandlung sein. Eine vorübergehende oder teilweise Besserung unter Antibiotikagabe deutet z. B. auf eine komplizierte bakterielle Infektion hin.

Klinische Untersuchung

1. Wiederholte, umfassende körperliche Untersuchungen decken häufig vorher übersehene Erkrankungen oder neue Symptome auf, die sich mit Fortschreiten der Erkrankung entwickeln.

2. Sorgfältige Untersuchung, ob einer der folgenden Befunde vorliegt, kann bei der Diagnose helfen:

A. umschriebene schmerzhafte oder angeschwollene Gebiete (besonders Muskeln, Gelenke, Wirbelsäule, Nieren, Prostata, Hoden und Abdomen).

B. Vergrößerungen von Organen (durch Neoplasien, Mykosen, Immunopathien, lokale bakterielle Infektionen).

C. Vergrößerungen der Lymphknoten (lokale bakterielle Infektionen, metastasierende Neoplasien, Mykosen, Lymphosarkom).

D. Herzgeräusche (bakterielle Endokarditis).

E. Manifestationen von systemischen Erkrankungen am Auge (systemische Mykosen, FeLV-verwandte Erkrankungen, FIP, Staupe des Hundes, Toxoplasmose, Lymphosarkom, metastasierende Neoplasien).

3. Die Größe der Temperaturerhöhung kann ein wichtiger Anhaltspunkt sein. In der Humanmedizin übersteigt echtes Fieber selten 41,1 °C (Bernheim et al. 1979). In der Kleintiermedizin liegt die Höchstgrenze etwa bei 41,6 °C. Temperaturen über 41,6 °C sind wahrscheinlich auf eine Hyperthermie nichtpyrogener Genese oder ein Fieber mit dazugetretener Hyperthermie nichtpyrogener Genese, was z. B. bei Konvulsionen auftritt, zurückzuführen. Fieberkurven werden aufgezeichnet, um febrile Zustände als kontinuierlich, intermittierend und remittierend zu charakterisieren. Sie korrelieren selten mit einer spezifischen Ätiologie und sind bei der Diagnose eines Fiebes unbekannter Genese von geringem Wert (Atkins und Bodel 1979).

Diagnostisches Vorgehen

1. Das diagnostische Vorgehen ist je nach Signalement, Vorbericht, körperlicher Untersuchung und geographischer Lage verschieden.
2. Tabelle 3-2 faßt die möglichen Vorgehensweisen zur Diagnose eines Fiebers unbekannter Genese zusammen. Unter „Beginn des Untersuchungsprogramms bei Fieber unbekannter Genese" sind jene Tests zusammengefaßt, die in unserer Klinik routinemäßig zu Beginn des Untersuchungsprogramms durchgeführt werden.
3. In Abständen erstellte Blutbilder helfen bei der Bestimmung, ob ein entzündlicher Prozeß im Körper vorhanden ist, wie schwer er ist und ob er eine Progression zeigt. Echtes Fieber, das aus einer Entzündung resultiert, wird häufig von einer Neutrophilie aus unreifen Zellen begleitet. Leichte bis mäßige Anämien gehen häufig mit chronisch-entzündlichen Erkrankungen und malignen Erkrankungen einher. Selten kann ein spezifischer Krankheitsprozeß festgestellt werden (z. B. Leukose).
4. Ein vollständiges biochemisches Profil kann dabei helfen, die Erkrankung auf ein Organsystem zurückzuführen.
5. Multiple Harnanalysen sind bei der Suche nach Infektionen der Harnwege hilfreich.
6. Röntgenaufnahmen des Thorax und des Abdomens sind hilfreich bei der Aufdeckung lokalisierter Erkrankungen der Körperhöhlen oder angrenzender Knochenstrukturen.
7. In Abständen sollten bei Hunden aerobe und anaerobe kulturelle Blutuntersuchungen vorgenommen werden, um eine mögliche bakterielle Endokarditis oder Sepsis feststellen zu können. Ein Autor glaubt, daß die besten Ergebnisse (d. h. positive Kulturen) erzielt werden, wenn eine Temperaturkurve der alle zwei Stunden aufgezeichneten rektalen Temperatur zu Hilfe genommen wird; die ersten Proben für eine Blutkultur werden genommen, wenn eine Spitze oder ein Plateau der Temperaturkurve festzustellen ist, weitere Proben werden 30 Minuten später genommen (Drazner 1979).
8. Hunde sollten Suchtests auf immunvermittelte Erkrankungen unterzogen werden (Lupus-erythematodes-Test, ANA-Titer, Coombs-Test und rheumatoide Faktoren).
9. Katzen mit Fieber unbekannter Genese sollten auf FeLV, FIV, FIP und Toxoplasmose untersucht werden.
10. Wenn angenommen wird, daß Entzündungen der Körperflüssigkeiten oder Gewebe vorliegen, werden kulturelle Untersuchungen mit Resistenztest bei entsprechenden Proben durchgeführt.
11. In manchen Gegenden sind serologische Untersuchungen auf systemische Mykosen und Rickettsieninfektionen sinnvoll.
12. Eine Therapie sollte mit Bedacht durchgeführt werden. „Breitspektrummixturen" aus Antibiotika, Steroiden und anderen Pharmaka sind kontraindiziert, da sie möglicherweise schädlich und nur geeignet sind, das klinische Bild zu verwischen. Vielmehr sollte eine Therapie mit Breitspektrumantibiotika in die Wege geleitet werden, da sie weniger riskant ist und eine bakterielle Ätiologie eines Fiebers unbekannter Genese häufig vorkommt. Vor Beginn einer Antibiotikatherapie müssen Bakterienkulturen angelegt werden. In ausgewählten Fällen können Antiprostaglandin-Antipyretika bei der Differenzierung zwischen echtem Fieber (in diesem Falle sollte die Körpertemperatur unter der Behandlung sinken) und einer Hyperthermie nichtpyro-

Tabelle 3-2 Diagnostisches Vorgehen bei Fieber unbekannter Genese

- *Techniken zur Beurteilung*
  - Blutuntersuchungen
    - Serielle Differentialblutbilder
    - FeLV-Test (indirekte Immunfluoreszenz)
    - Vollständiges biochemisches Profil
    - Serologie: FeLV-ELISA, FIV-, FIP-, Toxoplasmose-, Histoplasmose-, Blastomykose-, Coccidioidose-, Kryptokokkose-, *Ehrlichia-canis-, Rickettsia-rickettsii-, Borrelia-burgdorferi-* Titer
    - Immuntests: Lupus-erythematodes-Test, antinukleäre Antikörper(ANA)-Titer, Coombs-Test, Rheumafaktor (RF)
    - Serumprotein-Elektrophorese
    - Serumthyroxin (T4) und -triiodthyronin (T3)
  - Harnuntersuchung
  - Parasitologie
    - Kotuntersuchung (Sedimentation, Flotation)
    - Test auf Mikrofilarien
  - Zytologie
    - Lymphknotenaspirat
    - verschiedene Gelenkpunktate
    - Knochenmarkbiopsie
    - Liquor cerebrospinalis
    - Prostatasekret oder Sperma
    - Material aus den Körperhöhlen
    - Material raumfordernder Prozesse
  - Kultur und Resistenztest
    - Blut
    - Knochenmark
    - Harn
    - Prostatasekret oder Sperma
    - Liquor cerebrospinalis
    - Synovialflüssigkeit
    - Probenmaterial aus lokalen Entzündungen
  - Röntgenuntersuchungen
    - Leeraufnahmen von Thorax und Abdomen
    - Kontrastaufnahmen
    - Überblick über das Skelett auf osteolytische Läsionen
  - Sonstige Methoden
    - Biopsie von Material raumfordernder Prozesse, Lymphknoten, Muskeln, Gelenken
    - Endoskopie, Bronchoskopie, Proktoskopie, Laparoskopie
    - Probelaparotomie, Probethorakotomie
  - Therapieversuche
    - Antibiotika
    - Antiprostaglandin-Antipyretika
    - Immunsuppression mit Corticosteroiden und zytotoxischen Pharmaka

- *Beginn des Untersuchungsprogramms bei Fieber unbekannter Genese*
  - Allgemein
    - Differentialblutbild
    - Vollständiges biochemisches Profil

Tabelle 3-2 (Fortsetzung)

Harnuntersuchung
Röntgen: Leeraufnahmen von Thorax und Abdomen
Hund
Blutkulturen
Immuntests: Lupus-erythematodes-Test, ANA-Titer, Coombs-Test, RF
Katze
FeLV-Test (fluoreszierende Antikörper)
Serologie: FeLV-, FIV-, FIP- und Toxoplasmose-Titer

gener Genese (in diesem Fall verändert sich die Körpertemperatur nicht) helfen. Eine Immunsuppression (mit Corticosteroiden und zytotoxischen Pharmaka) ist entweder für Patienten mit einer bestätigten immunvermittelten Erkrankung reserviert oder der letzte Versuch nach einer Antibiotikatherapie. Die nicht genau überlegte Durchführung einer Immunsuppression kann bei Patienten mit okkulten Infektionen zu katastrophalen Ergebnissen führen.

Therapie

Allgemeine Grundsätze

1. Das oberste Ziel beim Management jeder Störung mit Fieber unbekannter Genese besteht darin, eine therapierbare Erkrankung zu diagnostizieren. Die spezifische Behandlung der Grundkrankheit ist die Therapie der Wahl bei Hyperthermie.
2. Leider ist bei vielen Tieren die Aussicht, daß eine Diagnose gestellt werden kann, gering.
3. Die Therapie eines Patienten mit Fieber unbekannter Genese, bei dem die Grundkrankheit nicht diagnostiziert werden kann, hängt von den klinischen Umständen ab. Eine immunsuppressive Therapie sollte als letztes Mittel reserviert werden. Eine Therapie mit Breitspektrumantibiotika oder Antibiotikakombinationen wird begonnen, wenn der Patient eine okkulte Infektion hat. Eine symptomatische antipyretische Therapie kann notwendig sein, um das Fieber auf einem tolerierbaren Wert zu halten.

Symptomatische Senkung der Hyperthermie

1. Eine fiebersenkende Therapie kann bei Patienten mit einer Infektionskrankheit schädlich sein. Durch die Hyperthermie wird die virale Replikation gehemmt, die Abwehrmechanismen des Körpers werden angeregt (besonders die Leukozytenfunktion) und die Verfügbarkeit und die Aufnahme von Eisen durch die Mikroben verringert (Eisen ist für normales mikrobielles Wachstum und die Reproduktion erforderlich; Bernheim et al. 1979). Dadurch, daß sich der Patient bei Hyperthermie krank fühlt, werden Inaktivität und Schonung gefördert.

2. Andererseits trägt Hyperthermie zur Entwicklung einer Anorexie bei, einem kritischen Faktor bei Patienten mit längerdauernden Krankheiten. Die Energie, die erforderlich ist, um ein Fieber aufrechtzuerhalten, ist beträchtlich. Schwere und prolongierte Hyperthermien (Temperaturen höher als 41,4 °C) können zu Hirnschädigungen und Hitzschlag führen.

3. Die Vor- und Nachteile einer symptomatischen Therapie sollten sorgfältig abgewogen werden. Körpertemperaturen, die 41,1 °C überschreiten, müssen als medizinische Notfälle betrachtet werden: Aggressive Versuche sollten unternommen werden, um die Temperatur in solchen Fällen zu senken. Jedoch kann man durch symptomatische Therapie weniger schwerer Hyperthermien einer wertvollen klinischen Überwachungsmöglichkeit beraubt werden. Das heißt, daß der Tierarzt durch die Körpertemperatur, die nicht durch eine symptomatische Therapie beeinflußt wird, die Schwere und Progredienz einer Erkrankung ebenso wie die Reaktion auf eine spezifische Therapie beurteilen kann.

4. Vorgehen bei der symptomatischen Behandlung

A. Die Wahl einer geeigneten Therapie erfordert das Wissen um die spezifische Art der vorliegenden Hyperthermie – echtes Fieber oder Hyperthermie nichtpyrogener Genese (Simon und Daniels 1979, Stern 1977, Stitt 1979, Wolff et al. 1975). Obwohl dies häufig nicht zu beantworten ist, ist das Fieber der meisten Patienten mit Fieber unbekannter Genese echt.

B. Die empfohlene Behandlung bei echtem Fieber sind Antiprostaglandine wegen ihrer Fähigkeit, den hypothalamischen Sollwert auf eine niedrige Temperatur einzustellen und das Fieber zu brechen (s. Abb. 3-2). Die physikalische Hitzeableitung durch Ganzkörperkühlung (d. h. Eiswasserbäder) bei Patienten mit echtem Fieber ist weniger effektiv und möglicherweise schädlich, da dadurch ein erhöhter metabolischer Streß, Wärme zu produzieren entsteht, da der Körper versucht, die hohe Temperatur, die durch den Sollwert eingestellt ist, aufrechtzuerhalten (Simon und Daniels 1979, Stitt 1979).

1) Eine Liste mit Antiprostaglandin-Antipyretika, die bei der Behandlung von echtem Fieber bei Kleintieren eingesetzt werden, folgt weiter unten. Salicylate (Acetylsalicylsäure und Natriumsalicylat) werden gern verwendet, da sie ziemlich sicher und preiswert sind. Die Nebenwirkungen der Salicylate umfassen Erbrechen, Magenulzera, Störungen des ZNS und des Säure-Basen-Haushaltes (Woodbury und Fingl 1975, Yeary und Brant 1975). Die Toxizität stellt besonders bei der Katze ein Problem dar. Die Menge der an Katzen verabreichten Acetylsalicylsäure sollte die maximal empfohlene Dosis niemals überschreiten. Acetaminophen wird von Hunden gut toleriert, wenn es in normalen therapeutischen Dosierungen verabreicht wird und hat eine der Acetylsalicylsäure äquivalente antipyretische Wirkung (Cullison 1984, Davis 1979). Jedoch ist Acetaminophen in hohen Dosen hepatotoxisch; seine Verwendung ist bei Patienten mit schweren Lebererkrankungen kontraindiziert. Acetaminophen sollte Katzen wegen seiner hämatologischen Toxizität (Bildung von Methämoglobin) niemals verabreicht werden. Dipyron ist ein sehr wirksames Antipyretikum, sollte jedoch nur kurzzeitig verabreicht werden, da es potentiell Leukopenie und Agranulozytose hervorrufen kann. Andere Nebenwirkungen von Dipyron sind Gastritis, erhöhte Blutungsneigung und bei gemeinsamer Gabe mit Phenothiazinen ausgeprägte Hypothermie (Woodbury und Fingl 1975). Flunixin ist ein starkes Antipyretikum und Analgetikum, das zur Zeit für Kleintiere noch nicht zugelassen ist.

2) Phenothiazine sind wirksam bei der Behandlung echten Fiebers; ihr Wirkungsmechanismus ist einzigartig, da sie sowohl zentrale als auch periphere (durch Vasodilatation) Mechanismen beeinflussen, um die Körpertemperatur zu senken (Woodbury und Fingl 1975).

Dosierungen von Antiprostaglandin-Antipyretika bei Katze und Hund

Acetylsalicylsäure
- Hund: 25–35 mg/kg KG p. o. alle 8 Stunden (Yeary und Brant 1975)
- Katze: 12,5–25 mg/kg KG p. o. alle 8 Stunden (Yeary und Swanson 1973)

Natriumsalicylat
- Hund: 10 mg mg/kg i. v. KG alle 8 Stunden
- Katze: 10 mg/kg i. v. KG alle 24 Stunden

Acetaminophen
- Hund: 10–15 mg/kg KG p.o. alle 8 bis 24 Stunden (Cullison 1984)
- Katze: kontraindiziert

Dipyron
- Hund und Katze: 25 mg/kg KG s. c., i. m., i. v. oder p. o. alle 8 Stunden

Flunixin
- Hund: 0,5–1,0 mg/kg KG i. m. oder i. v. nur einmal (Jenkins und Stephens 1985)
- Katze: wird nicht empfohlen

C. Ganzkörperkühlung ist die einzig wirksame Methode (abgesehen vom Abstellen der Ursache) zur Senkung der Körpertemperatur bei Patienten mit Hyperthermie nichtpyrogener Genese, bei denen eine übermäßige Wärmelast bei physiologischem Sollwert im Hypothalamus vorliegt (s. Abb. 3-3).

1) Die Verfahren hierzu umfassen Eiswasserbäder, Alkoholbäder und die Verwendung von Ventilatoren.

2) Um eine Hypothermie zu vermeiden, werden diese Verfahren beendet, wenn die Körpertemperatur auf 39,4 °C gesunken ist.

Literatur

Andersson, B. E.: Temperature regulation and environmental physiology. In: Swenson, M. J. (Ed.): Dukes' Physiology of Domestic Animals. 8th ed., pp. 1119–1134. Ithaca Cornell University Press (1970).

Atkins, E., and Bodel, P.: Clinical fever: Its history, manifestations, and pathogenesis. Fed. Proc. **38**, 57–63 (1979).

Bernheim, H. A., Block, L. H., and Atkins, E.: Fever: Pathogenesis, pathophysiology, and purpose. Ann. Intern. Med. **91**, 261–270 (1979).

Cranston, W. I.: Central mechanisms of fever. Fed. Proc. **38**, 49–51 (1979).

Cullison, R. F.: Acetaminophen toxicosis in small animals: Clinical signs, mode of action, and treatment. Compend. Contin. Educ. Pract. Vet. **6**, 315–323 (1984).

Davis, L. E.: Fever. J. Amer. Vet. Med. Assoc. **175**, 1210–1211 (1979).

Dinarello, C. A.: Production of endogenous pyrogen. Fed. Proc. **38**, 52–56 (1979).

Dinarello, C. A., and Wolff, S. M.: Pathogenesis of fever in man. N. Engl. J. Med. **298**, 607–612 (1978).

Drazner, F. H.: Diagnostic approach to patients with prolonged febrile illness. Compend. Contin. Educ. Pract. Vet. **1**, 753–756 (1979).

Freidman, H. H.: Fever of Unknown Origin in Problem-Oriented Medical Diagnosis. Little, Brown & Co., Boston 1975.

Hartmann, H., und Meyer, H. (Hrsg.): Klinische Pathologie der Haustiere. Gustav Fischer Verlag, Jena–Stuttgart 1994.

Jacoby, G. S., and Swartz, M. N.: Fever of unknown origin. N. Engl. J. Med. **298**, 1407–1410 (1973).

Jenkins, W. L., and Stephens, K.: Some recent advances in pharmacotherapeutics. Proceedings, Amer. An. Hosp. Assoc. pp. 557–563. Annual Meeting, Orlando, March 23–29 (1985).

Legendre, A. M.: Disophenol toxicosis in a dog. J. Amer. Vet. Med. Assoc. **163**, 149–150 (1973).

Musacchia, X. J.: Fever and Hyperthermia. Fed. Proc. **38**, 27–29 (1979).

Sherding, R. G., et al.: Primary hypoparathyroidism in the dog. J. Amer. Vet. Med. Assoc. **176**, 439–444 (1980).

Simon, H. B., and Daniels, G. H.: Hormonal Hyperthermia. Am. J. Med. **66**, 257–263 (1979).

Stern, R. C.: Pathophysiologic basis for symptomatic treatment of fever. Pediatrics **59**, 92–98 81977).

Stitt, J. T.: Fever vs. Hyperthermia. Fed. Proc. **38**, 39–43 (1979).

Wolff, S. M., Fauci, A. S., and Dale, D. C.: Unusual etiologies of fever and their evaluation. Annu. Rev. Med. **26**, 277–281 (1975).

Woodbury, D. M., and Fingl, E.: Analgesics, antipyretics, anti-inflammatory agents, and drugs employed in the therapy of gout. In: Goodman, L. S., and Gilman, A. (Eds.): The Pharmacologic Basis of Therapeutics, 5th ed., pp. 325–358. Macmillan, New York 1975.

Yeary, R. A., and Brant, R. J.: Aspirin dosages for the dog. J. Amer. Vet. Med. Assoc. **167**, 63–64 (1975).

Yeary, R. A., and Swanson, W.: Aspirin dosages for the cat. J. Amer. Vet. Med. Assoc. **163**, 1177–1178 (1973).

Kapitel 4. **Koagulopathien und Epistaxis**

(Justin H. Straus)

Koagulopathien

1. Blutungen können entweder durch eine lokale Verletzung eines Tieres mit normaler Blutgerinnung oder durch einen Defekt des Blutgerinnungsmechanismus entstehen.
2. Ein genauer Vorbericht, allgemeine und spezielle Untersuchung und die Laborwerte ermöglichen es dem Tierarzt, eine Diagnose zu stellen und einen geeigneten Therapieplan zu entwickeln.
3. Die Blutgerinnung ist durch drei voneinander abhängige Faktoren bedingt: Gefäßfunktion, Thrombozytenfunktion und Koagulation.

A. Gefäßfunktion: Beschädigungen der Blutgefäße führen zu reflexbedingter lokaler Vasokonstriktion, verminderter Blutströmung und verringertem Blutaustritt.

B. Thrombozytenfunktion: Beschädigungen der Blutgefäße legen Kollagen, Elastin und die Basalmembran frei. Die Thrombozyten heften sich an die Gefäßwände an und setzen ihre Inhalte frei, was zur Thrombozytenaggregation und Bildung eines Thrombozytenpfropfes führt.

C. Koagulation (Abb. 4-1).

1) Verletzungen der Blutgefäße legen Kollagen oder andere unphysiologische Oberflächen frei, was zur Aktivierung des Faktors XII und des Intrinsic-Systems führt.

2) Schädigungen der Gewebe führen zur Freisetzung des Gewebsthromboplastins (Faktor III) und zur Aktivierung des Extrinsic-Systems.

3) Sowohl im Intrinsic- als auch im Extrinsic-System treten die Faktoren X und V in Anwesenheit von Calciumionen und dem Plättchenfaktor 3 (PF3) zu einem Komplex zusammen, der Prothrombin in Thrombin umwandelt.

4) Thrombin führt Fibrinogen in lösliche Fibrinomere über, die unter Wirkung von Calciumionen, Faktor XIII und Thrombin unlösliches polymerisiertes Fibrin (Koagulum) entstehen lassen.

4. Die Fibrinolyse beginnt nach Bildung eines Koagulums.

A. Aus Plasminogen wird durch Aktivatoren, die in Blutgefäßwänden, Körperflüssigkeiten und den meisten Geweben vorkommen, Plasmin gebildet.

B. Plasmin, ein proteolytisches Enzym, spaltet Fibrin.

C. Fibrin- und Fibrinogenabbauprodukte (Fibrin- und Fibrinogenspaltprodukte [FSP]) sind die Endprodukte der Fibrinolyse. Die Produkte haben gerinnungshemmende Eigenschaften.

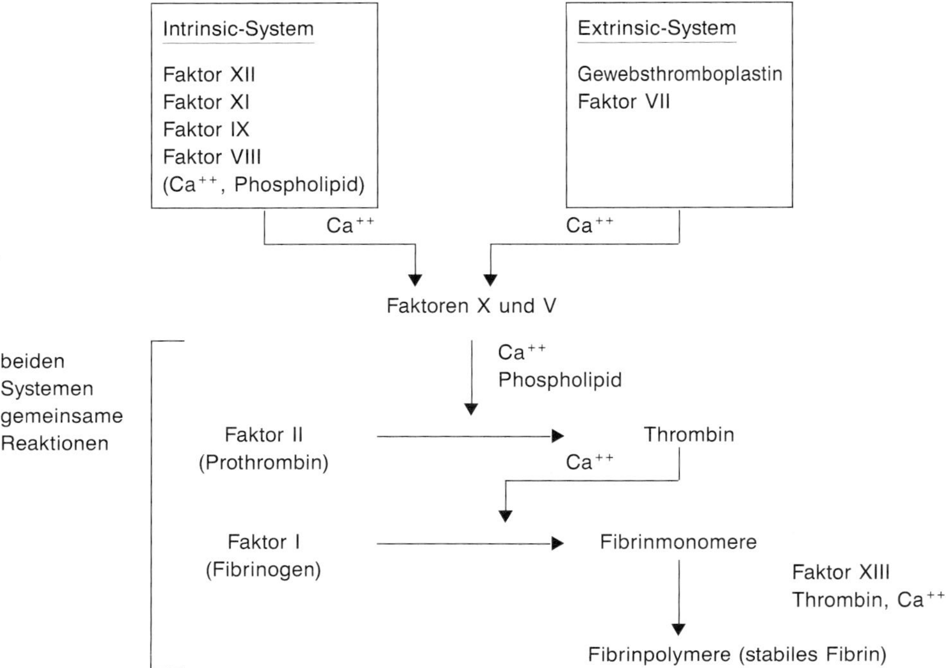

Abb. 4-1 Fließdiagramm der Blutgerinnung.

Ätiologie

Thrombozytopenie

1. Verringerte Thrombozytenproduktion
   A. Aplasie oder Hypoplasie des Knochenmarks
      1) Ionisierende Strahlung
      2) Vergiftung mit Chemikalien
      3) Überdosierung mit Östrogen
      4) Idiopathische Erkrankungen
   B. Knochenmarkinfiltration oder neoplastische Proliferation
      1) Lymphosarkom
      2) Lymphozytäre Leukose
      3) Myeloische Leukose
   C. Myelosuppressive Pharmaka, z. B. Cyclophosphamid
   D. Infektionen mit *Ehrlichia canis, E. platys, E. equi*
   E. Ineffektive Thrombozytenproduktion
2. Vermehrte Zerstörung von Thrombozyten durch das retikuloendotheliale System
   A. Immunvermittelte Thrombozytopenie
      1) Echte autoimmune Thrombozytopenie

2) In Verbindung mit autoimmuner hämolytischer Anämie oder systemischem Lupus erythematodes

3) Durch Antikörperproduktion gegen Bakterien oder Viren, die von den Thrombozyten adsorbiert sind

4) Durch Antikörperproduktion gegen Pharmaka (Promazin, Sulfonamide, Acetylsalicylsäure, Phenylbutazon, Methimazol, Propylthiouracil), die von den Thrombozyten adsorbiert sind

5) Durch Immunkomplexe, die von den Thrombozyten adsorbiert sind

B. Direkte Schädigungen von Thrombozyten durch bakterielle Exotoxine oder Endotoxine

3. Verteilungsstörungen
   A. Milztorsion
   B. Hypersplenie (bei Hunden noch nicht beschrieben)
4. Erhöhter Thrombozytenverbrauch
   A. Schwere Vaskulitis
      1) Feline infektiöse Peritonitis (FIP)
      2) Endotoxämie
      3) Einige immunvermittelte Erkrankungen
      4) Infektionen mit *Rickettsia rickettsii*
   B. Disseminierte intravasale Gerinnung (DIC)
   C. Hypersplenie (bei Hunden noch nicht beschrieben)

Funktionelle Defekte der Thrombozyten

1. Erworben
   A. Nierenerkrankungen
   B. Leberzirrhose
   C. Verschiedene maligne Erkrankungen
   D. Dysproteinämien (Plasmozytom)
   E. Pharmaka-induzierter Defekt (Acetylsalicylsäure, Phenylbutazon, Tranquilizer vom Promazintyp, Sulfonamide, Nitrofutrane, Lokalanästhetika)
   F. Applikation von Lebendimpfstoffen
2. Ererbt
   A. Canine Thrombozytopathie (Basset, Foxhound, Scottish Terrier)
   B. Canine Thrombozytopenie plus Thrombasthenie (Otterhound)

Erworbene Koagulopathien

1. Toxine (Warfarin, Diphacenon)
2. Schwere Lebererkrankungen
3. Vitamin-K-Mangel
4. Disseminierte intravasale Gerinnung (DIC)

Ererbte Blutgerinnungsstörungen

1. Faktor-VIII-Defizit (Hämophilie A)
2. Faktor-IX-Defizit (Hämophilie B)
3. Faktor-VII-Defizit
4. Faktor-X-Defizit

5. Faktor-XI-Defizit
6. Faktor-XII-Defizit
7. Fibrinogen-Defizit
8. Prothrombinkomplex-Defizit
9. Konstitutionelle Thrombopathie (syn. v. Willebrand-Jürgens-Syndrom)

Vorbericht

1. Genaue Informationen über vorliegende und zurückliegende Blutungen sind erforderlich.
2. Es ist zu ermitteln, ob die ausgetretene Blutmenge im entsprechenden Verhältnis zur vorliegenden Verletzung steht.
3. Der Besitzer ist nach Art der Blutung (profus oder tropfend), Ursprung der Blutung und der auslösenden Ursache (spontan oder nach geringerem oder schwerem Trauma oder Operationen) zu fragen.
4. Bei spontanten Blutungen ist speziell nach Veränderungen der Farbe von Harn und Kot, Schwächezuständen, unerklärlicher Lahmheit und Haut- oder Schleimhautblutungen zu fragen.
5. Untersuche, ob es möglich ist, daß schon vorher eine Erkrankung vorlag, z. B. eine Neoplasie oder Nieren- oder Lebererkrankung.
6. Charakterisiere vorherige Blutungsepisoden nach Alter bei Beginn, Häufigkeit, Schwere und prädisponierenden Faktoren. Blutungen, die im Alter von 6 Monaten oder jünger beginnen, deuten häufig auf einen ererbten Defekt hin.
7. Überprüfe, ob Blutungen früher nach elektiven chirurgischen Eingriffen aufgetreten sind. Manche Tiere mit hereditären Defekten haben diese Eingriffe ohne die vom Tierarzt oder Besitzer festgestellten Auffälligkeiten überlebt.
8. Die Krankengeschichte von Großeltern, Eltern und Geschwistern kann, falls bekannt, hilfreich sein.
9. Spontane Blutungen bei zwei oder mehr nicht verwandten Tieren im gleichen Haus oder in der Nachbarschaft deuten stark auf Aufnahme von Toxinen oder Pharmaka hin.
10. Suche Faktoren in der Umgebung des Tieres und erfrage, ob das Tier in seinem Bewegungsfreiraum eingeschränkt ist oder frei umherlaufen kann; kläre die Möglichkeit einer Exposition für Warfarin, Acetylsalicylsäure oder andere Pharmaka und Chemikalien ab.
11. Die derzeitige und frühere Medikation ist zu erfragen. Östrogeninjektionen können zu Thrombozytopenie, Einnahme von Acetylsalicylsäure zu einer Thrombopathie führen.
12. Die frühere Therapie der Koagulopathien ist in Erfahrung zu bringen. Dies ist wesentlich, da das Versagen eines ordnungsgemäßen Therapieversuches bestimmte Ätiologien ausschließt. Bei vorhergehenden Bluttransfusionen ist die Verwendung von Typ-A-negativem Blut (DEA 1,1 und DEA 1,2 [dog erythrocyte antigen]) oder eine Kreuzprobe erforderlich.
13. Es ist auch nach vorhergehenden Vakzinationen zu fragen, da Lebendimpfstoffe eine vorübergehende Thrombozytopenie oder einen Thrombozytendefekt auslösen können.

Klinische Untersuchung

1. Die klinischen Symptome und die Stärke der Blutung deuten häufig auf die Lokalisation der Ursache der Blutgerinnungsstörung hin.
2. Petechiale Blutungen zeigen meist Defekte der Thrombozyten oder der Blutgefäße an. Haut und Schleimhäute (Mund, Penis, Vulva) sind zu untersuchen.
3. Starke Blutungen in Körperhöhlen, Muskeln oder subkutanem Gewebe deuten gewöhnlich auf einen Defekt des Intrinsic- oder Extrinsic-Systems hin.
4. Epistaxis und Melaena sind am wahrscheinlichsten bei einer Thrombozytopathie, obwohl sie auch bei Koagulopathien beobachtet werden.
5. Gelenkschmerzen infolge einer Hämarthrose zeigen gewöhnlich eine Gerinnungsstörung an.
6. Ekchymosen und Sugillationen der Haut treten bei vielen Hämostasestörungen auf.
7. Das Tier sollte sorgfältig nach Anzeichen eines vorhergegangenen Traumas untersucht werden.
8. Ikterus kann bei Hämolyse, primären Lebererkrankungen oder Gallengangsobstruktion beobachtet werden. Thrombozytopenie zusammen mit autoimmuner hämolytischer Anämie, eine verminderte Produktion von Gerinnungsfaktoren durch eine Lebererkrankung oder eine Verminderung des vitamin-K-abhängigen Faktors durch eine obstruktive Gallenwegserkrankung kann hämorrhagische Diathesen verursachen und mit Ikterus einhergehen.
9. Hämaturie tritt häufig bei Thrombozytopenie auf.
10. Wenn die Blutung auf eine Region beschränkt ist, liegt wahrscheinlich eine primäre Erkrankung des betreffenden Organsystems zugrunde.
11. Splenomegalie kann auf Immunopathien, Hypersplenie oder Milztorsion als Ursache hindeuten.

Diagnostisches Vorgehen

1. Bei Koagulopathien sind häufig umfangreiche Laboruntersuchungen und andere weiterführende Untersuchungen erforderlich.
2. Die Aufnahme eines vollständigen Vorberichts und die klinische Untersuchung helfen dem Tierarzt bei der Auswahl geeigneter Tests für jeden Patienten.
3. Ein vollständiges Blutbild ist bei jedem Tier mit Gerinnungsstörungen erforderlich.
   A. Der Hämatokrit hilft bei der Bestimmung des Ausmaßes der Blutung.
   B. Eine Erhöhung des Gesamtproteins kann bei Dysproteinämien beobachtet werden; eine Verringerung des Gesamtproteins kann auf Blutverlust oder schweren Lebererkrankungen beruhen.
   C. Eine erhöhte Leukozytenzahl kann mit Infektionen oder Entzündungen verbunden sein. Eine verringerte Leukozytenzahl kommt häufig bei Endotoxämie nach Sepsis vor.
   D. Wenn in den vorhergehenden 72 Stunden eine erhebliche Blutung aufgetreten ist, gibt es bei den meisten Koagulopathien Anzeichen für eine regenerative Anämie (Polychromasie, Anisozytose).

E. Das Fehlen von Anzeichen einer Regeneration zu diesem Zeitpunkt deutet auf ein Primärproblem hin, das auch eine nicht-regenerative Anämie verursacht (s. Ätiologie von nicht-regenerativen Anämien in Kapitel 19.).

F. Nicht-regenerative Anämie, Leukopenie und Thrombozytopenie können in Fällen von aplastischer Anämie und Knochenmarkinsuffizienz beobachtet werden.

G. Erhöhte Zahlen kernhaltiger Erythrozyten können bei regenerativen Anämien beobachtet werden, aber bei Fehlen einer Retikulozytose zeigen sie häufig eine Erkrankung der Milz (z. B. Hämangiosarkom), Knochenmarkerkrankungen oder chronische Hypoxie an.

H. Mittels eines Ausstrichs peripheren Blutes kann die Thrombozytenzahl grob geschätzt werden.

1) Weniger als 5 bis 8 Thrombozyten pro Feld bei Ölimmersion deutet auf eine Thrombozytopenie hin.

2) Suche nach einer Thrombozytenzusammenballung an einer scharfen Kante.

3) Makrothrombozyten (große Thrombozyten) können gesehen werden, wenn eine erhöhte Turnover-Geschwindigkeit und eine schnelle Produktion der Thrombozyten (das bedeutet vermehrte Zerstörung) vorliegen.

4) Sphärozyten und Thrombozytopenie deuten auf eine immunvermittelte hämolytische Anämie und eine immunvermittelte Thrombozytopenie hin.

5) Schistozyten und Helmetcells zusammen mit einer Thrombozytopenie legen das Vorhandensein einer DIC nahe.

Spezifische Tests zur Beurteilung von Hämostasestörungen

1. Idealerweise sollten alle drei Funktionen des Gerinnungsmechanismus beurteilt werden. Jedoch werden die Tests auf Thrombozytenfunktion und auf Gefäßdefekte nicht routinemäßig durchgeführt (Tabelle 4-1).

2. Bei allen Koagulopathien sollten das Extrinsic- und das Intrinsic-System sowie die Thrombozytenzahl untersucht werden.

A. Intrinsic-System: partielle Thromboplastinzeit (PTT), aktivierte partielle Thromboplastinzeit (APTT), aktivierte Gerinnungszeit (ACT), Gerinnungszeit nach Lee White

1) Die aktivierte Gerinnungszeit ist ein einfacher Test, der in der Praxis durchgeführt werden kann.

a) Materialien: ACT-Röhrchen BD # 6522, 37 °C-Inkubator, Stoppuhr.

b) Es wird Blut aus der V. jugularis gewonnen, das frei von Gewebsflüssigkeit sein muß.

c) Dann werden 2 ml Blut in das Röhrchen gebracht und die Stoppuhr angestellt. Die Sonde wird fünfmal umgekehrt und dann in den Inkubator gelegt.

d) Nach 60 Sekunden wird das Röhrchen alle 15 Sekunden untersucht, ob die Gerinnung eingetreten ist.

e) Normal beim Hund: <120 s.

f) Normal bei der Katze: >90 s.

g) In Abständen sollten in jeder Praxis Kontrollen durchgeführt werden, um Normalwerte festzustellen.

B. Extrinsic-System: One-stage-Protrombinzeit (OSPT)

Tabelle 4-1 Ergebnisse der Tests zur Beurteilung der Hämostase bei spezifischen Gerinnungsstörungen

	Intrinsic-System – Aktivierte partielle Thromboplastinzeit (APTT)	Extrinsic-System – One-stage-Prothrombinzeit (OSPT)	Fibrinspaltprodukte (FSP)	Thrombozytenzahl	Blutungszeit
Faktor-VIII-Mangel	↑	N	N	N	N
Faktor-IX-Mangel	↑	N	N	N	N
Faktor-X-Mangel	↑	↑	N	N	N
Faktor-VII-Mangel	N	↑	N	N	N
Faktor-XI-Mangel	↑	N	N	N	N
Faktor-XII-Mangel	↑	N	N	N	N
v. Willebrand-Jürgens-Syndrom	↑ bis N	N	N	N	↑
Warfarin-Vergiftung und Vitamin-K-Mangel	↑	↑	N	N	N
Disseminierte intravasku-läre Gerinnung (DIC)	↑ bis N	↑ bis N	↑	↓ bis N	↑
Thrombozytopenie	N bis L ↑	N	N	↓	↑
Störung der Thrombozytenfunktion	N	N	N	N bis ↑	↑

N = normal; ↑ = erhöht; ↓ = erniedrigt; L ↑ = leicht erhöht. Normale FSP > 1 : 5.

C. Thrombozytenzahl: Schätzung mittels eines Ausstrichs von peripherem Blut, Quantifizierung mittels Zählkammer.

1) Normalwerte: 150 000 bis 400 000/mm^3.

2) Ein Wert unter 100 000/mm^3 ist klinisch meist signifikant.

3) Spontane Blutungen werden meist nicht gesehen, wenn die Thrombozytenzahl nicht unter 50 000/mm^3 sinkt. Allerdings gibt es hier Unterschiede.

3. Die Testwerte zur Beurteilung der Gerinnungskaskade sind in Fällen von Thrombozytopenien, wenn die verringerte Thrombozytenzahl nicht auf eine DIC zurückzuführen ist, meist nur wenig verlängert.

4. Thrombozytenfunktion und Zahl können durch die Blutungszeit der Haut oder der Backenschleimhaut beurteilt werden. Jene sollte weniger als fünf Minuten betragen.

5. Ein Latex-Agglutinationstest kann zur Ermittlung der FSP-Spiegel eingesetzt werden.

A. Eine Erhöhung der FSPs zeigt erhöhte Fibrinolyse an.

B. Erhöhte FSPs können mit DIC oder primärer Fibrinolyse verbunden sein.

6. Die Fibrinogenspiegel sind bei DIC und primärer Hypofibrinogenämie manchmal verringert.

7. Entnahme und Vorbereitung der Blutproben sind extrem wichtig.
   A. Wann immer möglich, sollten die Proben vor Beginn der Behandlung genommen werden.
   B. Während der Entnahme muß darauf geachtet werden, Gewebsflüssigkeit nicht mit aufzunehmen, da dies zu einer Agglutination der Thrombozyten und zu falschen Ergebnissen beim Gerinnungstest führt.
   C. Entnehme die Proben aus einer großen Vene mit einer Plastikspritze.
   D. Versetze das Blut für die Thrombozytenbeurteilung mit EDTA und führe die Tests innerhalb von zwei Stunden durch.
   E. Mische für den Gerinnungstest 9 Teile Blut mit einem Teil 3,8%igem Natriumcitrat (0,13 mol) in einem Plastikröhrchen oder silikonisierten Röhrchen. Sofort nach der Probennahme wird eine Hochgeschwindigkeitszentrifugierung (3000 Umdrehungen/min) für 15 Minuten durchgeführt, um das Plasma zu trennen. Führe dann den Test durch oder gefriere die Probe bei –20 °C ein. Sende gleichzeitig Proben von mindestens einem gesunden Tier mit, da zwischen den Testwerten der einzelnen Laboratorien Unterschiede bestehen und auch beim selben Labor periodische Schwankungen auftreten.
8. Eine Knochenmarkbiopsie ist zur Beurteilung einer Thrombozytopenie sehr wichtig.
   A. Zahl und Morphologie der Megakaryozyten lassen häufig eine Unterscheidung zwischen verringerter Produktion und anderen Ursachen einer Thrombozytopenie zu.
   B. Eine Knochenmarkbiopsie ist zur Diagnose einer Thrombozytopenie indiziert, wenn die Gerinnungstests normal sind (was DIC als Ursache ausschließt), es sei denn, daß Makrothrombozyten festgestellt werden oder eine Immunopathie aufgrund immunologischer Tests oder vorheriger Reaktion auf eine Therapie vermutet wird.
   C. Übermäßige Blutung aus der Biopsiestelle ist meist nicht einmal bei schweren Thrombozytopenien ein größeres Problem.

Weitere Laboruntersuchungen

1. Urinuntersuchung
   A. Bewertung der Nierenfunktion
   B. Untersuchung, ob im Harntrakt die Ursache für den Blutverlust zu finden ist
2. Kotuntersuchung
   A. Untersuchung, ob im Gastrointestinaltrakt die Ursache für den Blutverlust zu finden ist
   B. Acholische Faeces treten in Fällen von Gallengangsobstruktion auf.
3. Chemisches Blutprofil:
   A. läßt eine Beurteilung der Nierenfunktion zu
   B. kann Beweise für eine Lebererkrankung erbringen
4. Röntgenaufnahmen von Thorax und Abdomen
   A. Blutverlust in die Körperhöhlen
   B. Neoplasien
   C. Milzvergrößerung bei Immunopathien

5. PF3-Release-Test:
   A. deckt das Vorhandensein von Antikörpern gegen Thrombozyten auf
   B. ist spezifisch für immunvermittelte Thrombozytopenien
6. Coombs-Test, ANA-Titer, Lupus-erythematodes-Test
7. Blutkulturen, Titer gegen Pilze, Titer gegen *Ehrlichia*, Proteinelektrophorese und Immunelektrophorese sind bei spezifischen Erkrankungen angezeigt.

Therapie

1. Bei starker Blutung, gleich welcher Ursache, wird frischgefrorenes homologes Plasma (6 bis 10 ml/kg KG bei einer Tropfgeschwindigkeit von 4 bis 6 ml/min) infundiert.
2. Bei Transfusionen von Vollblut müssen diese so frisch wie möglich sein, da sich die Aktivität der Gerinnungsfaktoren im aufgefangenen Blut schnell verringert (10 bis 20 ml/kg KG). Eine Einheit Frischblut erhöht die Thrombozytenzahl über den kritischen Wert von 20 000 bei einem mittelgroßen Hund.
3. Appliziere Erythrozyten oder Vollblut, wenn der Hämatokrit unter 20% sinkt.
4. Eine Kreuzprobe wird sowohl für Hunde als auch für Katzen sehr empfohlen. Da viele Hunde mit Koagulopathien in ihrem Leben mehrere Transfusionen benötigen, können Transfusionsinkompatibilitäten durch Verwendung von DEA-1,1- und DEA-1,2-negativem Blut reduziert werden.
5. Das Blut wird bevorzugt in Plastikbeuteln gesammelt, die Phosphat-Dextrose-Citrat enthalten. Diese Beutel verhindern die Aktivierung der Thrombozyten und des Plättchenfaktors XII, sie verhindern auch die Schädigung der Thrombozyten, die auftritt, wenn nicht-silikonisierte Glasflaschen verwendet werden.
6. Thrombozytenreiches Plasma wird entweder durch langsame (800 U/min für 5 bis 10 min) oder schnelle (81 500 U/min für 2 bis 3 min) Zentrifugation gewonnen. Da die Qualität der Thrombozyten schnell abnimmt, muß das thrombozytenreiche Plasma innerhalb von 2 Stunden nach Zubereitung appliziert werden.
7. Plasma, das für Transfusionen von Gerinnungsfaktoren aufbewahrt werden soll, wird durch Zentrifugation von Vollblut bei 2 500 bis 35 000 U/min für Minuten gewonnen. Das Plasma wird bei –20 °C in Plastikcontainern eingefroren. Die übrigbleibenden Erythrozyten werden für 4 bis 6 Wochen bei 4 °C gelagert.
8. Kryopräzipitate von frischgefrorenem Plasma sind sehr reich an den Faktoren I (Fibrinogen) und VII (5- bis 15mal höhere Konzentrationen). Sie werden hergestellt, indem gefrorenes homologes Plasma langsam bei 4 °C aufgetaut und das Präzipitat bei 4 °C zentrifugiert wird. Das Präzipitat wird gesammelt und wieder bei 20 °C eingefroren. Der Überstand wird ebenfalls gesammelt und für die Behandlung von Mangelzuständen an Faktor II, VII, IX und X aufgehoben. Wenn Kryopräzipitate verwendet werden sollen, werden sie aufgetaut und in 5%iger Dextroselösung gelöst.
9. Intramuskuläre Injektionen sollten nach Möglichkeit vermieden werden. Der intravenöse und subkutane Zugang mit einer Kanüle von kleiner Gauge-Zahl wird bevorzugt, da sich nach intramuskulärer Injektion große Hämatome entwickeln können.

10. Nach Legen eines Verweilkatheters in die V. jugularis kann die Blutung sehr schwer zu stillen sein. Das Legen in die V. cephalica oder V. saphena kann empfohlen werden.
11. Alle Pharmaka und Präparate, welche die Hämostase beeinträchtigen, sollten vermieden oder sehr vorsichtig angewendet werden (z. B. Acetylsalicylsäure, Lebendimpfstoffe).
12. Dem Patienten sollte ein weiches Futter gegeben werden, um Verletzungen des Zahnfleisches zu verhindern.
13. Endo- oder Ektoparasiten müssen beseitigt werden.
14. Die häusliche Umgebung des Hundes sollte so beschaffen sein, daß dieser sich möglichst nirgends verletzen kann.
15. Drainiere Hämatome nicht. Im Fall einer Ruptur werden sie mit antibiotischen Salben und lokalem Thrombin, wenn erhältlich, versorgt und ein Druckverband wird angelegt. Überprüfe sorgfältig, ob dem Patienten durch den Verband Unbehagen verursacht wird. Schließe die Wunden chirurgisch.

Spezielle Thrombozytopathien

- **Verminderte Thrombozytenproduktion**

1. Da die meisten Ursachen einer verminderten Thrombozytenbildung auch die myeloiden und erythroiden Vorläuferzellen betreffen, läßt sich durch einen Ausstrich peripheren Blutes eine gleichzeitige nicht-regenerative Anämie und Leukopenie feststellen.
2. Eine Knochenmarkbiopsie zeigt eine Verringerung der Megakaryozyten und erythroider und myeloider Vorläuferzellen.
3. In Fällen einer Knochenmarkinfiltration oder neoplastischen Myeloproliferation werden anomale Zellen gefunden.
4. Beseitige die zugrunde liegende Ursache und führe unterstützende Maßnahmen durch.

A. Falls die Einnahme von Pharmaka für das Tier nicht essentiell ist, sollten alle Pharmaka abgesetzt werden, solange nicht sicher ist, ob die Thrombozytopenie mit diesen zusammenhängt.

B. Gegebenenfalls muß Vollblut oder thrombozytenreiches Plasma gegeben werden.

C. Für Empfehlungen bezüglich Corticosteroiden und Immunsuppressiva sei auf die Therapie aplastischer Anämien im Kapitel 15. verwiesen.

D. Die Behandlung bei toxischen Östrogeneffekten und bei der Infektion mit *Ehrlichia canis* wird unter „nicht-regenerative Anämien“ diskutiert.

E. Eine immunvermittelte Zerstörung der Thrombozyten *und* Megakaryozyten ist beim Menschen beschrieben worden und kann sich als verminderte Thrombozytenproduktion darstellen.

F. Eine seltene Störung ist die ineffektive Thrombozytenproduktion, bei der eine erhöhte Zahl von Megakaryozyten im Knochenmark festgestellt wird. Außerdem besteht eine ausgeprägte Verringerung der peripheren Thrombozytenzahl.

- **Verkürzte Lebensdauer der Thrombozyten**

1. Immunvermittelte Thrombozytopenie entsteht entweder, wenn Antikörper gegen die Thrombozytenmembran selbst gerichtet werden (echte Autoimmunkrankheit) oder gegen Viren, Pharmaka, Bakterien, die sich an die Thrombozytenmembran anheften, oder wenn Antigen-Antikörper-Komplexe sich an die Thrombozyten anheften.
2. Diese Ereignisse führen zu einer beschleunigten Entfernung der Thrombozyten durch das retikuloendotheliale Makrophagensystem (RES), hauptsächlich durch die Milz. Die Milz ist sowohl ein Hauptorgan zur Produktion von Antikörpern als auch zur Phagozytose. Eine palpierbare Splenomegalie kann vorhanden sein, ist aber nicht häufig.
3. Eine akute immunvermittelte Thrombozytopenie wird meist bei jüngeren Tieren beobachtet. Vorhergehend bestand häufig eine Virusinfektion, oder es wurde eine Schutzimpfung durchgeführt.
4. Die Diagnose einer echten autoimmunen thrombozytopenischen Purpura wird durch einen positiven PF3-Test oder durch Nachweis von Autoantikörpern auf Megakaryozyten durch direkte Immunfluoreszenz bestätigt. Die Spezifität und Empfindlichkeit der letzteren Technik sind unbekannt, die des PF3-Tests sind in Frage gestellt worden.
5. Es muß an gleichzeitig bestehende Erkrankungen oder eine Applikation von Pharmaka als zugrunde liegende Ätiologie gedacht werden.
6. Therapeutische Ziele sind die Kontrolle der Blutung, Behandlung der Grundkrankheit, wenn vorhanden, Erhöhung der Thrombozytenzahl (vorzugsweise ohne Transfusionen) und Durchführung unterstützender Maßnahmen.
7. Alle Pharmaka müssen abgesetzt werden, wenn nicht sicher ist, daß eine arzneimittel-induzierte Thrombozytopenie auszuschließen ist, es sei denn, das Arzneimittel ist für das Wohlergehen des Tieres essentiell.
   A. In den meisten Fällen einer arzneimittel-induzierten Thrombozytopenie erfolgt die Genesung zwei Wochen nach Absetzen des Mittels. Diese Erkrankung kann u. U. sehr schwer von einer echten autoimmunen Thrombozytopenie abzugrenzen sein.
   B. Bakterielle Infektionen werden mit geeigneten Antibiotika behandelt.
   C. Bei Katzen, die wegen Hyperthyreose mit Methimazol oder Propylthiouracil behandelt werden, muß die Thrombozytenzahl häufig überprüft werden.
8. Die Thrombozytenzahl kann durch die Verwendung von Corticosteroiden, immunsuppressiven Pharmaka oder durch Splenektomie erhöht sein.
   A. Corticosteroide
      1) Diese Gruppe von Pharmaka unterdrückt anfänglich die phagozytäre Aktivität des RES. Sie verringert die Thrombozytenzerstörung, verbessert die vaskuläre Integrität und scheint die Plättchenproduktion oder die Freisetzung aus dem Knochenmark zu stimulieren. Eine verringerte Antikörperproduktion tritt auf, aber diese ist in den ersten 7 bis 14 Tagen unerheblich.
      2) Prednison (2,2 mg/kg KG) verteilt auf 2 Dosen pro Tag für 7 bis 10 Tage, ist das initiale Mittel der Wahl bei immunvermittelter Thrombozytopenie. In einigen Fällen können höhere Dosierungen erforderlich sein.
      3) Nachdem sich die Thrombozytenzahl wieder normalisiert hat, schleicht man sich mit dem Mittel über 8 bis 12 Wochen langsam aus.

4) Eine Erhöhung der Thrombozytenzahl kann erst 5 bis 7 Tage nach Beginn der Corticosteroidapplikation beobachtet werden.

5) In einigen Fällen kann eine niedrigdosierte Therapie, die nur jeden zweiten Tag durchgeführt wird, erforderlich sein.

B. Immunsuppressive Pharmaka

1) Diese Pharmaka sind indiziert, wenn sich Corticosteroide als unwirksam erwiesen haben. Manche Kliniker befürworten die sofortige Anwendung in schweren Fällen, und zwar in Verbindung mit Corticosteroiden.

2) Vincristin hat sich in Fällen von immunvermittelter Thrombozytopenie, die gegenüber Corticosteroiden refraktär sind, als wirksam erwiesen.

a) Vincristin erhöht die Thrombozytenproduktion, daher sollte die Corticosteroidapplikation fortgesetzt werden, um die Zerstörung zu verringern.

b) Es bestehen Zweifel, ob diese Thrombozyten 100%ig normal funktionieren.

c) Dosierung: 0,5 mg/m^2 Körperoberfläche i.v. einmal wöchentlich

3) Cyclophosphamid (50 mg/m^2 Körperoberfläche für 4 Tage in einer Woche) oder Azathioprin (2,0 mg/kg KG/Tag) kann ebenfalls wirksam sein.

4) Corticosteroide sollten in Verbindung mit diesen Pharmaka appliziert werden, aber in niedrigerer Dosierung, um Nebenwirkungen zu minimieren. Die unten aufgeführten Agenzien müssen manchmal über längere Zeit appliziert werden. Von allen Pharmaka sollte die niedrigst mögliche Dosis verwendet werden.

5) Wegen der myelosuppressiven Wirkung dieser Pharmaka muß in Abständen ein vollständiges Blutbild erstellt werden.

C. Splenektomie:

1) Dieses Verfahren ist indiziert, wenn:

a) eine medikamentöse Therapie nichts bewirkt,

b) eine medikamentöse Therapie zu unerwünschten Nebenwirkungen führt,

c) rezidivierende Episoden einer Thrombozytopenie auftreten,

d) akute Fälle nicht auf Transfusionen ansprechen.

2) Dieses Vorgehen ist beim Menschen hoch wirksam, aber beim Hund waren die Ergebnisse sehr unterschiedlich.

3) Neuerdings befürworten einige Kliniker eine sehr frühe Splenektomie bei der Behandlung einer immunvermittelten Thrombozytopenie.

4) Thrombozytenreiches Plasma oder Frischbluttransfusionen können in schweren Fällen erforderlich sein.

10. Die Thrombozytenzahl muß genau überwacht werden, bis ein normaler Wert erreicht ist; danach reichen in Abständen vorgenommene Beurteilungen aus.

11. Die Besitzer sollten aufgeklärt werden, daß jederzeit ein Rückfall auftreten kann, der meist schwerer als der erste Schub ist.

12. Östrus und Trächtigkeit verschlimmern die Thrombozytenzerstörung. Daher sollte eine Ovariohysterektomie durchgeführt werden, sobald sich die Thrombozytenzahl normalisiert hat.

- **Verteilungsstörungen der Thrombozyten**

1. Normalerweise befindet sich ein Drittel der zirkulierenden Thrombozyten in der Milz, daher kann jede Krankheit, die mit Splenomegalie einhergeht (z. B.

Lymphosarkom, Hämangiosarkom, Mastozytose), die Thrombozytenzahl vermindern.
2. Ein großer Gefäßtumor an jeder Stelle des Körpers kann Thrombozyten sequestrieren.
3. Milztorsion
A. Tiere mit Milztorsion zeigen gestörtes Allgemeinbefinden, Anämie, Hämoglobinurie, Splenalgie und Splenomegalie.
B. Thrombozytopenie ist kein beständiger Befund. Sie kann auf eine Sequestrierung der Thrombozyten in der Milz zurückzuführen oder das Ergebnis von Gefäßveränderungen durch eine lokalisierte DIC sein.
C. Die Behandlung besteht in der Reposition der Milz.
D. Die Prognose ist zweifelhaft, da nicht selten nach der Operation der Tod eintritt.
4. Hypersplenie ist als Ursache einer Thrombozytopenie beim Menschen beschrieben worden. Bei Hunden ist dieses Syndrom jedoch noch nicht bekannt. Hier liegt keine echte Verteilungsstörung vor, da der erhöhte Thrombozytenverbrauch zur Entstehung einer Thrombozytopenie beiträgt.

• Erhöhter Thrombozytenverbrauch

1. Bei Erkrankungen, die mit schwerer Vaskulitis einhergehen, heften sich die Thrombozyten überall im Körper an das beschädigte Endothel und werden verbraucht.
A. Vaskulitis ist ein vorherrschendes Symptom bei Endotoxinämie, FIP, Rocky Mountain spotted fever und vielen Immunopathien.
B. Die Therapie richtet sich nach dem primären Krankheitsprozeß.
2. Thrombozyten werden während hyperkoagulativer Stadien der DIC und als Folge von Gefäßveränderungen verbraucht.
3. In Fällen eines metastasierenden Hämangiosarkoms werden die Thrombozyten verbraucht, wenn kleine Hämorrhagien nach einer DIC auftreten und während sie anomale Gefäßräume passieren.
4. In allen diesen Fällen müssen die Grundkrankheit behandelt und unterstützende Maßnahmen durchgeführt werden.

• Defekte der Thrombozytenfunktion

1. Defekte der Thrombozytenfunktion sollten bei Tieren mit Petechien oder anhaltender Blutung bei normaler oder erhöhter Thrombozytenzahl in Erwägung gezogen werden.
2. Kongenitale Defekte
A. Die canine Thrombozytopathie tritt bei Basset, Foxhound und Scottish Terrier auf.
1) Ein autosomal dominanter Vererbungsmodus führt zu Homozygoten, die eine mäßige bis schwere Blutungsneigung haben, und Heterozygoten, die nur leichte Probleme aufweisen.

2) Gefunden werden eine verringerte Plättchenaggregation und -retention mit normaler Blutgerinnsel-Retraktion und verlängerter Blutungszeit. Die Gerinnungsparameter und die Thrombozytenzahl sind normal.

3) Führe bei diesen Tieren nur chirurgische Eingriffe durch, wenn vor der Operation thrombozytenreiches Plasma oder Vollblut appliziert wird.

4) Transfusionen zur Kontrolle spontaner Blutungen sind nicht erforderlich.

B. Beim Otterhound besteht ein gemischter Effekt ähnlich einer Thrombozytopathie plus Thrombasthenie (Glanzmann-Krankheit). Die Laborbefunde sind ähnlich denen bei caniner Thrombozytopathie außer, daß auch eine schwache Blutgerinnsel-Retraktion besteht.

C. Bei dem v. Willebrand-Jürgens-Syndrom wird ein Defekt in der Thrombozytenadhäsion und -aggregation in einigen Fällen zusätzlich mit einer Anomalie eines Gerinnungsfaktors beobachtet (s. S. 81).

3. Erworbene Defekte

A. Guanidinbernsteinsäure und andere Komponenten, die sich während urämischer Phasen im Blut anhäufen, verursachen vermutlich eine Thrombozytendysfunktion, die durch Dialyse wieder aufgehoben werden kann. Ein anderer dazu beitragender Faktor kann bei Urämie die erhöhte Prostaglandinproduktion durch das Gefäßendothel sein, was zu einer verringerten Thrombozytenaggregation führt.

B. Dysproteinämien führen zu einer Dysfunktion der Thrombozyten durch eine Beschichtung (Coating) der Thrombozytenoberfläche und Verhinderung einer normalen Thrombozytenadhäsion.

C. Es ist bekannt, daß pharmaka-induzierte Defekte der Thrombozytenfunktion in Verbindung mit der Applikation von Acetylsalicylsäure, Phenylbutazon, Vincristin, Tranquilizern vom Promazintyp, Sulfonamiden, Nitrofuranen und Lokalanästhetika auftreten. Nach einer einzigen Dosis von Acetylsalicylsäure kann eine Thrombozytendysfunktion für 7 bis 10 Tage, die Lebensdauer eines Thrombozyten, bestehen.

D. Ein Defekt in der Thrombozytenfunktion kann 7 bis 10 Tage nach Injektion von Lebendvirusimpfstoffen anhalten. Eine leichte Thrombozytopenie kann während der virämischen Phase auftreten. Virusinfektionen können ähnliche Veränderungen verursachen.

E. Die Therapie bei einer erworbenen Thrombozytendysfunktion besteht im Absetzen des Pharmakons im Fall eines arzneimittel-induzierten Defekts oder in der Behandlung der Grundkrankheit, wenn diese die Ursache ist.

Erworbene Koagulopathien

• Vergiftungen (Warfarin, Diphacinon, Pindon)

1. Warfarin und verwandte Verbindungen antagonisieren die Wirkung von Vitamin K in der Leber, wodurch die vitamin-K-abhängigen Gerinnungsfaktoren (II, VII, IX, X) nicht in die biologisch aktive Form umgewandelt werden können.

A. Vitamin K katalysiert die Carboxylierung der Gerinnungsfaktoren II, VII, IX und X, die dadurch in die biologisch aktive Form überführt werden. Vitamin K wird bei dieser Reaktion in Vitamin-K-Epoxid transformiert.

B. Das Enzym Vitamin-K-Epoxid-Reduktase katalysiert die Umwandlung zurück zum Vitamin K.

C. Vitamin-K-Antagonisten blockieren die Wirkung der Vitamin-K-Epoxid-Reduktase.

D. Nicht carboxylierte Gerinnungsfaktoren haben nur eine geringe Phospholipid- und Ca^{2+}-Bindungstendenz.

E. Diese nicht carboxylierten Gerinnungsfaktoren akkumulieren in der Leber und treten in den Blutkreislauf ein, dann werden sie „PIVKA" (proteins induced by Vitamin K absence or antagonists) genannt. Der Thrombotest untersucht PIVKA und hat sich in Europa bei fehlendem oder antagonisiertem Vitamin K als sehr empfindlich erwiesen.

2. Die klinischen Symptome sind äußerst variabel. Betroffene Tiere können an akutem Kollaps, Dyspnoe, Gelenkschmerzen, subkutanen Schwellungen, Hämatochezie, Hämaturie, Blutungen aus Mund und Nase oder an ausgeprägten Sugillationen leiden.

3. Die Dauer der Tests, die das Intrinsic- und Extrinsic-System untersuchen, ist verlängert, und da der Faktor VII die kürzeste Halbwertszeit der vitamin-K-abhängigen Faktoren hat, können Anomalien des Extrinsic-Systems zuerst festgestellt werden.

4. Blutungen können nach Aufnahme einer einmaligen großen Menge oder nach mehreren kleineren Mengen auftreten.

5. Die Behandlung umfaßt die Applikation von Vitamin K_1, unterstützende Maßnahmen und Auslösen von Erbrechen, wenn der Patient kurz nach Aufnahme des Toxins vorgestellt wird.

6. Vitamin K_1 ist die potenteste und am schnellsten wirkende Form des Vitamin K.

7. Diphacinon und die neueren Antikoagulantien sind potenter als Warfarin.

A. Falls diese aufgenommen wurden oder wenn das aufgenommene Toxin nicht bekannt ist, werden 5 mg/kg Vitamin K_1 s. c. appliziert.

B. Nach 6 bis 12 Stunden werden 2,5 mg/kg Vitamin K_1, verteilt auf mehrere Dosen, 14 bis 28 Tage lang verabreicht (s. Kapitel 28.).

C. Wenn die Blutung anfänglich sehr stark ist, wird die subkutane Applikation in der höheren Dosierung für 24 bis 48 Stunden fortgesetzt.

D. Wurde Warfarin aufgenommen, wird Vitamin K_1 zunächst in einer Dosis von 5 mg/kg s. c. appliziert. Dann wird es noch weitere 7 Tage p. o. in der Dosis von 2,5 mg/kg KG verabreicht.

8. Bei starken Blutungen kann Vitamin K_1 intravenös appliziert werden. 15 bis 75 mg Vitamin K_1 werden zu 5%iger Dextroselösung gegeben, um eine 5%ige Suspension herzustellen, die während 6 bis 8 Stunden zu applizieren ist.

9. Die subkutane Injektion mit einer Kanüle kleiner Gauge-Zahl wird empfohlen. Bei Menschen und Hunden sind nach intravenöser Applikation anaphylaktische Reaktionen beschrieben worden.

10. Vitamin K_1 beginnt die Prothrombinspiegel innerhalb von 30 Minuten anzuheben. Sechs Stunden nach der Applikation kommt die Blutung zum Stillstand.

11. Die Halbwertszeit von Warfarin beträgt 14,5 Std., die klinische Wirkungsdauer beträgt 7 Tage. Daher muß Vitamin K_1 7 Tage lang in der Dosis von 2,5 mg/kg KG p. o. verabreicht werden.

12. Die Halbwertszeit von Diphacenon beträgt 4 bis 5 Tage, die klinische Wirkung

kann bis zu 30 Tage andauern. Daher muß Vitamin K_1 14 Tage lang in der Dosis von 2,5 mg/kg KG p. o. verabreicht werden. Zwei bis drei Tage nach Absetzen der Medikation soll die Calcium-Thromboplastinzeit (Quick-Test) gemessen werden. Wenn sie erhöht ist, wird die Medikation noch zwei Wochen weitergeführt.
13. Überprüfe immer die One-stage prothrombin time (OSPT) zwei bis drei Tage, nachdem die orale Vitamin-K_1-Applikation abgesetzt wurde.
14. Eine unterstützende Therapie in Form von Vollbluttransfusionen kann bei starken Blutungen erforderlich werden.
15. Eine Vergiftung mit Warfarin ist bei jedem Kleintier mit einer Koagulopathie in Betracht zu ziehen; eine hochwirksame Therapie ist verfügbar.
16. Wenn beobachtet wurde, daß das Tier toxisches Material aufgenommen hat, induziert man Erbrechen, appliziert ein Abführmittel und führt eine 7tägige Therapie mit Vitamin K_1 (1 mg/kg KG p. o.) durch.

• Schwere Lebererkrankungen

1. Die Gerinnungsfaktoren I, II, V, VII, IX, X und XI werden in der Leber synthetisiert.
2. Das Lebergewebe hat eine große Bedeutung bei der Reinigung des Blutes von FSPs, die gerinnungshemmende Eigenschaften haben.
3. Ein Mangel an Gerinnungsfaktoren und erhöhte Spiegel an FSPs führen zu Koagulopathien. Dies kann durch eine DIC und einen Thrombozytenfunktionsdefekt, der manchmal bei schweren Lebererkrankungen beobachtet wird, kompliziert werden.
4. In experimentellen Studien müssen 80% des Lebergewebes ausfallen, bevor eine Blutung auftritt.
5. Blutungsneigungen können in Fällen von schwerem Ikterus beobachtet werden, der durch eine primäre Lebererkrankung oder durch eine Gallenwegsobstruktion verursacht wird.
   A. Gallensalze werden für die Absorption von Vitamin K benötigt, das für die Produktion der Faktoren II, VII, IX und X in der Leber essentiell ist.
   B. Bei schweren primären Lebererkrankungen verbessert die Applikation von Vitamin K die Gerinnungszeiten nicht.
   B. Im Fall einer verringerten Vitamin-K-Absorption als Folge einer obstruktiven Erkrankung der Gallenwege sind die Gerinnungszeiten 48 Stunden nach einer Vitamin-K-Applikation wieder normal.
   D. OSPT ist der Test der Wahl.
6. In Fällen einer Leberinsuffizienz ist die direkte Behandlung der zugrunde liegenden Ursache indiziert. Im allgemeinen reagiert eine Blutung in diesen Fällen wenig auf eine Therapie, solange nicht eine Verbesserung der Leberzellfunktion erreicht ist.

• Vitamin-K-Mangel

1. Ein Mangel an Vitamin K kann aus einer obstruktiven Gallenwegserkrankung, Malabsorption und oraler Langzeitapplikation von Antibiotika mit verringerter bakterieller Synthese resultieren.

2. Die Behandlung besteht in der Korrektur der zugrunde liegenden Störung und der Applikation von Vitamin K_1 (s. S. 75).

• Disseminierte intravasale Gerinnung (DIC)

1. DIC ist ein intermediärer Mechanismus bei einer Vielzahl von Erkrankungen. Ein neuer Terminus, um diesen Zustand zu beschreiben, lautet: „intravaskuläres Syndrom der Koagulation und Fibrinolyse“ (ICF).

A. Eine exzessive Aktivierung des Gerinnungsmechanismus führt zu einer Bildung von Fibrinklumpen in der gesamten Mikrozirkulation.

B. Dies führt zu einer Verarmung an Gerinnungsfaktoren, Thrombozyten und Fibrinogen, zur Aktivierung des fibrinolytischen Systems und zu erhöhten Spiegeln an FSPs. Die Kombination dieser Faktoren verursacht eine hämorrhagische Diathese.

C. Die Dysfunktion von Organsystemen resultiert aus einer Obstruktion der Mikrozirkulation.

2. DIC kann akut oder chronisch sein, lokalisiert oder generalisiert. Sie tritt immer als Folge eines zugrunde liegenden Krankheitsprozesses auf.

3. Jeder Krankheitsprozeß, der zu einer Endotoxinfreisetzung, Vaskulitis, Stase des Blutstroms, Hypotonie, Exposition von Blut an anomale Oberflächen oder Freisetzung von Gewebsthromboplastin führt, kann eine DIC auslösen.

A. Größe, Dauer und Ausmaß der Schädigung bestimmen, ob sich eine DIC entwickelt und ob sich die akute fulminante Form mit einem kurzen Verlauf, die subakute Form oder die chronische Form entwickelt.

B. Erkrankungen, die mit sekundärer DIC verbunden sind:

1) Septikämie

2) Endotoxämie

3) Maligne Erkrankungen (disseminiertes Hämangiosarkom, maligne Läsionen, welche die Thyreoidea, die Milchdrüsen oder das Nasenepithel in Mitleidenschaft ziehen)

4) Amyloidose

6) Viren (Hepatitis-contagiosa-canis-Virus, FIP-Virus, Herpesviren)

7) Schwere Infektionen

8) Magendilatation und Magentorsionssyndrom

9) alle Schockzustände

10) Hämorrhagische Gastroenteritis

11) Gynäkologische Erkrankungen

12) Hitzschlag

13) Dirofilariose

4. Anamnese

A. Bei chronischer DIC werden rezidivierende kleinere Blutungsepisoden festgestellt. Das Tier kann stark Gewicht verloren haben und lethargisch sein.

B. Eine akute DIC weist einen plötzlichen Blutungsbeginn auf. Die Symptome können mit einer Organdysfunktion durch die Obstruktion der Mikrozirkulation in Verbindung stehen.

C. Bei beiden Formen reflektiert die Anamnese auch den primären Krankheitsprozeß.

5. Klinische Untersuchung

A. Bei der chronischen Form der Erkrankung können nur Anzeichen einer leichten Blutung bestehen.

B. Bei akuter DIC kann fast jede Anomalie gefunden werden, abhängig vom Ausmaß der gestörten Mikrozirkulation. Das Tier kann vorgestellt werden, bevor sich eine hämorrhagische Diathese entwickelt.

C. Die Befunde spiegeln auch den zugrunde liegenden Krankheitsprozeß wider.

D. Blutsickern und Bildung von Hämatomen an den Injektionsstellen der Venen treten sowohl bei akuter als auch bei chronischer DIC auf.

6. Bei der Laboruntersuchung kann sich folgendes ergeben:

A. Ein Ausstrich peripheren Blutes kann eine mikroangiopathische Hämolyse (d. h. Schistozyten, Helmetcells), Symptome einer regenerativen Anämie, Thrombozytopenie oder Makrothrombozyten zeigen. Eine Fragmentierung der Erythrozyten kann auch bei Heinzkörper-Anämie, Eisenmangelanämie und strukturellen Defekten des Herzens und der großen Blutgefäße auftreten.

B. Eine Thrombozytenzählung ergibt in fast allen Fällen eine Thrombozytopenie unterschiedlichen Ausmaßes.

C. Die Gerinnungszeiten können verlängert, normal oder sogar verkürzt sein.

1) Es kann eine Überproduktion von Gerinnungsfaktoren auftreten, um den dauernden Verbrauch der Faktoren zu kompensieren.

2) Die Faktoren V und VIII sind bei DIC meist verringert, was zu einer stärkeren Verlängerung der Testwerte, die das Intrinsic-System kennzeichnen, führt.

D. Die Fibrinogenwerte können erniedrigt sein (akute DIC) oder normal bis erhöht (chronische DIC).

E. Bei Tests auf Fibrin oder Fibrinogenabbauprodukte sind Konzentrationen von weniger als 1 bis 5 für Hunde normal. Jedoch wird durch negative Testergebnisse eine DIC nicht ausgeschlossen.

F. Niedrige Antithrombin-III-Werte werden in 85% aller Fälle mit DIC gefunden. Es sind noch keine Tests für den Gebrauch in der Tierarztpraxis verfügbar.

G. Veränderungen des chemischen Blutprofils reflektieren Schädigungen spezifischer Organsysteme.

H. Es gibt keinen einzelnen Test, der pathognomonisch für DIC ist.

7. Therapie

A. Die initiale Therapie richtet sich auf die Beseitigung der zugrunde liegenden Faktoren und des primären Krankheitsprozesses.

1) Verbessere die Organfunktion mittels einer Flüssigkeitstherapie, um eine kapilläre Stase zu verhindern oder sie aufzulösen.

2) Korrigiere die metabolische Azidose, Hypoxie und Dehydratation, falls vorhanden.

3) Behandle Infektionen mit Breitspektrumantibiotika.

4) Die Behandlung maligner Erkrankungen erfolgt chirurgisch, durch Strahlentherapie oder Chemotherapie.

5) Corticosteroide können bei Tieren mit DIC kontraindiziert sein, außer bei Endotoxinschock, bei dem sie sich als günstig erwiesen haben. Diese Pharmaka hemmen die Funktion des RES; bei DIC können sie die Clearance von FSPs verringern.

6) Erwäge die Verwendung von Mannitol oder Diuretika, um eine renale Insuffizienz zu verhindern, nachdem die Volumenexpansion durchgeführt wurde.

B. Verwende nur dann Heparin, bevor die Grundkrankheit behandelt wird, wenn die Blutung lebensbedrohend ist.

1) Die Heparintherapie selbst kann lebensbedrohend sein, wenn eine geringe Gerinnungsfähigkeit oder ein hohes Risiko für Blutungen besteht, z. B. bei Operationen. Wenn keine definitive Primärkrankheit identifiziert ist, dann ist die Heparintherapie die Behandlung der Wahl.

2) Antithrombin III (AT III) ist ein Antikoagulans, das von der Leber produziert wird. Es bindet die aktivierten Formen der Faktoren II, IX, X, XI und XII.

3) In Anwesenheit von Heparin ist die Geschwindigkeit der Neutralisierung dieser Faktoren erhöht, besonders der aktivierten Faktoren II und X. Da AT III während der DIC verbraucht wird, sind Transfusionen fast immer indiziert, zusammen mit einer Heparintherapie, um die AT-III-Spiegel zu erhöhen.

4) Die Dosis beim Hund beträgt 150 bis 250 E/kg KG s. c., bei der Katze 50 bis 100 E/kg KG s. c. Therapeutische Spiegel sind erreicht, wenn die PTT 1,5mal so groß wie vor der Behandlung ist. Andere Autoren befürworten eine Dosis von 75 E/kg KG s. c.

5) Protaminsulfat verbindet sich mit Heparin und neutralisiert es. Die Dosis beträgt 1 mg Protaminsulfat pro 100 E Heparin, appliziert i. v. über einen Zeitraum von 10 Minuten. Wenn seit der Heparinapplikation eine Stunde vergangen ist, wird die Dosis um 50% reduziert.

6) Führe die Heparintherapie solange fort, wie sie bei der Prävention von Blutungen hilfreich ist. Die Thrombozytenzahl steigt innerhalb einiger Tage langsam an, während Fibrinogen schneller zunimmt. Nachdem das Heparin abgesetzt ist, müssen diese Parameter häufig überwacht werden, um zu ermitteln, ob eine exzessive Koagulation wieder auftritt.

C. Ersatz von Erythrozyten, Gerinnungsfaktor und Thrombozyten

1) Der Ersatz von Gerinnungsfaktor und Thrombozyten vor der gerinnungshemmenden Therapie mit Heparin kann die Koagulopathie beschleunigen.

2) Verwende Vollbluttransfusionen mit Vorsicht, wenn die Heparinisierung nicht vollständig ist.

D. Verschiedene Therapieverfahren

1) Inhibitoren der Thrombozytenfunktion, wie Acetylsalicylsäure, können bei chronischer DIC hilfreich sein. Wenn sie zusammen mit Antikoagulantien verwendet werden, tritt ein synergistischer Effekt auf, und die Dosis des Antikoagulans muß verringert werden.

2) Fibrinolysehemmstoffe sind bei DIC kontraindiziert.

Hereditäre Koagulopathien

- **Faktor-VIII-Mangel**

1. Faktor-VIII-Mangel (Hämophilie A, klassische Hämophilie) ist der bei Hunden am häufigsten auftretende ererbte Defekt, der aber bei Katzen selten vorkommt.
2. Es ist an das X-Chromosom gekoppelt, daher sind die betroffenen Tiere in aller Regel männlichen Geschlechts. Heterozygote weibliche Tiere sind asymptomatische Trägerinnen.

3. Die Blutung kann schwer, mäßig oder gering sein, abhängig von dem Ausmaß des Faktor-VIII-Mangels.
4. Die Blutungsprobleme treten meist im Absetzalter auf.
5. Laborbefunde
   A. Verringerte Faktor-VIII-Aktivität (<20%)
   B. Normale oder erhöhte Konzentrationen von Faktor-VIII-bezogenem Antigen
   C. Die Ergebnisse des Tests des Intrinsic-Systems sind anomal.
   D. Die Ergebnisse des Tests des Extrinsic-Systems sind normal.
   E. Thrombozytenzahl und Gerinnungszeiten sind normal.
   F. Heterozygote weibliche Tiere besitzen 40% bis 60% der Faktor-VIII-Aktivität.
6. Der Plasmadefekt wird durch Transfusion von normalem Serum nicht korrigiert.
7. Therapie: Applikation von frischgefrorenem Plasma (6 bis 10 ml/kg KG) für 3 bis 5 Tage oder solange, bis die Blutungen aufhören.

• Faktor-IX-Mangel

1. Faktor-IX-Mangel (Hämophilie B) ist eine Erkrankung, deren Anlage ebenfalls an das X-Chromosom gekoppelt ist; sie ist aber wesentlich seltener als Hämophilie A.
2. Er ist bei der Britischen Kurzhaarkatze, Cairn Terrier, Black and Tan Coonhound, Bernhardiner, Französischer Bulldogge, Alaskan Malamute, Cocker Spaniel und Altenglischem Schäferhund diagnostiziert worden.
3. Er ist dem Faktor-VIII-Mangel klinisch ähnlich.
4. Laborbefunde
   A. Verringerte Faktor-IX-Aktivität
   C. Die Testergebnisse des Intrinsic-Systems sind anomal.
   D. Die Testergebnisse des Extrinsic-Systems sind normal.
   E. Thrombozytenzahl und Gerinnungszeiten sind normal.
5. Transfusion von normalem Serum korrigiert den Mangel.
6. Therapie: Applikation von frischgefrorenem Plasma (6 bis 10 ml/kg KG) über 3 bis 5 Tage oder solange, bis die Blutungen aufhören.

• Faktor-VII-Mangel

1. Dokumentiert bei Beagles und einem Alaskan-Malamute.
2. Wird autosomal dominant vererbt.
3. Die Blutungstendenz ist geringer; es bilden sich vermehrt blaue Flecke.
4. Laborbefunde
   A. Verringerte Faktor-VII-Aktivität (1% bis 4% bei Homozygoten, 50% bei Heterozygoten)
   B. Die Testergebnisse des Intrinsic-Systems sind normal.
   C. Die Testergebnisse des Extrinsic-Systems sind anomal.
   D. Thrombozytenzahl und Gerinnungszeiten sind normal.
5. Verbunden mit diesem Defekt ist eine erhöhte Empfänglichkeit für eine generalisierte Demodikose.
6. Eine Transfusionstherapie ist meist nicht erforderlich.

- **Faktor-X-Mangel**

1. Dokumentiert beim Cocker Spaniel.
2. Autosomal unvollständig dominanter Vererbungsmodus.
3. Die Blutungstendenz ist meist stark bei jungen Hunden und gering bei ausgewachsenen Hunden.
4. Eine homozygote Anlage scheint letal zu sein.
5. Homozygote können tot geboren werden oder früh an intrathorakalen, intraabdominalen oder umbilikalen Blutungen sterben.
6. Heterozygote haben geringere Probleme, die sich aber bei Operationen verschlimmern.
7. Laborbefunde
   A. Verringerte Faktor-X-Aktivität (18% bis 65% bei Heterozygoten).
   B. Die Testdauer des Extrinsic- und Intrinsic-Systems ist auffällig verlängert bei Homozygoten und leicht verlängert bei Heterozygoten.
   C. Thrombozytenzahl und Gerinnungszeiten sind normal.
8. Auf eine Vitamin-K-Therapie erfolgt keine Reaktion.
9. Therapie: Applikation von frischgefrorenem Plasma (6 bis 10 ml/kg KG) über 3 bis 5 Tage oder solange, bis die Blutungen aufhören.

- **Faktor-XI-Mangel**

1. Diagnostiziert beim Springer-Spaniel und bei Pyrenäenhunden.
2. Die Anlage wird autosomal unvollständig dominant vererbt. Heterozygote sind asymptomatisch.
3. Die Blutungsneigung kann geringgradig bis schwer sein.
4. Hämorrhagien innerhalb von 24 Stunden nach der Operation sind kennzeichnend für die Krankheit.
5. Laborbefunde
   A. Verringerte Faktor-XI-Aktivität (1% bis 10% bei Homozygoten, 25 bis 60% bei Heterozygoten)
   B. Die Ergebnisse des Tests des Intrinsic-Systems sind anomal.
   C. Die Ergebnisse des Tests des Extrinsic-Systems sind normal.
   D. Thrombozytenzahl und Gerinnungszeiten sind normal.
6. Therapie: Applikation von frisch gefrorenem Plasma (6 bis 10 ml/kg KG) täglich über 3 bis 5 Tage.

- **von Willebrand-Jürgens-Syndrom**

1. Das von Willebrand-Jürgens-Syndrom ist eine Erbkrankheit, die durch eine verringerte Faktor-VIII-Aktivität, einen Defekt der Thrombozytenfunktion und eine verringerte Produktion des von Willebrand-Jürgens-Faktors gekennzeichnet ist.
2. Die Anlage wird autosomal und unvollständig dominant vererbt. Die Krankheit ist bei vielen Hunderassen beobachtet worden.
3. Der von Willebrand-Jürgens-Faktor wird vom Gefäßendothel und von Megakaryozyten synthetisiert. Seine Funktionen sind:

A. den Faktor VIII in einem Komplex zu binden und als Träger für diesen Faktor im Plasma zu dienen,

B. die Adhäsion von Thrombozyten an das Subendothel geschädigter Blutgefäße zu vermitteln.

4. Der von Willebrand-Jürgens-Faktor ist im Blut von Patienten mit Hämophilie gefunden worden. Eine Transfusion von diesem Plasma führt zu einer Erhöhung der Faktor-VIII-Aktivität.

5. Eine Verringerung der Faktor-VIII (VIII : C)-Aktivität läßt sich zusammen mit einer Verringerung des Faktor-VIII-Antigens (VIII : Ag) ermitteln.

A. Routinemäßige Tests des Intrinsic-Systems sind diagnostisch meist nicht beweisend.

B. Spezielle Testsysteme, die den Faktor (VIII : C), Faktor (VIII : Ag) und das von Willebrand-Jürgens-Faktor-Antigen (von Willebrand-Jürgens-Faktor-Ag) messen, sind erhältlich.

6. Die prolongierte Gerinnungszeit ist auf den Defekt der Thrombozytenfunktion zurückzuführen und kann durch die Blutungszeiten der Haut und der Backenschleimhaut gemessen werden. Die Blutgerinnsel-Retraktion und die Thrombozytenaggregation sind meist normal.

7. Die Morbidität ist hoch, die Mortalität gering und die hämorrhagische Diathese leicht bis mäßig. Die Blutungen verschlimmern sich bei Operationen und Verletzungen. Blutiger Stuhl, Melaena, Hämaturie oder subkutane Hämatome können beobachtet werden. Eine prolongierte Östrusblutung ist häufig. Die klinische Schwere des von Willebrand-Jürgens-Syndroms verringert sich mit jeder Trächtigkeit und bei beiden Geschlechtern mit zunehmendem Alter.

8. Die Diagnose basiert auf der Messung der koagulierenden Aktivität des Faktors VIII.

A. Die normale koagulierende Aktivität des Faktors VIII liegt zwischen 60% und 72%.

B. Die Schwere der klinischen Symptome hängt von dem Grad der Gerinnungsaktivität ab:

1) > 10%-schwere Symptome
2) 10% bis 20% – mäßige Symptome
3) 20% bis 25% – leichte Symptome
4) 50% bis 60% – normale Werte

9. Therapie: Vollbluttransfusionen sind wirksam.

A. Hunde mit von Willebrand-Jürgens-Syndrom können ihren eigenen Faktor VIII 24 Stunden lang nach der Transfusion synthetisieren. Durch frischgefrorenes Plasma wird die Faktor-VIII-Anomalie korrigiert.

B. Die Thrombozytenfunktion wird nach einer Vollbluttransfusion nur vorübergehend korrigiert.

C. Hypothyreose kann die Blutungsneigung bei Hunden mit von Willebrand-Jürgens-Syndrom verschlimmern; es sollte überprüft werden, ob sie als ein möglicher ätiologischer Faktor vorliegt. Dr. Jean Dodds meint, daß jedes Tier mit von Willebrand-Jürgens-Syndrom mit Schilddrüsenhormonen behandelt werden sollte.

D. Es ist festgestellt worden, daß das Vasopressin-Analoge Desmopressin die Freisetzung des von Willebrand-Jürgens-Faktors aus endothelialen Speichern normaler Hunde erhöht.

1) Es wird untersucht, welche Wirkungen diese Substanz bei Hunden mit von Willebrand-Jürgens-Syndrom ausübt.

2) Die Applikation von Desmopressin bei Spenderhunden (1 mg/kg KG s. c.) 30 Minuten vor der Phlebotomie hat die von Willebrand-Jürgens-Faktor-Ag-Konzentrationen signifikant erhöht.

- **Defizite an anderen Blutgerinnungsfaktoren**

1. Ein Faktor-XII-Mangel ist bei einer klinisch gesunden Katze und bei einem Zwergpudel gefunden worden. Die Testzeitdauer des Intrinsic-Systems war verlängert. Dieser Mangel ist bei einigen niederen Säugetieren und bei Nicht-Mammaliern ein normaler Zustand. Es ist keine Behandlung erforderlich.
2. Ein Fibrinogenmangel ist bei einem Collie und einem Bernhardiner diagnostiziert worden. Er wird als autosomale und unvollständig dominante Anlage vererbt. Die Testzeitdauer des Intrinsic- und des Extrinsic-Systems war auffällig verlängert. Vollplasma (12 bis 20 ml/kg KG) wird einmal täglich über 3 bis 5 Tage appliziert oder solange, bis die Blutungen stehen.
3. Ein Prothrombin-Komplex-Mangel ist bei Boxern beschrieben worden.
4. Eine Dysfibrinogenämie ist bei einem Collie und einem Boxer dokumentiert worden.

Epistaxis

Epistaxis kann ihre primäre Ursache in der Nase haben oder sekundär durch Störungen der Blutgerinnung entstehen.

Ätiologie

1. Trauma
2. Fremdkörper (z. B. Grasähren, Holzsplitter)
3. Infektionen
   A. Bakterielle
   B. Mykotische
4. Benigne Polypen
5. Maligne Neoplasien
   A. Adenokarzinom
   B. Plattenepithelkarzinom
   C. Fibrosarkom
   D. Osteosarkom
   E. Chondrosarkom
6. Allergie
7. Blutgerinnungsstörungen
   A. Plasmozytom
   B. Andere Ursachen (s. S. 62 bis 83)

Vorbericht

Hinweise im Vorbericht und bei der Körperlichen Untersuchung, die nur auf Nasenbluten deuten, lassen vermuten, daß das Problem auf die Nasenhöhlen begrenzt ist. Wenn der Vorbericht ergibt, daß das Tier auch an Melaena, Hämaturie oder subkutanen Blutungen leidet, deutet dies darauf hin, daß primär eine Blutgerinnungsstörung zugrunde liegt.

1. Ausmaß und Dauer der Blutung müssen erfragt werden, um die Größe des Blutverlustes zu bestimmen.
2. Ein chronischer mukopurulenter Nasenausfluß, dem das Nasenbluten gefolgt ist, deutet auf eine primäre Erkrankung der Nasenhöhlen hin.
3. Ein vorhergehendes Trauma als mögliche Ursache ist auszuschließen.
4. Dem Besitzer sind Fragen nach der Umgebung des Tieres zu stellen (z. B. ist die Wahrscheinlichkeit, daß ein Fremdkörper vorhanden ist, erhöht, wenn der Hund durch hohes Gras laufen kann).
5. Es ist nach anamnestischen Hinweisen auf eine gleichzeitig bestehende Erkrankung zu forschen, da Epistaxis die Manifestation eines anderen Problems sein kann.
6. Es ist nicht selten, daß Nasenbluten die vorherrschende Behinderung bei Fällen von Plasmozytom mit oder ohne Hyperviskositätssyndrom ist.
7. Bilaterale Epistaxis erhöht die Wahrscheinlichkeit, daß eine Blutgerinnungsstörung zugrunde liegt.

Körperliche Untersuchung

1. Es wird ein vollständiger Untersuchungsgang durchgeführt, um die Möglichkeit, daß ein primärer Krankheitsprozeß eine sekundäre Epistaxis verursacht, auszuschließen.
2. Es sollte sorgfältig nach Anzeichen für eine Blutungsneigung gesucht werden.
3. Erhöhte Körpertemperatur kann auf einen infektiösen Prozeß hindeuten.
4. Es ist nach Beweisen für ein vorangegangenes Trauma zu suchen.
5. Nase, Mund und Gaumen sollten sorgfältig auf Neubildungen, Absonderungen, Erosionen und Fluktuation untersucht werden.
6. Führe eine Untersuchung des Augenhintergrundes durch; suche nach Anzeichen für eine Blutung oder Hyperviskosität (stark injizierte Blutgefäße).

Laboruntersuchung

1. Die Anfertigung eines vollständigen Blutbildes kann eine Leukozytose und eine signifikante Linksverschiebung, die einen Entzündungsprozeß anzeigen, verdeutlichen.
2. Das Vorliegen einer regenerativen Anämie zusammen mit nur einmaligem Nasenbluten läßt auf einen vorhergehenden Blutverlust schließen. Dieser Verdacht sollte näher untersucht werden.

3. Thrombozytopenie kann bei der Untersuchung eines Ausstrichs peripheren Blutes auffallen.
4. Erhöhung der Proteinwerte im Plasma deutet auf ein Plasmozytom hin.
5. Melaena tritt eventuell ein bis zwei Tage nach dem Nasenbluten auf, da es unvermeidlich ist, daß der Patient dabei Blut schluckt.
6. Das chemische Blutprofil und die Harnuntersuchung sind meist unauffällig, wenn nicht ein gleichzeitig bestehender Krankheitsprozeß vorhanden ist.
7. Der Vorbericht, die Ergebnisse der körperlichen Untersuchung und der Laboruntersuchung ermöglichen es dem Tierarzt zu entscheiden, ob die Epistaxis ihre Ursache in den Nasenhöhlen hat oder ob sie sekundär nach einer anderen Erkrankung auftritt. Wird vermutet, daß eine andere Erkrankung zugrunde liegt (z. B. eine Blutgerinnungsstörung), sollten spezielle Laboruntersuchungen durchgeführt werden, um die zahlreichen Möglichkeiten zu berücksichtigen.

Untersuchung in Narkose

1. Zur weiteren Untersuchung einer primär nasalen Störung ist eine Narkose erforderlich.
2. Vor der Applikation eines Anästhetikums sollte eine Röntgenaufnahme des Thorax angefertigt werden, um nach Metastasen oder einem infektiösen Krankheitsprozeß in der Lunge zu suchen.
3. Die Mundhöhle und die Nasenhöhlen werden sorgfältig untersucht. Außerdem werden Röntgenaufnahmen des Schädels angefertigt.
4. Weiterhin wird eine Nasenspülung vorgenommen. Von dem gewonnenen Material werden Kulturen angelegt, um zu sehen, ob eine Infektion mit Bakterien oder Pilzen vorliegt. Meist reicht das Untersuchungsmaterial für eine histopathologische Untersuchung aus.

Therapie

1. Akute Epistaxis hört häufig schon bei Boxenruhe auf.
2. Es können auch kalte Umschläge über die Nase des Tieres gelegt werden.
3. Eine Sedation, besonders mit Phenothiazinen mit ihrer alpha-blockierenden, also blutdrucksenkenden Wirkung, ist sehr hilfreich. Jedoch sind Sedativa in Fällen sehr starker Blutung, bei denen eine Hypovolämie möglich ist, und bei geschwächten Tieren kontraindiziert.
4. Verdünntes Adrenalin (1 : 50 000), das in die Nasenlöcher eingeträufelt wird, kann von Nutzen sein, wenn nur eine Kapillarblutung vorliegt. Die Wirkungsdauer ist kurz.
5. Falls das Tier bewußtlos ist, muß der Kopf des Tieres tiefer gelagert werden, um eine Aspiration zu vermeiden.
6. Bei schweren Blutungen kann es erforderlich sein, eine Tamponade der Nasenhöhlen und Nasenlöcher in Narkose vorzunehmen. Die Aufwachphase muß dann sehr sorgfältig überwacht werden.

7. Die Behandlung des zugrunde liegenden Krankheitsprozesses ist essentiell.

A. Zur Therapie einer zugrunde liegenden Infektion müssen antibakteriell oder antimykotisch wirkende Pharmaka verwendet werden.

B. Bei speziellen Neoplasien kann eine operative Entfernung, eine Chemotherapie oder eine Strahlentherapie angezeigt sein.

C. Zur Behandlung eines Plasmozytoms gibt es eine spezielle Chemotherapie.

D. Gegebenenfalls muß die Entfernung eines Fremdkörpers oder die Fixation einer Fraktur durchgeführt werden.

E. In Fällen einer starken oder andauernden Blutung müssen der Hämatokritwert und der Wert des Gesamtproteins überwacht werden, da dann eine Bluttransfusion notwendig werden kann.

Literatur

Badyalak, S. F., Dodds, W. F., and Van Fleet, J. F.: Plasma coagulation factor abnormalities in dogs with naturally occurring hepatic disease. Am. J. Vet. Res. **44**, 2336–2340 (1986).

Breitschwerdt, E. B.: Infectious thrombocytopenia in dogs. Compend. Contin. Educ. Pract. Vet. **10**, 1177–1190 (1988).

Campbell, K. L., George, J. W., and Greene, C. E.: Application of the enzyme-linked immunosorbent assay for the detection of platelet antibodies in dogs. J. Amer. Vet. Med. Assoc. **88**, 68–71 (1985).

Couto, C. G.: Hematologic abnormalities in small animal cancer patients. Part I. Red blood cell abnormalities. Compend. Contin. Educ. Pract. Vet. **4**, 762–772 (1982).

Davenport, D. J., Breitschwerdt, E. B., and Carakostas, M. C.: Platelet disorders in the dog and cat. Part II. Diagnosis and management. Compend. Contin. Educ. Pract. Vet. **4**, 788–796 (1982).

Dodds, W. J.: von Willebrand's disease in dogs. Mod. Vet. Pract. **65**, 681–686 (1984).

Feldman, B. F., Handagama, P., and Lubberink, A. A. M. E.: Splenectomy as adjunctive therapy for immune-mediated thrombocytopenia and hemolytic anemia. J. Amer. Vet. Med. Assoc. **187**, 617–619 (1985).

Feldman, B. F., Maderwell, B. R., and O'Neill, S.: Disseminated intravascular coagulation: Antithrombin, plasminogen, and coagulation abnormalities in 41 dogs. J. Amer. J. Vet. Med. Assoc. **179**, 151 (1981).

Freudiger, U., Grünbaum, E.-G., und Schimke, E. (Hrsg.): Klinik der Hundekrankheiten. 2. Aufl. Gustav Fischer Verlag, Jena–Stuttgart 1993.

Green, R. A.: Activated coagulation times in monitoring heparinized dogs. J. Am. Vet. Res. **41**, 1793–1797 (1980).

Green, R. A.: Hemostasis and disorders of coagulation. Vet. Clin. North Am. (Small Anim. Pract.) **11**, 289–317 (1981).

Green, R. A.: Hemostatic disorders. In: Ettinger, S. J. (Ed.): Veterinary Internal Medicine. 3rd ed., Vol. 2, 2246–2264. W. B. Saunders, Philadelphia 1989.

Greene, C. E.: Disseminated intravascular coagulation in a dog: A review. J. Am. Anim. Hosp. Assoc. **11**, 674–687 (1975).

Harvey, J. W., Simpson, C. F., and Gaskin, J. M.: Cyclic thrombocytopenia induced by a rickettsia-like agent in dogs. J. Infect. Dis. **137**, 182–188 (1978).

Jain, N. C., and Finkl, J. G. (Eds.): Clinical Hematology. Vet. Clin. North Am. **11**, 2 (1981).

Jain, N. C., and Switzer, J. W.: Autoimmune thrombocytopenia in dogs and cats. Vet. Clin. North Am. **2**, 421–434 (1981).

Johnson, G. S., Schlink, G. T., Fallon, R. K., et al.: Hemorrhage from the cosmetic autoplasty of Doberman pinschers with von Willebrand's disease. Am. J. Vet. Res. **46**, 1335–1340 (1985).

Johnstone, I. B.: Inherited defects of hemostasis. Compend. Contin. Educ. Pract. Vet. **4**, 483–488 (1982).

Joshi, B. C., Raplee, R. G., Powell, A. L., and Hancock, F.: Autoimmune thrombocytopenia in a cat. J. Am. Anim. Hosp. Assoc. **15**, 585–588 (1979).

Kirk, R. W. (Ed.): Current Veterinary Therapy VII. W. B. Saunders, Philadelphia 1980.

Kirk, R. W. (Ed.): Current Veterinary Therapy VIII. W. B. Saunders, Philadelphia 1983.

Kirk, R. W. (Ed.): Current Veterinary Therapy IX. W. B. Saunders, Philadelphia 1986.

Kociba, G. J.: The diagnosis of hemostatic disorders. Vet. Clin. North Am. **6**, 609–623 (1976).

Kotter, C. A.: Immune thrombocytopenia purpura. Med. Clin. North Am. **64**, 761 (1980).

MacEwen, E. G., Withrow, S. J., and Patnaik, A. K.: Nasal tumors in the dog. Retrospective evaluation of diagnosis, prognosis, and treatment. J. Amer. Vet. Med. Assoc. **170**, 45–48 (1977).

McDougal, B. J.: Allergic rhinitis – A cause of recurrent expistaxis. J. Amer. Vet. Med. Assoc. **172**, 545–546 (1977).

McMillan, R.: Chronic idiopathic thrombocytopenia purpura. N. Engl. J. Med. **304**, 1135 (1981).

Mount, M. C., Feldman, B. F., and Buffington, T.: Vitamin K and its therapeutic importance. J. Amer. Vet. Med. Assoc. **180**, 1354–1356 (1982).

Norris, A. M.: Intranasal neoplasms in the dog. J. Amer. Anim. Hosp. Assoc. **15**, 231–236 (1979).

Peterson, M. E., and Dodds, J.: Factor IX deficiency in an Alaskan malamute. J. Amer. Vet. Med. Assoc. **174**, 1326–1327 (1979).

Schalm, O. W., Jain, N. C., and Carroll, E. J.: Veterinary Hematology. 3rd ed. Lea & Febiger, Philadelphia 1975.

Schmidt, V., und Horzinek, M. Ch. (Hrsg.): Krankheiten der Katze. Bd. 2. Gustav Fischer Verlag, Jena–Stuttgart 1993.

Sherding, R. G., and DiBartola, S. P.: Hemophilia B (factor IX deficiency) in an old English sheepdog. J. Amer. Vet. Med. Assoc. **176**, 141–142 (1980).

Thomason, K. J., Feldman, B. F.: Immune-mediated thrombocytopenia: Diagnosis and treatment. Compend. Contin. Educ. Pract. Vet. **7**, 569–576 (1985).

Thorn, G. W., Adams, R. D., Braunwald, E., Isselbacher, K. J., and Petersdorf, R. G.: Harrison's Principles of Internal Medicine, 8th ed. McGraw-Hill, New York 1977.

Weiss, R. C., Dodds, W. J., Scott, F. W.: Disseminated intravascular coagulation in experimentally induced feline infectious peritonitis. Am. J. Vet. Res. **41**, 663 (1980).

Wilkins, R. J., Hurwitz, A. I., and Dodds, W. J.: Immunologically mediated thrombocytopenia in the dog. J. Amer. Vet. Med. Assoc. **163**, 277–282 (1973).

Williams, D. A., and Maggio-Price, L.: Canine idiopathic thrombocytopenia: Clinical observations and long-term follow-up. J. Amer. Vet. Med. Assoc. **185**, 660–663 (1984).

Withrow, S. J.: Diagnostic and therapeutic nasal flush in small animals. J. Am. Anim. Hosp. Assoc. **13**, 704–707 (1977).

Kapitel 5. **Adipositas und Kachexie**

(Margaret S. Swartout)

Adipositas

Adipositas kann als Erhöhung des Körpergewichtes über einen Wert, der für die Größe und den Körperbau des Tieres noch normal wäre, definiert werden.

Vorkommen

1. Nach Schätzungen sind etwa 24% bis 44% der Haushunde adipös.

A. Adipositas kommt am häufigsten bei Labrador, Cairn Terrier, Cocker Spaniel, Dackel, Shetland Sheepdog und Collies vor.

B. Adipositas tritt häufiger bei Hunden von übergewichtigen Besitzern als bei Hunden von normalgewichtigen Besitzern auf. Ebenso ist sie eher bei Hunden von Besitzern mittleren oder höheren Alters als bei Hunden von jungen Besitzern verbreitet.

1) Der Besitzer bietet dem Hund weniger Möglichkeiten zur körperlichen Bewegung.

2) Die Langeweile des Hundes resultiert in einer vermehrten Futteraufnahme.

C. Das Auftreten von Adipositas ist bei älteren Hunden wahrscheinlicher als bei jungen Hunden. Dies ist zurückzuführen auf den verringerten Grundumsatz, die verringerte fettfreie Körpermasse und die verringerte körperliche Aktivität, durch die zusammen der Kalorienbedarf um 20% (verglichen mit dem jüngerer Hunde) abnimmt.

D. Geschlechtsprädisposition

1) Weibliche Hunde neigen eher zu Adipositas als männliche Hunde.

2) Kastrierte Hunde werden eher adipös als nicht kastrierte.

a) Durch die Kastration streifen die Hunde weniger umher, wodurch der Energieverbrauch abnimmt.

b) Durch die Gewohnheiten des Hundes und des Besitzers wird meist nach der Kastration das gleiche gefüttert wie vorher, was zu einem Energieüberschuß und damit zu Gewichtszunahme führt.

E. Die Fütterungsgewohnheiten des Besitzers tragen häufig z. B. durch Fütterung vom Tisch, Gabe von Leckereien und Fütterung ad libitum zur Entstehung einer Adipositas bei. Appetit wird als Zeichen guter Gesundheit interpretiert und die Bereitstellung von Futter als Ausdruck des Sich-Kümmerns angesehen.

2. Es wird geschätzt, daß 6% bis 12% der Hauskatzen übergewichtig sind.
A. Adipositas tritt bei Katzen seltener als bei Hunden auf, da erstere ihr Energiegleichgewicht bei Ad-libitum-Fütterung besser aufrechterhalten können. Bei solchen Katzen, die kein gutes Gespür für ihren Energiebedarf haben, kann Ad-libitum-Fütterung ebenfalls zu Adipositas führen.
B. Die Fütterung eines besonders schmackhaften, kommerziellen Gourmet-Katzenfutters trägt häufig zur Entstehung von Adipositas bei.
C. Ältere, weniger aktive Katzen und kastrierte Katzen sind häufiger übergewichtig.

Auswirkungen der Adipositas

Wenn das Körpergewicht eines Tieres um 15% höher liegt als normal, ist es damit für viele medizinische Probleme prädisponiert.
1. Erkrankungen des Bewegungsapparates
A. Übergewichtige Tiere sind eher anfällig für Gelenkverletzungen und sekundäre degenerative Gelenkerkrankungen.
2. Erkrankungen des Kreislauf- und Atmungsapparates
A. Kompression der Brustwand und der Trachea durch Fettgewebe kann für Hypoventilation, Trachealkollaps, erhöhtes Auftreten von tracheobronchialen Erkrankungen und Cor pulmonale ursächlich in Frage kommen.
B. Übermäßiges Fettgewebe führt zu zusätzlichem Sauerstoffbedarf und erhöhter Arbeitsbelastung des Herzens.
C. Die Belastung des Kreislauf- und Atmungsapparats kann dazu führen, daß körperliche Bewegung erhebliche Beschwerden verursacht.
3. Adipöse Tiere neigen durch die isolierende Wirkung des subkutanen Fettgewebes eher zur Wärmeintoleranz.
4. Bei übergewichtigen Tieren kommen vermehrt Schwergeburten vor.
5. Sowohl die Schwierigkeiten bei Operationen als auch das Narkoserisiko sind bei adipösen Tieren größer.
6. Eine länger andauernde Anorexie (als Folge von Stress oder einer Krankheit) kann bei adipösen Katzen zu idiopathischer Fettleber führen, was meist zum Tod des Tieres führt.
7. Bei Adipositas steigt die Wahrscheinlichkeit, daß das Tier an einem Diabetes mellitus erkrankt.
8. Die Abwehrkraft gegenüber Infektionskrankheiten kann bei adipösen Hunden verringert sein.
9. Adipositas kann das Auftreten von Pyodermien begünstigen.
10. Adipöse Hunde sind für Pankreatitis prädisponiert.
11. Bei adipösen Katzen ist ein vermehrtes Vorkommen des Felinen Urologischen Syndroms beobachtet worden.
12. Übergewichtige Tiere sehen oft wenig ansprechend aus und können lethargisch sein. Dies kann für den Besitzer von großer Bedeutung sein und sollte als Motivation zur Durchführung einer Reduktionsdiät nicht unterschätzt werden.

Ätiologie

1. Ursachen einer pathologischen Adipositas, die ausgeschlossen werden muß, sind:
   A. Schädigungen oder Dysfunktion des Hypothalamus oder der Hypophyse
   B. Störungen im hormonalen Gleichgewicht
      1) Hyperadrenokortizismus
      2) Hypothyreose
      3) Inselzelladenom
   C. Diese Ursachen sind nur für eine kleine Anzahl von Adipositasfällen verantwortlich.
   D. Umfangsvermehrungen durch Ödeme, Erguß in die Bauchhöhle, Hepatomegalie oder Splenomegalie können häufig fälschlicherweise als Adipositas interpretiert werden.
2. Eine nicht pathologisch bedingte Adipositas entsteht durch Aufnahme von mehr Energie, als ein gesundes Tier benötigt.
   A. Unzureichende Bewegung
   B. Übermäßige Kalorienaufnahme

Diagnostisches Vorgehen

- **Vorbericht**

1. Die Adipositas des Haustieres wird gewöhnlich vom Besitzer nicht wahrgenommen. Der Tierarzt muß den Besitzer meist auf den Zustand des Tieres aufmerksam machen, wenn dieser mit dem Tier zu routinemäßigen Schutzimpfungen kommt oder wegen Problemen vorspricht, die durch die Adipositas entstanden sind.
2. Es sollten Art, Dauer und Häufigkeit der körperlichen Bewegung des Tieres ermittelt werden.
3. Ebenso sollten Art, Menge und Energiegehalt des Futters und das Fütterungsschema erfragt werden.
   A. Futter von hohem Geschmackswert, hoher Verdaulichkeit und hoher kalorischer Dichte tragen am häufigsten zur Entstehung von Adipositas bei.
   B. Fütterung ad libitum führt zu erhöhtem Auftreten von Adipositas.
4. Wasseraufnahme
   A. Erhöhte Wasseraufnahme kann bei Hyperadrenokortizismus beobachtet werden, ist aber bei Hypothyreose ungewöhnlich.
   B. Störungen des ZNS, die Adipositas verursachen, können eine erhöhte Wasseraufnahme bewirken.
5. Reproduktionsorgane
   A. Wenn der Vorbericht ergibt, daß das Tier anöstrisch war und unregelmäßige Zyklen oder Infertilität auftrat, können endokrine Störungen ursächlich sein.
   B. Adipöse Tiere können schon erschwerte Geburten gehabt haben.
6. Verhalten
   A. Tiere, die immer eine warme Umgebung aufsuchen, leiden u. U. an Hypothyreose.

B. Tiere, die an einem Inselzelladenom erkrankt sind, zeigen oft episodische Anfälle und Schwäche.

C. Schädigungen des ZNS, die zur Entstehung einer Adipositas beitragen, können auch zu Verhaltensänderungen führen.

• Allgemeine und neurologische Untersuchung

1. Erkennen der Adipositas

A. Starke Adipositas ist offensichtlich.

B. Objektive Beurteilungskriterien

1) Es sind Gewichtstabellen für alle Rassen erhältlich, aber die beste Richtlinie ist das Gewicht des Tieres aus Zeiten, in denen es noch nicht übergewichtig war und das man auf der Patientenkartei vermerkt hat.

2) Die Dicke der Hautschicht über dem Brustkorb kann ein nützlicher Parameter sein.

a) Zu dünn: Die Rippen sind leicht zu sehen.

b) Normal: Die Rippen sind kaum zu sehen, aber leicht zu fühlen.

c) Übergewichtig: Die Rippen sind nicht zu sehen, eine ausgeprägte Fettgewebsschicht kann palpiert werden.

3) Ein adipöses Tier kann einen Hängebauch, Stellen mit vermehrter Fettablagerung (Polster) über Schwanzwurzel und Hüften und einen Watschelgang aufweisen. Ein normalgewichtiger Hund sollte bei Betrachtung von oben eine leichte Einziehung hinter dem Brustkorb aufweisen.

2. Beurteilung des Haarkleids und der Haut

A. Eine bilateralsymmetrische Alopezie ohne Entzündung oder Juckreiz läßt auf eine endokrine Störung schließen.

B. Nicht krankhafte Adipositas kann mit Hautfaltenpyodermie vergesellschaftet sein.

C. Bei Hyperadrenokortizismus und Hypothyreose können Hautinfektionen beobachtet werden.

D. Calcinosis cutis tritt manchmal bei Hyperadrenokortizismus auf.

E. Hyperpigmentation kann bei Hyperadrenokortizismus und Hypothyreose vorkommen.

3. Neurologische Veränderungen

A. Störungen der Hypophyse und des Hypothalamus können Adipositas hervorrufen und mit den folgenden Symptomen einhergehen

1) Visuelle Defizite mit oder ohne normale Pupillenreflexe

2) Anfälle, Kreisbewegungen

3) Wesensveränderungen

B. Mit Störungen des Endokriniums gehen Erkrankungen der peripheren Nerven und der Muskulatur einher.

1) Periphere Neuropathien sind bei Tieren mit Hyperadrenokortizismus, Hypothyreose und Inselzelladenom festzustellen.

2) Hunde mit Hyperadrenokortizismus und Hypothyreose können eine Polymyopathie zeigen; sie gehen langsam und gestelzt.

- **Diagnostische Verfahren**

1. Hämatologie
   A. Tiere mit Hyperadrenokortizismus können Neutrophilie, Eosinopenie, Lymphopenie und manchmal hohe Erythrozytenparameter aufweisen.
   B. Tiere mit Hypothyreose zeigen häufig eine normozytäre, normochrome Anämie.
2. Biochemische Untersuchung des Serums
   A. Hyperadrenokortizismus führt zu mäßiger bis starker Erhöhung der alkalischen Phosphatase zusammen mit geringer bis mäßiger Erhöhung der Alaninaminotransferase-, Cholesterol- und manchmal auch der Glucose-Spiegel.
   B. Tiere mit Hypothyreose können erhöhte Cholesterolspiegel im Serum aufweisen.
   C. Bei Tieren mit Insulinom kann bei Fasten eine Hypoglykämie beobachtet werden.
3. Harnuntersuchung
   A. Bei Tieren mit Hyperadrenokortizismus kann das spezifische Gewicht des Harns niedrig bis sehr klein sein.
   B. Gelegentlich kann Glukosurie, aber nur selten Ketonurie bei Tieren mit Hyperadrenokortizismus auftreten.
   C. Bei Tieren mit Hyperadrenokortizismus ist ein erhöhtes Vorkommen von Harnwegsinfektionen festzustellen, obwohl das Harnsediment keine entzündlichen Veränderungen aufweisen muß.
4. Endokrinologische Methoden
   A. Es empfehlen sich die Bestimmung von Serumtriiodthyronin und -thyroxin (T3 und T4) und der TSH-Test, um Hypothyreose auszuschließen.
   B. Ein niedrig- und hochdosierter Dexamethason-Suppressionstest sollte durchgeführt werden, um zu bestimmen, ob ein Hyperadrenokortizimus vorliegt und welcher Art er ist.

Therapie

1. Ursachen einer pathologischen Adipositas müssen ausgeschlossen oder gegebenenfalls behandelt werden. Bei nicht krankhafter Adipositas sollte eine Abmagerungskur erfolgen. Die Prävention von Sekundärerkrankungen und die zu erwartende, vorteilhaftere Erscheinung des Tieres sollten dem Besitzer gegenüber hervorgehoben werden.
2. Allgemeines Vorgehen zur Gewichtsreduktion
   A. Vermehrte körperliche Bewegung
   B. Verminderte Kalorienaufnahme
      1) Einschränkung der Kalorienzufuhr zu Hause
      2) Fastenkur unter tierärztlicher Aufsicht
   C. Pharmakologische Intervention
3. Spezifische Anleitung zur Gewichtsreduktion
   A. Vermehrte körperliche Bewegung

1) Zwei 10- bis 15minütige schnellere Spaziergänge pro Tag werden für Hunde empfohlen, wenn eine Nötigung zu mehr Bewegung nicht ratsam ist (z. B. wegen Erkrankungen des Kreislauf- und Atmungsapparates, Problemen bei der Fortbewegung oder starker Adipositas).

2) Mit Katzen kann man auch spazierengehen, und die ganze Familie kann daran beteiligt werden, der Katze vermehrte Möglichkeiten zum Spielen zu schaffen.

3) Das Bewegungsprogramm sollte auch weitergeführt werden, wenn das optimale Gewicht erreicht ist.

B. Vorschläge zur Einschränkung der Kalorienzufuhr bei Hunden

1) Man sollte sich um Kooperation und Engagement des Patientenbesitzers bemühen.

2) Dem Patientenbesitzer wird das Vorgehen genau erklärt, und es werden ihm Anweisungen in Schriftform mitgegeben.

3) Der Hund wird gewogen, und es wird ein Wunschgewicht festgesetzt. Dann wird die Zeit, die zur Erreichung des Wunschgewichts gebraucht wird, geschätzt. Bei einer empfohlenen Verringerung der Kalorienzufuhr um 60% bis 65% des Erhaltungsbedarfs (Tabelle 5-1) sollte das Körpergewicht um 3% pro Woche in den ersten sechs Wochen und um 2% pro Woche nach acht Wochen Diät abnehmen.

4) Die tägliche Ration wird auf drei bis sechs Mahlzeiten pro Tag verteilt.

5) Der Besitzer wird angehalten, den Hund aus den Zimmern, in denen die Familie ihr Essen zubereitet oder einnimmt, fernzuhalten.

6) Spezielle Diäten

a) Die Hunde verlieren kein Gewicht, wenn ihre Diät Speisereste, Snacks oder Süßigkeiten enthält. Eventuell kann verhindert werden, daß der Besitzer die Vereinbarungen unterwandert, wenn man ihn bittet, alles (in Mengenangaben) aufzuschreiben, was der Hund gegessen hat.

b) Grundsätzlich wird die geeignete Diät nach folgenden Maßstäben ausgewählt:

– Der Hund soll weniger Energie bei ausreichender Proteinzufuhr aufnehmen.

– Die Diät sollte 35% bis 45% weniger Kalorien enthalten, als der Hund vorher täglich aufgenommen hat.

– Fett wird auf weniger als 10% der Trockenmasse eingeschränkt.

– Die Proteinversorgung muß bei mindestens 4,0 g/kg KG pro Tag liegen.

– Verdauliche Kohlenhydrate werden durch unverdauliche Rohfaser wie Cellulose-Mehl oder Gemüse ersetzt, so daß die Rohfaser mehr als 15% der Trockenmasse beträgt.

c) Es können speziell zusammengestellte, schon fertig käufliche Reduktionsdiäten (erhältlich von mehreren Firmen) oder vom Besitzer zubereitete Reduktionsdiäten verwendet werden. Es kann auch fertig erhältliches, kalorienreduziertes Futter zur Gewichtserhaltung in auf den Kalorienbedarf abgestimmter Menge gefüttert werden. Spezialdiäten werden eventuell leichter vom Besitzer und Tier akzeptiert, da die Menge des Futters im Napf nur wenig, wenn überhaupt, abnimmt. Für manche Besitzer stellen diese Diäten jedoch keine Langzeitlösung dar.

Tabelle 5-1 Energiebedarf von Hunden [1])

Körpergewicht (KG)	Geschätzte kcal/kg KG/Tag	
(kg)	Adulte Tiere (Erhaltung)	Welpen (Wachstum)
0,5	136	272
1,0	134	268
1,5	122	244
2,0	111	222
2,5	105	210
3,0	100	200
3,5	96	192
4,0	93	186
4,5	91	182
5	88	176
6	84	168
7	81	162
8	78	156
9	76	152
10	74	148
15	67	134
20	62	124
25	59	118
30	56	112
35	54	108
40	53	106
45	51	102
50	50	100

[1]) nach Daten der National Academy of Sciences, National Research Council (The Basic Guide to Canine Nutrition, 4. Ed., 1977, nachgedruckt mit Genehmigung von Gaines Professional Services).

d) Es können statt dessen kleinere Mengen eines guten, kommerziellen Futters oder eine ausgewogene, selbstbereitete Diät verwendet werden.

e) Grüne Bohnen oder Karotten aus Dosen oder gekochter Kürbis ohne Salz und Butter können jeder Diät als Füllmittel zugegeben werden, um den Sättigungswert zu erhöhen.

f) Zugabe von Vitaminen und Mineralstoffen wird empfohlen, wenn die Diät den Bedarf nicht deckt.

g) Der Hund sollte wöchentlich vom Tierarzt gewogen werden. Wenn der Hund kein Gewicht verliert, sollte die Futtermenge um 20% herabgesetzt werden.

h) Eine Gewichtskurve des Hundes, in die der Besitzer tägliche Eintragungen vornimmt, sollte angefertigt werden. Wenn der Besitzer den Hund nicht wiegen kann, wird statt dessen täglich der Umfang in Höhe des Processus xiphoideus des Brustbeins gemessen und aufgezeichnet. Alternativ kann dem Besitzer angeboten werden, das Tier so oft wie nötig zum Wiegen in die Tierarztpraxis zu bringen.

i) Sobald der Hund ein befriedigendes Gewicht erreicht hat, wird auf ein Erhaltungsfutter mit geringerem Kaloriengehalt, das Gewichtsschwankungen vorbeugt, umgestellt. Der Besitzer wird angehalten, den Hund wöchentlich zu wiegen. Wenn das Körpergewicht wieder ansteigt, wird die Futtermenge um 10% bis 20% reduziert.

j) Folgeuntersuchungen werden nach einem und nach drei Monaten durchgeführt.

k) Eine Reduktionsdiät in einer Klinik kann einen Besitzer, der Schwierigkeiten hat, die Fütterung von Leckereien einzuschränken, davon überzeugen, daß es möglich ist, daß sein Hund abnimmt.

C. Reduktionsdiät für Katzen

1) Die Katze wird gewogen und das optimale Körpergewicht festgesetzt (Tabelle 5-2). Beide Ergebnisse werden dem Besitzer mitgeteilt. Als Faustregel kann gelten, daß eine gesunde, nicht übergewichtige Katze 3,5 bis 4,5 kg wiegen sollte. Katzen der verbreiteten Rassen, die mehr als 5,5 kg wiegen, sind gewöhnlich übergewichtig.

2) Die Zeit, die erforderlich ist, um das optimale Körpergewicht zu erreichen, wird geschätzt; gewöhnlich werden 12 Wochen gebraucht. Bei einer Verringerung der Kalorienzufuhr um 30% bis 40% beträgt der Gewichtsverlust nach einer Woche etwa 250 g, nach 4 Wochen 500 g und nach 12 Wochen etwa 1,5 kg.

3) Ein genauer Vorbericht bezüglich der Fütterung (einschließlich Art und Menge des Futters und etwaiger Snacks) der Katze und der häuslichen Gewohnheiten (etwa ob die Katze allein ins Freie gelassen wird), wird aufgenommen.

3) Ein genauer Vorbericht bezüglich der Fütterung (einschließlich Art und Menge des Futters und etwaiger Snacks) der Katze und der häuslichen Gewohnheiten (etwa ob die Katze allein ins Freie gelassen wird), wird aufgenommen.

Tabelle 5-2 Täglicher Kalorienbedarf von Katzen in Abhängigkeit von ihrer Entwicklungsphase [1])

Alter bzw. Zustand	Erwartetes Gewicht	Täglicher Kalorienbedarf in bezug auf das Körpergewicht	Tägliche Ration
	kg	kcal/kg	g
Neugeborene	0,12	380	30
5 Wochen	0,5	250	83
10 Wochen	1	200	133
20 Wochen	2	130	173
30 Wochen	3	100	200
Adult	4,5	80	240
Adult (tragend)	3,5	100	233
Adult (laktierend)	2,5	250	416
Männlich (kastriert)	4	80	213
Weiblich (kastriert)	2,5	80	133

[1]) Aus: The Basic Guide to Canine Nutrition, 4. Ed., 1977, nachgedruckt mit Genehmigung von Gaines Professional Services.

4) Spezielle Diät

a) Die Kalorienaufnahme soll 65% bis 70% des Erhaltungsbedarfs für das optimale Körpergewicht betragen (s. Tabelle 5-2).

b) Eine Reduktion der Erhaltungsfuttermenge kann versucht werden, aber dies kann schwierig aufrechtzuerhalten sein, da hungrige Katzen dazu neigen, ihre Besitzer zu schikanieren. Eine Reduktionsdiät, die den Magen physikalisch füllt (durch Ersatz von Fett und Kohlenhydraten mit unverdaulicher Rohfaser) ist hilfreich. Die Schmackhaftigkeit bleibt bestehen, wenn die Proteinwerte in der Diät beibehalten werden.

– Von fertigen Reduktionsdiäten wird meist 1/3 bis 1/2 Dose pro Tag benötigt.

– Die Reduktionsdiät für die Katze kann zu Hause selbst zubereitet werden.

– Zugabe von Vitaminen und Mineralstoffen wird empfohlen, wenn die Diät den Bedarf nicht deckt.

5) Enge Zusammenarbeit zwischen Tierarzt und Patientenbesitzer, genaue Anweisungen und wöchentliches Wiegen beim Tierarzt sind für eine erfolgreiche Durchführung der Abmagerungskur erforderlich. Der Tierbesitzer sollte zusätzlich eine Gewichtskurve der Katze anlegen.

6) Sobald das optimale Körpergewicht erreicht ist, wird ein Erhaltungsfutter guter Qualität oder eine Gewichtsreduktionsration in der Menge, die gerade noch das optimale Körpergewicht aufrecht erhält, gefüttert. Das Gewicht der Katze wird nach einem, dann nach drei Monaten und danach in einem halbjährlichen Intervall überprüft. Der Besitzer sollte die Katze weiterhin einmal wöchentlich wiegen und das Gewicht aufschreiben. Steigt das Körpergewicht wieder um mehr als 10% des Optimalgewichtes an, sollte wieder eine Reduktionsdiät durchgeführt werden.

D. Fastenkur für Hunde

1) In wenigen Fällen, in denen der Besitzer eine Abmagerungskur wegen der damit verbundenen Schwierigkeiten und Frustration nicht durchhält, kann eine Fastenkur in einer Tierklinik als Alternative vorgeschlagen werden. Bei Hunden treten Ketose und metabolische Azidose in geringerem Umfang als beim Menschen auf.

2) Die Nachteile einer Fastenkur sind Gewebeschädigungen geringen Ausmaßes, Vitamin- und Mineralstoffdefizite, eine eventuell auftretende anfängliche Diarrhoe mit Verlust von Natrium und Wasser, die mögliche Empfindung des Tieres, von Menschen schlecht behandelt zu werden und die Möglichkeit, daß der Hund nach Erreichen des Optimalgewichtes nicht wieder zu fressen beginnt.

3) Vorgehensweise bei einer Fastenkur

a) Aufnahme in die Klinik

b) Vollständige allgemeine und spezielle Untersuchung und Methoden zum Ausschluß endokriner und metabolischer Störungen

c) Vollständiger Nahrungsentzug

d) Wasser ad libitum und Gabe von Vitamin- und Mineralstoffpräparaten

e) Wenn das Wunschgewicht erreicht ist, wird der Hund schrittweise (über einen Zeitraum von zwei bis drei Tagen) an ein gutes, kommerzielles Hundefutter in einer dem Erhaltungsbedarf entsprechenden Menge gewöhnt und danach nach Hause entlassen.

f) Das Tier wird über mehrere Wochen immer wieder bestellt und gewogen und die Futtermenge entsprechend angepaßt.

2) Die Ergebnisse sind für den Besitzer erfreulich, und es bleiben ihm die Frustrationen einer nicht erfolgreichen, zu Hause durchgeführten Reduktionsdiät erspart. Der Gewichtsverlust kann jedoch temporär sein, da der Besitzer an dem Programm nicht teilgenommen hat und allmählich in alte Fütterungsgewohnheiten zurückfallen kann.

E. Bei Katzen sind Fastenkuren wegen des erhöhten Risikos einer Fettleber bei übergewichtigen Tieren, die über längere Zeit nichts fressen, kontraindiziert.

F. Pharmakologische Steuerung des Hungergefühls oder des Gewichtsverlustes ist bei Tieren nicht von Nutzen und hat zahlreiche Nebenwirkungen. Solche Versuche werden daher nicht empfohlen.

G. Prävention der Adipositas

1) Es ist sehr wichtig, einer Adipositas schon während des Wachstums vorzubeugen. Von Ad-libitum-Fütterung wird abgeraten.

2) Von der Fütterung von Snacks und Speiseresten oder der Fütterung vom Tisch sollte Abstand genommen werden.

3) Es sollte für regelmäßige Bewegung gesorgt werden.

4) Die Fütterung muß an die entsprechenden Lebensphasen des Tieres angepaßt werden.

Kachexie

Kachexie kann definiert werden als starke Abnahme des Körpergewichts unter einen Wert, der für die Größe und den Körperbau des Tieres noch normal wäre.

Ätiologie

1. Unzureichende Ernährung
   A. Hungern
      1) Unzureichende Aufnahme von Nahrung oder Kalorien
      2) Ungeeignete Nahrung
   B. Parasitosen des Gastrointestinaltraktes
   C. Unfähigkeit, die Nahrungsbestandteile zu verdauen und zu absorbieren
      1) Maldigestion
      2) Malabsorption
   D. Verlust von Kalorien
      1) Nephrotisches Syndrom (Proteinverlust durch Proteinurie)
      2) Störungen des Gastrointestinaltraktes
2. Neoplasien
3. Stoffwechselstörungen
   A. Herzinsuffizienz

B. Chronische Nierenerkrankungen
C. Chronische Lebererkrankungen
D. Erkrankungen des Endokriniums
1) Diabetes mellitus
2) Hyperadrenokortizismus
3) Morbus Addison
4) Hyperthyreose
4. Chronische Infektionskrankheiten
A. Systemmykosen
B. Feline Infektiöse Peritonitis (FIP)
C. Erkrankungen durch das Feline Leukosevirus (FeLV)
D. Lyme-Borreliose
E. Rickettsiosen (Ehrlichiose)

Auswirkungen der Kachexie

1. Mangelernährung an Protein und Kalorien mit resultierenden Verdauungs- und Absorptionsstörungen im Gastrointestinaltrakt.
2. Hypalbuminämie, vermindertes Plasmaprotein und veränderte Bindung von Pharmaka an Plasmaproteine
3. Verminderte Bildung von Hämoglobin und Anämie
4. Verminderter Widerstand gegen bakterielle Infektionen
5. Schlechte Wundheilung mit vermehrtem Auftreten von Dekubitalgeschwüren
6. Wachstumsverzögerung

Diagnostisches Vorgehen

- **Vorbericht**

Meistens leiden kachektische Tiere an chronischen Erkrankungen. Die damit verbundenen Störungen können häufig subtil und schon so lange vorhanden sein, daß der Besitzer sie für dieses Tier als normal betrachtet. Spezielle Hinweise aus dem Vorbericht können dem Tierarzt helfen, seine Untersuchung auf ein Organsystem zu konzentrieren.

1. Vorbericht bezüglich der Ernährung
A. Verringerte Futteraufnahme und Gewichtsverlust
1) Unzureichende Aufnahme von Kalorien oder Nahrung
2) Unruhe in der Umgebung des Tieres, die – besonders bei Katzen – Anorexie verursachen kann
3) Neurologische Störungen
4) Erkrankungen oder Therapien, die zu Unwohlsein, Anorexie oder Nausea führen
B. Gesteigerter Appetit und Gewichtsverlust

1) Hyperthyreose
2) Hyperadrenokortizismus
3) Diabetes mellitus
4) Maldigestion

2. Vorbericht zum Gastrointestinaltrakt
A. Veränderungen der Faeces
1) Voluminöser, weicher, übelriechender Kot
a) Maldigestion
b) Hyperthyreose
2) Abwechselnd wäßriger bis fester Kot oder konstante Diarrhoe
a) Malabsorption
b) Parasitosen des Gastrointestinaltraktes
c) Stoffwechselstörungen (z. B. Nieren- oder Lebererkrankungen, Morbus Addison)
3) Melaena
a) Parasitosen des Gastrointestinaltraktes
b) Neoplasien des Gastrointestinaltraktes
c) Erkrankungen des Gastrointestinaltraktes, die zu Malabsorption führen
d) Stoffwechselstörungen (Nieren- oder Lebererkrankungen, Morbus Addison)
B. Vomitus
1) Entzündungen des Gastrointestinaltraktes und Neoplasien des Magens und Dünndarms
2) Stoffwechselkrankheiten (Nieren- oder Lebererkrankungen, diabetische Ketoazidose, Morbus Addison)

3. Vorbericht zu den Atmungsorganen
A. Dyspnoe
1) Pleuraerguß
a) FIP
b) Lymphosarkom
c) Hypalbuminämie
d) Herzinsuffizienz
e) Infektionen der Lunge
f) Chylothorax
g) Pyothorax
h) Zwerchfellhernie
2) Intrathorakale Raumforderungen
a) Lymphosarkom
b) Thymom
c) Herzbasistumor
3) Lungenödem
a Herzinsuffizienz
b) Urämie
c) Hypalbuminämie
d) Infektionen
B. Husten
1) Herzinsuffizienz, besonders bei Hunden

   2) Herzwurmbefall
   3) Herzbasistumor
   4) Lymphadenopathien am Lungenhilus
   5) Infektionen der Lunge

4. Mögliche Ursachen, wenn der Vorbericht ergibt, daß das Tier hinkt
   A. Mykotische Osteomyelitis
   B. Schädigung des Knochens durch Tumoren
   C. Septische oder immunvermittelte Arthritis
5. Mögliche Ursachen, wenn der Vorbericht ergibt, daß das Tier blind ist oder an Augenerkrankungen leidet
   A. Diabetische Katarakt
   B. Intraokuläre, zerebrale oder generalisierte Neoplasien
   C. Infektionskrankheiten (Systemmykosen, FIP, Ehrlichiose)
   D. Nierenerkrankungen, vergesellschaftet mit Hypertonie
   E. Hepatoenzephales Syndrom
   F. Erkrankungen des ZNS
6. Mögliche Ursachen, wenn der Vorbericht ergibt, daß das Tier Polyurie und begleitende Polydipsie gezeigt hat
   A. Hyperthyreose
   B. Morbus Addison
   C. Hyperadrenokortizismus
   D. Diabetes mellitus
   E. Chronische Nieren- und Lebererkrankungen
   F. Herzinsuffizienz (seltene Ursache)
7. Mögliche Ursachen, wenn der Vorbericht ergibt, daß das Tier eine Umfangsvermehrung (keine Adipositas) zeigte
   A. Erguß in der Bauchhöhle
      1) Hypoproteinämie
      2) Portale Hypertonie
         a) Rechtsherzinsuffizienz
         b) Lebererkrankung
      3) Neoplasien im Abdomen
   B. Starke Hepatomegalie oder Splenomegalie
   C. Subkutanes Ödem
      1) Lebererkrankung mit verminderter Produktion von Albumin
      2) Nephrotisches Syndrom und Hypalbuminämie
      3) Exsudative Enteropathie und Hypoproteinämie
      4) Rechtsherzinsuffizienz

• Klinische Untersuchung

Eine vollständige klinische Untersuchung ist zur Beurteilung von kachektischen Tieren notwendig. Folgende signifikante Befunde können sich ergeben:

1. Raumforderungen können bei Vorliegen von Neoplasien, adenomatöser Schilddrüsenhyperplasie und Osteomyelitis festgestellt werden.
2. Ergüsse in die Bauchhöhle können als Folge von Hypoproteinämie, portaler Hypertonie, abdominaler Tumoren oder FIP auftreten.

3. Dyspnoe und Husten können auf Ergüsse in der Brusthöhle, Lungenödem, Herzinsuffizienz, Pneumonie oder Neoplasien (in der Lunge oder intrathorakal) zurückzuführen sein.
4. Umfangsvermehrungen der Gliedmaßen können durch Neoplasien oder Infektionen der Knochen entstehen. Schwellungen der Gelenke können ihre Ursache in septischer oder immunvermittelter Arthritis haben.
5. Neurologische Störungen können bei das ZNS betreffenden Neoplasien, Mykosen, FIP und Ehrlichiose auftreten.
6. In einigen Fällen können keine besonderen Befunde erhoben werden.

- **Diagnostische Methoden**

1. Laboruntersuchungen
   A. Vollständiges Blutbild (einschließlich weißes Blutbild und Differentialblutbild)
   B. Biochemisches Serumprofil
      1) Gesamtprotein
      2) Nierenfunktionstests
      3) Leberenzyme
      4) Elektrolyte
   C. Harnuntersuchung
      1) Bestimmung des spezifischen Gewichts
      2) Untersuchung auf Gehalt an Protein, Glucose, Ketonkörpern
      3) Untersuchung des Sediments
2. Es sollten Röntgenaufnahmen des Thorax und Abdomens gemacht werden, um folgende Veränderungen ausschließen zu können:
   A. Raumforderungen und andere Anzeichen einer Neoplasie
   B. Organomegalie
   C. Ergüsse
   D. Lytische und/oder proliferative Schädigungen der Knochen.

Spezielle Störungen

- **Unzureichende Ernährung**

Hungern

1. Fehlen von Futter und Kalorien in ausreichender Menge
   A. Vernachlässigung durch den Besitzer
   B. Keine ausreichende Möglichkeiten zur Futteraufnahme durch Futterneid und Aggression anderer Tiere (dringende Notwendigkeit, allein zu füttern)
   C. Körperliche Gebrechen, die verhindern:
      1) zum Futter zu gelangen,
      2) Aufnahme, Kauen, Abschlucken des Futters.
   D. Unzureichende Ernährung während Streßperioden (z. B. während der Trächtigkeit oder bei extremer bzw. anhaltender Kälte)

2. Fehlen von geeignetem Futter
   A. Schädliche Fütterungsgewohnheiten des Besitzers können zu Unter- oder Fehlernährung führen.
      1) Menschliche Nahrung, die in einer schlecht ausgewogenen Futterzusammenstellung verabreicht wird.
      2) Futterzusammensetzung je nach Laune des Besitzers.
   B. Unpassende Langzeitfütterung von nährstoffreduzierten Diäten.
3. Es erfolgen die Mobilisierung von Körperfett und der Abbau von Muskelprotein, um den Energiebedarf zu decken.
4. Durch den Vorbericht kann entschieden werden, ob das Tier hungert.
5. Die Laborwerte schließen verringerte Albuminkonzentrationen im Serum, erhöhte Aktivität der alkalischen Phosphatase im Serum und verringerten Hämatokrit-Wert ein.
6. Die Therapie besteht in Fütterung ausreichender Mengen einer ausgewogenen Diät und zu Beginn zusätzlicher Gaben von Vitaminen und Mineralstoffen.

• Parasitosen des Gastrointestinaltraktes

1. Häufig bei jungen Tieren
2. Kann bei Tieren aller Altersklassen Probleme verursachen
3. Häufige klinische Symptome
   A. Diarrhoe
   B. Erbrechen
   C. Schlechter Allgemeinzustand
4. Die Kachexie kann auf den Verbrauch von Nährstoffen und Blut durch die Parasiten zurückzuführen sein.
5. Die Therapie besteht in Gabe von geeigneten Anthelminthika.

• Maldigestion und Malabsorption

1. Maldigestion kann aus der Unfähigkeit, die Nährstoffe des Futters aufzuschließen, resultieren. Eine Insuffizienz des exokrinen Pankreas, die bei Katzen selten auftritt, kann bedingt sein durch:
   A. Atrophie der Azinuszellen des Pankreas,
   B. chronische rezidivierende oder akute Pankreatitis,
   C. funktionelle Insuffizienz des exokrinen Pankreas als Folge von Hungern oder Malabsorption, die zur Mangelernährung mit Protein und Kalorien führt.
2. Malabsorption kann durch chronische Dünndarmerkrankungen und Schädigungen der Mukosa bedingt sein, was zu einer Unfähigkeit, Nährstoffe zu absorbieren, führt.
   A. Diffuse chronisch-entzündliche Darmerkrankungen
   B. Lymphangiektasie
   C. Lymphosarkom
   D. Histoplasmose und andere Mykosen des Intestinums
   E. Atrophie der Villi (z. B. Zöliakie, andere Ursachen)

F. Lactasemangel und biochemische Defekte der Mukosa
G. Chronische Giardiose und andere parasitäre Erkrankungen
H. Dysbakterie im Dünndarm

3. Anorexie kann durch Maldigestion und Malabsorption auch Kachexie hervorrufen.
A. Unwohlsein und Nausea
B. Störungen des Vitamin- und Elektrolythaushaltes durch Diarrhoe, Malabsorption und Erbrechen.
1) Defizite an fettlöslichen Vitaminen, Folsäure, Vitamin B_{12} und Calcium
2) Hypokaliämie kann zu Entstehung von Inappetenz beitragen.
C. Behinderte Assimilation von Nährstoffen durch Maldigestion oder Malabsorption

Klinische Symptome

1. Maldigestion
A. Voluminöser und fettiger Kot
B. Freßgier, Pica, Koprophagie
C. Flatulenz
2. Malabsorption
A. Flüssige oder halbfeste, episodische oder konstante Diarrhoe
B. Erbrechen
C. Inappetenz
D. Unwohlsein in der Bauchgegend
E. Darmkollern und Flatulenz
F. Hypoproteinämie (Ödem, Aszites oder Hydrothorax wird im allgemeinen beobachtet, wenn der Serumalbumingehalt $\leq 1{,}5$ g/dl beträgt).

Diagnostische Methoden

1. Laboruntersuchungen
A. Koproskopische Untersuchung mit dem Flotationsverfahren (Suche nach Parasiteneiern)
B. Mikroskopie eines Nativpräparates (Suche nach Protozoen)
2. Andere Tests, die zur Bestimmung der Ätiologie der Erkrankung und der Lokalisation des betroffenen Darmabschnittes hilfreich sind:
A. Untersuchung des Fettgehaltes der Faeces
B. Bestimmung der Trypsin-like-Immunoreactivity-Werte im Serum
C. PABA-Test
D. D-Xylose-Test
F. Serum-Vitamin-B_{12}- und Folat-Bestimmungen
G. Bakteriologische Kultur eines intestinalen Aspirats
H. Nitrosonaphthol-Test
3. Leer- und Kontrastaufnahmen helfen bei der Auffindung von Raumforderungen, Obstruktionen oder anderen Anomalien des Gastrointestinaltraktes.
4. Eine endoskopische oder chirurgische Biopsie mit histologischer Untersuchung kann zur Diagnosestellung erforderlich sein.

Therapie

1. Pharmakologische Intervention

A. Bei Tieren mit exokriner Pankreasinsuffizienz wird mit dem Ersatz von Pankreasenzymen begonnen.

B. Obwohl es keine Indikation für den routinemäßigen Gebrauch von Antibiotika bei Tieren mit Diarrhoe gibt, sind Tetracycline, Tylosin oder Chloramphenicol für die Therapie einer Dysbakterie indiziert.

C. Metronidazol kann zur Behandlung der Giardiose verwendet werden.

D. Immunsuppressive Pharmaka können bei der Behandlung mancher entzündlicher Darmerkrankungen und Lymphangiektasien hilfreich sein.

E. Ein gastrointestinales Lymphosarkom sollte chemotherapeutisch behandelt werden.

2. Diätetische Intervention

A. Kleine, häufige Mahlzeiten (drei bis vier am Tag) werden bei Tieren mit Maldigestion oder Malabsorption gefüttert.

B. Eine kommerzielle Diät mit niedrigem Fettgehalt sollte Tieren mit Maldigestion gefüttert werden.

C. Bei Malabsorption ist eine hochverdauliche Diät mit niedrigem Fett- und Lactosegehalt, die ein hochwertiges Protein enthält, ratsam. Es gibt entsprechende kommerzielle Zubereitungen. Alternativ kann eine selbstzubereitete Diät, die ein Kohlenhydrat–Protein-Verhältnis von 4:1 aufweist – mit Reis oder Kartoffeln als Kohlenhydratquelle und Hüttenkäse, Joghurt, Eiern oder magerem gekochtem Huhn oder Lamm als Proteinquelle – gefüttert werden.

D. Für Fälle einer Gluten-Enteropathie gibt es spezielle kommerzielle Diäten.

E. Bei der immunproliferativen Enteropathie der Basenjis können hochwertige kommerzielle Diäten hilfreich sein.

F. Futtermittelallergie oder eosinophile Gastroenteritis kann mit kommerziellen Diäten oder selbstzubereiteten Diäten aus Reis und Huhn oder Lamm behandelt werden.

G. Bei schwerer Malabsorption können elementare Diäten erforderlich sein.

H. Mittelkettige Triglyceride (als Quelle von Fettkalorien), die direkt in das Pfortadersystem absorbiert werden, können der Diät von Tieren mit Lymphangiektasie, Dysbakterie oder anderen Erkrankungen mit Malabsorption zugefügt werden.

I. Katzen mit Darmerkrankungen werden am besten auf Diäten mit hohem Fettgehalt gesetzt. Da Katzen eine geringe Toleranz gegen Stärke haben, sollte diese in der Diät eingeschränkt werden.

J. Vitamine und Mineralstoffe sollten supplementiert werden.

1) Es werden fettlösliche Vitamine zur Injektion und wasserlösliche Vitamine sowie Vitamin K zur oralen Applikation empfohlen.

2) Vitamin B_{12} und Folsäure sind bei Hunden mit chronischen gastrointestinalen Erkrankungen mit einigem Erfolg verabreicht worden.

Prognose

1. Die Prognose bei Tieren mit Insuffizienz des exokrinen Pankreas nach Azinusatrophie und Pankreatitis ist bei richtiger Diagnosestellung und Therapie gut.

2. Die Prognose bei Tieren mit Maldigestion kann je nach Ätiologie gut bis ungünstig sein. Eine richtige Diagnose und Therapie kann die Lebensqualität bei vielen betroffenen Tieren deutlich verbessern.

- **Neoplasien**

Klinisches Vorgehen

1. Bei jedem Tier, das aus ungeklärter Ursache Gewicht verliert, ist eine vollständige Untersuchung aller Organsysteme auf Anzeichen eines neoplastischen Prozesses gerechtfertigt.
2. Identifiziere den Typ der Neoplasie
   A. Zytologische Untersuchung einer Feinnadelbiopsie
   B. Histologische Untersuchung von chirurgischem oder endoskopischem Biopsiematerial
3. Umfassende Untersuchung des Patienten
   A. Führe vollständige hämatologische und biochemische Untersuchungen durch. Mit Neoplasien verbundene Anomalien, die klinische Symptome verursachen und lebensbedrohend sein können:
      1) Zytopenien
      2) Gammopathien
      3) Hyperkalzämie
      4) Hypoglykämie
      5) DIC
      6) Andere paraneoplastische Erkrankungen
   B. Suche bei einer klinischen Untersuchung und auf Röntgenaufnahmen des Thorax und Abdomens nach Anzeichen einer Metastasierung.
      1) Aspiration oder Biopsie von Lymphknoten, Knochenmark und anderen Organen kann bei der Aufdeckung von Metastasen helfen.
      2) Diese Informationen erleichtern auch die Bestimmung des Tumorstadiums, das im allgemeinen die Prognose beeinflußt, außer bei hämatopoetischen Tumoren.

Therapie

Therapieempfehlungen können aufgrund des Typs der Neoplasie, des Vorhandenseins von Metastasen, des Stadiums der Neoplasie, damit einhergehender Anomalien und des körperlichen Zustandes des Patienten gegeben werden.
1. Die Haupttherapie besteht in der chirurgischen Entfernung der Tumoren.
   A. Optimalerweise wird der Primärtumor mit einem angrenzenden Rand gesunden Gewebes ohne irreparable Schädigung des Patienten entfernt.
   B. Die nichtkurative Verkleinerung großer Tumormassen kann zu klinischer Besserung führen und die Wirksamkeit adjuvanter therapeutischer Verfahren unterstützen.
2. Die Chemotherapie besteht in der Verwendung von Zytostatika, die das Tumorgewebe zerstören.
   A. Sie wird bei disseminierten oder metastasierenden Erkrankungen angewen-

det, bei Tumoren, die chirurgisch nicht zu entfernen sind, und bei solchen, die sich gegenüber einer Strahlentherapie oder anderen therapeutischen Verfahren als refräktär erweisen.

B. Die Tumorzellen sind gegenüber Pharmaka empfindlicher als normale Zellen.

C. Maximale Wirksamkeit und minimale Nebenwirkungen werden durch Verwendung einer Kombination von Chemotherapeutika erreicht, da jeder Wirkstoff seine besonderen Angriffspunkte im Wirkungsmechanismus hat.

3. Strahlentherapie

A. Dieser Therapiemodus besteht in der Verwendung ionisierender Strahlen, um maligne Zellen zu schädigen oder abzutöten.

B. Es wird eine Strahlenquelle verwendet, die außerhalb oder innerhalb des Patienten liegt.

4. Mit einer Immuntherapie wird versucht, das Abwehrsystem des Körpers, das die Tumorzellen vernichtet, zu stimulieren.

5. Hyperthermie

A. Therapeutisch induzierte lokale Fieberzustände oder Ganzkörper-Hyperpyrexie (40 °C bis 43 °C) führen zu einer Schädigung oder zum Absterben der Tumorzellen.

B. Es kann eine hohe Antigenität einiger Tumorzellen vorliegen, wodurch die Immunreaktion des Patienten gegen den Tumor verstärkt wird.

6. Verschiedenes

A. Eine Antithrombozytentherapie kann helfen, die Metastasierung zu bekämpfen.

B. Monoklonale Antikörper können die Tumortherapie unterstützen, durch selektive Abgabe therapeutischer Wirkstoffe an Tumorzellen, Induktion einer passiven Immuntherapie und Neutralisierung der Hormone, die für das paraneoplastische Syndrom verantwortlich sind.

Tumorkachexie

1. Unzureichende Futteraufnahme

A. Resultat von mit Tumoren einhergehender Nausea und Anorexie.

B. Die Nebenwirkungen der Tumortherapie (Schmerzen durch die Operation, Stomatitis durch die Strahlentherapie usw.) können die Futteraufnahme verringern.

2. Stoffwechselanomalien bei Patienten mit Tumoren

A. Anomale Absorption, Verwertung und Metabolisierung der Nährstoffe

B. Durch Tumoren kann der Grundumsatz des Patienten zunehmen.

3. Therapie

A. Nach Möglichkeit Heilung oder Kontrolle der zugrunde liegenden malignen Erkrankung.

B. Fütterung unterschiedlichen Futters in kleinen, häufigen Mahlzeiten kann helfen, die Kalorienaufnahme zu erhöhen.

C. Für Tiere, die eine parenterale Ernährung benötigen, sind Lösungen mit niedrigem Kohlenhydrat- und hohem Proteingehalt empfehlenswert, da angenommen werden kann, daß Veränderungen des Energiestoffwechsels und des Stickstoffgleichgewichts bei den betroffenen Tieren auftreten werden.

Prognose

Obwohl die Prognose bezüglich der Heilung vieler maligner Tumoren ungünstig ist, kann eine geeignete Therapie die Lebensqualität des Tieres deutlich verbessern. Bei einigen Tumortypen können durch geeignete Kombinationen der Therapieverfahren eine hohe Remissionsrate erzielt werden.

- **Stoffwechselkrankheiten**

– *Kachexie durch Kardiopathien*

Ätiologie

1. Herzerkrankungen sind ein häufiger Zustand bei Haushunden und -katzen und können durch zahlreiche Faktoren verursacht werden.
   A. Erworbene Erkrankungen des Myokards und der Atrioventrikularklappen
   B. Herzwurm
   C. Kongenitale Anomalien
   D. Erkrankungen des Perikards
   E. Neoplasien
2. Eine Herzinsuffizienz kann entstehen, wenn die Herz- oder Perikarderkrankung zu einer Herabsetzung der Herzleistung in einem Ausmaß führt, das nicht mehr kompensiert werden kann.
3. Nachfolgende Aktivierung des Renin-Angiotensin-Systems und Freisetzung des Antidiuretischen Hormons führen zu:
   A. Retention von Natrium und Wasser,
   B. exzessivem intravaskulärem Flüssigkeitsvolumen, das die Arbeitslast und Kongestion des Herzens erhöht.
4. Eine Kachexie durch Herzerkrankungen kann durch verschiedene Faktoren bedingt sein:
   A. Anorexie durch:
      1) Unwohlsein
      2) Akute Veränderungen der Futterzusammensetzung, geringer Geschmackswert des Futters
      3) Verlust von Kalium und B-Vitaminen
      4) Nausea und Vomitus als Folge einer Digitalisüberdosierung
   B. Nach einer Stase des viszeralen Blutes mit möglicher Entwicklung einer exsudativen Enteropathie kann eine Malabsorption von Nährstoffen zustande kommen.
   C. Ein kataboles Stadium entwickelt sich nach Protein- und Energiedefiziten.
   D. Eine geringe Durchblutung führt zu einer Hypoxie peripheren Gewebes und Schwäche.

Klinische Symptome

1. Husten, besonders bei Hunden
2. Dyspnoe
3. Ruhelosigkeit

4. Synkope
5. Zyanose
6. Polyurie und Polydipsie
7. Pseudo-Adipositas durch Aszites oder subkutanes Ödem

Diagnostik

Die Charakterisierung der Herzerkrankung und der damit verbundenen Probleme sollte mittels Röntgenuntersuchung, hämatologischer Studien, Elektrokardiographie, Echokardiographie und Angiographie versucht werden.

Therapie

1. Pharmakologische Intervention
   A. Digitalisglykoside
      1) Zur Verbesserung der Kontraktilität des Myokards
      2) Diese Pharmaka können als Nebenwirkungen Erbrechen und Diarrhoe verursachen, wodurch wiederum Störungen des Wassers- und Elektrolyt-Haushaltes entstehen.
   B. Diuretika
      1) Zur Erhöhung der renalen Exkretion von Natrium und Wasser
      2) Eine Langzeittherapie mit Diuretika geht mit einer erhöhten Ausscheidung von Kalium, Magnesium, Zink, Eisen und wasserlöslichen Vitaminen einher.
   C. Vasodilatatoren verringern die Herznachlast oder -vorlast.
   D. Antiarrhythmika fördern die Normalisierung der Pumpfunktion des Herzens.
2. Diätetische Intervention
   A. Die Ziele des diätetischen Managements eines Herzpatienten sind:
      1) Verringerung der Herzarbeitslast
      2) Aufrechterhaltung eines optimalen Körpergewichts, so daß Kachexie oder Adipositas nicht auftritt
      3) Ausreichende Zufuhr von Kalorien, Protein, Vitaminen und Mineralstoffen
      4) Hoher Geschmackswert der Diät
   B. Natriumrestriktion
      1) Eine Natriumaufnahme von 30 mg/kg KG/Tag wird bei Patienten mit leichten Herzkrankheiten und frühen Stadien einer kongestiven Herzinsuffizienz empfohlen (210 mg/100 g Futtertrockensubstanz).
      2) Bei Tieren mit einer mäßigen Herzinsuffizienz können 13 mg/kg KG/Tag appliziert werden (100 mg/100 g Futtertrockensubstanz)
      3) Eine noch strengere Natriumrestriktion kann in Fällen schwerer Herzinsuffizienz notwendig sein.
      4) Manche Wasserenthärter geben Natrium in das Trinkwasser ab.
   C. Ausreichende Mengen von Proteinen
      1) Hunde benötigen 14% bis 18% Protein in der Futtertrockensubstanz.
      2) Katzen erhalten einen größeren Anteil an Protein (25% bis 45% der Futtertrockensubstanz).
      3) Das Protein muß von hoher Qualität und leicht verdaulich sein (Eier, Hühner- oder Schweinefleisch).

D. Es ist für eine ausreichende Energiezufuhr zu sorgen, um einem Muskelabbau vorzubeugen. Nachdem der Proteinbedarf gedeckt ist, sollten Kohlenhydrate und Fett zugegeben werden, um den Kalorienbedarf zu decken (s. Tabelle 5-1 und 5-2).

E. Der Vitamin-B-Bedarf ist bei den kranken Tieren größer als bei gesunden. Ein Vitamin-B-Komplex-Präparat kann verabreicht werden, wenn die Diät nicht supplementiert ist.

F. Calcium, Kalium und Magnesium sind wichtig für die Herzmuskelfunktion.

1) Die Supplementation von Kalium über die Nahrung (z. B. Bananen, Melasse) wird als sicherste Methode angesehen.

2) Mineralstoffe können ergänzt werden, wenn sie nicht in ausreichendem Maße in der Diät vorhanden sind.

G. Ein Taurinmangel steht in Verbindung mit dilatativer Kardiomyopathie bei Katzen. Die orale Kaliumsupplementation (500 mg 2mal täglich) wird für betroffene Katzen mit niedrigen Serumtaurinkonzentrationen empfohlen.

H. Spezifische Diäten

1) Es gibt spezifische kommerzielle Diäten, die auf den unterschiedlichen Bedarf bei mäßiger bis schwerer Herzinsuffizienz ausgerichtet sind.

2) Tiere mit leichter Herzinsuffizienz können kommerzielles Medizinalfutter allein oder zusammen mit normalem Futter (aber mit niedrigem Natriumgehalt – 350 bis 400 mg/100 mg Trockensubstanz) erhalten, um die Schmackhaftigkeit zu erhöhen.

3) Selbstbereitete Diäten können substituiert werden.

I. Die Akzeptanz der Veränderungen der Futterzusammensetzung ist von Tier zu Tier verschieden.

1) Das Futter kann angewärmt werden, damit es stärker riecht.

2) Das Futter sollte langsam im Verlauf von 4 bis 5 Tagen umgestellt werden.

3) Es werden öfters kleine Futtermengen angeboten.

4) In kleinen Mengen können Geschmacksverstärker zugefügt werden.

a) Knoblauchpulver

b) Salzersatz, der Kaliumchlorid enthält

c) Honig und Melasse

d) Butter mit niedrigem Salzgehalt, die besonders von Katzen gern angenommen wird

e) Hüttenkäse mit niedrigem Natriumgehalt, besonders für Katzen

f) Gekochtes mageres Fleisch

5) Pharmaka zur Appetitsteigerung können versucht werden.

a) Diazepam, 0,1 bis 0,5 mg/kg KG i. v. bei anorektischen Katzen, worauf eine Dosis (1 bis 2 mg/Katze) oral verabreicht werden kann, um die Appetitstimulation aufrechtzuerhalten.

b) B-Vitamine

Prognose

Die Prognose bei Herzerkrankungen und Herzinsuffizienz einschließlich der Kontrolle einer Kachexie durch Kardiopathien kann in Abhängigkeit von der Ätiologie und der Mitwirkung des Besitzers bei der medikamentösen oder diätetischen Therapie gut bis ungünstig sein. Die gleichzeitige Existenz einer Nieren- oder Lebererkrankung beeinflußt die Prognose.

– *Kachexie durch Niereninsuffizienz*

Ätiologie

1. Nierenerkrankungen führen zu Niereninsuffizienz, wenn mehr als 75% der Nephrone ausgefallen sind.
   A. Interstitielle Erkrankungen
   B. Glomeruläre Erkrankungen
   C. Tubuläre Erkrankungen
   D. Vaskuläre Anomalien
   E. Kongenitale Anomalien
   F. Neoplasien
2. Die verbleibenden Nephrone sind für die Exkretion oder Retention von Wasser und gelösten Stoffen alleine zuständig, was vorher alle Nephrone gemeinsam bewältigt haben.
   A. Bei jedem Nephron findet eine Erhöhung der glomerulären Filtrationsrate (GFR) statt. Trotzdem nimmt die GFR der gesamten Niere ab. Eine hohe Proteinaufnahme trägt zur glomerulären Hyperfiltration bei.
   B. Das Ergebnis ist eine Glomerulosklerose, möglicherweise der Untergang von Nephronen und eine Verschlechterung der Nierenfunktion.
   C. Es tritt eine Retention von gelösten Stoffen auf (z. B. erhöhter BUN), wobei die retinierten Proteinkatabolite zur Entstehung der klinischen Symptome der Niereninsuffizienz erheblich beitragen.
   D. Begleitend tritt ein Verlust von Flüssigkeiten und gelösten Stoffen auf (z. B. Polyurie).
3. Parathormon (PTH)
   A. Erhöhte Serumkonzentrationen fördern die Demineralisation des Knochens.
   B. Erhöhte Spiegel von Parathormon können zu den klinischen Symptomen einer Urämie beitragen.
4. Die Unfähigkeit zur Exkretion von Gastrin führt zu einer erhöhten Magensäureproduktion, Gastroenteritis, Ulzeration des Gastrointestinaltraktes und Erbrechen.
5. Anämie kann das Resultat sein von:
   A. verringerter renaler Erythroproteinproduktion,
   B. verkürzter Lebensdauer der Erythrozyten,
   C. gastrointestinalem Blutverlust.
6. Hypertonie bei Hunden mit Niereninsuffizienz und glomerulären Erkrankungen ist häufig (auch bei Katzen) bedingt durch:
   A. gestörte Natriumhomöostase,
   B. andere hormonale und neurologische Phänomene.
7. Polyurie und Anorexie können zu Hypokaliämie führen.
8. Mangelzustände an wasserlöslichen Vitaminen können durch die Polyurie ausgelöst werden.
9. Kachexie in Verbindung mit Niereninsuffizienz ist auf mehrere Faktoren zurückzuführen:
   A. Anorexie durch:
      1) Unwohlsein
      2) Nausea, Gastritis und Erbrechen
      3) Geschwürsbildung in der Mundhöhle

4) Gestörtes Geschmacksempfinden
5) Verlust von B-Vitaminen und Kalium

B. Beeinträchtigte intestinale Verdauung und Absorption von Proteinen und Kohlenhydraten

C. Behinderte tubuläre Reabsorption von Aminosäuren

D. Verlust von Protein durch gastrointestinale Blutungen oder Proteinurie bei glomerulären Erkrankungen

E. Periphere Insulinresistenz, die zu erhöhtem Energiebedarf beitragen kann

F. Katabolismus von Muskel- und Fettgewebe als Folge einer unzureichenden Energieaufnahme und von Proteinverlust

Klinische Symptome

Die klinischen Symptome einer Niereninsuffizienz können unspezifisch sein.

1. Polyurie und Polydipsie
2. Schlechter Allgemeinzustand
3. Foetor ex ore, Stomatitis und orale Ulzera
4. Vomitus und Diarrhoe
5. Dehydratation
6. Neurologische Störungen
7. Erblindung
8. Krankheitsbedingte Frakturen
9. Ödeme und Aszites
10. Koagulopathien
11. Dyspnoe und Husten

Diagnostik

Die Diagnose der Niereninsuffizienz wird durch Harnuntersuchung, Röntgen (Leer- und Kontrastaufnahmen), Sonographie und Nierenbiopsie mit histopathologischer Untersuchung gestützt.

Therapie

1. Korrektur der zugrunde liegenden Ursache
2. Pharmakologische Intervention

A. Cimetidin

1) verringert die Magensäureproduktion,
2) reduziert die PTH- und Phosphatkonzentrationen im Blut.

B. Antiemetika

C. Phosphatrestriktion, um das Fortschreiten der Niereninsuffizienz zu verlangsamen.

1) Aluminiumhydroxid als Phosphatbinder, verabreicht bei den Mahlzeiten, verringert die intestinale Phosphatabsorption.

2) Gleichzeitig muß eine diätetische Phosphateinschränkung erfolgen.

D. Mit der Applikation von blutdrucksenkenden Mitteln und allmählicher Natriumrestriktion (bis 0,2% bis 0,3% der Trockensubstanz des Futters) beginnt man, wenn Hypertonie oder nephrotisches Syndrom diagnostiziert werden.

E. Anabole Steroide fördern die Erythropoese.

3. Diätetische Intervention

A. Ziele des Managements bei Niereninsuffizienz

1) Deckung des Nährstoffbedarfs des Tieres, so daß die Kachexie minimiert wird.

2) Kontrolle der Nahrungsaufnahme, damit die Fähigkeit des Tieres, die aufgenommenen Nährstoffe zu verwerten oder auszuscheiden, nicht überfordert wird.

B. Frisches Wasser muß immer verfügbar sein.

C. Es ist für eine ausreichende Energiezufuhr zu sorgen. Der Kalorienbedarf bei Tieren mit Niereninsuffizienz kann größer sein als bei gesunden Tieren.

1) Hunde mit Niereninsuffizienz benötigen 70 bis 100 kcal/kg KG/Tag. Die empfohlene Kalorienaufnahme für Katzen mit Niereninsuffizienz beträgt 70 bis 80 kcal/kg KG/Tag.

2) Unzureichende Kalorienaufnahme führt zu einem Katabolismus von Weichteilgeweben und trägt zu einer noch stärkeren Ausprägung der Azotämie bei.

D. Die Kontrolle des Proteingehaltes in der Nahrung ist wichtig.

1) Verringerte Proteinaufnahme kann das Fortschreiten der Nierenschädigung verlangsamen.

2) Verringerte Proteinaufnahme führt zu einer Abnahme der zirkulierenden Endprodukte des Proteinmetabolismus, welche die Azotämie verursachen.

3) Eine unzureichende Zufuhr von essentiellen Aminosäuren führt zu einem Katabolismus von Körperprotein.

4) Beschränkte Mengen von Protein, das von hoher biologischer Wertigkeit und hoher Verdaulichkeit ist, wie Ei- und Milchproteine, werden empfohlen.

a) Hunde sollten mit 2,0 bis 2,2 g/kg KG Protein am Tag versorgt werden.

b) Der Bedarf der Katzen ist höher, ein Wert von 3,3 bis 3,8 g/kg KG täglich ist empfohlen worden.

c) Bei Tieren mit schwerer Niereninsuffizienz ist eine strengere Restriktion erforderlich.

5) Bei Tieren mit glomerulärer Erkrankung und Proteinurie sind zusätzliche Mengen von hochwertigem Protein erforderlich, um das verlorengegangene Protein zu ersetzen.

a) Die Menge an zusätzlich benötigtem Eiweiß kann durch eine 24stündige Analyse von Albumin im Harn bestimmt werden, alternativ kann es aus dem Protein-Kreatinin-Verhältnis einer einmaligen Urinprobe ermittelt werden.

b) Das extra verabreichte Protein muß von hoher biologischer Wertigkeit sein, z. B. Eiereiweiß (2 g Protein/Ei).

6) Im allgemeinen haben Diäten, die beschränkte Mengen hochwertigen Proteins enthalten, auch einen niedrigen Phosphorgehalt.

E. Durch Fette (besonders bei Katzen) und Kohlenhydrate, die besonders Hunde mögen, kann für die benötigte Kalorienmenge gesorgt werden.

F. Vitamin D und Calcium werden wegen des Risikos einer Mineralisierung des Weichteilgewebes nicht routinemäßig supplementiert.

G. Vitamin-B-Supplementierung und die Zufuhr von 50 bis 100 mg Vitamin C können günstig wirken.

H. Spezifische Diäten

1) Es sind kommerzielle Diäten für Fälle geringer bis schwerer Niereninsuffizienz erhältlich.

2) Selbstbereitete Diäten mit geeigneter Vitamin-Supplementierung können ebenfalls erfolgreich sein.

I. Beseitigung der Anorexie und Verbesserung der Schmackhaftigkeit
   1) Füttere häufig mehrere Mahlzeiten.
   2) Wärme das Futter an, um den Geruch zu verstärken.
   3) Würze das Futter mit Hühnerfett oder -brühe.
   4) Brate das Futter in ungesalzener Butter (besonders für Katzen).
   5) Kohlenhydrate verstärken die Schmackhaftigkeit von Diäten für Hunde.
   6) Biete kaliumreiches Futter und B-Vitamine an.

Prognose

Obwohl die Progression der Niereninsuffizienz häufig nicht aufzuhalten ist, kann durch geeignete Diät und Therapie die Zerstörung verlangsamt und die Lebensqualität des Tieres verbessert werden.

– *Kachexie durch Hepatopathien*

Ätiologie

1. Die Leber ist verantwortlich für die Verstoffwechslung und Verwertung von Nährstoffen aus dem Gastrointestinaltrakt und für die Entgiftung von Pharmaka und Toxinen. Eine Einschränkung dieser Funktionen kann durch verschiedene Erkrankungen verursacht werden.
   A. Hepatozelluläre Erkrankungen
   B. Biliäre Erkrankungen
   C. Portosystemische Gefäßanomalien
   D. Neoplasien
2. Eine Hepatoenzephalopathie kann durch zerebrale Wirkungen von Toxinen und unphysiologischen Neurotransmittern entstehen.
   A. Toxine wie Ammoniak, Mercaptane, kurzkettige Fettsäuren, Indol, Skatol und biogene Amine werden aus dem Gastrointestinaltrakt absorbiert.
   B. Veränderungen des Aminosäurenstoffwechsels des Körpers führen zu erhöhten Werten zirkulierender aromatischer Aminosäuren und verringerten Werten verzweigtkettiger Aminosäuren.
3. Durch die erhöhte portale Hypertonie, Hypalbuminämie und Salz- und Wasserretention bilden sich Aszites und subkutane Ödeme.
4. Durch eine verringerte hepatische Synthese von Gerinnungsfaktoren und Antithrombin III können Koagulopathien entstehen.
5. Gastrointestinale Hämorrhagien hervorgerufen durch eine erhöhte Gallensäurestimulierte Gastrinsekretion und gastrointestinale Ulzerationen, können zu Anämie führen.
6. Polyurie mit begleitender Polydipsie ist auf eine verringerte medulläre Hypertonie, Veränderungen der intrarenalen Hämodynamik und erhöhte Empfindlichkeit der Osmorezeptoren der Pfortader zurückzuführen.
7. Faktoren, die zur Entstehung einer Kachexie beitragen

A. Anorexie
1) Toxine im ZNS
2) Nausea, Gastroenteritis und Erbrechen
3) Hypokaliämie durch Anorexie, Verwendung von Diuretika und Erbrechen
4) Vitaminmangel durch Anorexie und verringerte hepatische Konversion und Speicherung

B. Verringerte hepatische Synthese von Albumin geht mit einem Verlust von Blutprotein durch Blutungen einher.

C. Malabsorption von Fett und fettlöslichen Vitaminen kann aufgrund nicht ausreichend gebildeter Gallensalze oder durch Gallenwegsobstruktion auftreten.

D. Anomaler Kohlenhydrat- und Fettstoffwechsel

E. Katabolismus des Weichteilgewebes, um den Energiebedarf zu decken

Klinische Symptome

Viele klinische Symptome, die mit Leberinsuffizienz einhergehen, sind episodisch und werden durch eine Mahlzeit mit hohem Proteingehalt verschlimmert. Vermehrter Speichelfluß wird häufig bei Katzen beobachtet.

Diagnostische Untersuchungen

1. Spezielle Leberfunktionstests, wie der Ammoniaktoleranztest, präprandiale und postprandiale Gallensäuren im Serum, Plasmaaminosäuren, Bromsulfophthalein-Test und Indocyaningrün-Ausscheidung.
2. Leberbiopsie, Bestimmung des Kupfergehaltes der Leber, röntgenologische Kontrastaufnahmen der V. portae und der Lebergefäße oder Messungen des Druckes in der V. portae können zur definitiven Diagnose und zum geeigneten Therapiemodus führen.

Therapie

1. Therapie der Grundkrankheit
2. Chirurgische Ligatur der kongenitalen portosystemischen Shunts
3. Medikamentöse Therapie der Leberinsuffizienz

   A. Lactulose und Neomycin können verwendet werden, um die bakterielle Bildung von Ammoniak und anderen Toxinen im Darm zu verringern.

   B. Blutungen sollten durch Elimination von Parasiten des Gastrointestinaltraktes und durch Cimetidin beseitigt werden. Vitamin K kann bei Gallengangsobstruktion erforderlich sein.

   C. Bei Aszites und Ödemen werden Furosemid oder Spironolacton-Diuretika bei natriumarmer Diät empfohlen.
4. Diätetische Intervention

   A. Ziele

   1) Verringerung der klinischen Symptome, die mit Hepatoenzephalopathie einhergehen.

   2) Verringerung der spezifischen Rolle der Leberfunktion bei:

   a) Glukoneogenese

   b) Aminosäurendesaminierung

   c) Lipidstoffwechsel

3) Schaffung von Konditionen für eine optimale Leberregeneration.

B. Ausreichende Kalorienzufuhr (s. Tabellen 5-1 und 5-2)

C. Protein

1) Veränderungen nach Menge und Art

a) Reduzierung des Blutammoniaks und anderer enzephalopathischer Toxine, die Nebenprodukte des Proteinabbaus sind

b) Normalisierung des gestörten Gleichgewichts der Plasmaaminosäuren

c) Ausreichendes Proteinangebot, das notwendig ist für eine Leberregeneration, Albuminproduktion und Vorbeuge einer katabolen Stoffwechsellage

2) Spezifische Empfehlungen

a) Hunde sollten 1,4 bis 2,2 g Protein/kg KG/Tag erhalten.

b) Die Futtermenge wird auf mehrere Mahlzeiten am Tag verteilt.

c) Hüttenkäse ist eine gute Proteinquelle von hoher biologischer Wertigkeit.

– Er enthält verzweigtkettige und aromatische Aminosäuren im richtigen Verhältnis.

– Durch die hohe Verdaulichkeit ist weniger Substrat für eine Ammoniakproduktion durch die Darmbakterien vorhanden.

D. Fette

1) Kleine Mengen von Fett (4% bis 6% der Trockensubstanz des Futters für Hunde) sind für die Bereitstellung und Wirksamkeit von essentiellen Fettsäuren und fettlöslichen Vitaminen wichtig.

2) Geschmackswert und Kaloriengehalt des Futters werden durch Zugabe von Fett erhöht.

3) Exzessive Fettmengen können durch den Gehalt an kurzkettigen Fettsäuren die Hepatoenzephalopathie verschlechtern.

4) Die Verwendung von Öl, das mittelkettige Fettsäuren enthält, ist kontraindiziert.

E. Kohlenhydrate liefern die benötigten Kalorien.

1) Sie sollten leicht verdaulich sein.

2) Gekochte Nudeln oder weißer Reis werden empfohlen.

F. Kaliumsupplementation bei Hypokaliämie sollte wenn möglich in Form von Nahrungsmitteln erfolgen.

G. Die Natriumaufnahme muß eingeschränkt werden, wenn sich Ödeme oder Ergüsse in den Körperhöhlen finden.

H. Fettlösliche Vitamine und Vitamine des B-Komplexes ebenso wie Mineralstoffe sollten supplementiert werden.

I. Lipotrope Präparate, die Methionin enthalten sind bei Leberinsuffizienz kontraindiziert, da sie die Hepatoenzephalopathie beschleunigen oder verschlechtern können.

J. Argininmangel ist als eine mögliche Ursache der idiopathischen Leberlipidose bei Katzen vermutet worden. Obwohl Arginin in Eiern vorhanden ist, müssen diese mit Vorsicht gefüttert werden, da sie Methionin enthalten und die Hepatoenzephalopathie verschlimmern können.

H. Bedlingtonterrier und andere Hunde, die in der Leber vermehrt Kupfer speichern, müssen eine Diät mit niedrigem Kupfergehalt erhalten. Innereien, Schalentiere, Nüsse und Schokolade sind zu meiden. Der Besitzer wird angehalten, mageres Fleisch, Hüttenkäse und Vitaminsupplemente ohne Kupfer zu füttern.

L. Spezifische Diäten

1) Es gibt kommerzielle Diäten mit limitierten Mengen an biologisch hochwertigem Protein, die auch mit Vitaminen supplementiert sind.

2) Selbstbereitete Diäten werden häufig ebenfalls erfolgreich gefüttert.

3) Vitamine und Mineralstoffe sollten supplementiert werden.

4) Die Schmackhaftigkeit des Futters kann erhöht werden durch:

a) Anwärmen,

b) Verabreichung mehrerer kleiner Mahlzeiten,

c) Verwendung von Kohlenhydraten zur Erhöhung der Schmackhaftigkeit für Hunde.

– *Hyperthyreose*

1. Hyperthyreose ist eine Erkrankung, die ausgewachsene Katzen betrifft und durch einen Überschuß an zirkulierendem Thyroxin und Triiodthyronin verursacht wird, meist infolge einer adenomatösen Hyperplasie der Schilddrüse, die entweder beide Lobuli oder einen einzelnen Lobus erfaßt.
2. Schilddrüsenhormone haben stimulatorische Wirkungen, die zu einem erhöhten Energiestoffwechsel führen. Erhöhte Schilddrüsenhormonspiegel des Blutes können viele Organsysteme und das ZNS beeinflussen.
3. Kachexie

A. Erhöhte Spiegel zirkulierender Schilddrüsenhormone führen zu einer katabolen Stoffwechsellage.

B. Katzen zeigen häufig starken Appetit, können aber die Energie nicht ausreichend nutzen, um den Abbau von Körpergewebe zu verhindern.

1) Die Patienten können erbrechen (nach sehr schneller Futteraufnahme) und Diarrhoe zeigen (möglicherweise durch eine erhöhte Darmmotilität, so daß das aufgenommene Futter nicht ordnungsgemäß verwertet wird).

2) Malabsorption und exzessive Fettmengen im Kot können auftreten.

Klinische Symptome

1. Polyphagie
2. Hyperaktivität
3. Tachykardie und Arrhythmien
4. Polyurie und Polydipsie
5. Diarrhoe und häufiges Absetzen von voluminösem Kot
6. Herzklopfen
7. Fieber
8. Anorexie (manchmal)

Diagnostische Methoden

1. Bestimmung der Serumwerte von Triiodthyronin und Thyroxin
2. Elektrokardiographie und Echokardiographie zum Nachweis von mit Hyperthyreose einhergehenden Herzanomalien
3. Schilddrüsenszintigraphie mit Pertechnetat ($^{99}mTcO_4$) zur Beurteilung der Schilddrüsenfunktion

Therapie

1. Thyreoidektomie oder Behandlung mit radioaktivem (^{131}I) führt zur Heilung.
2. Die antithyreoidalen Pharmaka Methimazol und Propylthiouracil werden zur Stabilisierung vor Einleitung einer gezielten Therapie verwendet; alternativ können sie für die nichtkurative Langzeitkontrolle der Hyperthyreose verwendet werden.
3. Myokardanomalien oder Herzarrythmien werden entsprechend behandelt.
4. Ein Futter guter Qualität und mit hohem Energiegehalt sollte häufig angeboten werden.

– *Hypoadrenokortizismus*

1. Hypoadrenokortizismus als eine ungewöhnliche Ursache von Kachexie bei Hunden und eine seltene Ursache bei Katzen kann verursacht sein durch:
   A. primäre Nebennierenrindeninsuffizienz,
   B. verminderte Produktion von ACTH in der Hypophyse.
2. Die damit verbundenen physiologischen Anomalien entstehen durch eine unzureichende Sekretion von Mineralcorticoiden und Glucocorticoiden.
3. Ein Mangel an Mineralcorticoiden verursacht:
   A. Hypotonie durch Behinderung der Natriumkonservierung,
   B. Arrhythmien durch Unfähigkeit, Kalium auszuscheiden.
4. Glucocorticoidmangel verursacht:
   A. Anorexie und Erbrechen,
   B. Lethargie,
   C. metabolische Veränderungen,
   D. Unfähigkeit, angemessen auf Streß zu reagieren.
5. Die Kachexie ist zurückzuführen auf:
   A. Anorexie und Erbrechen
   B. Metabolische Veränderungen durch Glucocorticoidmangel:
      1) gestörte Glukoneogenese,
      2) gestörter Fettstoffwechsel,
      3) Verarmung an Leberglykogen.

Klinische Symptome

1. Depression
2. Schwäche
3. Erbrechen und Diarrhoe
4. Zittern
5. Polyurie und Polydipsie

Diagnostik

Die Diagnose wird durch einen ACTH-Stimulationstest, durch den die Serumcortisolkonzentration beurteilt werden kann, gestützt.

Therapie

1. Mineralcorticoide und Glucocorticoide
2. Diätetische Intervention
   A. Natriumchlorid (NaCl) wird einer Menge von 0,5 bis 5 g/Tag verabreicht.
   B. Futter guter Qualität.

– *Diabetes mellitus*

Diabetes mellitus ist eine Erkrankung, bei der relativer oder absoluter Insulinmangel besteht und die häufiger bei Hunden (weiblich > männlich) als bei Katzen (männlich > weiblich) auftritt.

Ätiologie

1. Häufige Ursachen
   A. Chronische Pankreatitis führt zu Fibrose und Untergang der Betazellen in den Langerhansschen Inseln.
   B. Caniner juveniler Diabetes mellitus entsteht durch Atrophie der Inselzellen.
   C. Feliner Diabetes mellitus ist meist mit einer Amyloidablagerung in den Inselzellen verbunden.
2. Nicht-insulinabhängiger Diabetes mellitus ist bei Tieren selten.
3. Insulinmangel, verstärkt durch einen Glucagonüberschuß, führt zu:
   A. Behinderung des Glucosetransports in die Gewebe, ebenso zur Glycogenolyse, die Hyperglykämie auch im nüchternen Zustand bewirkt.
   B. Freisetzung von freien Fettsäuren aus peripheren Geweben
   C. Freisetzung glukoneogenetischer Aminosäuren aus den Muskeln
4. Polyurie mit gleichzeitiger Polydipsie ist auf eine osmotische Diurese zurückzuführen.
5. Ketoazidose
   A. Erhöhte Werte von Ketonkörpern im Serum und Urin treten durch den Fettsäureabbau auf.
   B. Wenn sich Ketonkörper ansammeln, entwickelt sich eine metabolische Azidose.
   C. Erbrechen, Diarrhoe und Natriumverlust führen zur Dehydratation.
6. Erniedrigter Gesamtkörperkaliumwert durch:
   A. osmotische Diurese
   B. Erbrechen
   C. Anorexie
   D. Verlust von Muskelmasse
7. Kachexie in Verbindung mit Diabetes mellitus
   A. Anorexie tritt auf durch:
      1) Unwohlsein
      2) Nausea und Vomitus
      3) Hypokaliämie
   B. Die Patienten sind unfähig, Kohlenhydratquellen zu nutzen.
   C. Fehlen von Insulin führt zu Katabolismus von Weichteilgeweben, um den Energiebedarf zu decken.

1) Mobilisierung von Triglyceriden zur Deckung des Energiebedarfs
2) Abbau von Körperprotein für die Glukoneogenese

Klinische Symptome

1. Polyurie und Polydipsie
2. Polyphagie
3. Vomitus und Diarrhoe
4. Hepatomegalie
5. Katarakt bei Hunden
6. Ikterus (häufiger bei Katzen als bei Hunden)
7. Adipositas oder Kachexie
8. Polyneuropathie (Katzen können bis zum Sprunggelenk durchtreten)
9. Ulzerative Dermatosen

Diagnostische Methoden

1. Bestimmungen der Serumlipase und -amylase sowie Röntgenaufnahmen des Abdomens sollten durchgeführt werden, wenn Verdacht auf Pankreatitis besteht.
2. Ein Glucosetoleranztest kann bei der Diagnose eines atypischen Diabetes mellitus helfen.
3. Bestimmungen von glykosyliertem Hämoglobin, Serum- und immunreaktivem Insulin kann bei der Einschätzung eines schwer zu kontrollierenden diabetischen Patienten helfen.

Therapie

1. Pharmakologische Intervention
A. Injizierbares Insulin
B. Gleichzeitig bestehende Pankreatitis und Pankreasinsuffizienz müssen behandelt werden.
1) Pankreatitis wird mit Flüssigkeitstherapie und Futterrestriktion behandelt.
2) Pankreasinsuffizienz wird, wie an früherer Stelle in diesem Kapitel unter Maldigestion beschrieben (s. S. 104), behandelt.
2. Diätetische Intervention
A. Konsequenz in der Einhaltung des Zeitplanes der Fütterung, sowie der Quantität und Qualität ist wichtig.
1) Ein Viertel bis die Hälfte der täglichen Ration wird morgens nach der Insulininjektion gegeben.
2) Das restliche Futter wird nachmittags oder abends angeboten, wenn das vorher verabreichte Insulin die höchste Konzentration im Serum erreicht hat.
B. Leckereien sind nicht erlaubt.
C. Spezifische Diäten
1) Ein kommerzielles Futter guter Qualität kann verwendet werden. Eine Diät mit hohem Eiweiß-, sowie niedrigem Kohlenhydrat- und Fettgehalt ist ideal.
2) Ist vorher Pankreatitis oder Pankreasinsuffizienz aufgetreten, ist eine Diät mit niedrigem Fettgehalt angezeigt.

D. Kaliumzufuhr durch Nahrungsquellen ist optimal. In kritischen Situationen kann es (als KCl oder K_3PO_4) mit der Infusionsflüssigkeit verabreicht werden.

E. Eine Vitamin- und Mineralstoffsupplementation kann günstig sein.

F. Hypoglykämische Reaktionen nach der Insulinapplikation können mit Sirup oder Honig behandelt werden (4 Eßlöffel/10 kg KG). Wenn der Patient nicht abschlucken kann, können diese Substanzen in dessen Zahnfleisch eingerieben werden, während er zum Tierarzt gebracht wird.

3. Ausmaß und Zeitpunkt der körperlichen Bewegung sollten jeden Tag gleich sein.

Prognose

Unkomplizierte Fälle von Diabetes mellitus sprechen auf richtige Pflege durch den Besitzer meist gut an. Die Prognose für komplizierten Diabetes mellitus ist abhängig von den sonstigen Problemen des Patienten.

Infektionskrankheiten

(Kachexie in Verbindung mit chronischen Krankheiten)

1. Anorexie
   A. Chronisches Unwohlsein
   B. Vitamin-, Mineralstoff- und Elektrolytmangel durch Anorexie und Beteiligung der Organsysteme
   C. Nausea und Erbrechen bei Beteiligung des Gastrointestinaltraktes
   D. Beteiligung des ZNS
2. Fieber erhöht die Stoffwechselgeschwindigkeit und den Katabolismus.
3. Andere pathophysiologische Anomalien, die mit einer Organdysfunktion einhergehen (z. B. Malabsorption, exsudative Nephropathie)
4. Therapie
   A. Bereinigung des zugrunde liegenden Problems
   B. Führe unterstützende Maßnahmen durch
5. Das Futter soll von guter Qualität sein, falls erforderlich mit Vitamin- und Mineralstoffsupplementation.

– *Systemmykosen*

Die systemischen Mykosen werden durch Pilze verursacht, die generalisierte klinische Erkrankungen hervorrufen. Die wichtigsten Arten sind: *Histoplasma capsulatum*, *Blastomyces dermatitidis*, *Cryptococcus neoformans*, *Coccidioides immitis* und *Aspergillus* spp. Hunde sind von der Mehrzahl der Mykosen häufiger betroffen als Katzen, aber Katzen erkranken häufiger an Kryptokokkose. Eine disseminierte Aspergillose ist selten und tritt im allgemeinen als opportunistische Infektion bei Infektion bei Tieren mit Immunsuppression auf.

Klinisches Bild

1. Husten und Dyspnoe
   A. Pneumonie
   B. Pleuraerguß
2. Coccidioidomykose kann zu Herzinsuffizienz führen.
3. Chronische Sinusitis und Rhinitis können bei Blastomykose, Aspergillose und Kryptokokkose auftreten.
4. Organomegalie
5. Chronische Diarrhoe, Malabsorption und exsudative Enteropathie können bei Histoplasmose, Coccidioidomykose und Aspergillose gesehen werden.
6. Hinweise auf eine Lebererkrankung (Histoplasmose, Coccidioidomykose) bestehen bei Ikterus oder Hypalbuminämie.
7. Befall des Urogenitaltraktes kann zu Orchitis, Prostatitis (Blastomykose, Coccidioidomykose) und Nierenerkrankungen führen (Kryptokokkose, Coccidioidomykose).
8. Lahmheit, Gelenkschwellungen und krankheitsbedingte Frakturen sind die vorherrschenden Merkmale einer mykotischen Osteomyelitis.
9. Bei manchen Tieren bestehen fistelnde Hautläsionen.
10. Augenerkrankungen können mitunter beobachtet werden.
11. Neurologische Symptome können bei jeder dieser Erkrankungen auftreten, sie werden aber am häufigsten bei Kryptokokkose beschrieben.

Diagnostische Methoden

1. Vollständiges Blutbild
   A. Leichte, nicht-regenerative Anämien (bei chronischen Erkrankungen)
   B. Leukozytose mit Linksverschiebung
   C. Monozytose
2. Biochemische Serumuntersuchungen
   A. Die Gesamtproteinwerte können niedrig, normal oder erhöht sein.
   B. Hyperkalzämie ist eine seltene Manifestation einer Blastomykose.
   C. Erhöhte Leberenzymwerte oder Bilirubinämie können festgestellt werden, wenn die Leber betroffen ist.
   D. Azotämie wird bei Tieren mit renaler Beteiligung oder Dehydratation oder beidem festgestellt.
3. Harnuntersuchung
   A. Entzündliche Veränderungen und Proteinurie treten auf, wenn Prostata oder Nieren betroffen sind.
   B. Proteinurie kann auch auf eine Immunkomplex-Glomerulonephritis zurückzuführen sein.
   C. Im Harnsediment können Erreger nachgewiesen werden.
4. Röntgenuntersuchung
   A. Röntgenaufnahmen des Thorax zeigen pulmonale, pleurale, kardiale und perikardiale Anomalien.
   B. Röntgenaufnahmen des Abdomens zeigen, ob eine Organomegalie vorliegt; Bariumkontrastaufnahmen des Gastrointestinaltraktes können eine Wandverdickung oder Unregelmäßigkeiten der Mukosa deutlich werden lassen.
   C. Läsionen des Knochens können lytisch oder proliferativ sein.

5. Zytologie
   A. Es ist die schnellste Diagnosemethode.
   B. Folgende Proben werden untersucht:
      1) nasale oder kutane Exsudate und Exsudate von fistelnden Lymphknoten,
      2) Abklatschpräparate von Biopsieproben und Rektumabstrich,
      3) Aspiratproben von Lymphknoten, subkutanen Noduli, Knochenläsionen, betroffenen Organen, Knochenmark, Trachealspülungen,
      4) Liquor.
6. Biopsie
   A. Chirurgisch oder endoskopisch
   B. Bei Tieren ohne offensichtliche Organbeteiligung, aber mit Verdacht auf Systemmykose kann man durch Biopsie eines Lymphknotens zu einer Diagnose gelangen.
7. Kulturen
   A. Verwende das bei der Biopsie gewonnene Material.
   B. Beauftrage nur ein mikrobiologisches Labor mit erfahrenen Untersuchern!
8. Serologie
   A. Agargelimmunodiffusion
   B. Komplementbindung
   C. Latexagglutination

Therapie

1. Amphotericin B
   A. Fungizides und fungistatisches Polyen-Antibiotikum mit immunadjuvanten Wirkungen.
   B. Dosis: 0,1 bis 1,0 mg/kg KG/Tag durch intravenöse Infusion in 5%iger Dextroselösung, verabreicht dreimal wöchentlich bis zu einer Gesamtdosis von 4 bis 25 mg/Kg KG, abhängig von der Mykose und dem Status des Patienten.
   C. Nebenwirkungen
      1) Nephrotoxizität
         a) Bestimme vor der Behandlung die BUN-Werte.
         b) Vor jeder Behandlung wird die Bestimmung der BUN-Werte wiederholt. Liegen die BUN-Werte >50 bis 60 mg/dl, unterbreche die Behandlung, bis sie auf >40 mg/dl gesunken sind.
         c) Verfahren zur Abschwächung der Nephrotoxizität
            – Appliziere i.v. Mannitol in einer Menge von 1 g/kg KG zusammen mit Amphotericin B.
            – Infundiere dem Tier vor Verabreichung des Arzneimittels langsam 0,9%ige Kochsalzlösung.
      2) Hypokaliämie kann gelegentlich eine Kaliumsupplementation rechtfertigen.
2. Ketokonazol
   A. Ketokonazol ist in erster Linie ein fungistatisches Imidazol-Antibiotikum mit immunmodulierenden Eigenschaften.
   B. Es wird oral appliziert (mit Futter), 10 bis 30 mg/kg KG in verteilten Dosen (3mal täglich).
   C. Leichte, doch reversible Nebenwirkungen sind:

1) Anorexie,
2) Erbrechen,
3) erhöhte Leberenzymwerte.

D. Stärkere Imidazol-Antibiotika wie Itraconazol werden wahrscheinlich bald verfügbar sein.

3. Flucytosin

A. Fluoriertes Pyrimidin, das fungizid oder fungistatisch wirken kann.

B. Dosierung: 100 bis 150 mg/kg KG/Tag p. o. in verteilten Dosen 4mal täglich (eine niedrigere Dosierungsbreite wird für Katzen empfohlen).

C. Geringe Toxizität

D. Verwendung in Verbindung mit anderen Pharmaka, um das Entstehen resistenter Pilzstämme zu vermeiden.

4. Spezifische Behandlungsverfahren

A. Vermeide Steroide.

B. Ketokonazol wird, wann immer möglich, verwendet, da es eine relativ geringe Toxizität hat und leicht zu applizieren ist.

1) Bei Coccidioidomykose:

a) Appliziere Ketokonazol für 6 bis 12 Monate.

b) Bei einigen Tieren ist eine Medikation auf unbestimmte Dauer erforderlich.

2) Bei Histoplasmose und Blastomykose:

a) Führe die Therapie mit Ketokonazol mindestens drei Monate lang durch und setze sie noch 30 Tage nach Verschwinden der klinischen Symptome fort.

b) Verläuft die Erkrankung fulminant, sollte eine Kombinationstherapie aus Ketokonazol und Amphotericin B versucht werden.

– Beginne mit der Kombination Amphotericin B/Ketokonazol.

– Appliziere Amphotericin B in der oben beschriebenen Dosis, bis eine kumulative Dosis von 4 bis 8 mg/kg KG erreicht ist.

– Die Ketokonazoltherapie wird nach Absetzen der Amphotericin-B-Therapie weitergeführt.

3) Bei Kryptokokkose:

a) Eine Kombination von Amphotericin B und Flucytosin hat synergistische Effekte.

– Appliziere Flucytosin für 1 bis 4 Monate oder bis keine klinischen Krankheitssymptome mehr bestehen.

– Appliziere Amphotericin B, bis eine kumulative Dosis von 10 mg/kg KG erreicht ist.

– Beim Vorliegen einer Azotämie gleiche die Flucytosin-Dosis an, indem die tägliche Dosis durch den erhöhten Serumkreatininwert dividiert wird.

b) Ketokonazol hat sich bei der Behandlung der felinen Kryptokokkose als wirksam erwiesen.

4) Bei Aspergillose:

a) Ketokonazol, Amphotericin B oder Flucytosin kann versucht werden.

b) Ein Débridement der nasalen Läsionen und Spülung mit Povidin-Jod-Lösung zusammen mit der Applikation von Thiabendazol ist von einigen Autoren empfohlen worden.

Prognose

Die Prognose ist bei unbehandelten Fällen ungünstig. Sie ist zweifelhaft bis gut, wenn eine Therapie begonnen wird, abhängig von der Krankheit und dem beteiligten Organsystem. Rezidive können auftreten.

– *Feline infektiöse Peritonitis (FIP)*

FIP wird durch eine Coronavirusinfektion verursacht, die variable klinische Krankheitsbilder hervorruft. Tiere, die eine klinische FIP entwickeln, zeigen im allgemeinen eine progrediente Schwäche und enden meist letal.

Klinisches Bild

1. Es ist festgestellt worden, daß FIP am häufigsten bei Katzen im Alter zwischen sechs Monaten und fünf Jahren auftritt.
2. Es treten immer Fieber, Anorexie und Gewichtsabnahme auf.
3. Andere klinische Symptome variieren je nach Art der Manifestation der Krankheit.
   A. Die exsudative Form zeigt sich als Polyserositis mit Bauchhöhlenergüssen und Umfangsvermehrung des Abdomens oder Pleuraergüssen und Dyspnoe.
   B. Die trockene Form besteht in einer pyogranulomatösen Infektion und Entzündung eines oder mehrerer Organsysteme mit unterschiedlichen Manifestationen.
      1) Wenn die Niere betroffen ist, bestehen Nierenvergrößerung und Symptome einer Niereninsuffizienz.
      2) Leberbeteiligung zeigt sich durch Ikterus und Hepatoenzephalopathie an.
      3) Eine Pankreatitis mit Erbrechen, Diarrhoe und eventuell Diabetes mellitus kann vorkommen.
      4) Vergrößerung der Milz und der Mesenteriallymphknoten ist ebenfalls beschrieben worden.
      5) Granulomatöse Pneumonie
      6) Beteiligung des Herzens oder des Perikards führt zu Herzinsuffizienz.
      7) Anomalien der Augen
      8) ZNS-Erkrankung mit Verhaltensänderungen und Krampfanfällen.
4. Der damit assoziierte „Kitten-Mortality-Komplex“ besteht in Fertilitätsstörungen der Katzen und hoher Sterblichkeit der Katzenwelpen.

Diagnostische Methoden

1. Vollständiges Blutbild
   A. Nicht-regenerative Anämie
   B. Häufig besteht absolute Neutrophilie.
   C. Leukopenie, Lymphopenie und Eosinopenie treten manchmal auf.
   D. DIC
2. Biochemische Serumuntersuchungen
   A. Die Plasmaproteinwerte sind häufig erhöht (>7,8/dl) mit Serumfibrinogenwerten >400 mg/dl.
   B. Andere Anomalien stehen in Beziehung zu dem betroffenen Organsystem.

3. Die zytologische Untersuchung zeigt häufig ein charakteristisches pyogranulomatöses Exsudat.
   A. Abdominal- oder Pleuraflüssigkeit
   C. Liquor cerebrospinalis
   B. Kammerwasser
4. Serologie
   A. Indirekte Immunofluoreszenz wird am häufigsten angewendet.
   B. Die Titer sind schwierig zu interpretieren.
      1) Ein positiver Coronavirus-Titer kann aus einem Kontakt mit dem FIP-Virus in jüngerer oder weiter zurückliegender Vergangenheit resultieren.
      2) Ein positiver Titer kann auch aus einer Infektion mit dem Felinen Enteralen Coronavirus resultieren.

Therapie

Die Mehrzahl der Katzen mit klinisch manifester FIP sterben. Eine palliative Therapie richtet sich auf die Verringerung der störenden Immunreaktionen der Katze.
1. Immunsuppressive Pharmaka (z. B. Prednison, Melphalan)
2. Drainage der Bauchhöhlen- oder Pleuraergüsse

– *Erkrankungen durch Felines Leukosevirus*

FeLV ist ein Retrovirus, das in Verbindung mit verschiedenen klinischen Syndromen steht, einschließlich Lymphosarkom, nicht-regenerativen Anämien, myeloproliferativen Erkrankungen und Immunopathien.

Klinisches Bild

1. Junge Katzen sind empfänglicher als ausgewachsene Katzen. Latente Infektionen können zu einem späteren Zeitpunkt reaktiviert werden.
2. Die klinischen Symptome variieren je nach beteiligtem Organsystem.
   A. Lymphosarkom
      1) Organvergrößerung
      2) Lymphadenopathie
      3) Niereninsuffizienz
      4) Anomalien des Gastrointestinaltraktes
      5) Augenanomalien
      6) ZNS-Symptome
      7) Dyspnoe mit Lymphosarkom des Thymus
   B. Anomalien der Hämatopoese
   C. Ulzerative mukokutane Erkrankungen
   D. Immunvermittelte Polyarthritis
   E. Immunvermittelte Glomerulonephritis
   F. Fieber unbekannter Genese
   G. Chronische Infektionen
   H. „Fading kitten syndrome“ (Thymusatrophie)
   I. Resorption der Feten, Abort, Sterilität

Diagnostische Methoden

1. Vollständiges Blutbild
   A. Nicht-regenerative Anämie
   B. Atypische Leukopenie
   C. Panzytopenie
   D. Leukose
   E. Hämolytische Anämie
   F. Zyklische Hämatopoese
   G. Opportunistische Hämobartonellose
2. Die biochemischen Veränderungen stehen in Beziehung zu den Organsystemdefekten.
3. Verschiedene Organfunktionstests können durchgeführt werden, z. B. Harnuntersuchung, Röntgenuntersuchung und Sonographie.
4. Eine zytologische Untersuchung kann schnell zu einer Diagnose führen.
   A. Aspirate von Knochenmark, Lymphknoten, betroffenen Organen und Pleuraflüssigkeit
   B. Abklatschpräparate von Biopsieproben und betroffenen Geweben
5. Tests zum Nachweis FeLV-gruppenspezifischer Antikörper
   A. IFA („Hardy-Test")
   B. Enzyme-linked immunosorbent assay (ELISA)
6. Test mit Benutzung des feline oncornavirus-associated cell membrane antigen (FOCMA) zur Feststellung von Antikörpern gegen Tumoroberflächenantigene.

Therapie

1. Umstritten
2. Chemotherapie
3. Transfusionen
4. Antibiotika bei Infektionen
5. Anabole Steroide

Prävention

1. Katzen mit positivem Befund beim FeLV-Test müssen von anderen Katzen isoliert werden.
2. Katzen mit negativem Befund beim FeLV-Test sollten vakziniert werden.

Prognose

Die Prognose für gesunde FeLV-positive Katzen ist gut bis zweifelhaft. Für kranke FeLV-positive Katzen ist die Prognose ungünstig.

– *Ehrlichiose des Hundes*

Ätiologie

Canine Ehrlichiose (Hunderickettsiose) wird durch Rickettsien der Art *Ehrlichia canis* verursacht, die durch die Braune Hundezecke (*Rhipicephalus sanguineus*) übertragen werden.

Pathophysiologie

1. Es gibt drei Krankheitsphasen:
   A. In der akuten Phase dringen die Erreger in mononukleäre Leukozyten und in das lymphoretikuläre Gewebe ein und rufen Vaskulitis hervor.
   B. Die subklinische Phase ist bei abwehrstarken Hunden mit der Erregerelimination verbunden.
   C. Die chronische Phase betrifft solche Tiere, bei denen die Elimination der Rikkettsien nicht gelang.
2. Deutsche Schäferhunde haben ein erhöhtes Risiko für diese Erkrankung.

Klinische Symptome

1. Fieber
2. Augen- und Nasenausfluß
3. Anorexie
4. Dyspnoe
5. Lymphadenopathie
6. Splenomegalie
7. Neurologische Symptome
8. Zyanose
9. Depression
10. Blässe oder Kongestion der Schleimhäute
11. Abdominale Schmerzhaftigkeit
12. Blutungsneigung
13. Augenentzündung und Erblindung
14. Subkutanes Ödem

Diagnostische Untersuchungen

1. Hämatologie
   A. Thrombozytopenie
   B. Variable Erythrozyten- und Leukozytenzahlen
2. Biochemische Serumuntersuchungen
   A. Erhöhung der Alanintransferase und der alkalischen Phosphatase im Serum
   B. Leichter Ikterus
   C. Erhöhte Serumglobulinwerte
   D. u. U. Hypalbuminämie
3. Blutgerinnungsuntersuchung
   A. Verlängerte Blutungszeit
   B. Schwache Blutgerinnselretraktion
4. Harnuntersuchung
   A. Proteinurie mit Immunkomplex-Glomerulonephritis kann vorkommen.
5. Zytologie
   A. Eine Liquorpunktion kann durchgeführt werden, wenn neurologische Symptome bestehen.
      1) Leichte Erhöhung der Liquorproteine
      2) Mononukleäre Pleozytose

B. Nachweis der intrazytoplasmatischen Einschlußkörperchen in Gewebs- oder Knochenmarkbioptaten.
6. Der IFA-Test ist hochempfindlich und für *Ehrlichia canis* spezifisch.

Therapie

1. Behandle Tiere mit Verdacht auf die Erkrankung und positiven Antikörpertitern.
2. Appliziere Oxytetracyclin oder Tetracyclin (22 mg/kg KG p. o. 3mal täglich) über 21 Tage.
3. Doxycyclin (5 bis 10 mg/kg KG p. o.) über einen Zeitraum von 7 bis 10 Tagen kann wirksamer sein.

Prävention

1. Bekämpfung der Zeckenpopulation durch Aussprühen der Zwinger und Tauchbäder der Hunde im Abstand von 1–2 Wochen.
2. Eine Langzeittherapie mit Tetracyclin (6,6 mg/kg KG p. o.) über 9 Monate wird in epizootischen Gebieten empfohlen, damit ein Generationszyklus der Zecken durchbrochen und dadurch die Infektion eliminiert wird.

Prognose

Die Prognose ist gut bis ungünstig, abhängig vom Stadium der Erkrankung und von der Schwere der klinischen Symptome.

Literatur

Barlough, J. E., and Stoddart, C. A.: Feline infectious peritonitis. Cornell Feline Health Center Info Bull. **6**, 1–6 (1984).
Basic Guide to Canine Nutrition. Gaines Pet Foods Corporation, Chicago 1977.
Bauer, J. E.: Nutrition and liver function: Nutrient metabolism in health and disease. Compend. Contin. Educ. Pract. Vet. **8**(12), 923–931 (1986).
Breitschwerdt, E. B., Waltman, V., Hagstad, H. V., et al.: Clinical and epidemiologic characterization of a diarrheal syndrome in Basenji dogs. J. Amer. Vet. Med. Assoc. **180**(8), 914–920 (1982).
Chiapella, A. M.: Treatment of intestinal disease. Vet. Clin. North Am. **13**(3), 567–584 (1983).
Cotter, S. E.: Feline viral Neoplasia. In: Greene, C. E. (Ed.): Clinical Microbiology and Infectious Diseases of the Dog and Cat, pp. 490–513. W. B. Saunders, Philadelphia 1984.
Crow, S. E., and Oliver, J.: Cancer cachexia. Compend. Contin. Educ. Pract. Vet. **3**(8), 681–686 (1981).
De Bruijne, J. J., and Lubberink, A. M.: Obesity. In: Kirk, R. W. (Ed.): Current Veterinary Therapy VI, pp. 1068–1070. W. B. Saunders, Philadelphia 1977.
Ettinger, S. J.: Body weight. In: Ettinger, S. J. (Ed.): Textbook of Veterinary Internal Medicine. 2nd Ed, pp. 100–102. W. B. Saunders, Philadelphia 1983.
Feldman, E. C., and Peterson, M. E.: Hypoadrenocorticism. Vet. Clin. North. Am. **14**(4), 751–766 (1984).
Greene, C. E., and Harvey, J. W.: Canine ehrlichiosis. In: Greene, C. E. (Ed.): Clinical Micro-

biology and Infectious Diseases of the Dog and Cat. pp. 545–561. W. B. Saunders, Philadelphia 1984.

Jacob, A. L., Canterbury, J. M., Gavellas, G., and Lambert, P. W.: Reversal of secondary hyperparathyreoidism by cimetidine in chronically uremic dogs. J. Clin. Invest. 67, 1753–1759 (1981).

Lewis, L. D.: Obesity in the dog. J. Am. Anim. Hosp. Assoc. **14**, 402–409 (1978).

Lewis, L. D., Morris, M. L., and Hand, M. S.: Small Animal Clinical Nutrition III. Topeka, Kansas, Mark Morris Associates (1987).

Macy, D. W.: Systemic mycoses. In: Morgan, R. V. (Ed.): Handbook of Small Animal Practice. pp. 963–973. Churchill Livingstone, New York 1988.

Newberne, P. M.: Overnutrition on resistance of dogs to distemper virus. Fed. Proc. **25**, 1701–1719 (1966).

Osborne, C. A., and Polzin, D. J.: Conservative medical management of feline chronic polyuric renal failure. In: Kirk, R. W. (Ed.): Current Veterinary Therapy VIII, pp. 1008–1019. W. B. Saunders, Philadelphia 1983.

Peterson, M. E.: Feline hyperthyroidism. Vet. Clin. North Am. **14**(4), 809–826 (1984).

Peterson, M. E.: Hyperadrenocortism. Vet. Clin. North Am. **14**(4), 731–749 (1984).

Pion, P. D., Kittleson, M. D., Rogers, Q. R., and Morris, J. G.: Myocardial failure in cats associated with low plasma taurine: A reversible cardiomyopathy. Science **237**, 764–768 (1987).

Polzin, D. J., and Osborne, C. A.: Conservative medical management of canine chronic polyuric renal failure In: Kirk, R. W. (Ed.): Current Veterinary Therapy VIII, pp. 997–1007. W. B. Saunders, Philadelphia 1983.

Ralston, S. L.: Dietary management of chronic cardial disease. Proceedings, Ninth Annual Kal-Kan Symposium, October 1985, pp. 63–67.

Rossow, N., und Bolduan, G.: Stoffwechselstörungen bei Haustieren. Gustav Fischer Verlag, Jena–Stuttgart 1994.

Strombeck, D. R., Schaeffer, M. C., and Rogers, Q. R.: Dietary therapy for dogs with chronic hepatic insufficiency. In: Kirk, R. W. (Ed.): Current Veterinary Therapy VIII, pp. 817–821. W. B. Saunders, Philadelphia 1983.

Tams, T. R.: Canine protein-losing gastroenteropathy syndrome. Compend. Contin. Educ. Pract. Vet. **3**(2), 105–118 (1981).

Kapitel 6. **Lahmheit**

(James M. Fingeroth)

Definitionen

Lahmheit ist das klinische Symptom, das durch Schmerzen in den Extremitäten hervorgerufen wird. Lahmheit wird ebenfalls durch strukturelle und/oder funktionelle Beeinträchtigung einer Extremität hervorgerufen. Weiter können Lahmheiten in solche mit oder ohne Belastung der betreffenden Gliedmaße eingeteilt werden.

1. Lahmheit ohne Belastung der Gliedmaße (hochgradige Lahmheit)
   A. Frakturen der Gliedmaßenknochen sind die häufigste Ursache für diesen Typ von Lahmheit.
   B. Die betroffene Gliedmaße wird gewöhnlich abgebeugt gehalten, wenn sich das Tier bewegt.
2. Lahmheit mit Belastung der Gliedmaße (gering- bis mittelgradige Lahmheit)
   A. Gleichbedeutend mit Hinken
   B. Das Tier belastet die Gliedmaße bis zu einem gewissen Grad während der Fortbewegung (alle Abstufungen von den Boden gerade noch mit den Zehen berühren bis zu äußerst geringgradiger Dysfunktion sind möglich).

Orthopädische Untersuchung

1. Obwohl die Aufmerksamkeit des Tierarztes und des Besitzers meist zu den offensichtlichsten Problemen hingezogen wird, ist es für den Tierarzt wichtig, sich zu disziplinieren und eine vollständige Untersuchung des Bewegungsapparates durchzuführen. Dadurch wird vermieden, daß Störungen, die mit der Lahmheit im Zusammenhang stehen oder auch andere Ursachen haben, übersehen werden.
2. Die Untersuchung des Bewegungsapparates sollte systematisch erfolgen. Kein Teil einer Gliedmaße sollte ausgelassen werden, da selbst geringere Verletzungen, z. B. eine unvollständige Fraktur einer Zehe, zu einer erheblichen Lahmheit führen können.
3. Durch Adspektion und Palpation kann eine Gewebs- oder Gelenkschwellung festgestellt werden, wodurch der Ursprung der Lahmheit besser lokalisiert werden kann.

Untersuchungsgang

• Allgemeine Beobachtung

1. Der erste Untersuchungsschritt sollte darin bestehen, den Gang des Hundes zu beobachten, wobei dieser zuerst langsam, dann schneller und dann im Lauf vorgeführt wird. Dies ist besonders wichtig, wenn nur eine geringgradige Lahmheit mit Belastung der betreffenden Gliedmaße vorliegt.
2. Bestimmte Gangveränderungen sind charakteristisch, wenn nicht sogar pathognomonisch für bestimmte Erkrankungen. Ein geübter Kliniker, der mit diesen Lahmheitsmustern vertraut ist, kann häufig schon die Diagnose stellen, wenn das Tier erstmalig in den Raum geführt wird.

• Manuelle Untersuchung

1. Am stehenden Tier werden zunächst die Gliedmaßen palpiert und auf bestimmte Faktoren wie Muskelmasse, Asymmetrie und Schwellungen untersucht.
2. Der Tierarzt sollte dabei langsam und ruhig vorgehen und versuchen, das Tier während der Untersuchung zu beruhigen. Je entspannter der Patient ist, desto mehr Informationen kann der Tierarzt gewinnen.
3. Das Tier wird dann in Seitenlage gebracht.

Vorderbein

1. Vorderfuß

A. Der Vorderfuß wird fest gedrückt und beobachtet, ob der Patient Schmerzreaktionen zeigt. Außerdem wird auf Krepitationen geachtet. Normalerweise wehren sich Tiere nicht gegen solche Manipulationen, es sei denn, eine Verletzung oder Erkrankung liegt vor.

B. Wird eine Schmerzreaktion beobachtet, werden die Ballen, Nägel und Zehen einzeln vorsichtig untersucht und festgestellt, wie weit sich jede Zehe bewegen läßt.

1) Vermutete Frakturen der Phalangen oder des Metakarpus werden durch Röntgenaufnahmen bestätigt oder ausgeschlossen.

2) Es kann extrem schwierig sein, Fremdkörper zu identifizieren, wenn kein Fistelgang vorhanden oder das Material strahlendurchlässig ist.

3) Es können Tumoren der Zehen vorliegen (z. B. Plattenepithelkarzinom), die Lyse, Proliferation oder beides an dem betroffenen Knochen hervorrufen.

2. Karpus

A. Der Karpus sollte untersucht werden auf:

1) Bewegungsspielraum in der dorsalen und plantaren Ebene
2) Reaktion auf die Palpation
3) Krepitation
4) Mediale/laterale Stabilität bei voller Extension

B. Normalerweise kann der Karpus fast 180 Grad ohne Einschränkung oder Schmerzen gebeugt werden. Es ist meist eine gewisse Biegung nach medial und lateral ebenso wie eine kraniale/kaudale Auslenkung möglich. Wird vermutet, daß ein

Problem am Karpus die Ursache der Lahmheit ist, sollten auch an diese normalen Bewegungsmöglichkeiten gedacht werden.

3. Arm

A. Radius und Ulna werden palpiert, und es wird untersucht, ob eine axiale Instabilität oder Krepitation vorhanden ist.

B. Die gesamten Bewegungsmöglichkeiten des Ellenbogens werden untersucht.

1) Das Gelenk wird mit vorsichtiger Kraftanwendung gestreckt und gebeugt, um Schmerzreaktionen oder Krepitation auszulösen, die bei normaler Flexion und Extension nicht zu beobachten sind.

2) Die Reaktion auf eine Pronation und Supination wird bestimmt.

3) Die mediale/laterale Stabilität mit voll gestrecktem Ellenbogen wird überprüft.

4) Ausübung von Druck auf die medialen und lateralen Epikondylen kann eine Schmerzreaktion auslösen, wenn eine Erkrankung des Ellenbogens besteht.

C. Der Oberarm wird palpatorisch untersucht. Bei direkter Druckausübung auf die Diaphyse des Humerus kann bei Vorliegen eines Krankheitsprozesses (z. B. Panostitis) eine Schmerzreaktion ausgelöst werden.

Schulter

1. Bei Extension, Flexion, Abduktion, Adduktion und Rotation des Schultergelenks wird auf Schmerzreaktionen, Krepitation oder Instabilität geachtet.
2. Es ist darauf zu achten, den Ellenbogen in einer möglichst neutralen Position zu halten, wenn die Schulter untersucht wird. Beispielsweise wird häufig die maximale Streckung oder Beugung der Schulter durchgeführt, indem der Vorderarm als Hebel benutzt wird. Dadurch wird der Ellenbogen in eine korrespondierende Beuge- und Streckposition gebracht; wenn krankhafte Prozesse des Ellenbogens vorliegen, kann ein schmerzhafter Ellenbogen als Lahmheit der Schulter fehldiagnostiziert werden.
3. Die Skapula wird palpiert, um einzuschätzen, ob eine Atrophie des M. infraspinatus oder M. supraspinatus vorliegt, ob Frakturen bestehen oder der M. serratus ventralis verletzt ist.
4. Schließlich wird die Axilla palpiert und untersucht, ob raumfordernde Prozesse vorhanden sind oder Schmerzreaktionen auftreten. Tumoren, wie Neurofibrosarkome und Lipome, treten häufig in dieser Region auf und können eine Lahmheit infolge der Schmerzen oder einer mechanischen Interferenz mit der Gliedmaßenfunktion induzieren.

Hinterbein

1. Die Untersuchung des Hinterbeins wird in ähnlicher Weise wie die des Vorderbeins durchgeführt.
2. Der Hinterfuß wird in der gleichen Weise untersucht wie der Vorderfuß.
3. Der Tarsus wird auf Integrität der Seitenbänder, der oberflächlichen Beugesehne und des Lig. plantare longum untersucht.
4. Der Unterschenkel wird auf Deformitäten, Instabilität oder Krepitation in Tibia oder Fibula überprüft.

5. Die Achillessehne und der M. gastrocnemius werden auf ihre Unversehrtheit untersucht.

Knie

1. Die Untersuchung wird mit der Palpation des Knies begonnen, um festzustellen, ob in diesem Gebiet Anzeichen für einen Gelenkerguß bestehen.
2. Bei ausgestrecktem Bein wird die Patella gefaßt und geprüft, ob nach lateral oder medial eine Tendenz zur Luxation besteht.
3. Ebenfalls in Extension werden die lateralen und medialen Kollateralbänder getestet.
4. Der Versuch, ein vorderes Schubladenphänomen hervorzurufen, sollte unternommen werden, wobei das Bein in mehreren Positionen zwischen voller Streckung und voller Beugung gehalten wird.
   A. Das Vorhandensein dieses Symptoms ist außer bei sehr jungen Patienten mit unreifen Ligamenta pathognomonisch für einen Riß des kranialen Kreuzbandes.
   B. Eine übermäßige Innenrotation kann ebenfalls bei Hunden mit einem vorderen Kreuzbandriß festgestellt werden.
   C. Wird ein Schubladenphänomen festgestellt, ist zu prüfen, ob es sich um ein vorderes oder hinteres Schubladenphänomen handelt oder um beides. Ein hinteres Schubladenphänomen zeigt Verletzungen des kaudalen Kreuzbandes an; obwohl es am häufigsten in Verbindung mit einem Riß des vorderen Kreuzbandes auftritt, ist es auch als isolierte Verletzung beschrieben worden.
   D. Hunde, die gut bemuskelt sind (besonders in der Kniekehle) oder nur eine partielle Zerreißung des vorderen Kreuzbandes erlitten haben, können bei der orthopädischen Untersuchung nur ein sehr geringes oder gar kein Schubladenphänomen aufweisen. In letzterem Falle wird ein Schubladenphänomen häufig nur bei gebeugtem Kniegelenk beobachtet.
   E. Wenn Verdacht auf eine Verletzung der Ligamenta cruciata besteht, der aber während der routinemäßigen Untersuchung nicht bestätigt wird, kann eine Sedation oder Allgemeinanästhesie erforderlich sein, um die Analyse zu vervollständigen.
5. Verletzungen der medialen Menisken begleiten häufig Zerreißungen des kranialen Kreuzbandes und sind wahrscheinlich bei den betroffenen Tieren die Hauptschmerzquelle. Gelegentlich ist ein Klickgeräusch zu hören, wenn die Bewegungsmöglichkeiten des Kniegelenks untersucht werden. Obwohl es verdächtig auf einen Meniskusriß ist, ist dieses Symptom in solchen Fällen weder hundertprozentig auslösbar noch spezifisch. Mit anderen Worten, können Hunde ohne Klickgeräusche eine Verletzung der Menisken haben, während sich andere mit einem hörbaren Klick bei folgender Arthroskopie oder Operation als unverletzt erweisen. Die Ursache des Klickgeräusches bei den letzteren Tieren ist unbekannt.
6. Tiere mit Knieschmerzen zeigen häufig hochgradige Lahmheit des betroffenen Beines. Charakteristischerweise halten diese Patienten die Gliedmaße in einer stark gebeugten Position ohne Versuch, die Zehen auf den Boden aufzusetzen. Subtile Verletzungen wie partielle Risse des kranialen Kreuzbandes oder Verletzungen der Sehne des M. extensor digitalis longus führen nur zu einer intermittierenden Lahmheit und sind schwierig zu diagnostizieren.

Femur, Oberschenkel und Hüfte

1. Das Femur und die umgebenden Oberschenkelmuskeln werden ähnlich wie bei den anderen langen Knochen palpiert.
2. Die Untersuchung der Hüfte beginnt mit der Beobachtung des Ganges, der Einschätzung der relativen Muskelmasse am Oberschenkel und Fragen an den Besitzer, wie das Tier sitzt, liegt, aufsteht, geht und läuft. Die direkte Untersuchung der Hüfte beginnt mit der Untersuchung der Bewegungsmöglichkeiten des Gelenks. Bei Fassen des Knies kann das Hüftgelenk gebeugt, gestreckt, abduziert adduziert und nach innen und nach außen rotiert werden. Schmerzäußerungen, Krepitation und Instabilität werden aufgezeichnet.
3. Besteht Verdacht auf eine Hüftgelenksluxation, kann man manche Hinweise aus der Palpation oder Adspektion erhalten, bevor Röntgenaufnahmen erstellt werden.

A. Beobachte zuerst den Gang des Tieres. Tiere mit kraniodorsalen Luxationen gehen typischerweise hochgradig lahm, wobei die Zehen den Boden kaum berühren. Das Bein wird nach außen gedreht, wodurch die Zehen nach lateral abweichen. Hunde mit ventralen Luxationen berühren häufig mit den Zehen den Boden, scheinen das Bein aber nur minimal zu belasten. Diese Tiere halten das Bein nach innen gedreht, wobei die Zehen nach medial zeigen.

B. Wenn das Femur annähernd senkrecht zum Becken gehalten wird, kann mit dem Daumen eine Einbuchtung zwischen dem Trochanter major und dem Tuber ischiadicum palpiert werden. Die Hüfte wird dann nach außen gedreht, wodurch sich der Trochanter nach kaudal dreht. Bei einer eingerenkten Hüfte verschiebt diese kaudale Bewegung des Trochanters den Daumen des Untersuchers aus der Einbuchtung (sog. „Daumentest"). Bei Vorhandensein einer kraniodorsalen Luxation tritt der Trochanter in diese Vertiefung nicht ein, und in einigen Fällen sinkt der Daumen tiefer ein, da die Kruppenmuskeln und die Auswärtsdreher nach medial in Richtung auf das Becken verdreht sind. Bei einer ventralen Luxation liegt der Trochanter meist tiefer und ist schwierig zu palpieren, solange die Hüfte nicht eingerenkt ist.

C. Ein anderer Weg, ein Tier auf Vorhandensein einer Hüftgelenksluxation zu untersuchen, besteht darin, es in Rückenlage zu bringen und die Oberschenkel Seite an Seite senkrecht zur Tischoberfläche zu halten. Bei der Bestimmung, wie hoch die Kniegelenke von der Tischplatte entfernt sind, kann jede Diskrepanz zwischen den beiden Seiten schnell festgestellt werden. Ein relativ tieferes Knie zeigt eine dorsale Verschiebung des Femurkopfes aus dem Azetabulum an. Es ist nicht erforderlich, die Extremitäten zu ergreifen und zu strecken, um diese Information zu erhalten. Die Streckung eines luxierten Hüftgelenks verursacht Schmerzen, und häufig wehrt sich das Tier, wenn dies versucht wird. Die hier beschriebene Methode wird von den Patienten meist gut toleriert und führt zu denselben Erkenntnissen.

4. Eine Instabilität der Hüfte, die häufig auf eine Hüftgelenksdysplasie hinweist, wird mit dem *Ortolani-Test* beurteilt.

A. Das Tier befindet sich in Rückenlage. Durch Ergreifen des Knies wird das Femur senkrecht zum Becken gehalten und dann sanft nach dorsal gedrückt. Die andere Hand liegt auf dem Becken, um zu verhindern, daß der Patient wegrutscht; der Daumen dieser Hand liegt auf dem Trochanter major. Wenn die Instabilität nicht offensichtlich ist, kann das Femur leicht adduziert werden, um jede Tendenz des Femurkopfes zu einer lateralen Subluxation zu verstärken. Wenn (mit dem Daumen auf dem Trochanter) gefühlt wird, daß der Femurkopf sich aus dem Azetabulum hebt, wird dies *Barlow-Zeichen* genannt. Dieses Zeichen wird bei Hunden mit Hüftgelenksdysplasie häufig nicht beobachtet, da schon eine Subluxation besteht, wenn der Ortolani-Test durchgeführt wird. Jedoch ermöglicht ein Nachlassen des dorsalen Drucks, begleitet von einem Druck auf den Trochanter oder einer Abduktion des Femurs, häufig dem maximal subluxierten Femurkopf, zu einem unterschiedlichen Grad wieder an das Azetabulum zurückzugleiten. Dies ist meist zu fühlen, häufig auch zu hören und manchmal sogar aus einiger Entfernung zu sehen. Dieses Phänomen wird *Ortolani-Zeichen* oder *Schnapp-Phänomen* genannt (beachte den Unterschied zwischen Ortolani-Test und Ortolani-Zeichen) und kann in Schweregrade eingeteilt werden. Es kann sein, daß ein dysplastisches Hüftgelenk kein Ortolani-Zeichen zeigt, da das Azetabulum zu flach ist, um eine Reposition des subluxierten Femurkopfes zu erlauben.

B. Ein anderer Test der Hüftgelenksstabilität besteht darin, zu versuchen, den Femurkopf gerade lateral aus dem Azetabulum zu heben, wobei der Femurschaft als Hebel benutzt wird. Diese Bewegung kann wieder durch Plazierung des Daumens auf dem Trochanter major palpiert werden. Ein positives Ergebnis wird *Barden-Zeichen* genannt und in Millimeter der bewegten Strecke gemessen.

Becken

1. Der laterale Teil des Beckens ist schwierig zu beurteilen, wenn keine offensichtliche Deformität oder Raumforderung besteht.
2. Der mediale Teil des Beckens kann durch rektale Palpation mit dem Finger untersucht werden. Die gesamte innere Beckenwand und der Beckenboden werden mit dem Finger abgetastet, wobei auf raumfordernde Prozesse, Krepitation oder fehlplazierte Knochenfragmente geachtet wird. Im Verlauf der rektalen Untersuchung wird das Lumbosakralgelenk und der N. ischiadicus ebenfalls überprüft. Eventuell kann eine Spondylose palpiert werden, und das Tier zeigt auf direkten Druck eine Schmerzreaktion.
3. Tumoren, z. B. Neurofibrosarkome, können, wenn sie medial entlang der Beckenwand zur Incisura ischiadica major wandern, in den N. ischiadicus einwachsen und dabei heftige Schmerzen und Lahmheit verursachen.

Die orthopädische Untersuchung wird durch Wiederholung des Untersuchungsganges an dem kontralateralen Vorder- und Hinterbein abgeschlossen.

• Nicht schlüssige Befunde

Wenn keine Anomalie des Stütz- und Bewegungsapparates als Ursache einer Lahmheit festgestellt werden kann, gibt es zwei Möglichkeiten: (1) Es ist eine Störung des Stütz- und Bewegungsapparates vorhanden, die aber bei der Untersuchung übersehen wurde, oder (2) das Problem ist kein orthopädisches.

1. Erstere Möglichkeit kann eintreten, wenn nur geringe Läsionen bestehen. Die beste Vorsorge gegen das Übersehen einer solchen Läsion besteht in einer systematischen Durchführung der orthopädischen Untersuchung.
2. Die häufigste nichtorthopädische Ursache einer Lahmheit ist der zu einer Extre-

mität geleitete Schmerz, ein sog. *Wurzelsyndrom* (Radikulärsyndrom). Infiltrative oder komprimierende raumfordernde Prozesse, welche den proximalen Abschnitt eines Nerven oder von Nervenwurzeln, die diesen Nerven versorgen, betreffen, kann als Unbehagen, das aus der distalen Rezeptorregion des Nerven ausgeht, wahrgenommen werden. Daher kann eine komprimierte Nervenwurzel im Rückenmark als Schmerz oder Dysästhesie in einer Zehe wahrgenommen werden, was dazu führt, daß der betroffene Patient lahmt oder die betroffene Gliedmaßen hochhält. Dies wird häufig bei Hunden mit lateralen oder ventrolateralen Vorfällen der Zwischenwirbelscheiben des C3–4 und Th1–2 beobachtet. Ähnliche Symptome können in einem Hinterbein auftreten, wenn die Nervenwurzeln, welche die Cauda equina oder den lumbosakralen Plexus versorgen, betroffen sind. Eine sorgfältige neurologische Untersuchung ist vorzunehmen, um das Vorhandensein eines Wurzelsyndroms bestätigen zu können.

Häufige Lahmheitsursachen

Obwohl das Spektrum von Krankheiten, die Lahmheiten hervorrufen können, schier unbegrenzt ist, tritt bei einigen regelmäßig vorkommenden Krankheiten besonders häufig Lahmheit auf. Im folgenden sind einige Hauptdifferentialdiagnosen zusammengefaßt, die in Betracht gezogen werden müssen, wenn die Ursache der Lahmheit in einem bestimmten Teil der Extremität lokalisiert ist.

- **Fraktur**

1. Die meisten Frakturen werden durch Traumata verursacht. Kennzeichen sind Schwellung und Instabilität.
2. Traumatische Frakturen bei noch nicht ausgewachsenen Tieren betreffen häufig die Wachstumsfugen. Verletzungen der Wachstumsfugen oder ihrer Nachbarschaft oder eine zu starre Fixation können zu deren vorzeitigem Schluß führen. Hat der Patient noch ein größeres Wachstumspotential, kann dies zu einer Deformation der Gliedmaße führen. Eine frühzeitige Korrektur der Deformation ist essentiell.
3. Sogar bei gedeckten Frakturen besteht oft eine beträchtliche Schädigung der Weichteile rund um den Knochen. Da die Blutversorgung des Knochens von der Funktionstüchtigkeit des Weichteilgewebes abhängig ist, ist es unbedingt erforderlich, die Behandlung der verletzten Weichteile in den Therapieplan mit aufzunehmen. Bei jungen Tieren sind besonders Femurfrakturen häufig von einer starken Ausfaserung, Hämorrhagie und Schwellung des darüberliegenden M. quadriceps femoris begleitet.
4. Besondere Aufmerksamkeit ist bei Tieren geboten, die eine Fraktur aufweisen, obwohl sie offensichtlich kein Trauma erlitten haben. Tiere mit gesunden Knochen ziehen sich in aller Regel keine Knochenfraktur zu, wenn sie z. B. Treppen hinuntergehen oder im Garten umherspringen. In solchen Fällen muß die Möglichkeit einer *krankheitsbedingten Fraktur* in Erwägung gezogen werden, bei der der verletzte Knochen schon vorher geschwächt war. Die Hauptursachen für eine solche patholo-

gische Knochenfraktur sind metabolische Knochenerkrankungen, z. B. durch Nierenerkrankungen oder Hungern, sowie Tumoren. Die Therapie richtet sich auf die Beseitigung der Ursache und auf die Versorgung der Fraktur.
5. Bei der Röntgenaufnahme frakturierter Knochen sollte sichergestellt sein, daß beide angrenzenden Gelenke auf der Aufnahme zu sehen sind. Die Fraktur sollte aus zwei Ebenen aufgenommen werden.
6. Es wird untersucht (u. a. anhand von Röntgenaufnahmen), ob der Patient eine offene Fraktur aufweist. Offene Frakturen stellen orthopädische Notfälle dar.

• Gelenkerkrankungen

Arthritis

Arthritiden werden gewöhnlich in entzündliche und nicht-entzündliche eingeteilt. Entzündliche Arthritiden umfassen septische und immunvermittelte. Zu den nicht-entzündlichen Arthritiden gehören primäre und sekundäre degenerative Gelenkerkrankungen.

Entzündliche Arthritiden

1. Septische Arthritis
   A. Eine septische Arthritis kann durch direktes Eindringen von Mikroorganismen von außen in das Gelenk oder durch hämatogene Streuung entstehen.
   B. Die betroffenen Gelenke sind gewöhnlich geschwollen, vermehrt warm und schmerzhaft. Die auftretende Lahmheit kann gering- bis hochgradig sein.
   C. Röntgenologische Anzeichen einer subchondralen Knochenerosion werden in subakuten bis chronischen Fällen gesehen.
   D. Zytologische, biochemische und mikrobiologische Analysen der Synovialflüssigkeit sollten durchgeführt werden.
   E. Die Therapie besteht in Wundtoilette, Drainage, Spülung und systemischer Verwendung antimikrobieller Pharmaka.
2. Immunvermittelte Arthropathien
   A. Immunvermittelte Arthropathien stellen häufig lokale Manifestationen einer systemischen Erkrankung dar. Die Patienten können außerdem Unwohlsein, Anorexie, Fieber oder Leukozytose zeigen. Diese klinischen Symptome können begleitend zur Lahmheit auftreten oder der Lahmheit Tage, Wochen oder Monate vorangehen.
   B. Diese Erkrankungen können eine erosive oder nicht-erosive Arthritis hervorrufen, was auf Röntgenaufnahmen erkennbar ist.
      1) Eine erosive Arthritis ist meist auf eine rheumatoide Erkrankung zurückzuführen.
      2) Ein nicht-erosive Arthritis kann die Folge eines systematischen Lupus erythematodes sein, ist aber in der Veterinärmedizin meist idiopathisch.
   C. Die definitive Diagnose einer immunvermittelten Gelenkerkrankung basiert auf der Biopsie der Synovialis. Histologische und immunchemische Analysen sollten beweiskräftige Daten erbringen, einschließlich solcher Befunde wie Ablagerungen von Immunglobulin an der Basalmembran, Vorhandensein von Lupus-erythematodes-Zellen im Bioptat und charakteristische entzündliche Reaktionen.

E. Die Therapie basiert auf einer angemessenen Immunsuppression durch Corticosteroide, zytotoxische Chemotherapeutika und Goldsalze. Symptomatische Besserung wird manchmal durch nichtsteroidale entzündungshemmende Pharmaka, wie z. B. Acetylsalicylsäure erreicht, jedoch ist dies weniger zuverlässig als beim Menschen. Bei Arthritis im terminalen Stadium kann eine Arthrodese, Arthroplastik oder ein Gelenkersatz vorgenommen werden.

Nicht-entzündliche Arthritiden

1. Degenerative Gelenkerkrankungen (Osteoarthritis) treten gewöhnlich bei fehlerhafter Biomechanik des betreffenden Gelenks auf.
2. Primäre degenerative Gelenkerkrankungen, bei denen keine vorher erkennbare Ursache festgestellt werden kann, kommen bei Tieren selten vor. Jede Art von Inkongruenz der Gelenkoberflächen (vorausgegangene Infektionen, Dysplasie, Infektionen usw.) kann zu Abnutzung und Verschleiß der Gelenkknorpel führen.
3. Da von Natur aus keine instabilen Gelenke bestehen, versucht der Körper, wieder engschließende Oberflächen herzustellen. Dies wird erreicht durch Fibrose und Osteophytenbildung. Wenn der Gelenkknorpel abgenutzt und erodiert ist, trägt der subchondrale Knochen eine erhöhte Last, was zu einer Sklerose und zum Kollaps des Gelenkspaltes führt. Jedes dieser Merkmale ist ein typisches Kennzeichen einer degenerativen Gelenkerkrankung.
4. Obwohl röntgenologische Anzeichen dieser Erkrankung in vielen Gelenken vorhanden sind, tritt nicht bei jeder Degeneration eines Gelenks klinische Lahmheit auf. Daher müssen andere Ursachen einer Lahmheit ausgeschlossen werden. Es sollte eine spezifische Schmerzreaktion an dem betroffenen Gelenk ausgelöst werden können, bevor eine degenerative Gelenkerkrankung als ursächlich für die Symptome des Patienten angesehen wird.
5. Die Therapie besteht in Ruhe, regelmäßiger, wenig belastender körperlicher Bewegung und Analgetikagabe. Osteoarthritis, die auf konservative Therapie nicht anspricht, kann chirurgisch durch Arthroplastik, Arthrodese oder künstliche Gelenke versorgt werden.

Osteochondrose

1. Osteochondrose ist ein Syndrom, daß durch anomale (meist verzögerte) enchondrale Ossifikation gekennzeichnet ist. Die Erkrankung kann die Wachstumszonen der Epiphysen oder Metaphysen betreffen und in jedem Teil des Körpers auftreten. Betroffen sind verschiedene Spezies, die jeweils unterschiedliche Erkrankungsmuster zeigen.
2. Da der Knorpel keine unabhängige Blutversorgung besitzt, ist er abhängig von der Diffusion von Nährstoffen und Abbauprodukten aus der und in die Synovialflüssigkeit oder aus den nahegelegenen epiphysealen und metaphysealen Gefäßen. Wenn die enchondrale Ossifikation verzögert ist oder sistiert, wird der Knorpel zu dick, was zu einer Nekrose der zentralen Anteile führt. Der betroffene Teil des Knorpels verliert seine normale mechanische Integrität und wird für Kollabieren oder Rissigwerden bei normaler Belastung empfänglich. Als Ergebnis kann sich der betroffene Teil nicht mehr ordnungsgemäß mit der Metaphyse verbinden (z. B. isolierter

Processus anconaeus), oder es tritt leicht eine Abtrennung des nichtbetroffenen Teils vom Hauptteil des Knochens auf (z. B. isolierter Processus coronoideus). Wenn die Wachstumsfuge der Epiphyse betroffen ist, sind das Ergebnis Kollaps und Fissurenbildung des darüberliegenden Gelenkknorpels.
3. Durch die Fissuren kann sich eine Knorpelschuppe ablösen, die über einem Bett aus nekrotischem Gewebe liegt, ein Prozeß, der *Osteochondrosis dissecans* (OCD) genannt wird. Die Entzündung bei OCD ist zurückzuführen auf den Übertritt der Abbauprodukte und Enzyme aus dem nekrotischen Knorpel in die Synovialflüssigkeit.
4. Die Ursache einer Osteochondrosis ist nicht bekannt, aber wahrscheinlich handelt es sich um eine multifaktorielle Krankheit. Vererbung, Ernährung und Grad der Aktivität scheinen eine größere Rolle zu spielen. Eine relative Überernährung mit Kalorien, Protein oder bestimmten Mineralien, wie z. B. Calcium, ist wahrscheinlich ein häufigerer Grund als Unterernährung. Große, schnellwüchsige Tiere sind meist wesentlich stärker betroffen als kleine Tiere.
5. Die Therapie hängt von der Lokalisation und der Schwere der Läsion ab.

• Stoffwechselbedingte Knochenerkrankungen

Hypertrophe Osteodystrophie

1. Hypertrophe Osteodystrophie ist eine Erkrankung, die noch unreife Tiere, meist Hunde großer Rassen, betrifft. Die Schädigungen treten in den Wachstumsfugen großer Knochen, typischerweise am Radius auf. Die genaue Pathogenese ist unbekannt, aber Vererbung und Ernährung scheinen wichtige Faktoren zu sein.
2. Betroffene Hunde zeigen Lahmheit und metaphysäre Schwellungen und sind häufig systemisch krank (Fieber, Inappetenz, Lethargie). Bei manchen Hunden tritt die Krankheit besonders schwer auf und kann letal enden. Die Krankheitssymptome erscheinen gewöhnlich bilateral.
3. Das röntgenologische Kennzeichen kann das Vorhandensein einer strahlendurchlässigen, quer verlaufenden Linie parallel und proximal der Epiphyse sein.
4. Der klinische Verlauf kann zyklisch sein.
5. Die Therapie besteht in Analgesie und Kontrolle des Fiebers. Manche Tierärzte befürworten, basierend auf dem offensichtlichen klinischen Erfolg, eine Behandlung mit Ascorbinsäure (Vitamin C). Es gibt keine anerkannten Untersuchungen, die diese Theorie bestätigen, obwohl es möglich sein kann, daß zwei Formen der hypertrophen Osteodystrophie bestehen, von denen eine auf Ascorbinsäure anspricht. Ruhe und eine nicht supplementierte, ausgewogene Nahrung sind wahrscheinlich die Hauptmittel zur Begrenzung der Krankheitserscheinungen und zur Vermeidung akuter Rezidive.

Panostitis

1. Panostitis tritt am häufigsten bei Deutschen Schäferhunden auf, kann aber auch andere Rassen betreffen. Die meisten Patienten erkranken im Alter zwischen 6 und 18 Monaten. Manchmal entwickeln jedoch auch ältere Hunde die Krankheit, ohne

schon früher daran erkrankt gewesen zu sein. Die Erkrankung ist meist selbstlimitierend und zyklischer Natur.
2. Obwohl typischerweise eine wandernde Lahmheit der Gliedmaßen bei Tieren mit dieser Erkrankung beschrieben wird, ist es nicht ungewöhnlich, daß nur eine Extremität zyklisch betroffen ist. Die betroffenen Tiere zeigen meist eine gering- bis mittelgradige Lahmheit, die durch starke Bewegung verschlimmert wird. Die klinische Diagnose basiert auf dem Signalement, der Anamnese und dem Auftreten quälender Schmerzen bei der Palpation der Diaphysen der betroffenen Knochen.
3. Es kann drei bis vier Wochen dauern, bis typische röntgenologische Veränderungen auftreten (erhöhte (fleckige) Dichte des Markkanals, beginnend in der Gegend der Formania nutritia, periostal neugebildeter Knochen).
4. Die Behandlung beschränkt sich auf Ruhe, Analgetika und geeignete Ernährung. Manche Hunde sprechen auf eine Therapie mit Analgetika nicht an. Die meisten Hunde erholen sich von der Erkrankung vollständig, wenn sie ein oder zwei Jahre alt geworden sind.

Osteopenie, Osteoporose, Osteomalazie

1. Eine **Osteopenie** liegt vor, wenn sich die Verringerung der Knochendichte röntgenologisch anhand der erhöhten Strahlendurchlässigkeit, unabhängig von der Ursache, darstellen läßt.
   A. Bei einer generalisierten Osteopenie ist eine 50%ige Verringerung der Knochendichte erforderlich, bevor dies auf routinemäßigen Röntgenaufnahmen dargestellt werden kann.
2. Im Gegensatz dazu ist eine **Osteoporose** eine Verringerung des Knochengewebes, die histologisch dargestellt werden kann. Da der Knochen ein dynamisches Gewebe ist, das kontinuierlich gebildet und resorbiert wird, entsteht eine Osteoporose, wenn mehr Knochen abgebaut als neu gebildet wird. Anders als Frauen, entwickeln Hunde mit zunehmendem Alter gewöhnlich keine Osteoporose. Fehlende Bewegung, Streß und Hyperparathyreoidismus sind die häufigsten Ursachen für Osteoporose bei Tieren.
3. Eine insuffiziente Mineralisierung der Knochenmatrix wird **Osteomalazie** genannt. Bei wachsenden Tieren, die an Vitamin-D-Mangel leiden, wird dieser Zustand Rachitis genannt. Eine Nierenerkrankung ist wahrscheinlich die häufigste Ursache für Osteomalazie bei ausgewachsenen Tieren.
4. Osteopenie (sei es durch Osteoporose oder Osteomalazie) selbst ist kein schmerzhafter Zustand, obwohl Patienten mit Hyperparathyreoidismus klinische Symptome allgemeinen Unbehagens zeigen. Osteopenie kann eine Prädisposition für pathologische Frakturen darstellen und das Anbringen von Implantaten zur internen Fixation schwierig machen. Die Therapie der Osteopenie richtet sich nach der Ursache.

Hypertrophe Osteopathie

1. Hypertrophe Osteopathie (HO) wurde auch hypertrophe pulmonale Osteoarthropathie genannt und später hypertrophe Osteoarthropathie. Die derzeitige Nomenklatur erkennt an, daß nicht nur pulmonale Läsionen oder thorakale Raumforderungen

mit diesem Syndrom verbunden sein können und die Krankheit die Knochen, nicht aber die Gelenke betrifft.
2. Die erkrankten Patienten zeigen nicht-ödematöse, schmerzhafte, derbe Schwellungen der Extremitäten. Häufig sind alle Gliedmaßen betroffen. Meist sind die distalen Extremitäten betroffen, aber in schweren Fällen kann sich die Läsion auch bis zur Skapula oder zum Becken ausbreiten. Die Patienten haben oft Fieber.
3. Bei röntgenologischer Untersuchung ist die Krankheit durch diffuse, strahlendichte periostale Neubildungen entlang des Knochenschaftes der betroffenen Knochen gekennzeichnet.
4. Es wird nach raumfordernden Prozessen an anderer Stelle gesucht, die eine neurohumorale Reaktion auslösen können. HO ist bei Hunden mit neoplastischen und nicht-neoplastischen thorakalen Läsionen beobachtet worden. Sie ist auch bei Hunden mit abdominalen Tumoren beschrieben worden, besonders bei solchen Raumforderungen, bei denen ein Teil der Harnwege involviert war. Die genaue Pathogenese ist unbekannt.
5. Die Therapie richtet sich auf die Beseitigung der zugrunde liegenden primären Läsion (durch Raumforderungen). Die HO kann sich nach Beseitigung der unterhaltenden Ursache zurückbilden, aber nicht bei allen Tieren ist auf Röntgenaufnahmen eine Verbesserung zu sehen.

• Infektionen (Osteomyelitis)

Osteomyelitis kann, wie die septische Arthritis, als Ergebnis eines direkten Eindringens von Mikroorganismen in den Knochen oder durch hämatogene Streuung entstehen. Vorhandensein nichtvaskularisierten Knochen- oder Weichteilgewebes (mögliches Auftreten nach offener Reposition von Frakturen) erhöht das Risiko, daß kontaminierende Mikroorganismen das Gebiet besiedeln und infizieren können.
1. Krankheitsformen
A. Akute Osteomyelitis verursacht eine Lahmheit ohne Gewichtsbelastung, Schmerz, Schwellung mit vermehrter Wärme und systemische Krankheitszeichen (Fieber, Leukozytose, Inappetenz). Mykotische Infektionen des Knochens werden von anderen klinischen Symptomen einer systemischen Mykose begleitet. Frühzeitige antimikrobielle Therapie kann bei akuter Osteomyelitis erfolgreich sein.
B. Chronische Osteomyelitis zeigt an, daß die Bakterien die Abwehrmechanismen des Körpers überwunden haben und eine Besiedelung stattgefunden hat.
2. Symptome
A. Die betroffenen Tiere können wegen verschiedener klinischer Symptome vorgestellt werden, wobei das häufigste eine intermittierende, gering- bis mittelgradige Lahmheit ist. Andere Symptome wie Fisteln, Leukozytose, Fieber oder generalisierte Erkrankungen sind weniger häufig; ihr Fehlen schließt die Diagnose einer chronischen Osteomyelitis jedoch nicht aus.
B. Viele pathogene Mikroorganismen können Osteomyelitis verursachen, aber die bei Hunden häufigsten Erreger sind *Staphylokokken*, *Streptokokken* und *Escherichia coli.*
C. Das röntgenologische Erscheinungsbild ist variabel. Wenn ein Sequester vorhanden ist, erscheint er als dichtes Knochenfragment mit fehlender periostaler oder endostaler Reaktion.

3. Therapie. Eine chronische Myelitis ist das Äquivalent eines Knochenabszesses. Die Behandlung ist daher ähnlich wie bei jedem anderen Abszeß, einschließlich Wundtoilette, Drainage und Heilung per secundam intentionem.
4. Kulturelle Untersuchung. Es sollte von Material aus der Tiefe der Wunde oder von offensichtlich nekrotischem oder infiziertem Gewebe eine Kultur angelegt werden. Proben der Fistelgänge sollten nicht von der Stelle ihrer kutanen Öffnung genommen werden, da sonst falsche Ergebnisse auftreten können.
5. Frakturen. Wenn ein Metallimplantat die Fraktur stabilisiert, sollte es nicht entfernt werden, bevor die Fraktur geheilt ist oder erst dann, wenn das Implantat keinen mechanischen Nutzen mehr hat. Die Frakturen können trotz einer Infektion heilen, solange Stabilität und Blutversorgung aufrechterhalten werden. Nach der Frakturheilung müssen die Implantate entfernt werden, damit verhindert wird, daß sie als „sicherer Hafen“ für resistente Mikroorganismen dienen.

• Tumoren

Knochentumoren können primärer oder sekundärer, maligner oder benigner Art sein. Tiere mit Knochentumoren zeigen meist anfänglich eine mittel- bis geringgradige Lahmheit der betreffenden Gliedmaße, die aber zu einer hochgradigen Lahmheit fortschreiten kann. Die klinischen Symptome zeigen häufig eine progressive Verlaufsform, und der Tumor entwickelt sich, besonders bei primär malignen Knochentumoren, sehr schnell (Tage bis Wochen). Manche Tiere mit Knochentumoren werden wegen des akuten Einsetzens von Schmerzen und hochgradiger Lahmheit vorgestellt. Häufig leiden die Tiere an einer krankheitsbedingten Fraktur in der Gegend des Tumors.

Osteosarkom

1. Die bei Hunden auftretenden Knochentumoren sind am häufigsten Osteosarkome (OSA). Meistens sind mittelalte bis alte Hunde sehr großer Rassen betroffen. Die Tumoren treten meist in den Metaphysenzonen von Röhrenknochen auf. Häufigste Sitze sind der distale Radius, das distale Femur, der proximale Humerus und die distale Tibia. Osteosarkome können jedoch überall auftreten, einschließlich der platten Knochen, wie Schulterblatt, Becken, Unterkiefer, Schädelknochen und Wirbel.
2. Das röntgenologische Erscheinungsbild und die biologische Aggressivität sind extrem unterschiedlich und hängen teilweise von der Ursprungsstelle des Tumors ab. In aller Regel ist ein Osteosarkom der langen Röhrenknochen eine sehr maligne, früh metastasierende Erkrankung mit schneller Destruktion. Obwohl es bei nur etwa 10% der Hunde mit OSA röntgenologische Anzeichen für eine pulmonale Metastasierung zum Zeitpunkt der Diagnosestellung gibt, sterben 90% der Patienten innerhalb eines Jahres meist wegen Lungenmetastasen. Ein Osteosarkom der platten Knochen und des Schädels kann in geringerem Ausmaß biologisch aktiv sein.
3. Die Therapie zielt auf eine lokale und systemische Kontrolle der Neoplasie.

A. Lokal wird versucht, den Primärtumor zu entfernen. Dies wird meist durch Amputation erreicht. Die lokale Kontrolle kann in einigen Fällen auch durch Sterilisation des Tumors mit regionaler Chemotherapie oder Bestrahlung, gefolgt von einer „En-bloc"-Resektion des betroffenen Knochens und Ersatz durch ein heterologes Transplantat, erreicht werden.

B. Die systemische Kontrolle basiert auf einer Chemotherapie. Neue Verfahren, wie die Verwendung von Cisplatin, haben sich für die Verbesserung der Langzeit-Überlebensdauer im Vergleich zu lokaler Kontrolle allein oder zu älteren chemotherapeutischen Regimen als sehr vielversprechend erwiesen.

4. Viele Besitzer sind wegen der erwarteten Probleme bei der Fortbewegung oder im Verhalten gegen eine Amputation. Es sollte solchen Besitzern erklärt werden, daß:

A. die Hunde häufig schon gelernt haben, auf drei Beinen zu gehen und die betroffene Gliedmaße nur ein schweres, schmerzendes und nutzloses Anhängsel darstellt,

B. die Hunde in psychischer Hinsicht durch die Amputation in aller Regel nicht ungünstig beeinflußt werden, und tatsächlich können sie sich wohler fühlen, sobald die Schmerzquelle entfernt ist.

Sarkom in Verbindung mit einer Fraktur

1. Es wird angenommen, daß ein Sarkom in Verbindung mit einer Fraktur eine Variante eines Osteosarkoms ist, die bei vorher frakturierten Gliedmaßen auftritt. Meist, aber nicht immer sind Geräte zur internen Fixation verwendet worden. Die Inzidenz dieser Erkrankung ist ziemlich niedrig, kann aber zunehmen, da mehr Hunde einer offenen Reposition und internen Fixation der Fraktur unterzogen werden.
2. Die genaue Ätiologie ist unbekannt, aber wahrscheinlich ist, daß eine chronische Stimulation der Osteoblasten beteiligt ist. Eine chronische geringgradige Infektion, Korrosion des Metalls und andere Faktoren können einen Langzeitstimulus für ein vermehrtes Turnover des Knochengewebes darstellen, das letztlich zu einer neoplastischen Transformation führen kann.
3. Ein Sarkom in Verbindung mit einer Fraktur unterscheidet sich von einem typischen Osteosarkom dadurch, daß es häufiger in der diaphysealen Region eines langen Röhrenknochens auftritt als in der Metaphyse. Da es sich um eine ungewöhnliche Erkrankung handelt, ist die biologische Natur des Tumors unbekannt, obwohl er ähnlich aggressiv – bezüglich lokaler Zerstörung oder Metastasenbildung – wie ein klassisches Osteosarkom sein kann.

Chondrosarkom

1. Ein Chondrosarkom tritt eher im Achsenskelett (Kiefer, Nasenhöhle) als in den Knochen des Becken- und Schultergürtels auf.
2. Wie Osteosarkome treten Chondrosarkome meist in den metaphysealen Regionen auf.
3. Chondrosarkome mineralisieren häufig, aber in ihrer Matrix fehlen Osteoblasten oder Osteoide.
4. Die systemische Aggressivität von Chondrosarkomen scheint geringer zu sein als die von Osteosarkomen.

Fibrosarkom

1. Ein Fibrosarkom (FSA) ist ein Tumor, der meist im Weichteilgewebe entsteht und eine sekundäre Invasion in die Knochen zeigt.
2. Das Ausmaß der Schwellung des Weichteilgewebes ist häufig größer als das bei Osteosarkom oder Chondrosarkom.
3. Während bei Osteosarkom oder Chondrosarkom typischerweise sowohl proliferative als auch lytische Veränderungen auf Röntgenaufnahmen zu sehen sind, zeigen sich bei einem FSA fast nur lytische Veränderungen.
4. Eine weite Umschneidung ist bei der Exzision angezeigt, z. B. proximale Amputation, um das Risiko eines lokalen Rezidivs zu verringern.

Synovialzellsarkom

1. Ein Synovialzellsarkom ist eine maligne Neoplasie, die im periartikulären weichen Gewebe oder in ähnlichen Geweben der Schleimbeutel oder Sehnenscheiden entsteht.
2. Wenn sich der Tumor vergrößert, tritt eine sekundäre Invasion in die angrenzenden Strukturen (Knochen und Gelenke) auf. Von allen vorher genannten Tumoren werden nur bei dem Synovialzellsarkom häufig eine Beteiligung der Strukturen auf beiden Seiten des Gelenks und Zerstörung des Knochens auf jeder Seite beobachtet.
3. Jedes Gelenk kann betroffen sein, aber Erkrankungen des Knie- und Ellenbogengelenks sind am häufigsten beschrieben worden.
4. Da der Tumor verhältnismäßig selten ist, ist nicht genau bekannt, ob er zur Metastasierung neigt.

Plattenepithelzellkarzinom

1. Ein Plattenepithelzellkarzinom ist wahrscheinlich der häufigste Tumor der Phalangen oder des Metakarpus bzw. Metatarsus. Hunde mit Plattenepithelzellkarzinom der Zehen zeigen anfänglich häufig ein Gebilde, das wie ein Panaritium aussieht, aber auf die übliche Therapie nicht anspricht.
2. Die Therapie besteht in der Amputation der betroffenen Zehen oder in Bestrahlung oder beidem.

Plasmozytom

1. Ein Plasmozytom ist eine Form eines Myeloms, bei dem ein Klon immunglobulinproduzierender B-Lymphozyten (Plasmazellen) einer malignen Transformation unterzogen wird.
2. Zellhaufen von Tumorzellen können im Knochenmark liegen und als multifokale Läsionen auf Röntgenaufnahmen der betroffenen Knochen erscheinen.
3. Die Läsionen können überall auftreten und verschiedene Stellen des Körpers involvieren. Stellen, an denen sich bei ausgewachsenen Tieren aktives Knochenmark befindet (Wirbelsäule, Flachlknochen, Metaphysen), sind die häufigste Lokalisation für Knochenläsionen durch ein Plasmozytom. Die erkrankten Tiere können wegen pathologischer Frakturen vorgestellt werden.

4. Da es sich um eine systemische Krankheit handelt, ist eine lokale Behandlung, z. B. Amputation, kontraindiziert. Eine geeignete systemische Chemotherapie (Prednison, Melphalen usw.) führt häufig zu einer Remission der Erkrankung, und in einigen Fällen ist eine Rückbildung der Knochenläsionen dokumentiert worden.

Knochenmetastasen

1. Knochenmetastasen können bei zahlreichen epithelialen oder mesothelialen Primärtumoren auftreten. Allgemein werden Knochenmetastasen beim Tier wesentlich seltener als beim Menschen beobachtet.
2. Am häufigsten werden Knochenmetastasen bei Mamma- und Prostatakarzinom gesehen. Bei letzterem kann eine Invasion durch hämatogene Streuung oder durch direkte Ausdehnung über Lymphgefäße und kleine Venen erfolgen. Lendenwirbel, Becken und proximale Femurregion sind Prädilektionsstellen für die Ausbreitung eines Prostatakarzinoms.
3. Die Therapie besteht in systemischer Chemotherapie und zeigt häufig nur kurze oder gar keine Wirksamkeit.

• Knochenzysten

1. Knochenzysten werden manchmal auf Röntgenaufnahmen diagnostiziert, wenn ein relativ einheitliches, ausgedehntes lytisches Gebiet festgestellt wird. Echte Knochenzysten, die benigne sind, werden meist bei jungen Hunden diagnostiziert und sind mit Flüssigkeit gefüllt.
2. Eine Biopsie ist essentiell, um eine maligne Erkrankung, die die gleichen röntgenologischen Charakteristika wie eine Knochenzyste hat, auszuschließen.
3. Die Therapie umfaßt Kürettage, Drainage und Unterstützung der Gliedmaße während der Heilung der Läsion.

Transplantation von Spongiosa scheint die Heilungsgeschwindigkeit behandelter Knochenzysten nicht zu beschleunigen.

• Osteokartilaginäre Exostosen

1. Osteokartilaginäre Exostosen können einzeln oder multipel auftreten. Sie treten bei jungen Tieren mit noch unreifem Skelett auf und beenden das Wachstum durch Verschluß anderer Wachstumsfugen im Körper. Sie stellen ektopische Zentren einer enchondralen Ossifikation dar.
2. Kontinuierliches Wachstum einer Exostose, nachdem das Tier ausgewachsen ist, gibt Anlaß zur Beunruhigung, denn sie zeigt möglicherweise eine maligne Transformation an.
3. Die pathologischen Auswirkungen von Exostosen sind fast immer auf mechanische Behinderungen in einem Gelenk oder in der Wirbelsäule auf Grund der Kompression von Nervenwurzeln oder des Rückenmarks zurückzuführen.
4. Die Therapie besteht in der Resektion der raumfordernden Gewebepartien.

- **Neuromuskuläre Erkrankungen**

Unterschiedliche Läsionen peripherer Nerven, Muskeln oder motorischer Endplatten können Lahmheit bei Tieren verursachen. Diese Erkrankungen werden in Kapitel 17. vorgestellt.

- **Regionale Lahmheit**

Im folgenden soll dem Kliniker eine Übersicht häufiger Differentialdiagnosen für Lahmheiten, die auf eine spezifische Region beschränkt sind, an die Hand gegeben werden. Die Liste ist nicht vollständig, und ihre Verwendung hängt von einer genauen orthopädischen Untersuchung ab, um die Schmerzquelle oder die Stelle der Bewegungseinschränkung zu finden.
Zehen – Nagelabriß, Fraktur, Fremdkörper, Pyodermie, Tumor.
Vorderfuß/Hinterfuß – Fraktur, Fremdkörper, Tumor, hypertrophe Osteopathie.
Karpus – Fraktur, Luxation, Hyperextension, immunvermittelte Arthritis.
Beachte: Junge Hunde (besonders großer Rassen) werden manchmal wegen ausgeprägter Schlaffheit der Karpal- oder Tarsalgelenke oder wegen beidem vorgestellt. Die Schlaffheit kann so schwer sein, daß der Welpe völlig auf dem distalen Unterarm oder dem distalen Unterschenkel läuft (Sohlengang). Meist werden keine Schmerzen oder röntgenologische Anomalien in den betroffenen Gelenken festgestellt. Die Ursache steht wahrscheinlich mit der Ernährung in Zusammenhang; es handelt sich um eine asynchrone Reifung der Knochen und Bänder. Obwohl versucht wird, die betroffene Extremität in einem unterstützenden Gips oder mit einer Schiene zu behandeln, löst dies in aller Regel nicht das Problem, und es kann sogar die Genesung verzögern. Die Stärkung der Bänder und Sehnen hängt, ähnlich wie beim Knochen, von der Reorientierung des Kollagens entlang der Belastungslinien ab. Betroffene Hunde sollten daher ihre Gliedmaßen so normal wie möglich belasten können, solange nicht sekundäre Verletzungen auftreten. Die Futterzusammensetzung des Tieres muß sorgfältig überprüft werden; wenn es zuviel Protein, Kalorien, Vitamine oder Mineralstoffe enthält, wird statt dessen ein ausgewogenes, nicht supplementiertes Futter für ausgewachsene Hunde verabreicht. Bei dieser Behandlung tritt meist innerhalb von 4 bis 8 Wochen eine spontane Besserung der Schlaffheit auf.
Unterarm – Fraktur, Tumor (Osteosarkom des distalen Radius), Bißwunden, Deformierung durch Wachstumsstörungen.
Ellenbogen – isolierter Processus anconaeus, isolierter Processus coronoideus, Osteochondrosis dissecans, Frakturen, Luxation, Synovialzellsarkom.
Oberarm – Fraktur, Panostitis, Tumor (Osteosarkom des proximalen Humerus).
Schulter – Fraktur, Luxation, Osteochondrosis dissecans, Tumor, Bursitis.
Axilla – Lipom, Neurofibrosarkom, Abriß des Plexus brachialis.
Skapula – Fraktur, Abriß des M. serratus ventralis, Rippenverletzungen, Tumor.
Tarsus – wie unter Karpus; schwere Schnittwunden/offene Frakturen, Osteochondrosis dissecans, Schlaffheit der Sehnen oder Calcaneusfraktur.
Unterschenkel – Fraktur, Tumor, Abriß der Tuberositas tibiae.
Knie – Kreuzbandruptur, Meniskusriß, Abriß der Sehne des M. popliteus, Verletzun-

gen der Kollateralbänder, Patellaluxation, Osteochondrosis dissecans, immunvermittelte Arthritis, Synovialzellsarkom.
Oberschenkel – Fraktur, Tumor (Osteosarkom des proximalen und distalen Femurs), Kontraktur des M. quadriceps, Panostitis.
Hüfte – Hüftgelenksdysplasie, Legg-Calvé-Perthes-Krankheit, Fraktur, Tumor, Infektion, Luxation.
Becken – Fraktur, Tumor, Metastasen.

Literatur

Arnoczky, S. P. (Ed.): Musculoskeletal system. In: Slatter, D. H. (Ed.): Textbook of Small Animal Surgery. W. B. Saunders, Philadelphia 1985.
Brinker, W. O., Piermattei, D. L., and Flo, G. L.: Handbook of Small Animal Orthopedics and Fracture Treatment. W. B. Saunders, Philadelphia 1983.
De Lahunta, A., and Habel, R. E. (Eds.): Applied Veterinary Anatomy. W. B. Saunders, Philadelphia 1986.
Freudiger, U., Grünbaum, E.-G., und Schinke, E. (Hrsg.): Klinik der Hundekrankheiten. 2. Aufl., Gustav Fischer Verlag, Jena–Stuttgart 1993.

Kapitel 7. **Intermittierende Schwäche**

(Ronald Lyman)

Allgemeine Grundsätze

1. Hinter einer intermittierenden Schwäche kann sich ein pathologischer Prozeß eines oder mehrerer Organsysteme verbergen.
2. Es ist wünschenswert, aber nicht immer möglich, eine Diagnose während einer „symptomatischen" Periode zu versuchen.
3. Allgemein muß der Kliniker metabolische, kardiopulmonale, neurologische (unter Einbeziehung des ZNS), generalisierte Störungen der motorischen Einheiten, Erkrankungen des Stütz- und Bewegungsapparates und Erkrankungen der Gelenke als Ursachen einer intermittierenden Schwäche in Erwägung ziehen.
4. In manchen Fällen tragen Kombinationen der Ursachen zu den Symptomen bei (z. B. Polyneuropathie und Polymyopathie bei Toxoplasmose).
5. Der Tierarzt muß auf die Tendenz der Besitzer achten, Symptome dem Altern oder den Folgen eines vorhergehenden Traumas zuzuschreiben. Besitzer geben häufig an, daß ihr Tier „ein Problem mit den Hüften" hat.

Ätiologie

- **Metabolische Ursachen**

1. Hypoglykämie (s. Kapitel 25.)
2. Hypokaliämie (s. Kapitel 24.)
3. Hyperkaliämie (s. Kapitel 24.)
4. Hypothyreose (Myxödem; s. Kapitel 15.)
5. Hyponatriämie (s. Kapitel 24.)
6. Hypernatriämie (s. Kapitel 24.)
7. Hyperkalzämie (s. Kapitel 24.)
8. Hypokalzämie (s. Kapitel 24.)
9. Hyperosmolalität (s. Kapitel 24.)
10. Anämie nicht-hämorrhagischen Ursprungs (s. Kapitel 17.)
11. Hypoadrenokortizismus (s. Kapitel 14.)
12. Hyperviskositätssyndrom (s. Kapitel 24.)
13. Hypophosphatämie (s. Kapitel 24.)
14. Hypomagnesämie (s. Kapitel 24.)

- **Erkrankungen des Kreislauf- und Atmungssystems**

1. Herzarrythmien (s. Kapitel 9.)
   A. Sinusstillstand (Syndrom des kranken Sinusknotens)
   B. Herzblock II. oder III. Grades
   C. Ventrikuläre Tachykardie
   D. Vorhofflimmern oder -flattern
2. Angeborene Herzkrankheiten (s. Kapitel 9.)
   A. Offener Ductus arteriosus
   B. Pulmonalstenose
   C. Aortenstenose
   D. Fallot-Tetralogie
   E. Septumdefekt des Atriums
   F. Septumdefekt der Kammern
3. Kardiomyopathie (s. Kapitel 9.)
4. Erworbene Klappenerkrankungen (s. Kapitel 9.)
   A. Mitralinsuffizienz
   B. Trikuspidalinsuffizienz
   C. Endokarditis
5. Perikarderguß (s. Kapitel 9.)
6. Dirofilariose (s. Kapitel 9.)
7. Kongenitale Mißbildungen der Luftwege
   A. Hypoplastische Trachea
   B. Stenose der oberen Luftwege (Nares, Larynx, weicher Gaumen)
8. Erworbene Erkrankungen der Lunge und Pleura (s. Kapitel 9.)
   A. Pulmonal alveoläre Inflitrate
   B. Pulmonal interstitielle Infiltrate
   C. Pleuraergüsse
   D. Trachealkollaps
   E. Obstruktion der oberen Luftwege (z. B. Larynxparese)
9. Anämie nach Hämorrhagien oder Blutverlust (s. Kapitel 4.)
   A. Koagulopathien
   B. Hämorrhagien aus Ulzera des Gastrointestinaltraktes
   C. Hämorrhagien aus Neoplasmen
10. Thromboembolie
   A. Kardiomyopathie
   B. Dirofilariose
   C. Neoplasien
   D. Nephrotisches Syndrom
   E. Bakterielle Endokarditis

- **Orthopädische Ursachen**

1. Erkrankungen noch im Wachstum begriffener Hunde großwüchsiger Rassen (s. Kapitel 6.)
   A. Panostitis

   B. Morbus Möller-Barlow („hypertrophic osteodystrophy“)
   C. Osteochondrosis dissecans
2. Neoplasien der Knochen (primär oder metastatisch)
3. Osteomyelitis
4. Frakturen (pathologische)
5. Verletzungen der Bänder oder Weichteile (z. B. Kreuzbandriß)

• Gelenkveränderungen als Ursachen

1. Nicht-erosive idiopathische Polyarthritis
2. Nicht-erosive Polyarthritis in Verbindung mit Pharmakagebrauch
3. Polyarthritis in Verbindung mit systemischem Lupus erythematodes
4. Polyarthritis in Verbindung mit chronischen Infektionskrankheiten (z. B. Ehrlichiose)
5. Polyarthritis in Verbindung mit bakterieller Endokarditis
6. Rheumatoide Arthritis
7. Degenerative Osteoarthritis

• Neurologische Ursachen (einschließlich ZNS)

1. Gehirn (s. Kapitel 17.)
   A. Epilepsie
   B. Neoplasie
   C. Entzündung
   D. Narkolepsie
   E. Myxödem in Verbindung mit Hypothyreose
2. Rückenmark
   A. Kongenitale Mißbildungen
      1) Atlantookzipitale Subluxation
      2) Hemivertebrae
      3) Spina bifida
      4) Leukodystrophie junger Rottweiler
      5) Myelopathie junger Afghanen
      6) Spinalmuskelatrophie der Brittany Spaniels
   B. Andere Schädigungen des Rückenmarks
      1) Degenerative Myelopathie Deutscher Schäferhunde (geriatrisch)
      2) Instabilität/Fehlbildung der kaudalen Halswirbel (Dobermann, Dogge)
      3) Lumbosakrale Instabilität
      4) Bandscheibenvorfall
      5) Neoplasien des Rückenmarks oder Rückenmarkkanals
      6) Diskospondylitis
      7) Meningitis/Myelopathie infektiöser Ätiologie
         a) Hundestaupe
         b) Ehrlichiose
         c) Lyme–Borreliose

d) Rocky Mountain spotted fever
e) Kryptokokkose
f) Coccicioidomykose
g) Blastomykose
h) Candidiasis
i) Histoplasmose
j) Phäohyphomykose
k) Toxoplasmose
l) Feline infektiöse Peritonitis (FIP)
m) Felines Leukämie-Virus (FeLV)
n) Felines Immunschwäche-Virus (FIV)

8) Meningitis unbekannter Ätiologie
a) Retikulose
b) Granulomatöse Meningoenzephalitis
c) Eosinophile Meningoenzephalitis

- **Generalisierte Störungen der motorischen Einheiten als Ursachen**

1. Periphere Neuropathien
   A. Idiopathische Polyradikuloneuritis („Coonhound paralysis")
   B. Distale Polyneuropathie von Dobermannpinschern
   C. Progressive Axonopathie von Boxern
   D. „Giant Axonal Neuropathy" des Deutschen Schäferhundes
   E. Neuropathie des Plexus brachialis
   F. Kompression der Cauda equina
   G. Polymyositis/Polyneuropathie bei Toxoplasmose
   H. Diabetische Polyneuropathie
   I. Polyneuropathie in Verbindung mit Hypothyreose
   J. Toxische Neuropathie
      1) Bleivergiftung
      2) Vincristin
      3) Organophosphate
      4) Hexacarbone (Lösungsmittel in Farben)
   K. Ischämische Neuropathie
      1) Vaskulitis
      2) Thromboembolie in Verbindung mit feliner Kardiomyopathie
   L. Paraneoplastische Neuropathie
   M. Neuropathie in Verbindung mit chronischen Infektionen (z. B. Ehrlichiosis)
   N. Traumatische Neuropathien
      1) Zug an der Cauda equina in Verbindung mit Zug am Schwanz bei Katzen
      2) Abriß des Plexus brachialis
2. Erkrankungen der motorischen Endplatten
   A. Zeckenparalyse
   B. Myasthenia gravis
   C. Botulismus

D. Korallenottergift
3. Myopathien (s. Kapitel 17.)
A. Kongenital
1) Dermatomyositis der Collies
2) Myopathie der Labrador Retriever
3) Myopathie der Irischen Terrier/Golden Retriever
4) Myotonie der Chow Chows
5) Canine X-Chromosom-gebundene Muskeldystrophie (Golden Retriever)
B. Erworbene Störungen
1) Myopathie in Verbindung mit Hyperadrenokortizismus
2) Polymyositis bei Toxoplasmose
3) Idiopathische Polymyositis
4) Eosinophile Polymyositis
5) Ernährungsbedingte Myopathie
4. Nicht klassifizierte Störungen
A. Schubweise Schwäche der jungen Burmakatzen

Klinisches Vorgehen

1. Das Signalement kann auf die passende Differentialdiagnose hinweisen.
A. Kongenitale Mißbildungen bei jungen Tieren
1) Hypoplastische Trachea – Chow Chow
2) Hemivertebrae – Englische Bulldogge
3) Atlantoaxiale Subluxation – Yorkshire-Terrier/kleinwüchsige Rassen
4) Panostitis – großwüchsige Rassen
5) Offener Ductus arteriosus – Deutscher Schäferhund
6) Aortenklappenstenose – Boxer
7) Pulmonalklappenstenose – Deutscher Schäferhund
8) Fallot-Tetralogie – Keeshond
9) Dermatomyositis – Collie
B. Andere Erkrankungen
1) Sick-Sinus-Syndrom (syn. Syndrom des kranken Sinusknotens) – Zwergschnauzer
2) Diskusprolaps – Dackel
3) Degenerative Myelopathie – Deutsche Schäferhunde höheren Alters
4) Instabilität/Fehlbildung der kaudalen Halswirbel – Dobermannpinscher, Dogge
5) Distale Polyneuropathie – Dobermannpinscher
6) Diabetische Polyneuropathie – Katzen
7) Idiopathische Polyradikuloneuritis – Schäferhundrassen
8) Hämangiosarkom – Deutscher Schäferhund
9) Myxödem – Dobermannpinscher
10) Kardiomyopathie – Dobermannpinscher, Perserkatzen

Vorbericht

1. Nach folgenden Symptomen sollte näher gefragt werden:
   A. Beschreibung der Schwächezustände durch den Patientenbesitzer
      1) Schwächezustände, die nur Sekunden dauern, stützen die Diagnose „Erkrankung des Kreislauf- und Atmungssystems".
      2) Schwächezustände, die ein bis fünf Minuten dauern, deuten auf Krampfanfälle.
      3) Schwächezustände, die in Verbindung mit aufregenden Ereignissen oder bei der Fütterung auftreten, stützen die Diagnose „Narkolepsie".
   B. Schutzimpfungen
   C. Fütterungsgewohnheiten, Häufigkeit der Fütterung
   D. Kontakt mit Toxinen (Blei, Organophosphate, Rattengift, Ethylenglycol)
   E. Laufende Medikation (Trimethoprim/Sulfonamid-Kombinationen, Insulin, Aminoglykoside)
   F. Trauma
   G. Kenntnis der Wurfgeschwister/Zuchtlinie
   H. Herzwurm-Prävention
   I. Vorhergehende Reisen
   J. Aussehen der Faeces
   K. Vorhergehendes Fieber
   L. Besondere gastrointestinale Symptome
   M. Besondere respiratorische Symptome
   N. Lahmheit
   O. Urin

Körperliche Untersuchung

1. Eine vollständige körperliche Untersuchung ist für die Diagnostik der zugrunde liegenden Krankheit essentiell.
   A. Auskultation mit gleichzeitigem Fühlen des Pulses
      1) Pulsdefizite bei schneller Herzfrequenz lassen auf Arrhythmien schließen.
      2) Das Fehlen des Pulses an der A. femoralis weist auf eine mögliche Thromboembolie hin.
      3) Eine langsame Herzschlagfrequenz deutet auf einen Hypoadrenokortizismus oder Herzarrhythmien hin.
   B. Untersuchung der Schleimhäute (Farbe, Vorhandensein von Petechien)
   C. Untersuchung des Augenhintergrundes
      1) Chorioretinitis (FeLV, FIP, Hundestaupe, Toxoplasmose, Mykosen)
      2) Retinale Hämorrhagien (Koagulopathie, Ehrlichiose)
   D. Tiefe Palpation der Röhrenknochen
      – Schmerzen können auf eine Panostitis, hypertrophe Osteodystrophie oder Frakturen hindeuten.
   E. Untersuchung des Bewegungsspielraums und Palpation der Gelenke
      – Schmerzen oder Schwellung deuten darauf hin, daß die Ursache in den Gelenken liegt.

F. Tiefe Palpation der Muskulatur
– Schmerzen können auf eine Myopathie oder eine Neuropathie hinweisen.

G. Palpation der Wirbelsäule
– Schmerzen zeigen eine mögliche Erkrankung des Rückenmarks an.

H. Palpation des Abdomens
– Aufspüren von Neubildungen oder Ergüssen in der Bauchhöhle

I. Das Auftreten eines Jugularispulses läßt an eine Rechtsherzinsuffizienz in Verbindung mit Dirofilariose denken.

J. Neurologische Untersuchung

1) Eine Dämpfung aller Reflexe kann eine generalisierte Störung der motorischen Einheiten im Zusammenhang mit einer Stoffwechselstörung anzeigen.

2) Bei Dysfunktion von Hirnnerven ist zu überprüfen, ob eine zerebrale Läsion vorliegt.

3) Ataxie oder Ausfälle der bewußten Propriozeption zeigen eine mögliche neurologische Läsion an.

4) Anomale Spinalreflexe lassen eine neurologische Läsion vermuten.

5) Allgemeine Schwäche bei körperlicher Bewegung stützt die Diagnose von Myasthenia gravis, Hypoglykämie oder einer Störung des Elektrolytgleichgewichtes.

Weiterführende Untersuchungen

1. Die routinemäßig durchgeführten Untersuchungen umfassen:
   A. Vollständiges Blutbild
   B. Biochemisches Profil mit einer Bestimmung des Nüchtern-Glucosewertes
   C. Elektrolyte (Serum)
   D. Urinuntersuchung
   E. Herzwurm-Test
   F. Flotation und Untersuchung auf okkultes Blut im Kot
   G. Routinemäßiges EKG
   H. Röntgenaufnahmen des Thorax
2. Wenn metabolische Ursachen angenommen werden, sollten folgende Tests in Betracht gezogen werden:
   A. Bestimmung von Triiodthyronin (T3), Bestimmung von Thyroxin (T4), Thyreoid-stimulating-hormone(TSH)-Stimulationstest und TRH (thyreotropine releasing hormone)-Stimulationstest
   B. ACTH (Adrenocorticotropes Hormon)-Stimulationstest
   C. Bestimmung der Osmolalität des Serums
   D. Bestimmung des Insulin/Glucose-Verhältnisses
   E. Elektrophorese der Serumproteine
3. Wenn kardiovaskuläre Ursachen vermutet werden, können folgende Untersuchungen von Nutzen sein:
   A. wiederholtes EKG oder Langzeit-EKG
   B. Ultraschalluntersuchung des Thorax
   C. Angiographie
   D. Blutkulturen (wenn eine bakterielle Endokarditis vermutet wird)

– Die Blutproben sollten, wenn möglich, während einer Fieberphase abgenommen werden.

4. Werden neurologische Ursachen vermutet, sollte die Durchführung folgender Untersuchungen in Betracht gezogen werden:
   A. Elektroenzephalogramm (EEG), Untersuchung des Liquor cerebrospinalis, Röntgenaufnahmen des Schädels bei Verdacht auf zerebrale Läsionen
   B. Magnetresonanztomographie oder Computertomographie bei Verdacht auf Läsionen des Rückenmarks oder Gehirns
   C. Leeraufnahmen der Wirbelsäule, Liquoruntersuchung, Elektromyographie (EMG) und Myelogramm bei Verdacht auf Läsionen des Rückenmarks
   D. Kulturelle und serologische Untersuchung und Titerbestimmungen des Serums oder des Liquor cerebrospinalis, wenn das EEG oder die Untersuchung des Liquor cerebrospinalis ergibt, daß eine Entzündung vorliegt.
5. Wenn Hinweise auf eine generalisierte Störung der motorischen Einheiten vorliegen, kommen folgende Untersuchungen in Frage:
   A. Bestimmung der Kreatininphosphokinase im Serum
   B. Klinischer Edrophonium-Test
   C. EMG mit elektrodiagnostischem Edrophoniumchlorid-Test
   D. Biopsie von Muskulatur oder Nerven
   E. Messung der Acetylcholinrezeptor-Antikörperspiegel im Serum
6. Wenn eine Erkrankung des Bewegungsapparates vermutet wird, sollten gegebenenfalls Röntgenaufnahmen der betroffenen Knochen erstellt werden.
7. Liegt eventuell eine Gelenkerkrankung vor, können folgende Untersuchungen hilfreich sein:
   A. Röntgenaufnahmen der betroffenen Gelenke
   B. Palpation der Gelenke (am anästhesierten Tier)
   C. Gelenkpunktionen, Kulturen, zytologische Untersuchungen
   D. Serologische Untersuchungen auf Krankheiten, die mit Gelenksymptomen einhergehen (antinukleäre Antikörper, Lupus-erythematodes-Test, Ehrlichiose, Lyme-Borreliose, rheumatoide Faktoren)
8. Wenn Ergüsse in Bauch- oder Brusthöhle, Perikardergüsse oder Neubildungen in der Bauchhöhle vermutet werden, ist eine Ultraschalluntersuchung angezeigt. Die gewonnene Flüssigkeit wird zytologisch untersucht, und es werden Kulturen angelegt.

Klinische Symptome, Therapie und Prognose

1. Der Leser wird auf die Diskussionen der folgenden Störungen in den jeweiligen Kapiteln verwiesen: kardiovaskuläre Störungen (s. Kapitel 9.), neurologische Störungen (Kapitel 17.), Störungen des Bewegungsapparates (s. Kapitel 6.), Störungen des Glucose-Haushaltes (s. Kapitel 22.), Störungen des Elektrolythaushaltes (s. Kapitel 25.) und Störungen des Atmungsapparates (s. Kapitel 9.).
2. Eine Diskussion von Gelenkerkrankungen, einschließlich degenerative Osteoarthritis und rheumatoide Arthritis, die Ursachen einer intermittierenden Schwäche sein können, ist in Kapitel 6. zu finden. In diesem Kapitel werden die nicht-erosive

Polyarthritis wie auch generalisierte Störungen der motorischen Einheiten besprochen (Myopathien werden in Kapitel 17. dargestellt).

• Nicht-erosive Polyarthritis

Die nicht-erosive Polyarthritis, die hauptsächlich bei Hunden beobachtet wird, hat als Ursache einer intermittierenden Schwäche mehrere mögliche Ätiologien.

Klinische Symptome

1. Der Patient leidet gewöhnlich an intermittierendem Fieber und gleichzeitig an intermittierender Schwäche.
2. Es werden Schmerzen an mehreren Gelenken festgestellt, besonders bei Flexion oder Extension des Karpus oder Metakarpus.
3. Es kann eine sichtbare oder palpierbare Schwellung vorliegen, häufig sind aber auch keine Anzeichen zu erkennen.
4. Auf den Röntgenaufnahmen ist die knöcherne Proliferation oder lytische Schädigung nicht zu sehen, es kann aber ein Erguß im Gelenk deutlich werden.
5. Die Diagnose stützt sich auf Beweise für eine Entzündung, die bei der zytologischen Untersuchung von mehr als einem Aspirat von Gelenkflüssigkeit gewonnen worden sind.
6. Die Zellen können hauptsächlich Neutrophile oder Neutrophile, gemischt mit Monozyten sein.
7. Haben die Kulturen ergeben, daß Bakterien (inkl. Mykoplasmen) vorliegen, oder wenn diese bei der zytologischen Untersuchung identifiziert werden konnten, kann eine septische Polyarthritis diagnostiziert werden. (Die meisten Fälle sind jedoch nicht septisch.)
8. Positive Ergebnisse der Blutkulturen und/oder Wucherungen an den Herzklappen, die bei einer sonographischen Untersuchung festgestellt werden, stützen die Diagnose einer Polyarthritis in Verbindung mit bakterieller Endokarditis.
9. Die Ergebnisse der serologischen Untersuchung auf Lyme-Borreliose, Rocky Mountain spotted fever oder Ehrlichiose können positiv sein und damit die Diagnose bestätigen.
10. Eine chronische Infektion (z. B. Pyometra) kann die Polyarthritis begleiten.
11. Dobermannpinscher sind besonders empfänglich für das Auftreten einer nicht-erosiven Polyarthritis nach Einnahme von Trimethoprim/Sulfonamid-Kombinationen.
12. Positive Ergebnisse des serologischen ANA-Tests, Lupus-erythematodes-Test oder andere Beweise einer immunvermittelten Erkrankung multipler Organsysteme stützen die Diagnose einer Polyarthritis in Verbindung mit SLE.
13. Die meisten Fälle sind idiopathische Erkrankungen.

Therapie

1. Wenn eine positive Kultur, eine Wucherung an einer Herzklappe oder eine infektiöse Ursache nachgewiesen werden kann, ist die Langzeitbehandlung mit geeigneten Antibiotika die Therapie der Wahl.
2. Konnte die Lokalisation einer chronischen Infektion aufgedeckt werden (z. B. Pyometra), ist die Infektion zu bekämpfen.

3. Wird vermutet, daß Pharmaka die Krankheitsursache sind, werden die fraglichen Pharmaka abgesetzt. Einer Besserung sollte innerhalb weniger Tage festzustellen sein.
4. Eine idiopathische nicht-erosive Polyarthritis oder solche Fälle, die mit SLE verbunden sind, werden mit immunsuppressiven Dosen von Prednison behandelt. Das Mittel kann über Monate verabreicht und dann allmählich abgesetzt werden, wenn ein gutes Ergebnis erzielt worden ist.
5. Andere Immunsuppressiva (z. B. Azathioprin/Cyclophosphamid) können notwendig sein.
6. Hämapherese (wenn verfügbar) kann in refraktären Fällen zu einer Besserung führen.

Prognose

1. Die Prognose ist in den meisten idiopathischen oder pharmaka-induzierten Fällen gut.
2. Eine günstige bis ungünstige Prognose besteht in Fällen, die mit SLE verbunden sind. Die immunsuppressive Therapie kann in diesen Fällen verringert werden, aber es ist nicht ratsam, sie ganz abzusetzen.
3. Die Prognose ist bei Fällen, die mit Infektionen verbunden sind, unterschiedlich.

- **Generalisierte Störungen der motorischen Einheiten**

– *Idiopathische Polyradikuloneuritis* („Coonhound Paralysis")

Klinische Symptome

1. Die Krankheit kann jeden Hund befallen, in der Praxis des Autors jedoch ist sie am häufigsten bei adulten Schäferhundmischlingen beobachtet worden.
2. Die Schwäche zeigt eine schrittweise Progression über einen Zeitraum von 2 bis 14 Tagen und schreitet meistens von kaudal nach kranial fort.
3. Es tritt eine Dämpfung der Spinalreflexe auf. Die Hirnnerven können mit betroffen sein, aber die Krankheit verschont die Segmente über der zervikalen Region.
4. Die Empfindung des Tiefenschmerzes bleibt intakt. Die meisten Patienten scheinen keine Schmerzen zu haben, nur einige zeigen Schmerzen bei der Palpation der Wirbelsäule.
5. Der Vorbericht kann ergeben, daß der Hund vorher (<2 Wochen) von einem Waschbären gebissen wurde, daß er krank war oder sich verletzt hatte oder daß er operiert oder geimpft wurde.
6. Eine Liquorpunktion kann erhöhte Mengen von Protein, aber normale Zellzahlen zeigen (albuminozytologische Dissoziation).
7. Eine EMG (mindestens 5 bis 7 Tage nach Beginn) zeigt typischerweise die anomale insertionelle Aktivität (positive Wellen und/oder Fibrillationen). Polyphasische M-Wellen werden gesehen. Evozierte Potentialamplituden und die Leitungsgeschwindigkeit der motorischen Nerven können verringert sein. Die repetitive Stimulation zeigt ein normales Ergebnis.

Behandlung

1. Die erkrankten Tiere genesen im allgemeinen allmählich bei geeigneter Pflege und der Behandlung komplizierender Faktoren (z. B. Pneumonie, Harnwegsinfektionen, Dekubitus)
   A. Häufiges Umdrehen
   B. Physikalische Therapie
   C. Weiches, sauberes Lager
2. Corticosteroide, Immunsuppressiva und Hämapherese wurden vorgeschlagen, aber es ist nicht definitiv gezeigt worden, daß sie den klinischen Verlauf der Erkrankung beeinflussen.
3. Wenn der erkrankte Hund möglicherweise von einem Waschbären gebissen wurde, muß der Besitzer darüber aufgeklärt werden, daß erneute Bisse zu länger dauernder und stärker ausgeprägter (oder sogar letaler) Schwäche führen.
4. Der Tierarzt muß in diesen Fällen an Tollwut denken und das Gehirn des Tieres bei letalem Ausgang untersuchen.

Prognose

1. In den meisten Fällen ist die Prognose günstig bis gut. Manchmal endet diese Erkrankung jedoch letal.
2. Wenn die Schwäche ein Plateau erreicht und anschließend eine Besserung eintritt, kann eine gute Prognose gestellt werden.

– Andere periphere Neuropathien

Andere periphere Neuropathien sind in diesem Kapitel unter „Generalisierte Störungen der motorischen Einheiten“ aufgeführt.

Klinische Zeichen

1. Periphere Neuropathien können an intermittierender Schwäche und individuellen, weiteren Symptomen erkannt werden. Die neurologische Untersuchung zeigt gewöhnlich eine Dämpfung der Spinalreflexe.
2. Die EMG-Untersuchung zeigt häufig anomale insertionelle Aktivität in multiplen motorischen Einheiten mit polphasischen M-Wellen, langsamer Leitungsgeschwindigkeit der motorischen Einheiten und normaler repetitiver Stimulation.
3. Bei einer Nervenbiopsie kann eine Degeneration oder ein Nervenschwund, eine paranodale oder segmentäre Entmyelinisierung deutlich werden (z. B. Polymyositis/Polyneuropathie bei Toxoplasmose).
4. Eine Muskelbiopsie bei Tieren mit reiner Polyneuropathie zeigt typische Atrophie der neurogenen Fasern.
5. Bei spezifischen Ursachen bestehen oft besondere Zeichen:
   A. Die feline diabetische Neuropathie tritt bei alten Katzen mit gleichzeitig bestehendem Diabetes mellitus auf. Der neurologische Status dieser Katzen bessert sich meist, sobald ihr Diabetes unter Kontrolle ist. Die alten Symptome treten bei einer Verschlechterung des Diabetes häufig wieder auf.

B. Hinweise auf das Vorliegen toxischer Neuropathien erhält man durch den Vorbericht, aus dem der Kontakt mit dem schädlichen Agens (z. B. Vincristin, Organophosphate) hervorgeht.

C. Die ersten Symptome der progressiven Axonopathie, die Boxer betrifft, treten im Alter von ein bis zwei Monaten auf.

D. Ein Tier, bei dem während einer Untersuchung nach den Ursachen einer intermittierenden Schwäche eine metastasierende Neoplasie diagnostiziert wird, kann an einer paraneoplastischen Polyneuropathie leiden, sofern die Erstellung eines EMGs ergibt, daß eine Neuropathie vorliegt.

E. Periphere Neuropathien können zusammen mit Hypoglykämie bei insulin-sezernierenden Tumoren auftreten.

F. Die Literaturempfehlungen und das Kapitel 16. geben zusätzliche Informationen über weitere Ursachen einer peripheren Neuropathie.

G. Die Prognose von Tieren mit peripherer Neuropathie fällt unterschiedlich aus und hängt von der Prognose der Behandlung der zugrunde liegenden Erkrankung ab.

• Erkrankungen, die sich an den motorischen Endplatten manifestieren

– *Zeckenparalyse*

Klinische Symptome

1. Die Zeckenparalyse ist die am häufigsten und leichtesten zu diagnostizierende Erkrankung, welche die motorischen Endplatten betrifft. Sie tritt am häufigsten bei Hunden und nur selten bei Katzen auf.
2. Diese Erkrankung wird durch ein Neurotoxin aus dem Speichel weiblicher Zecken, die sich meist an Kopf und Hals des Wirtstieres befinden, verursacht. Gewöhnlich sind es Zecken der Art *Dermacentor variabilis.*
3. Die Lähmung schreitet von kaudal aufsteigend fort, wobei die Spinalreflexe gedämpft werden. Der klinische Verlauf dauert ein bis vier Tage.
4. Wenn die Zecke in der unmittelbaren Nähe eines Gehirnnerven sitzt, kann dieser Nerv merkbar schwächer sein.
5. Wird die Zecke nicht entfernt, kann der Tod durch Lähmung des Atemzentrums eintreten.
6. Die insertionelle Aktivität auf dem EMG ist normal. Eine verringerte Amplitude oder eine fehlende Konduktion (keine M-Wellen) können auftreten.
7. Bei einem klinischen Edrophonium-Test würde keine Besserung zu erwarten sein.

Behandlung

1. Die Zecken müssen entfernt werden. Dies muß gründlich geschehen (auch im Gehörgang und in den Zehenzwischenräumen suchen).
2. Der umsichtige Gebrauch eines insektiziden Shampoos oder Bades kann in Erwägung gezogen werden.

Prognose

1. War die Diagnose richtig, sollte sich der Zustand des Patienten innerhalb von 24 Stunden bessern und die vollständige Genesung schnell eintreten.

– *Myasthenia gravis*

Klinisches Bild

1. Im klassischen Fall zeigt sich eine Myasthenia gravis bei jungen, aber schon ausgewachsenen Hunden als Schwächezustand nach körperlicher Bewegung. Diese Krankheit tritt bei Katzen selten auf.
2. Eine angeborene, vererbte Variante ist bei Jack-Russell-Terriern beschrieben worden.
3. Die Erkrankung der erwachsenen Tiere geht mit einer immunvermittelten Zerstörung der Acetylcholinrezeptoren einher und ist oft selbstlimitierend.
4. Manchmal treten begleitend ein Megaösophagus und Regurgitation auf, was lebensbedrohend ist.
5. Hunde mit Myasthenia gravis weisen selten Thymome auf.
6. Ein klinischer Edrophoniumchlorid-Test (1 bis 10 mg i. v.) sollte eine dramatische, vorübergehende Besserung bewirken.
7. Bei Willkürinnervation zunehmende Erniedrigung der Amplitude der Muskelaktionspotentiale und Rarefizierung des Aktivitätsmusters. Bei repetitiven Reizen gleichfalls kontinuierliche Amplitudenabnahme der Muskelantwortpotentiale.
8. Diese Amplitudenabnahme bei repetitiven Reizen kann durch Applikation von Edrophoniumchlorid zeitweise aufgehoben werden.
9. Die Antikörperspiegel im Serum gegen Acetylcholinrezeptoren können bestimmt werden. (Sie sind erhöht bei ausgewachsenen Tieren, die an Myasthenia gravis erkranken.) Diese Bestimmung sollte in Abständen wiederholt werden.

Therapie

1. Pyridostigminbromid, ein langwirkender Cholinesterasehemmer, ist das Mittel der Wahl. Dosierung nach Wirkung.
2. Wenn die Schwäche andauert oder wieder auftritt, kann die Dosis angehoben oder nach Bedarf auch gesenkt werden (sowohl Unterdosierung als auch Überdosierung führen zur Schwäche).
3. Alternativ kann die i. v. Applikation von Edrophonium zusammen mit der basalen Dosis von Pyrodostigminbromid helfen festzustellen, ob mehr oder weniger Arzneimittel oral verabreicht werden soll.
   A. Wenn der Patient schwächer wird und sich sein Zustand auch nach i. v. Applikation von Edrophonium nicht bessert, wird die orale Dosis verringert.
4. Bei Patienten mit Myasthenia gravis und Megaösophagus kann eine Pneumonie auftreten, die entsprechend behandelt werden muß.
5. Bei diesen Patienten sollten regelmäßig Röntgenaufnahmen des Thorax erstellt werden, um nach einem langsam wachsenden Thymom zu suchen. Wenn ein Thymom gefunden wird, muß es reseziert werden.

6. Immunsuppressiva können sich in sonst therapeutisch nur gering ansprechenden Fällen, bei denen keine Pneumonie und kein Megaösophagus vorliegen, günstig auswirken.

Prognose

1. Bei den meisten Hunden, die im Erwachsenenalter an Myasthenia gravis erkranken, kommt es zur Spontanremission, wenn kein lebensbedrohender Megaösophagus vorliegt.
2. Hunde mit kongenitaler Myasthenia gravis sprechen gegenwärtig nicht gut auf eine Therapie an.

• Botulismus

Klinische Symptome

1. Der Botulismus, eine bei Hunden selten auftretende Krankheit, wird durch Toxine von *Clostridium botulinum* ausgelöst.
2. Eine schnelle Progression mit Entwicklung einer generalisierten LMN-Tetraparese und Beteiligung der Hirnnerven sowie Paralyse der Atemmuskeln sind typisch.
3. Das EMG ist unverändert, die Reaktion auf evozierte Potentiale dagegen zeigt niedrige Amplituden.

Therapie

1. Sorgfältige Pflege und Abwarten
2. Ein Hochimmunserum ist erhältlich, kann aber ohne günstige Wirkung sein.

Prognose

Ungünstig

• Vergiftung nach Korallenotterbiß

Klinische Symptome

1. Das Korallenottergift blockiert die Reizübertragung an den motorischen Endplatten.
2. Wenn die Schlange gesehen worden ist, kann die Diagnose dieser schnell fortschreitenden LMN-Tetraparese verifiziert werden.
3. Die Schlange muß durch „Kauen" an ihrem Opfer Haut verletzen, damit eine Inokulation des Giftes stattfinden kann.

Therapie

1. Ein Antitoxin ist erhältlich und wirksam, wenn es kurz nach dem Schlangenbiß appliziert wird.

2. Unterstützende Maßnahmen durch sorgfältige Pflege sind beim tetraplegischen Patienten erforderlich.

Prognose

1. Die Prognose ist zweifelhaft bis ungünstig.
2. Überlebt der Patient, ist eine Restitutio ad integrum möglich.

• Myopathien

Eine Zusammenfassung der Myopathien findet sich in diesem Kapitel unter „Generalisierte Störungen der motorischen Einheiten". Zusätzliche Informationen enthält das Kapitel 16.

• Nichtklassifizierte Ursachen der intermittierenden Schwäche

Bei einer Linie von Burmakatzen in Australien sind intermittierende Schwäche und Ventroflexion des Halses beschrieben worden. Ursache, klinischer Verlauf und Therapie sind noch unklar. Wegen der klinischen Ähnlichkeiten mit einem Thiaminmangel und einem partiellen Ansprechen einiger Katzen auf ergänzende Gabe schlug der Autor für diese Patienten eine Dauersupplementation von Vitamin B_1 vor.

Literatur

Armstrong, P. J.: Problem: Hypoglycemia. American College of Veterinary Internal Medicine Forum Proceedings, pp. 2–103 – 2–109, Washington DC 1986.

Averill, D. R.: Degenerative myelopathy in the aging German shepherd dog: Clinical and pathologic findings. J. Amer. Vet. Med. Assoc. **162**, 1045–1051 (1973).

Barsanti, J. A., Walser, M., Hatheway, C. L., et al.: Type C botulism in American foxhounds. J. Amer. Vet. Med. Assoc. **172**, 809–913 (1978).

Blauch, B. S., and Cash, W. C.: A brief review of narcolepsy with presentation of two cases in dogs. J. Am. Anim. Hosp. Assoc. **11**, 467–472 (1975).

Braund, K. G., Blagburn, B. L., Toivio, M., et al.: Toxoplasma polymyositis/polyneuropathy. A new clinical variant in two mature dogs. J. Am. Anim. Hosp. Assoc. **24**, 93–97 (1988).

Byrette, D. S., and Feldman, E. C.: Primary Hypoparathyreoidism in the dog. J. Vet. Intern. Med. **2**(1), 7–14 (1988).

Chrisman, C. L.: Differentation of tick paralysis and acute idiopathic polyradiculoneuritis in the dog using electromyography. J. Am. Anim. Hosp. Assoc. **11**, 455–458 (1975).

Chrisman, C. L.: Diseases of peripheral nerves and muscles. In: Ettinger, S. J. (Ed.): Textbook of Veterinary Internal Medicine: Diseases of the Dog and Cat, pp. 459–494. W. B. Saunders, Philadelphia 1975.

Cockrell, B. Y., Herigstad, R. R., Flo, G. L., et al.: Myelomalacia in Afghan hounds. J. Amer. Vet. Med. Assoc. **162**, 362–365 (1973).

Cork, L. C., Griffin, J. W., Munnell, J. F., et al.: Hereditary canine spinal muscular atrophy. J. Neuropathol. Exp. Neurol. **37**, 209–221 (1979).

Cowell, R. L., Tyler, R. D., Clinkenbeard, K. D., et al.: Ehrlichiosis and polyarthritis in three dogs. J. Amer. Vet. Med. Assoc. **192**(8), 1093–1095 (1988).

Cummings, J. F., Lorenz, M. D., de Lahunta, A., et al.: Canine brachial plexus neuritis: A syndrome resembling serum neuritis in man. Cornell Vet. **63**, 589–617 (1973).

Duncan, I. D.: Etiology and classification of peripheral neuropathies. American College of Veterinary Internal Medicine Forum Proceedings, pp. 325–329, San Diego 1987.

Fenner, W. R. (Ed.): Quick Reference to Veterinary Medicine, pp. 223–233, J. B. Lippincott, Philadelphia 1982.

Greene, C. E., Lorenz, M. D., Munnell, J. F., et al.: Myopathy associated with hyperadrenocorticism in the dog. J. Amer. Vet. Med. Assoc. **174**, 1310–1315 (1979).

Griffiths, I. R., and Duncan, I. D.: Myotonia in the dog: A report of four cases. Vet. Rec. **93**, 184–188 (1978).

Hayes, M. A., Creighton, S. R., Boysen, B. G., et al.: Acute necrotizing myelopathy from nucleus pulposus embolism in dogs with intervertebral disk degeneration. J. Amer. Vet. Med. Assoc. **173**, 289–295 (1978).

Jones, B. R., Anderson, L. J., Barnes, G. R. C., et al.: Myotonia in related chow chow dogs. N. Zealand Vet. J. **25**, 217–220 (1977).

Kelly, M. J.: Problems, diagnosis: Periodic weakness-Metabolic etiologies. American College of Veterinary Internal Medicine Forum Proceedings, pp. 81–82, San Diego 1985.

Kelly, M. J., and Hill, J. R.: Canine myxedema stupor and coma. Compend. Contin. Educ. Pract. Vet. **6** (12), 1049–1055 (1984).

Knecht, C. D., Oliver, J. E., Redding, R. G., et al.: Narcolepsy in a dog and a cat. J. Amer. Vet. Med. Assoc. **162**, 1052–1053 (1973).

Kornegay, J. N.: Canine muscle disease. American College of Veterinary Internal Medicine Forum Proceedings, pp. 5–33 – 5–40, Washington DC 1986.

Kramer, J. W., Hegreberg, G. A., Bryan, G. M., et al.: A muscle disorder of Labrador retrievers characterized by deficiency of type II muscle fibers. J. Amer. Vet. Med. Assoc. **169**, 817–820 (1976).

Krum, S. H., Cradinet, G. H., Anderson, B. C., et al.: Polymyositis and polyarthritis associated with systemic lupus erythematosus in a dog. J. Amer. Vet. Med. Assoc. **170**, 61–64 (1977).

Lorenz, M. D., Cork, L. C., Griffin, J. W., et al.: Hereditary spinal muscular atrophy in Brittany spaniels: Clinical manifestations. J. Amer. Vet. Med. Assoc. **175**, 833–839 (1979).

Mason, K.: A hereditary disease in Burmese cats manifested as an episodic weakness with head nodding and neck ventroflexion. J. Am. Anim. Hosp. Assoc. **24**, 147–151 (1987).

Miller, M. M., Soave, O., and Dement, W. C.: Narcolepsy in seven dogs. J. Amer. Vet. Med. Assoc. **168**, 1036–1038 (1976).

Oliver, J. E., Selcer, R. R., and Simpson, S.: Cauda equina compression from lubosacral malarticulation and malformation in the dog. J. Amer. Vet. Med. Assoc. **173**, 207–214 (1978).

Pedersen, N. C., Pool, R. C., Castles, J. J., et al.: Noninfectious canine arthritis: Rheumatoid arthritis. J. Amer. Vet. Med. Assoc. **169**, 295–303 (1976).

Pedersen, N. C., Weisner, K., Castles, J. J., et al.: Noninfectious canine arthritis: The inflammatory nonerosive arthritides. J. Amer. Vet. Med. Assoc. **169**, 304–310 (1976).

Ribas, J. L., and Braund, K. G.: Fungal infections of the CNS in dogs and cats. American College of Veterinary Medicine Forum Proceedings, pp. 5–19 – 5–25, Washington DC 1986.

Ross, L. A.: Disorders of sodium metabolism. American College of Veterinary Medicine Forum Proceedings, pp 2–111 – 2–117, Washington DC 1986

Scott, D. W., and de Lahunta, A.: Eosinophilic polymyositis in a dog. Cornell Vet. **64**, 47–56 (1974).

Strombeck, D. R., Krum, S., Meyer, D., et al.: Hypoglycemia and hypoinsulinemia associated with hepatoma in a dog. J. Amer. Vet. Med. Assoc. **169**, 811-812 (1976).

Tarvin, G., and Prata, R. G.: Lumbosacral stenosis in dogs. J. Amer. Vet. Med. Assoc. **117**, 154–159 (1980).

Weller, R. E.: Cancer-associated hypoglycemia in companion animals. Compend. Contin. Educ. Pract. Vet. **7**(5), 437–443 (1985).

Zaki, F. A., Prata, R. G., and Kay, W. J.: Necrotizing myelopathy in five Great Danes. J. Amer. Vet. Med. Assoc. **165**, 1080–1084 (1974).

Zaki, F. A., and Prata, R. G.: Necrotizing myelopathy secondary to embolization of herniated intervertebral disk material in the dog. J. Amer. Vet. Med. Assoc. **169**, 222–228 (1976).

Kapitel 8. **Polyurie und Polydipsie**

(Bernard Hansen)

Tiere mit Polyurie und Polydipsie werden in der Kleintierpraxis häufig vorgestellt. Da sehr viele Krankheiten bei Beteiligung verschiedener Organsysteme zu diesen Befunden führen können, ist ein konsequentes und systematisches Vorgehen bei der Diagnosestellung wünschenswert.

Definitionen

1. Maße für die Konzentration

A. *Osmolalität* bezeichnet die Menge der gelösten Teilchen pro Kilogramm Lösungsmittel. Danach hat 1 Mol einer nicht dissoziierbaren Substanz, die in 1 kg Wasser gelöst wird, eine Osmolalität von 1,0 (1 000 mosm).

B. *Osmolarität* ist die Menge der gelösten Teilchen pro Liter Lösung.

C. Da die physiologischen Lösungen ziemlich verdünnt sind, sind die beiden Maße fast identisch. Kliniker benutzen den Terminus Osmolalität jedoch häufiger.

D. Osmolalität wird durch Messung von Veränderungen des Gefrierpunktes oder Dampfdruckes einer Lösung gemessen. Die Osmolalität des Plasmas kann durch Messung der Hauptosmole im Plasma bestimmt werden:

$$P_{osm} = 1{,}86(Na + K) + BUN/2{,}8 + Glucose/18 + 9$$

wobei 1,86 für die Anionen, die mit Natrium und Kalium verbunden sind, steht, BUN und Glucose in mg/dl gemessen werden und der Faktor 9 addiert wird, um verschiedene kleinere Osmole im Plasma zu berücksichtigen. Die normale Osmolalität beim Hund beträgt 280 bis 307 mosm/kg.

E. *Effektive Osmolalität* oder *Tonizität* bezeichnet die gelösten Stoffe, die die Zellmembran nicht passieren. Harnstoff ist kein effektives Osmol, da er schnell in die Zellen eindringt, während Natriumchlorid und Glucose es sind. Daher ist eine Harnstofflösung, die isoosmotisch mit Plasma ist, das physiologische Äquivalent zu Wasser und mit Bezug auf die Zellen sehr hypoton. Eine intravenöse Infusion würde schnell zu einer Hämolyse führen.

2. *Spezifisches Gewicht* ist das Verhältnis des Gewichtes eines gegebenen Volumens einer Lösung zu einem gleichen Volumen destillierten Wassers. Der Wert hängt von Anzahl, Größe und Gewicht der Teilchen in der Lösung ab und wird klinisch mit einem Refraktometer bestimmt. Bei Lösungen mit Teilchen von niedrigem Molekulargewicht und geringer Größe (z. B. normaler Urin) variiert das spezifische Gewicht linear zur Osmolalität.

3. *Diurese* oder *Polyurie* bezeichnet eine Vermehrung der Harnmenge über die physiologische Schwankungsbreite von 24 bis 41 ml/kg KG/d (Hunde) oder 22 bis 30 ml/kg KG/d (Katzen) hinaus.
4. *Osmotische Diurese* ist eine Vermehrung der Harnproduktion, die durch exzessive Sekretion eines gelösten Stoffes entsteht, der in den Nierentubuli nicht reabsorbiert wird. Beispiele sind Mannitol und Glucose. Die Osmolalität des Harns ist gleich der oder höher als die des Plasmas.
5. *Wasserdiurese* bezeichnet eine Vermehrung der Harnmenge durch verminderte Reabsorption von Wasser in den Sammelrohren der Niere. Der Harn ist hypoton.
6. *Polydipsie* bezeichnet einen längeren Zeitraum, in dem exzessiver Durst vorhanden ist. Der Wasserbedarf zur Erhaltung für Hunde und Katzen beträgt etwa 45 bis 80 ml/kg KG/d. Da der Wasserbedarf proportional der Oberfläche und umgekehrt proportional dem Körpergewicht ist, brauchen große Hunde weniger Wasser pro Kilogramm Körpergewicht als kleine Hunde oder als Katzen. Ein Wasserbedarf von mehr als 100 ml/kg KG/d unter normalen Umgebungsbedingungen ist nicht normal.

Regulation des Wasserhaushaltes

1. Durst wird durch ein komplexes System von Osmorezeptoren im Hypothalamus ausgelöst. Hypovolämie und Hypotonie rufen ebenso wie die Trockenheit der Schleimhäute von Mund und Pharynx Durst hervor. Bei gesunden Menschen sind das Trockenheitsgefühl von Mund und Rachen sowie soziale und kulturelle Trinkgewohnheiten die wichtigsten Faktoren, welche die tägliche Wasseraufnahme beeinflussen. Das Wassergleichgewicht und die Wasserexkretion werden unter euvolämischen Konditionen ist erster Linie durch die Achse Antidiuretisches Hormon-Nieren aufrechterhalten. Durst wird für die Kontrolle des Wasserhaushaltes nur bedeutsam, wenn die maximale renale Konservierung des Wassers nicht ausreicht, um die Osmolalität des Plasmas und das zirkulierende Blutvolumen innerhalb physiologischer Grenzen zu halten. Die Rolle des Durstes im Wasserhaushalt anderer Arten ist nicht genau bekannt, aber wahrscheinlich der beim Menschen ähnlich.
2. Antidiuretisches Hormon (ADH)

A. Antidiuretisches Hormon ist ein Nonapeptid, das von den Neuronen des Nucleus supraopticus und des Nucleus paraventricularis im Hypothalamus gebildet wird. Die Axone dieser Zellen enden im Hypophysenhinterlappen (Neurohypophyse), wo ADH gespeichert wird und später als Antwort auf adäquate Stimuli ausgeschüttet wird. Zusätzlich geben einige Axone ADH an den Liquor oder an Kapillaren im dritten Ventrikel ab. Dieses Charakteristikum erklärt, warum die Osmoregulation auch aufrechterhalten werden kann, wenn destruktive Läsionen der Hypophyse bestehen.

B. Die größten physiologischen Stimuli für die ADH-Freisetzung sind eine Erhöhung der Osmolarität des Plasmas und eine Abnahme des effektiven arteriellen Blutvolumens (eine nicht meßbare Entität, die die effektive Gewebsdurchblutung beschreibt). Erhöhungen der Plasmaosmolarität um nur 1% bis 2% über 280 mosm/kg stimulieren die ADH-Freisetzung, während ähnliche Verringerungen der Osmolalität zu niedrigen oder nicht feststellbaren Konzentrationen führen. Druckempfindliche Rezeptoren, in erster Linie die des Carotissinus und des linken Atriums, sind ebenfalls wichtige Regulatoren der ADH-Freisetzung. Tiere mit reduziertem effektivem arteriellem Blutvolumen (durch Schock, kongestive Herzinsuffizienz usw.) sezernieren ADH sogar bei normaler oder niedriger Plasmaosmolalität.

C. Geringere Stimuli für die ADH-Freisetzung sind Schmerz, Angst, Hyperthermie, Nausea, Hypoglykämie, Hypoxämie und bestimmte Pharmaka.

3. Mechanismus der Harnkonzentrierung

Zwei wichtige Bedingungen müssen für die Bildung eines konzentrierten Harns erfüllt sein:

A. Im Nierenmarkbereich muß ein hypertoner Zustand existieren. Die Schritte A bis F in Abb. 8-1 zeigen die Abfolge der Ereignisse bei der renalen Reabsorption von gelösten Stoffen und Wasser.

1) Das wesentliche Ereignis bei der Erzeugung einer medullären Hypertonie ist der aktive Transport von Natrium aus dem Lumen des dicken Teils des aufsteigenden Schenkels der Henleschen Schleife. Dieser Abschnitt des Tubulus ist relativ undurchlässig für Wasser; daher ist die tubuläre Flüssigkeit hypoton, wenn sie den kortikalen Abschnitt des aufsteigenden Schenkels und den distalen Tubulus passiert.

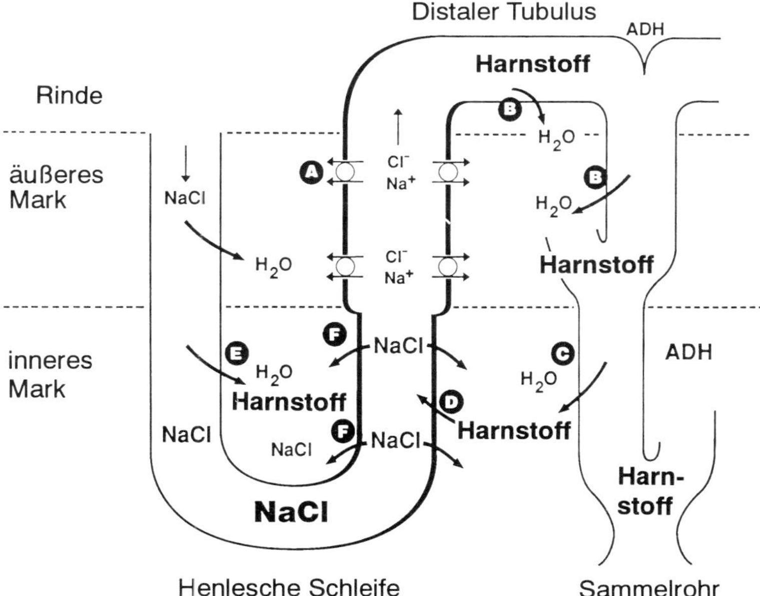

Abb. 8-1 Die Gegenstrom-Hypothese verdeutlicht die Rollen des Natriumchlorid- und Harnstofftransportes zur Erzeugung eines konzentrierten Harns. Erläuterungen im Text (nach Jamison, R. L., und Maffly, R. H.: The urinary concentration mechanism. N. Engl. J. Med. **295**, 1059–1067, 1976)

2) Unter Einfluß von ADH werden der distale Tubulus und der kortikale Abschnitt des Sammelrohres durchlässig für Wasser, wodurch eine Reabsorption mit dem Konzentrationsgradienten möglich wird. Da die kortikale Durchblutung stark ist, wird das reabsorbierte Wasser schnell entfernt; es verdünnt die Tonizität des kortikalen Interstitiums nicht, der Harnstoff bleibt hinter dem Tubulus und wird weiter konzentriert.

3) Wenn die tubuläre Flüssigkeit sich die Sammelrohre hinab in das medulläre Interstitium bewegt, trifft sie auf einen zunehmend größeren osmotischen Gradienten jenseits der Sammelrohrwand. Unter dem Einfluß von ADH sind die Sammelrohre sowohl für Harnstoff als auch für Wasser durchlässig, und beide werden in das medulläre Interstitium reabsorbiert. Bei Fehlen von ADH sind der distale Tubulus und das Sammelrohr relativ undurchlässig für Wasser und Harnstoff, und die endgültige Osmolalität des Harns ist niedrig. Bei Hunden kann die endgültige Harnosmolalität Werte von nur 50 mosm/kg betragen.

4) Ein Teil des reabsorbierten Harnstoffs tritt wieder in die Henlesche Schleife ein, hauptsächlich in dem dünnen aufsteigenden Schenkel. Dieses „Recycling" des Harnstoffs ermöglicht die Aufrechterhaltung des hohen Konzentrationsgradienten im Mark. Die versorgenden Gefäße des Nierenmarks (die Vasa recta) sind in ähnlicher Weise in einer „Haarnadel-Konfiguration" angeordnet, wodurch die Entfernung des reabsorbierten Wassers aus dem medullären Interstitium bei minimaler Entfernung der im Interstitium gelösten Teilchen möglich ist. Bei Fehlen von ADH geht Harnstoff über den Urin verloren, und die Tonizität des Nierenmarks wird beträchtlich reduziert.

5) Das hypertone medulläre Interstitium induziert die Wasserreabsorption aus dem dünnen Teil der absteigenden Henleschen Schleife. Dieses Segment ist relativ undurchlässig für NaCl und Harnstoff. Wenn das Filtrat die tiefste Stelle der Henleschen Schleife erreicht, ist die Konzentration von NaCl sehr hoch und die Osmolalität des Filtrats ähnlich der des medullären Interstitiums.

6) Der dünne absteigende Schenkel ist relativ undurchlässig für Wasser, sehr durchlässig für NaCl und mäßig durchlässig für Harnstoff. Wenn Wasser in dieses Segment eintritt, findet eine passive Diffusion von NaCl entlang des Konzentrationsgradienten statt. Als Ergebnis ist die tubuläre Flüssigkeit, wenn sie in den dicken Teil des aufsteigenden Schenkels eintritt, hypotoner als das Interstitium.

7) Etwa 70% des Glomerulumfiltrats werden isosmotisch im kortikalen proximalen Tubulus reabsorbiert. Zusätzliche 5% bis 10% des filtrierten Wassers werden in dem dünnen absteigenden Teil der Henleschen Schleife reabsorbiert. Damit treten nur etwa 20% des filtrierten Wassers in den absteigenden Schenkel der Henleschen Schleife ein; die Reabsorption dieser relativ kleinen Fraktion des Filtrats wird durch ADH kontrolliert.

8) Der kortikomedulläre osmotische Gradient kann unter bestimmten Umständen verlorengehen:

a) Untergang von mehr als zwei Drittel der funktionellen Nephrone,

b) prolongierte Diurese jeder Ätiologie, die zur Entfernung von Harnstoff und Natrium aus dem Nierenmark führt.

B. ADH muß normal produziert werden, und die Reaktion der Sammelrohre auf ADH muß intakt sein.

Ätiologie

Die Ursachengruppen für Polyurie und Polydipsie sind in Tabelle 8-1 zusammengefaßt.

Tabelle 8-1 Ursachen der Polyurie und Polydipsie

- *Osmotische Diurese*
  Diabetes mellitus
  Renale tubuläre Glukosurie
  Primäre Niereninsuffizienz
  Postobstruktive Diurese
- *Wasserdiurese*
  Zentraler Diabetes insipidus
  Nephrogener Diabetes insipidus (kongenital)
  Offenbar psychogene Polydipsie
  Pyometra
  Hypoadrenokortizismus
  Hyperadrenokortizismus
  Leberinsuffizienz
  Polyzythämie
  Hyperkalzämie
  Nephropathie mit Kaliumverarmung
  Auswaschung des Nierenmarks
- *Iatrogene Ursachen*
  Intravenöse Flüssigkeitstherapie
  Exzessive Salzsupplementation
  Pharmaka

• Zustände, die zu Polyurie durch osmotische Diurese führen

1. *Glukosurie*

A. Hyperglykämie, die die maximale renale Kapazität zur Resorption von Glucose (etwa 180 mg/dl) übersteigt, führt zur Glukosurie. Wenn sich Glucose im Tubulus befindet, ist sie ein effektives Osmol und verringert die Wasserreabsorption im Nephron distal des proximalen Tubulus, was zu einer osmotischen Diurese führt.

B. Primäre renale Glukosurie tritt nach einem Defekt der Resorption von Glucose im proximalen Tubulus auf. Dies kann von einer Störung der Resorption von Phosphor, Aminosäuren und Elektrolyten, wie beim Fanconi-ähnlichen Syndrom des Basenji beschrieben wurde, begleitet sein.

2. *Niereninsuffizienz*

A. Ein Funktionsverlust von mehr als 2/3 der Nephrone führt zu Niereninsuffizienz, die durch Polyurie und sekundäre Polydipsie gekennzeichnet ist. Primäre Niereninsuffizienz tritt bei einem Ausfall von mehr als 75% der Nephrone auf. In der Folge kommt es zur Azotämie. Die Polyurie resultiert wahrscheinlich aus mehreren Faktoren:

1) Die Zerstörung des Aufbaus des Nierenmarks und der Verlust von Nephronen führen dazu, daß der physiologische Konzentrationsgradient des Nierenmarks nicht mehr aufrechterhalten werden kann. Da das geschädigte Tier täglich die gleiche Menge an Substanzen wie ein gesundes Tier ausscheiden muß, tritt an den restlichen Nephronen osmotische Diurese auf.

2) Weitere Faktoren sind die Hyperämie des Marks und eine relative Unempfänglichkeit der Sammelrohre für ADH. Katzen mit verringerter Anzahl an Nephronen scheinen sogar noch nach Entwicklung einer Azotämie eine größere Fähigkeit zur Konzentrierung des Urins zu haben als Hunde. Häufig entwickeln sie erst bei starkem Funktionsverlust der Nephrone eine Polyurie.

3. *Postobstruktive Diurese*

A. Eine mehrere Tage dauernde Diurese wird häufig nach Beseitigung einer länger bestehenden Harnröhrenobstruktion beobachtet. Dieses Syndrom ist gewöhnlich selbstlimitierend und tritt am häufigsten bei Katern auf. Die Beseitigung der Obstruktion ermöglicht eine renale Exkretion akkumulierter Stoffwechselabbauprodukte; von diesen ist Harnstoff das osmotisch bedeutendste. Die Exkretion großer Mengen dieser Substanz führt zu einer osmotischen Diurese, die so lange anhält, bis sich die Konzentration im Plasma normalisiert hat. Zusätzlich können vorübergehende Störungen des Tubulusapparates vorliegen, die die Resorption von Wasser und möglicherweise auch von Natrium beeinträchtigen und damit sowohl eine Wasserdiurese als auch eine osmotische Diurese bewirken.

• Zustände, die zu Polyurie durch Wasserdiurese führen

1. *Zentraler Diabetes insipidus*

A. Zentraler Diabetes insipidus ist eine seltene Erkrankung, die durch eine Insuffizienz des Hypothalamus-Hypophysen-Systems gekennzeichnet ist, ADH in für die renale Wasserretention ausreichender Menge zu sezernieren. Die Unfähigkeit, ADH zu sezernieren, führt zur Produktion großer Harnmengen – bis zum 10fachen der normalen Menge. Eine Störung des Durstmechanismus des Tieres liegt nicht vor, so daß eine kompensatorische Polydipsie auftritt. Die Nieren erscheinen funktionell und anatomisch normal, obwohl die anhaltende Polyurie zu einer Auswaschung des Nierenmarks führen kann. Es scheint keine geschlechtsspezifische oder familiäre Prädisposition zu geben. Die betroffenen Hunde sind im allgemeinen mittleren Alters, obwohl Diabetes insipidus auch bei Hunden, die jünger als ein Jahr waren, beschrieben worden ist. Die Ursachen beim Hund sind:

1) Neoplasien von Hypothalamus und Hypophyse
2) Schädel-Hirn-Trauma
3) Viszerale Larva migrans
4) Hirn- und Hirnhautentzündungen

B. Vorbericht

1) Starke Polyurie und unstillbare Polydipsie sind die primären klinischen Symptome. Nokturie und Pollakisurie mit Inkontinenz infolge des großen Harnvolumens sind häufig. Dem Besitzer kann aufgefallen sein, daß der Harn ungewöhnlich klar ist.

2) Die Polyurie setzt häufig abrupt ein.

3) Es werden manchmal Symptome, die einer ZNS-Beteiligung zuzuschreiben sind, bemerkt, einschließlich Krämpfe, Desorientiertheit, Sehstörungen und Inkoordination.

C. Körperliche Befunde

1) Häufig normal

2) Herdförmige neurologische Störungen (Hypothalamus-Syndrom) können vorhanden sein.

3) Die Harnblase kann sehr groß sein.

4) Im allgemeinen sind die betroffenen Hunde nicht dehydratiert, es sei denn, daß ihnen der Zugang zum Wasser verweigert wird.

2. *Nephrogener Diabetes insipidus*

A. Dieser Terminus ist von einigen Autoren verwendet worden, um alle Krankheitsprozesse zu beschreiben, die mit dem Aufbau, Aufrechterhaltung oder Nutzbarmachung des renalen kortikopapillären Konzentrationsgradienten interferieren. Jedoch schließt diese Definition alle Störungen des Wasserhaushaltes außer dem zentralen Diabetes insipidus ein. Eine deskriptive und mehr einschränkende Definition umfaßt nur die Störungen, die zu einer Unfähigkeit der Epithelzellen der Sammelrohre führen, auf ADH mit einer erhöhten Wasserdurchlässigkeit zu reagieren.

1) Kongenitaler nephrogener Diabetes insipidus

a) Eine seltene Erkrankung, die durch eine innerhalb der Sammelrohre liegende Störung zu einer fehlenden Ansprechbarkeit auf ADH führt. Die Störung bezieht sich auf die Bildung von zyklischem Adenosinmonophosphat (cAMP), einem essentiellen biochemischen Botenstoff bei der hydro-osmotischen Reaktion auf ADH.

b) Die Ergebnisse des Vorberichts und der klinischen Untersuchung sind identisch mit denen beim zentralen Diabetes insipidus, mit der Ausnahme, daß Polyurie und Polydipsie seit Geburt vorhanden sind.

2) Erworbener nephrogener Diabetes insipidus

a) Diese Gruppe von Störungen ist sowohl beim Menschen als auch bei Tieren beschrieben worden. Die häufigsten Ursachen sind Verringerung des Gesamtkörperkaliums, Hyperkalzämie und Pharmaka. Eine klinisch signifikante Polyurie kann fehlen.

b) Da Störungen des Elektrolythaushaltes zu anderen anatomischen und funktionellen Schädigungen der Niere führen, werden sie separat diskutiert.

c) Pharmaka, die bei einer Vielzahl von Arten zu einer fehlenden Ansprechbarkeit der Sammelrohre auf ADH führen, sind:

- Lithium
- Demeclocyclin
- Methoxyfluran
- Amphotericin B
- Gentamicin
- Cisplatin
- Propoxyphen
- Isophosphamid
- Clonidin
- Guanabenz
- Colchicin
- Vinca-Alkaloide

3. *Psychogene Polydipsie*

A. Psychogene oder zwanghafte Polydipsie ist eine wenig beschriebene Störung des Wasserhaushaltes, die wahrscheinlich wesentlich häufiger als zentraler oder peripherer Diabetes insipidus auftritt.

B. Die Befunde des Vorberichts und der klinischen Untersuchung ähneln häufig denen des Diabetes insipidus. Die Polydipsie kann nach einem ungewöhnlichen oder streßreichen Ereignis auftreten, wie z. B. Umzug oder Eingesperrtsein (z. B. im Zwinger).

C. Die Pathophysiologie dieser Störung ist nicht bekannt. Es ist jedoch wahrscheinlich, daß sie aus einem freiwilligen Beginn der Polydipsie, ausgelöst durch Streß oder Langeweile, resultiert. Sobald die Polydipsie zu einer längeranhaltenden Polyurie geführt hat, können der Verlust der hohen Osmolalität des Nierenmarks und eine beeinträchtigte Fähigkeit zur Harnkonzentrierung dazu beitragen, daß das Problem fortbesteht. Es ist möglich, daß einige dieser Hunde erworbene Defekte ihrer unbewußten Durstregulation haben, wie es für den Menschen beschrieben worden ist. Art und Vorkommen von primären Durststörungen, die mit Polydipsie einhergehen, sind unbekannt.

4. *Pyometra*

A. Polydipsie und Polyurie werden bei etwa einem Drittel der Hunde mit Pyometra beobachtet.

B. Zu Beginn ist die renale Fähigkeit zur Wasserkonservierung normal. Bei Fortschreiten der Krankheit und Eintreten einer bakteriellen Infektion entwickelt sich eine auffällige Beeinträchtigung der Fähigkeit zur Harnkonzentrierung; das spezifische Gewicht des Urins beträgt 1,003 bis 1,007. Daher bleibt die Fähigkeit zur Erzeugung eines hypotonen Harns intakt.

C. Es wird angenommen, daß die Beeinflussung der Ansprechbarkeit der Sammelrohre auf ADH durch das Endotoxin von *Escherichia coli* ein wichtiger Mechanismus der Polyurie ist.

5. *Störungen der Nebennierenrindenfunktion*

A. Hypoadrenokortizismus (Morbus Addison) geht manchmal mit Polyurie und Polydipsie einher. Der chronische renale Verlust von Natrium, der bei dieser Störung beobachtet wird, kann zu einem Verlust des kortikopapillären osmotischen Gradienten führen, wodurch die Fähigkeit zur Harnkonzentrierung beeinträchtigt wird.

B. Bei Hyperadrenokortizismus (Cushing-Syndrom) treten häufig Polyurie und Polydipsie auf. Cortisol vergrößert den Ausstrom von Wasser aus dem proximalen Tubulus und interferiert mit der Wirkung von ADH an den Sammelrohren, was zu einer Wasserdiurese und kompensatorischer Polydipsie führt.

6. *Chronische Lebererkrankungen*

A. Viele Hunde mit chronischen Lebererkrankungen entwickeln Polyurie und Polydipsie. Dafür gibt es wahrscheinlich mehrere Gründe:

1) Die verringerte metabolische Kapazität der kranken Leber kann zu erhöhten Plasmakonzentrationen an Glucocorticoiden und Aldosteron führen. Die erhöhte Aldosteronkonzentration fördert die Retention von Natrium mit kompensatorischer Polydipsie.

2) Die verringerte Umwandlung von Ammoniak zu Harnstoff führt zur Verringerung der täglichen Harnstoffmenge für die Exkretion. Da Harnstoff für die Bildung eines osmotischen Gradienten im Nierenmark wichtig ist, beeinträchtigt dieses die

Fähigkeit zur Harnkonzentrierung. Die unter anderem durch zu hohe Ammoniakkonzentrationen im Blut entstehende Hepatoenzephalopathie kann bei einigen Hunden zwanghafte Polydipsie verursachen.

3) Hypokaliämie tritt häufig bei schweren Lebererkrankungen bei Hunden auf und beeinträchtigt die renale Wasserkonservierung.

7. *Primäre Polyzythämie*

A. Polydipsie und Polyurie werden bei etwa der Hälfte aller an Polyzythämie erkrankten Hunde beobachtet.

B. Der Mechanismus ist unbekannt, jedoch ist die Hemmung der ADH-Freisetzung am Menschen demonstriert worden. Hypoxie des Hypothalamus durch erhöhte Viskosität des Blutes und verringerte Durchblutung kann eine Rolle spielen.

8. *Hyperkalzämie*

A. Polyurie und Polydipsie sind häufig die ersten klinischen Symptome bei Hunden mit Hyperkalzämie.

B. Häufig besteht Polyurie, bevor eine nachweisbare Verringerung der glomerulären Filtrationsrate vorhanden ist. Mögliche Mechanismen sind gestörter Transport von NaCl in der Henleschen Schleife, erhöhte Markdurchblutung mit Auswaschung im Mark gelöster Stoffe und herabgesetzte Wirkung von ADH an den Sammelrohren.

C. Eine chronische Calciumnephropathie ist histologisch charakterisiert durch Calciumablagerung und Entzündung des Interstitiums. Mit der Zeit breiten sich irreversible strukturelle Schäden so weit aus, bis Niereninsuffizienz und osmotische Diurese entstehen.

9. *Nephropathie durch Kaliumverarmung*

A. Hypokaliämie kann infolge prolongierter Verluste durch den Gastrointestinaltrakt, Anorexie, chronischer Lebererkrankungen oder Nierenerkrankungen mit Kaliumverlust entstehen.

B. Hypokäliamie kann zu renaler Dysfunktion, die durch eine verringerte glomeruläre Filtrationsrate gekennzeichnet ist, verminderte Fähigkeit zur Harnkonzentrierung, beeinträchtigte Regulation des Säure-Basen-Haushaltes und Störungen des Natrium-Haushaltes führen.

C. Das Ausmaß des Konzentrationsdefektes hängt ab von der Schwere und der Dauer des Kaliumverlustes.

D. Die verminderte Fähigkeit zur Harnkonzentrierung ist mit dem Verlust der erhöhten Osmolalität des Marks, verminderter Freisetzung von ADH und verminderter tubulärer Ansprechbarkeit auf ADH verbunden.

10. *Verlust des osmotischen Gradienten im Nierenmark*

A. Verlust der hohen Osmolalität (Natrium, Chlorid und Harnstoff) des Marks resultiert aus einer prolongierten Wasserdiurese oder osmotischen Diurese oder einer Behinderung des tubulären Natriumtransportes. Die Diurese erhöht die tubuläre Durchströmung und verringert die Menge an Natrium und Harnstoff, die reabsorbiert werden kann. Zusätzlich wird die Markdurchblutung erhöht, wodurch die Osmolalität des Marks weiter verringert wird.

B. Wenn der kortikopapilläre osmotische Gradient nicht mehr besteht, ist die Fähigkeit zur Harnkonzentrierung schwer beeinträchtigt. Der Verlust der hohen Osmolalität des Nierenmarks verursacht eine Verminderung der Harnkonzentrierung sogar bei Anwesenheit großer Mengen ADH.

- **Iatrogene Ursachen der Polyurie und Polydipsie**

1. Intravenöse Infusionstherapie
2. Ergänzung des Futters mit Salz
3. Medikamentöse Therapie mit
   A. Diuretika,
   B. Glucocorticoiden,
   C. Pharmaka, die einen erworbenen nephrogenen Diabetes insipidus verursachen.

Klinische Beurteilung

1. Bei den meisten Hunden und Katzen mit Polyurie und Polydipsie wird die Diagnose aufgrund von Vorbericht, allgemeiner und spezieller Untersuchung und routinemäßiger Laboruntersuchung gestellt (Abb. 8-2). Bei vielen Krankheiten sind Polyurie und Polydipsie nur eine von mehreren gleichzeitig bestehenden Störungen, so daß diesen Symptomen nur eine geringere Bedeutung zugewiesen werden kann.
2. Viele Besitzer fehlinterpretieren eine erhöhte Harnabsatzfrequenz (Pollakisurie) als vermehrte Harnausscheidung. Ein genaues Nachfragen ist unumgänglich, ein Messen des tatsächlichen Harnabsatzes kann bei der Unterscheidung dieser beiden Zustände hilfreich sein.
3. Bevor vorausgesetzt wird, daß das Tier tatsächlich Polyurie oder Polydipsie aufweist, sollte die tägliche Wasseraufnahme oder die Harnausscheidung gemessen werden. Bei ansonsten offensichtlich gesunden Tieren sollte dies vom Besitzer zu Hause durchgeführt werden. Zuhause ist wahrscheinlich der am besten geeignete Ort, da so die tägliche Wasseraufnahme oder die Harnausscheidung des Tieres in einer familiären Umgebung eingeschätzt werden kann und die Messung nicht durch den Streß einer Hospitalisierung verfälscht wird.

Laboruntersuchungen zur Bestimmung der Fähigkeit zur Harnkonzentrierung

1. Testung der endogenen Kreatinin-Clearance
   A. Mit diesem Test kann die renale glomeruläre Filtrationsrate (GFR) ermittelt und die Menge der ausgeschiedenen gelösten Stoffe und des Proteins eingeschätzt

---

Abb. 8-2 Diagnostisches Procedere bei einem polyurischen Patienten.
spP = scheinbar psychogene Polydipsie, zDI = zentraler Diabetes insipidus, nDI = nephrogener Diabetes insipidus, AoGN = Auswaschung des osmotischen Gradienten des Nierenmarks, NI = Niereninsuffizienz mit osmotischer Diurese.

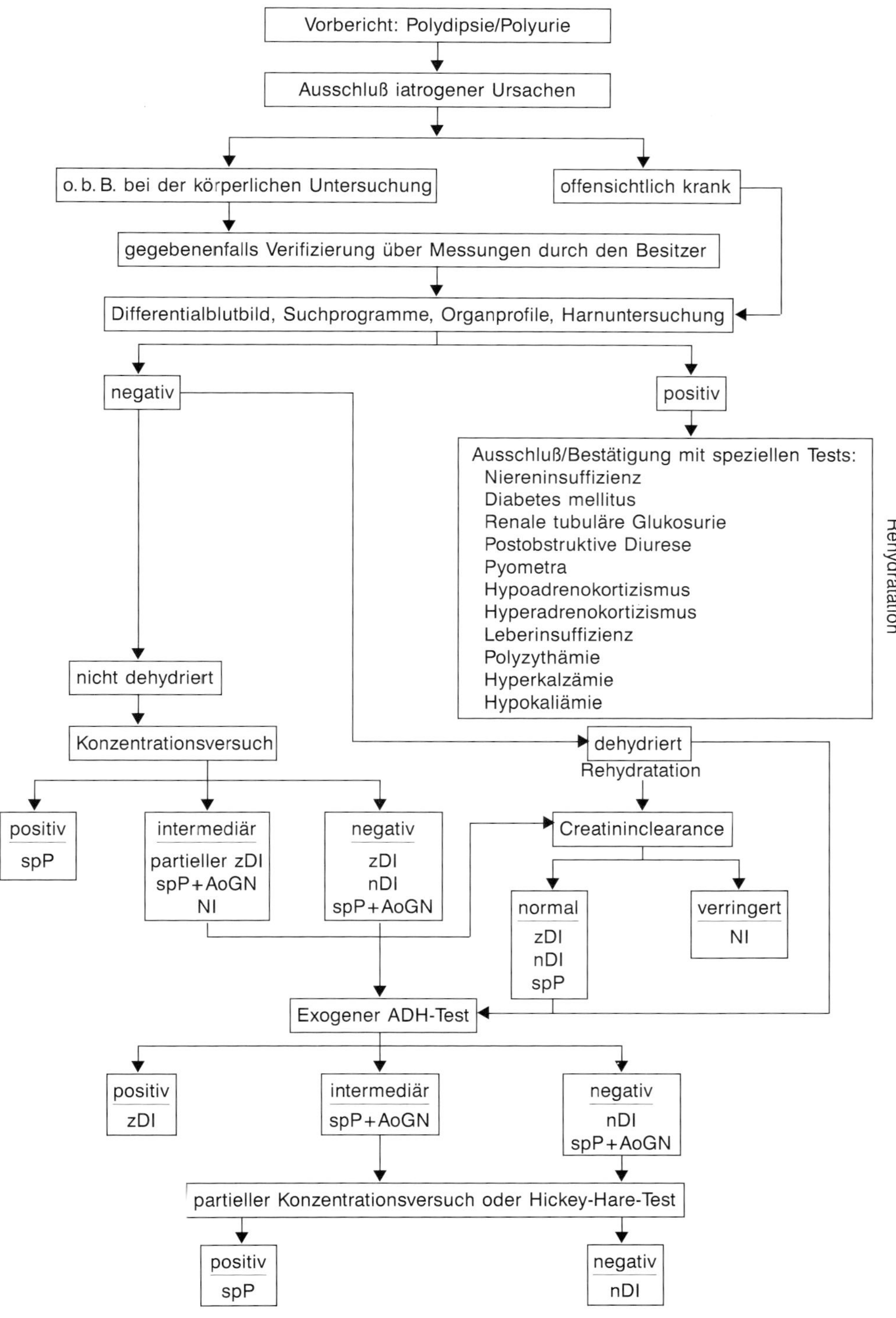
Vorbericht: Polydipsie/Polyurie
Ausschluß iatrogener Ursachen
o. b. B. bei der körperlichen Untersuchung
offensichtlich krank
gegebenenfalls Verifizierung über Messungen durch den Besitzer
Differentialblutbild, Suchprogramme, Organprofile, Harnuntersuchung
negativ
positiv
Ausschluß/Bestätigung mit speziellen Tests:
Niereninsuffizienz
Diabetes mellitus
Renale tubuläre Glukosurie
Postobstruktive Diurese
Pyometra
Hypoadrenokortizismus
Hyperadrenokortizismus
Leberinsuffizienz
Polyzythämie
Hyperkalzämie
Hypokaliämie
Rehydratation
nicht dehydriert
Konzentrationsversuch
dehydriert
Rehydratation
positiv
spP
intermediär
partieller zDI
spP+AoGN
NI
negativ
zDI
nDI
spP+AoGN
Creatininclearance
normal
zDI
nDI
spP
verringert
NI
Exogener ADH-Test
positiv
zDI
intermediär
spP+AoGN
negativ
nDI
spP+AoGN
partieller Konzentrationsversuch oder Hickey-Hare-Test
positiv
spP
negativ
nDI

werden. Der Test ist zur Beurteilung einer Polydipsie und Polyurie indiziert, um eine Niereninsuffizienz bei polyurischen, nicht azotämischen Hunden diagnostizieren zu können. Katzen scheinen eine signifikante Fähigkeit zur Harnkonzentrierung beizubehalten, bis ein schwerer Ausfall der Nierenfunktion besteht. Daher kann bei diesen eine geringe Korrelation zwischen GFR und Vorhandensein oder Abwesenheit einer obligatorischen osmotischen Diurese bestehen. Bei Hunden kann es am besten sein, diesen Test vor einem Wasserentzugstest durchzuführen, um das Risiko einer Dehydratation und ischämischen Nierenschädigung zu vermeiden.

B. Technik

1) Die Harnblase wird geleert, erforderlichenfalls mit einem Katheter.

2) Der Zeitpunkt, zu dem die Harnblase geleert ist, wird notiert.

3) Das genaue Gewicht des Patienten wird festgestellt.

4) Sammle allen Urin, der während des Testes abgesetzt wird. Idealerweise sollte der Test 24 Stunden dauern, um die Genauigkeit zu maximieren, jedoch kann er innerhalb von 6 Stunden abgeschlossen werden, wenn eine sorgfältige Sammlung des Urins erfolgt. Das Tier muß freien Zugang zum Trinkwasser haben, wird aber während des Sammelzeitraumes nicht gefüttert.

5) In der Mitte der Sammelperiode wird eine Serumprobe gewonnen. Alternativ können Proben am Anfang und am Ende der Sammelperiode genommen werden. In diesem Fall werden dann gleiche Mengen von Serum gemischt und zusammen untersucht. Es werden der Kreatininwert und die Osmolalität des Serums untersucht. Wenn gewünscht, können Natrium, Kalium, Chlorid, Phosphat, Harnstoff, Albumin und Globulin bestimmt werden, um die renale fraktionelle Exkretion dieser Substanzen einzuschätzen.

6) Leere die Harnblase am Ende der Studie und addiere diese Harnmenge zu der vorher gesammelten. Eine Katheterisierung ist bei männlichen Tieren erforderlich, während Hündinnen ihre Harnblase oft willkürlich entleeren.

7) Halte den Zeitpunkt fest, zu dem der Urin gesammelt wurde.

8) Wiege das Tier nochmals.

9) Mische den gesamten Harn und messe das Gesamtvolumen. Übersende dem Labor einen Teil der Harnmenge zur Bestimmung des Kreatininwertes und der Osmolalität. Wenn gewünscht, können zusätzlich Natrium, Kalium, Chlorid, Phosphat, Harnstoff und Globulin bestimmt werden.

C. Interpretation

1) Die endogene Kreatinin-Clearance wird durch folgende Formel berechnet:

$$C_{cr} = \frac{\text{Harn}_{cr} \times V}{\text{Serum}_{cr} \times KG},$$

wobei V gleich der Geschwindigkeit der Harnbildung in ml/min und KG gleich dem Körpergewicht in Kilogramm ist.

2) Veröffentlichte Normalwerte für Hunde umfassen 2,98 +/–0,96 ml/min/kg KG, 3,7+/–0,77 ml/min/kg KG und 2,53+/–0,95 ml/min/kg KG.

3) Bei einigen Hunden besteht eine übereinstimmende Tendenz für eine osmotische Diurese, sobald die Nierenfunktion um zwei Drittel abgenommen hat. Damit kann verläßlich erwartet werden, daß Kreatinin-Clearancewerte von weniger als 1 bis 1,5 ml/min/kg KG mit Polyurie einhergehen.

4) Die Berechnung der Clearance von freiem Wasser bietet weitere Informationen zur Entscheidung zwischen osmotischer Diurese und Wasserdiurese. Die Clearance freien Wassers kann mit folgender Formel berechnet werden:

$$C_{H_2O} = V - C_{osm},$$

wobei V gleich der Geschwindigkeit der Harnbildung in ml/min, C_{osm} gleich der osmolaren Clearance und C_{H_2O} gleich der Clearance freien Wassers ist.
Der Wert für V wird durch direkte Messung erhalten und C_{osm} durch folgende Formel berechnet:

$$C_{osm} = \frac{Harn_{osm} \times V}{Serum_{osm}},$$

Wenn der Harn mit dem Plasma isoton ist, ist C_{osm} gleich V und C_{H_2O} gleich Null. Ist der Harn im Vergleich zum Plasma hyperton, ist V kleiner als C_{osm} und C_{H_2O} ein negativer Wert, der die Menge des an gelösten Stoffen freien Wassers, das von den Nieren reabsorbiert worden ist, repräsentiert. Ist der Harn im Vergleich zum Plasma hypoton, ist V größer als C_{osm} und C_{H_2O} ein positiver Wert, der die Menge des Wassers beschreibt, das durch die Nieren ausgeschieden worden ist.

2. Konzentrationsversuch (Wasserentzugstest)

A. Die Hauptindikation ist die Beurteilung der Fähigkeit zur renalen Wasserkonservierung bei Tieren, bei denen systemische Erkrankungen durch Anamnese, klinische Untersuchung und routinemäßige Serum- und Harnuntersuchung ausgeschlossen sind.

B. Der Hydratationsstatus muß während des Testzeitraumes sehr sorgfältig untersucht werden. Kontraindikationen bestehen bei Tieren mit folgenden Störungen:

1) Azotämie
2) Dehydratation
3) Extreme Polyurie (eine relative Kontraindikation)

C. Technik

1) Lasse das Tier Harn absetzen und bestimme exakt das Körpergewicht.

2) Entziehe dem Tier das Trinkwasser, aber ermögliche freien Zugang zu Trockenfutter. Das Futter stellt eine Quelle für Harnstoff dar, der für die maximale renale Konzentrierungsfähigkeit erforderlich ist.

3) Leere die Blase 6 bis 12 Stunden nach Beginn des Tests, um den Residualharn, der vor Beginn des Testes produziert wurde, zu entleeren.

4) Überwache die Hydratation des Patienten und die Harnkonzentration durch Messung so vieler der folgenden Parameter wie möglich

a) Spezifisches Gewicht des Harns
b) Osmolalität des Harns
c) Osmolalität des Serums
d) Verhältnis von Harn/Serum-Osmolalität (U_{osm}/P_{osm})
e) Gesamtprotein im Plasma
f) Kreatinin und BUN
g) Körpergewicht
h) Hautturgor

5) Unterbreche den Test beim ersten Anzeichen einer ausreichenden Harnkonzentrierungsfähigkeit oder einer Dehydratation.

6) Die Anzeichen einer ausreichenden Harnkonzentrierungsfähigkeit bei gesunden Hunden zum Zeitpunkt, wenn sie eine 5%ige Dehydratation (bestimmt durch den Verlust an Körpergewicht) erreicht haben, sind:

a) Das spezifische Gewicht des Harns überschreitet 1,025. Bei 95% aller gesunden Hunde ohne vorher bestehende Polyurie ist das spezifische Gewicht des Harns auf mehr als 1,048 erhöht. Hunde mit vorbestehender Polyurie haben ein unterschiedlich ausgewaschenes Nierenmark, wodurch eine maximale Konzentrierung verhindert wird. Vieler dieser Hunde weisen trotzdem ein spezifisches Harngewicht von 1,025 auf.

a) Die Schwankungsbreite der Osmolalität des Urins beträgt bei gesunden Hunden 1 768 bis 2 739 mosm/kg.

b) das U_{osm}/P_{osm}-Verhältnis schwankt bei normalen Hunden zwischen 5,7 und 8,5.

Hunde mit Einschränkungen der renalen Konzentrierungsfähigkeit können unfähig sein, ihren Harn über ein spezifisches Gewicht von 1,025 zu konzentrieren. Werte über 1,025 deuten darauf hin, daß die Hypophysen-Nieren-Achse in einem Ausmaß reagieren kann, durch das eine Polyurie eingeschränkt wird. Bei Hunden mit psychogener Polydipsie sollte das spezifische Gewicht über diesen Wert steigen, wenn keine koexistierende Erkrankung oder Auswaschung des Nierenmarks vorliegt.

8) Indikatoren der Dehydratation

a) Akuter Gewichtsverlust ist ein Hauptzeichen einer Dehydratation. Wenn das Tier $\geq 5\%$ seines Körpergewichtes verloren hat, wird der Test unterbrochen.

b) Eine Erhöhung der Konzentration der gesamten im Plasma gelösten Stoffe über den Grundwert deutet auf eine Dehydratation hin.

c) Veränderungen des Hämatokrit-Wertes sind unzuverlässig.

d) Veränderungen des Hautturgors sind sehr subjektiv und unzuverlässig. Die Interpretation hängt ab von der Erfahrung des Untersuchers, der Kenntnis des Hautturgors vor Beginn des Testes, der Menge des vorhandenen subkutanen Fettes und der Körperstelle, an der der Hautturgor gemessen wird.

e) Kreatinin und BUN-Werte werden im Verlauf eines ordnungsgemäß durchgeführten Wasserentzugstestes selten bestimmt.

f) Eine extreme Dehydratation durch Verlust von reinem Wasser kann Symptome einer Hyperosmolalität verursachen (Lethargie bis Koma, Zittern, Speicheln und Krämpfe). Ein starker Verlust von Natrium und Wasser kann Symptome einer Hypovolämie hervorrufen (Tachykardie, schwacher Puls, Kälte der Extremitäten, Schwäche, Depression).

3. Depot-ADH-Test

A. Indiziert, um einen zentralen von nephrogenem Diabetes insipidus und anderen Erkrankungen nach negativen Ergebnissen des Konzentrationsversuches abzugrenzen.

B. Technik

1) Appliziere 5 E Vasopression-Tannat-Ölsuspension i. m.

2) Eine Verringerung des Harnvolumens und des Durstes sollte innerhalb von 2 bis 4 Stunden auftreten.

3) Leere die Harnblase des Hundes 7 bis 8 Stunden nach der Applikation, um den Residualharn in der Blase zu Beginn des Testzeitraums zu entfernen.

4) Sammle Urinproben (via Katheter, wenn erforderlich) 9 und 12 Stunden nach der Applikation.

C. Interpretation

1) Normale Hunde zeigen die stärkste Reaktion auf Depot-ADH nach 9 bis 12 Stunden und erhöhen das spezifische Gewicht ihres Harns auf Werte zwischen 1,028 und 1,057.

2) Hunde mit Hyposthenurie (spezifisches Gewicht des Harns von 1,001 bis 1,007), deren spezifisches Harngewicht nach ADH-Injektion auf mehr als 1,012 steigt, haben eine signifikante Reaktion, die auf einen partiellen oder vollständigen zentralen Diabetes insipidus hindeutet.

3) Bei Hunden mit lange bestehender Polyurie und Auswaschung des Nierenmarks kann die Reaktion auf eine Injektion noch nicht diagnostisch beweisend sein. Bei diesen Hunden können wiederholte Injektionen in 24- bis 48stündigen Intervallen über mehrere Tage zu einem progredienten Anstieg des spezifischen Gewichtes des Harns führen. Während dieses Zeitraums sollte der Hund mit einem Futter mit hohem Protein- und ausreichendem Natriumgehalt gefüttert werden, um osmotisch wirksame Stoffe für das medulläre Interstitium bereitzustellen.

4. Test mit wäßrigem ADH

A. Wie der Depot-ADH-Test ist dieser Test indiziert, um einen zentralen von nephrogenem Diabetes insipidus und anderen Erkrankungen zu differenzieren. Jedoch kann er in kürzerer Zeit als der Depot-ADH-Test abgeschlossen werden.

B. Technik

1) Entleere die Blase durch Plazierung eines Verweilkatheters.

2) Appliziere 10 mE von wäßrigem ADH/kg KG i. v. über einen Zeitraum von 60 Minuten. Fünf Einheiten von frischem wäßrigem ADH werden zu einem Liter 5%iger Dextroselösung zugegeben und in einer Geschwindigkeit von 2 ml/kg KG über einen Zeitraum von 60 Minuten appliziert.

3) Sammle Urinproben 30, 60 und 90 Minuten nach Beginn der intravenösen Infusion. Entleere die Blase bei jeder Sammlung vollständig.

C. Interpretation

1) Normale Hunde mit einer Wasserlast zu Beginn der Infusion erreichen ein spezifisches Gewicht des Harns von 1,012 bis 1,033.

2) Hunde mit Hyposthenurie (spezifisches Gewicht des Harns von 1,001 bis 1,007), deren spezifisches Harngewicht nach ADH-Injektion auf mehr als 1,012 ansteigt, haben eine signifikante Reaktion, die auf einen partiellen oder vollständigen Diabetes insipidus hindeutet.

3) Hunde mit Auswaschungen des Nierenmarks zeigen wie beim Depot-ADH-Test eine intermediäre Reaktion.

5. Partieller Wasserentzugstest

A. Der partielle Wasserentzugstest ist indiziert, um Hunde mit Diabetes insipidus von solchen mit Auswaschungen des Nierenmarks durch andere Erkrankungen zu unterscheiden.

B. Technik

1) Die Ad-libitum-Wasseraufnahme des Hundes innerhalb von 24 Stunden wird vom Besitzer mehrere Tage gemessen und der Durchschnitt errechnet.

2) Sobald die tägliche Wasseraufnahme bekannt ist, wird der Besitzer angewiesen, die dem Hund zugängliche Wassermenge so einzuschränken, daß sie 5% bis 10% weniger als die durchschnittliche tägliche Aufnahme während der letzten 3 bis 5 Tage beträgt. Dem Hund wird weiterhin sein normales Futter verabreicht. Die

Menge des bereitgestellten Wassers darf nie weniger als 45 ml/kg KG/Tag betragen (das Minimum des täglichen Erholungsbedarfs gesunder Hunde). Die Wassermenge wird, aufgeteilt auf mehrere Portionen, über den Tag verabreicht, damit verhindert wird, daß der Hund alles auf einmal trinkt und für den Rest des Tages nichts mehr aufnehmen kann.

3) Der Besitzer soll den Hund jeden Morgen sorgfältig wiegen. Außerdem wird dem Besitzer gezeigt, wie er die Anzeichen einer Dehydratation erkennen kann, die er zusammen mit signifikantem Gewichtsverlust unverzüglich dem Tierarzt berichten muß.

4) Allmähliche Einschränkung der Wasseraufnahme zusammen mit der versorgung mit Protein (für die Harnstoffproduktion) und Salz im Futter soll den Wiederaufbau eines kortikomedullären osmotischen Gradienten über einen Zeitraum von mehreren Tagen ermöglichen. Dieser Prozeß kann bei einigen Hunden durch die Applikation von Depot-ADH alle 24 bis 48 Stunden verstärkt werden. Diese Hunde müssen sorgfältig auf Anzeichen sowohl eines Wasserentzugs als auch einer Wasservergiftung überwacht werden.

6. Hickey-Hare-Test

A. Der Hickey-Hare-Test ist aus der Humanmedizin für den Gebrauch bei Hunden als Alternative zum Wasserentzugstest adaptiert worden. Er ist indiziert zur Differenzierung von Erkrankungen mit Polydipsie und Auswaschung des Nierenmarks vom Diabetes insipidus, nachdem der exogene ADH-Test negative Ergebnisse erbracht hat. Er basiert auf dem Prinzip, daß die intravenöse Applikation von hypertoner Kochsalzlösung die hypothalamische ADH-Freisetzung als Reaktion auf die Erhöhung der Plasmaosmolalität induziert, was zu einer Verringerung der Harnbildung führt.

B. Technik

1) Eine Wasserlast wird durch Applikation von 20 ml/kg KG von lauwarmem Wasser via Magensonde erreicht.

2) Ein Verweilkatheter wird in der Harnblase plaziert, diese wird entleert, und dann wird die Harnbildung gemessen (ml/min).

3) Appliziere 2,5%ige Natriumchloridlösung i. v. in einer Geschwindigkeit von 0,25 ml/kg KG/min über 45 Minuten.

4) Notiere das Harnvolumen alle 15 Minuten während der Infusion und 45 Minuten nach der Infusion.

5) Die Serumosmolalität wird am Anfang und am Ende der Infusion gemessen.

C. Interpretation

1) Die normale Reaktion ist eine Verringerung der Geschwindigkeit der Harnbildung während des Testes. Bei zentralem oder nephrogenem Diabetes insipidus bestehen entweder keine Veränderungen, oder es tritt eine Erhöhung der Harnproduktion auf. Bei anderen Erkrankungen, die durch eine Auswaschung des Nierenmarks kompliziert werden, sollte die Applikation von NaCl helfen, den kortikomedullären osmotischen Gradienten wiederherzustellen und eine Verringerung der Harnbildung ermöglichen, ebenso wie eine Erhöhung der Harnosmolalität.

2) Die Serumosmolalität sollte am Ende der Infusion steigen, um zu dokumentieren, daß ein effektiver Stimulus für eine endogene ADH-Freisetzung bestanden hat.

3) Infusionen von hypertoner Kochsalzlösung können bei Tieren mit kardiopulmonalen Erkrankungen kontraindiziert sein. Tiere, die ihre Harnbildung nicht verringern können, entwickeln eine signifikante Hypernatriämie (Hyperosmolalität) mit Symptomen von Lethargie bis Koma, Zittern, Speicheln und Krämpfen. Die Behandlung besteht in der Applikation von Schleifendiuretika und 5%iger Dextroselösung i. v.

Literatur

Breitschwerdt, E. B.: Clinical abnormalities of urine concentration and dilution. Compend. Contin. Educ. Pract. Vet. **3**(5), 414–422 (1981).

Freudiger, U., Grünbaum, E.-G., und Schimke, E. (Hrsg.): Klinik der Hundekrankheiten. 2. Aufl. Gustav Fischer Verlag, Jena–Stuttgart 1993.

Grauer, G. F.: The differential diagnosis of polyuric-polydipsic diseases. Compend. Contin. Educ. Pract. Vet. **3**(12), 1079–1085 (1981).

Hardy, R. M.: Disorders of water metabolism. Vet. Clin. North Am. **12**(3), 353–373 (1982).

Hardy, R. M., and Osborne, C. A.: Water deprivation and vasopressin concentration tests in the differentiation of polyuric syndromes. In: Kirk, R. W. (Ed.): Current Veterinary Therapy VII. W. B. Saunders, Philadelphia 1980.

Schmidt, V., und Horzinek, M. Ch. (Hrsg.): Krankheiten der Katze. Bd. 2. Gustav Fischer Verlag, Jena–Stuttgart 1993.

Teil II: Störungen der Organsysteme

Kapitel 9. **Störungen des Herz-Kreislauf- und Atmungssystems**

(John D. Bonagura und Larry Berkwitt)

Mit Störungen des Kreislaufsystems und der Lunge sind bestimmte Problem assoziiert, einschließlich anamnestischer Hinweise und besonderer Befunde bei der körperlichen Untersuchung und der Laboruntersuchung [10, 40, 41, 95]. Anamnestische Hinweise sind chronisches Niesen, Husten und Synkopen. Typische Befunde bei der klinischen Untersuchung sind Herzgeräusche, Rasselgeräusche der Lunge und Tachypnoe. Besondere Befunde, die sich aus Labor- und Röntgenuntersuchung ergeben und bei Herz- oder Lungenkrankheiten auftreten, sind Hypoxämie und erhöhte Lungendichte. In vielen Beispielen sind die Symptome von Erkrankungen des Kreislauf- oder Atmungssystems so ähnlich, daß eine ätiologische Diagnose erst nach einer umfassenden klinischen Untersuchung gestellt werden kann. In diesem Kapitel soll dem praktizierenden Tierarzt ein Rahmen zur Bestimmung der Ursache der Symptome, die bei Funktionsstörungen des Kreislauf- oder Atmungssystems auftreten, an die Hand gegeben werden. Zwecks einer größeren Klarheit der Diskussion haben wir diese Symptome willkürlich nach Vorbericht, klinischer Untersuchung, Labor und Röntgen eingeteilt.
Die Behandlung dieser Probleme basiert auf der Kenntnis der Ätiologie. In diesem Kapitel betonen wir immer wieder das Stellen einer korrekten Diagnose. Die Grundsätze der Therapie werden beschrieben, der Leser wird jedoch gebeten, andere Quellen für detailliertere Therapiebeschreibungen zu Rate zu ziehen. Die meisten Quellenangaben am Ende dieses Kapitels betreffen Therapieansätze bei speziellen Erkrankungen des Kreislauf- oder Atmungssystems. Wir haben eine Tabelle mit Pharmaka und deren Dosierungen als allgemeine Richtlinie eingefügt (Tabelle 9-1). In allen Fällen sollte der Kliniker die pharmazeutischen Informationen des Herstellers und andere sachdienliche Quellen auswerten, bevor er ein Arzneimittel appliziert.

Symptome nach dem Vorbericht

• Niesen, Nasenausfluß und Epistaxis

Definitionen und Ursachen

1. Niesen, Nasenfluß und Epistaxis sind Symptome einer Erkrankung der Nasenhöhlen und paranasaler Gewebe [10, 26, 40, 101]. Diese Probleme können mit gleichzeitigen Erkrankungen der tiefen Atemwege assoziiert oder ein Symptom bei Koagulopathien oder andereren systemischen Erkrankungen sein.

Tabelle 9-1 Dosierungen von Pharmaka, die häufig zur Therapie kardiopulmonaler Erkrankungen verwendet werden

• **Antiarrhythmika**	
Propranolol	0,04–0,06 mg/kg (i.v.) Katze: 2,5–5 mg alle 8 Stunden (p.o.) Hund: 1–2 mg/kg alle 8 Stunden
Lidocain	Hund: 2–8 mg/kg (i.v.) über einen 10minütigen Zeitraum Hund: 25–75 (gelegentlich bis zu 100) µg/kg/min in einer konstanten Geschwindigkeit durch intravenöse Infusion Katze: 0,25–0,75 mg/kg (i.v.) über einen 3–5minütigen Zeitraum
Procainamid	Hund: 2 mg/kg (i.v.) bis zu einer maximalen Gesamtdosis von 20 mg/kg über einen 30minütigen Zeitraum Hund: 8–20 mg/kg (i.m., p.o.) alle 6–8 Stunden
Quinidinsulfat oder -gluconat	Hund: 6–16 mg/kg alle 8 bis 6 Stunden (i.m., p.o.)
Tocainid	Hund: 10–20 mg/kg
Phenytoin	Hund: 50–100 mg (i.v.) Hund: 8–15 mg/kg alle 8 Stunden (p.o.)
Digitalis (s. u.)	
Diltiazem	Hund: 0,5–1,3 mg/kg alle 8 Stunden (p.o.) Katze: 0,5–2 mg/kg alle 8 Stunden (p.o.)
Verapamil	Hund, Katze: 0,05 mg/kg, alle 10–30 min bis zu einer maximalen Gesamtdosis von 0,15 mg/kg (i.v.)
Schnelle orale Digitalisierung:	Hund: 0,02–0,06 mg/kg verteilt auf 2 Gaben im Abstand von 12 Stunden
Schnelle intravenöse Digitalisierung:	0,01–0,02 mg/kg; appliziere die Hälfte der berechneten Dosis, warte 30–60 min und appliziere ein Viertel der Dosis; warte 30–60 min und appliziere erforderlichenfalls den Rest der Dosis
Digitoxin (Hund)	
orale Erhaltungsdosis:	0,04–0,1 mg/kg, verteilt auf 2- oder 3mal täglich
schnelle i.v. Digitalisierung:	0,01–0,03 mg/kg; Applikation wie für Digoxin
Furosemid alle 6–8 Stunden	2–4 mg/kg (i.v., i.m., s.c., p.o.), erforderlichenfalls Wiederholung nach 12 oder 8 Stunden
Hydrochlorothiazid	2–4 mg/kg (p.o.), einmal oder zweimal täglich
Chlorothiazid	20–40 mg/kg
• **Pharmaka zur Therapie bei Herzinsuffizienz und Lungenödem**	
Sauerstofftherapie	40%–60% (vermeide 60% länger als 24 Stunden)
Morphin	Hund: 0,1–0,25 mg/kg (i.v., i.m., s.c.)
Acepromazin	Katze: 0,1–0,5 mg/kg (s.c.)
Aminophyllin	6–10 mg/kg (i.v. < s.q., p.o.) alle 8 Stunden
Digitalisglykoside	
Digoxin-Initialdosis	Hund: 0,0055–0,011 mg/kg (i.v.), jede Stunde bis zu einer maximalen Gesamtdosis von 0,02 mg/kg (mit EKG-Überwachung), nur i.v. Beginne mit der oralen Therapie 12 Stunden später; orale Methode: zweimal die Erhaltungsdosis für 24–48 Stunden (s. u.)

Tabelle 9-1 (Fortsetzung)

Digoxin-Erhaltungsdosis	Hund: 0,0055–0,011 mg/kg alle 12 Stunden oder 0,22 mg/m^2 Körperoberfläche alle 12 Stunden Katze: Elixier (0,05 mg pro ml) 0,0035–0,0055 mg/kg ein- oder zweimal täglich; Tablette (0,125 mg): eine Viertel Tablette ein- oder zweimal täglich
Digitoxin	Hund: 0,02–0,03 mg/kg alle 8 Stunden
Furosemid	Hund: 2–6 mg/kg; bei Bedarf Wiederholung alle 8–12 Stunden (i.v., i.m., s.c., p.o.) Katze: 1–4 mg/kg; bei Bedarf Wiederholung alle 12 Stunden (i.v., i.m., s.c., p.o.)
Spironolacton	2–6 mg/kg täglich
Triamteren	2–4 mg/kg täglich
Dobutamin	Hund: 2,5–20 µg/kg/min (i.v.), konstante Infusionsgeschwindigkeit
Dopamin	2–10 µg/kg/min
Nitroglycerin-Salbe (2%ig)	(–25 mm) kutan, alle 12 bis 8 Stunden
Nitroprussidnatrium	5–20 µg/kg/min (i.v.), konstante Infusionsgeschwindigkeit
Hydralazin	1–3 mg/kg alle 12 Stunden, p.o. (Initialdosis 0,5 mg/kg)
Prazosin	0,5–2 mg/kg alle 12 bis 8 Stunden
Captopril	1–2 mg/kg alle 12 bis 8 Stunden
Amrinon	Hund: 1–3 mg/kg (i.v.), gefolgt von 30–100 µg/kg/min via Infusion
• **Pharmaka zur Therapie von Lungenerkrankungen**	
Bronchodilatatoren	
Aminophyllin	s. o.
Quibron (Theophyllin plus Guaifenesin)	Dosis für Theophyllin: 6–10 mg/kg alle 8 bis 6 Stunden
Terbutalin	1,25 bis 5 mg alle 12 bis 8 Stunden
Hustendämpfende Pharmaka	
Dextromethorphan	2 mg/kg alle 8 bis 6 Stunden
Dihydrocodeinon	Hund: 1,25–10 mg alle 12 bis 8 Stunden
Dihydroxycodeinon	Hund: 1,25–10 mg alle 12 bis 8 Stunden
Codein	Hund und Katze: 1–2 mg/kg alle 12 bis 8 Stunden
• **Pharmaka zur Behandlung eines Herz-Kreislauf-Stillstandes**	
Natriumhydrogencarbonat	0,5–1 mg/kg (i.v.)
Adrenalin	intrakardial 6–20 µg/kg, i.v. 0,05–0,2 mg/kg
Dopamin	2–10 µg/kg/min (i.v.)
Metaraminol	1–5 mg/kg (i.v.)
Atropinsulfat	0,02–0,04 mg/kg
Kristalloide Lösungen	20–40 ml/kg
Doxapram	1–4 mg/kg (i.v.)
Mannitol (20%)	1-2 g/kg (i.v.)
Antiarrhythmika	s. o.

2. Niesen wird reflektorisch durch Irritation der Zilien in der Nasenhöhle ausgelöst. Häufig wird es von Nasenausfluß begleitet. Akutes, paroxysmales Niesen tritt häufig bei Infektionen, intranasalen Fremdkörpern, Allergien, Hämorrhagien oder Verletzungen auf. Chronisches Niesen kann verursacht sein durch unbewegliche Zilien oder Gaumenspalten bei Neugeborenen, Schluckstörungen, vorheriges Trauma, Fremdkörper, allergische Rhinitis, Infektionskrankheiten, Zahnwurzelabszesse, Osteomyelitis, Parasiten, Polypen, Tumoren der paranasalen Passagen, Polyzythämie oder paraneoplastisches Syndrom. Akute Krankheiten können zu chronischen Sekundärerkrankungen der Nase führen. Dies kann bei Katzen mit Viruskrankheiten (Herpesvirusinfektionen) der oberen Atemwege auftreten, besonders wenn eine Immunsuppression durch das Feline Leukose-Virus (FeLV), Feline Immunschwäche-Virus (FIV) oder Feline infektiöse Peritonitis vorliegt. Kryptokokkose kann bei der Katze die Ursache einer chronischen Erkrankung der Nase sein. Zwar kommt Kryptokokkose beim Hund nicht vor, aber Aspergillose und Infektion mit *Penicillium*-Arten sind relativ bedeutsame Ursachen chronischer Nasenerkrankungen. Andere Ursachen einer chronischen Sinusitis beim Hund sind lymphoplasmazytäre Infiltration [21] und Befall mit *Rhinosporidium* [2, 34] und *Capillaria* [37]. Anatomische Fehlbildungen mit unzureichender Drainage der Sinus oder der Choanen wie auch nasopharyngeale Polypen [40] sind bei Katzen als Ursachen für Niesen, Nasenausfluß oder schnarchende Atmung bekannt.

3. Nasenausfluß wird nach Art, Dauer und Symmetrie (uni- oder bilateral) beurteilt.

A. Der Ausfluß kann serös, mukopurulent, serös-blutig oder blutig (Epistaxis) sein. Seröser Ausfluß kann durch Fremdkörper, Allergien oder Virusinfektionen verursacht sein. Infektionen der tiefen Atemwege können bilateralen mukopurulenten Ausfluß hervorrufen oder zu sekundärer Sinusitis führen. Epistaxis tritt bei Traumata, Infektionen, Tumoren, Hypertonie oder Koagulopathien auf. Patienten mit Thrombozytopenie, Thrombozytopathie, Polyzythämie oder Dysproteinämie zeigen häufig Epistaxis. Heftiges Niesen infolge intranasaler Fremdkörper kann ebenfalls zu kurz andauerndem Nasenbluten mit minimaler Abnahme des Hämatokritwerts führen. Umgekehrt können Koagulopathien eine verlängerte Blutung mit Entwicklung einer mäßigen bis schweren Anämie hervorrufen.

B. Nasenausfluß kann unilateral oder bilateral sein. Einseitiger Ausfluß wird durch Läsionen, die nur eine Seite des Nasenseptums betreffen, verursacht. Ätiologisch kommen Fremdkörper, frühes Stadium einer Infektion oder Neoplasien in Betracht. Bilaterale Ausflüsse entstehen bei Infektionen der tieferen Luftwege, z. B. bei Pneumonie oder bei diffusen Erkrankungen der Nase und Nasennebenhöhlen. Ursachen eines bilateralen Nasenausflusses sind Koagulopathien, chronische Infektionen mit Bakterien oder Pilzen, Osteomyelitis und Neoplasien.

C. In der Praxis bestimmen Art und Dauer des Nasenausflusses häufig, ob eine symptomatische Behandlung oder eine genaue Bearbeitung des Falles durchgeführt wird. Akuter Nasenausfluß und Niesen mit offensichtlicher Ursache wie Trauma, Inhalation von Fremdkörperteilchen, feline oder canine Infektionen der oberen Atemwege werden gewöhnlich symptomatisch behandelt. Einem chronischen Nasenausfluß liegen möglicherweise Polypen, Neoplasien, Fremdkörper, periodontale Abszesse, Osteomyelitis, chronische Sinusitiden, Allergien oder Immunsuppression zugrunde. Daher sollten diese Patienten umfassend klinisch untersucht werden.

Diagnose

1. Die klinische Untersuchung liefert wichtige Hinweise auf die Ursache der Erkrankung der Nasenhöhlen. Tiere mit Nasenausfluß niesen und würgen meist. Möglicherweise tritt auch Husten als Ergebnis eines Abflusses von Sekret in den Rachen auf. Es kann sich eine absteigende lobäre Pneumonie entwickeln. Konjunktivitis und Epiphora sind häufige Begleiterscheinungen und können unilateral auf der betroffenen Nasenseite auftreten. Bei Katzen mit chronischer Herpesvirusinfektion sind häufig die Augen betroffen, und es treten z. B. Ulzerationen der Kornea, Konjunktivitis und Chemosis auf. Weitere Symptome von ätiologischer Bedeutung sind Fieber, Lymphadenopathie, Schwellungen oder Fehlhaltungen des Kopfes, Vergrößerung der Tonsillen, blutiger Nasenausfluß und systemische Krankheitssymptome. Besonders neurologische Symptome legen die Vermutung nahe, daß sich die Erkrankung der Nasennebenhöhlen durch die Lamina cribrosa ausgeweitet hat und das Gehirn einbezogen ist. In vielen Fällen körperlicher Störungen ist eine vollständige Untersuchung des Patienten erforderlich. Umgekehrt erscheint bei klassischen, akuten Symptomen einer Allergie oder Virusinfektion der oberen Luftwege eine symptomatische Therapie vernünftig [40, 77].
2. Bewertung der Blutuntersuchung

A. Die Ergebnisse des Differentialblutbildes können von der Norm abweichen, sind aber meist unspezifisch. Polycythaemia vera geht mit Niesen und Epistaxis durch Veränderungen der Mikrozirkulation einschließlich Überfüllung der Kapillaren und Störung der Thrombozytenfunktion einher. Anämie kann bei chronischen systemischen Erkrankungen vorkommen und das Nasenbluten begleiten. Leukozytose deutet auf Streß oder Entzündungen infolge von Traumata, Infektionen oder Neoplasien hin.

B. Erhöhungen des Serumproteins, besonders der Globulinfraktion bei nicht dehydratierten Patienten, können bei entzündlichen Erkrankungen festgestellt werden. Eine monoklonale Gammopathie durch Plasmozytom oder lymphoretikuläre Erkrankungen kann zu Thrombozytopathien und daraus folgender Epistaxis führen. Eine polyklonale (oder monoklonale) Gammopathie wird bei Tieren mit chronischer Ehrlichiose oder Herzwürmern beobachtet. Letztere können eine Lungenthrombose verursachen, die zu vorübergehender Hämoptoe und Epistaxis führt.

C. Ein Hämostase-Suchprogramm mit Untersuchung der Thrombozytenfunktion ist für die Bewertung von Epistaxis angezeigt. Bei Vorliegen einer Thrombozytopenie sollten serologische Untersuchungen auf Ehrlichiose, Rocky Mountain spotted fever, disseminierte intravasale Gerinnung und Immunopathien folgen.

D. Andere hämatologische Tests, wie Titer in der Immundiffusion gegen *Cryptococcus*, *Aspergillus* oder *Penicillium*, ELISA auf Vorliegen von FeLV/FIV sowie biochemische Screeningprogramme können bei systemischen Erkrankungen angezeigt sein.

3. Röntgenologische Untersuchungen, d. h. Röntgenbilder des Schädels, aufgenommen am narkotisierten Tier, sind bei chronischen Erkrankungen immer indiziert [40]. Für eine umfassende Bewertung sind Aufnahmen der Nasenhöhlen von ventrodorsal, lateral, frontal und mit geöffnetem Mund erforderlich. Hervorstechende Veränderungen sind erhöhte Flüssigkeitsdichte, Asymmetrie, Schwellungen oder Läsionen durch Raumforderungen, Verlust der Struktur der Concha nasalis und Knochenzerstörung.

A. Eine erhöhte Flüssigkeitsdichte kann durch Infektionen, Blutungen, Fremdkörper, Polypen oder Tumoren (besonders wenn die Verschattungen nahe der kaudalen Nasenhöhle liegen) ausgelöst sein.

B. Der Verlust der Struktur der Concha nasalis, Umfangsvermehrungen und Zerstörung der Knochen lassen auf Neoplasien schließen. Allerdings können auch chronische Infektionen diese Veränderungen hervorrufen.

C. Die Zahnwurzeln müssen sorgfältig auf das Vorliegen von Abszessen untersucht werden.

D. Knochenschwund ist eine Indikation für eine Endoskopie der Nase mit Biopsie oder eine Probeöffnung der Nasenhöhlen und -sinus.

4. Die Untersuchung der Nasenhöhlen, Zytologie des bei einer Nasenspülung gewonnenen Materials, Kultur des Nasensekrets mit Resistenztest der Erreger werden im allgemeinen erst nach den Röntgenaufnahmen durchgeführt, um Artefakte auf den Aufnahmen zu verhindern.

A. Ein Otoskop mit Lichtquelle oder ein Arthroskop werden zur Untersuchung der rostralen Nasenhöhlen verwendet, da gelegentlich auf diese Weise ein Fremdkörper oder Pilzwachstum festgestellt werden kann. Ein Dentalspiegel oder bei größeren Hunden ein zurückgebogenes fiberoptisches Endoskop wird verwendet, um die kaudalen Abschnitte der Nase auf Neubildungen, Fremdkörper oder Obstruktion der Choanen zu überprüfen.

B. Mittels eines Gazetupfers oder einer Spülung der Nasenhöhlen kann Probenmaterial für Kulturen und Zytologie gewonnen werden [40, 63, 101]. Es kann auch eine kleine Biopsiepinzette verwendet werden, um Mukosaproben zu erhalten, oder es kann ein Trepan benutzt werden, um aus den Nasenhöhlen oder -nebenhöhlen Biopsiematerial zu gewinnen. Die Gewinnung dieser Proben wird röntgenologisch überwacht [13].

C. Das Nasensekret wird kulturell sowohl auf Pilze als auch auf Bakterien untersucht. Für die mikroskopische Untersuchung von *Cryptococcus neoformans* empfiehlt es sich, ein Tuschepräparat herzustellen. Reichliche Spülung mit steriler Kochsalzlösung kann bei chronischen Nasenerkrankungen zeitweilig durch Öffnen der Luftwege und Entfernung des Exsudats den Zustand bessern.

D. Der periodontale Raum wird bei Hunden mit Zahnerkrankungen auf Vorhandensein einer oronasalen Fistel untersucht.

5. Die zytologische Untersuchung von Aspirat vergrößerter regionärer Lymphknoten, das mit einer feinen Kanüle gewonnen wurde, kann aufschlußreich sein.

6. In manchen Fällen von chronischem Nasenausfluß kann ohne chirurgische Exploration der Nasenhöhlen keine Diagnose gestellt oder Therapie durchgeführt werden. Während des Eingriffs werden Proben für die kulturelle und histopathologische Untersuchung genommen. Manchmal kann eine Aspergillose nur durch Nachweis der in das Gewebe eindringenden Hyphen diagnostiziert werden. Tumoren einschließlich Polypen, Karzinome, Fibrosarkome und Osteosarkome werden durch Biopsie diagnostiziert. Polypen können mit dieser Technik gleich entfernt werden. Wenn kein Verdacht auf Neoplasien besteht, kann die affizierte Schleimhaut chirurgisch entfernt, ein Drain gelegt oder ein Drainagetubus für eine weitere Therapie plaziert werden.

Therapie

1. Das Management einer akuten Erkrankung der Nasengänge richtet sich nach der Ätiologie und besteht gegebenenfalls in symptomatischer Therapie [1, 13, 21, 26, 37, 40, 77, 101].
2. Die Behandlung chronischer Mykosen umfaßt medikamentöse und chirurgische Therapie. Verschiedene Antimykotika einschließlich Amphotericin B, Thiabendazol, Jod, Ketokonazol und andere Imidazole und Flucytosin sind zur Behandlung einer Aspergillose oder Kryptokokkose der Nase verwendet worden.
3. Die Behandlung maligner Nasentumoren kann entmutigend sein. Es sind verschiedene Kombinationen aus Chirurgie, Chemotherapie und Strahlentherapie angewendet worden, wobei die Strahlentherapie häufig die effektivste Methode ist [1, 26].
4. Die Behandlung einer chronischen Nasenerkrankung kann nur erfolgreich sein, wenn eine exakte Diagnose gestellt wurde.
5. Ein operativer Eingriff ist bei der Therapie von Polypen oder bei pharyngealen Abflußbehinderungen bei Katzen erfolgversprechend.
6. Antihistaminika und Prednisolon werden bei der Behandlung der allergischen Rhinitis und lymphoplasmazytären Rhinitis eingesetzt.

• Husten

Definition

1. Husten ist ein reflexbedingter Vorgang, der im ganzen Atmungsapparat vom Pharynx bis zu den Alveolen ausgelöst werden kann.
2. Spezifische Hustenrezeptoren finden sich im Pharynx, Larynx, Tracheobronchialbaum und in den kleinkalibrigen Atemwegen.
3. Husten kann ebenfalls durch Veränderungen der Pleura, des Perikards oder des Diaphragmas ausgelöst werden. Pleuraergüsse verursachen bei Hund und Katze jedoch selten Husten.
4. Die Anzahl der Stellen, an denen der Hustenreflex ausgelöst werden kann, ist begrenzt. Die möglichen Ursachen für eine Stimulation des Hustenreflexes sind jedoch zahlreich. Wenn möglich, sollten die Differentialdiagnosen durch Bestimmung der Stelle, an der der Hustenreflex wahrscheinlich ausgelöst wird, durch Anamese und klinische Untersuchung eingeengt werden. Danach kann man mit weiterführenden Untersuchungen zur richtigen Diagnose gelangen. Es folgt eine Aufstellung von Erkrankungen, die entweder Husten oder Atemnot (Dyspnoe) bei Tieren auslösen können.

– *Ätiologie von Husten oder Atemnot (Dyspnoe)*

Erkrankungen der oberen Luftwege [7, 38, 47, 50, 75, 84, 90, 91, 94]

Sinusitis mit Abfluß des Sekretes in den Rachen
Entzündung des Pharynx

Obstruktion der oberen Atemwege
Hyperplasie des weichen Gaumens (häufig mit stenotischen Nasenlöchern vergesellschaftet), nasopharyngeale Polypen
Paralyse oder Kollaps des Larynx
Obstruktion (intraluminale, murale oder extraluminale Kompression), Kollaps oder Ruptur der Trachea
Neubildungen im Mediastinum mit Kompression der Trachea
Erkrankungen des Ösophagus, die zur Aspiration des Ösophagusinhalts führen, oder Dilatation des Ösophagus mit Kompression der Trachea
Lymphadenopathie der Lymphknoten am Lungenhilus (Tumoren, Mykosen, granulomatöse Erkrankungen), die eine Kompression verursachen
Infektion mit *Filaroides osleri*
Tracheitis
Chondromatöses Hämatom der Trachea oder eines Bronchus
Vergrößerung des linken Vorhofes, die zur bronchialen Kompression führt
Kollaps eines größeren Bronchus

Erkrankungen der tieferen Luftwege [3, 6, 8, 17, 23–25, 27, 33, 41, 46, 51, 58, 61, 67–69, 73, 79, 90, 91, 96, 99]

Obstruktion, Irritation oder Entzündung der Bronchen durch:
Bronchitiden (z. B. infektiöse, allergische)
Lungenwürmer (*Filaroides*-Arten, *Aleurostrongylus*, *Paragonimus*, *Capillaria*)
Allergische Bronchialerkrankungen, einschließlich Bronchialasthma
Reizende Stoffe in der Umgebung des Tieres
Brochiektasien als Folge chronischer Bronchitis
Obstruktion der Bronchen durch:
- Kollaps
- Kompression (Herz, Tumoren, Lymphknoten)
- Kongenitale Hypoplasie
- Fremdkörper

Lungenödem durch Linksherzinsuffizienz oder durch nichtkardiogene Ursachen [46, 96]
Dirofilariose [24, 25]
Infektiöse Pneumonie, Abszesse oder Granulome der Lunge [90, 91]
Immunologisch bedingte Erkrankungen der Lunge (einschließlich „allergischer" Pneumonie und eosinophiler Lungeninfiltrate)
Neoplasien der Lunge [5, 8, 26]
Mikrolithiasis der Lunge
Lungenblutungen
Aspirationspneumonie
Granulomatöse Lungenerkrankungen

Erkrankungen des Pleuralraums (*seltene Ursache von Husten*) [11]

Pleuraerguß
Pneumothorax

Zwerchfellhernie
Pleurafibrose

Andere Lungenerkrankungen

Pulmonale Gefäßerkrankungen (Emboli, disseminierte intravasale Koagulation, Herzwürmer) [24]
Lungenfibrose nach Alveolitis, durch Cushing-Syndrom, Alter oder nach anderen Lungenerkrankungen [17, 28, 31]
Restriktive Lungenerkrankungen [17, 31]
Lungenfibrose
Mißbildungen des Brustkorbs
Adipositas
Neubildungen im Abdomen

Verschiedene Ursachen von Hyperpnoe oder Atemnot

Veränderungen des Hämoglobins (Anämie, Methämoglobinämie)
Azidose
Erhöhte Körpertemperatur (Fieber, Hitzschlag)
Neuromuskuläre Schwäche
Schmerzen
Schock
Schädel-Hirn-Trauma, Erkrankungen des ZNS
Hyperthyreose
Cushing-Syndrom [28]
Hypothyreose (Larynxparese) [94]

Diagnose

1. Bei der Differentialdiagnose von Husten sollten die Prädispositionen der jeweiligen Rasse bedacht werden: Zwergrassen – Trachealkollaps; kleine Rassen – chronische Bronchitis und chronische Erkrankungen der Mitralklappe; großwüchsige Rassen – erworbene Kardiomyopathie; Boxer – Herzbasis- und Lungentumoren und Kardiomyopathie; brachyzephale Rassen – obstruktive Erkrankungen der oberen Luftwege. Weibliche Hunde können ein metastasierendes Mammakarzinom entwikkeln. Bei jungen Tieren ist die Wahrscheinlichkeit, an einer Virusinfektion der Lunge zu erkranken, größer als bei älteren. Pleuraergüsse treten bei Katzen häufig auf. Adipositas prädisponiert Tiere für respiratorische Erkrankungen oder kompliziert schon bestehende. Wenn der Patient sowohl Husten als auch erhebliche Atemnot zeigt, konzentriert sich die initiale diagnostische Untersuchung auf die Ursache der Dyspnoe (s. u.). Die diagnostische Datenbasis für Husten variiert in Abhängigkeit von der Dauer des Hustens, dem Vorhandensein systemischer Symptome und den Befunden der klinischen Untersuchung. Offensichtlich kontagiöse Krankheiten (wie infektiöse Tracheobronchitis) oder mechanische Probleme (wie Trachealkollaps) erfordern selten größeren Aufwand zur Stellung einer genauen Diagnose. In anderen Fällen ist ein ausgedehnteres Arbeiten angezeigt, einschließlich Röntgenaufnahmen

des Thorax, Blutbild, Untersuchung auf Mikrofilarien, Kotflotation und -sedimentation, Kultur und Zytologie des Sputums und biochemisches Serumprofil.

2. Anamnese

A. Die Umgebung des Tieres ist von Bedeutung, da manche Zustände, die bei Systemmykosen, Dirofilariose und anderen Erkrankungen auftreten, in bestimmten geographischen Regionen endemisch sind. In einigen Gegenden kann die Luftverschmutzung bedeutend sein. Hunde, die häufig im Freien sind, können durch Fremdkörper und Thoraxtrauma geschädigt sein.

B. Vorherige Erkrankungen, Therapien oder Reaktionen auf frühere Therapien können die Diagnose oder den Behandlungsplan modifizieren.

C. Kontakte mit anderen Tieren oder Krankheitsvektoren sind wichtige Faktoren, die bedacht werden müssen. Jagende Katzen können sich z. B. mit Lungenwürmern infizieren, während Infektiöse Tracheobronchitis häufig bei Zwingerhunden auftritt.

D. Es ist wichtig zu erfragen, welche Schutzimpfungen das Tier erhalten hat oder welche anderen prophylaktischen Maßnahmen (z. B. Herzwurm-Prävention) durchgeführt worden sind.

E. Es muß eine vollständige Beschreibung des Hustens und des assoziierten Atemmusters erfolgen.

1) Zu ermitteln sind: Beginn und Dauer, Progression, auslösende Ereignisse und Art des Hustens; gleichzeitig auftretender Nasenausfluß oder rasselnde Atmung; ob das Tier nachts schlafen kann, Auswirkungen von körperlicher Bewegung oder Aufregung; ob das Tier auch bei der Futteraufnahme hustet und welchen Charakter das etwa vorhandene Sputum hat.

2) Verschiedene Ätiologien können zu ähnlichem Husten führen. Der mit mechanischen Obstruktionen vergesellschaftete Husten tritt häufig nur bei körperlicher Bewegung oder Aufregung in Erscheinung. Das Allgemeinbefinden des Tieres ist ansonsten nicht gestört, und in Ruhe tritt kein Husten auf, obwohl Stenosengeräusche oder schnarchende Atemgeräusche zu hören sein können. Diese sind typisch für Kollaps oder Obstruktion des weichen Gaumens, des Larynx oder der Trachea. Der Husten ist sehr laut (hupender Ton) und paroxysmal.

3) Der Husten, der mit chronischer Bronchitis oder Pneumonie einhergeht, wird ebenfalls durch körperliche Bewegung oder Aufregung verschlimmert und ist häufig am Morgen stärker, da das Tier versucht, den angesammelten Schleim abzuhusten. Bei Pneumonie tritt häufig Fieber auf. Tiere mit Kollaps oder Kompression der Bronchen oder Erkrankungen der kleinen Atemwege können pfeifende Atmung zeigen. Der Besitzer beschreibt den Husten häufig als „trocken" und gibt an, daß das Tier nach den paroxysmalen Hustenanfällen würgt und „versucht zu erbrechen". Da das Tier das abgehustete Material verschluckt, kann über die Art des Sputums meist keine Aussage gemacht werden. Bei Hunden mit Aspirationspneumonie bestehen anamnestische Hinweise auf Erbrechen oder Regurgitation, während es bei Katzen anamnestische Hinweise auf eine Behandlung mit Paraffinöl geben kann.

4) Husten, der mit anderen Erkrankungen des Lungenparenchyms verbunden ist (z. B. Herzwurmerkrankung oder Tumoren), ist häufig trocken und nicht produktiv. Körperliche Bewegung wird nicht vertragen und gleichzeitig kann Gewichtsverlust auftreten.

5) Der Husten bei Herzerkrankungen ist trocken oder feucht, verschlechtert sich bei körperlicher Bewegung und geht mit Atemnot, nächtlichem Umherwandern

und Orthopnoe einher. Wenn sich ein Lungenödem entwickelt, ist der Husten häufig produktiv und mit feuchten oder blasigen, feuchten Rasselgeräuschen vergesellschaftet.

6) Hämoptoe (Bluthusten), die von Hämatemesis (Bluterbrechen) unterschieden werden muß (frage nach Bewegungen der Bauchpresse), tritt bei Tieren selten auf. Meist ist Hämoptoe mit Lungenembolie (Herzwürmer), Tumoren, Verletzungen, Fremdkörpern, Granulomen, fulminanter kongestiver Herzinsuffizienz oder Koagulopathien verbunden, obwohl auch andere Ursachen wie z. B. Infektionen in Frage kommen [6].

7) Husten, der nach Futter- oder Wasseraufnahme auftritt, kann durch Obstruktion der oberen Luftwege, Larynx- oder Pharynxparalyse oder Erkrankungen des Ösophagus mit sekundärer Aspiration bedingt sein.

F. Wenn Tachypnoe oder Atemnot die Hauptbeschwerde darstellt, sollten die Umstände, bei denen sie auftritt, in Erfahrung gebracht werden (z. B. nach körperlicher Bewegung oder andauernd). Es muß bedacht werden, daß manche Hunde selbst unter zur Auslösung eines Hustenreflexes hinreichenden Umständen (z. B. bei Aspirationspneumonie oder im frühen Stadium eines Lungenödems) nicht husten. Jedoch zeigen solche Tiere häufig Atembeschwerden. Brachyzephale Hunde leiden häufig rassebedingt unter Dyspnoe.

G. In der Anamnese sollten auch Informationen über die allgemeine Gesundheit des Tieres erfragt werden, da Husten auch mit systemischen Erkrankungen oder deutlicher Verschlechterung des Allgemeinzustandes verbunden sein kann. Beispiele hierfür sind Systemmykosen, Herzerkrankungen und Lungentumoren.

3. Eine umfassende klinische Untersuchung ist erforderlich, da Husten und Dyspnoe mit multisystemischen Störungen verbunden sein können. Der Kliniker sollte zwar dem Kreislauf- und Atmungssystem besondere Aufmerksamkeit schenken, er darf aber andere Organsysteme nicht außer acht lassen.

A. Führe eine sorgfältige Untersuchung des Herz- und Kreislaufsystems durch. Höre auf Geräusche, Galopprhythmen und Arrhythmien. Fehlen besonderer auskultatorischer Befunde bei kleinwüchsigen Hunden schließt eine Linksherzinsuffizienz praktisch aus. Bei Katzen und Hunderassen, die zu einer Kardiomyopathie neigen, können Herzgeräusche fehlen und Galopprhythmen das einzige Anzeichen einer Herzinsuffizienz sein.

B. Schleimhäute, Augenhintergrund, Lymphknoten, Haut, Milchdrüsen, Abdomen und Ösophagus (falls palpierbar) werden untersucht, da multisystemische Erkrankungen oder Sekundärerkrankungen der Lunge bei chronischem Husten oder Dyspnoe in Erwägung gezogen werden müssen. Überprüfe den Schluck- und Würgereflex, da eine Dysphagie zu Aspiration führen kann.

C. Untersuche das Atmungssystem sorgfältig.

1) Zur Untersuchung von Mundhöhle, Larynx und oberem Tracheobronchialbaum kann eine Sedation oder Allgemeinnarkose erforderlich sein, besonders wenn der Tierarzt die Luftwege mit einem Endoskop oder Bronchoskop besichtigen möchte [7, 65, 94]. Um die motorischen Funktionen von Larynx und Pharynx untersuchen zu können, wird nur eine oberflächliche Narkose gegeben. Die Stellknorpel (Cartilagines arytaenoideae) sollten sich bei manueller Stimulation bewegen.

2) Die oberen Luftwege einschließlich Nasenöffnungen und Pharynx werden mit unbewaffnetem Auge oder mittels eines Endoskops besichtigt.

3) Bei der Palpation der Trachea wird auf mögliche Neubildungen, Kollaps oder sonstige Abweichungen geachtet.

4) Zur Beurteilung der tieferen Luftwege sind Anamnese, Auskultation [10, 17, 60] und weiterführende Untersuchungen, wie z. B. Röntgenuntersuchungen des Thorax, erforderlich. Rasselgeräusche der Lunge deuten stark auf Erkrankungen der kleineren Luftwege, wie z. B. Bronchitis, Lungenfibrose oder Lungenödem, hin. Stenosegeräusche können häufig speziellen Gebieten in den oberen Luftwegen zugeordnet werden.

5) Mittels Perkussion werden Dämpfungen über Pleuraergüssen und Läsionen durch Raumforderungen ebenso wie Atelektase und Hyperresonanz bei Pneumothorax ermittelt.

6) Beobachte das Atemmuster.

a) Inspiratorische Dyspnoe deutet meist auf eine Obstruktion der oberen Luftwege, restriktive Erkrankungen, Lungenfibrose oder Pleuraergüsse hin.

b) Exspiratorische Dyspnoe tritt häufig bei Erkrankungen der tieferen Luftwege auf.

c) Inspiratorische und exspiratorische Dyspnoe wird bei Herzinsuffizienz (Ödem), Neubildungen oder Obstruktion am Brustbein und chronischer Bronchitis beobachtet.

7) Wenn bei Katzen der Thorax nicht komprimiert werden kann oder ein Horner-Syndrom bei einem dyspnoischen Patienten vorliegt, deutet dies auf Neubildung im Mediastinum hin.

4. Röntgenaufnahmen des Thorax sind bei allen Fällen chronischen Hustens erforderlich [5, 12, 41, 62, 88, 89].

A. Die Beurteilung der Herzsilhouette, der großen Gefäße, der Lungenzirkulation und der Venen ist besonders wichtig, wenn der Verdacht auf Herzinsuffizienz, Herzwurmerkrankung oder Lungenembolie besteht. Lungenödem und Kompression des linken Hauptstammbronchus durch einen vergrößerten linken Vorhof sind zwei häufige Gründe für chronischen Husten (s. folgenden Abschnitt über Kardiomegalie). Jedoch führt eine Überbewertung der Herzveränderungen häufig zu der falschen Diagnose Herzinsuffizienz. Die meisten Hunde mit chronischen Atemwegserkrankungen zeigen bei der Röntgenuntersuchung eine mäßige Kardiomegalie (Cor pulmonale), haben aber keine Herzinsuffizienz.

B. Röntgenaufnahmen guter Qualität von dorsoventral und lateral sind erforderlich, um Lunge, Mediastinum, Lymphknoten und Pleuraraum beurteilen zu können. Wenn Anzeichen für eine obstruktive Lungenerkrankung vorhanden sind, sind laterale Aufnahmen sowohl während der Inspiration als auch der Exspiration anzufertigen, da der intrathorakale Kollaps der Trachea und der Bronchen typischerweise während der Exspiration auftritt. Inspiratorische Aufnahmen sind erforderlich, um die Lungen untersuchen zu können. Eine Durchleuchtung kann erforderlich sein, um den dynamischen Kollaps der Luftwege zu dokumentieren. Lateralansichten von links und rechts können notwendig sein, um Raumforderungen umgrenzen zu können.

C. Wenn bei einem Patienten mit Husten ein Pleuraerguß festgestellt wird, liegt der Verdacht auf eine begleitende bronchopulmonale Erkrankung nahe (s. folgenden Abschnitt über Pleuraerguß).

D. Es wird auf eine Erhöhung der Lungendichte geachtet. Sie kann definiert werden durch:

1) intrapleurale oder intrapulmonale Lage,

2) Verteilung (z. B. kranioventral, multifokal, rechter Lobus, perihilär, disseminiert),

3) Verteilungsmuster der verdichteten Zonen (z. B. alveolär, interstitiell-linear oder -nodulär, peribronchial),

4) mögliches Vorliegen eines Kollaps der Luftwege oder einer Obstruktion,

5) Vorhandensein oder Fehlen einer mediastinalen Verbreiterung oder Veränderungen der Dichte (s. folgenden Abschnitt über Erhöhung der Lungendichte).

6) Anzeichen für eine Lymphadenopathie (z. B. Mykosen, Lymphom, granulomatöse Erkrankungen).

5. Veränderungen des Blutbildes lassen auf Infektionen, Entzündung oder Nekrose schließen. Eosinophilie ohne Vorliegen eines Befalls mit Darm- oder Ektoparasiten deutet auf Herzwurmerkrankung, Lungenwürmer, allergische Bronchitis, Lymphom, granulomatöse Erkrankungen oder Lungeninfiltrate mit Eosinophilen („allergische Pneumonie“) hin.

6. Führe in Gebieten, wo Herzwürmer endemisch auftreten, einen Bluttest auf Mikrofilarien durch. Führe bei Patienten mit Verdacht auf einen okkulten Herzwurmbefall einen ELISA auf Herzwurmantikörper durch.

7. Ein Kotausstrich wird mit dem Sedimentations- und Flotationsverfahren untersucht und nach Lungenwürmern gefahndet.

8. Zur Beurteilung anderer Organsysteme wird ein biochemisches Serumprofil erstellt.

9. Durch Analyse der gewonnenen Daten sollte eine Diagnose gestellt werden können. Falls dies nicht möglich ist, werden zusätzliche Untersuchungen durchgeführt. Auf hilfreiche weiterführende Untersuchungen wird im folgenden eingegangen.

A. Serologische Untersuchungen, einschließlich Titer gegen *Aspergillus* und andere Pilze, die systemische Erkrankungen hervorrufen können, Test auf FIP und antinukleäre Antikörper sind in bestimmten Fällen angezeigt. ELISA auf FeLV und FIV, Lupus-erythematodes-Test und andere immunologische Untersuchungen können hilfreich sein.

B. Wenn die klinischen Befunde und die durchgeführten Laboruntersuchungen nur eine unzureichende Erklärung für den chronischen Husten oder für Lungenverdichtungen geben, sollte Probenmaterial durch transtracheale Aspiration gewonnen werden [30, 32, 41, 52, 53]. Diese Technik ist unbedingt erforderlich zur Diagnose unklarer alveolärer oder bronchointerstitieller Erkrankungen und zur Bestimmung der Ursachen von Bronchitis und Pneumonie. Das Aspirat wird kulturell und zytologisch untersucht. Typische Formen der Entzündung sind:

1) mukopurulent (typisch für chronische Bronchitis),

2) eitrig (typisch für bakterielle Bronchitis oder Bronchopneumonie),

3) „allergisch“ (typisch für allergische, parasitäre und lymphoretikuläre Lungenerkrankungen sowie für einige Mykosen),

4) neoplastisch (es sind Tumorzellen enthalten),

5) Mischung von Entzündungszellen (z. B. allergische Entzündung mit sekundärer Infektion).

C. Liegt ein Pleuraerguß vor, wird eine Thorakozentese durchgeführt (s. folgenden Abschnitt über Pleuraerguß) [11].

D. Eine Durchleuchtung ist hilfreich bei der Sichtbarmachung eines dynamischen Kollapses der größeren Atemwege, wenn dieser bei routinemäßig durchgeführten Röntgenaufnahmen nicht dargestellt werden kann.

E. Direkte Visualisierung der oberen Atemwege, der Trachea und Bronchen ist angezeigt, wenn intraluminale Neubildungen, Fremdkörper, Noduli von *Filaroides osleri* oder andere Ursachen einer ungeklärten Atemwegsobstruktion vermutet werden [65]. Starre oder fiberoptische Endoskope mit passenden Bürsten und Biopsie-Instrumenten werden dazu verwendet. Bronchoalveoläre Spülung [17] unter Verwendung eines Bronchoskops wird durchgeführt, um eine Alveolitis als Ursache der Lungenfibrose zu dokumentieren. Ein Differentialzellbild des Aspirats läßt eine alveoläre Erkrankung erkennen.

F. Eine zytologische Untersuchung der Konjunktiva (auf Staupe-Einschlußkörperchen), von Hautulzera (auf systemische Mykosen) und von vergrößerten Lymphknoten (auf Infektionen oder Neoplasien) kann hilfreich sein.

G. Die zytologische Untersuchung der Lunge durch perkutane Aspiration mit einer Kanüle oder Biopsie durch Minithorakotomie oder ein Bronchoskop ist bei disseminierten Lungenerkrankungen indiziert (besonders bei Erkrankungen des Interstitiums), die durch die Ergebnisse der vorhergehenden nichtinvasiven Tests nicht aufgeklärt werden konnten. Wo es angemessen ist, wird eine Probethorakotomie zur Untersuchung einzelner Lungenläsionen durchgeführt mit dem Ziel der Entfernung und Biopsie des betroffenen Gewebes.

H. Eine Ösophagoskopie ist für die Diagnose einer ösophagotrachealen Fistel hilfreich.

I. Ein Elektrokardiogramm (EKG) oder Echokardiogramm [22, 66, 93] kann klären, ob ein Cor pulmonale oder eine Herzerkrankung vorliegt.

J. Andere Untersuchungen wie Bronchographie, Arteriographie der Lunge, Szintigraphie der Lunge und Lungenfunktionstests sollten nur nach Konsultation geeigneter Spezialisten durchgeführt werden.

Therapie [4, 17, 23, 24, 33, 38, 39, 46, 47, 49, 54, 58, 67, 69, 72, 73, 76, 78, 90, 91, 94, 96]

1. Es gibt zahlreiche Ursachen für Husten. Um eine optimale Therapie durchführen zu können, ist es notwendig, die spezifische Ätiologie herauszufinden.
2. Die Behandlung bei akutem Husten infektiösen Ursprungs besteht in Ruhe, Inhalation angefeuchteter Luft, Antibiotika (bei bakteriellen Infektionen) und hustendämpfenden Pharmaka (bei viraler Tracheobronchitis mit nichtproduktivem Husten). Bei bakteriell bedingter Bronchopneumonie wird eine spezielle antibakterielle Therapie, basierend auf den Kulturergebnissen, durchgeführt [51]. Die Aufrechterhaltung des feuchten Schleimhautzustandes und die Applikation von Expektorantien und Bronchodilatatoren können bei Bronchitis und Pneumonie hilfreich sein. Lege in Fällen von schleichender akuter Tracheobronchitis von Material aus transtrachealer Aspiration Kulturen an, und appliziere systemische Dosen von Gentamicin via Kaltwasservernebler und Gesichtsmaske. Dies ist besonders günstig bei Infektionen mit *Bordetella bronchiseptica*.

3. Bei adipösen Patienten mit obstruktiven Atemwegserkrankungen wird eine Reduktionsdiät durchgeführt. Ein zu langes Gaumensegel kann reseziert und ein Trachealkollaps chirurgisch mit einer Prothese behandelt werden [38]. In vielen Fällen von intrathorakalem Trachealkollaps tritt gleichzeitig eine Bronchitis auf. Der Kollaps spricht teilweise auf Bronchodilatatoren, Prednisolon und hustendämpfende Pharmaka an [17]. Beurteile Tiere mit chronischer Bronchitis mittels einer Tracheaspülung oder Bronchoskopie und appliziere geeignete Antibiotika, Bronchodilatatoren und intermittierend Corticosteroide, falls die zytologische Untersuchung eine Indikation ergibt. Einige Patienten profitieren von Expektorantien und der Einatmung angefeuchteter Luft. Die Minimierung von Reizen aus der Umgebung, Verringerung der körperlichen Bewegung und die Entfernung von den Hals beengenden Halsbändern begünstigen den Erfolg der Therapie.
4. Weitere Störungen werden nach der primären Ursache behandelt.

- **Atemnot**

1. Atemnot, häufig auch als Dyspnoe oder erschwerte Atmung bezeichnet, kann bei Inspiration oder Exspiration auftreten. Dyspnoe tritt gewöhnlich bei signifikanten Erkrankungen des Atmungs- oder Kreislaufsystems auf und erfordert eine vollständige, aber vorsichtige Untersuchung des betroffenen Tieres.
2. Die Ursachen von Atemnot und/oder Tachypnoe können einfach klassifiziert werden.
   A. Obstruktion oder Kompression größerer Luftwege
   B. Obstruktion oder Verengung kleinerer Luftwege
   C. Lungenödem oder Erkrankungen des Lungenparenchyms
   D. Erkrankungen des Pleuraraums oder Schädigungen durch intrapleurale Neubildungen
   E. Restriktive Erkrankungen des Interstitiums der Lunge oder des Thorax
   F. Gefäßerkrankungen der Lunge
   G. Verschiedene Ursachen von Dyspnoe oder Tachypnoe (z. B. Rechts-Links-Shunt des Herzens)

Eine umfangreichere Aufzählung der Ursachen findet sich im vorhergehenden Abschnitt über Husten.

Diagnose [7, 10, 11, 47, 54, 60, 62, 65, 67, 72, 88, 94]

1. Tiere mit Atemnot müssen mit Umsicht behandelt werden, da ein Widerstand des Tieres zu Atemstillstand führen kann.
2. Das Vorgehen bei der klinischen Untersuchung ist in Tabelle 9-2 zusammengefaßt. Ein systematisches Vorgehen ist obligatorisch, um den anatomischen Ursprung der Dyspnoe zu lokalisieren, damit eine wirksame Behandlung begonnen werden kann. Ein offensichtlicher Kehlkopfstridor kann z. B. auf Kehlkopflähmung hinweisen, die vorübergehend durch tracheale Intubation oder Tracheotomie in den Griff zu bekommen ist. In ähnlicher Weise ist das Vorliegen eines Pleuraergusses oder eines Pneumothorax eine Indikation für eine Thorakozentese. Tabelle 9-2 enthält differentialdiagnostische Hinweise zum Hauptsymptom Dyspnoe.

Tabelle 9-2 Beurteilung eines dyspnoischen Patienten [1])

Klinische Parameter	Bemerkungen
• **Anamnese/ Beobachtung des Patienten**	kann Hinweise auf die Ätiologie geben
Psychische Komponente	Bestimmung des Ausmaßes der Angst und der Fähigkeit, mit Streß umzugehen
Grad der Dyspnoe	Notwendigkeit für eine sofortige Therapie
Atemmuster	hilft, den Ursprung der Dyspnoe festzustellen
Thoraxausdehnung	schließe Rippenfrakturen, Dreschflegelbrust oder Druckpneumothorax aus
inspiratorische Dyspnoe	schließe Pleuraerguß, Pneumothorax, Lungenödem, Obstruktion der oberen Luftwege, Lungenfibrose oder interstitielle Infiltration aus
exspiratorische Dyspnoe	schließe Erkrankungen der tieferen Luftwege und Lungenödem aus
Farbe der Schleimhäute	
Zyanose	schließe Obstruktion der Luftwege, Diffusionshindernisse (Ödem), Ventilations-Perfusions-Mißverhältnis oder Shunt aus
Blässe	schließe Anämie, vermindertes Herzminutenvolumen oder Schock aus
bräunlich	schließe Methämoglobinämie aus
• **Klinische Untersuchung**	
Körpertemperatur	schließe Infektion, Sepsis, Hitzschlag oder verstärkte Atemarbeit aus
orale Untersuchung (Sedierung kann erforderlich sein)	schließe Obstruktion des Pharynx oder Larynx aus (Dyspnoe wird besser durch Intubation)
Herzauskultation	schließe Herzgeräusche, Galopprhythmen, Arrhythmien und gedämpfte Herztöne (können durch Atemgeräusche überdeckt sein) aus
Auskultation/ Perkussion der Lunge	bewerte Grad der Abweichung vom Normalzustand
verstärkte Geräusche (obstruktive Geräusche, Knistern, Rasseln)	schließe Obstruktion großer Luftwege, Lungeninfektion, Bronchitis, Asthma, Lungenödem oder interstitielle Erkrankungen aus
verringerte Geräusche	schließe Pleuraerguß, Pneumothorax oder raumfordernde Prozesse aus
Andere Befunde	schließe andere Symptome von Herzinsuffizienz und sonstige Anomalien aus, die bei Störungen, die akute Dyspnoe verursachen, vorkommen
• **Röntgenaufnahmen des Thorax**	
Herzkammern und große Gefäße	schließe Herzerkrankungen aus (kongenitale und erworbene)
Lungengefäße und -parenchym	schließe extrakardiale Symptome der Herzinsuffizienz und andere primäre oder sekundäre Lungenerkrankungen aus
Pleuraraum	schließe Pleuraerguß, Pneumothorax und Zwerchfellhernie aus

[1]) Aus: Bonagura, J. D.: Pulmonary Edema. In: Kirk, R. W. (Ed.): Current Veterinary Therapy III, W. B. Saunders, Philadelphia 1980.

3. Häufig muß der Patient erst stabilisiert werden, bevor Röntgenaufnahmen angefertigt und weiterführende Untersuchungen durchgeführt werden können. Dazu werden folgende Schritte eingeleitet [72].
   A. Thorakozentese, wenn der Verdacht auf Pleuraerguß oder Pneumothorax besteht.
   B. Sedation, wenn die Ruhigstellung schwierig ist
   C. Sauerstoffgabe und Boxenruhe
   D. Verringerung von Streß
   E. Tracheale Intubation oder Tracheostomie [47], wenn eine lebensbedrohende Dyspnoe durch Erkrankungen von Larynx oder Pharynx bedingt ist.
   F. Parenterale Applikation von Bronchodilatatoren [76] (Aminophyllin), wenn Bronchitis, Asthma, Trachealkollaps oder Lungenödem die Diagnose ist.
   G. Parenterale Applikation von Furosemid und venodilatatorische Therapie, wenn Verdacht auf ein Lungenödem besteht [96].
   H. Kurzzeitglucocorticoide (oder Epinephrin), wenn wahrscheinlich ein felines Asthma vorliegt [66, 69].
   I. Corticosteroide, wenn ein Ödem des weichen Gaumens die Ursache der Dyspnoe ist.
4. Nach der Stabilisierung des Patienten werden geeignete diagnostische Tests aufgrund von Signalement, Anamnese und klinischer Untersuchung des Patienten ausgewählt. Diese Tests sind mit denen, die im vorhergehenden Abschnitt über Husten beschrieben wurden, identisch.
5. Die definitive Therapie hängt immer von dem Stellen einer anatomischen und ätiologischen Diagnose ab.

• Synkope

1. Als Synkope wird eine kurzdauernde Bewußtlosigkeit bezeichnet, die mit Störungen der zerebralen Funktion in Verbindung steht.
2. Synkope entsteht gewöhnlich durch eine verringerte zerebrale Durchblutung nach vermindertem Herzminutenvolumen oder durch Hirndurchblutungsstörungen.
3. Synkope tritt auch durch Zusammenbruch der Hirnfunktion auf Grund von Hypoglykämie oder Hypoxämie auf.
4. In der Veterinärmedizin steht Synkope häufig im Zusammenhang mit Störungen:
   A. des Kreislaufsystems,
   B. der Lungenfunktion oder Sauerstoffbindungskapazität (Anämie),
   C. des Stoffwechsels.
5. Primäre neurologische Erkrankungen wie Epilepsie, Narkolepsie oder Kataplexie müssen von der echten Synkope unterschieden werden (s. Kapitel 17.).

Ätiologie

1. Kardiovaskuläre Ursachen sind in der Veterinärmedizin am bedeutendsten.
   A. Herzrhythmusstörungen (Arrhythmien) können zu plötzlichen Verringerungen des Herzminutenvolumens führen. Rhythmusstörungen werden eingeteilt in Störungen der Erregungsbildung und der Erregungsleitung.

1) Störungen der Erregungsleitung umfassen den atrioventrikulären (AV-) Block und Kammerstillstand nach Hyperkaliämie oder Herzmuskelerkrankungen. AV-Blocks II. und III. Grades verursachen ventrikuläre Bradykardie und Synkope bei Adams-Stokes-Syndrom.

2) Störungen der Erregungsbildung umfassen das Sick-Sinus-Syndrom (Syndrom des kranken Sinusknotens), sinuatrialen Block nach Hyperkaliämie und ektope Erregung. Störungen der Erregungsbildung im Sinus werden am häufigsten bei Zwergschnauzern, Dackeln, Cocker Spaniels und brachyzephalen Hunderassen beobachtet. Supraventrikuläre und ventrikuläre Tachyarrhythmien, wie z. B. paroxysmale atriale oder ventrikuläre Tachykardie, treten nach vielen Erkrankungen auf und können zu Synkopen führen. Mitunter kann ein persistierender Vorhofstillstand („stummer Vorhof") beobachtet werden. Vorhofflimmern verursacht gelegentlich Synkopen. Spezielle elektrokardiographische Merkmale dieser Störungen werden im folgenden Abschnitt über Herzarrhythmien beschrieben.

B. Organische Herzerkrankungen verursachen Synkope durch verringertes Herzminutenvolumen, Aktivierung der Reflexe zur Blutdrucksenkung oder Hypoxämie durch kardialen Shunt, Lungenödem oder Pleuraerguß. Synkope kann nur nach Aufregung, körperlicher Bewegung oder nach heftigem Husten auftreten. Die Ursachen sind:

1) Kongenitale Herzerkrankungen, wie subvalvuläre Aortenstenose, Pulmonalklappenstenose und Fallot-Tetralogie,

2) erworbene Herzerkrankungen, wie Herzwurm, Kardiomyopathie, Perikarderguß und chronische Erkrankungen der Herzklappen,

3) intraatriale Tumoren, die den atrioventrikulären Blutstrom blockieren.

C. Mit zerebrovaskulären Erkrankungen assoziierte Synkopen sind selten, obwohl bekannt ist, daß Schlaganfälle bei Koagulopathien, Hyperproteinämie, Hypertonie und schweren, durch Hypothyreose verursachten atherosklerotischen Veränderungen auftreten können.

D. Akute Blutungen resultieren in Hypotonie und können zur Synkope führen.

E. Synkopen, die mit vasovagalen oder blutdrucksenkenden Reaktionen assoziiert sind, sind bei Tieren wenig beschrieben worden, können aber mit obstruktiven Lungenerkrankungen (bei brachyzephalen Rassen), Funktionsstörungen der Barorezeptoren und ZNS-Schädigungen verbunden sein.

2. Pulmonale Ursachen der Synkope stehen gewöhnlich im Zusammenhang mit obstruktiven Erkrankungen oder mit Husten. Obstruktive Erkrankungen einschließlich Trachealkollaps und chronischer Bronchitis führen zur Hypoxämie. Heftiges Husten kann Synkope auslösen, möglicherweise durch die ungünstigen Wirkungen des hohen intrapleuralen Drucks auf den venösen Rückstrom, den Liquordruck und den artiellen Blutstrom.

3. Andere Ursachen der Synkope sind Anämie und metabolische Störungen, bei denen sich eine Hypoglykämie entwickelt. Wiederkehrende Hypoglykämie tritt in Verbindung mit unzureichender Ernährung (bei arbeitenden Hunden), Glykogenspeicherkrankheiten (bei Welpen), Lebererkrankungen und Lebertumoren, Überdosis an Insulin und funktionellen Beta-Zell-Tumoren oder B-Zell-Hyperplasie des Pankreas auf. Hypoxie des ZNS, die durch längerdauernde Anämie entstehen kann, kann zu Kollaps oder Synkope führen.

4. Systemische Erkrankungen, die sich als ausgeprägter Schwächezustand manife-

stieren, werden manchmal mit synkopalen Episoden verwechselt. Hypoadrenokortizismus, Hypokaliämie, ein blutendes abdominelles Hämangiosarkom, neuromuskuläre Erkrankungen und andere sytemische Krankheiten verursachen häufig Hypotonie und Kollaps, gehen aber seltener mit Bewußtseinsverlust einher und zeigen auch nicht die Plötzlichkeit einer echten Synkope.

5. Einige Pharmaka induzieren sekundäre orthostatische Hypotonie und können zur Synkope führen. Dies sollte immer bedacht werden, wenn der Patient Medikamente erhält. Diuretika, α-adrenerge Blocker (wie Promazin-Tranquilizer) und vasodilatatorisch wirkende Pharmaka, die zur Behandlung der Herzinsuffizienz eingesetzt werden, sind Beispiele für potentiell blutdrucksenkende Substanzen.

Diagnose

1. Signalement und Anamnese sind wichtig. Bestimmte Rassen haben eine genetische Prädisposition für bestimmte Erkrankungen des Kreislauf- oder Atmungssystems. Herzrhythmusstörungen wie ventrikuläre Tachykardie treten z. B. bei der Kardiomyopathie des Boxers auf. Obstruktive Atemwegserkrankungen kommen häufig bei brachyzephalen Rassen vor. Die Umstände, mit denen die Synkope verbunden ist, sind in Erfahrung zu bringen (z. B. ob der Anfall mit Husten oder Anstrengung verbunden ist). Außerdem sind vorherige Medikationen zu erfragen.

2. Krampfanfälle werden gewöhnlich durch die Anamnese und die neurologische Untersuchung ausgeschlossen.

A. Synkopen werden von Krampfanfällen, Hepatoenzephalopathie und Narkolepsie durch genaues Erfragen des Ablaufs und der Umstände des Vorfalls, durch eine neurologische Untersuchung und gegebenenfalls weiterführende Untersuchungen (z. B. Ammoniakspiegel im Blut) unterschieden. Eine typische Synkope ist von kurzer Dauer (Sekunden), verursacht gewöhnlich keine tonisch-klonischen Konvulsionen und Gesichtskrämpfe, und es tritt keine Aura auf. Das bei epileptischen Anfällen typische Verhalten nach dem Anfall tritt bei Synkope nicht auf, sofern nicht sekundäre ischämische Schäden am Gehirn entstanden sind. Jedoch können häufig Opisthotonus, Schreien, vorübergehende Starre der Vordergliedmaßen und Harnabsatz während einer Synkope beobachtet werden.

3. Die klinische Untersuchung muß mit besonderer Aufmerksamkeit erfolgen. Der Tierarzt muß nach objektiven Symptonen einer Erkrankung des Kreislaufsystems, besonders nach Herzgeräuschen, Galopprhythmen, Arrhythmien und Anzeichen einer kongestiven Herzinsuffizienz suchen. Das Atmungssystem muß auf Obstruktionen, die Schleimhäute müssen auf Zyanose oder Blässe untersucht werden. Weiterhin werden Charakter und Qualität des artiellen Pulses aufgenommen. Es wird eine vollständige neurologische Untersuchung durchgeführt, um neurologische Ausfälle erkennen zu können. Volumenverlust, der zur Hypotonie führt, muß ausgeschlossen werden.

4. Es werden geeignete Laboruntersuchungen und spezielle Untersuchungen durchgeführt.

A. Ein 24-Stunden-EKG (Holter-Monitor) kann erforderlich sein (s. folgenden Abschnitt über Herzarrhythmien) [93].

B. Mittels Röntgenaufnahmen oder Durchleuchtung des Thorax kann die Lungenstruktur oder -dynamik beurteilt werden.

C. Echokardiogramm, um Kardioyopthie, Perikarderguß oder Herztumor auszuschließen.

D. Nüchtern-Blutglucosewert

E. Hämatokrit und Gesamtproteinwert im Serum

F. Folgende Untersuchungen können erforderlich sein, um Ätiologien, die schon oben beschrieben wurden, auszuschließen oder zu bestätigen: Blutuntersuchung auf Mikrofilarien, Blutgasanalyse, Blutammoniak, Serumelektrolyte, Cholesterol, Serumtriiodthyronin (T3)- und -thyroxin (T4)-Bestimmungen. Liquoranalyse und Elektroenzephalogramm.

Therapie

1. Die spezifische und effektive Therapie zielt auf die Korrektur der zugrunde liegenden Ursache.
2. Bei einer kardiovaskulären Synkope können Antiarrhythmika, ein Herzschrittmacher oder Pharmaka, die zur Behandlung der Herzinsuffizienz verwendet werden, angezeigt sein [16, 18, 71, 85–87, 93, 97]. Die Dosierungen von Pharmaka, die potentiell Hypotonie hervorrufen, müssen richtig eingestellt werden. Hypotonie oder akute Hämorrhagien werden durch Infusionstherapie mit ausgewogenen Elektrolytlösungen oder Vollblut behandelt.
3. Die Therapie einer Synkope bei Lungenerkrankungen besteht im Freihalten der Luftwege, Sauerstoffzufuhr in Bronchodilatatoren wie Aminophyllin oder Terbutalin und leichter Sedation mit Diazepam, Phenothiazin-Tranquilizern oder Barbituraten. Hustendämpfende Pharmaka können bei Hustensynkopen indiziert sein. Eine spezifische medikamentöse oder chirurgische Therapie richtet sich nach der zugrunde liegenden Ursache.

• Sonstige anamnestische Hinweise auf Erkrankungen

Müdigkeit, Schwäche bei Anstrengungen und Erschöpfung

Müdigkeit, Schwäche bei Anstrengungen und Erschöpfung sind Zustände, die häufig bei Erkrankungen des Kreislauf- und Atmungssystems und Störungen anderer Organsysteme auftreten. Die Differentialdiagnosen bei Erkrankungen des Kreislauf- und Atmungssystems werden an anderer Stelle in diesem Kapitel diskutiert.

Regurgitation

Regurgitation fester Nahrung ist ein Zeichen einer Ösophaguserkrankung und wird im Kapitel 10. diskutiert. Gefäßringbildungen sind für die Differentialdiagnostik der Regurgitation bei jungen Tieren immer zu berücksichtigen.

Hämoglobinurie

Veränderungen der Harnfarbe werden in Kapitel 23. beschrieben. Hämoglobinurie nach DIC und Erythrozytentrauma ist ein Merkmal des postcavalen Syndroms bei der Herzwurmkrankheit des Hundes.

Wachstumshemmung, Gewichtsverlust und Kachexie

Wachstumshemmung, Gewichtsverlust und Kachexie sind unspezifische Krankheitssymptome, die häufig bei jungen Tieren mit kongenitalen Herzkrankheiten, Dirofilariose, Systemmykosen, Lungentumoren, granulomatösen Erkrankungen und chronischer Herzinsuffizienz durch Erkrankungen der Herzklappen oder des Myokards auftreten.

Körperliche Störungen

• Abweichungen des arteriellen Pulses

Der normale Femoralispuls tritt zwischen dem ersten und zweiten Herzton auf. Er steigt schnell an, fällt allmählich ab und ist bei den meisten Tieren leicht zu palpieren. Er entsteht durch den Pulsdruck und die Charakteristika des Blutstroms des Herz-Kreislauf-Systems. Anomalien des arteriellen Pulses umfassen fehlenden Puls, Pulsdefizit, unregelmäßige Pulsamplitude, hypokinetischen Puls und hyperkinetischen Puls (Abb. 9-1).

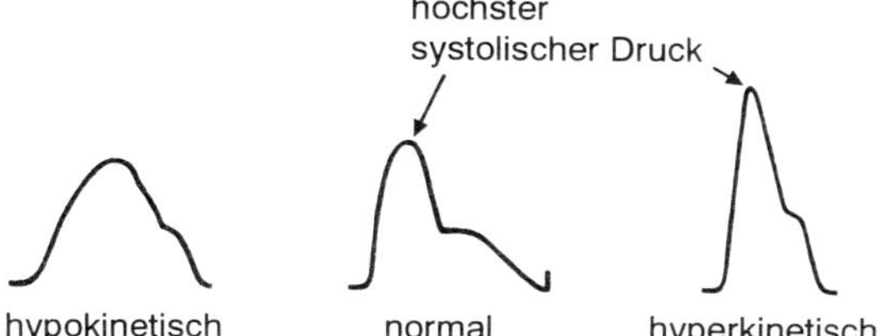

Abb. 9-1 Arterielle Blutdruckkurven. Gezeigt werden die Konfigurationen des typischen arteriellen Pulses. Faktoren wie Schlagvolumen, Geschwindigkeit des Anstiegs des arteriellen systolischen Druckes, des pulsatorischen Druckes und des höchsten arteriellen systolischen Druckes und die Compliance der Aortenwand beeinflussen die Form der arteriellen Pulswelle. Andere Faktoren, wie Herzfrequenz, Eigenschaften des arteriellen Systems, Hydratationsstatus und Körperform, beeinflussen ebenfalls die Konfiguration des arteriellen Blutdruckes.

Fehlender Puls

1. Fehlender Puls ist kennzeichnend für einen terminalen Aortenthrombus bei feliner Kardiomyopathie, einer Hyperkoagulierbarkeit des Blutes (z. B. renale Amyloidose mit Hypoproteinämie) oder bakterielle Endokarditis. Arterielle Obstruktion kann durch einen Tumor oder seltener durch einen intraarteriellen Fremdkörper (Geschoß), einen mykotischen oder tumorösen Embolus verursacht sein.
2. Bei Adipositas der Katze kann es unmöglich sein, den Femoralispuls zu fühlen.
3. Ein fehlender Puls tritt bei schwerer Hypotonie oder Herzstillstand auf.

Pulsdefizit und unregelmäßige Pulsamplitude

1. Ein Pulsdefizit ist vorhanden, wenn mehr erste Herztöne als arterielle Pulsschläge gezählt werden können.
2. Ein Pulsdefizit zeigt meist eine unregelmäßige Kammerfüllung und durch Herzarrhythmien bedingte hypodynamische Kontraktionen an. Typische Ursachen für Pulsdefizite sind Vorhofflimmern, Extrasystolen und Kammertachykardie.
3. Eine unregelmäßige Pulsamplitude tritt auf, wenn sich das ventrikuläre Schlagvolumen bei jedem Herzschlag verändert. Diese Unregelmäßigkeit ist meist mit Herzarrhythmien verbunden, obwohl sie auch bei gesunden Tieren mit Sinusarrhythmie und bei Tieren mit Dyspnoe und Atemnot vorhanden sein kann.
4. Eine unterschiedliche Pulsstärke wird auch bei Erkrankungen des Perikards beschrieben (Pulsus paradoxus) sowie bei Ventrikelinsuffizienz oder starker Abnahme des Plasmavolumens (Pulsus alternans). Ein Pulsus paradoxus bezeichnet Unterschiede der Pulsstärke in bezug auf die Phasen der Ventilation. Ein Pulsus alternans ist ein Puls mit alternierender Stärke, der bei schwerer Herzinsuffizienz, ausgeprägter Volumenverringerung, Allgemeinanästhesie oder ventrikulärer Bigeminie auftritt.
5. Unerklärliche Pulsdefizite oder Unregelmäßigkeiten sollten mittels eines EKG aufgezeichnet und interpretiert werden.

Hypokinetischer arterieller Puls

1. Ein hypokinetischer oder schwacher arterieller Puls entsteht meist bei verringertem Schlagvolumen mit kompensatorischer Erhöhung des peripheren Widerstandes.
2. Ein hypokinetischer arterieller Puls tritt durch ein verringertes Herzminutenvolumen bei Herzinsuffizienz gleich welcher Ätiologie (z. B. dilatative Kardiomyopathie) auf.
3. Eine periphere Vasokonstriktion bei Hypovolämie oder kleinem Schlagvolumen (z. B. Morbus Addison oder Schock) führt zu schwachem Puls.
4. Der für Aortenklappenstenose charakteristische arterielle Puls ist schwach und steigt langsam an (Pulsus parvus et tardus).
5. Tachyarrhythmien (z. B. ventrikuläre Tachykardie) können die Ursache für einen schwachen Puls sein.

Hyperkinetischer arterieller Puls

1. Der schnelle oder hyperkinetische Puls (Pulsus celer) ist das Ergebnis einer Erhöhung des Schlagvolumens oder Herzminutenvolumens. Ein verringerter peripherer Widerstand oder Shunts können zu einem hohen Herzminutenvolumen führen (s. Abb. 9-1). Anomale Gefäßbahnen ermöglichen einen schnellen Abfluß des Blutes und führen zu einem hyperkinetischen Puls.
2. Ein schneller Puls ist bei einigen Tieren normal. Bei Angst und Erregung des Sympathikus kann dieser Befund bestehen.
3. Anomalien, die zu großen Schlagvolumina der linken Ventrikel führen, sind offener Ductus Botalli und Aorteninsuffizienz.

4. Eine Bradykardie, z. B. bei vollständigem AV-Block, ist assoziiert mit großem Schlagvolumen, einer langen Diastole und einem daraus resultierenden Pulsus celer.
5. Ein hyperkinetischer Puls, der im Zusammenhang mit vermindertem peripherem Widerstand und großem Herzminutenvolumen steht, tritt bei Anämie, Thyreotoxikose, körperlicher Anstrengung und Fieber auf.
6. Hypertonie kann mit hyperkinetischem Puls vergesellschaftet sein, jedoch ist dies von Fall zu Fall verschieden.

- **Anomale venöse Ausdehnung und venöser Puls**

Venöse Ausdehnung

1. Am gesunden stehenden Tier kann ein Jugularvenenpuls häufig am Brusteingang festgestellt werden. Diese rechtsseitigen Bewegungen stehen aufeinanderfolgend in Verbindung zur Vorhoffüllung und Kammerfüllung (atriale Entleerung). Wird der Kopf des Tieres erhoben und ist der Unterkiefer parallel zum Boden, können gewöhnlich keine Pulsationen der V. jugularis festgestellt werden, die weiter als ein Drittel der Halslänge reichen. Beim gesunden Tier bleibt die V. jugularis nicht übermäßig gefüllt.
2. Eine dauernde Ausdehnung der V. jugularis steht im Zusammenhang mit Veränderungen des Herzens, des Perikards, des kranialen Mediastinums oder dem zentralen zirkulatorischen Blutvolumen.
3. Eine dauernde Ausdehnung der V. jugularis sollte durch Röntgenaufnahmen des Thorax und durch Ultraschalluntersuchungen des Herzens überprüft werden. Ursachen für einen erhöhten Druck in der V. jugularis sind Rechtsherzinsuffizienz, Erkrankungen des Perikards, Raumforderungen im Mediastinum, die zur Obstruktion der V. cava führen, und Hypervolämie.

Anomaler Jugularvenenpuls

1. Der Jugularvenenpuls muß von der Übertragung des Carotispulses unterschieden werden. Wenn der Puls nach leichtem Druck mit dem Finger auf die V. jugularis am Brusteingang fortbesteht, ist der Ursprung des Pulses die A. carotis. Ein Jugularvenenpuls tritt manchmal bei gesunden Welpen und bei anämischen Tieren auf. Pathologische Jugularvenenpulsationen bei Rechtsherzinsuffizienz können durch leichte Kompression des Abdomens verstärkt werden (hepatojugularer Reflex).
2. Ein pathologischer Jugularvenenpuls steht im Zusammenhang mit:
   A. Widerstand gegen die Füllung des rechten Herzens durch Pulmonalklappenstenose, pulmonale Hypertonie, Herzwurmerkrankung, Kardiomyopathie oder chronischer Linksherzinsuffizienz. Es handelt sich um „giant A waves“,
   B. simultaner Kontraktion der Vorhöfe und Kammern („cannon A waves“) durch atrioventrikuläre Dissoziation (AV-Block, ventrikuläre Tachykardie) oder Extrasystolen,
   C. Trikuspidalklappeninsuffizienz („giant C-V waves“),
   D. erhöhtem venösem Druck mit Betonung der normalen venösen Druckveränderungen bei Rechtsherzinsuffizienz, Erkrankungen des Perikards und Hypervolämie.

• Systemische Hypertonie

1. Erhöhung des arteriellen Blutdrucks werden mit zunehmender Häufigkeit in der Kleintierpraxis beobachtet. Werte, die 180 mm Hg (systolisch) und 100 mm Hg (diastolisch) überschreiten, sind beim ruhenden, nicht tachykarden Kleintier nicht normal. Da der Blutdruck ohne direkte Punktion der A. femoralis oder ohne Verwendung eines Dopplergerätes oder einer oszillometrischen Ausrüstung schwierig zu ermitteln ist, werden viele Fälle von hohen Blutdruck nicht erkannt.
2. Die wichtigste Ursache der Hypotonie ist eine chronische Nierenerkrankung, die umfassender in Kapitel 12 ausgeführt wird.
3. Zusätzlich zu den chronischen glomerulären und tubulointerstitiellen Nierenerkrankungen tritt eine systemische Hypertonie bei Morbus Cushing, Hyperaldosteronismus, Phäochromozytom, Hyperthyreose und bei Applikation von vasokonstriktorisch wirkenden Pharmaka auf, wie sie z. B. zur Therapie einiger Formen von Harninkontinenz verwendet werden.
4. Die Organe, bei denen sich die Hypertonie besonders auswirkt, sind die Nieren (vermehrte Gefäßschäden), Augen (Netzhautablösung und Hämorrhagien), Gehirn (Hirndurchblutungsstörungen) und Herz (Hypertrophie des linken Ventrikels).
5. Die Behandlung einer Hypertonie bei Tieren muß noch umfassender definiert werden; ein typischer Behandlungsplan umfaßt eine Diät mit verringertem Natriumgehalt, Applikation eines Diuretikums (entweder Furosemid oder Hydrochlorothiazid) und eines Vasodilatators. Captopril oder Enalapril wird am häufigsten bei Katzen verwendet, während nach Meinung des Autors Prazosin bei Hunden das wirksamste Mittel darstellt. Weitere Medikationen zur Therapie der Hypertonie umfassen β-Blocker und Labelatol, in refraktären Fällen Abwägung der Vorteile von Hydralazin.

• Auskultierbare Herzarrhythmien [16, 18, 35, 85–87, 93, 97]

Normaler Herzrhythmus

1. Normaler Herzrhythmus bei Hund und Katze sind der Sinusrhythmus und Sinusarrhythmien (unregelmäßiger Sinusrhythmus). Die normale Herzfrequenz variiert je nach Alter, Rasse, Körpergewicht, Grad der Anspannung, endokrinem Status und Körpertemperatur. Sinusrhythmen führen meist zu einer normalen elektrischen Aktivierungssequenz und produzieren einen ersten und zweiten Herzton. Sinustachykardie ist bei Neugeborenen und Katzen zu erwarten und kann bei Erregung, körperlicher Anstrengung, Fieber, Schmerz, Hyperthyreose und Anämie auftreten.
2. Eine Sinusarrhythmie verursacht zyklisch-rekurrente Veränderungen der Herzfrequenz, der Intensität der Herztöne und des arteriellen Pulses. Dies ist bei Hunden normal, wird aber bei der gesunden Katze gewöhnlich nicht auskultiert.
3. Folgende Befunde bei der Auskultation lassen Herzrhythmusstörungen vermuten: Extrasystolen, Fehlen von zu erwartenden Tönen, auffallende Unterschiede in der Intensität der Töne, Spaltung der Herztöne und eine anomale oder variable Herzfrequenz.

Veränderungen des Herzrhythmus

1. Veränderungen des Sinusrhythmus werden bei Frequenzänderungen des ersten und zweiten Herztones vermutet. Sinusbradykardie verursacht einen langsamen, regelmäßigen S_1-S_2-Rhythmus, während eine Sinustachykardie durch eine schnelle, regelmäßige S_1-S_2-Kadenz gekennzeichnet ist. Sinusblockierungen und Sinusstillstand sind durch Pausen, in denen keine Herztöne zu hören sind, gekennzeichnet. Beim klassischen Sick-Sinus-Syndrom wechseln Sinusbradykardie und Sinusstillstand mit Sinus- oder Vorhoftachykardie ab.
2. Extrasystolen können leicht durch Vorhandensein eines frühen ersten und weichen zweiten Herztons festgestellt werden. Meist folgt eine Pause auf die Extrasystole. Es kann schwierig sein, bei der Auskultation zwischen atrialen oder ventrikulären Extrasystolen zu unterscheiden, aber ventrikuläre Extrasystolen verursachen eine Spaltung der Herztöne durch asynchrone ventrikuläre Aktivierung.
3. Kammerflimmern ist durch eine schnelle, unregelmäßige Herzfrequenz mit Herztönen unterschiedlicher Stärke und arteriellem Pulsdefizit gekennzeichnet. Häufig ist der zweite Herzton schwierig zu hören.
4. Paroxysmale supraventrikuläre oder ventrikuläre Tachykardie ist durch ein plötzlich einsetzendes Herzrasen, das abrupt endet, gekennzeichnet. In vielen Fällen ventrikulärer Tachykardie sind die Herztöne gespalten und von unterschiedlicher Intensität, wodurch das entstehende Geräusch ein wenig dem des Vorhofflimmerns ähnelt. Bei der klassischen ventrikulären Tachykardie ist der ektope Rhythmus ziemlich regelmäßig und produziert manchmal „cannon A waves" im Jugularvenenpuls. Bei einigen Patienten kann die supraventrikuläre Tachykardie durch okuläre Massage oder Carotissinusmassage in einen Sinusrhythmus konvertiert werden. Eine Sinustachykardie verlangsamt sich nicht dauerhaft, aber vielleicht vorübergehend.
5. AV-Blocks II. und III. Grades rufen meist deutliche Pausen oder Bradykardie hervor. AV-Blocks II. Grades verursachen eine Unregelmäßigkeit des S_1-S_1-Intervalls mit einer relativ normalen oder langsamen Frequenz. Es besteht kein Pulsdefizit. Es ist schwierig, einen AV-Block II. Grades von einer ausgeprägten Sinusarrhythmie oder einem sinoatrialen Block zu unterscheiden. Der Ersatzrhythmus eines AV-Blocks II. Grades produziert einen langsamen (30 bis 50 Schläge/min), hüpfenden Puls und S_1-S_1-Rhythmus. Ein Ersatzrhythmus von 80 bis 100 Schlägen/min wird typischerweise bei betroffenen Katzen beobachtet. Pulsus celer, der diesen Fall von einer Hyperkaliämie bei Morbus Addison unterscheidet, bei welcher der Puls sehr dünn ist, und „cannon A waves" sind festzustellen. Unabhängige, weiche, atriale (S_4)-Geräusche können zu hören sein. Eine Bradykardie durch AV-Block muß von einer Sinusbradykardie durch Hyperkaliämie, Hirnstammläsionen, Hyperthermie, erhöhten Liquordruck (Cushing-Reflex), Erkrankungen des Sinusknotens und Pharmaka (Digitalis, Narkotika, Acetylpromazin) unterschieden werden.
6. Das diagnostische Vorgehen bei auskultierbaren Herzrhythmusstörungen umfaßt die folgenden Schritte zwecks detaillierter Ausführungen (s. Abschnitt über Herzarrhythmien):

   A. Die laufende und frühere Medikation muß erfragt werden.

   B. Erstelle ein EKG in Ruhe und nach Belastung.

   C. Untersuche das biochemische Serumprofil, besonders die Elektrolyte (Na, K, Cl, Ca) und die Serum-T4-Werte.

D. Suche nach Ursachen für ein Ungleichgewicht des autonomen Nervensystems (z. B. neurologische Ausfälle, obstruktive Lungenerkrankungen).

E. Führe falls angezeigt eine vollständige Untersuchung des Herz-Kreislauf-Systems durch, einschließlich körperlicher und röntgenologischer Untersuchung, Blutdruck und Echokardiogramm.

7. Spaltung der Herztöne ist bei einigen Tieren normalerweise vorhanden, ist aber pathologisch, wenn sie zusammen mit ventrikulären Leitungsstörungen (Blockierungen der Äste des Hisschen Bündels) und Dirofilariose auftritt. Die meisten gespaltenen Töne sind tatsächlich normale Töne, die mit systolischen Klicks verbunden sind (s. folgenden Abschnitt über Galopprhythmen).

• Herzgeräusche und Präkordialschnurren

Definitionen

Ein Herzgeräusch ist eine verlängerte Vibration, die während einer normalerweise lautlosen Phase der Herzperiode zu hören ist [44]. Herzgeräusche sind wertvolle klinische Befunde und können den Kliniker zu einer Diagnose mit Bestimmung des anatomischen Sitzes der Herzerkrankung führen. Die Herzgeräusche können nach der Herzaktion (systolisch, diastolisch, kontinuierlich), nach der Lautstärke (Grad I–VI), dem Zeitpunkt der maximalen Intensität und der Konfiguration und Qualität (Ejektion oder Crescendo-Decrescendo; regurgitierend oder Plateau; blasend oder decrescendo Maschinengeräusch) eingeteilt werden. Ausdrücke wie „melodisch" oder „grell" werden ebenfalls benutzt.

2. Ein Präkordialschnurren ist eine fühlbare Vibration, die einige Geräusche begleitet. Häufig wird das Präkordialschnurren zum Zeitpunkt der maximalen Intensität und am Ursprung der Herzgeräusche gefühlt. Mit der Handfläche wird das Schnurren identifiziert und mit den Fingerspitzen die Vibrationsquelle lokalisiert.

3. Der Kliniker kann die auskultatorische Herzklappe lokalisieren, indem er die linken und rechten Herzspitzenimpulse am stehenden Tier ertastet. Im allgemeinen sind die Klappengeräusche, die zu hören sind, wenn man vor der linken Herzspitze nach kranial fortschreitet, Mitralis, Aorta und Pulmonalis. Die Trikuspidalklappengegend ist am rechten Hemithorax, leicht kranial zur Mitralisgegend, zu hören (Abb. 9-2).

Einteilung der Herzgeräusche

1. Funktionelle Herzgeräusche sind bei Kleintieren häufig zu hören. Sie können in zwei Gruppen unterteilt werden.

A. Physiologische Geräusche oder solche, die mit einem veränderten physiologischen Zustand in Verbindung stehen.

1) Verringerte Viskosität des Blutes (Anämie und Hypoproteinämie)

2) Großes Schlagvolumen (athletisches Herz und Bradykardie)

3) Hyperkinetische Zirkulation (Fieber, Thyreotoxikose, hoher Sympathikotonus)

4) Harmlose Geräusche oder solche, die nicht auf eine Herzkrankheit zurückgeführt oder sonstwie erklärt werden können.

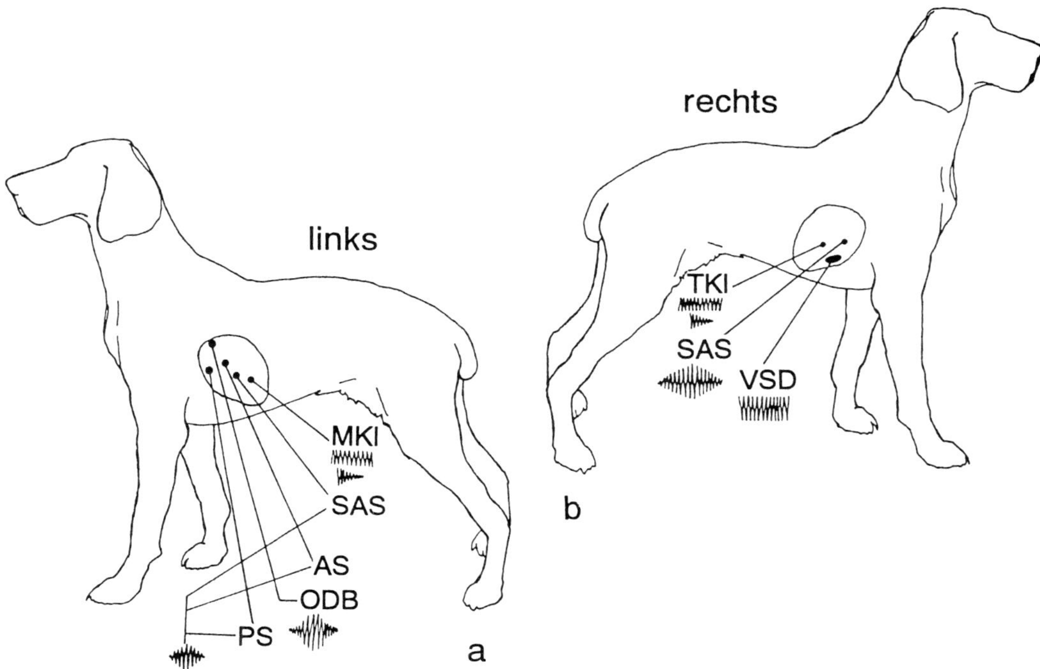

Abb. 9-2 Phonokardiographische Konfigurationen verschiedener Herzgeräusche, die an den üblichen Punkten der maximalen Geräuschintensität aufgezeichnet worden sind: (A) Ansicht des linken Hemithorax. *MKI*, Mitralklappeninsuffizienz,; *SAS*, subaortale Stenose,; *AS*, Aortenklappenstenose; *ODB*, offener Ductus Botalli; *PS*, Pulmonalstenose. (B) Ansicht des rechten Hemithorax. *TKI*, Trikuspidalklappeninsuffizienz; *VSD*, Ventrikelseptumdefekt. Beachte: *MKI* ist häufig am lautesten am Punkt des linken Herzspitzenstoßes. Bei der Katze sind viele Geräusche an den Sternumgrenzen am lautesten.

2. Organische Geräusche werden durch Läsionen des Herzens verursacht und sind wichtige körperliche Anzeichen einer Herzerkrankung.

A. Organische Geräusche werden sowohl durch angeborene als auch durch erworbene Herzkrankheiten hervorgerufen.

B. Viele organische Geräusche klingen ähnlich; ihre Ätiologie muß durch andere klinische oder labormedizinische Hinweise abgegrenzt werden.

3. Wichtige organische Geräusche und ihre Ursachen

A. Kontinuierliche Geräusche durch offenen Ductus Botalli

B. Systolische Geräusche

1) Ejektionsgeräusche

a) Pulmonalklappenstenose – subvalvuläre oder valvuläre kongenitale Läsion; relative Pulmonalklappenstenose, die durch eine exzessive Durchblutung des rechten Ventrikels infolge eines atrialen Septumdefektes oder Ventrikelseptumdefektes verursacht wird; pulmonäre Endokarditis (selten)

b) Aortenklappenstenose – subaortale (am häufigsten), valvuläre oder supravalvuläre kongenitale Läsion; dynamische muskuläre subvalvuläre Stenose, die durch eine hypertrophe Kardiomyopathie verursacht ist; Aortenklappenendokarditis

2) Plateaugeräusche oder regurgitierende Geräusche

a) Ventrikelseptumdefekt

b) Mitralklappeninsuffizienz – kongenitale Mitralisdysplasie; degenerative Verdickung der Mitralklappe (Endokardiose); Mitralklappenendokarditis [22]; Mitralinsuffizienz nach Kardiomyopathien, Herzerkrankungen durch Hyperthyreose oder Hypertonie oder virale Myokarditis; rupturierte Chordae tendineae, starke Dilatation des linken Ventrikels (z. B. durch offenen Ductus Botalli)

c) Trikuspidalklappeninsuffizienz – Die Ursachen sind ähnlich denen bei Mitralklappeninsuffizienz; wird auch durch Herzwurmbefall, Pulmonalklappenstenose und pulmonäre Hypertonie verursacht.

C. Diastolische Geräusche (weniger häufig bei Kleintieren)

1) Decrescendogeräusche

a) Aorteninsuffizienz – durch kongenitale Aortenkrankheiten; Endokarditis der Aorta oder Ventrikelseptumdefekt

b) Pulmonalisinsuffizienz – durch kongenitale Erkrankungen der Pulmonalklappen; chirurgische Korrektur der Pulmonalklappenstenose; Dirofilariose (dilatierter Hauptstamm der A. pulmonalis); pulmonale Hypertonie

2) Diastolische Strömungsgeräusche

a) Mitralklappenstenose (kongenital oder erworben)

b) Relative Mitral- oder Trikuspidalklappenstenose durch exzessive atrioventrikuläre Durchströmung (Ventrikelseptumdefekt, Atriumseptumdefekt), schwere AV-Klappeninsuffizienz

Klinisch-diagnostisches Vorgehen [44]

1. Beschreibe die Herzgeräusche genau, einschließlich Zeitpunkt des Auftretens, Zeitpunkt der maximalen Intensität, Konfiguration, Intensität, Qualität und Ausstrahlung. Zeichne ein Bild des Geräusches in Beziehung zu den Herztönen.
2. Untersuche die Herzgegend, den arteriellen und venösen Puls, die Schleimhäute und die Körperhöhlen.
3. Versuche eine Einschätzung, ob das Geräusch funktionell oder organisch bedingt ist (Abb. 9-3).

A. Funktionelle Geräusche werden häufig bei jungen Tieren gehört (jünger als 6 Monate). Typischerweise sind diese Geräusche weich, werden am besten auf der linken Seite gehört (Aortengegend), sind ein Decrescendo- oder Ejektionsgeräusch und nicht mit einem Präkordialschnurren verbunden. Der zweite Herzton ist offensichtlich normal. Funktionelle Geräusche sind häufig melodisch, bestehen aus hohen Tönen, und es treten Veränderungen der Intensität bei Veränderungen der Körperposition oder der Herzfrequenz auf. Sie strahlen meist nicht über den Thorax aus.

B. Physiologische Ausströmungsgeräusche können bei anämischen, febrilen oder bradykarden Patienten und bei Katzen mit Hyperthyreose erwartet werden.

C. Geräusche, die sich von denen, die oben als funktionelle Geräusche beschrieben wurden, unterscheiden, und solche, die mit Zyanose, anomalen Befunden bei Palpation der Herzgegend, pathologischen Pulsen oder klinischen Symptomen verbunden sind, erfordern eine weitergehende Untersuchung.

4. Organische Geräusche werden beurteilt unter Beachtung des Signalements, der Befunde der klinischen und labormedizinischen Untersuchungen und durch Beantwortung folgender Fragen:

A. Zu welchem Zeitpunkt tritt das Geräusch auf?

B. Wo ist das Geräusch am stehenden Tier am besten zu hören? Ist ein Präkordialschnurren vorhanden?

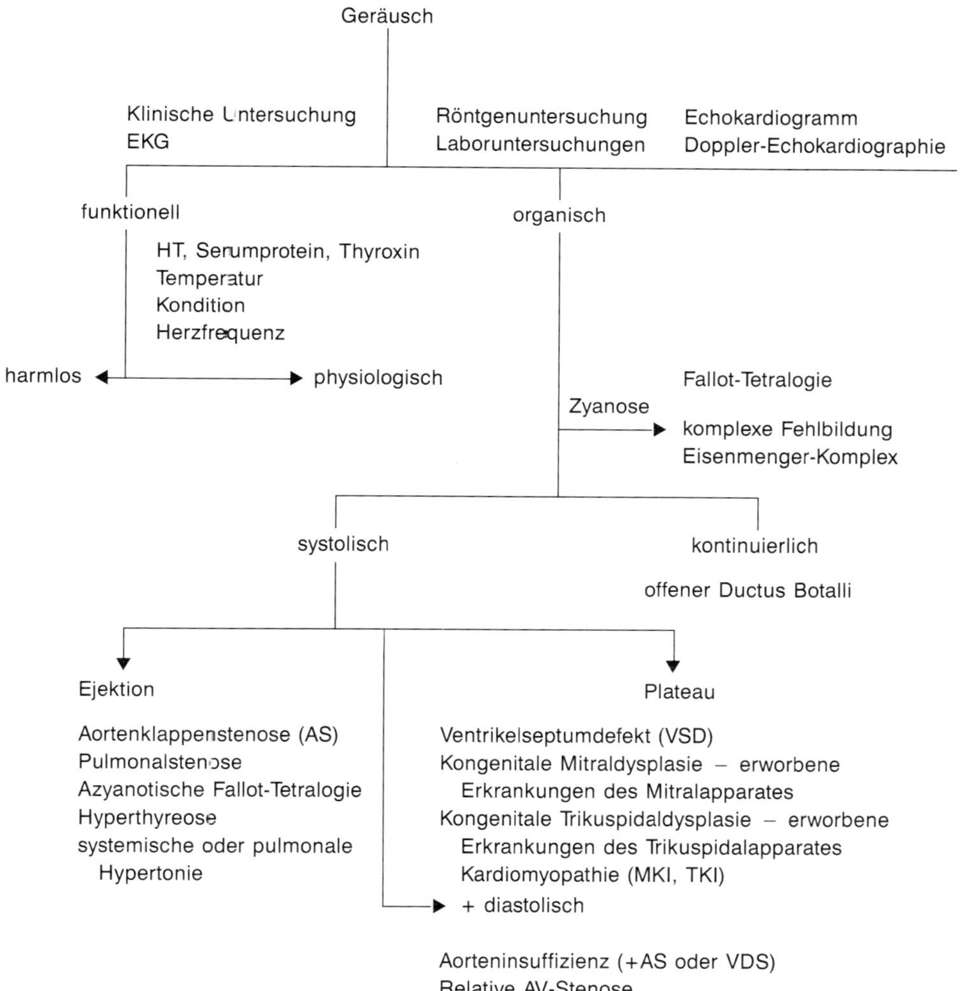

Abb. 9.3 Diagnostisches Procedere bei einem Patienten mit einem Herzgeräusch. EKG, Elektrokardiogramm; HT, Hämatokrit; MKI Mitralklappeninsuffizienz; TKI, Trikuspidalklappeninsuffizienz; AV atrioventrikulär.

C. Wie sind die Konfiguration, Qualität und Intensität des Geräusches?

D. Deuten Anomalien des arteriellen oder venösen Pulses auf eine Läsion des rechten oder linken Ventrikels oder einen Shunt hin?

E. Bestehen Zyanose? Aszites? Lungenödem? Pleuraerguß?

F. Deutet die Palpation der Herzgegend auf eine Hypertrophie des rechten oder linken Ventrikels hin?

G. Welche Befunde liefern Anamnese, klinische Untersuchung und weiterführende Untersuchungen?

1) Beachte Alter, Spezies und Rasse des Tieres. Die häufigsten Ursachen organischer Geräusche bei ausgewachsenen Katzen sind Kardiomyopathie, Hyperthyreose und Hypertonie in Verbindung mit chronischen Nierenerkrankungen. Bei jungen Tieren ist die Wahrscheinlichkeit kongenitaler Defekte größer als bei älteren Tieren. Ausgewachsene Hunde kleiner Rassen entwickeln häufig eine Insuffizienz der Mitral- und Trikuspidalklappen. Hunde großwüchsiger Rassen entwickeln meist eine Insuffizienz der Mitral- und Trikuspidalklappen durch dilatative Kardiomyopathie. Ein diastolisches Geräusch bei einem Hund mit Fieber und einem hyperkinetischen Puls wird in aller Regel durch eine Aortenendokarditis verursacht.

2) Ist unter Berücksichtigung des Alters des Tieres eine Anämie oder Polyzythämie aus dem Blutbild ersichtlich?

3) Deutet das EKG auf eine Vergrößerung des rechten oder linken Ventrikels oder Atriums hin?

4) Zeigen Röntgenaufnahmen des Thorax:

a) Vergrößerung des rechten oder linken Ventrikels?

b) Vergrößerung der großen Gefäße (Aorta, Truncus pulmonalis)?

c) Starke Füllung der Lungenvenen oder der Vena cava caudalis?

d) Vermehrte oder verringerte Durchblutung der Lunge?

5) Besteht eine Azotämie oder eine Erhöhung der T4-Spiegel?

5. Wertvolle Schlüsse können aus folgenden Befunden gezogen werden:

A. Wird eine Zyanose und Polyzythämie festgestellt, ist ein kongenitaler Rechts-Links-Shunt, wie bei Fallot-Tetralogie, wahrscheinlich. Diese wichtigen Befunde fehlen meist bei anderen Läsionen (Tabellen 9-3 und 9-4). Ausnahmen von dieser Regel treten auf, wenn ein Lungenödem, ein ausgedehnter Pleuraerguß oder ein Schock als Folge einer Herzinsuffizienz besteht. Diese Zustände führen zu einem Mißverhältnis von Ventilation zu Perfusion in der Lunge und stellen eine Prädisposition für eine Zyanose dar. Schockähnliche Zustände mit geringem Herzminutenvolumen, wie solche, die durch Kardiomyopathie verursacht werden, führen auch zu Zyanose, wenn eine periphere Vasokonstriktion und eine starke Aufnahme des arteriellen Sauerstoffs durch die minderdurchbluteten Gewebe bestehen.

B. EKG, Röntgenaufnahmen und ein Echokardiogramm sollten durchgeführt werden, um festzustellen, ob die Läsion in erster Linie den rechten oder linken Ventrikel betrifft.

1) Aortenklappenstenose, offener Ductus Botalli, Aortenklappeninsuffizienz und Mitralklappeninsuffizienz sind die wesentlichsten Symptome einer linksseitigen Erkrankung.

2) Pulmonalklappenstenose, Fallot-Tetralogie, Dirofilariose, Trikuspidalinsuffizienz, pulmonale Hypertonie und Atriumseptumdefekt führen zu Symptomen, die zu einer Erkrankung des rechten Ventrikels in Beziehung stehen.

Tabelle 9-3 Klinische Befunde bei erworbenen, nicht-valvulären Herzkrankheiten

Läsion	Puls	Herzgegend	Herzauskultation	EKG	Röntgenaufnahme des Thorax	Andere Merkmale
Erkrankungen des Perikards (Erguß), kardiale Neoplasien	N ↓ oder wechselnd	↓ LAp	gedämpfte Herztöne	↓ Spannung, ST-T-Hebung oder Senkung, elektrisches Alternans	kugelförmige Silhouette, Pleuraerguß, Distension der Venen, Arrhythmien	Deutsche Schäferhunde, brachyzephale Rassen, venöse Distension/Pulsation, Hepatomegalie, häufig Aszites, erhöhter ZVD, positive Perikardpunktion [1])
Dirofilariose	V	↑ RAp	V, Trikuspidalklappeninsuffizienz, PA Strömungsgeräusch, gespaltener oder lauter S_2	N oder RVH	↑ RA, RV, VC, HPA und lobäre PA, Lungendichte	Jugularvenenpuls, pulmonale adventitielle Geräusche, Mikrofilarientest oder ELISA positiv, Eosinophilie
Canine dilatative Kardiomyopathie (kongestive = dilatative Form)	N bis ↓	V	Vorhofflimmern, V Geräusch, AV Insuffizienz, Galopprhythmen	Vorhofflimmern, Sinusrhythmus-LAV, LVD; ST-T-Rhythmus, VE	V, generalisierte Kardiomegalie; Veränderungen bei kongestiver Herzinsuffizienz	sehr große bis große Rassen, Dyspnoe, Aszites, ↓ Serumproteine [1])
Feline Kardiomyopathie,						
dilatative Form	↓	↓ LAp	V Geräusch, AV Insuffizienz, Galopprhythmen	LAV, LVD, Überleitungsstörungen, Arrhythmien, Bradykardie	generalisierte Kardiomegalie, kongestive Herzinsuffizienz, kleine Aorta (↓ Minutenvolumen), Pleuraerguß	Hypothermie, Blässe, Zyanose, Dyspnoe, Aortenthromboembolie, prärenale Azotämie, Folge von Taurinmangel [1])

Tabelle 9-3 (Fortsetzung)

Läsion	Puls	Herzgegend	Herzauskultation	EKG	Röntgenaufnahme des Thorax	Andere Merkmale
hypertrophe Form	N bis ↓	↑ LAp	V Geräusch, AV Insuffizienz, subaortale Stenose, Galopprhythmen	LAV, LVH, Überleitungsstörungen, Arrhythmien	↑ LA, LV („Valentin-Herz"), Rechtsverschiebung der Herzspitze, Lungenödem	Aortenthromboembolie, Dyspnoe [1])
Hyperthyreoide Herzerkrankung	↑	↓	systolische Geräusche, Galopprhythmen	↑ Spannung, Extrasystolen	Kardiomegalie, dilatierte Aorta	palpierbarer Schilddrüsenknoten, Gewichtsverlust, Ängstlichkeit, erhöhte Thyroxinspiegel

[1]) Durch Doppler-Echokardiographie können eine anomale Anatomie und Herzkontraktion sowie anomale Durchblutung und assoziierte Läsionen dargestellt werden (z. B. Tumor, Thrombus, Erguß).

N normal, ↑ erhöht oder hervortretend; ↓ gesenkt; R rechts; L links; Ap Apex; RA rechtes Atrium; RV rechter Ventrikel; AV atrioventrikulär;

LAV Vergrößerung des linken Atriums; LA linkes Atrium; LV linker Ventrikel; LVD Dilatation des linken Ventrikels; RVH Hypertrophie des rechten Ventrikels; HPA Hauptpulmonalarterie; PA Pulmonalarterie; V variabel; VE ventrikuläre Extrasystolen; ZVD zentralvenöser Druck

3) Ventrikelseptumdefekt, Hyperthyreose und Kardiomyopathien verursachen meist Symptome einer linksseitigen oder biventrikulären Erkrankung.

C. Es ist zu ermitteln, ob die Lungen verstärkt oder vermindert durchblutet sind und ob Anzeichen einer Insuffizienz des rechten oder linken Ventrikels bestehen.

1) Verstärkte Durchblutung ist bei Links-Rechts-Shunts zu erwarten.

2) Minderdurchblutung ist bei Rechts-Links-Shunts, Pulmonalklappenstenose, kongenitaler Trikuspidalklappeninsuffizienz und Insuffizienz durch niedriges Herzminutenvolumen zu erwarten.

3) Venöse Kongestion der Lunge und Überfüllung der Vena cava caudalis sind jeweils typisch für Insuffizienz des linken bzw. rechten Ventrikels.

6. Dieses integrative Vorgehen ist besonders wertvoll bei jungen Tieren mit kongenitalen Herzkrankheiten. Zum Beispiel kann die Diagnose eines offenen Ductus Botalli meist zügig gestellt werden, da die auskultatorische Diagnose durch andere Befunde verifiziert wird. Typische Merkmale sind ein linksseitiges basilares Dauerschwirren, ein prominenter linker Herzspitzenimpuls, Anzeichen im EKG für eine Vergrößerung des rechten oder linken Ventrikels, röntgenologische Symptome einer generalisierten Kardiomegalie mit Dilatation der großen Arterien und eine pulmonale Hyperzirkulation. Dieses Vorgehen wird in den Tabellen 9-3 und 9-4 veranschaulicht.

7. Zwar besteht die Möglichkeit zur Anfertigung einer Echokardiographie in vielen Praxen nicht, und das Tier muß zur Anfertigung überwiesen werden, aber die Sonographie stellt ein hervorragendes Mittel zur Diagnose von Herzgeräuschen dar [66]. Bei Kombination mit einer Doppler-Echokardiographie kann eine anomale Blutstörung festgestellt werden. Damit sind anatomische Störungen und Störungen der Blutströmungen nichtinvasiv nachzuweisen.

• Galopprhythmen

Definition

1. Ein Galopprhythmus besteht bei Auftreten eines zusätzlichen auskultatorischen Phänomens zum normalen I. und II. Herzton. Die schnelle Folge des ersten und zweiten Herztones und des zusätzlichen diastolischen Tones ist ähnlich der Kadenz eines galoppierenden Pferdes.

2. Der Definition nach sind Galopprhythmen diastolische Geräusche, die entsprechend den folgenden Kategorien klassifiziert werden können (Abb. 9-4):

A. ventrikulärer Galopprhythmus (S3), Ursprung im rechten oder linken Ventrikel,

B. atrialer Galopp (S_3-S_4)

3. Galopprhythmen sind bei gesunden Kleintieren nicht vorhanden. Da Galopprhythmen zu hören sein können, bevor offensichtliche Symptome einer Herzinsuffizienz bestehen, sind sie wertvolle diagnostische Hinweise und können zu einer frühen Diagnose einer Herzkrankheit führen.

4. Vereinfacht gesagt, zeigen Galopprhythmen eine ventrikuläre Dysfunktion an; sie sind labil, abhängig von der Herzfrequenz, der myokardialen Kompensation und der Therapie.

5. Da die meisten Kleintiere schnelle Herzfrequenzen haben, ist es oft schwierig, S_3- von S_4-Galopprhythmen ohne Phonokardiographie abzugrenzen.

Tabelle 9-4 Klinische Befunde bei häufigen valvulären und kongenitalen Herzkrankheiten

Läsion	Typische Rassen	Arterieller Puls	Venöser Puls	Herzgegend	Zeitpunkt	Punkt der maximalen Intensität	Konfiguration
Mitralklappeninsuffizienz (MKI)	Erworben: kleine Rassen; kongenital: Doggen, Deutsche Schäferhunde, Bullterrier	N bis ↓	N	↑ LAp	Systolisch	LAp	Plateau, Decrescendo
Trikuspidalklappeninsuffizienz (TKI)	Erworben: kleine Rassen; kongenital: große Rassen, Rüden von Retriever-Rassen	N bis ↓	N bis ↑	↑ RAp	Systolisch	RAp	Plateau, Decrescendo
Ventrikelseptumdefekt (VSD)	nicht bei Hunden, häufig bei Katzen	N	N	Systolisch	V	Rechts Brustbeingrenze	Plateau, Decrescendo
Pulmonalstenose (PS)	Beagle, Terrier, Chihuahua, Bulldogge, Schnauzer	N bis ↓	N bis ↑	↑ RAp	Systolisch	LB	Ejektion
Atriumseptumdefekt (ASD)	Ungewöhnliche isolierte Läsion; Boxer, Dobermann	N	N bis ↑	↑ RAp	Systolisch	LB	Ejektion
Fallot-Tetralogie	Keeshond, Englische Bulldogge	N bis ↓	N bis ↑	↑ RAp	Systolisch	LB	Ejektion
Aortenstenose (AS)	Neufundländer, Boxer, Deutscher Schäferhund, Golden Retriever, Rottweiler	↓	N	↑ LAp	Systolisch	LB, RB oder subaortal	Ejektion
Offener Ductus Botalli	Pudel, Pommeranians, Collies, Deutsche Schäferhunde (weiblich > männlich)	↑	N bis ↑	↑ LAp	Kontinuierlich	LB (hoch)	Maschinengeräusch
Aortenklappeninsuffizienz	–	↑	N	↑ LAp	Systolisch	LB und Ap	Decrescendo

N normal, ↑ erhöht; ↓ verringert; R rechts, L links, Ap Apex/Spitzenimpuls; B Basis, RA rechtes Atrium; RV rechter Ventrikel; LA linkes Atrium; LV linker Ventrikel; AV atrioventrikulär; VLA Vergrößerung des linken Atriums, DLV Dilatation des linken Ventrikels; HLV Hypertrophie des linken Ventrikels, VRA Vergrößerung des rechten Atriums, VRA Vergrößerung des rechten Atriums, HRV Hypertrophie des rechten Ventrikels; LAV Linksachsenverschiebung; TP Truncus pulmonalis; Zirk Lungenzirkulation; VP V. pulmonalis; VC V. cava; V variabel

Elektrokardiographische Befunde	Röntgenaufnahmen des Thorax						Andere Merkmale			
	RA	RV	LA	LV	Aorta	TP	Zirk	VP	VC	
VLA, DLV	N	N	↑	↑	N	N	N	↑	N	Oft mit Trikuspidalinsuffizienz erworben; sekundäre Geräusche bei Kardiomyopathie, Shunts, AS und Endokarddefekten
VRA, HRV (besonders bei kongenitalen Erkrankungen oder pulmonaler Hypertonie)	↑	↑	N	N	N	N	(N,↓)	N	↑	Erworben bei Herzwurmbefall und Cava-Syndrom, kongenitale Rechtsherzerkrankung, pulmonale Hypertonie und Kardiomyopathie
Variabel: ±VLA, ±DLV; Katzen: DLV + HRV	V	N↑	N↑	N↑	N	N↑	↑	N↑	N	Es kann ein Geräusch von relativer PS bestehen. Bei Katzen ist es Teil eines Endokarddefektes (+ ASD und gespaltene AV-Klappe).
VRA + HRV	↑	↑	N	N	N	↑	↓	N	↑	Verschiebung der Spitze nach links kann HLV vortäuschen. Sekundäre TKI.
VRA + HRV	↑	↑	N↑	N	N	N↑	↑	N	N↑	Gespaltener S2, Geräusch von relativer PS.
Hunde: HRV; Katzen: HRV oder LAV	N	↑	N↓	N↓	N↑	N↑	↓	N	V	Bei hypoplastischer A. pulmonalis und Polyzythämie, Geräusch kann fehlen. Die Zyanose wird bei körperlicher Anstrengung schlimmer. Anomale (kraniale) Aortenposition.
N oder VLA + HLV; ST-T-Abflachung, ventrikuläre Arrhythmien	N	N↑	N↑	N↑	↑	N	N	↑	N	Häufig Synkope
VLA + DLV; ±HRV (präkordial), tiefe Q-Wellen (Ableitung II)	N	↑	↑	↑	↑	↑	↑	↑	N	Sekundäre MKI und Vorhofflimmern in fortgeschrittenen Fällen
DLV	N	N	N↑	↑	N↑	N	N	N↑	N	Tritt bei Endokarditis, subaortalem VSD und kongenitalem AS auf; ein gleichzeitiges systolisches Geräusch ist häufig.

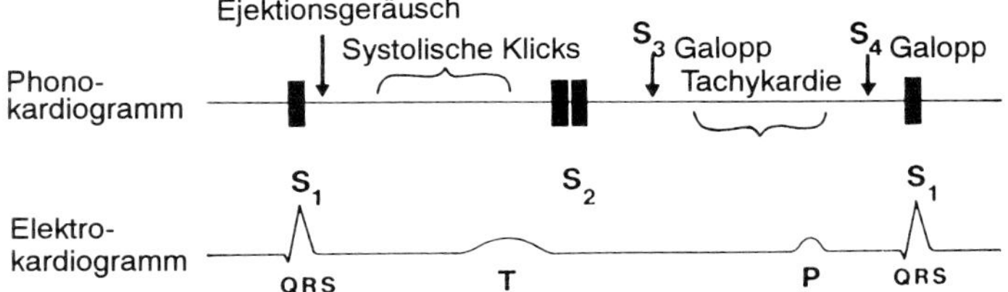

Abb. 9.4 Zeitpunkt der Galopprhythmen und andere anomale kardiovaskuläre Geräusche in Beziehung zum ersten (S_1) und zweiten (S_2) Herzton. Nach Aktivierung der Ventrikel ist S_1 zu hören. Die zwei Komponenten des S_2 (Aorta und Pulmonalis) zeigen das Ende der ventrikulären Systole an. Ejektionsgeräusche wie die, die bei einer Pulmonalklappenstenose und pulmonaler Hypertonie auftreten, sind sofort nach dem S_1 zu hören. Systolische Klicks können während der gesamten Systole auskultiert werden. Sie zeigen in der Regel eine Anomalie der Mitralklappen an. Ventrikuläre Galopps (S_3), atriale Galopps (S_4) und zusammengefaßte Galopps ($S_3 + S_4$) sind diastolische Geräusche, die eine ventrikuläre Dekompensation oder Steifheit anzeigen.

Grundprinzipien

1. Galopprhythmen sind besonders bedeutend bei den folgenden Typen von Patienten:

A. Tiere mit Kardiomyopathien ohne offensichtliche Herzgeräusche können Galopprhythmen haben. Zum Beispiel kann häufig ein lauter Galopp bei einer ansonsten asymptomatischen Katze auskultiert werden. Bei dem Patienten können sich darauffolgend röntgenologische Anzeichen einer Kardiomyopathie, Hyperthyreose oder systemischen Hypertonie manifestieren.

B. Tiere mit chronischen valvulären, myokardialen oder kongenitalen Erkrankungen entwickeln häufig laute Galoppgeräusche, die mit einer Herzinsuffizienz einhergehen. Diese zusätzlichen Töne sind labil, und ihr Verschwinden kann eine günstige Reaktion auf die Therapie anzeigen.

2. Einige ätiologische Verallgemeinerungen sind möglich:

A. S_3-Galopps sind häufig bei dilatierten Ventrikeln und verbunden mit kongestiver Herzinsuffizienz und chronischen Volumenüberladungen, wie bei Atrioventrikalarklappeninsuffizienz oder Links-Rechts-Shunts.

B. S_4-Galopps zeigen meist, daß sich das Atrium gegen einen verdickten oder versteiften Ventrikel kontrahiert; daher werden diese Geräusche häufig bei hypertropher Kardiomyopathie oder bei Drucküberlastungen, wie sie bei Semilunarklappenstenose oder chronischer Hypertonie auftreten, beobachtet.

Klinisch-diagnostisches Vorgehen

1. Echte Galopps müssen unterschieden werden von anderen zusätzlichen Tönen, besonders systolischen Klicks und Ejektionsgeräuschen (s. Abb. 9-4).

A. Linke apikale, systolische Klicks treten häufig bei Kleintieren auf und zeigen wahrscheinlich kongenitale (Katzen) oder erworbene (Hunde) Krankheiten der Mitralisklappen an. Sie können mit systolischen Geräuschen einer Mitralklappeninsuffizienz einhergehen und sind durch ihren Zeitpunkt und ihre Frequenz leicht von Galopps zu unterscheiden (Klicks sind hohe Töne). Sie fallen gewöhnlich mit dem linken Spitzenimpuls und dem systolischen peripheren arteriellen Puls zusammen. Mit der Ventilation werden sie stärker oder schwächer.

B. Ejektionsgeräusche sind weniger häufige, hohe Geräusche in der frühen Systole, die häufig mit einer Pulmonalklappenstenose oder einem dilatierten Truncus pulmonalis verbunden sind.

2. Galopps sind Töne von niedriger Frequenz und am offensichtlichsten, wenn sie mit dem Trichter des Stethoskops auskultiert werden. Sie werden ebenfalls mit der Ventilation stärker oder schwächer. Bei einem apikalen Galopp tritt meist ein S_3 auf, während eine basilare Lokalisation wahrscheinlicher mit einem S_4 verbunden ist.

3. In unsicheren Fällen, wie bei Katzen mit Tachykardie, ist zur genauen Charakterisierung des Zeitpunktes des zusätzlichen Tones eine Phonokardiogrpahie erforderlich.

4. Manchnmal wird ein perikardiales Klopfgeräusch hörbar. Dieses ist eng mit dem S_3 verbunden, zeigt aber eine konstriktive Perikarderkrankung an. (Wenn ein Perikarderguß vorliegt, kann ein Reibegeräusch erzeugt werden, und die Intensität der Herztöne ist gedämpft.)

5. Es gibt bei Galopprhythmen keine besondere Behandlung, da sie sekundäre Manifestationen einer spezifischen Herzerkrankung sind.

6. Eine prophylaktische Pharmakotherapie zur Verhinderung einer Herzinsuffizienz bei Tieren mit Galopprhythmen, aber ohne weitere Anzeichen einer Erkrankung sollte in Erwägung gezogen werden, wenn nicht andere Untersuchungen eine signifikante Herzerkrankung anzeigen.

7. Ein Echokardiogramm ist wertvoll zum Nachweis einer Kardiomyopathie oder Ventrikelhypertrophie. Bei Katzen kann Acetylsalicylsäure indiziert sein, wenn eine Vorhoferweiterung besteht.

8. Der arterielle Blutdruck wird zum Ausschluß einer hypertonen Herzerkrankung gemessen. Eine Pharmakotherapie mit blutdrucksenkenden Mitteln ist bei Tieren mit systemischer Hypertonie angezeigt.

• Zyanose

Definition

1. Eine Zyanose, die durch bläuliche Verfärbung der Schleimhäute, des Nagelbetts und der Haut gekennzeichnet ist, tritt auf, wenn die Menge reduzierten Hämaglobins mindestens 50 g/l Blut beträgt (Abb. 9-5).

2. Eine Zyanose kann wie folgt eingeteilt werden:

A. zentrale Zyanose – durch arterielle Hypoxämie (niedriger O_2-Partialdruck [PaO_2] im Blut) bei Erkrankungen des Atmungs- oder Kreislaufsystems;

B. periphere Zyanose – durch Hypoxie der Gewebe (niedriger Sauerstoffspiegel im Gewebe, aber normaler PaO_2) bei schwacher Durchblutung, Hypoxämie oder verändertem Hämoglobin.

1) Eine *zentrale Zyanose* entsteht bei kongenitalen Herzerkrankungen mit Rechts-Links-Shunt (z. B. Fallot-Tetralogie) oder Erkrankungen des Atmungssystems. Erkrankungen des Atmungssystems schließen ein:

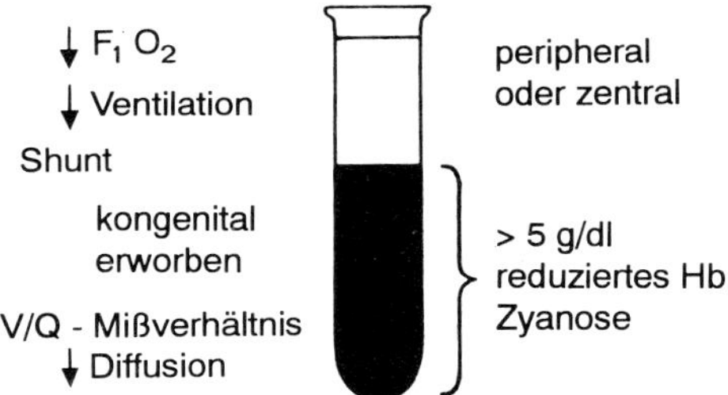

Abb. 9-5 Pathogenetische Mechanismen der Zyanose. Eine Zyanose zeigt ein arterielles Sauerstoffdefizit an. Bei zyanotischen Patienten liegen meist mehr als 5 g/dl Hämoglobin (Hb) in der reduzierten Form vor. Dies verfärbt die Schleimhäute bläulich. Ursachen einer Zyanose sind verminderte Sauerstoffkonzentration in der Einatmungsluft (F_1O_2), Hypoventilation, kongenitale Rechts-Links-Shunts, erworbene pulmonale Shunts, Mißverhältnis von Ventilation und Perfusion in der Lunge (V/Q) und möglicherweise eine Diffusionsschranke.

a) Obstruktion größerer Luftwege
b) Obstruktive Erkrankungen der tieferen Luftwege
c) Erkrankungen der Alveolen
   - Pneumonie
   - Lungenödem
   - Atelektase
d) Restriktive Erkrankungen, Fibrose und Erkrankungen des Pleuraraums
e) Lungenembolie
f) Verringerung der Sauerstoffkonzentration in der Einatmungsluft ($\downarrow FiO_2$)

2) Eine *periphere Zyanose* wird durch eine gestörte Zirkulation bei arterieller Obstruktion, Kälteexposition, Schock oder Herzinsuffizienz mit Verringerung des Herzminutenvolumens (z. B. dilatative Kardiomyopathie) verursacht. Veränderungen des Hämoglobins rufen Zyanose durch Erniedrigung der Affinität von Hämoglobin gegenüber Sauerstoff hervor. Diese Störungen schließen Methämoglobinurie und Sulfhämoglobinurie ein. Bei einer Linksverschiebung der Sauerstoff-Dissoziationskurve ist die Bindung von Sauerstoff an Hämoglobin erhöht, wodurch seine Freisetzung im Gewebe verhindert wird. Eine metabolische Alkalose und verringerte Körpertemperatur sind Beispiele für Störungen, welche die Kurve nach links verschieben.

Klinisch-diagnostisches Vorgehen

1. Die Anamnese wird aufgenommen und der Patient sorgfältig auf Symptome einer Herzerkrankung, Lungenerkrankung oder Exposition gegenüber Chemikalien oder Pharmaka untersucht (z. B. Nitrit, Phenacetin).
2. Wenn die Zyanose auf eine Gliedmaße beschränkt ist, muß der regionale arterielle Puls untersucht werden.
3. Die arteriellen Blutgaswerte werden bestimmt. Eine Hypoxämie ($PaO_2 >$ 60 mm Hg) zeigt eine zentrale Zyanose an, die durch eine Herz- oder Lungenerkrankung verursacht ist.

4. Wenn das Blut braun erscheint und nach Aufschütteln mit Luft nicht wieder rot wird, ist das Vorliegen einer kongenitalen oder erworbenen Methämoglobinämie wahrscheinlich. Polycythaemia vera oder Polyzythämie durch Rechts-Links-Shunts muß ausgeschlossen werden. Eine Anämie verursacht keine Zyanose.
5. Röntgenaufnahmen des Thorax werden auf Hinweise auf eine kardiopulmonale oder vaskuläre Erkrankung ausgewertet.
6. Eine Doppler-Echokardiographie oder Kontrastechokardiographie mit Injektionen von Kochsalzlösungen in das venöse System kann intrakardiale Rechts-Links-Shunts zeigen.
7. Eine Herzkatheterisierung kann erforderlich sein, um eine kongenitale Herzerkrankung auszuschließen.
8. Eine Spektroskopie wird durchgeführt, um die Diagnose einer Methämoglobinämie zu bestätigen.
9. Eine Angiographie oder Szintigraphie der Lunge kann eine Lungenembolie erkennen lassen.

• Lungennebengeräusche

Definitionen

1. Normale Lungengeräusche werden durch die Luft erzeugt, die durch die großen und peripheren Luftwege strömt. Tracheale, bronchiale, vesikuläre und bronchovesikuläre Geräusche sind normalerweise über Trachea, Hilus und Lungenfeldern auskultierbar. Das Fehlen dieser normalen Geräusche zeigt Lungenatelektasen, Ergüsse, Raumforderungen, Pneumothorax oder Erkrankungen des Pleuralraumes an. Die Akzentuierung dieser Geräusche kommt bei verschiedenen Krankheiten häufig vor, z. B. bei Pneumonie, in einigen Fällen von Lungenverdichtung und dorsal von Pleuraergüssen.
2. Obstruktive Lungengeräusche sind bei Tieren besonders häufig. Ein schnarchendes inspiratorisches Geräusch (Stertor) ist häufig bei Hyperplasie des weichen Gaumens. Stridor, ein inspiratorisches Geräusch von hoher Tonlage, ist ein Symptom bei Larynxobstruktion oder -paralyse. Ein Hund mit Trachealkollaps zeigt laute tracheale und bronchiale Geräusche, die durch ein „schnappendes" Geräusch und einen hupenden Husten unterbrochen werden. Eine Kompression größerer Bronchen führt zu lauten Bronchialgeräuschen mit Dyspnoe und Giemen. Die Stelle der maximalen Intensität des obstruktiven Geräusches zeigt im allgemeinen seinen Ursprung an.
3. Kontinuierliche Nebengeräusche sind Rasselgeräusche von tiefer Tonlage (schnarchend) und ein Giemen von hoher Tonlage (pfeifende Rasselgeräusche). Diese Geräusche zeigen eine Ansammlung von Sekreten an (wie bei Bronchitis oder Bronchopneumonie) oder eine Verengung der Luftwege (wie bei Asthma). Sie treten am häufigsten während der Exspiration auf.
4. Lungenknistern (Knisterrasseln) sind diskontinuierliche Geräusche, die vermutlich auf einen Verschluß der kleinen Luftwege, auf Flüssigkeit in den Lungen oder auf eine Fibrose hindeuten. Diese Geräusche sind ventral am Tier am besten zu hören, wenn eine tiefe Atmung forciert wird. Die klinische Unterscheidung zwischen

„nassen" und „trockenen" Geräuschen ist sehr schwierig und führt häufig zu einem unangemessenen Gebrauch von Diuretika bei Hunden mit Fibrose oder Bronchitis. Tatsächlich sind laute, grobe Knisterrasselgeräusche häufiger bei Tieren mit Bronchitis und Fibrose als bei solchen mit Lungenödem.
5. Die Auskultation anomaler Lungengeräusche kann den Kliniker auf die mögliche Lokalisation und die Art der Lungenerkrankung hinführen. Nebengeräusche sind eine Indikation für das Erstellen von Röntgenaufnahmen des Thorax und die Durchführung anderer kardiorespiratorischer Tests (s. Abschnitt über Husten). Obstruktive Geräusche sind Indikationen zur Endoskopie.

• Arterielle Thromboembolie

Definition

1. Wenn ein Thrombus von seiner Bildungsstelle weggespült wird und an anderer Stelle der Zirkulation steckenbleibt, wird die dadurch entstehende Okklusion *Thromboembolie* genannt. Eine systemische arterielle Thromboembolie ist in der Kleintiermedizin selten; sie tritt am häufigsten bei Katzen mit Kardiomyopathie auf. Obwohl eine arterielle Thromboembolie selten vorkommt, gibt es besondere Situationen, bei denen die Erkrankung zu beobachten ist:
   A. Aortenembolie in Verbindung mit feliner oder (selten) caniner Kardiomyopathie
   B. Arterielle oder pulmonale Embolie, verbunden mit Hypoalbuminämie und einem Status erhöhter Gerinnungsbereitschaft (renale Amyloidose, glomeruläre Erkrankungen, Morbus Cushing, chronische Perikarditis, chronisch immobile Patienten)
   C. Embolie durch DIC oder immunvermittelte hämolytische Zustände
   D. Lungenembolie, assoziiert mit Dirofilariose oder deren Behandlung
   E. Septische oder blande (sterile) Embolie nach Aufbrechen einer Herzklappenvegetation
   F. Embolie durch Schußverletzungen (z. B. Schrotkugel)
   G. Fettembolie nach Knochentrauma
   H. Luftembolie nach Röntgenuntersuchungen
   I. Trauma
   J. Verirrte Dirofilarien (systemische Arterien)
   K. Neoplastische Embolisierung
2. Die Symptome einer arteriellen Embolie sind proportional zur Lokalisation und Dauer der Obstruktion und davon, ob ein arterieller Kollateralkreislauf vorhanden ist oder nicht.
3. Der Ursprung arterieller Emboli ist nicht immer offensichtlich. Bei einer Kardiomyopathie stammt der Thrombus wahrscheinlich aus dem linken Atrium.
4. Anomale Strömungsdynamik in den Gefäßen steht sowohl mit der mechanischen Obstruktion als auch mit dem Vorhandensein vasoaktiver Substanzen, die durch das Koagulum produziert werden und zu einer sekundären Konstriktion kollateraler Gefäße führt, in Beziehung.
5. Das Endergebnis und die klinischen Symptome einer vollständigen arteriellen

Okklusion stehen in Beziehung zur Degeneration und Nekrose der Gewebe, die durch das betroffene Gefäß versorgt werden. Zusätzliche Anomalien im Falle einer Lungenembolie gehen einher mit einer plötzlichen Obstruktion des ventrikulären Ausstroms, was zu Dyspnoe, Schock und Herzinsuffizienz führt.

Klinisch-diagnostisches Vorgehen

1. Verdacht auf eine arterielle Embolie besteht, wenn ein plötzlicher Ausfall der Organ- oder Gewebsfunktion auftritt, der mit den klinischen Symptomen einer Hypoperfusion verbunden ist.

A. Aortenemboli bleiben meist in der Bifurkation der A. iliaca oder in der A. femoralis stecken. Typische Symptome umfassen plötzliche Lähmung, Ausfall der motorischen und sensiblen Funktion der Gliedmaßen, Muskelschmerzen und -kontraktur, Fehlen peripherer arterieller Pulsationen mit Blässe und Kälte der distalen Extremität, fehlende Blutung und Verlust der segmentalen spinalen Reflexe (lower motor neuron, LMN).

B. Die klassische Trias bei einer akuten Lungenembolie besteht aus der Erhöhung der Herzfrequenz, der Atemfrequenz und der Körpertemperatur (wenn eine ischämische Nekrose vorhanden ist). Die Tiere zeigen häufig akute Atemnot. Wenn die Obstruktion vollständig ist, können akute Rechtsherzinsuffizienz, Schock und Tod folgen. Ein Pleuraerguß kann vorhanden sein.

C. Die arterielle Embolie anderer Organe ist schwierig zu diagnostizieren, es besteht aber der Verdacht bei Fällen von perakuten neurologischen Ausfällen, Kolik oder endokrinen Erkrankungen (z. B. akutes oligurisches Nierenversagen, akuter Hypoparathyreoidismus, akuter Hypoadrenokortizismus).

D. Andere Ursachen einer arteriellen Obstruktion, einschließlich atherosklerotischen Erkrankungen durch Hypothyreose oder primäre Hypolipidämie, Hyperviskosität des Blutes, Trauma und Neoplasie, können Symptome einer arteriellen Embolie vortäuschen.

2. Große Aufmerksamkeit des Tierarztes ist gefragt, wenn eine Embolie der Viszera und des Nervengewebes diagnostiziert werden muß.

3. Abhängig von dem klinischen Bild und der Kenntnis der derzeitigen Probleme des Patienten sind die folgenden Tests geeignet:

A. Bei arterieller Embolie der Gliedmaßen wird die Diagnose meist aufgrund der klinischen Untersuchung gestellt.

B. Ein Verdacht auf eine Lungenembolie besteht, wenn eine perakute Dyspnoe mit den typischen klinischen Symptomen und Laborergebnissen verbunden ist, die das Vorhandensein der vorher genannten Störungen anzeigen. Wichtige Laboruntersuchungen sind Blutuntersuchungen auf Mikrofilarien oder ELISA auf Herzwürmer, Röntgenaufnahmen des Thorax (erhöhte Lungendichte und Vaskularisation der Lungenarterien), Bestimmung der arteriellen Blutgase, des Serumeiweiß und Serumalbuminwertes, Gerinnungsprofil, Hämatokrit, Serumlipide, T3- und T4-Serumspiegel.

C. Eine Angiographie kann erforderlich sein, um eine arterielle Obstruktion zu umgrenzen, besonders bei tiefen Gefäßverschlüssen. Eine Szintigraphie kann ebenfalls die Diagnose stützen.

D. Gefäßokklusionen des Nervensystems werden aufgrund der Anamnese, der

Röntgenaufnahmen und durch Ausschluß anderer Differentialdiagnosen diagnostiziert (s. Kapitel 17.).

Therapie

1. Die chirurgische Entfernung eines Thrombus wäre optimal, jedoch ist sie bei Tieren selten durchführbar. Irreversible Gewebsschädigungen treten meist innerhalb weniger Stunden auf. Der kardiovaskuläre und pulmonale Status muß in Erwägung gezogen werden, bevor ein Patient einer Allgemeinanästhesie unterzogen wird.
2. Die mechanische Entfernung eines arteriellen Embolus mittels eines Ballonkatheters nach Fogarty, enzymatisch-fibrinolytische Therapie und Verabreichung des Gewebsplasminogenaktivators sind experimentell versucht worden [81]. Diese Therapien sind auch in der klinischen Praxis einen Versuch wert.
3. Akute Thrombose der A. iliaca kann behandelt werden durch:
   A. Analgetika oder Sedativa (niedrige Dosen)
   B. Operativen Eingriff, wenn sich das Koagulum proximal der Nierenarterien befindet (man richte sich nach dem BUN im Serum)
   C. Heparinnatrium, um die Ausdehnung des Koagulums zu verhindern
   D. Pharmaka, welche die Thrombozytenaggregation hemmen, wie Acetylsalicylsäure
   E. Vasodilatatorische Pharmaka, wie Promazinderivat-Tranquilizer, um den Kollateralkreislauf zu verbessern
   F. Unterstützende Maßnahmen an der Gliedmaße
   G. Gewebsplasminogenaktivator
4. Eine akute Lungenembolie wird behandelt mit:
   A. leichter Sedation
   B. Sauerstofftherapie
   C. Corticosteroiden
   D. Bronchodilatatoren
   E. Ruhe
   F. Diuretika (Furosemid), die bei Embolie nach einer Therapie gegen Dirofilariose oder plötzlichem Absterben von Herzwürmern manchmal hilfreich sind
   G. Heparin bei Lungenembolie ohne Bezug zu einer Dirofilariose

• Extravaskuläre Flüssigkeitsansammlung

Definition

1. Die Ansammlung von Flüssigkeit außerhalb des Gefäßraumes ist ein bei kardiopulmonalen Erkrankungen oft auftretendes Problem. Häufige Störungen sind subkutanes Ödem, Pleuraerguß [11], Aszites [20], Perikarderguß [83, 92] und Lungenödem [46, 96]. Diese Probleme sind nicht spezifisch für Krankheiten des Herz-Kreislauf-Systems oder des Atmungsapparates, jedoch oft mit Erkrankungen dieser Systeme verbunden.
2. Ein subkutanes Ödem wird aufgrund der körperlichen Untersuchung diagnostiziert (s. u.).

3. Die körperliche Untersuchung ergibt, daß Symptome vorliegen, die auf Lungenödem, Pleuraerguß, Aszites und Perikarderguß hindeuten. Diese Befunde werden durch Röntgenuntersuchungen, Ultraschalluntersuchung und Laboruntersuchungen bestätigt. Die physikalische, chemische und zytologische Analyse der Flüssigkeiten gehört zur Beurteilung der extravaskulären Flüssigkeitsansammlung.
4. Es soll betont werden, daß die körperliche Untersuchung, obwohl erforderlich für das Aufdecken dieser Probleme, nicht der Endpunkt der diagnostischen Beurteilung ist. Hunde mit Dyspnoe, Zyanose und Rasselgeräuschen können entweder eine kongestive Herzinsuffizienz oder chronische Bronchitis haben. Die endgültige Diagnose ist nicht möglich, bevor nicht alle verfügbaren Informationen analysiert worden sind.

• Subkutanes Ödem

1. Ein subkutanes Ödem entsteht durch Vermehrung des extrazellulären, extravaskulären Wassers und der gelösten Stoffe im subkutanen Gewebe. Das charakteristische Merkmal eines fortgeschrittenen subkutanen Ödems ist eine Schwellung mit Druckdellen: die persistierende Deformation des Gewebes nach Beendigung des mit einem Finger ausgeübten Druckes.
2. Ein subkutanes Ödem resultiert aus einem erhöhten venösen Druck, wie er bei Herzinsuffizienz, arteriovenöser Fistel oder venöser Thrombose besteht; aus einer lymphatischen Obstruktion wie bei Tumoren; aus einem verringerten onkotischen Druck, der meist das Resultat einer Hypalbuminämie ist, oder aus einer erhöhten Permeabilität der Wände der kleinen Gefäße, wie sie bei allergischen Reaktionen oder Vaskulitis auftritt (Abb. 9-6), und bei iatrogenen Erkrankungen, die mit Extrava-

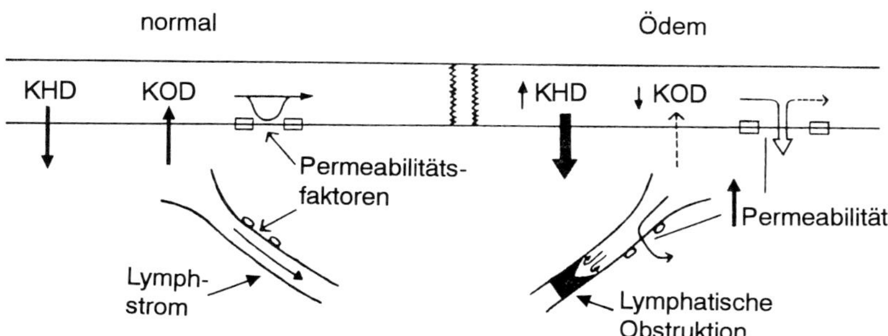

Abb. 9-6 Pathogenetische Mechanismen des subkutanen Ödems und Lungenödems. Links: Faktoren, die für eine normale mikrozirkulatorische Strömungsdynamik verantwortlich sind. *KHD*, kapillärer hydrostatischer Druck; *KOD*, kapillärer onkotischer Druck. Die Permeabilitätsfaktoren schließen normale kapilläre Membranen und die Integrität der Lymphgefäßwände ein. Rechts: erhöhter *KHD* (wie bei kongestiver Herzinsuffizienz), verminderter *KOD* (wie bei Hypalbuminämie), lymphatische Obstruktion (wie bei Neoplasien) und erhöhte Permeabilität (wie bei immunologischen Schädigungen) verhindern einen normalen Flüssigkeitsstrom und führen zu einem ausgeprägten Druck im Interstitialraum, woraus schließlich das Ödem resultiert.

satbildung verbunden sind, oder aus der perivaskulären Injektion von Chemotherapeutika.
3. Ein subkutanes Ödem ist bei Kleintieren ein ungewöhnliches Merkmal einer Herzerkrankung.
4. Im folgenden wird auf das generalisierte oder bilateralsymmetrische Ödem eingegangen. Das lokalisierte Ödem, das häufig durch Trauma, AV-Fisteln, Allergie, Insektenstiche, einschnürende Halsbänder oder lokalisierte Neoplasien auftritt, wird hier nicht erörtert. Es folgt eine Aufzählung häufiger Ursachen generalisierter oder symmetrischer Ödeme.

A. Herzinsuffizienz oder erhöhter venöser Druck durch:
1) Erkrankungen des Perikards
2) Schädigungen des rechten Herzens (Pulmonalklappenstenose, Dirofilariose, Obstruktion des rechten Atriums oder Tumor)
3) Dilatative Kardiomyopathie
4) Herzarrythmien
5) Erhöhte Flüssigkeitslast

B. Hypoproteinämie durch:
1) renalen Verlust (Amyloidose, glomeruläre Erkrankungen)
2) Exsudative (Gastro-) Enteropathie
3) Lebererkrankung
4) Verlust von kutanem Protein durch disseminierte Hautkrankheiten oder Verletzungen durch Quetschungen
5) Vaskulitis
6) Ernährungsstörungen

C. Venöse oder lymphatische Obstruktion durch:
1) Tumoren im Mediastinum oder im Becken
2) Andere Tumoren oder Läsionen durch Raumforderungen
3) Thrombose der Vena cava
4) Metastatische oder lymphoretikuläre Tumoren

D. Veränderte Permeabilität der Gefäße oder Lymphgefäße (z. B. Vaskulitis, Trauma, Transfusionsreaktion)

E. Lymphatische Dysplasie oder Aplasie (kongenital)

F. Myxödem durch Hypothyreose

G. Ehrlichiose (fortgeschrittene Fälle)/Rocky Mountain spotted fever (Vaskulitis)

Klinisch-diagnostisches Vorgehen

1. Die körperliche Untersuchung muß vollständig sein. Der Tierarzt sollte nach objektiven Anzeichen einer Hypertonie suchen, wie Herzkrankheiten, Distension der V. jugularis oder oberflächlicher Venen, palpierbaren Raumforderungen oder Beweisen einer aktiven Entzündung oder Immunkrankheit (z. B. Thrombozytopenie), die auf eine erhöhte Permeabilität als Ursache des Ödems hindeuten.
2. Es sollten Röntgenaufnahmen des Thorax und u. U. ein Echokardiogramm erstellt werden, um die Herzgröße beurteilen, eine Raumforderung im Mediastinum ausschließen und eine Herzinsuffizienz, Perikarderkrankung oder einen Herztumor diagnostizieren zu können.
3. Ist das Ödem auf die Hinterbeine begrenzt, oder wird eine Leber- oder Nierener-

krankung vermutet, werden Röntgenaufnahmen des Abdomens und des Beckens angefertigt. Beurteile diese Aufnahmen danach, ob intraabdominale Raumforderungen vorliegen und ob Größe und Form von Leber, Nieren und Prostata abweichen. Wenn möglich, sollte nach dieser Untersuchung eine Sonographie durchgeführt werden.

4. Folgende Labortests sind durchzuführen:

A. vollständiges Blutbild und Serumalbumin

B. Harneiweiß (wird unter Berücksichtigung des spezifischen Gewichts, der Befunde des Harnsedimentes und des Protein-Kreatinin-Verhältnisses im Harn interpretiert)

C. Serumcholesterol (erhöht beim nephrotischen Syndrom)

D. Immunologische Tests oder Gefäßbiopsien, wenn Verdacht auf eine Autoimmunkrankheit besteht, die zu einer immunvermittelten Vaskulitis führt

E. Echokardiogramm, wenn Herzinsuffizienz, Perikarditis oder ein Herztumor vermutet wird.

Therapie

1. Die Therapie beim subkutanen Ödem richtet sich nach der zugrunde liegenden Ätiologie.
2. Furosemid kann zu einer Besserung der Symptomatik führen, ist aber mit den typischen Nebenwirkungen und anderen Nachteilen einer diuretischen Therapie, wie verringerter Herzfüllung, verbunden.
3. Es ist für ein weiches Lager zu sorgen, um Dekubitus zu vermeiden.
4. Sind alle anderen Ursachen eines subkutanen Ödems ausgeschlossen worden, kann die Verwendung immunsuppressiver Dosen von Glucocorticosteroiden gewinnbringend sein, wenn die Grundkrankheit in einer erhöhten Gefäßpermeabilität durch Vaskulitis besteht.
5. Tetracycline werden bei Verdacht auf rickettsien-induzierte Vaskulitis verabreicht.

• Kongestive Herzinsuffizienz

Definition

1. Herzinsuffizienz bezeichnet den Zustand einer zirkulatorischen Dysfunktion, der durch einen normalen oder erhöhten venösen Druck und ein im Verhältnis zum Bedarf bei körperlicher Bewegung verringertes Herzminutenvolumen entsteht [19, 39, 56, 57, 59, 82, 83, 92, 95, 96]. Die klinischen Symptome einer Herzinsuffizienz stehen in Verbindung mit:

A. zirkulatorischer venöser Kongestion, die zu Lungenödem, Aszites, Pleuraerguß, subkutanem Ödem, Hepatosplenomegalie oder Perikarderguß führt;

B. einem niedrigen arteriellen Minutenvolumen, das zu Depression, Schwäche, Synkope, Azotämie, Blässe, Hypothermie und Herzarrhythmien führt.

2. Die Ursachen einer Herzinsuffizienz können willkürlich wie folgt klassifiziert werden:

A. Erkrankungen des Endokards

1) Chronische myxomatöse Herzklappenerkrankung bei Hunden (Endokardiose)
2) Bakterielle Endokarditis
3) Kongenitale endokardiale Fibroelastose
4) Kongenitale Fehlbildung der Herzklappen

B. Erkrankungen des Myokards
1) Erkrankungen, Degeneration oder Insuffizienz des Myokards durch eine andere Störung (z. B. Taurinmangel, Pharmaka, Parvovirose, Trypanosomose, Lyme-Borreliose, Hypothyreose, Carnitinmangel)
2) Primäre Myokarderkrankungen (idiopathische Kardiomyopathien)
a) Feline Kardiomyopathien
b) Canine Kardiomyopathien
3) Akuter Myokardinfarkt (selten)

C. Erkrankungen des Perikards
1) Konstriktive Erkrankungen des Perikards
2) Herztamponade (z. B. idiopathischer hämorrhagischer Perikarderguß beim Hund)
3) Kardiale oder perikardiale Neoplasien (z. B. Hämaangiosarkom, Lymphosarkom, Tumor des Bulbus aortae, ektopes Schilddrüsenkarzinom, Mesotheliom)

D. Kongenitale Herzkrankheit
1) Intrakardiale und extrakardiale Shunts (offener Ductus Botalli, Vorhofseptumdefekt, Ventrikelseptumdefekt)
2) Semilunare Klappenstenose (Aorten- und Pulmonalstenose)
3) Anomale Entwicklung der Trikuspidal- und Mitralklappen (Dysplasie)

E. Herzarrythmien

F. Cor pulmonale
1) Dirofilariose
2) Andere Ursachen des Cor pulmonale (z. B. Lungenembolie, primäre pulmonale Hypertonie)

G. Verschiedene Ursachen
1) Periphere arteriovenöse Fistel
2) Thyreotoxikose
3) Chronische Anämie

3. Die Suche nach objektiven Symptomen der Herzkrankheit ist dringend erforderlich. Dyspnoe, Zyanose und Knisterrasseln sind nicht spezifisch für Herzinsuffizienz. Der Kliniker muß die Diagnose begründen, bevor er irgendein klinisches Symptom einer kardiovaskulären Dysfunktion zuschreibt. Wie in diesem Kapitel ausgeführt, gibt es keine objektiven anamnestischen Hinweise auf eine Herzkrankheit. Wie in diesem Kapitel ausgeführt, gibt es keine objektiven anamnestischen Hinweise auf eine Herzkrankheit. Für alle anamnestischen Probleme gibt es Differentialdiagnosen. Auf der anderen Seite besteht bei bestimmten körperlichen Befunden und Laborergebnissen der starke Verdacht auf eine Herzkrankheit. Diese sind:

A. laute Herzgeräusche und Präkordialschwirren
B. Galopprhythmus
C. Arrythmie bei gleichzeitig bestehendem Pulsdefizit
D. Anomales EKG oder Echokardiogramm

E. Röntgenographische Beweise für eine Kardiomegalie oder Herzinsuffizienz
F. Meßbare Erhöhung des venösen Drucks
Das Fehlen dieser Befunde macht die Diagnose einer Herzinsuffizienz unhaltbar.

Klinisch-diagnostisches Vorgehen

1. Der Vorbericht wird aufgenommen, einschließlich Angaben zu vorheriger Therapie und klinischer Reaktion darauf. Dann folgt eine vollständige klinische Untersuchung. EKG und Röntgenaufnahmen des Thorax werden erstellt und beurteilt. Tests auf Mikrofilarien, ELISA auf Herzwürmer und Blutuntersuchungen werden nach Bedarf durchgeführt.
2. Weiterführende Untersuchungen wie Echokardiographie, Doppleruntersuchungen, Messung des Gefäßdruckes, Angiokardiographie, Herzkatheterisierung, Phonokardiographie und Herzbeutelpunktion können in bestimmten Fällen indiziert sein. Physikalisch-chemische und zytologische Analysen von Flüssigkeit des Brust- oder Bauchhöhlenergusses sollten durchgeführt werden.
3. Die meisten Erkrankungen, die zu Herzinsuffizienz führen, sind von einer Arrhythmie der Herzgeräusche oder von Galopprhythmen begleitet. Das Vorgehen bei einem Patienten mit einem Herzgeräusch ist schon im vorhergehenden Abschnitt über Herzgeräusche und Präkordialschwirren beschrieben worden. Jedoch gibt es Situationen, in denen eine signifikante Herzinsuffizienz ohne offensichtliche Herzgeräusche besteht. Wichtige Ursachen einer Herzinsuffizienz mit fehlendem oder variablem Herzgeräusch sind:
A. Herzwurmerkrankung (Dirofilariose)
B. Perikarderkrankungen
C. Myokarderkrankungen. Beachte: Häufig ist ein Galopprhythmus oder eine Herzarrhythmie feststellbar. Bei Myokarderkrankungen kommt es häufig vor, daß das mit einer AV-Klappen-Insuffizienz verbundene Herzgeräusch je nach der Dilatation der Ventrikel stärker oder schwächer wird. Nach einer Digitalisierung oder Diuretikatherapie können diese Geräusche nicht klar erkennbar sein; sie kehren erst bei schwerer Herzinsuffizienz zurück.
4. Röntgenaufnahmen des Thorax, EKG und Echokardiographie sind die Schlüssel zur Diagnose einer Herzinsuffizienz bei Hunden ohne Herzgeräusche. Signifikante Anomalien können in aller Regel mit diesen Methoden festgestellt werden.
5. Häufige klinische Befunde bei Kleintierpatienten mit Herzinsuffizienz aus verschiedenen Ursachen werden in den Tabellen 9-3 und 9-4 (s. S. 215 und 217) beschrieben. Die zugrunde liegende Ursache einer Herzinsuffizienz kann meist durch die Analyse der gesamten Testergebnisse bestimmt werden. Hervorstechende Merkmale zur Unterscheidung der verschiedenen Ursachen der Herzinsuffizienz sind in den Tabellen und Quellenangaben aufgeführt.

Therapie

1. Das medikamentöse Management der Herzinsuffizienz ist detailliert an anderer Stelle beschrieben worden [19, 39, 56, 57, 59, 82, 92].
2. Die Therapie bei Herzinsuffizienz kann in eine spezifische und eine symptomatische Behandlung unterteilt werden.

A. Eine spezifische Behandlung wird durch die korrekte Diagnosestellung vorgegeben. Beispiele einer *spezifischen Therapie* sind die chirurgische Ligatur eines offenen Ductus Botalli, Valvulotomie bei Pulmonalstenose, Taurinapplikation bei Katzen mit dilatativer Kardiomyopathie [82], Perikardektomie bei Perikardkonstriktion und Pharmakotherapie bei Dirofilariose oder Herzarrhythmien.

B. Eine *symptomatische Therapie* richtet sich gegen Anomalien, die klinische Symptome einer Herzinsuffizienz verursachen. Diese umfassen Lungenödem, Pleuraerguß, Aszites und verringertes Herzminutenvolumen. Da viele Herzstörungen, einschließlich chronischer Krankheiten der Herzklappen und des Myokards, einer spezifischen Therapie nicht zugänglich sind, muß eine Herzinsuffizienz durch diese Probleme symptomatisch behandelt werden.

1) Die Prinzipien einer symptomatischen Therapie gegen Herzinsuffizienz sind:
   a) Verringerung der Aktivität sowie psychischer und thermaler Stressoren
   b) Sedation, wenn erforderlich
   c) Verbesserung des Gasaustausches
      - Sauerstoff
      - Vernebelung von Ethanol
      - Aminophyllin zur Bronchodilatation
   d) Verringerung des Kapillardruckes
      - Furosemid oder Thiaziddiuretika
      - Vasodilatatorische Therapie (Nitroglycerin, Captopril, Enalapril)
      - Positiv inotrope Wirkstoffe
   e) Steigerung des Herzminutenvolumens
      - Digitalisglykoside
      - Catecholamine (Dobutamin und Dopamin)
      - Amrinon, Milrinon
      - Vasodilatatorische Therapie (Hydralazin, Prazosin, Captopril, Enalapril)
   f) Antiarrhythmische Therapie
   g) Aspiration von Pleura- oder Perikardergüssen
   h) Aspiration eines großen Peritonealergusses

• Herz-Kreislauf-Stillstand

Definition

1. Herz-Kreislauf-Stillstand ist ein plötzliches Aufhören von Zirkulation und Ventilation.
2. Herz-Kreislauf-Stillstand tritt bei vielen klinischen Symptomen, einschließlich Anästhesie und Chirurgie, Trauma, metabolischen Störungen, Lungenkrankheiten und Herzkrankheiten auf. Die Fähigkeit, den Patienten wiederzubeleben und am Leben zu halten, steht im Verhältnis zu dem Vorbereitetsein und den Fähigkeiten des Tierarztes sowie zu der zugrunde liegenden Ursache und der Dauer des kardiopulmonalen Stillstandes.
3. Ein Herz-Kreislauf-Stillstand wird erkannt am Fehlen von:
   A. Bewußtsein
   B. Ventilation

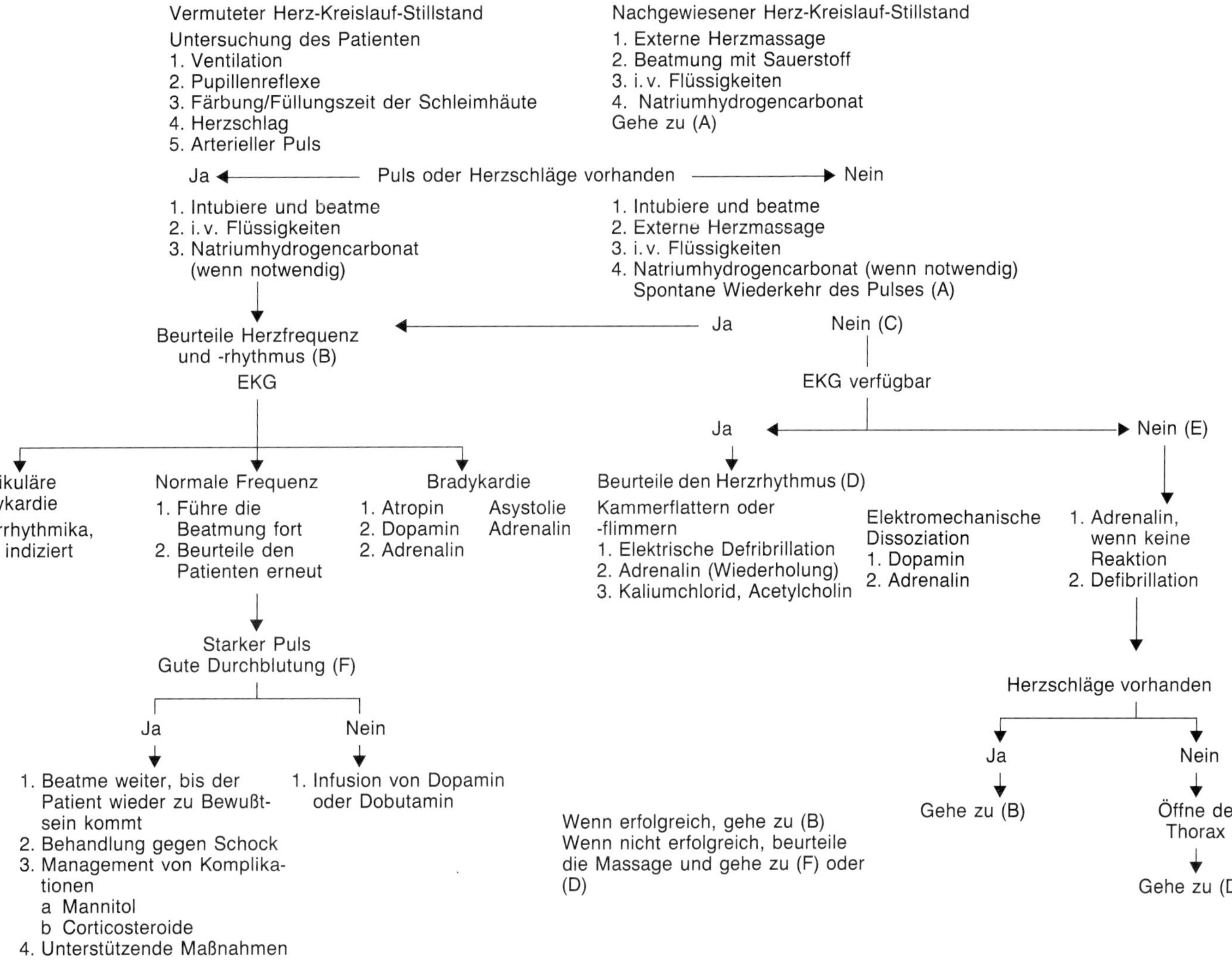

Abb. 9-7 Klinisches Management des Herz-Kreislauf-Stillstandes. *EKG*, Elektrokardiogramm.

C. Puls und Blutdruck
D. Herzschlag
E. Zirkulation (oder am Auftreten von Blutungen)
F. Pupillenreflexen

4. Der Tierarzt muß sofort mit Maßnahmen zur Reanimation beginnen, bevor irreversible Schädigungen des ZNS auftreten oder der Patient stirbt. Die Prinzipien des Managements sind in Abb. 9-7 aufgeführt (ABCDE) und beinhalten [36, 48]:

A. Freihalten der **A**temwege
B. **B**eatmung
C. Zirkulation in Gang bringen (**C**irkulation)
D. Applikation von Pharmaka (**D**rugs) oder **D**efibrillationsschocks
E. Beurteilung des **E**KG zur Leitung der Therapie

Therapie

1. Bestätige den Herz-Kreislauf-Stillstand durch eine klinische Untersuchung.
2. Lege einen Endotrachealtubus mit Luftmanschette
   A. Führe eine Beatmung mit positivem Druck durch
   B. Verwende 100%igen Sauerstoff
   C. Beatme 12- bis 16mal/min.
   D. Achte darauf, daß die Lungen nicht überdehnt werden, da dies zu Pneumomediastinum und zu vermindertem venösem Rückstrom führt.
3. Ist kein Herzschlag vorhanden, muß eine externe kardiopulmonale Massage begonnen werden.
   A. Der Thorax wird 80- bis 120mal/min komprimiert.
   B. Koordiniere die Kompression mit der Atmung.
      1) 5 bis 6 Massagen auf eine Beatmung (Zwei-Helfer-Methode)
      2) 15 Massagen auf 2 Beatmungen (Ein-Helfer-Methode)
   C. Eine abdominale Gegenpulsation oder Umwicklung kann die Effektivität der kardiopulmonalen Wiederbelebung erhöhen.
   D. In manchen Fällen ist eine offene Herzmassage indiziert.
4. Lege einen intravenösen Zugang und appliziere große Mengen isotoner Lösungen, um den venösen Rückstrom zu erhöhen (wenn kein Lungenödem besteht).
5. Appliziere Natriumhydrogencarbonat i. v.
6. Wenn eine EKG verfügbar ist, bestimme den Herzrhythmus und führe eine situationsgerechte Therapie durch.
   A. Bei Asystolen wird Adrenalin intravenös, intratracheal oder intrakardial (in den linken Ventrikel) injiziert.
   B. Bei Kammerflimmern wird eine elektrische Defibrillation durchgeführt. Die angewendete Energie ist abhängig von der Größe des Tieres und davon, ob die Elektroden intern oder extern gelegt werden.
   C. Die elektromechanische Dissoziation (Herzstillstand bei vorhandenen EKG-Ausschlägen) wird durch inotrope Pharmaka, einschließlich Dopaminhydrochlorid und Adrenalin, behandelt.
7. Wenn ein EKG nicht verfügbar ist, appliziere Adrenalin. Wenn dies nicht erfolgreich ist, wird eine Defibrillation durchgeführt und eine Öffnung des Thorax in Betracht gezogen.

A. Die direkte Betrachtung des Herzens ermöglicht im allgemeinen die Identifizierung des Herzrhythmus.
B. Geeignete Pharmaka können dann intrakardial verabreicht werden.
8. Ist der Sinusrhythmus wiederhergestellt, wird die Zirkulation mit einer Dopamininfusion unterstützt, andere Wirkstoffe werden nach Bedarf appliziert.
A. Antiarrhythmika (z. B. Procainamid oder Lidocain)
B. Hydrogencarbonat gegen die metabolische Azidose
C. Positive inotrop-chronotrope Pharmaka (Dopamin ist beides)
D. Mannitol gegen Hirnödem
E. Glucocorticoide (Dexamethason, Prednisolon)
F. Unterstützende Maßnahmen und Überwachung
9. Gelegentlich tritt eine respiratorische Insuffizienz bei Patienten mit normalem kardiovaskulärem Status auf.
A. Die Mechanismen umfassen zentrale und periphere Insuffizienz (Erschöpfung), Trauma und schwere Lungenerkrankungen.
1) Eine zentrale Insuffizienz tritt bei Erkrankungen des ZNS oder bei Überdosierung von Pharmaka auf (Narkotika, Barbiturate, Anästhetika).
2) Eine periphere Insuffizienz durch chronische Dyspnoe, neuromuskuläre Blockade (Aminoglykoside), Myasthenia gravis, Polyradikuloneuritis, Erkrankungen des Zervikalmarks, Botulismus und Tetanus ist beschrieben worden.
3) Eine schwere Erkrankung des Lungenparenchyms wie bei intrapulmonalen Hämorrhagien, Pneumonie, Embolien und akutem Atemnotsyndrom (Schocklunge) führt zu respiratorischer Insuffizienz.
4) Ein Thoraxtrauma kann eine respiratorische Insuffizienz nach sich ziehen.
B. Patienten mit respiratorischer Insuffizienz zeigen meist eine ausgeprägte Tachypnoe und Hypoxämie ($PaO_2 > 60$ Torr). Bei den meisten Patienten liegt ausgeprägte Zyanose vor, viele weisen eine Hyperkapnie auf.
C. Die Prinzipien des Managements umfassen (bezüglich einer detaillierten Therapie sei auf die Quellenangaben verwiesen):
1) künstliche Beatmung von apnoischen Patienten (mittels Tracheotomie, wenn erforderlich)
2) Zufuhr von Sauerstoff
3) Reinigen der Luftwege
4) Schocktherapie, Therapie von Herzarrhythmien oder Anämie
5) Therapie der Grundkrankheit
6) Korrektur der Störungen des Säure-Basen- und Elektrolytgleichgewichtes
7) Aufrechterhalten einer ausreichenden Ventilation und entsprechende pflegerische Maßnahmen.

• Andere Störungen im Zusammenhang mit Herzkrankheiten

Hepatosplenomegalie

1. Eine schwere Rechtsherzinsuffizienz führt zu einer palpierbaren Vergrößerung der Leber (und manchmal auch der Milz) durch Kongestion dieser Organe.
2. Kongestion und Hypoperfusion der Leber führen ebenfalls zu Abweichungen der

Laborbefunde, einschließlich Erhöhungen der Leberenzym- und Gallensäurenwerte.
3. Konstriktive Perikarditis, Herztamponade, Herzbasistumoren und obstruktive Tumoren im rechten Atrium können eine dramatische Hepatomegalie verursachen, die den Tierarzt von der zugrunde liegenden Ätiologie einer venösen Obstruktion wegführen kann. In den meisten Fällen besteht eine Distension der V. jugularis (außer bei intrakardialer Obstruktion oder Obstruktion der V. cava caudalis).
4. Die Beurteilung eines Patienten mit vergrößerter Leber wird in Kapitel 11. diskutiert.

Persistierendes Fieber

1. Fieber ist ein unspezifisches Symptom, das mit zahlreichen Störungen verbunden ist. Tiere mit persistierendem Fieber leiden manchmal an einer infektiösen Endokarditis [22]. Diese Differentialdiagnose sollte bei jedem Tier mit persistierendem oder rezidivierendem Fieber in Betracht gezogen werden.
2. Eine intravenöse Therapie und eine protrahierte immunsuppressive Therapie (Steroide) prädisponieren ein Tier für eine infektiöse Endokarditis.
3. An eine Endokarditis muß bei Patienten mit „neuen" oder sich schnell verändernden Geräuschen gedacht werden. Bei Vorhandensein eines neuen holosystolischen Geräusches oder eines diastolischen Decrescendogeräusches, das mit einer Aortenklappeninsuffizienz verbunden ist, besteht der Verdacht auf eine proliferative Endokarditis. Es muß jedoch bedacht werden, daß Fieber eine häufige Ursache physiologischer systolischer Geräusche ist und viele Tiere mit Endokarditis im Frühstadium keine Herzgeräusche aufweisen.
4. Die Diagnose der bakteriellen Endokarditis wird durch Isolierung des infektiösen Erregers aus dem Blut bestätigt. Durch Echokardiographie können Auflagerungen an den Herzklappen festgestellt werden.
5. Die Behandlung einer bakteriellen Endokarditis umschließt eine Langzeitapplikation von bakteriziden Antibiotika, Management der begleitenden Herzinsuffizienz oder der Herzarrhythmien und Überwachung, ob Symptome einer sekundären arteriellen Embolisierung auftreten.

Erkrankungen, die durch röntgenologische, elektrokardiographische und labormedizinische Untersuchungen festzustellen sind

• Kardiomegalie

Definition

1. Kardiomegalie ist ein häufiger Befund bei der Beurteilung von Röntgenaufnahmen des Thorax [62, 88, 89]. Die klinische Bedeutung dieses Problems wird nur nach sorgfältiger Überprüfung der folgenden Gesichtspunkte bestätigt.

A. Technische Qualität der Röntgenfilme
B. Anamnestische Hinweise und Befunde der körperlichen Untersuchung
C. Röntgenaufnahmen des Thorax
 1) Herzdrehung und Verschiebung der Herzspitze
 2) Unterschiede in Spezies und Rasse
 3) Größe der einzelnen Herzkammern
 4) Größe der Aorta und der Hauptlungenarterien
 5) Verminderte oder erhöhte Lungendurchblutung
 6) Pulmonale venöse oder systemische venöse Kongestion
 7) Intrapulmonale oder peribronchiale Erkrankungen
 8) Intrapleurale Erkrankungen
 9) Obstruktive Erkrankungen der großen Luftwege (tracheobronchial)
 10) Restriktive Erkrankungen des Thorax (z. B. bei Adipositas)
D. Daten der Laboruntersuchungen und weiterführenden Untersuchungen, wie EKG, Herzwurmtests und Zytologie des Luftröhrenaspirates
E. Echokardiographie

2. Oft ist eine Kardiomegalie von geringer klinischer Bedeutung. Mäßige Vergrößerung des rechten Ventrikels z. B. ist bei Hunden mit lange bestehenden Lungenkrankheiten häufig, dennoch ist eine sekundäre Rechtsherzinsuffizienz selten.
3. Röntgenaufnahmen dürfen nicht überinterpretiert werden. Unterbelichtung z. B. führt zu anomal dichten Lungen. Eine Vergrößerung des rechten Ventrikels verschiebt meist die Herzspitze nach links, wodurch eine Vergrößerung des linken Ventrikels vorgetäuscht wird. Bei Unfähigkeit, den Thorax auszudehnen (z. B. durch eine Lungenfibrose oder Adipositas), erscheint das Herz relativ größer.
4. Eine Integration der Röntgenbefunde und der klinischen Befunde ist erforderlich. Typische Röntgenbefunde sind in den Tabellen 9-2 und 9-3 (s. S. 200 und 215) aufgeführt.

Ätiologie

1. Herrscht die Vergrößerung des rechten Atriums und Ventrikels vor, müssen folgende Erkrankungen in Betracht gezogen werden (Abb. 9-8):
 A. Pulmonalklappenstenose
 B. Fallot-Tetralogie
 C. Trikuspidalklappendysplasie oder -insuffizienz
 D. Vorhofseptumdefekt
 F. Cor pulmonale
 G. Eisenmenger-Komplex
 H. Pulmonale Hypertonie
2. Herrscht die Vergrößerung des linken Atriums und Ventrikels vor, müssen folgende Erkrankungen in Betracht gezogen werden:
 A. offener Ductus Botalli
 B. Mitralklappendysplasie oder -insuffizienz
 C. Aortenklappeninsuffizienz
 D. Mitralstenose (selten)
 E. Anämie (chronisch)
3. Ursachen einer Vergrößerung beider Ventrikel sind:
 A. Ventrikelseptumdefekt

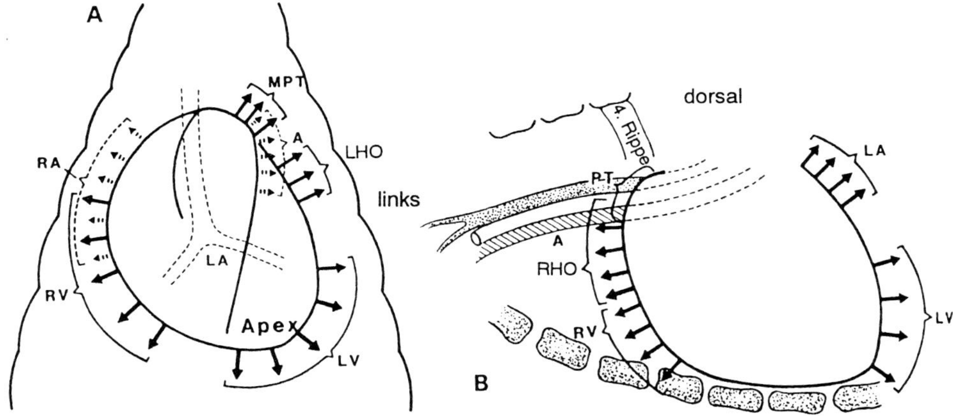

Abb. 9-8 Kardiomegalie und damit verbundene kardiale Läsionen beim Hund. Typische Bildmuster bei Kardiomegalie sind für dorsoventrale (A) und laterale (B) Röntgenaufnahmen des Thorax angegeben. Vergrößerung des rechten Ventrikels führt typischerweise zu einer Verschiebung des Apex nach dorsal und nach links. Vergrößerung des linken Atriums führt zu Separation und Kompression der Hauptbronchen. TP, Truncus pulmonalis; A, Aorta; LHO, linkes Herzohr; LV, linker Ventrikel; LA, linkes Atrium; RV, rechter Ventrikel; RA, rechtes Atrium; RHO, rechtes Herzohr. (Trachea und Hauptbronchen sind durch die unterbrochenen Linien in der Herzmitte dargestellt.)
Der Lungenkreislauf kann durch Analyse der Lungenarterien und -venen, welche die kranialen Lungenlappen versorgen, beurteilt werden. Bei gesunden Tieren haben die A. pulmonalis (punktiert) und die V. pulmonalis (schraffiert) etwa den gleichen Durchmesser und machen etwa 75% des Durchmessers der vierten Rippe aus. Der Bronchus liegt zwischen den beiden Gefäßen. Der Truncus pulmonalis reicht bei der Katze nicht über die äußere Grenze der Herzsilhouette.

B. Bilaterale AV-Klappen-Insuffizienz
C. Kardiomyopathie
D. Perikarderkrankungen (offensichtliche Kardiomegalie)
E. Hyperthyreose
F. Chronische Erkrankung des linken Ventrikels mit pulmonaler Hypertonie

- **Vergrößerung der großen Gefäße**

1. Ursachen für eine vergrößerte Aorta sind:
   A. offener Ductus Botalli
   B. Aortenstenose
   C. Fallot-Tetralogie
   D. Pulmonalatresie
2. Ursachen für eine Vergrößerung der Hauptpulmonalarterie sind:
   A. Pulmonalklappenstenose
   B. Dirofilariose
   C. Links-Rechts-Shunts

1) offener Ductus Botalli
2) Vorhofseptumdefekt
3) Ventrikelseptumdefekt

D. Pulmonale Hypertonie

- **Anomale pulmonale Zirkulation**

1. Ursachen einer Minderperfusion sind:
   A. Fallot-Tetralogie
   B. Rechts-Links-Shunt
   C. Pulmonalklappenstenose
   D. Trikuspidalklappendysplasie
   E. Morbus Addison
   F. Schock
   G. Hypovolämie durch andere Ursachen
2. Ursachen für eine erhöhte Vaskularisation (Arterien und Venen) oder pulmonale Hyperfusion sind:
   A. Vorhofseptumdefekt
   B. Ventrikelseptumdefekt
   C. offener Ductus Botalli
   D. Anämie
   E. Hyperthyreose
   F. AV-Fistel
   G. Biventrikuläre kongestive Herzinsuffizienz mit sekundärer pulmonaler Hypertonie (Katze)
   H. Überinfusion von Flüssigkeiten
3. Ursachen eines vergrößerten Durchmessers der Pulmonalarterien:
   A. Herzwurmkrankheit
   B. Lungenembolie
   C. Erkrankungen der Pulmonalgefäße
   D. Eisenmenger-Komplex
   E. Ursachen einer Hyperfusion (s. o.)
4. Ursachen eines vergrößerten Durchmessers der Lungenvenen:
   A. linksseitige kongestive Herzinsuffizienz
   B. Mitralstenose
   C. Cor triatriatum
   D. Venöse Verschlußkrankheiten
   E. Raumfordernde Prozesse im linken Atrium

- **Erhöhte Lungendichte**

Definitionen

1. Die korrekte Interpretation einer erhöhten Lungendichte, die auf Röntgenaufnahmen des Thorax festgestellt wird, ist für das Management einer kardiopulmonalen

Erkrankung wichtig. Es muß jedoch bedacht werden, daß die Lungen auf Verletzungen nur begrenzt reagieren können. Daher können Veränderungen des röntgenologisch erkennbaren Musters bei verschiedenen Störungen ähnlich sein.

2. Als initiale Maßnahme muß der Kliniker entscheiden, ob im Lungenparenchym, im Mediastinum oder im Pleuraraum verringerte oder erhöhte Dichten vorhanden sind. Es gibt einige häufige Ursachen einer erhöhten Strahlendurchlässigkeit: Asthma, Airtrapping bei Bronchialerkrankungen; Emphysem (Bronchialhypoplasie); bullöse Lungenläsionen und Pneumothorax. Die meisten Läsionen führen zu einer erhöhten Strahlendichte.

A. Das Herz, das Diaphragma und die großen Gefäße heben sich ab, wenn Läsionen innerhalb des Pleuraraumes vorliegen. Diese Läsionen verursachen auch Zeichen von erhöhter Dichte auf den lateralen Röntgenaufnahmen und kontrahieren die Lungenlappen durch Separierung der interlobären Fissuren.

B. Verbreiterungen des Mediastinums sind unspezifisch, da sie durch Fett, Raumforderungen, einen dilatierten Ösophagus oder Flüssigkeitsansammlung verursacht sein können. Häufig werden röntgenographische Kontrastverfahren benötigt, um die Ursache eines verbreiterten Mediastinums weiter abzugrenzen. Andere Tests einschließlich Sonographie, Venographie, Aspirationszytologie oder Biopsie können erforderlich sein, um Tumoren, Abszesse, Lymphadenopathie, Flüssigkeiten, Entzündungen des Mediastinums und Zysten zu diagnostizieren.

C. Erhöhte Dichten des Lungenparenchyms werden genau bestimmt durch Anzahl, Lage und röntgenologisches Muster. Muster einer intrapulmonalen Parenchymerkrankung [88, 89]:

1) Bei alveolären Erkrankungen sind Luftbronchogramme, die die Herzgrenzen verwischen, und undeutliche, sich vereinigende Ränder einer erhöhten Lungendichte vorhanden.

2) Peribronchiale Dichten verursachen eine Abgrenzung der Wände größerer Luftwege. Diese erscheinen häufig als luftgefüllte „taube Nüsse", wenn sie vom Ende gesehen werden.

3) Interstitielle Dichten entstehen durch Veränderungen des Stützgewebes der Lunge. Das interstitielle Muster kann eine diffuse Erhöhung der linearen Dichte oder eine noduläre Läsion mit klaren Grenzen sein bzw. die Blutgefäße verdecken.

3. Der Kliniker muß mit der röntgenographischen Erscheinung vieler kardiopulmonaler Erkrankungen sehr vertraut sein. Man muß z. B. wissen, daß ein kardiogenes pulmonales Ödem meist zu perihilären Verdichtungen führt, während ein nicht-kardiogenes Ödem häufig in den peripheren Gebieten sichtbar ist. Bei einer bakteriellen Bronchopneumonie sind meist die kranialen, medialen und ventralen Gebiete der Lunge betroffen, während eine virale oder mykotische Pneumonie diffuse interstitielle Verdichtungen verursacht.

4. Die folgende Übersicht beinhaltet einige der den anomalen Lungendichten zugrunde liegenden Ursachen, wie sie von Suter und Lord beschrieben worden sind [88, 89].

5. Da eine erhöhte Lungendichte im allgemeinen mit respiratorischen Symptomen verbunden ist, gleicht das klinische Procedere bei anomalen Lungendichten dem in den früheren Abschnitten über Husten und Atemnot beschriebenen.

Ursachen einer erhöhten Lungendichte [11]

- Erhöhte alveoläre Dichte
  Lungenödem
  Lungenhämorrhagie
  Bronchopneumonie
  Aspiration
  Atelektase
  Alveoläre Mikrolithiasis
  Granulomatöse Erkrankung
  Lungenwürmer
  Lungenembolie
  Dirofilariose
  Torsion eines Lungenlappens
  Eosinophile Pneumonie
  Bronchoalveoläres Zellkarzinom
  Pneumonie durch Flüssigkeitsaspiration
  Pulmonales Lymphosarkom
- Diffuse interstitielle Dichte
  Interstitielles Ödem
  Interstitielle Hämorrhagie
  Interstitielle Pneumonie
  Dirofilariose
  Lungenwürmer
  Granulomatöse Erkrankungen
  Lungenfibrose
  Manche Neoplasmen (z. B. Lymphosarkom)
  Artefakte (Aufnahmen während der Exspiration, Adipositas)
  Morbus Cushing
- Noduläre interstitielle Erkrankungen
  Granulomatöse Erkrankungen (z. B. mykotisch oder immunologisch bedingt)
  Primäre und metastatische Neoplasien
  Lungenwürmer
  Dirofilariose
  Lungenabszeß
  Lungenzyste
  Lungenhämatom
  Broncholithiasis
  Disseminierte alveoläre Mikrolithiasis
  Kalzifizierte Hämatome und Granulome
  Mit Flüssigkeit gefüllte Bronchiektasien
  Artefakte (Brustwarzen, Läsionen der Thoraxwand)
- Peribronchiale Dichten
  Bronchitis (chronisch)
  Bronchiektase
  Dirofilariose
  Morbus Cushing

Altersbedingte Veränderungen
Pneumonie

• Pleuraerguß

Definition

1. Pleuraerguß, die Ansammlung von Flüssigkeit im Pleuralraum, ist ein häufiges Symptom einer kardiopulmonalen und thorakalen Erkrankung. Pleuraerguß ist ein Symptom, das durch viele der unten aufgeführten Ursachen entstehen kann [9, 11, 14, 15, 26–29, 31, 42, 43, 45, 55, 64, 72, 74, 80, 98, 100].
2. In den meisten Fällen eines Pleuraergusses ist eine erhöhte Produktion von Flüssigkeit durch transsudative oder exsudative Prozesse beteiligt. Die zytologische Analyse eines Pleuraergusses ist dringend erforderlich, um die Grundursache erkennen zu können [29].
3. Basierend auf den physikalischen und chemischen Charakteristika und der zytologischen Beurteilung, können die Ursachen des Pleuraergusses nach der folgenden Übersicht eingeteilt werden [11, 29, 74].
4. Die zytologische Klassifizierung eines Ergusses richtet sich nach dem Mechanismus der Flüssigkeitsbildung; z. B. können Tumoren Blutung, lymphatische Obstruktion oder Nekrose mit Entzündung verursachen.

Ursachen eines Pleuraergusses

- *Transsudate*
  - Kongestive Herzinsuffizienz (im allgemeinen biventrikulär)
  - Perikarderkrankungen
  - Hypalbuminämie
    - Lebererkrankungen (es muß auch ein Aszites bestehen)
    - Exsudative Enteropathie
  - Nierenerkrankungen
  - Glomerulonephritis
  - Amyloidose

Andere Ursachen eines Proteinverlustes
  - Infusion (i. v.) zu großer Flüssigkeitsmengen
  - Lymphatische Dysplasie oder Ektasie
- *Modifizierte Transsudate und obstruktive Ergüsse*
  - Kongestive Herzinsuffizienz oder Perikarderkrankungen
  - Neoplastische Obstruktion
  - Lange bestehende Transsudation
  - Atelektasen
  - Diaphragmahernie
  - Lungenlappentorsion
  - Zustand nach Thorakotomie oder Thoraxdrainage
  - Lungenembolus
  - Lymphatische Obstruktion oder Dilatation

- *Chylöse Ergüsse*
  - Ruptur des Ductus thoracicus
  - Lymphatische Dysplasie (Dilatation)
  - Chronische kongestive Herzinsuffizienz (Kardiomyopathie, Perikarderkrankung)
  - Trauma
  - Lymphatische Obstruktion (Neoplasie)
  - Perikarderkrankung/Herzbasistumoren
  - Neoplasien des Thorax
- *Entzündliche Ergüsse (exsudativ)*
  - Bakterielle Infektionen (idiopathischer) Pyothorax
    - Anaerob
    - Aerob
  - Ausdehnung einer Infektion
    - Trachea, Bronchen, Lunge
    - Ösophagus
    - Thoraxwand
    - Penetrierende Fremdkörper
  - Sterile entzündliche Ergüsse
    - Vorhergehende Infektion
    - Steatitis
    - Operationen oder Thoraxdrainage
    - Trauma
    - Diaphragmahernie
    - Pleuritis
    - Pankreatitis
  - Pyogranulomatöser Erguß
    - FIP
- *Neoplastische Ergüsse*
  - Entzündlich
  - Obstruktiv
  - Hämorrhagisch
  - Tumorzellen können vorhanden sein oder fehlen
- *Hämorrhagische Ergüsse*
  - Trauma
  - Koagulopathie
  - Torsion eines Lungenlappens
  - Neoplasie

Klinisch-diagnostisches Vorgehen

1. Pleuraergüsse können geringen Ausmaßes und nur durch Röntgen- oder Ultraschalluntersuchungen feststellbar sein. Sie können aber auch umfangreich sein, was zu dramatischen klinischen Symptomen führt. Tachypnoe, Atemnot, Zyanose, Atmung mit offenem Mund, Dämpfung der Herz- und Lungengeräusche und Orthopnoe sind die klinischen Symptome eines Pleuraergusses. Bei Patienten mit Dyspnoe wird eine sofortige Thorakozentese als therapeutisches und diagnostisches Verfahren durchgeführt. Patienten mit stabilem Zustand werden zunächst geröntgt,

um die optimale Stelle für eine Thorakozentese zu finden. Es sollten Aufnahmen mit dorsoventralem statt ventrodorsalem Strahlengang erstellt werden, da ein Widerstand des Tieres Atemstillstand auslösen kann.

2. Eine vollständige klinische Untersuchung wird durchgeführt, um Anomalien, die mit einem Pleuraerguß verbunden sein können, festzustellen. Herzgeräusche, Galopprhythmen, Arrhythmien oder eine Distension der V. jugularis lassen eine kardiovaskuläre Erkrankung vermuten. Bei der Katze weist eine aktive Chorioretinitis auf eine zugrunde liegende Viruserkrankung, wie mit FeLV in Verbindung stehende Krankheiten oder FIP, hin. Der Nachweis eines Mammatumors deutet eine metastatische Neoplasie mit Beteiligung der Pleura an. Unilaterale Herzgeräusche können eine Zwerchfellhernie anzeigen. Ein nicht komprimierbarer kranialer Thorax bei Katzen tritt in Verbindung mit Lymphosarkom des Thymus und gleichzeitigem Pleuraerguß auf.

3. Erstelle Röntgenaufnahmen, um das Vorhandensein und das Ausmaß der Flüssigkeitsansammlung, eine zugrunde liegende kardiale, mediastinale oder pulmonale Läsion und die optimale Stelle für eine Thorakozentese feststellen zu können. Führe eine bilaterale Drainage großer Ergüsse durch, die so vollständig wie möglich sein sollte, um die thorakalen Viszera darstellen zu können und eine vollständigere Herzauskultation zu ermöglichen.

4. Führe eine Thoraxpunktion durch. Die Flüssigkeit wird kultiviert (aerobe und anaerobe Tests im Falle eines entzündlichen Exsudates), auf spezifisches Gewicht, Proteinkonzentration, LDH-Werte und Leukozytenzahl (pro ml) untersucht und zur Analyse des Sedimentes zentrifugiert, wie von Creighton und Wilkins beschrieben [29]. Die Konsultation eines erfahrenen klinischen Pathologen wird empfohlen, da bei fehlender Übung reaktive mesotheliale Zellen für neoplastisch gehalten werden. Kategorisiere den Erguß und suche nach der zugrunde liegenden Ätiologie. Häufig kann anhand von Röntgenaufnahmen und der Analyse der Ergußflüssigkeit die Diagnose gestellt werden.

5. Sammle Blut und Harn. Von besonderer Bedeutung bei Patienten mit Transsudaten sind die Bestimmungen von Serumprotein, Albumin/Globulin-Verhältnis, Proteinkonzentration im Urin und hämatologische Beweise für Hämorrhagien oder Entzündungen. Vergleiche die Triglyceridwerte und das Cholesterol [43] im Serum mit denen in der Ergußflüssigkeit, wenn Verdacht auf Chylothorax besteht. Chylus hat einen hohen Gehalt an Triglyceriden. Leberfunktionstests, Sonographie und Röntgenaufnahmen des Abdomens sind hilfreich bei der Beurteilung, ob eine Lebererkrankung besteht, wenn gleichzeitig ein Aszites vorliegt.

6. Das Erstellen eines EKGs und Echokardiogramms ist hilfreich, wenn Verdacht auf eine kardiovaskuläre Erkrankung besteht. Als allgemeine Regel gilt, daß ein Pleuraerguß bei Katzen mit biventrikulärer kongestiver Herzinsuffizienz (z. B. Kardiomyopathie) und bei Hunden mit Perikarderkrankungen, Kammerflimmern und schwerer Pulmonalstenose am häufigsten ist, selten dagegen bei Tieren mit Herzwurmerkrankung oder chronischen Klappenerkrankungen, wenn ein Sinusrhythmus besteht.

7. Die Bestimmung des zentralvenösen Drucks (ZVP) kann helfen, eine Perikarderkrankung auszuschließen [83] (s. S. 263).

8. Bestimmungen der Serumtiter gegen FeLV und FIP können hilfreich sein.

9. Wenn das Mediastinum verbreitert ist und Verdacht auf eine Raumforderung be-

steht, werden eine Ultraschalluntersuchung des Thorax oder eine Feinnadelbiopsie mit Zytologie durchgeführt, um nach Anzeichen eines Lymphosarkoms oder Thymoms zu suchen [10, 11, 74].
10. Eine Lymphangiographie ist hilfreich bei der Diagnose von lymphatischen Erkrankungen und Chylothorax [15, 42, 45, 64, 100]. In manchen Fällen bedarf es zur Diagnosestellung einer Thorakotomie. Torsion eines Lungenlappens, Diaphragmahernie, konstriktive Perikarderkrankungen, Thymom, Läsionen des Ösophagus, solitäre Primärtumoren, Chylothorax und andere Erkrankungen können eine chirurgische Behandlung erfordern. Die Diagnose wird bei der Operation verifiziert.

Therapie

1. Die Ursachen für einen Pleuraerguß sind so unterschiedlich, daß zur erfolgreichen Therapie in den meisten Fällen eine endgültige Diagnose erforderlich ist [9, 11, 29, 72, 74].
2. Eine Thoraxpunktion ist bei lebensbedrohenden Pleuraergüssen gleich welcher Ursache indiziert. Eine Thoraxdrainage oder Thoraxchirurgie kann für das Management eines Pyothorax notwendig sein [9]; alternativ kann ein pleurovenöses Shunting bei Chylothorax hilfreich sein [15, 42, 43, 45, 64, 100].
3. Das Transsudat und modifizierte Transsudate nehmen meist an Volumen ab, wenn die Grundstörung behoben wird (z. B. Herzinsuffizienz, Hypoproteinämie).
4. Die Therapie eines mit FIP oder FeLV assoziierten Lymphosarkoms wird in einigen Fällen versucht [19, 29].
5. Die Transfusion von Vollblut, frischem Plasma oder Thrombozyten oder die Applikation von Vitamin K_1 kann bei der Behandlung von pleuralen Hämorrhagien indiziert sein. Eine autologe Transfusion geschieht aus dem Pleuralraum und kann mit Blut, das durch Thoraxdrainage gewonnen wurde, in bestimmten Fällen versucht werden.
6. Wie vorher bemerkt, kann eine Operation die Heilung einleiten.
7. Andere Therapieverfahren richten sich nach der Grundkrankheit.
8. Eine letzte Möglichkeit ist die Pleuraverklebung als Verfahren zur Kontrolle eines Pleuraergusses [14].

• Lungenödem

Definition

1. Lungenödem bezeichnet die Ansammlung abnormer Flüssigkeitsmengen und darin gelöster Stoffe in der Lunge. Ein Ödem kann sich im pulmonalen Bindegewebe (interstitielles Ödem) oder in den Alveolen und den terminalen Lufträumen (alveoläres Ödem) ansammeln [46, 96].
2. Lungenödem ist eine häufige Ursache für erhöhte interstitielle und alveoläre Lungendichten, die auf Röntgenaufnahmen des Thorax beobachtet werden können.
3. Ein alveoläres Ödem führt meist zu klinischen Symptomen einschließlich Dyspnoe, Zyanose, Lungenknistern, Husten und Hypoxie.
4. Lungenödem kann bei vielen Erkrankungen auftreten, einschließlich sowohl kar-

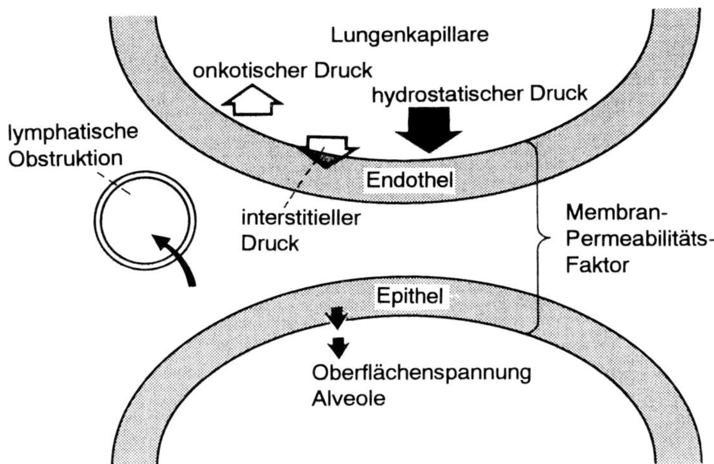

Abb. 9-9 Pathogenetische Mechanismen des Lungenödems. Ein Lungenödem kann resultieren aus einem erhöhten kapillären hydrostatischen Druck, einem erniedrigten onkotischen Druck des Plasmas, einer lymphatischen Obstruktion oder einer veränderten kapillären endothelial-alveolären Membranpermeabilität. Erläuterungen im Text (nach Bonagura, J. D.: Pulmonary edema. In: Kirk, R. W. [Ed.]: Current Veterinary Therapy VII, p. 245. W. B. Saunders, Philadelphia 1980).

diogener als auch nicht-kardiogener Ursachen. Wie in Abb. 9-9 gezeigt, können die Kräfte, die für eine normale Bewegung von Flüssigkeit in den terminalen Lungenabschnitten verantwortlich sind, wie folgt zusammengefaßt werden:

A. kapillärer hydrostatischer Druck – Erhöhungen können zu einem Lungenödem führen.

B. Onkotischer Druck in den Lungenkapillaren – Verringerungen können zu einem Lungenödem führen.

C. Lymphstrom – Eine Obstruktion des pulmonalen Lymphstroms kann zu Lungenödem führen.

D. Pulmonale alveolär-kapilläre Membranpermeabilität – Erhöhungen der Permeabilität führen zu einem Lungenödem mit hohem Proteingehalt.

E. Andere Faktoren können bei der pulmonalen zirkulatorischen Dynamik eine Rolle spielen.

5. Tabelle 9-5 führt die verschiedenen Ursachen eines Lungenödems bei Kleintierpatienten auf.

Klinisch-diagnostisches Vorgehen

1. Die Informationen, die im obigen Abschnitt über Husten und Atemnot enthalten sind, gelten auch für das klinische Vorgehen bei Lungenödem.

2. Die Anamnese kann wichtige Hinweise auf die Ursache des Lungenödems geben. Untersuche die Möglichkeit einer fortgeschrittenen Herzinsuffizienz, Aspiration von Mageninhalt, Trauma, elektrischen Schock, Beinahe-Ertrinken, Infusion zu gro-

Tabelle 9-5 Ursachen des Lungenödems (nach Bonagura, aus: Kirk 1980)

Ätiologie	Bemerkungen
• **Erhöhter Druck in den Lungenkapillaren**	
Kardiogen	Multiple Ursachen einer Linksherzinsuffizienz
Nicht kardiogen	
Verschlußkrankheiten der Lungenvenen	Bei Tieren nicht gut beschrieben
Übermäßige Infusion von kristalloiden Flüssigkeiten oder von Blut	
• **Verminderter onkotischer Plasmadruck (Hypoproteinämie)**	Erfordert meist einen zusätzlichen Mechanismus
Lebererkrankungen	Unzureichende Proteinsynthese
Nierenerkrankungen	Proteinverlust nach Glomerulopathie oder Amyloidose
Exsudative Enteropathien	Verursacht durch Lymphangiektasie oder entzündliche neoplastische Darmerkrankungen
Ernährungsbedingte Störungen	
• **Veränderte alveolär-kapilläre Permeabilität**	
Infektiöse Lungenkrankheiten	Sehr hoher Proteingehalt des Ödems
„Toxische" Schädigungen der Membranen	
Inhalierte Toxine	Rauchinhalation, Aspiration von Mageninhalt
Zirkulierende exogene Toxine	Schlangengift, Paraquat, Endotoxine, Monocrotalin
Zirkulierende endogene Toxine	Urämie, Pankreatitis, vasoaktive Substanzen, die bei Thrombose oder Schock freigesetzt werden
Ertrinken und Beinahe-Ertrinken	Direkte Überschwemmung der Alveolen, sekundäre Atelektase und Ödem in Beziehung zum Ionengehalt des Wassers (Süßwasser oder Salzwasser), Schädigungen der Membranen
Disseminierte intravaskuläre Koagulation (z. B. nach Hitzschlag)	Schädigung des Kapillarendothels durch Mikroemboli
Immunologische Reaktionen und Anaphylaxie	Arzneimittel-Reaktionen und Reaktionen auf Bluttransfusionen
Schock und nicht-pulmonales Trauma	„Schocklunge", nicht-kardiogenes Lungenödem, das möglicherweise mit der Freisetzung von chemischen Stoffen oder Gewebskomponenten in die Zirkulation in Beziehung steht
Pulmonale Kontusion	
Aspiration von Mageninhalt	Erhöhte Mortalität bei $pH > 2,5$
Sauerstofftoxizität	$> 100\%$ O_2 für 24–48 Stunden

Tabelle 9-5 (Fortsetzung)

• **Lymphatische Insuffizienz**	Durch neoplastische Infiltration
• **Kombinierte oder unbestimmte Ursachen**	
Neurogen	Krampfanfälle, Kopftrauma, elektrischer Schock über den Hirnstamm
Elektrischer Schlag und Kardioversion	
Pharmaka-induziert (?)	? Ketamin-HCl, Anästhetika
Schnelle Entfernung von Flüssigkeit im Pleuraraum in Verbindung mit der Versorgung einer Zwerchfellhernie	Ausdehnung der atelektatischen Lunge, Begünstigung der Ultrafiltration der Lungenkapillaren und Veränderung der Oberflächenspannung

ßer Flüssigkeitsmengen, allergische Reaktionen auf Pharmaka oder Insektenstiche.
3. Die klinische Untersuchung sollte wie die an früherer Stelle im Abschnitt über Atemnot beschriebene verlaufen.
4. Es sollten Röntgenaufnahmen des Thorax erstellt werden. Die Unterscheidung zwischen kardiogenem und nicht-kardiogenem Lungenödem ist signifikant. Bei einem kardialen Ödem werden meist eine Vergrößerung des linken Atriums, pulmonale venöse (und möglicherweise arterielle) Distension und eine perihiläre (häufig rechts- > linksseitig) kaudale Verteilung beobachtet. Ein fulminantes Ödem oder eine kongestive Herzinsuffizienz bei Katzen kann zu diffuser oder vorherrschend rechter kaudaler alveolärer Lungeninfiltration führen. Ein nicht-kardiales Ödem be-

Abb. 9-10 Pathogenetische Mechanismen der atrioventrikulären Dissoziation. (A): normale atrioventrikuläre Leitungsbahnen. Der Impuls wird in dem Sinoatrialknoten (SA) gebildet, breitet sich über die internodalen Leitungsbahnen zum Atrioventrikularknoten (AV) aus und tritt in die Ventrikel über die Schenkel des His-Bündels ein. (B): vollständiger AV-Block als Ergebnis einer anatomischen Dissoziation der Atria und Ventrikel. Die Sinusknotenimpulse führen zu einer atrialen Aktivierung (1–4), aber alle Impulse werden in der Gegend des AV-Knotens blokkiert. Der Ventrikel wird durch ein ventrikuläres Reizbildungszentrum (5), das ektope Rhythmen bildet, aktiviert. (C): physiologischer AV-Block als Ergebnis fehlender Ansprechbarkeit des AV-Knotens gegenüber einer schnellen Impulsbildung in den Vorhöfen. Die Vorhöfe werden aktiviert durch ein ektopes atriales Reizbildungszentrum (Vorhoftachykardie) oder eine Kreisbewegung (Vorhofflattern). Die meisten atrialen Impulse erreichen den AV-Knoten, wenn dieser durch die partielle Überleitung der vorhergehenden Impulse (verborgene Leitung) refraktär ist. Die meisten Impulse werden blockiert (1–3, 5–8), und nur gelegentlich wird ein Impuls (4) zu den Ventrikeln übergeleitet. Dieser Typ der Dissoziation ist eine normale Reaktion des AV-Knotens auf eine schnelle atriale Aktivierung. Eine zusätzliche P-Welle tritt simultan mit einem QRS-Komplex auf, ist aber der Klarheit halber weggelassen worden. (D): AV-Dissoziation durch ventrikuläre Tachykardie. Ein ektopes ventrikuläres Reizbildungszentrum aktiviert schnell die Ventrikel, was zu einem anomalen QRS-T-Komplex führt (1–5). Sinoatriale Impulse werden blockiert (6, 7, 8) durch Interferenz in der Region des AV-Knotens. Die primäre Anomalie ist der erhöhte ventrikuläre Automatismus.

steht häufig generalisiert oder peripher. Eine rechtsseitige Herzvergrößerung mit prominenten lobären Arterien kann beobachtet werden. Die Analyse von Röntgenaufnahmen des Thorax in Verbindung mit der Anamnese und den Befunden der klinischen und elektrokardiographischen Untersuchung erlaubt meist die Diagnose eines kardiogenen Ödems.

5. Erstelle ein EKG und Echokardiogramm.
6. Analysiere die arteriellen Blutgase, wenn sie verfügbar sind. Diese Analyse erlaubt eine genauere Einschätzung der Ventilation und der Diffusionskapazität der Lunge.

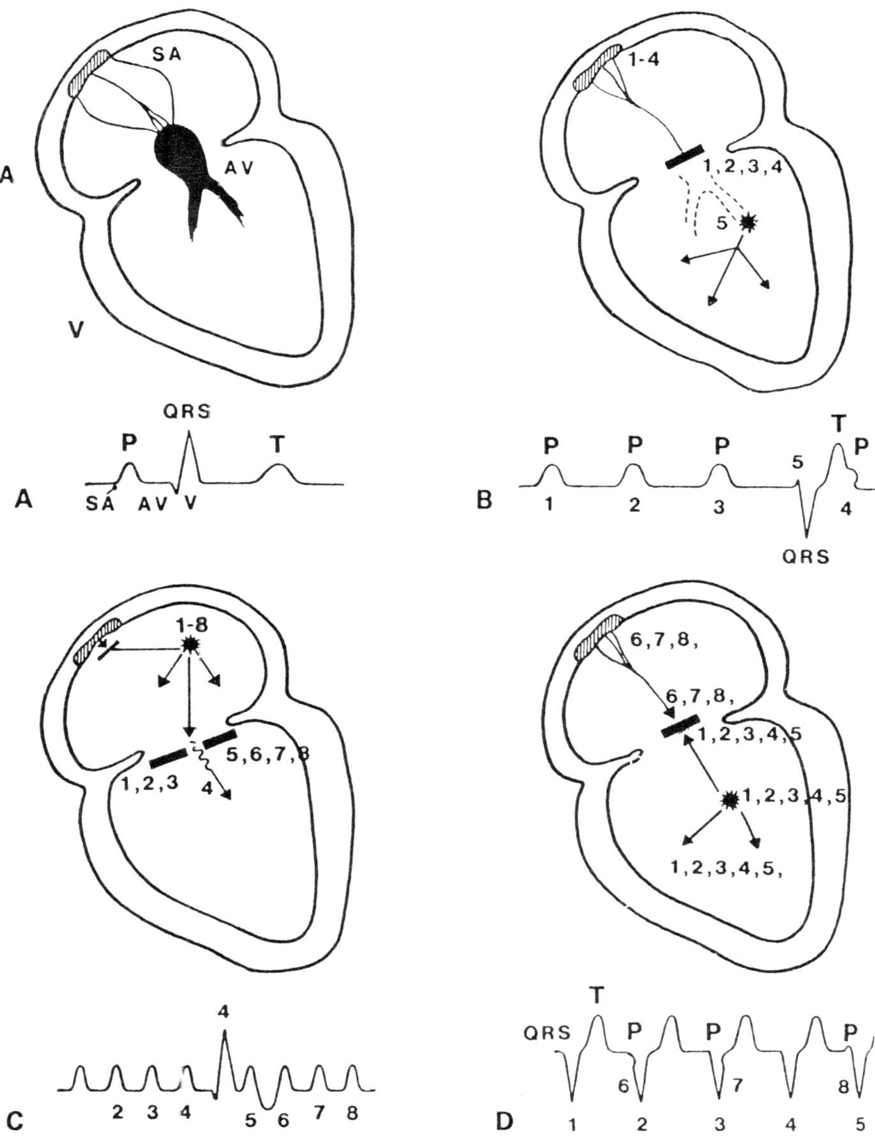

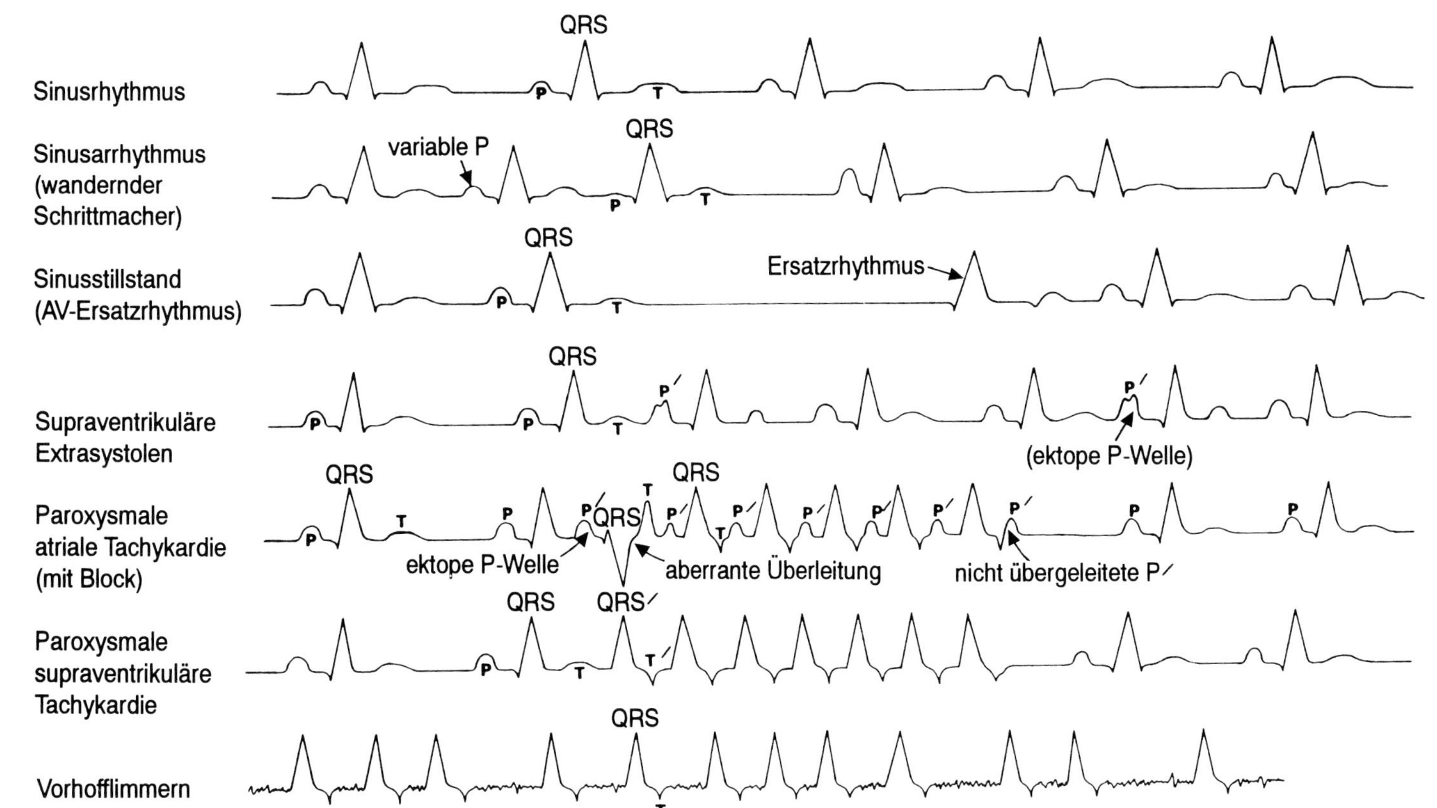

Sinusrhythmus
QRS
P
T
Sinusarrhythmus (wandernder Schrittmacher)
variable P
Sinusstillstand (AV-Ersatzrhythmus)
Ersatzrhythmus
Supraventrikuläre Extrasystolen
P´
(ektope P-Welle)
Paroxysmale atriale Tachykardie (mit Block)
ektope P-Welle
aberrante Überleitung
nicht übergeleitete P´
Paroxysmale supraventrikuläre Tachykardie
QRS´
T´
Vorhofflimmern

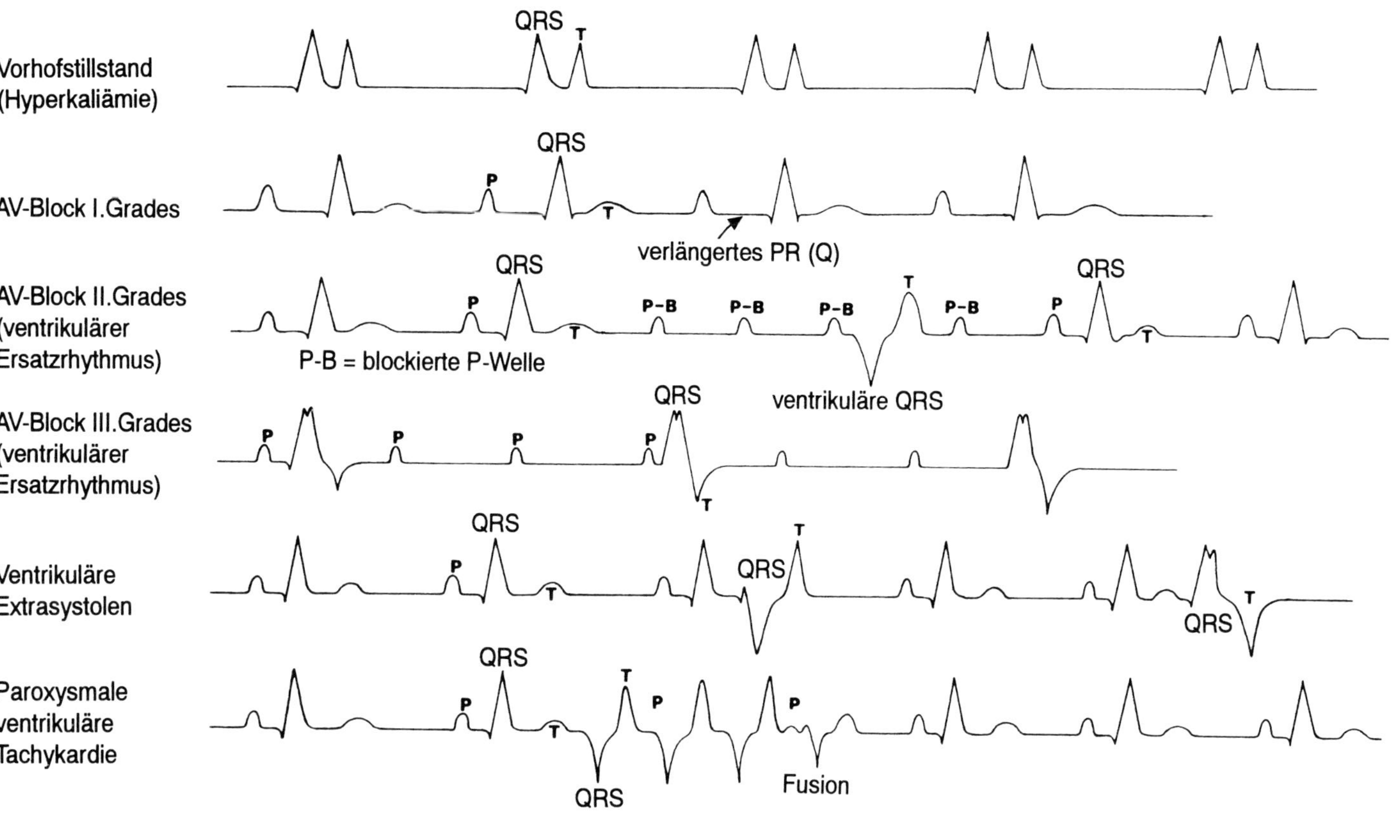

Abb. 9-11 Häufige Herzrhythmusstörungen. Erläuterungen im Text.

7. Ein erhöhter „capillary pulmonary wedge pressure“ zeigt ein unbehandeltes kardiogenes Lungenödem an.

Therapie

1. Allgemeine therapeutische Maßnahmen
   A. Einschränkung der Aktivität durch Boxenruhe
   B. Sedation
2. Maßnahmen, um den Gasaustausch zu verbessern:
   A. Sauerstofftherapie [39]
   B. Bronchodilatatorische Therapie [76]
   C. Endotracheale Absaugung, wenn erforderlich
   D. Beatmungstherapie [72, 78]
3. Maßnahmen, um den Druck in den Lungenkapillaren zu verringern:
   A. Applikation von Furosemid
   B. Positiv inotrope Wirkstoffe (Digitalisglykoside, Dobutaminhydrochlorid), wenn eine kongestive Herzinsuffizienz besteht
   C. Kontrolle der Herzarrhythmien, wenn vorhanden
   D. Vasodilatatorische Therapie (Nitroglycerin-Salbe, Nitroprussidnatrium, Hydralazin, Enalopril, Captopril), wenn ein kardiogenes Ödem festgestellt wird
4. Andere Therapien
   A. Eine hochdosierte kurzzeitige Corticosteroidtherapie kann bei der Behandlung eines durch erhöhte Permeabilität entstandenen Lungenödems hilfreich sein.
   B. Zur Information über das Management der kongestiven Herzinsuffizienz, s. S. 230.

• Herzarrhythmien

Definitionen

1. Die normale Sequenz der elektrischen Erregung des Herzens (Abb. 9-10) beginnt im Sinuatrialknoten (SA) und verbreitet sich danach in:
   A. atriale und spezielle internodale (SA- bis AV-) Leitungsbahnen
   B. AV-Knoten, His-Bündel und Äste des His-Bündels
   C. Spezialisierte ventrikuläre Leitungsbahnen (Schenkel des His-Bündels, Faszikel, Purkinjefasern)
   D. Kammermyokard
2. Elektrokardiographische Analogien
   A. P-Welle (Kammerdepolarisierung)
   B. PQR-Intervall (Zeit zur Ausbreitung der Erregung aus dem SA-Knoten über den AV-Knoten bis zum Beginn der Kammeraktivierung)
   C. QRS-Komplex (Kammerdepolarisation)
   D. ST-Strecke (Kammerrepolarisation)

Tabelle 9-6 Klinische Begleiterscheinungen bei häufig vorkommenden Arrhythmien

Rhythmus	Klinische Begleiterscheinung
• **Sinusrhythmen**	
Sinusrhythmus	Normal, kann aber mit anderen Störungen der Erregungsbildung oder -leitung verbunden sein
Sinusarrhythmie	Normal, durch Vagotonus; weniger häufig bei Katzen
Sinusbradykardie	Hoher Vagotonus; erhöhter Liquordruck; Schädel-Hirn-Trauma; Hirnstammläsionen; Hyperkaliämie; Hypothermie; Herzinsuffizienz mit geringem Herzminutenvolumen; Pharmaka, Hypothyreose
Sinustachykardie	Hoher Sympathikotonus; Anticholinergika; Schmerzen, Erregung; Angst; Fieber; Hypothermie; Hypotonie; Hypovolämie; Hyperthyreose; Schokoladenvergiftung
• **Supraventrikulärer ektoper Rhythmus**	
vorzeitige atriale und vorzeitige AV-Depolarisationen	Chronische Myokarderkrankungen, besonders Klappeninsuffizienz, kongenitale Herzkrankheiten, Kardiomyopathie; Hypoxie; chronische Lungenkrankheiten; Digitalisvergiftung; Pharmaka; „Toxämie"
Supraventrikuläre (atriale und AV-) Tachykardie	Wie bei atrialen und AV Depolarisationen; zusätzliche AV-Leitungsbahnen; Störungen des Elektrolytgleichgewichtes
AV-Ausbrechen oder AV-Ersatzrhythmen	Ein sekundärer Rhythmus als Ergebnis eines normalen Schutzmechanismus; SA-Block oder Stillstand; Sinusbradykardie; AV-Block
Atriale Dysrhythmien	
Vorhofflimmern	Erkrankungen des Atriums; chronische AV-Klappen-Insuffizienz; Kardiomyopathie; langbestehende kongenitale Herzkrankheit
Atrialer Stillstand	Hyperkaliämie (Morbus Addison, Obstruktion der Harnwege); persistierender atrialer Stillstand als Teil einer generalisierten Muskeldystrophie oder Myokarditis
• **AV-Block**	
1. Grades	Vagotonie; Digitalis; Xylazin; Erkrankung des AV-Knotens; Doxorubicin; Kardiomyopathie
2. Grades	Wie bei 1. Grades; auch normal bei einigen Hunden; hochgradiger (>3 : 1 QRS-) Block zeigt meist eine AV-Knoten-Erkrankung
3. Grades (vollständig)	Erkrankungen des AV-Knotens; Infarkte; Endokarditis; Ersatz durch Bindegewebe; Neoplasie; Kardiomyopathie; senile Degeneration

Tabelle 9-6 (Fortsetzung)

• **Ventrikuläre Ektopie**	
Ventrikuläres Ausbrechen oder Ersatzrhythmus	wie bei AV-Ausbrechen oder AV-Ersatzrhythmen
Ventrikuläre Extrasystolen, beschleunigter (verstärkter) ventrikulärer Rhythmus und ventrikuläre Tachykardie	Hypokaliämie; Hypoxie; autonomes Ungleichgewicht; Ischämie des Myokards und Hypoxie; Herzinsuffizienz; Kardiomyopathie; Endomyokarditis; Trauma; Neoplasie; Pyometra; Magentorsion/Magendilatation; Pankreatitis; Azidose; Lungenkrankheiten; Pharmaka und Anästhesiemittel; organische Herzkrankheit

AV atrioventrikulär, SA sinuatrial

3. Normale Rhythmen bei Hund und Katze sind der Sinusrhythmus und die Sinusarrhythmie (weniger häufig bei Katzen) [35, 93]. Der Sinusrhythmus verursacht die reguläre Aktivierung des Herzens mit normalen P-Wellen und (wenn die elektrische Leitung normal ist) normale Intervalle sowie eine QRS-T-Konfiguration. Eine Sinusarrhythmie ist gekennzeichnet durch eine unregelmäßige Erregungsbildung. Die Unregelmäßigkeit ist zyklisch, stufenweise und steht häufig in Verbindung mit den Phasen der Ventilation (Abb. 9-11). Da eine Sinusarrhythmie durch den Vagus vermittelt wird, können zyklische Veränderungen in der Konfiguration der P-Wellen („wandernder atrialer Schrittmacher") und dem PR-Intervall auftreten. Die Veränderungen sind normale Varianten und sollten nicht mit den atrialen Extrasystolen-Komplexen verwechselt werden. Bei einigen Hunden, besonders bei Welpen, ist ein AV-Block II. Grades normal.

4. Eine Herzarrhythmie ist eine Anomalie der Erregungsbildung (durch den gesteigerten Automatismus des Re-entry) oder der Erregungsleitung (Tabelle 9-6). Beispiele für das erstere sind Vorhof- und Kammerextrasystolen. Leitungsstörungen schließen Vorhofstillstand und AV-Blocks ein.

A. Arrhythmien entstehen entweder bei fehlender Erregungsbildung oder bei Übernahmen der Schrittmacherfunktion durch einen ektopen Schrittmacherfokus oder als Ergebnis einer Kreisbewegung des Impulses (Re-entry). Bei sinuatrialem Stillstand hat der normale Schrittmacher seine Funktion eingestellt. Bei ventrikulärer Tachykardie ist der SA-Knoten normal, kann aber die Ventrikel durch das Vorhandensein eines ektopen dominierenden ventrikulären Schrittmachers nicht erregen (s. Abb. 9-10).

B. Leitungsblocks können von primärer klinischer Bedeutung sein. Vollständige AV-Blocks z. B. verursachen häufig Synkopen. Andere Leitungsstörungen, wie Schenkelblock oder Faszikelblock, verursachen keine klinischen Symptome, dennoch können sie eine signifikante Myokarderkrankung anzeigen.

C. Anomalien der P-Welle oder des QRS-Komplexes treten auch bei Vergrößerungen der Herzkammern auf. Diese Veränderungen deuten nicht auf primäre Probleme der elektrischen Erregung hin.

Klinisch-diagnostisches Vorgehen

1. Rhythmusstörungen können durch sorgfältige Analyse des EKGs festgestellt werden. Der Tierarzt kann die meisten elektrokardiographischen Untersuchungsbefunde korrekt interpretieren. Einige EKG-Anomalien, die bei Herzarrhythmien häufig auftreten, sind:
   A. anomale ventrikuläre Frequenz
   B. Unregelmäßige QRS (R-R)- oder P-P-Intervalle
   C. Fehlen deutlicher P-Wellen
   D. Mehr oder weniger P-Wellen als QRS-T-Komplexe
   E. Fehlen eines folgerichtigen P- zu QRS-T-Verhältnisses
   F. Anomalien der P-Welle oder der QRS-T-Konfiguration oder -dauer oder von beiden
   G. Anomale P-R- oder Q-T-Intervalle
2. Wenn eines dieser Probleme festgestellt wird, muß ein langer EKG-Streifen untersucht werden. Der Tierarzt untersucht die Aufzeichnung auf:
   A. sich wiederholende Muster der Zyklen,
   B. graduelle oder abrupte Veränderungen,
   C. relative Frequenzen und Intervalle des atrialen (P) und ventrikulären (QRS) Komplexes,
   D. die Möglichkeit einer ventrikulären Fusion, Kardiomegalie, Block der Äste des His-Bündels oder Abweichungen der ventrikulären Leitung, wenn anomale QRS-T-Komplexe festgestellt werden,
   E. den vorherrschenden oder zugrunde liegenden Rhythmus.
3. Die folgende Diskussion konzentriert sich auf die Diagnose häufiger Dysrhythmien, die auf der Feststellung der vorgenannten Probleme basiert. Es wird vorausgesetzt, daß der Leser mit den EKG-Merkmalen häufiger Rhythmusstörungen vertraut ist, die im Detail in anderen Nachschlagewerken behandelt werden [35, 93]. Die meisten dieser Störungen sind in Abb. 9-11 in einem Diagramm dargestellt. Häufige Korrelationen zwischen EKG und klinisch-pathologischen Befunden sind in Tabelle 9-6 aufgeführt, der übliche Behandlungsmodus für jede Störung ist in den Tabellen 9-7 und 9-8 vermerkt. Da die Behandlung von Herzarrhythmien auf den einzelnen Patienten und die klinische Situation abgestimmt werden muß, ist ein Herangehen an die Therapie wie bei einem „Kochbuch" nicht möglich. Bevor er sich auf eine antiarrhythmische Therapie einläßt, muß der Tierarzt die klinische Bedeutung der Störung genau bestimmen und mit den pharmakologischen Prinzipien vertraut sein. Dies ist besonders dringend erforderlich, wenn die Patienten mit Arzneimittelkombinationen behandelt werden.

– Anomale ventrikuläre Frequenz

1. Die normale ventrikuläre Frequenz variiert bei Hunden zwischen 60 und 180/min; kleinere Rassen haben höhere Herzfrequenzen. Bei Katzen schwankt die ventrikuläre Frequenz zwischen 160 und 240/min.
2. Verringerte ventrikuläre Frequenz (Bradykardie) ist verbunden mit:
   A. Sinusbradykardie;
   B. Sinusstillstand oder Sinusblock mit Ersatzrhythmus (AV-Ersatzrhythmus oder

Tabelle 9-7 Initiale Behandlung von Herzarrhythmien

Arrhythmie	1. Schritt	2. Schritt	3. Schritt
Supraventrikulär			
Sinusbradykardie	Atropin	Dopamin	Adrenalin
vorzeitige Kammerdepolarisationen	Digitalis	Propranolol	Diltiazem
Atriale Tachykardie [1])	Vagusreizung	Digitalis	Calciumkanalblokker
Vorhofflimmern [2]) oder -flattern	Digitalis	Diltiazem	Propranolol
Atrioventrikulär			
AV-Tachykardie [1])	Vagusreizung	Digitalis (wenn es nicht die Ursache ist)	Propranolol oder Quinidin
Herzblock II. und III. Grades	Atropin	Dopamin	Schrittmacher (transvenös)
Ventrikulär			
Extrasystolen	Lidocain	Procainamid	Propranolol
nach Digitalis	Lidocain	Phytoin	Kaliumchlorid
Ventrikuläre Tachykardie			

[1]) Atriale und AV-(supraventrikuläre) Tachykardien mit Re-entry werden am besten mit Verapamil oder Digoxin behandelt, wenn eine gleichzeitige kongestive Herzinsuffizienz besteht.

[2]) Akute atriale Tachyarrhythmien, die nicht mit kongestiver Herzinsuffizienz assoziiert sind, können mit Quinidin behandelt werden.

ventrikulärer Ersatzrhythmus);

C. AV-Blocks mit oder ohne Ersatzrhythmus;

D. Hyperkaliämie, die zu Sinusbradykardie, sinuventrikulären Rhythmen oder SA-Block führt. Sekundäre idioatrioventrikuläre AV-Ersatzrhythmen oder idioventrikuläre Rhythmen können daraus resultieren;

E. Persistierender Kammerstillstand mit Ersatzrhythmus.

3. Erhöhte ventrikuläre Frequenz (Tachykardie) ist verbunden mit:

A. Sinustachykardie,

B. atrialer, atrioventrikulärer oder supraventrikulärer Tachykardie (paroxysmal oder nicht-paroxysmal)

C. Vorhofflimmern und -flattern,

D. ventrikulärer Tachykardie.

– Unregelmäßige P-P- oder RR-Intervalle

1. Verbunden mit einer anomalen Schrittmacheraktivität

A. Sinusarrhythmie (normal)

B. Atriale, atrioventrikuläre oder ventrikuläre Extrasystolen-Komplexe

Tabelle 9-8 Behandlung von chronischen Herzarrhythmien

Arrhythmie	1. Schritt	2. Schritt	3. Schritt
Supraventrikulär			
Syndrom des kranken Sinusknotens (sinuatrialer Stillstand)	Schrittmacher	–	–
vorzeitige Kammerdepolarisationen	Digitalis	Propranolol[2])	Diltiazem
Atriale Tachykardie	Digitalis	Propranolol	Diltiazem
Vorhofflimmern oder -flattern	Digitalis	Diltiazem	Propranolol
Atrioventrikulär			
AV-Tachykardie[1])	Digitalis	Propranolol	Quinidin
Vollständiger AV-Block	Schrittmacher		
Ventrikulär[1])			
Ventrikuläre Extrasystolen	Procainamid, Quinidin, Tocainid, Mexiletin, β-Blocker		
Paroxysmale ventrikuläre Tachykardie	Procainamid, Quinidin, Tocainid, Mexiletin, β-Blocker		
Ventrikuläre Tachykardie	Procainamid, Quinidin, Tocainid, Mexiletin, β-Blocker		

[1]) Die Wahl des Pharmakons hängt von der Erfahrung während des akuten Managements, der schon bestehenden Pharmakotherapie und der Myokardfunktion ab.

[2]) oder andere β-Blocker

C. Sinusstillstand

2. Unregelmäßige AV-Leitung durch:
   A. AV-Block (langsame oder normale Herzfrequenz)
   B. Vorhofflimmern oder -flattern
   C. Atriale Tachykardie mit physiologischem AV-Block

– Fehlen von P-Wellen

1. Assoziiert mit anomaler elektrischer Aktivität
   A. Sinusstillstand oder SA-Block
   B. Vorhofflimmern (f-Wellen) oder -flattern (F-Wellen)
   C. Vorhofstillstand
      1) Hyperkaliämie
      2) Persistierender Vorhofstillstand
2. Überlagerung von QRS mit den P-Wellen („buried P waves")
   A. AV-junktionaler Rhythmus mit simultaner retrograder atrialer und anterograder ventrikulärer Aktivierung
   B. AV-Dissoziation durch junktionale oder ventrikuläre Tachykardie
3. Nicht erscheinende oder isoelektrische P-Wellen in einer besonderen EKG-Ableitung (häufig bei Katzen)

4. Sinustachykardie (P-Welle stößt an die T-Welle des vorhergehenden Komplexes)
– Die P-Wellen entsprechen nicht der Anzahl der QRS-T-Komplexe.

1. Mehr P-Wellen
   A. AV-Block (s. Abb. 9-10 B)
   B. Atriale Tachykardie mit physiologischem AV-Block (s. Abb. 9-10 C)
   C. Atriale vorzeitige Erregung, die nicht zu den Ventrikeln weitergeleitet wird.
2. Weniger P-Wellen
   A. Sinusstillstand mit Ersatzrhythmus (fehlende retrograde Konduktion)
   B. AV-junktionale oder -ventrikuläre Tachykardie

– Dissoziation von P-Wellen und QRS-T-Komplex

1. Wenn P-Wellen nicht mit QRS-T-Komplexen verbunden sind, besteht entweder eine veränderte AV-Leitung, ektoper junktionaler oder ventrikulärer Rhythmus oder beides (s. Abb. 9-10).

A. Bei primären AV-Leitungsstörungen können die atrialen Impulse blockiert sein, wodurch verhindert wird, daß sie die Ventrikel erreichen. Einige P-Wellen sind nicht mit QRS-T-Wellen und Ersatzrhythmen nicht mit P-Wellen assoziiert. Ein AV-Block II. Grades ist ein Beispiel. Die ventrikuläre Frequenz ist typischerweise langsam.

B. Ektope Rhythmen, die ihren Ursprung im AV-Knoten oder im Ventrikel haben, können dazu führen, daß der AV-Knoten vorzeitig depolarisiert, wodurch eine anterograde Konduktion des Sinusimpulses verhindert wird. Wenn der ektope Fokus die Vorhöfe nicht in retrograder Weise depolarisiert, ist das Ergebnis eine AV-Dissoziation (s. Abb. 9-10 D). Die Vorhöfe (angetrieben durch den Sinusrhythmus) und die Ventrikel (entladen durch die ektope Erregung) stehen während des Zeitraums der Rhythmusstörung nicht in Beziehung zueinander. Dadurch sind die P-Wellen und die QRS-T-Komplexe, außer durch Zufall, nicht aufeinander bezogen. Dieses wird bei Digitalisvergiftung festgestellt.

C. Die Dissoziation von P- und QRS-T-Komplexen ist häufig von kurzer Dauer, besonders wenn der Sinusknoten fähig ist, den Ventrikel und den ektopen Rhythmus zu dominieren (s. Abb. 9-11).

2. Eine supraventrikuläre Ektopie kann zu isolierten P-Wellen führen, die nicht mit QRS-T-Komplexen verbunden sind. Dies resultiert aus der physiologischen Refraktärzeit des AV-Knotens, der nicht fähig ist, einige vorzeitige Erregungen weiterzuleiten (s. Abb. 9-10 C). Die ventrikuläre Frequenz ist normal bis erhöht, die atriale Frequenz schnell und häufig größer als 300/min.

– Anomale P-QRS-T-Konfiguration

1. Eine anomale Konfiguration der P-RQS-T-Komplexe resultiert aus einer anomalen Aktivierung der Vorhöfe oder Ventrikel. Ektopie, Leitungsstörungen und Kardiomegalie führen zu anomalen Komplexen.
2. Anomale P-Wellen resultieren aus:
   A. atrialer oder AV-Knoten-Ektopie (meist verbunden mit einem normalen QRS-

T-Komplex)

B. Vergrößerung der Vorhöfe

1) P-mitrale (breitere, häufig eingekerbte P-Wellen bei Vergrößerung des linken Vorhofs oder Leitungsverzögerung des rechten Vorhofs)

2) P-pulmonale (hohe, häufig breitere P-Wellen bei sowohl rechter als auch linker Vorhofvergrößerung)

3. Anomale QRS-Komplexe resultieren aus:

A. ventrikulärer Ektopie

B. Schenkelblock oder Faszikelblock

1) Ein Rechtsschenkelblock führt zu verbreiterten QRS-Komplexen und Rechtsachsenabweichung (die terminale ventrikuläre Aktivierung in den Ableitungen I und aVF ist hauptsächlich negativ) wie in Abb. 9-12 gezeigt.

2) Ein linksanteriorer Faszikelblock führt zu einer Linksachsenabweichung (die terminale ventrikuläre Aktivierung in den Ableitungen I und aVL ist positiv, während aVF negativ ist).

3) Rechtsschenkelblock und linksanteriorer Faszikelblock führen zu einer Linksachsenabweichung mit verbreitertem QRS-Komplex.

4) Anomale QRS-Komplexe führen zu verbreiterten, anomalen T-Wellen (sekundäre Veränderungen der T-Wellen). Der resultierende QRS-T-Komplex kann fälschlicherweise für ventrikulären Ursprungs gehalten werden.

5) Vorübergehende oder phasische Aberrationen der ventrikulären Leitung durch Schenkelblock kann eine supraventrikuläre Ektopie und Vorhofflimmern komplizieren (s. Abb. 9-11).

C. Kardiomegalie (s. Abb. 9-12)

1) Eine Hypertrophie des rechten Ventrikels führt zu einer Linksachsenabweichung und zu prominenten S-Wellen in den Ableitungen I, II, aVF und V_3.

2) Eine Hypertrophie des linken Ventrikels führt zu erhöhten Spannungen in den Ableitungen II und aVF und manchmal in I.

3) Sekundäre Veränderungen der T-Wellen sind häufig.

4. Das ST-T-Segment ist häufig anomal. Die Veränderungen können in erster Linie Anomalien der Repolarisation oder Veränderungen durch eine anomale Depolarisierung sein. Eine Hyperkaliämie z. B. führt zu primären Veränderungen der Repolarisation, wohingegen die große, verbreiterte T-Welle, die einer ventrikulären Extrasystole folgt, durch anomale ventrikuläre Aktivierung entsteht. Ursachen der Veränderungen des ST-T-Segmentes sind:

A. Hypertrophie des linken Ventrikels (Überdeckung, Übergehung, Senkung)

B. Ischämie des Myokards (Hebung oder Senkung)

C. Perikarditis (Hebung)

D. Hypoxie und Hyperkaliämie (negative oder positive Peaks)

E. Digitalis (Hineinziehen der ST-Strecke in die T-Welle, sog. Hängemattenform; Senkung)

F. verschiedene Ursachen unspezifischer ST-T-Veränderungen

1) Elektrolyte (K, Ca)

2) Körperliche Anstrengung

3) Sympathikotonus

4) Anästhetika

5) Hypothermie

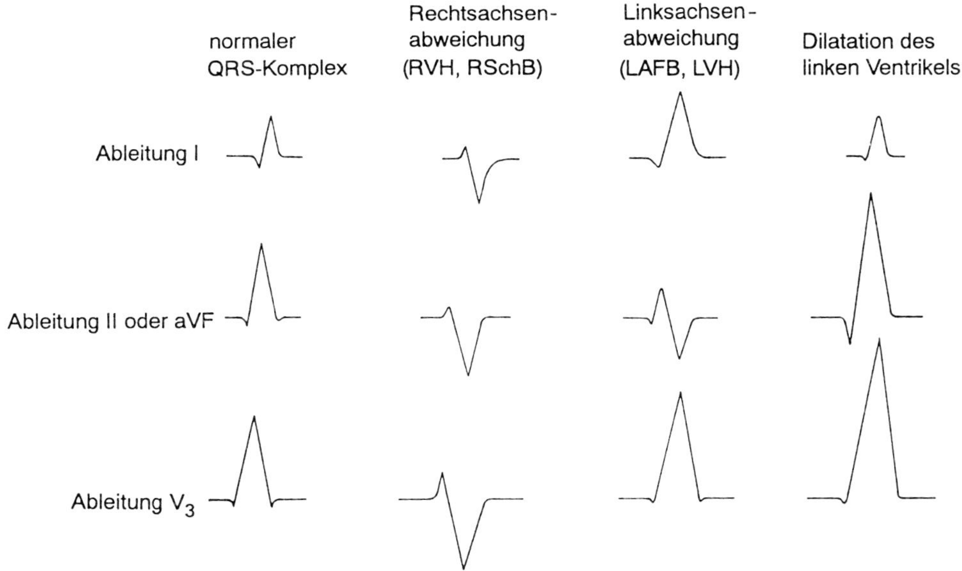

Abb. 9-12 Elektrokardiographische Konfigurationen bei Herzkrankheiten. Typische Bilder der QRS-Komplexe in verschiedenen EKG-Ableitungen bei Kardiomegalie und Überleitungsstörungen. Hypertrophie des rechten Ventrikels (RVH) und Rechtsschenkelblock (RSchB) führen zu einer Rechtsachsenverschiebung mit typischen S-Wellen in den Ableitungen I, aVF und V_3. Eine konzentrische Hypertrophie des linken Ventrikels (LVH) und ein (möglicher) linksanteriorer Faszikelblock (LAFB) führen zu einer Linksachsenabweichung mit R-Wellen erhöhter Amplitude in den Ableitungen I und V_3 und mit terminalen negativen Kräften in aVF. Eine Dilatation des linken Ventrikels (mit Hypertrophie) verursacht typischerweise eine normale frontale Achse mit R-Wellen erhöhter Spannung in den Ableitungen II und aVF.

– Anomale PR- und Q-T-Intervalle

1. Anomale PR(Q)-Intervalle

A. Ein verkürztes PR-Intervall resultiert aus einer ventrikulären Präexzitation oder häufiger aus einer AV-Dissoziation.

1) Ventrikulärer Rhythmus mit Fusion (s. Abb. 9-11)
2) Zufällige (ungeleitete) P-Wellen ohne Bezug
3) Ventrikuläres Präexzitationssyndrom
   a) Wolff-Parkinson-White-Syndrom
   b) Lown-Ganong-Levine-Syndrom

B. Ein prolongiertes PR-Intervall ist diagnostisch für AV-Block ersten Grades durch:

1) Vagotonus
2) Digitalis oder andere Pharmaka (Betablocker, Calciumkanalblocker, Xylazin, Doxorubicin, Procainamid, Quinidin)

3) Erkrankungen des AV-Knotens
4) Physiologische Refraktärzeit oder verborgene Konduktion.

2. Das Q-T-Intervall verhält sich umgekehrt proportional zur Herzschlagfrequenz und sollte mit dem vorangegangenen R-R-Intervall verglichen werden (bei normaler Sinusfrequenz überschreitet die Q-T-Dauer die Hälfte des vorangegangenen R-R-Intervalls nicht). Hyperkaliämie und Hyperkalzämie verkürzen das Q-T-Intervall, Hypokalzämie und Hypothermie können es verlängern.

Therapie

1. Die Therapie von Herzarrhythmien muß dem betreffenden Patienten und den klinischen Umständen gemäß angepaßt werden [16, 18, 35, 70, 71, 85–87, 93, 97]. In einigen Situationen geben Arrhythmien wichtige Hinweise auf zugrunde liegende Störungen, erfordern aber keine Behandlung. In anderen Fällen, wie bei vollständigem AV-Block, multifokalen ventrikulären Tachykardien oder atrialem Stillstand, erfordern die Arrhythmien eine sofortige Behandlung.
2. Wichtige Überlegungen vor der Behandlung:
   A. Hämodynamischer Status – Hypotonie, Oligurie, Schwäche und Synkope sind Indikationen für eine Therapie.
   B. Elektrolytstatus – besonders eine Hypokaliämie prädisponiert das Tier für Arrhythmien und kann sie gegen eine Therapie refraktär machen.
   C. Ventrikuläre Frequenz – Bei Hunden ist besonders wahrscheinlich, daß eine ventrikuläre Tachykardie mit Frequenzen über 140/min eine Hypotonie verursacht.
   D. Multifokale ventrikuläre Rhythmen und ektope QRS auf der vorhergehenden T-Welle (R auf T) zeigen Empfänglichkeit für Kammerflimmern an und sollten sofort behandelt werden.
   E. Funktion des linken Ventrikels – Eine verringerte Myokardfunktion wie bei Patienten mit Kardiomyopathie ist eine Indikation, die gleichzeitig bestehenden Herzarrhythmien zu kontrollieren.
   F. Anästhesierte Patienten tolerieren Arrhythmien in geringerem Ausmaß.
3. Lebensbedrohende Arrhythmien werden initial durch i. v. Therapie behandelt. Hunde mit einer postoperativen ventrikulären Tachykardie erhalten (in der Reihenfolge der Applikation):
   A. Lidocain oder Procainamid i. v. als Bolusinjektion,
   B. Antiarrhythmika i. m. und p. o. zur Erhaltung.
4. Die übliche Behandlung akuter und chronischer Herzarrhythmien beim Hund ist in den Tabellen 9-7 und 9-8 zusammengefaßt (s. S. 257 und 258). Der Tierarzt sollte die neueren Entwicklungen der antiarrhythmischen Therapie kennen; viele neue Pharmaka werden getestet und sind kommerziell erhältlich. Verapamil z. B. kann eine hochwirksame Therapie bei akuter supraventrikulärer Tachykardie sein.
5. Eine Kombinationstherapie (z. B. Procainamid/Betablocker) kann erforderlich sein. Wähle Pharmaka aus verschiedenen Klassen; z. B. können Lidocain (Klasse 1 B) und Procainamid (1 A) kombiniert werden.

- **Erhöhter Venendruck**

Definition

1. Der venöse Druck ist eine wichtige Determinante des venösen Rückstroms und der Kammerfüllung.

A. Der zentrale Venendruck (ZVD) wird durch Einschätzung der Distension und Pulsation der V. jugularis in Höhe des rechten Vorhofs beurteilt und durch Plazierung eines Katheters in eine intrathorakale Vene oder in das rechte Atrium gemessen. Der ZVD-Wert spiegelt den rechtsventrikulären Füllungsdruck wider.

B. Der Füllungsdruck der linken Kammer kann durch den ZVD nicht genau gemessen werden; er muß durch Einführung eines Katheters in die Pulmonalarterie ermittelt werden. Der Katheter wird vorgeschoben, bis er in einer peripheren arteriellen Verzweigung steckenbleibt. An diesem Punkt wird der „pulmonary capillary wedge pressure" (ein Korrelat des linken Vorhofdruckes) aufgezeichnet.

2. Der venöse Druck wird in der klinischen Praxis nicht routinemäßig gemessen. Jedoch kann seine Bestimmung bei der Stellung bestimmter Diagnosen von Wert sein:

A. Perikardergüsse, Perikardkonstriktion

B. Tumoren des rechten Atriums

C. Kardiomyopathie

D. Kardiogenes oder nicht-kardiogenes Lungenödem

E. Insuffizienz des linken Ventrikels oder Bronchitis mit kompensierter Herzkrankheit.

3. Die meisten Patienten mit unbehandelter, rechtsseitiger kongestiver Herzinsuffizienz haben einen erhöhten ZVD-Wert (>12 cm H_2O). Dieser Befund ist hilfreich, wenn die Diagnose nicht klar ist oder Verwirrung wegen einer Begleitkrankheit besteht.

A. Eine Perikardkonstriktion kann schwierig zu entdecken sein; hoher Venendruck stützt jedoch die Diagnose.

B. Eine Obstruktion mit Behinderung des venösen Einstroms, wie sie bei Tumoren des rechten Vorhofs auftreten kann, erhöht den ZVD.

C. Eine Kardiomyopathie führt zu einem erhöhtem venösen Druck.

D. Im Gegensatz zu einem Ödem durch erhöhte Permeabilität der Kapillaren ist ein Lungenödem durch Infusion zu großer Flüssigkeitsmengen oder durch Herzinsuffizienz mit einem erhöhten „pulmonary capillary wedge pressure" verbunden [6].

E. Hunde mit einer kompensierten Klappenerkrankung haben häufig als Begleitbefunde chronische Bronchitis und Lungenfibrose. Die klinischen Symptome ähneln einer symptomatischen Insuffizienz des linken Ventrikels. Die Messung des „pulmonary capillary wedge pressure" kann das primäre Problem veranschaulichen.

4. Der Venendruck muß als Teil der Gesamtdaten des Patienten und nicht als absolute Determinante einer Herzinsuffizienz interpretiert werden.

5. Intrapleurale Erkrankungen, mediastinale Raumforderungen und künstliche Beatmung mit positivem Druck können zu einem erhöhten ZVD führen.

• Andere labormedizinische Befunde

1. Eine Mikrofilariämie ist meist mit einer Infektion durch *Dirofilaria immitis* verbunden, obwohl viele Hunde eine okkulte Herzwurmerkrankung haben.

A. Bei Hunden mit klinischen, hämatologischen und röntgenographischen Merkmalen einer Dirofilariose besteht bei einem negativen Mikrofilarientest mit einem positiven ELISA-Ergebnis auf Herzwurmantigen der starke Verdacht auf eine Herzwurmerkrankung.

B. Der Kliniker sollte die Filarien messen und untersuchen, um D. immitis (Breite $>5{,}8\ \mu m$) von *Dipetalonema reconditum* (Breite $<5{,}8\ \mu m$) unterscheiden zu können.

C. Ivermectin, Levamisol, Dithiazanin-Jod, Organophosphate, Milbemycin und Diethylcarbamazin-Citrat können das Blut von Mikrofilarien befreien und die Ergebnisse der Blutuntersuchung beeinflussen.

2. Bei positiven Blutkulturen muß eine bakterielle Endokarditis in Betracht gezogen werden.

3. Anomalien des Blutbildes treten bei kardiopulmonalen Erkrankungen auf.

A. Polzythämie ist häufig bei Rechts-Links-Shunts und schweren chronischen Lungenerkrankungen.

B. Kernhaltige Erythrozyten können beim akuten Lungenödem oder bei schweren respiratorischen Erkrankungen vorhanden sein. Ein Hämangiosarkom geht mit zirkulierenden kernhaltigen Erythrozyten einher.

C. Eosinophilie, Basophilie, Monozytose und Hyperglobulinämie sind häufig bei Dirofilariose, Lungenwurmbefall und allergischen Lungenkrankheiten.

D. Das Plasmaprotein ist bei Hunden mit dilatativer Kardiomyopathie häufig niedrig (5 bis 6 g/dl). Der Mechanismus ist hierbei unklar.

4. Herzerkrankungen führen häufig zu leichten Erhöhungen der Leberenzyme und der Gallensäuren im Serum. Wahrscheinlich steht diese in Beziehung zu einer veränderten hepatischen Zirkulation, zu Kongestion und Hypoxie.

5. Eine prärenale Azotämie ist häufig zu beobachten bei schwerer Herzinsuffizienz oder bei chronischer Herzinsuffizienz, die mit Diuretika behandelt wird. Patienten, die keine Diuretika erhalten und ansonsten gesunde Nieren haben, können ihren Harn konzentrieren. Häufig sind im Harn von Tieren mit akuter Herzinsuffizienz mäßig hyaline oder feingranuläre Zylinder vorhanden.

6. Hypoxämie (eine Verringerung des arteriellen PO_2) zeigt ein arterielles Sauerstoffdefizit an. Sie ist häufig mit Zyanose verbunden, wie vorher beschrieben.

Literatur

[1] Adams, W. M., Withrow, S. J., Walshaw, R., et al.: Radiotherapy of malignant nasal tumors in 67 dogs. J. Amer. Vet. Med. Assoc. **191**, 311–315 (1987).

[2] Allsion, N., Willard, M. D., Bentinck-Smith, J., et al.: Nasal rhinosporidiosis in two dogs. J. Amer. Vet. Med. Assoc. **188**, 869 (1986).

[3] Amis, T. C., Hager, D., Dungworth, D. L., et al.: Congenital bronchial cartilage hypoplasia with lobar hyperinflation (congenital lobar emphysema) in an adult pekingese. J. Am. Anim. Hosp. Assoc. **23**, 321–329 (1987).

[4] Amis, T. C., and Haskins, S. C.: Respiratory failure. Semin. Vet. Med. Surg. **1**, 261–275 (1986).

[5] Anderson, G. I.: Pulmonary cavitary lesions in the dog: A review of seven cases. J. Am. Anim. Hosp. Assoc. **23**, 89–94 (1987).

[6] Armstrong, P. J.: Hemoptysis. In: Ford, R. B. (Ed.): Clinical Signs and Diagnosis in Small Animal Practice. Churchill Livingstone, New York 1988.

[7] Aron, D. N., and Crowe, D. T.: Upper airway obstruction: General principles and selected conditions in the dog and cat. Vet. Clin. North Am. (Small Anim. Pract.) **15**, 891–917 (1985).

[8] Barr, F. J., Gibbs, C., and Brown, P. J.: The radiological features of primary lung tumors in the dog: A review of thirty-six cases. J. Small Anim. Pract. **27**, 493–505 (1986).

[9] Bauer, T.: Pyothorax. In: Kirk, R. W. (Ed.): Current Veterinary Therapy IX. W. B. Saunders, Philadelphia 1986.

[10] Bauer, T. G.: Diagnostic approach to cardiopulmonary disorders. In: Kirk, R. W. (Ed.): Current Veterinary Therapy X. W. B. Saunders, Philadelphia 1989.

[11] Berkwitt, L., and Berzon, J. L.: Pleural cavity diseases. In: Morgan, R. V. (Ed.): Handbook of Small Animal Practice. Churchill Livingstone, New York 1988.

[12] Biller, D. S., and Myer, C. M.: Case examples demonstrating the clinical utility of obtaining both right and left lateral thoracic radiographs in small animals. J. Am. Anim. Hosp. Assoc. **23**, 381–386 (1987).

[13] Bichard, S. J.: A simplified method for rhinotomy and temporary rhinotomy in dogs and cats. J. Am. Anim. Hosp. Assoc. **24**, 69–72 (1988).

[14] Birchard, S. J., Fossman, T. W., and Gallagher, L.: Pleurodesis. In: Kirk, R. W. (Ed.): Current Veterinary Therapy X. W. B. Saunders, Philadelphia 1989.

[15] Birchard, S. J., Smeak, D. D., and Fosum, T. W.: Results of thoracic duct ligation in dogs with chylothorax. J. Amer. Vet. Med. Assoc. **193**, 68–71 (1988).

[16] Bonagura, J. D.: Therapy of atrial arrhythmias. In: Kirk, R. W. (Ed.): Current Veterinary Therapy X. W. B. Saunders, Philadelphia 1989.

[17] Bonagura, J. D., Hamlin, R. L., and Gaber, C.: Chronic respiratory disease in the dog. In: Kirk, R. W. (Ed.): Current Veterinary Therapy X. W. B. Saunders, Philadelphia 1989.

[18] Bonagura, J. D., and Muir, W. W.: Antiarrhythmic therapy. In: Tilley, L. P. (Ed.): Essentials of Canine and Feline Electrocardiography, 2nd Ed. Lea and Febiger, Philadelphia 1985.

[19] Bonagura, J. D., and Muir, W. W.: Vasodilator Therapy. In: Kirk, R. W. (Ed.): Current Veterinary Therapy IX. W. B. Saunders, Philadelphia 1986.

[20] Bunch, S. E.: Abdominal Effusion. In: Ford, R. B. (Ed.): Clinical Signs and Diagnosis in Small Animal Practice. Churchill Livingstone, New York 1988.

[21] Burgener, D. C., Clocombe, R. F., and Zerbe, C. A.: Lymphoplasmacytic rhinitis in five dogs. J. Am. Anim. Hosp. Assoc. **23**, 565–568 (1987).

[22] Calvert, C. A.: Endocarditis and bacteremia. In: Fox, P. R. (Ed.): Canine and Feline Cardiology. Churchill Livingstone, New York 1988.

[23] Calvert, C. A., Mahaffey, M. B., Lappin, M. R., et al.: Pulmonary and disseminated eosinophilic granulomatosis in dogs. J. Am. Anim. Hosp. Assoc. **24**, 311–329 (1988).
[24] Calvert, C. A., and Rawlings, C. A.: Pulmonary manifestations of heartworm disease. Vet. Clin. North Am. **15**, 991–1009 (1985).
[25] Calvert, C. A., and Rawlings, C. A.: Therapy of canine heartworm disease. In: Kirk, R. W. (Ed.): Current Veterinary Therapy IX. W. B. Saunders, Philadelphia 1986.
[26] Carothers, M., and Couto, C. G.: Respiratory Neoplasia. In: Kirk, R. W. (Ed.): Current Veterinary Therapy IX. W. B. Saunders, Philadelphia 1986.
[27] Carpenter, J. L., Myers, A. M., Conner, M. W., et al.: Tuberculosis in five basset hounds. J. Amer. Vet. Med. Assoc. **192**, 1563–1568 (1988).
[28] Crawford, M., Robertson, S., and Miller, R.: Pulmonary complications of Cushing's syndrome: Metastatic mineralization in a dog with high dose chronic corticosteroid therapy. J. Am. Anim. Hosp. Assoc. **23**, 85–87 (1987).
[29] Creighton, S. R., and Wilkins, R. J.: Pleural Effusions. In: Kirk, R. W. (Ed.): Current Veterinary Therapy VII. W. B. Saunders, Philadelphia 1980.
[30] Creighton, S. R., and Wilkins, R. J.: Transtracheal aspiration biopsy: Technique and cytologic evaluation. J. Am. Anim. Hosp. Assoc. **10**, 219 (1974).
[31] Crystal, R. G., Bitterman, P. B., Rennard, S. I., et al.: Interstitial lung diseases of unknown cause. N. Engl. J. Med. **310**, 154–166 und 235–244 (1984).
[32] Dillon, A. R., Pechman, R. D., Spano, J. S., et al.: Results of ancillary tests for respiratory disease in normal dogs. J. Small Anim. Pract. **24**, 533 (1983).
[33] Dobbie, G. R., Darke, P. G. G., and Head, K. W.: Intrabronchial foreign bodies in dogs. J. Small Anim. Pract. **27**, 227 (1986).
[34] Easley, J. R., Meuten, D. J., Levy, M. G., et al.: Nasal rhinosporidiosis in the dog. Vet. Pathol. **23**, 50 (1986).
[35] Edwards, N. J.: Bolton's Handbook of Canine and Feline Electrocardiography, 2. Ed. W. B. Saunders, Philadelphia 1987.
[36] Evans, A. T.: Cardiopulmonary resuscitation. In: Fox, P. R. (Ed.): Canine and Feline Cardiology. Churchill Livingstone, New York 1988.
[37] Evinger, J. V., Kazacos, K. R., and Cantwell, H. D.: Ivermectin for treatment of nasal capillariasis in a dog. J. Amer. Vet. Med. Assoc. **186**, 174 (1985).
[38] Fingland, R. B., Dehoff, W. D., and Birchard, S. J.: Surgical management of cervical and thoracic tracheal collapse in dogs using extraluminal spiral prostheses: Result in seven cases. J. Am. Anim. Hosp. Assoc. **23**, 173 (1987).
[39] Fitzpatrick, R. K., and Corwe, D. T.: Nasal oxygen administration in dogs and cats: Experimental and clinical investigations. J. Am. Anim. Hosp. Assoc. **22**, 293 (1986).
[40] Ford, R. B.: Sneezing and nasal discharge. In: Ford, R. B. (Ed.): Clinical Signs and Diagnosis in Small Animal Practice. Churchill Livingstone, New York 1988.
[41] Ford, R. B., and Roudebush, P.: Chronic cough. In: Ford, R. B. (Ed.): Clinical Signs and Diagnosis in Small Animal Practice. Churchill Livingstone, New York 1988.
[42] Fossum, T. W., Birchard, S. J., and Arnold, P. A.: Mesenteric lymphography and ligation of the thoracic duct in a cat with chylothorax. J. Amer. Vet. Med. Assoc. **187**, 1036 (1985).
[43] Fossum, T. W., Jacobs, R. M., and Birchard, S. J.: Evaluation of cholesterol and triglyceride concentrations in differentiating chylous and nonchylous pleural effusions in dogs and cats. J. Amer. Vet. Med. Assoc. **188**, 49 (1986).
[44] Gompf, R. E.: Heart murmur. In: Ford, R. B. (Ed.): Clinical Signs and Diagnosis in Small Animal Practice. Churchill Livingstone, New York 1988.
[45] Harpster, N. K.: Chylothorax. In: Kirk, R. W. (Ed.): Current Veterinary Therapy IX. W. B. Saunders, Philadelphia 1986.
[46] Harpster, N. K.: Pulmonary edema. In: Kirk, R. W. (Ed.): Current Veterinary Therapy X. W. B. Saunders, Philadelphia 1989.

[47] Harvey, C. E.: Tracheotomy and tracheostomy. In: Kirk, R. W. (Ed.): Current Veterinary Therapy IX. W. B. Saunders, Philadelphia 1986.

[48] Haskins, S. C.: Cardiopulmonary resuscitation. In: Kirk, R. W. (Ed.): Current Veterinary Therapy X. W. B. Saunders, Philadelphia 1989.

[49] Haskins, S. C.: Physical therapeutics for respiratory disease. Semin. Vet. med. Surg. (Small Anim.) **1**, 276 (1986).

[50] Hendricks, J. C., and O'Brien, J. A.: Tracheal collapse in two cats. J. Amer. Vet. Med. Assoc. **187**, 418 (1985).

[51] Herrtage, M. E., and Clarke, D. D.: Congenital lobar emphysema in two dogs. J. Small Anim. Pract. **26**, 453 (1985).

[52] Hirsh, S. C.: Bacteriology of the lower respiratory tract. In: Kirk, R. W. (Ed.): Current Veterinary Therapy IX. W. B. Saunders, Philadelphia 1986.

[53] Hoffman, W. E., and Wellman, M. L.: Tracheobronchial Cytology. In: Kirk, R. W. (Ed.): Current Veterinary Therapy IX. W. B. Saunders, Philadelphia 1986.

[54] Hribernik, T.: Respiratory distress or difficulty. In: Ford, R. B. (Ed.): Clinical Signs and Diagnosis in Small Animal Practice. Churchill Livingstone, New York 1988.

[55] Jay, S. J.: Diagnostic procedures for pleural disease. Ann. Chest. Med. **6**, 33 (1985).

[56] Keene, B. W.: Canine cardiomyopathy. In: Kirk, R. W. (Ed.): Current Veterinary Therapy X. W. B. Saunders, Philadelphia 1989.

[57] Keene, B. W.: Cardiovascular drugs. In: Bonagura, J. D. (Ed.): Cardiology – Contemporary Issues in Small Animal Practice. Churchill Livingstone, New York 1987.

[58] Kirkpatrick, C. E., and Megella, C.: Use of ivermectin in treatment of *aerostrongylus abstrusus* and *toxocara cati* infections in a cat. J. Amer. Vet. Med. Assoc. **190**, 1309 (1987).

[59] Kittleson, M. D.: Management of heart failure: Concepts, therapeutic strategies, and drug pharmacology. In: Fox, P. R. (Ed.): Canine and Feline Cardiology. Churchill Livingstone, New York 1988.

[60] Kraman, S. S.: Lung sounds or the clinician. Arch. Intern. Med. **146**, 1411 (1986).

[61] Krotje, L. J., McAllister, H. A., Engwall, M. J. A., et al.: Chronic obstructive pulmonary disease in a dog. J. Amer. Vet. Med. Assoc. 191, 1427 (1987).

[62] Lord, P. R.: Radiologic examination. In: Fox, P. R. (Ed.): Canine and Feline Cardiology. Churchill Livingstone, New York 1988.

[63] Love, S., Barr, A., Lucke, V. M., et al.: A catheter technique for biopsy of dogs with chronic nasal disease. J. Small Anim. Pract. **28**, 417 (1987).

[64] Martin, R. A., Barber, D. L., Richards, L. S., et al.: A technique for direct lymphangiography of the thoracic duct system in the cat. Vet. Radiol. **29**, 116 (1988).

[65] McKiernan, B. C.: Bronchoscopy in the small animal patient. In: Kirk, R. W. (Ed.): Current Veterinary Therapy X. W. B. Saunders, Philadelphia 1989.

[66] Moise, N. S.: Echocardiography. In: Fox, P. R. (Ed.): Canine and Feline Cardiology. Churchill Livingstone, New York 1988.

[67] Moise, N. S., and Spaulding, G. L.: Feline Bronchial asthma: Pathogenesis, pathophysiology, diagnostics, and therapeutic considerations. Compend. Contin. Educ. Pract. Vet. **3**, 1091 (1981).

[68] Morrison, W. B., Wilsman, N. J., Fox, L. E., et al.: Primary ciliary dyskinesia in the dog. J. Vet. Intern. Med. **1**, 67 (1987).

[69] Moses, B. L., and Spaulding, G. L.: Chronic bronchial disease of the cat. Vet. Clin. North Am. (Small Anim. Pract.) **15**, 929 (1985).

[70] Muir, W. W.: Beta-blocking therapy in dogs and cats. In: Kirk, R. W. (Ed.): Current Veterinary Therapy IX. W. B. Saunders, Philadelphia 1986.

[71] Muir, W. W.: Pharmacology and pharmacokinetics of antiarrhythmic drugs. In: Fox, P. R. (Ed.): Canine and Feline Cardiology. Churchill Livingstone, New York 1988.

[72] Murtaugh, R. J., and Spaulding, G. L.: Initial management of respiratory emergencies. In: Kirk, R. W. (Ed.): Current Veterinary Therapy X. W. B. Saunders, Philadelphia 1989.

[73] Neer, T. M., Waldron, D. R., and Miller, R. I.: Eosinophilic pulmonary granulomatosis in two dogs and literature review. J. Am. Anim. Hosp. Assoc. **22**, 593 (1986).

[74] Noone, K. E.: Pleural effusions and diseases of the pleura. Vet. Clin. North Am. (Small Anim. Pract.) **15**, 1069 (1985).

[75] O'Brien, J. A., Buchanan, J. W., and Kelly, D. F.: Tracheal collapse in the dog. Vet. Radiol. **7**, 12 (1966).

[76] Papich, M. G.: Current concepts in pulmonary pharmacology. Semin. Vet. Med. Surg. (Small Anim.) **1**, 289 (1986).

[77] Parker, N. R., and Binnington, A. G.: Nasopharyngeal polyps in cats: Three cases reports and a review of literature. J. Am. Anim. Hosp. Assoc. **21**, 473 (1985).

[78] Pascoe, P. J.: Short-term ventilatory support. In: Kirk, R. W. (Ed.): Current Veterinary Therapy IX. W. B. Saunders, Philadelphia 1986.

[79] Pearson, G. R., Lane, J. G., Holt, P. E., et al.: Chondromatous hamartomas of the respiratory tract in the dog. J. Small Anim. Pract. **28**, 705 (1987).

[80] Phillips, L., and Schaer, M.: Idiopathic pleural effusion in a dog. J. Amer. Vet. Med. Assoc. **192**, 788 (1988).

[81] Pion, P. D., and Kittleson, M. D.: Therapy of feline aortic thromboembolism. In: Kirk, R. W. (Ed.): Current Veterinary Therapy X. W. B. Saunders, Philadelphia 1989.

[82] Pion, P. D., Kittleson, M. D., Rogers, Q. R., et al.: Cardiomyopathy in the cat and its relation to taurine deficiency. In: Kirk, R. W. (Ed.): Current Veterinary Therapy X. W. B. Saunders, Philadelphia 1989.

[83] Reed, J. R.: Pericardial diseases of the dog and cat. In Bonagura, J. D. (Ed.): Cardiology – Contemporary Issues in Small Animal Practice. Churchill Livingstone, New York 1987.

[84] Saik, J. E., Toll, S. L., Diters, R. W., et al.: Canine and feline laryngeal neoplasia. A 10-year survey. J . Am. Anim. Hosp. Assoc. **22**, 359 (1986)

[85] Schollmeyer, M.: Pacemaker therapy. In: Fox, P. R. (Ed.): Canine and Feline Cardiology. Churchill Livingstone, New York 1988.

[86] Sisson, D. D.: Bradyarrhythmias and cardiac pacing. In: Kirk, R. W. (Ed.): Current Veterinary Therapy X. W. B. Saunders, Philadelphia 1989.

[87] Sisson, D. D.: Clinical management of cardiac arrhythmias in the dog and cat. In: Fox, P. R. (Ed.): Canine and Feline cardiology. Churchill Livingstone, New York 1988.

[88] Suter, P. F.: Thoracic radiography. Wettswil, Switzerland, P. F. Suter (1984).

[89] Suter, P. F., and Lord, P. F.: Radiographic differentiation of disseminated pulmonary parenchymal diseases in dogs and cats. Vet. Clin. North Am. **4**, 687 (1974).

[90] Tams, T. R.: Aspiration pneumonia and complications of inhalation of smoke and toxic gases. Vet. Clin. North Am. **15**, 971 (1985).

[91] Tams, T. R.: Pneumonia. In: Kirk, R. W. (Ed.): Current Veterinary Therapy X. W. B. Saunders, Philadelphia 1989.

[92] Thomas, W. P.: Pericardial disease. In: Kirk, R. W. (Ed.): Current Veterinary Therapy IX. W. B. Saunders, Philadelphia 1986.

[93] Tilley, L. P.: Essentials of canine and feline electrocardiography, 2. Ed. Lea and Febiger, Philadelphia 1985.

[94] Venker-van Hagen, A. J.: Laryngeal diseases of dogs and cats. In: Kirk, R. W. (Ed.): Current veterinary Therapy IX. W. B. Saunders, Philadelphia 1986.

[95] Ware, W. A., and Bonagura, J. D.: Cardiovascular problems. In: Bonagura, J. D. (Ed.): Cardiology – Contemporary Issues in Small Animal Practice. Churchill Livingstone, New York 1987.

[96] Ware, W. A., and Bonagura, J. D.: Pulmonary edema. In: Fox, P. R. (Ed.): Canine and Feline Cardiology. Churchill Livingstone, New York 1988.

[97] Ware, W. A., and Hamlin, R. L.: Therapy of ventricular arrhythmias. In: Kirk, R. W. (Ed.): Current Veterinary Therapy X. W. B. Saunders, Philadelphia 1989.

[98] Weiss, R. C., and Scott, F. W.: Feline infectious peritonitis. In: Kirk, R. W. (Ed.): Current Veterinary Therapy VII. W. B. Saunders, Philadelphia 1980.
[99] Wheelon, E. B., Pirie, H. M., Fisher, E. W., et al.: Chronic respiratory disease in the dog. J. Small Anim. Pract. **18**, L229 (1977).
[100] Willauer, C. C., and Brexnock, E. M.: Pleurovenous shunting technique for treatment of chylothorax in three dogs. J. Amer. Vet. Med. Assoc. **191**, 1106 (1987).
[101] Withrow, S. J.: Diagnostic and therapeutic nasal flush in small animals. J. Am. Anim. Hosp. Assoc. **13**, 704 (1977).

Kapitel 10. **Erkrankungen des Gastrointestinaltraktes**

(Donna S. Dimski und Robert G. Sherding)

Dieses Kapitel gibt einen Überblick über das diagnostische Vorgehen bei Problemen, die den Verdauungstrakt und das Abdomen betreffen. Folgende klinische Probleme werden angesprochen:
Ulzera der Mundhöhle und Stomatitis
Orale Raumforderungen
Dysphagie
Regurgitation
Vomitus
Diarrhoe
Obstipation
Abdominalschmerz
Bauchhöhlenerguß
Obwohl Richtlinien für eine Therapie beschrieben werden, wird der Leser gebeten, bezüglich weiterer Therapievorschläge spezifischere Quellen zu konsultieren. Literaturempfehlungen finden sich am Ende dieses Kapitels.

Ulzera der Mundhöhle und Stomatitis

Ulzera der Mundhöhle und Stomatitis treten auf, wenn das Gleichgewicht zwischen physiologischer Flora und Abwehrmechanismen der Schleimhaut in der Mundhöhle verändert ist. Häufige Ursachen einer Erkrankung der Mundhöhle sind verminderte Abwehrmechanismen der Schleimhaut, Immunsuppression und üppiges Wachstum pathogener Mikroorganismen.

Ätiologie

Häufige Ursachen von Ulzera der Mundhöhle und Stomatitis bei Hund und Katze sind in Tabelle 10-1 aufgeführt und können wie folgt eingeteilt werden.
1. Verringerte Abwehrmechanismen der Schleimhaut – Abschürfungen, Erosionen oder Ulzerationen der Schleimhaut können eine Wucherung der normalen Flora oder die Ausbildung einer pathogenen Flora in der Mundhöhle begünstigen. Schädigungen der Mukosa können durch Trauma, Fremdkörper, Virusinfektionen, ätzende Mittel, Schwermetallvergiftung, Immunopathien und Urämie auftreten. Zahnerkrankungen können ebenfalls eine Wucherung der Mundhöhlenflora ermöglichen.

Tabelle 10-1 Ursachen, Diagnose und Behandlung von Mundhöhlenulzera und Stomatitis

Ursachen	Basis der Diagnose	Behandlung
• **Infektiös**		
Felines Calicivirus Felines Herpesvirus	verbunden mit Fieber und okulonasalem Ausfluß	Symptomatische Therapie bei Infektionen der oberen Atemwege
Felines Leukose-Virus (FeLV) Felines Immunschwäche-Virus (FIV)	ELISA auf FeLV und FIV	Orale und systemische Applikation von Antibiotika zur Behandlung der Immunsuppression
Ulzerative nekrotisierende Stomatitis (Fusobakterien, Spirochäten)	Zytologie der ulzerierten Schleimhaut, kulturelle Untersuchung	Dentalprophylaxe, Säuberung der Mundhöhle, systemische Antibiotika
Stomatitis durch Infektion mit Nocardien		
Sekundäre Parodontitis		
Stomatitis durch Infektion mit *Candida*		
• **Physikalisch und chemisch**		
Fremdkörper in der Mundhöhle (z. B. Grasähren)	Untersuchung der Mundhöhle	Entfernung des Fremdkörpers, Säuberung der Mundhöhle
Ätzende Substanzen (z. B. Laugen)	Vorbericht, Untersuchung	Säuberung der Mundhöhle, unterstützende Maßnahmen
Thermische oder elektrische Verbrennungen		
Trauma		
Aufnahme von Schwermetallen (z. B. Thallium)		
• **Immunvermittelt**		
Pemphigus vulgaris Bullöses Pemphigoid Systemischer Lupus erythematodes (SLE)	körperliche Untersuchung und Untersuchung der Mundhöhle, Immunfluoreszenzuntersuchungen von Biopsieproben, ANA-Test, LE-Test	Immunsuppressive Therapie
• **Systemische Erkrankungen**		
Niereninsuffizienz	biochemisches Serumprofil	Behandlung der Niereninsuffizienz
Immunsuppression	Tests der Immunfunktion	orale und systemische Applikation von Antibiotika
• **Sonstige Ursachen**		
feline Plasmazellgingivitis/-pharyngitis	histopathologische Untersuchung von Gewebsproben	Immunsuppression, Antibiotika
Eosinophiles Granulom	histopathologische Untersuchung von Gewebsproben	Glucocorticoide, Progestagene (Megestrolacetat), Operation

2. Immunsuppression – Wucherungen der physiologischen oder pathogenen Flora in der Mundhöhle werden durch Immunsuppression nach Viruserkrankungen, systemischen Erkrankungen oder immunsuppressiver Therapie begünstigt. Beispiele sind Felines Leukosevirus (FeLV) oder Felines Immunschwäche-Virus (FIV).

Anamnese und klinische Untersuchung

1. Ein genauer Vorbericht ist erforderlich, um die Chronizität des Problems und die Beteiligung anderer Organsysteme zu beurteilen und akute Viruserkrankungen ausschließen zu können (z. B. Felines Calicivirus oder Herpesvirus).
2. Tiere mit Erkrankungen der Mundhöhle zeigen bei der Fütterung oft Schmerzen oder Schwierigkeiten, das Futter zu fassen. Hypersalivation und Mundgeruch können ebenfalls auftreten.
3. Die Mundhöhle sollte gründlich auf das Vorhandensein von Fremdkörpern, Läsionen durch Raumforderungen, Rißwunden, Ulzerationen oder Verbrennungen überprüft werden. Die Untersuchung schließt ebenfalls, besonders bei Katzen, einen Blick unter die Zunge und die Suche nach Fäden oder einer Schnur ein. Eine Sedation oder Allgemeinnarkose kann für eine vollständige Untersuchung erforderlich sein.
4. Eine vollständige Zahnuntersuchung sollte durchgeführt werden, um Zahnwurzelabszesse, Periodontopathien oder andere Zahnerkrankungen auszuschließen.
5. Besteht Verdacht auf Immunopathien, sollten andere mukokutane Übergänge untersucht werden.
6. Eine Lymphadenopathie der submandibulären Lymphknoten liegt häufig bei Tieren mit chronischen Erkrankungen der Mundhöhle vor.

Diagnose

1. Laboruntersuchung
   A. Kulturelle Untersuchung auf Pilze und zytologische Untersuchung eines Abklatschpräparates, um mögliche Infektionen mit Pilzen feststellen zu können
   B. Enzyme-linked immunosorbent assay (ELISA) zur Feststellung von FeLV und FIV bei Katzen
   C. Überprüfung der Nierenfunktion zur Erkennung einer Niereninsuffzienz
   D. Biopsie von Läsionen der Mundhöhle einschließlich aller chronisch-ulzerativen oder proliferativen Veränderungen und histopathologische Untersuchung sowie Immunfluoreszenz zur Erkennung von Immunopathien
2. Röntgenuntersuchung
   A. Beurteilung von Röntgenaufnahmen des Schädels zur Diagnose invasiver neoplastischer Erkrankungen, die die Mundhöhle einbeziehen
   B. Röntgenaufnahmen von Zähnen und Zahnwurzeln zur Diagnose einer Dentalerkrankung

Therapie

1. Verletzungen der Mundhöhle und akute Viruserkrankungen sind meist selbstlimitierend und erfordern keine spezielle Behandlung.

2. Handelt es sich um eine Sekundärerkrankung der Mundhöhle, sind Diagnose und Therapie der zugrunde liegenden Ursache erforderlich. Beispielsweise wird bei Tieren mit einer Periodontopathie eine geeignete Zahnbehandlung durchgeführt und bei Tieren mit urämischer Stomatitis die Niereninsuffizienz behandelt.
3. Diätetische Maßnahmen sind sehr wichtig. Abhängig vom Schweregrad der Schmerzen, kann dies von der Fütterung weichen Futters bis zur Umgehung der Mundhöhle via Nasensonde reichen.
4. Säuberung der Mundhöhle kann die Heilung vieler Erkrankungen der Mundhöhle erleichtern.
   A. Kochsalzlösung (0,9%)
   B. Verdünnte Chlorhexidinlösung
   C. 10% Harnstoffperoxid in Glycerol
   D. Natriumhydrogencarbonatlösung
5. Antibiotika können bei primären oder sekundären Erkrankungen der Mundhöhle indiziert sein. Penicillin und Metronidazol sind gut zur Therapie bakterieller Infektionen der Mundhöhle geeignet.
6. Langzeittherapie mit Antiphlogistika oder Immunsuppressiva kann bei Immunopathien oder idiopathischen Formen der Stomatitis erforderlich sein.

Schädigungen durch orale Raumforderungen

Ätiologie

1. Nicht-neoplastisch
   A. Eosinophiles Granulom
   B. Feline Plasmazellgingivitis-pharyngitis
   C. Gingivahyperplasie
   D. Speichelmukozele
2. Benigne Neoplasien
   A. Papillomatose
   B. Epulis
   C. Odontogene Tumoren
3. Maligne Neoplasien
   A. Plattenepithelkarzinom
   B. Malignes Melanom
   C. Fibrosarkom

Anamnese und klinische Untersuchung

1. Orale Neubildungen verursachen häufig Hypersalivation, Mundgeruch und Schwierigkeiten bei der Futteraufnahme. Manchmal haben die Besitzer die Neubildungen im Mund ihres Tieres schon selbst bemerkt.
2. Eine vollständige Untersuchung der Mundhöhle ist zur Diagnose der Neubildungen erforderlich. Neubildungen können überall in der Mundhöhle einschließlich an

Lippen, Zahnfleisch, sublingual, im Pharynx und an den Gaumenmandeln lokalisiert sein.

3. Bei Untersuchung der submandibulären Lymphknoten kann eventuell eine Vergrößerung (durch metastasierende Erkrankungen oder als Reaktion auf eine chronische Entzündung der Mundhöhle) festgestellt werden.

Diagnose

1. Eine Biopsie sollte bei jeder Neubildung der Mundhöhle vorgenommen werden. Das entnommene Gewebe wird histopathologisch untersucht.
2. Aspiration der oralen Neubildungen oder der vergrößerten Lymphknoten mit einer feinen Kanüle kann zur Feststellung des Tumortyps hilfreich sein.

Therapie

1. Die geeignete Therapie oraler Neubildungen richtet sich nach deren Ursache, daher ist eine exakte Diagnose essentiell.
2. Viele orale Neubildungen werden chirurgisch behandelt. Speichelmukozelen erfordern zur Vermeidung eines Rezidivs die Exzison der betroffenen Speicheldrüsen und Ausführungsgänge. Bei der chirurgischen Entfernung werden Neoplasien großzügig umschnitten. Gelegentlich kann eine radikale Exzision via Mandibulektomie oder Maxillektomie erforderlich sein.
3. Je nach Art des Tumors kann bei einigen neoplastischen Erkrankungen der Mundhöhle eine zusätzliche Therapie erforderlich sein. Nach Stellen der Diagnose kann Chemotherapie, Bestrahlung oder Hyperthermie angebracht sein.
4. Einige orale Neubildungen werden medikamentös behandelt. Mit immunsuppressiven Dosen von Corticosteroiden oder anderen Pharmaka wird die Feline Plasmazellgingivitis/-pharyngitis oder das Eosinophile Granulom behandelt.

Dysphagie

1. Dysphagie ist die Schwierigkeit oder Unfähigkeit, Futter oder Wasser aufzunehmen, zu kauen oder abzuschlucken. Dies deutet auf strukturelle oder funktionelle Erkrankungen der Mundhöhle oder des Pharynx hin. Dysphagie wird häufig von Hypersalivation begleitet.
2. Dysphagie kann durch Erkrankungen der Mundhöhle (wie oben diskutiert) verursacht werden oder sekundär nach neuromuskulären Erkrankungen oder mechanischer Behinderung des Schluckens auftreten.

Ätiologie

1. Orale oder pharyngeale Fremdkörper
2. Orale oder pharyngeale Neoplasien

3. Pharyngeale oder retropharyngeale Abszesse/Zellulitis
4. Immunvermittelte Entzündung der Kaumuskulatur (s. Kapitel 17.)
5. Cricopharyngeale Achalasie
6. Mandibuläre Neuropraxie (idiopathische Paralyse des V. Gehirnnerven; s. Kapitel 17.)
7. Tollwut

Anamnese und klinische Untersuchung

1. Bei der Bewertung einer Dysphagie muß immer Tollwut in Betracht gezogen werden. Daher muß der Vorbericht immer Angaben über Vakzinationen und über Aufenthaltsorte des Tieres enthalten.
2. Tiere mit einem pharyngealen oder retropharyngealen Abszeß oder Zellulitis zeigen häufig Schmerzen, wenn ihr Mund geöffnet wird.
3. Tiere mit Entzündung der Kaumuskulatur (Myositis eosinophilica) können anfangs mit geschwollener, schmerzhafter Kaumuskulatur vorgestellt werden; bei Fortschreiten der Erkrankung kann eine Fibrose der Kaumuskulatur auftreten, wodurch das Tier unfähig wird, den Mund weit zu öffnen.
4. Hunde mit mandibulärer Neurapraxie haben einen „hängenden" Unterkiefer und sind unfähig, den Mund zu schließen.
5. Tiere mit cricopharyngealer Achalasie unternehmen wiederholte Versuche zum Abschlucken; die Regurgitation unverdauten Futters tritt kurz nach der Futteraufnahme auf. Kachexie kommt wegen der Chronizität der Erkrankung häufig vor.
6. Eine vollständige Untersuchung des Mund- und Rachenraumes sollte vorgenommen werden. Hierzu kann eine Allgemeinnarkose oder Sedierung erforderlich sein.

Diagnose

1. Laborwerte
   A. Das weiße Blutbild verdeutlicht entzündliche Veränderungen bei einem Tier mit pharyngealem oder retropharyngealem Abszeß/Zellulitis.
   B. Erhöhungen der Muskelenzymwerte (Kreatininphosphokinase, Aspartataminotransferase) begleiten eine Entzündung der Kaumuskulatur.
2. Röntgenuntersuchung
   A. Bei cricopharyngealer Achalasie kann eine Aspirationspneumonie auftreten.
   B. Eine Röntgenkontrastuntersuchung mit Bariumsulfat kann notwendig sein, um die Diagnose der cricopharyngealen Achalasie zu bestätigen.
3. Andere Befunde
   A. Mittels Elektromyographie kann Entzündung der Kaumuskulatur oder mandibuläre Neurapraxie diagnostiziert werden.
   B. Durch eine Biopsie der Kaumuskeln kann eine Myositis bestätigt und charakterisiert werden.

Therapie

1. Es ist essentiell, daß die Futteraufnahme aufrechterhalten wird.
2. Chirurgische Intervention ist bei Abszessen, cricopharyngealer Achalasie, pha-

ryngealen Polypen oder Neoplasien notwendig. Zur Entfernung von Fremdkörpern im Pharynx kann eine Allgemeinnarkose erforderlich sein.
3. Immunsuppressive Therapie mit Corticosteroiden oder anderen Immunsuppressiva ist bei immunvermittelter Entzündung der Kaumuskulatur angezeigt.
4. Eine mandibuläre Neurapraxie löst sich meist innerhalb von einigen Wochen auf, wenn ein unterstützendes Ernährungsregime aufrechterhalten wird.

Regurgitation

Regurgitation ist die passive Austreibung eines Futterbolus aus dem Pharynx oder Ösophagus. Es ist nur der Würgereflex mit retrograder Bewegung des Futters aus der Mundhöhle beteiligt.

Ätiologie

Regurgitation ist Zeichen einer Ösophaguserkrankung (Tabelle 10-2). Beim Vorliegen eines Megaösophagus ist der Ösophagus dilatiert. Obwohl ein primärer oder sekundärer Megaösophagus häufig die Ursache für eine Regurgitation ist, müssen andere Erkrankungen des Ösophagus, welche die Motilität beeinträchtigen, ohne zu offensichtlicher Dilatation zu führen, in Erwägung gezogen werden.

Anamnese und klinische Untersuchung

1. Es ist unbedingt erforderlich, bei der Aufnahme des Vorberichts zwischen Regurgitation und Vomitus zu unterscheiden, da das diagnostische Vorgehen und die Ursachen bei beiden Symptomen verschieden sind. Regurgitation tritt abrupt und ohne Vorwarnung auf; die vorausgehenden Symptome, die für Erbrechen kennzeichnend sind, wie Hypersalivation, Würgen und abdominelle Kontraktionen, fehlen.
2. Das Signalement kann bei der Bestimmung der Ursache hilfreich sein. Idiopathischer Megaösophagus tritt am häufigsten bei Deutschen Schäferhunden, Doggen und Irish Settern auf. Ein persistierender rechter Aortenbogen wird bei jungen Tieren meist nach dem Absetzen erkannt und kommt am häufigsten bei Deutschen Schäferhunden vor.
3. Ergibt der Vorbericht, daß das Tier ätzende Chemikalien aufgenommen oder vor nicht allzulanger Zeit eine Allgemeinnarkose erhalten hat, läßt dies auf eine Ösophagitis schließen.
4. Wenn sich das Tier vorher im Süden der USA aufgehalten hat, könnte eine Infektion mit *Spirocerca lupi* vorliegen.
5. Ein Horner-Syndrom oder Dyspnoe (Pleuraerguß) zusammen mit einem kranial nicht komprimierbaren Thorax (bei Katzen) deutet auf Raumforderungen im Mediastinum hin, die eine Ösophagusobstruktion verursachen.
6. Systemische Symptome, wie Schwäche, Muskelatrophie, Muskelschmerzen, neurologische Ausfälle oder dünnes Haarkleid und Adipositas, lassen einen sekundären Megaösophagus vermuten.

Tabelle 10-2 Ursachen, Diagnose und Behandlung der Regurgitation

Ursachen	Basis der Diagnose	Behandlung
• **Megaösophagus**	Röntgenaufnahmen des Thorax, Kontrastaufnahmen des Ösophagus	besonderes Fütterungsverfahren, gegebenenfalls Behandlung der Pneumonie
Idiopathisch	Ausschluß eines sekundären Megaösophagus	
sekundär		
Polymyositis	erhöhte Serumspiegel von Muskelenzymen, Beteiligung anderer Muskeln	Immunsuppression
Myasthenia gravis	Edrophonium-Test, Antikörper gegen Acetylcholinrezeptoren	Therapie mit Edrophoniumchlorid
Bleivergiftung	erhöhte Blei-Werte im Blut	Therapie mit EDTA
Hypothyreose	TSH-Stimulationstest	Substitutionstherapie mit Schilddrüsenhormonen
systemischer Lupus erythematodes (SLE)	ANA-Test, LE-Test	Immunsuppression
Hundestaupe	anamnestische Hinweise, Vorbericht: Schutzimpfung gegen Hundestaupe	besonderes Fütterungsverfahren
feline Dysautonomie	andere Dysfunktionen des autonomen Nervensystems (Ursprung in England)	besonderes Fütterungsverfahren
Hypoadrenokortizismus	ACTH-Stimulationstest	Substitution von Mineralocorticoiden
• **Doppelter Aortenbogen**	Vorbericht, Kontrastaufnahmen des Ösophagus	operative Korrektur
• **Ösophagitis**		
gastroösophagealer Reflux	Vorbericht: vorher erfolgte Anästhesie, Durchleuchtung nach Kontrastmitteleingabe Endoskopie	Cimetidin, Metoclopramid
Hiatushernie	Kontrastaufnahmen von Ösophagus und Magen	operative Korrektur
Fremdkörper im Ösophagus	Röntgenaufnahmen des Thorax, Kontrastaufnahmen des Ösophagus	Entfernung des Fremdkörpers, Behandlung des Refluxes
• **Andere Erkrankungen des Ösophagus**		
Extraluminale Obstruktion (raumfordernde Prozesse)	Röntgenaufnahmen des Thorax	operative Korrektur
Neoplasien	Röntgenaufnahmen des Thorax, Kontrastaufnahmen des Ösophagus, Endoskopie	operative Korrektur, zusätzlich Chemotherapie

Tabelle 10-2 (Fortsetzung)

Granulome oder Neoplasien durch *Spirocerca lupi*	Röntgenaufnahmen des Thorax, Kontrastaufnahmen des Ösophagus, Koproskopie (Flotationsverfahren)	operative Korrektur
Verletzungen	Vorbericht: Trauma oder Ingestion eines Fremdkörpers, Kontrastaufnahmen des Ösophagus Endoskopie	medikamentöse Behandlung wie bei Reflux, operative Korrektur
Strikturen	Kontrastaufnahmen des Ösophagus, Endoskopie	operative Korrektur (Bougierung oder Dilatation mit einem Ballon), Prednison
gastroösophageale Invagination	Röntgenaufnahmen des Thorax, Kontrastaufnahmen des Ösophagus, Endoskopie	Behandlung des Schocks, operative Korrektur

7. Da nach einer Regurgitation eine Aspirationspneumonie auftreten kann, ist eine gründliche Auskultation des Thorax vorzunehmen und auf pathologische Atemgeräusche zu achten.

Diagnose

1. Laborwerte

A. Leukozytose deutet auf eine entzündliche Erkrankung des Ösophagus oder eine Aspirationspneumonie hin.

B. Erhöhungen der Muskelenzymwerte (Kreatininphosphokinase) können mit Megaösophagus, dessen Ursache Polymyositis ist, verbunden sein.

C. Untersuchung der Bleikonzentration im Blut, der Serumantikörpertiter gegen Acetylcholinrezeptoren, der Schilddrüsenfunktion und der Nebennierenfunktion ist bei Tieren mit Megaösophagus indiziert.

D. Eine koproskopische Untersuchung (Flotationsverfahren) wird durchgeführt, um zu überprüfen, ob eine Infektion mit *Spirocerca lupi* vorliegt.

2. Röntgenuntersuchung

A. Mittels Leeraufnahmen können oft Megaösophagus, persistierender rechter Aortenbogen, strahlendichte Fremdkörper im Ösophagus oder äußere Kompression des Ösophagus durch Raumforderungen im Mediastinum diagnostiziert werden. Bei Aortenbogen-Anomalien erscheint die Dilatation des Ösophagus kranial der Herzbasis. Röntgenaufnahmen werden auch auf das Vorliegen einer Aspirationspneumonie ausgewertet.

B. Fremdkörper im Ösophagus sitzen am häufigsten am Brusteingang, an der Herzbasis und am Hiatus diaphragmaticus.

C. Kontrastuntersuchungen sind notwendig, wenn einfache Röntgenaufnahmen für eine Diagnose nicht ausreichen. Sie sind bei der Diagnose strahlendurchlässiger Fremdkörper im Ösophagus, intraluminalen Neubildungen im Ösophagus, gastroösophagealer Intussuszeption und Ösophagusstrikturen hilfreich. Kontrastuntersuchungen mit Bariumsulfat müssen vermieden werden, wenn die Möglichkeit besteht, daß eine Perforation des Ösophagus vorliegt.

D. Mittels Durchleuchtungen kann die Motilität des Ösophagus beurteilt werden.

3. Die Endoskopie vermittelt die größten diagnostischen Informationen bei intraluminalen Ösophaguserkrankungen. Durch die Endoskopie können Strikturen, Fremdkörper, raumfordernde Prozesse, gastroösophageale Intussuszeption und Schädigungen der Ösophagusschleimhaut sichtbar gemacht werden. Biopsien unter endoskopischer Kontrolle können zur Diagnose intraluminaler Raumforderungen oder Ösophagitis herangezogen werden.

Therapie

1. Beim idiopathischen Megaösophagus wird das betroffene Tier mit kleinen Futtermengen, die mit Haferschleim vermischt sind, häufig gefüttert, wobei das Tier auf den Hinterbeinen steht. In dieser Stellung wird es noch etwa 10 bis 15 Minuten nach der Fütterung gehalten.
2. Ein persistierender rechter Aortenbogen wird chirurgisch durch Unterbindung und Durchtrennung des Ligamentum arteriosum mittels Thorakotomie behandelt. Es kann sein, daß der dilatierte Teil des Ösophagus niemals seine normale Motilität wiedererlangt, wodurch die Fütterung in aufrechter Stellung erforderlich wird.
3. Bei Fremdkörpern im Ösophagus wird ein starres Endoskop eingeführt, um den Fremdkörper durch den Mund herauszuholen oder gegebenenfalls in den Magen zu schieben. Die Entfernung mit dem Endoskop kann unmöglich sein, wenn der Fremdkörper fest in der Mukosa sitzt. In solchen Fällen ist ein operativer Eingriff notwendig. Mit der Gastrotomie kann ein distal im Ösophagus sitzender Fremdkörper erreicht werden. Eine Ösophagotomie führt häufig zur Bildung ausgeprägter Strikturen und sollte möglichst vermieden werden.
4. Ösophagitis wird mit Pharmaka, die die Magensäure verringern (Antazida, Cimetidin), und Metroclopramid zur Erhöhung des Tonus der Kardia behandelt. Wenn die Wand des Ösophagus geschädigt ist, sollten Antibiotika appliziert werden, um das Risiko einer Infektion zu verringern. Corticosteroide können in entzündunghemmender Dosierung verabreicht werden, um das Risiko einer Strikturbildung zu verkleinern. Eine ausgeprägte Strikturbildung kann mittels einer ösophagealen Bougierung oder Ballon-Dilatationstechniken behandelt werden.
5. Eine gastroösophagale Intussuszeption wird durch Reposition der Invagination und Gastropexie via Laparotomie behandelt. Eine Hiatushernie wird ebenfalls durch Gastropexie behoben.

Erbrechen

Erbrechen ist ein Reflex, der zu einer kraftvollen Austreibung des Mageninhaltes durch die Mundhöhle führt. Die wichtige Bedeutung des Erbrechens liegt im Erkennen der damit verbundenen Primärerkrankungen. Was auch immer die Ursache ist,

Tabelle 10-3 Ursachen, Diagnose und Behandlung des Erbrechens

Ursachen	Basis der Diagnose	Behandlung
• **Primär gastrointestinale Ursachen**		
infektiös		
Viren		
feline Parvovirusinfektion	Symptome und Anamnese	unterstützende Maßnahmen
Hundestaupe	Symptome und Anamnese	unterstützende Maßnahmen
canine Parvovirusinfektion	Virusantigen-Nachweis im Kot (Hämagglutination, ELISA), Leukopenie, Fieber, Anamnese	unterstützende Maßnahmen
canine Coronavirusinfektion	Symptome und Anamnese	unterstützende Maßnahmen
Hepatitis contagiosa canis	Symptome und Anamnese	unterstützende Maßnahmen
Bakterien (inkl. Rickettsien)		
Leptospirose	Serumtiter, Dunkelfeldmikroskopie des Harns, Nachweis von Nieren- und Lebererkrankungen	Penicillin, Streptomycin
Salmonellose	kullturelle Untersuchung	systemische Antibiotika
Salmon-poisoning Disease	Verfüttern von rohem Lachs, Kotuntersuchung auf *Nanophyetus*-Eier, Lymphadenopathie, Fieber	Tetracycline
Parasiten		
intestinale Nematoden	Kotflotation	Anthelminthika
Physaloptera-Arten	Kotflotation, Nachweis des Parasiten im Erbrochenen oder durch Endoskopie	Pyrantelpamoat
Ollulanus tricuspis (nur bei Katzen)	mikroskopischer Nachweis der Larven im Erbrochenen	Pyrantelpamoat
entzündlich		
Fütterungsfehler	anamnestische Hinweise	unterstützende Maßnahmen
Magenulzera	Blutbeimengung im Erbrochenen, okkultes Blut im Kot, Endoskopie	Cimetidin, Sucralfat, unterstützende Maßnahmen
Magentumoren	Bariumsulfat-Kontrastaufnahmen des Gastrointestinaltraktes, Endoskopie und Biopsie	chirurgische Exzision, zusätzlich Chemotherapie
Mastzelltumor (MZT)	Nachweis eines MZT im Körper	chirurgische Entfernung des MZT, Cimetidin, Antihistaminika, Prednison
Schwere Lebererkrankungen	Nachweis einer Lebererkrankung (s. Kapitel 11.), Erbrechen von Blut, okkultes Blut im Kot	Behandlung der Lebererkrankung, Cimetidin oder Rametidin

Tabelle 10-3 (Fortsetzung)

urämische Gastritis	Nachweis einer Niereninsuffizienz (s. Kapitel 12)	Behandlung der Niereninsuffizienz, Cimetidin
Gastrinom (Zollinger-Ellison-Syndrom)	erhöhte Gastrin-Spiegel im Serum, Nachweis des Pankreastumors	Entfernung des Pankreastumors, Cimetidin
hämorrhagische Gastroenteritis	Vorbericht, Hämokonzentration	unterstützende Maßnahmen
entzündliche Darmerkrankungen	s. Tabelle 10-7	s. Tabelle 10-7
Mechanische Obstruktion		
Pylorusstenose oder Pylorusspasmus	Bariumsulfat-Kontrastaufnahmen des Gastrointestinaltraktes	chirurgische Korrektur
hypertrophische Gastritis	Bariumsulfat-Kontrastaufnahmen des Gastrointestinaltraktes	chirurgische Korrektur
Fremdkörper im Gastrointestinaltrakt	Röntgenaufnahmen des Abdomens, Bariumsulfat-Kontrastaufnahmen des Gastrointestinaltraktes	endoskopische oder chirurgische Entfernung
Magendrehung/Magendilatation	Röntgenaufnahmen des Abdomes	chirurgische Korrektur, Behandlung des Schockes
Invagination/Volvulus	Röntgenaufnahmen des Abdomens, Ultraschalluntersuchung des Abdomens Bariumsulfat-Kontrastaufnahmen des Gastrointestinaltraktes	chirurgische Korrektur
Neoplasien des Gastrointestinaltraktes	Röntgenaufnahmen des Abdomens, Bariumsulfat-Kontrastaufnahmen des Gastrointestinaltraktes, Endoskopie und Biopsie	chirurgische Exzision, zusätzlich Chemotherapie
funktionelle Obstruktion		
Störungen der Magenentleerung	anamnestische Hinweise, Bariumsulfat-Kontrastaufnahmen des Gastrointestinaltraktes	Metoclopramid
paralytischer Ileus	anamnestische Hinweise	Metoclopramid
• **Metabolische Erkrankungen**		
Lebererkrankung (s. Kapitel 11.)	Laborwerte	Behandlung der Lebererkrankungen
Urämie (s. Kapitel 12.)		
primäre Niereninsuffizienz	Laborwerte	Behandlung der Niereninsuffizienz

Tabelle 10-3 (Fortsetzung)

postrenale Obstruktion	Nachweis der Obstruktion	Entfernung der Obstruktion, Infusionstherapie
diabetische Ketoazidose (s. Kapitel 25.)	Laborwerte	Behandlung der Keto-azidose
Hypoadrenokortizismus (s. Kapitel 14.)	Laborwerte	Substitution von Mineralo-corticoiden
Pyometra (s. Kapitel 13.)	Anamnese und körperliche Untersuchung, vollständiges Blutbild, Röntgenuntersuchung des Abdomens	Ovariohysterektomie
Neurologische Erkrankungen (s. Kapitel 17.)		
erhöhter intrakranialer Druck Schädel-Hirn-Trauma Gehirntumor Hydrozephalus	neurologische Untersuchung	Behandlung der Grund-krankheit(en)
zerebelläre oder vestibuläre Störungen	neurologische Untersuchung	Behandlung der Grund-krankheit(en), Antiemetika

längeres Erbrechen kann ernsthafte metabolische Konsequenzen haben, von denen die wichtigsten Natrium- und Kaliumverarmung, Dehydratation und entweder metabolische Azidose oder hypochlorämische metabolische Alkalose sind.
Erbrechen tritt auf, wenn das Brechzentrum in der Medulla oblongata stimuliert wird. Die Stimulation kann direkt (z. B. erhöhter Liquordruck, Entzündung des ZNS), durch Erregung der Chemorezeptortriggerzone (z. B. durch Pharmaka, Urämie, Azidose, bakterielle Endotoxine) oder durch Erregung peripherer Rezeptoren (vagale und sympathische Nervenfasern) im Gastrointestinaltrakt, in Leber, Pankreas, Peritoneum, Harntrakt und Herz erfolgen.

Ätiologie

1. Die Ursachen des Erbrechens können eingeteilt werden in primäre gastrointestinale Ursachen oder sekundäre metabolische Abweichungen, die zu Erbrechen führen. Die wichtigsten Ursachen des Erbrechens und das geeignete diagnostische und therapeutische Vorgehen für jede dieser Ursachen sind in Tabelle 10-3 aufgeführt.
2. Häufig ist Erbrechen ein Anzeichen einer akuten und vorübergehenden Erkrankung oder einer unspezifischen Magen-Darm-Störung. In solchen Fällen reichen unterstützende Maßnahmen für 24 oder 48 Stunden aus, und die Symptome verschwinden, ohne daß eine definitive Diagnose gestellt worden ist.
3. Viele eingenommene Toxine oder Pharmaka können zu akutem Erbrechen führen (Tabelle 10-4).

Tabelle 10-4 Erbrechen auslösende Toxine und Pharmaka

- *Schwermetalle*
  Blei
  Quecksilber(-chlorid)
  Arsen
  Thallium
  Kupfer(-sulfat)
- *Pestizide*
  Organophosphate
  Alpha-naphthylharnstoff (ANTU)
  Fluoracetat
  Zinkphosphamid
- *Lösungsmittel*
  Ethylenglycol
  Isopropanol
  Methanol
  Aceton
  Benzol
  Nitrobenzol
  Phenol
- *Sonstige Toxine*
  Ethanol
  Hexachlorophen
  Oxalate
- *Pharmaka*
  Apomorphin
  Ipecacuanha (Brechwurz)
  Morphium
  Digitalisglykosid
  Ammoniumchlorid
  Salicylate
  Lincomycin
  Erythromycin
  Tetracycline
  Chloramphenicol
  Nitrofurantoin
  Mebendazol
  Zytostatika

Anamnese und klinische Untersuchung

1. Ein umfassender Vorbericht muß aufgenommen werden, einschließlich Impfstatus, Prävention gegen Parasiten, Futterzusammensetzung, Umgang mit anderen Tieren und potentieller Kontakt mit Pharmaka und Toxinen und Aufnahme von Fremdkörpern.

2. Die Anamnese bezüglich anderer Organsysteme sollte im Hinblick auf die Entscheidung beurteilt werden, ob eine metabolische Ursache für das Erbrechen vorliegt. Relevante Befunde sind Polyurie/Polydipsie, Gewichtsverlust, Fieber, vor kurzem eingetretener Östrus und dergleichen.
3. Der Zeitpunkt des Erbrechens kann von Bedeutung sein. Bei mehr am Anfang des Gastrointestinaltraktes liegenden obstruktiven Erkrankungen tritt das Erbrechen meist früher nach der Futteraufnahme auf als bei weiter hinten liegenden Obstruktionen.
4. Durch das Aussehen des Erbrochenen kann eventuell die auslösende Krankheit bestimmt werden. Sieht das Erbrochene ähnlich wie Kaffeesatz aus, liegt der Verdacht auf Magenulzera nahe. Es kann sein, daß Askariden oder andere Parasiten im Erbrochenen zu finden sind, ebenso wie kleine Bruchstücke von Fremdkörpern. Gallefarbenes Erbrochenes oder das Vorhandensein unverdauter Nahrung sechs bis acht Stunden nach der Futteraufnahme deutet auf eine Störung der Magenentleerung hin.
5. Es sollte eine umfassende klinische Untersuchung durchgeführt werden. Häufig zeigen Tiere mit metabolischen Ursachen des Erbrechens besondere Befunde bei der klinischen Untersuchung, die nicht in Beziehung zum Gastrointestinaltrakt stehen. Außerdem ist die Beurteilung des Hautturgors, des Verhaltens und des Allgemeinzustands erforderlich, um hinsichtlich Infusionstherapie, Klinikeinweisung und Indikation für medikamentöse oder chirurgische Intervention richtige Entscheidungen zu treffen.
6. Palpation des Abdomens kann die Ursache für das Erbrechen deutlich werden lassen. Fremdkörper, Invaginationen, Abdominaltumoren, vergrößerte Mesenteriallymphknoten, vergrößerter Uterus und verdickte Darmschlingen können unter Umständen festgestellt werden. Außerdem kann das Tier dabei Schmerzäußerungen zeigen.

Diagnose

1. Laboruntersuchung

A. Ein vollständiges Blutbild ist zur Beurteilung des Wasserhaushaltes des Patienten und der Schwere des Entzündungsprozesses hilfreich. Bei hämorrhagischer Gastroenteritis ist der Hämatokritwert dramatisch erhöht, während das Gesamtprotein im Plasma häufig normal ist. Bei einer Dehydratation als Folge von Hypovolämie sind sowohl der Hämatokritwert als auch das Gesamtprotein im Plasma erhöht. Bei akuter feliner und caniner Parvovirose kann eine schwere Leukopenie beobachtet werden. Bei entzündlichen Erkrankungen als Ursachen des Erbrechens kommt es zu einer Leukozytose.

B. Bestimmung der Serumkonzentrationen von Amylase und Lipase kann bei der Diagnose der Pankreatitis des Hundes hilfreich sein, sie ist jedoch nur von begrenztem Wert bei der Diagnose der Pankreatitis der Katze.

C. Bestimmungen von Serumelektrolyten, BUN, Kreatinin und Glucose sowie Leberfunktionstests helfen bei der Diagnose von metabolischen Ursachen des Erbrechens (Hypoadrenokortizismus, Niereninsuffizienz, diabetische Ketoazidose, Lebererkrankungen).

D. Länger andauerndes Erbrechen gleich welcher Ursache führt zu Dehydratation, Elektrolytverarmung und Störung des Säure-Basen-Gleichgewichtes. Durch Serumelektrolyt- und Blutgasbestimmung können diese Gleichgewichtsstörungen erkannt werden, wonach eine geeignete Therapie eingeleitet werden kann.

E. Eine Kotuntersuchung kann zum Nachweis von Endoparasiten erforderlich sein. Die meisten Wurmeier werden durch ein Flotationsverfahren gefunden. Die Eier von *Nanophyetus salmincola*, eines Trematoden, der die Ursache des Salmon-Disease-Komplexes darstellt, werden durch ein Sedimentationsverfahren festgestellt. Die Larven des Magennematoden *Ollulanus tricupis* werden durch direkte mikroskopische Untersuchung des Erbrochenen identifiziert.

2. Röntgenuntersuchung

A. Leeraufnahmen des Abdomens dienen zum Nachweis strahlendichter Fremdkörper, einer Pyometra, abdomineller Neubildungen, von Gasansammlungen, die auf eine Obstruktion des Gastrointestinaltraktes hindeuten, Peritonitis und von Ansammlung von Flüssigkeit im Abdomen.

B. Kontrastaufnahmen sind angezeigt, wenn mittels Leeraufnahmen und unterstützender Laboruntersuchungen keine Diagnose möglich ist. Wird eine Perforation des Gastrointestinaltraktes vermutet, wird jodhaltigem Kontrastmittel der Vorzug gegenüber Bariumsulfat gegeben.

3. Endoskopisch können Biopsieproben der Mukosa von Magen und Duodenum genommen werden. Diese Technik kann zur Unterstützung der Diagnose von Magenulzera, Neubildungen und Fremdkörpern im Magen und von entzündlichen Erkrankungen von Magen und Duodenum angewandt werden.

Therapie

1. Erbrechen ist ein klinisches Symptom und keine Diagnose. Der Kliniker muß vor Beginn einer Therapie gewissenhaft versuchen, den primär für das Erbrechen verantwortlichen Krankheitsprozeß zu finden. Das Ziel der Therapie ist die Heilung dieses Krankheitsprozesses.

2. Obstruktive Erkrankungen des Gastrointestinaltraktes sind in aller Regel Notfälle, die einer sofortigen chirurgischen Intervention bedürfen. Ein chirurgischer Eingriff (oder eine Endoskopie) kann auch zur Entfernung von Fremdkörpern im Magen erforderlich sein.

3. Störungen des Flüssigkeits-, Elektrolyt- und Säure-Basen-Haushaltes sollten auf der Grundlage der vorher erhaltenen Laborwerte behandelt werden. Wenn keine Laborwerte verfügbar sind, ist zur Rehydratation eines Tieres mit Vomitus 0,9%ige Kochsalzlösung mit Kaliumsupplementation die Infusionslösung der Wahl.

4. Bei Patienten, bei denen das Erbrechen erst vor kurzem eingesetzt hat, bei denen die klinische Untersuchung keine besonderen Befunde ergibt und auch die Laboruntersuchung keine größeren Abweichungen von der Norm erkennen läßt, wird eine konservative symptomatische Therapie begonnen.

A. Die Futteraufnahme wird 24 Stunden lang eingeschränkt. Kleine Mengen von Wasser oder Eis können angeboten werden. Nach 24 Stunden können ein spezifisches kommerzielles Diätfutter, fettarmer Hüttenkäse, gekochtes Huhn oder gekochtes Hackfleisch mit Reis ein bis zwei Tage lang in kleinen Mengen gefüttert werden. Wenn der Patient darauf nicht anspricht, sind weitere diagnostische Untersuchungen gerechtfertigt.

B. Antiemetika sind manchmal hilfreich. Empfohlene Antiemetika sind Phenothiazin Tranquilizer (z. B. Chlorpromazin, Prochlorperazin), Metoclopramid und Adsorbentien (z. B. Kaolin, Pectin). Anticholinergika (z. B. Atropin) werden wegen ihrer Nebenwirkungen und ihrer mangelnden Wirksamkeit nicht empfohlen.

Durchfall

Durchfall resultiert aus übermäßigem Wassergehalt des Kotes und ist bei Hund und Katze das bedeutendste klinische Symptom einer Darmerkrankung. Eine starke Zunahme der Häufigkeit des Kotabsatzes, des Volumens und des Flüssigkeitsgehaltes der Faeces kennzeichnen den Durchfall. Die Pathogenese umfaßt Störungen der Passage von Wasser und gelösten Teilchen durch die Mukosa, die durch Anomalien der Verdauung, Absorption, Sekretion, Permeabilität oder Motilität verursacht werden. Die meisten Darmerkrankungen führen zu Diarrhoe durch einen Komplex folgender pathophysiologischer Mechanismen:

1. Osmotische Diarrhoe ist die osmotische Retention von Wasser im Darmlumen durch osmotisch aktive Substanzen, die nicht resorbiert worden sind, weil:

A. eine Maldigestion durch Insuffizienz des exokrinen Pankreas vorliegt,

B. eine primäre intestinale Malabsorption bei diffuser Schädigung der Mukosa durch entzündliche oder neoplastische Erkrankungen oder durch Atrophie der Darmzotten vorliegt.

2. Sekretorische Diarrhoe tritt bei aktiver Sekretion von Ionen oder bei Hemmung der Resorption von Ionen auf, unabhängig von Malabsorption der Ingesta oder Veränderungen der Schleimhautpermeabilität.

3. Diarrhoe durch Permeabilitätsstörungen ist der Verlust von intestinalem Wasser und gelösten Stoffen durch passive Abgabe von Interstitialflüssigkeit und Austreten von Blut, Schleim oder Protein (Exsudation) aus der geschädigten Mukosa.

4. Motilitätsstörungen

A. Stark verringerte Peristaltik (Hypomotilität), die Stase des Darminhaltes und bakterielle Wucherung im Dünndarm fördert.

B. Störungen der Zeitdauer des Kontaktes zwischen Lumeninhalt und Mukosa durch beschleunigten intestinalen Transport (Hypermotilität).

C. Vorzeitige Entleerung des Kolons in Verbindung mit Kolitis oder „Colon irritable“ (Reizkolon).

Zusätzlich zu dieser mechanistischen Einteilung kann Diarrhoe unter zeitlichen (akut versus chronisch), anatomischen (Dünndarm versus Dickdarm), funktionell (Maldigestion versus Malabsorption) und ätiologischen oder histopathologischen Gesichtspunkten klassifiziert werden (Tabelle 10-5). Diese Klassifizierungen korrespondieren logisch mit der schrittweisen Vorgehensweise bei der Diagnosestellung einer Durchfallerkrankung.

Tabelle 10-5 Klassifizierung von Diarrhoe und die korrespondierenden Schritte zur Diagnosestellung

Klassifizierungsprinzip	Korrespondierende Schritte zur Diagnosestellung
Zeitdauer Akute Diarrhoe Chronische Diarrhoe	**Schritt 1** Im Vorbericht erfragen, wie lange das Problem schon besteht. (Manche Fälle akuter Diarrhoe sind selbstlimitierend oder verschwinden in diesem Stadium und erfordern keine weiteren Untersuchungen.) Ausschluß von ernährungsbedingten Ursachen, Intoxikationen, Parasitosen, infektiösen Enteritiden und systemischen Erkrankungen
Anatomische Lokalisation Dünndarmdurchfall (Dünndarm, Pankreas) Dickdarmdurchfall (Zäkum, Kolon, Rektum) Diarrhoe durch Erkrankungen anderer Organe (Nieren, Leber, Nebennieren, Schilddrüse u. a.)	**Schritt 2** Anatomische Lokalisierung des Prozesses durch Befunde aus Anamnese, körperlicher Untersuchung, Aussehen der Faeces und vorläufige Ergebnisse der Laboruntersuchung Identifizierung der extraintestinalen Ursachen durch Basisdaten von routinemäßigen Laboruntersuchungen (z. B. Serumanalyse, Harnuntersuchung, vollständiges Blutbild, T4-Spiegel)
Funktionell Normale Assimilation Malassimilation Maldigestion (pankreatisch) Malabsorption (intestinal) Diarrhoe, begleitet von exsudativer Enteropathie	**Schritt 3** Funktionelle Charakterisierung (bei chronischer Dünndarmdiarrhoe) zum Nachweis einer Malassimilation (Steatorrhoe) und um eine Maldigestion (Serum-trypsin-like immuno-reactivity-Test [TLI] oder PABA-Test) von einer Malabsorption (D-Xylose-Test) abzugrenzen Nachweis und Beurteilung einer Hypoproteinämie
Ätiologisch	**Schritt 4** Stellung einer definitiven ätiologischen oder histopathologischen Diagnose durch Erweiterung der Basisdaten mittels spezieller Labortests, Röntgenuntersuchungen, endoskopischer Biopsien, biochemischer Tests oder Therapieversuche

Ätiologie und Management

– *Akute Diarrhoe*

Es gibt zahlreiche Ursachen einer Diarrhoe. Akute Diarrhoe kann häufig beobachtet werden und ist durch ihren plötzlichen Beginn und ihre kurze Dauer gekennzeichnet. Viele Störungen, die zu einer akuten Diarrhoe führen, sind selbstlimitierend oder leicht zu beheben. Typische Beispiele hierfür sind Fehler bei der Fütterung oder unkomplizierte Darmparasitosen. Andere akute Diarrhoen entwickeln sich je-

Tabelle 10-6 Diagnose und Behandlung der akuten Diarrhoe [1])

Ursachen	Basis der Diagnose	Maßnahmen
• **Ernährungsbedingt** plötzliche Futterumstellungen Überfütterung Aufnahme von verdorbenem Futter oder von abschürfendem oder unverdaulichem Material, Futtermittelallergie oder -unverträglichkeit	Vorbericht, Reaktion auf Änderungen der Futterzusammensetzung	Diät
• **Pharmaka- und toxin-induziert** Antiphlogistika (Steroide, nichtsteroidale) Antibiotika Antiparasitika (Anthelminthika, Dithiazanin) Chemotherapie bei Tumoren Schwermetalle (z. B. Blei, Arsen, Thallium) Insektizide (z. B. Organophosphate)	anamnestische Hinweise auf vorherige Exposition	Verhinderung weiteren Kontakts mit den betreffenden Stoffen
• **Parasiten** Helminthen Askariden Hakenwürmer *Trichuris* *Strongyloides* Sonstige (Zestoden, Trematoden, *Trichinella* usw.) Protozoen Coccidia (*Isospora*), Cryptosporidia *Giardia* Sonstige (*Pentatrichomonas, Entamoeba, Balantidium*)	Kotuntersuchung	Spezifische Anthelminthika und Pharmaka gegen Protozoen
• **Viren** Parvovirus Coronavirus Rotavirus Astrovirus Sonstige (Hundestaupe, FIP, FeLV)	klinische Symptome, Virusnachweis in den Faeces durch Elektronenmikroskopie oder ELISA, serologische Untersuchung	unterstützende Maßnahmen (Flüssigkeitstherapie, Behandlung sekundärer bakterieller Infektionen)
• **Bakterien** Salmonellen *Campylobacter jejuni* *Yersinia enterocolitica* *Bacillus piliformis* Sonstige (*Escherichia coli,* Clostridien)	kulturelle Untersuchung des Kots	spezifische Antibiotika

Tabelle 10-6 (Fortsetzung)

Salmon-Disease-Komplex	klinische Symptome, Endemiegebiet, Kotuntersuchung auf *Nanophyetus* -Eier; zytologische Untersuchung der Lymphknoten	Tetracycline
• **Idiopathisch** hämorrhagische Gastoenteritis	klinische Symptome, Hämatokrit	unterstützende Maßnahmen (Infusionstherapie), Antibiotika
• **Obstruktion**en Fremdkörper im Darm Invagination Darmverschlingung	Palpation des Abdomens, Bariumsulfat-Kontrastaufnahmen des Gastrointestinaltraktes	Operation
• **extraintestinal** Niereninsuffizienz Lebererkrankungen Hypoadrenokortizismus Akute Pankreatitis	biochemisches Serumprofil und Organprofile	verschiedene Therapien je nach Grundkrankheit

[1]) Aus: Sherding, R. G.: Diseases of the Small Bowel. In: Ettinger, S. J. (Ed.): Textbook of Veterinary Internal Medicine, 3. Ed. W. B. Saunders, Philadelphia 1989.

doch fulminant und sind lebensbedrohend, wie z. B. bei der Parvovirusenteritis oder der akuten hämorrhagischen Gastroenteritis (Tabelle 10-6).
Das Management der akuten Diarrhoe besteht in Rehydratation und Futtereinschränkung. Eine symptomatische pharmakologische Therapie kann auch in Betracht gezogen werden (s. Abschnitt Therapie). In Fällen von schwacher, unspezifischer Diarrhoe tritt die Gesundung spontan innerhalb eines oder zweier Tage ohne weitere Behandlung – außer Futtereinschränkung – auf. Da die Therapie der akuten Diarrhoe in erster Linie symptomatisch und unspezifisch ist, können viele Tiere auch ohne definitive Diagnose behandelt werden. Eine Ausnahme besteht, wenn infektiöse Ursachen vorliegen (s. Tabelle 10-6). In dieser Situation ist es wichtig, die enteropathogenen Mikroorganismen, gegen die eine spezifische Behandlung (z. B. Antibiotika) möglich ist, zu identifizieren.

– Chronische Diarrhoe

Eine Diarrhoe wird im allgemeinen als chronisch eingestuft, wenn sie länger als drei bis vier Wochen besteht und nicht auf eine symptomatische Therapie angesprochen hat oder wenn in dieser Zeit immer wieder Rezidive auftreten. Durch diesen zeitlichen Rahmen werden in aller Regel die meisten Fälle von fehlerhafter Fütterung, Intoxikation und Virusenteritis ausgeschlossen. Die Behandlung der chronischen Diarrhoe basiert auf der Diagnose der zugrunde liegenden Ursache. Häufig ist eine spezifische Intervention oder Therapie notwendig, was eine genaue Diagnose oder histopathologische Charakterisierung erfordert. Der erste Schritt zur Diagnosestellung besteht in der Unterscheidung von in erster Linie dünndarm- oder dickdarmbedingt (s. folgenden Abschnitt „Anamnese und klinische Untersuchung"). Die Ursachen einer chronischen Dünndarm- und Dickdarmdiarrhoe, die jeweils geeigneten Diagnosemethoden und die passenden Therapieformen sind in den Tabellen 10-7 und 10-8 aufgeführt.

Tabelle 10-7 Diagnose und Behandlung von Erkrankungen des Dünndarms [1])

Erkrankung	Basis der Diagnose	Therapie
Exokrine Pankreasinsuffizienz	Kotfärbungen; Serum-Trypsin-Assay; N-Benzoyl-L-tyrosyl-paraamino-benzoesäure (NBT-PABA) Test	Enzymsubstitution
Chronisch-entzündliche Dünndarmerkrankungen		
eosinophile Enteritis,	Eosinophilie, Biopsie	Prednisolon
lymphozytär-plasmazytäre Enteritis	Biopsie	Lamm-Reis-Diät, Prednisolon (auch: Tylosin, Metronidazol, Azathioprin)
immunproliferative Enteropathie des Basenji	Serumprotein-Elektrophorese, Biopsie	Diät, Prednisolon, Antibiotika
granulomatöse Enteritis	Röntgenuntersuchung, Biopsie	Prednisolon (± Azathioprin, ± Metronidazol), chirurgische Resektion
Lymphangiektasie	Hypoproteinämie, Hypocholesterolämie, Lymphopenie, Biopsie	Diät mit reduziertem Fettgehalt (Zufügung von mittelkettigen Fettsäuren), Prednisolon
Zottenatrophie		
gluten-induzierte Enteropathie	Reaktion auf glutenfreie Diät, Biopsie	glutenfreie Diät
idiopathisch	Biopsie	Diät, Prednisolon, Antibiotika (±)
Histoplasmose	Serologie, Zytologie, Biopsie	Amphotericin B, Ketoconazol
Lymphosarkom	Biopsie	Chemotherapie (Zytostatika)
Übermäßiges Bakterienwachstum	kulturelle Untersuchung von Darmaspirat, Serum-B_{12}-/Folsäure-Werte, Reaktion auf Antibiotika	Antibiotika (Tetracyclin, Tylosin), Metronidazol u. a.
Giardiose	Kotuntersuchung, Reaktion auf Antiparasitika	Metronidazol, Quinacrin
Lactase-Mangel	Reaktion auf laktosefreie Diät	keine Fütterung von Milch

[1]) Aus: Sherding, R. G.: Chronische Diarrhoe. In: Ford, R. B. (Ed.): Clinical Signs and Diagnosis in Small Animal Practise. Churchill Livingstone, New York, 1988.

Tabelle 10-8 Diagnose und Behandlung von Erkrankungen des Dickdarms [1])

Erkrankung	Basis der Diagnose	Therapie
Chronische Kolitis lymphozytär-plasmazytär (L-P) histiozytär eosinophil	Koloskopie, Kolonbiopsie	Diät aus Lamm und Reis (L-P Kolitis), Sulfasalazin, Prednisolon, Metronidazol
Kolitis durch Abschürfungen der Mukosa	Vorbericht bezüglich Ernährung, Adspektion der Faeces	Abstellen der Fütterungs-bedingten Ursache
Trichiurose	Kotflotation, Koloskopie, Reaktion auf Febendazol	Anthelminthika (Febendazol)
Kolitis durch Protozoen Amöbiose Balantidiose Trichomonadidose	Kotausstrich mit Kochsalzlösung	Metronidazol
Kolitis durch Infektion mit *Histoplasma*	Zytologie der Faeces, Kolonbiopsie, Serologie, kulturelle Untersuchung	Amphotericin B, Ketokonazol
Salmonellen	kulturelle Untersuchung	Antibiotika (z. B. Trimethoprim-Sulfonamid)
Campylobacter	kulturelle Untersuchung	Antibiotika (z. B. Erythromycin)
Prototheca	Kolonbiopsie	keine
Polypen im Rektum und Kolon	Fingerpalpation, Bariumsulfat-Kontrastaufnahmen	chirurgische Exzision
Adenokarzinom des Kolons	Koloskopie, Bariumsulfat-Kontrastaufnahmen	chirurgische Exzision
Lymphosarkom des Kolons	Kolonbiopsie	Chemotherapie (Zytostatika)
Zäkuminversion	Bariumsulfat-Kontrastaufnahmen	Exzision des Zäkums
Funktionelle Diarrhoe (Colon irritabile)	Bewertung des Vorberichts und diagnostische Aufarbeitung des Falles mit Ausschluß aller anderen Erkrankungen	Diät, Diphenoxylat, Anticholinergika, Tranquilizer

[1]) Aus: Sherding, R. G.: Chronische Diarrhoe. In: Ford, R. B. (Ed.): Clinical Signs and Diagnosis in Small Animal Practise. Churchill Livingstone, New York, 1988.

Anamnese und klinische Untersuchung

– *Anamnese*

Tiere mit Abdominalerkrankungen werden dem Tierarzt am häufigsten wegen Durchfall oder wegen anderer den Durchfall begleitender Auffälligkeiten, wie Anorexie, Erbrechen, Inaktivität, Schwäche oder Gewichtsverlust vorgestellt. Die Anam-

nese ist besonders hilfreich bei der Bestimmung, ob sich die Lokalisation des Krankheitsprozesses im Dünn- oder Dickdarm befindet. Sie kann auch Hinweise auf Ursachen außerhalb des Intestinums geben (z. B. Niereninsuffizienz, Hypoadrenokortizismus oder Hyperthyreose) oder wichtige prädisponierende Faktoren wie Rasse, Futterzusammensetzung, Streß, Möglichkeit einer Ansteckung mit Krankheitserregern oder Parasiten und Kontakt mit Toxinen oder Pharmaka enthüllen. Folgende Hinweise aus der Anamnese können die Diagnose erleichtern:
Art des Einsetzens (abrupt oder allmählich)
Dauer (akut oder chronisch)
Klinischer Verlauf (intermittierend oder kontinuierlich, Progredienz)
Zusammenhang mit dem Futter (Futterunverträglichkeiten, Fehler bei der Fütterung)
Zusammenhang mit der Medikation (Nebenwirkungen)
Ansprechbarkeit auf vorherige Behandlung (z. B. verordnete Diät, Antibiotika, Anthelminthika, Corticosteroide)
Verbindung mit anderen Symptomen (z. B. Gewichtsverlust, Erbrechen oder Dyschezie)

Dünndarmdurchfall/Dickdarmdurchfall

Die Anamnese muß auch die Beschreibung der Faeces des Patienten beinhalten (Volumen, Konsistenz, Farbe, Geruch, Zusammensetzung und Häufigkeit des Absatzes), um bestimmen zu können, ob der Krankheitsprozeß im Dünndarm oder Dickdarm lokalisiert ist (Tabelle 10-9). Diese Unterscheidung ist wichtig, da sie die Richtung der folgenden diagnostischen Untersuchungen bei Tieren mit chronischer, therapieresistenter Diarrhoe bestimmt. Diffuse Erkrankungen können gleichzeitig Dünndarm- und Dickdarmsymptome hervorrufen.

Tabelle 10-9 Klinische Differenzierung zwischen Dünndarmdiarrhoe und Dickdarmdiarrhoe

Klinisches Symptom	Dünndarm	Dickdarm
Kotvolumen	tägliche Kotmengen auffällig vermehrt (große Mengen massigen oder wäßrigen Kotes bei jeder Defäkation)	tägliche Kotmenge normal oder leicht vermehrt (kleine Kotmengen bei jeder Defäkation)
Häufigkeit des Kotabsatzes	normal oder leicht erhöht	sehr häufig
Stuhldrang (Tenesmus)	selten	häufig
Schleimbeimengung im Kot	selten	häufig
Blut im Kot	dunkel (verdaut)	rot (frisch)
Steatorrhoe (Malassimilation)	möglich	fehlt
Gewichtsverlust und Abmagerung	möglich	selten
Flatulenz	möglich	fehlt
Erbrechen	möglich	möglich

1. Chronische Dünndarmdiarrhoe
   A. Kennzeichnend sind die voluminösen, übelriechenden, ungeformten oder flüssigen Faeces mit sehr wenig Schleim und ohne frisches Blut. Häufig geht eine chronische Diarrhoe mit dem Verlust von Körpergewicht einher.
   B. Diagnostischer Überblick
      1) Ausschluß ernährungsbedingter Gründe (Fütterungsversuche, hypoallergene Diät)
      2) Ausschluß von Giardiose (Kotuntersuchung, Therapieversuch mit Metronidazol)
      3) Durchführung von Funktionstests, um zwischen Insuffizienz des exokrinen Pankreas und Primärerkrankung des Intestinums zu differenzieren und eine exsudative Enteropathie aufzudecken.
      4) Endoskopie des Dünndarms mit Biopsie, um Schleimhautschädigungen einschätzen zu können.
2. Chronische Dickdarmdiarrhoe
   A. Kennzeichnend sind der Drang und die häufigen Versuche zum Kotabsatz mit Abgang von kleinen Mengen blutig-schleimigen Kotes.
   B. Diagnostischer Überblick
      1) Ausschluß ernährungsbedingter Gründe (Fütterungsversuche, hypoallergene Diät)
      2) Ausschluß von Trichiuriasis (Kotuntersuchung, Therapieversuch mit Febendazol)
      3) Tests zum Ausschluß invasiver enteropathogener Organismen
      4) Koloskopie mit Biopsie, um Schädigungen der Kolonmukosa einschätzen zu können.

– *Klinische Untersuchung*

Eine vollständige klinische Untersuchung kann wichtige Hinweise auf Schwere, Art und Ursache(n) einer Darmerkrankung geben (Tabelle 10-10). Es muß versucht werden, eine möglicherweise verdeckte systemische Erkrankung nachzuweisen, die Ursache oder Folge der Diarrhoe sein kann. Wichtige körperliche Befunde sind:

Fieber, Gewichtsverlust, Mangelernährung, Dehydratation, Schwäche oder Depression

Blässe der Schleimhäute (gastrointestinaler Blutverlust) oder Ergüsse/Ödeme (Verlust von Plasmaproteinen durch den Darm)

Palpierbare Schilddrüsenknoten (feline Hyperthyreose)

Auffälligkeiten bei der Leberpalpation

Auffälligkeiten bei der Palpation der Darmschlingen (raumfordernde Prozesse, Verdickungen, Ausdehnungen, Schmerzen oder Lymphadenopathie der Darmlymphknoten)

Auffälligkeiten bei der digitalen Palpation des Rektums (Fremdkörper, raumfordernde Prozesse, Strikturen, Unregelmäßigkeiten der Mukosa, auffällige Kotbestandteile)

Tabelle 10-10 Klinische Bedeutung besonderer Befunde bei Darmerkrankungen [1])

Besondere Befunde	Mögliche klinische Bedeutung
• **Allgemeinuntersuchung**	
Dehydratation	Flüssigkeitsverlust durch Diarrhoe
Schlechtes Allgemeinbefinden/ Schwäche	Störungen des Elektrolythaushaltes, schwere Entkräftung
Abmagerung/Mangelernährung	chronische Malabsorption, exsudative Enteropathie
glanzloses, schütteres Haarkleid	Malabsorption von Fettsäuren, Protein und Vitaminen
Fieber	Infektion, transmurale entzündliche Darmerkrankungen, Lymphosarkom
Ödem, Aszites, Pleuraerguß	exsudative Enteropathie
Blässe der Schleimhäute	intestinaler Blutverlust, Anämie, chronische Krankheiten, entzündliche Prozesse
• **Palpation des Intestinums**	
Neubildungen	Neoplasien, Granulome, Fremdkörper
verdickte Darmschlingen	Infiltration (entzündlich, neoplastisch)
„sausage loop"	Invagination
aufgereihte Darmschlingen	geradlinige intestinale Fremdkörper, peritoneale Adhäsionen
Schmerz	Entzündung, Obstruktion, Ischämie
Ausdehnung durch Gas oder Flüssigkeit	Obstruktion, Ileus
Lymphadenopathie der Mesenteriallymphknoten	Entzündung, Obstruktion, Ischämie
• **Rektale Palpation**	
Neubildungen	Polyp, Granulom, Neoplasie
Verengungen des Lumens	Striktur, Spasmus, Neoplasie
grobe Struktur der Schleimhaut	Kolitis, Neoplasie

[1]) Aus: Sherding, R. G.: Chronische Diarrhoe. In: Ford, R. B. (Ed.): Clinical Signs and Diagnosis in Small Animal Practise. Churchill Livingstone, New York, 1988.

Diagnose

Der Leser wird für einen Überblick der aufeinanderfolgenden Schritte bei der Diagnose einer Diarrhoe auf Tabelle 10-5 verwiesen. Spezifische Diagnosemethoden werden in diesem Abschnitt diskutiert. Zur Information über die bei spezifischen Erkrankungen anzuwendenden Methoden wird auf die Tabellen 10-6 und 10-8 verwiesen. Einen Überblick über diagnostische Befunde bei verschiedenen chronischen Diarrhoen gibt Tabelle 10-11.

Tabelle 10-11 Typische Befunde und diagnostische Kriterien bei verschiedenen Formen chronischer Diarrhoe

- **Einfach oder schnell diagnostizierte Diarrhoe**

1. Ernährungsbedingte Diarrhoe (Futtermittelallergie, Fütterungsfehler) ist bei eingeschränkter Fütterung oder versuchsweiser Fütterung einer kontrollierten Diät meist selbstlimitierend.
2. Pharmaka-induzierte Diarrhoe geht bei Verringerung der Dosis oder Absetzen des Mittels zurück.
3. Eine durch Parasiten bedingte Diarrhoe wird durch Nachweis der Eier, Larven oder Trophozoiten im Kot und durch Ansprechen des Tieres auf Antiparasitika diagnostiziert.
4. Ursachen einer Diarrhoe, die nicht im Darm lokalisiert sind, wie Lebererkrankungen, Niereninsuffizienz (erhöhter BUN und Kreatinin) oder Hypoadrenokortizismus (Hyperkaliämie und Hyponatriämie), werden oft durch ein biochemisches Serumprofil und die Harnuntersuchung aufgedeckt.
5. Palpation der Thyreoidea und Messung der Thyroxin(T4)-Werte im Serum können bei alten Katzen Hinweise auf das Vorliegen einer durch Hyperthyreose bedingten Diarrhoe geben.

- **Insuffizienz des exokrinen Pankreas**

1. Ausgeprägte Steatorrhoe (positive Sudanfärbung bei ungespaltenem Fett, exzessive Fettexkretion über die Faeces)
2. Amylorrhoe (positive Jodfärbung bei unverdauter Stärke)
3. Fehlen der Plasmatrübung nach einer oralen Fettlast (korrigiert mit Enzymen)
4. Normale Absorption von D-Xylose (solange keine sekundären Schleimhautschädigungen oder übermäßiges Bakterienwachstum bestehen)
5. Anomaler PABA-Test
6. Sehr niedriger Wert im Serum-trypsin-like-immunoreactivity-Test
7. Besserung nach oraler Applikation von Pankreasenzymen

- **Intestinale Malabsorption**

1. Steatorrhoe (positive Sudanfärbung bei ungespaltenem Fett, exzessive Fettexkretion über die Faeces)
2. Flache Xylose-Absorptionskurve
3. Normale Pankreasfunktionstests
4. Unspezifische infiltrative Schädigungen der Darmwand, die durch Bariumsulfat-Kontrastaufnahmen des oberen Gastrointestinaltraktes aufgedeckt werden (in manchen Fällen)
5. Abnormale Serumwerte von Folsäure und Vitamin B_{12} (in manchen Fällen)
6. Verminderte Enzymaktivitäten im Bürstensaum (gemessen durch spezifische Aktivitätsbestimmungen)
7. Histopathologische Befunde bei Untersuchung von Dünndarmbioptaten
8. Besserung auf Therapieversuche: kommerzielle hypoallergene Diät (lymphozytär-plasmazytäre Enterocolitis), Metronidazol (okkulte Giardiose), Tetracyclin (übermäßiges Bakterienwachstum)

- **Exsudative Enteropathien**

1. Panhypoproteinämie einschließlich Hypalbuminämie und Hypogammaglobulinämie (Hyperglobulinämie bei der lymphoproliferativen Enteropathie der Basenji-Hunde)
2. Steatorrhoe und anomale Xylose-Absorption können auftreten, sind aber widerspruchsvolle Befunde
3. Lymphopenie
4. Hypocholesterolämie
5. Hypokalzämie

Tabelle 10-11 (Fortsetzung)

6. Transsudative oder chylöse Ergüsse in den Körperhöhlen
7. Charakteristische Befunde bei der Biopsie des Dünndarms

- **Erkrankungen des Dickdarms**

1. Kotuntersuchungen können positive Ergebnisse ergeben auf:
aufgenommene Fremdkörper (Kolitis durch Gewebeabschürfungen)
Eier von Parasiten (Enteritis durch Trichiurose)
Trophozoiten von Protozoen (Kolitis durch *Entamoeba, Balantidium* u. a.)
Campylobacter-ähnliche Organismen
Leukozyten (exsudative Kolitis)
2. Besserung nach Anthelminthika (z. B. Febendazol) in Fällen von okkulter Trichiurose
3. Kulturelle Untersuchung des Kotes kann auf spezifische enteropathogene Bakterien positiv sein, besonders wenn Leukozyten im Kot vorhanden sind (Salmonellen, *Campylobacter*)
4. Läsionen des Zäkums und Kolons können durch Bariumsulfat-Kontrastaufnahmen ermittelt werden
5. Schädigungen des Kolons können durch Koloskopie und Biopsie aufgedeckt werden

– *Hämatologie und chemische Untersuchung des Blutes*

1. Hämatologische Befunde und mögliche Ursachen bei Durchfall
   A. Eosinophilie – Parasitosen, eosinophile Enteritis, Hypoadrenokortizismus
   B. Neutrophilie – infektiöse oder entzündliche Erkrankungen
   C. Neutropenie – Parvovirose, Endotoxämie oder Sepsis (z. B. Peritonitis bei Darmperforationen)
   D. Monozytose – chronische oder granulomatöse Infektionen (z. B. Mykosen)
   E. Lymphopenie – intestinale Lymphangiektasie
   F. Anämie – Blutverlust durch den Darm oder beeinträchtigte Erythropoese (z. B. chronische Entzündung, Mangelernährung)
   G. Erhöhter Hämatokrit – Blutkonzentrierung durch intestinalen Flüssigkeitsverlust
   H. Erythrozytäre Mikrozytose – chronischer gastrointestinaler Blutverlust (Eisenmangel)
   I. Erythrozytäre Makrozytose – feline Hyperthyreose oder FeLV
2. Biochemische Befunde und mögliche Ursachen bei Durchfall
   A. Panhypoproteinämie – exsudative Enteropathie
   B. Hyperglobulinämie – Enteropathie des Basenji
   C. Azotämie – Dehydratation, primäre Niereninsuffizienz
   D. Hyperkaliämie/Hyponatriämie – Hypoadrenokortizismus, Trichiuriasis
   E. Hypokalzämie – Hypalbuminämie, Lymphangiektasie
   F. Hypocholesterolämie – Lymphangiektasie, Lebererkrankungen
   G. Erhöhungen der Serumleberenzyme und Gallensäuren – Lebererkrankungen
   H. Erhöhungen der Serumthyroxinwerte (T4) – feline Hyperthyreose

Kotuntersuchung

Kotuntersuchungen sind ein wichtiger Bestandteil des diagnostischen Vorgehens bei Durchfall. Sie umfassen grobsinnliche Untersuchung (s. S. 291), Untersuchung auf Parasiten, mikroskopische Untersuchung, chemische und kulturelle Untersuchungen (Tabelle 10-12). Eine Kotuntersuchung auf Parasiten sollte bei allen Tieren mit Diarrhoe zum Grundstock der Untersuchung gehören. Bei Tieren mit chronischem, therapieresistentem Durchfall werden weiterführende Untersuchungen wie mikroskopische Untersuchung von gefärbten Kotausstrichen auf Fett, Stärke und Leukozyten durchgeführt. Wenn die weiteren Umstände auf eine Infektion hindeuten, ist eine kulturelle Untersuchung auf spezifische enteropathogene Bakterien (z. B. Salmonellen, Campylobacter) gerechtfertigt.

Tests der Verdauungs- und Resorptionsfunktion

Sobald bei Hunden nahrungsbedingte, parasitäre und infektiöse Ursachen einer chronischen Diarrhoe ausgeschlossen worden sind, wird untersucht, ob eventuell eine Insuffizienz des exokrinen Pankreas vorliegt. Dann sollte versucht werden, die intestinale Malabsorption zu charakterisieren. Dies wird durch Tests der Verdauungs- und Resorptionsfunktion erreicht.

1. Mikroskopische Kotuntersuchung – Suchverfahren nach Steatorrhoe oder Amylorrhoe, das in der Praxis durch Sudan- und Jodfärbung von Kotausstrichen durchgeführt werden kann.

   A. Direkte Sudanfärbung läßt exzessives unverdautes Fett (neutral, ungespalten) sichtbar werden, das als zahlreiche, große, lichtbrechende orange Tröpfchen erscheint, was Steatorrhoe anzeigt, die durch Malabsorption von Fettsäuren verursacht wird.

   B. Indirekte Sudanfärbung – Zugabe von Essigsäure und Erhitzen macht die Fettsäuren (gespaltenes Fett) anfärbbar; damit deutet das Vorhandensein zahlreicher Tröpfchen in Proben, die bei direkter Sudanfärbung negativ sind, auf eine Steatorrhoe durch Malabsorption von Fettsäuren hin.

   C. Jodfärbung nach Lugol läßt unverdaute Stärke als blau-schwarze Granula sichtbar werden, was auf eine Amylorrhoe durch Maldigestion bei Pankreasinsuffizienz deutet.

2. Serum-trypsin-like-immunoreactivity (TLI)-Test

   A. Der TLI-Test ist hochspezifisch und empfindlich und erfordert eine Nüchtern-Serumprobe. Es ist der Test der Wahl zur Bestätigung einer Insuffizienz des exokrinen Pankreas.

   B. Gesunde Hunde haben TLI-Werte von 5 bis 35 µg/l, wohingegen Hunde mit exokriner Pankreasinsuffizienz Werte von weniger als 2,5 µg/l aufweisen.

3. PABA(Paraaminobenzoesäure)-Test

   A. Der PABA-Test ist ein ziemlich zuverlässiger Test zur Bestätigung einer Insuffizienz des exokrinen Pankreas, aber er ist nicht so einfach wie der TLI-Test durchzuführen.

   B. Das Testsubstrat wird oral appliziert, dann wird nach 60 und 90 Minuten eine Serumprobe genommen und auf PABA untersucht. Hunde mit Insuffizienz des exokrinen Pankreas sezernieren sehr wenig Chymotrypsin, wodurch nur ein sehr geringer Anstieg der PABA-Werte im Plasma entsteht.

Tabelle 10-12 Bedeutung von Kotuntersuchungen zur Diagnostik intestinaler Erkrankungen [1])

Untersuchungsmethoden	Diagnostische Bedeutung
• **Grobsinnliche Untersuchung**	
Volumen (Masse)	Lokalisation des Durchfalls: Dünndarm oder Dickdarm
Konsistenz, Farbe, Geruch	Lokalisation des Durchfalls: Dünndarm oder Dickdarm
Zusammensetzung	Blut, Schleim, unverdauliche Bestandteile
• **Untersuchung auf Parasiten**	
Visuelle Inspektion	Bandwurmproglottiden
Flotation, konventionell (z. B. Natriumnitrat)	Nematoden- und Zestodeneier
Flotation-Zentrifugation mit Zinksulfat	*Giardia*- und Kokzidien-Oozysten
Flotation mit $ZnCl_2$-NaCl-Lösung	*Cryptosporidium*-Oozysten
Kochsalzlösung	Trophozoiten von Protozoen
Auswanderverfahren (nach Baermann)	*Strongyloides*-Larven
• **Mikroskopische Untersuchung**	
Sudanpräparat	Fett (Steatorrhoe)
Jodpräparat	Stärke (Amylorrhoe)
Zytologisches Präparat	Leukozyten, Krankheitserreger
• **24stündige quantitative Kotsammlung**	
Quantitative fäkale Fettanalyse	Malassimilation
Gewicht der Faeces (tägliche Kotmenge)	Malassimilation
• **Chemische Bestimmungen**	
Fettgehalt	Steatorrhoe-Malassimilation
Wassergehalt	korreliert mit dem Gewicht der Faeces
Stickstoffgehalt	N-Verluste – Malassimilation
Elektrolyte	osmotische oder sekretorische Diarrhoe
Osmolalität	osmotische oder sekretorische Diarrhoe
pH	mangelhafte Kohlenhydratverdauung
Test auf okkultes Blut	gastrointestinale Blutungen
Proteolytische (Trypsin-) Aktivität	Pankreasinsuffizienz
Alpha-Antitrypsin	exsudative Enteropathie
Toxin-Analysen	Infektion mit *Clostridium difficile*
• **Kulturelle Untersuchung**	
Bakterien	Salmonellen, *Campylobacter, Yersinia* u. a.
Pilze	*Histoplasma* u. a.

[1]) Aus: Sherding, R. G.: Chronische Diarrhoe. In: Ford, R. B. (Ed.): Clinical Signs and Diagnosis in Small Animal Practise. Churchill Livingstone, New York, 1988.

C. Der Test ist bei der Katze nicht zuverlässig.

4. D-Xylose-Absorptionstest

A. Der D-Xylose-Absorptionstest ist beim Hund der Standardtest zur Beurteilung der intestinalen Resorption, jedoch ist er relativ unempfindlich und kann nicht zur Unterscheidung von Erkrankungen des Dünndarms, die Malabsorption verursachen, herangezogen werden.

B. Nach oraler Applikation von D-Xylose (0,5 g/kg KG als 5%ige bis 10%ige Lösung) erreichen die Plasma-D-Xylose-Werte bei gesunden Hunden einen Gipfel, der 60 bis 120 Minuten nach der Applikation größer als 60 mg/dl ist.

C. Ein auffällig niedriger Plasma-D-Xylose-Wert zeigt intestinale Malabsorption an.

D. Dieser Test ist bei der Katze unzuverlässig.

5. Messung von Folsäure und Vitamin B_{12} im Serum

A. Die Werte von Folsäure und Vitamin B_{12} (Cobalamin) im Serum lassen Schlüsse auf die intestinale Resorption und den Zustand der Darmflora zu.

B. Die Serumfolsäurespiegel (normal 3,5 bis 11 µg/l) hängen von der absorptiven Funktion des Jejunums ab, wohingegen die Serumspiegel von Vitamin B_{12} (normal 300 bis 700 ng/l) von der Absorption im Ileum abhängen. Daher sind die Serumfolsäurespiegel bei Enteropathien des proximalen Dünndarms und die Serumspiegel von Vitamin B_{12} bei Enteropathien des distalen Dünndarms erniedrigt. Bei Dysbakterie des Dünndarms können die Serumfolsäurespiegel durch die bakterielle Synthese von Folsäure sogar erhöht sein, während die Serumspiegel von Vitamin B_{12} erniedrigt sind, da die Bakterien das Vitamin verwerten oder binden können, wodurch es nicht mehr zur Absorption zur Verfügung steht.

6. Diagnose eines übermäßigen Bakterienwachstums im Dünndarm

A. Eine übermäßige Proliferation der Bakterienflora ist meist das Ergebnis einer Stase der Ingesta („stagnant loop") und als Ursache des Dünndarmdurchfalls bekannt; sie ist aber schwierig zu belegen. Zur Bestätigung ist die quantitative Bestimmung von aeroben und anaeroben Bakterienkulturen des Darminhalts, der durch Zwölffingerdarmsondierung oder -aspiration gewonnen wird, erforderlich. Dies ist während des routinemäßigen klinischen Untersuchungsganges nicht durchführbar.

B. Indirekte Kriterien zur Diagnose eines übermäßigen bakteriellen Wachstums sind erhöhte Serumfolsäurewerte, erniedrigte Vitamin-B_{12} Werte im Serum und Ansprechen auf bestimmte Antibiotika (z. B. Oxytetracyclin, Tylosin, Metronidazol, Chloramphenicol).

Röntgen- und Ultraschalluntersuchung des Gastrointestinaltraktes

1. Bariumsulfat-Kontrastaufnahmen des oberen Gastrointestinaltraktes sollten in Betracht gezogen werden, wenn andere Tests zur Bestimmung der Ursache eines Dünndarmdurchfalls nicht ausreichend waren. Mit Hilfe der Aufnahmen können Obstruktionen, Stase des Darminhalts und neoplastische oder entzündliche Schädigungen, die sich durch Unregelmäßigkeiten der Mukosa darstellen, aufgedeckt werden.
2. Röntgenaufnahmen nach Bariumsulfateinlauf können in ausgewählten Fällen von Dickdarmdurchfall zur Beurteilung, ob im Kolon oder Zäkum Invaginationen, Neoplasien, Polypen, Strikturen und Entzündungen vorliegen, erstellt werden. Zur Beurteilung des Kolons wird der Koloskopie gegenüber Röntgenaufnahmen nach Bariumsulfateinlauf im allgemeinen der Vorzug gegeben.

3. Eine Ultraschalluntersuchung des Abdomens kann zur Abgrenzung intestinaler und anderer abdominaler raumfordernder Prozesse, zur Untersuchung des Pankreas auf Tumoren und Abszesse und zur Aufdeckung von Beweisen für eine Gallengangserkrankung nützlich sein.

Gastrointestinale Endoskopie

1. Endoskopie des oberen Gastrointestinaltraktes. Eine Duodenoskopie mit einem flexiblen fiberoptischen Endoskop kann am narkotisierten Tier zur visuellen Untersuchung des Duodenums, zur Aspiration von Duodenalinhalt (zur quantitativen kulturellen Untersuchung oder zum Nachweis von Giardiose) und zur Schleimhautbiopsie durchgeführt werden.
2. Koloskopie. Eine definitive Diagnose vieler Erkrankungen des Dickdarms, besonders der Kolitis, kann durch koloskopische Untersuchung und Biopsie gestellt werden.

Intestinale Biopsie

1. In den meisten chronischen Fällen von Dünndarm- und Dickdarmdurchfall, bei denen exokrine Pankreasinsuffizienz und extraintestinale, ernährungsbedingte, parasitäre und infektiöse Ursachen ausgeschlossen worden sind, ist eine Schleimhautbiopsie für eine definitive Diagnose oder eine genaue Charakterisierung erforderlich.
2. Die am wenigsten invasive und in vielen Fällen bevorzugte Methode zur Beschaffung von Biopsiematerial ist die Endoskopie. Wenn dies nicht möglich ist, sollte eine Laparotomie in Betracht gezogen werden.

Diagnose durch Reaktionen auf die Therapie

Ein Therapieversuch mit Pharmaka oder Diätfutter, der durch ausreichende klinische Informationen gestützt ist, kann mit dem Ziel durchgeführt werden, empirisch eine Diagnose zu stellen.

1. Eliminations- und nachfolgende Provokationstests, z. B. Restriktion von Weizen und sonstigem glutenhaltigem Getreide bei Irish Settern mit Gluten-Enteropathie und die Fütterung einer hypoallergenen Diät (Lamm und Reis) bei der lymphozytären/plasmazytären Enteritis können zur Bestätigung einer Nahrungsmittelallergie eingesetzt werden.
2. Das Ansprechen auf eine antibakterielle Therapie kann ein nützlicher Indikator für übermäßiges Bakterienwachstum sein.
3. Okkulte parasitäre Infektionen einschließlich Giardiose oder Oxyurenbefall können durch die Reaktion auf Metronidazol bzw. Febendazol ausgeschlossen werden.

Therapie

– Akute Diarrhoe

Akute Diarrhoe ist häufig eine selbstlimitierende Erkrankung, die ohne Behandlung zurückgeht, jedoch sind Diätfütterung, Flüssigkeits- und Elektrolytsubstitution und symptomatische Therapie in vielen Fällen wirksam. In schweren Fällen kann eine Infusionstherapie lebensrettend sein.

1. Diät

A. Das erste Ziel bei akuter Diarrhoe ist die Ruhigstellung des Gastrointestinaltraktes durch Futterentzug für mindestens 24 Stunden.

B. Bei Wiederaufnahme der Fütterung wird ein nichtreizendes, fettarmes Futter in kleinen Mengen und häufigen Mahlzeiten gefüttert. Beispiele für geeignetes Futter sind gekochter Reis, Kartoffeln oder Nudeln (als Kohlenhydratquelle), kombiniert mit gekochtem enthäutetem Huhn, Joghurt oder fettarmem Hüttenkäse (als Proteinquellen). Ein spezielles kommerzielles Diätfutter kann ebenso gefüttert werden.

C. Sobald 48 Stunden lang kein Durchfall mehr aufgetreten ist, kann das Tier allmählich wieder auf sein normales Futter umgestellt werden.

2. Flüssigkeitstherapie

A. In schweren Fällen akuter Diarrhoe, wie sie z. B. bei Parvovirusenteritis auftritt, kann der Flüssigkeitsverlust über den Darm zu schwerer Dehydratation und Schock mit Todesfolge führen. Flüssigkeits- und Elektrolytersatz ist daher unumgänglich.

B. Der parenteralen Applikation von Elektrolytlösungen wird der Vorzug gegeben, jedoch sind auch Glucose-Elektrolyt-Lösungen zur oralen Applikation bei Fällen von schwacher Diarrhoe verfügbar.

3. Obstipantia

A. Die symptomatische Therapie der Diarrhoe beruht auf Pharmaka, welche die Motilität und Flüssigkeitssekretion oder -resorption beeinflussen, oder solchen, die lokal im Darmlumen als Schutzstoffe oder Adsorbentien wirken.

B. In den meisten Fällen sind diese Pharmaka für den Kurzzeitgebrauch vorbehalten, gewöhnlich für eine Zeitspanne von 5 bis höchstens 7 Tagen.

1) Opiate und Opioide sind wahrscheinlich die wirksamsten Obstipantia.

a) Sie verhindern den Flüssigkeitsverlust über den Darm durch Modifizierung des Flüssigkeits- und Elektrolyttransportes in der Mukosa.

b) Sie verlangsamen die Darmpassage durch Stimulation der Segmentation und Herabsetzung der Peristaltik und verlängern die Zeitdauer des Kontakts der Darmwand mit dem Darminhalt, wodurch eine stärkere Absorption möglich wird.

c) Beispiele: Diphenoxylat und Loperamid.

2) Anticholinergika/Antispasmodika

a) Sie verhindern ebenfalls den Flüssigkeitsverlust, wahrscheinlich durch eine antisekretorische Wirkung.

b) Sie bewirken eine generalisierte Unterdrückung der Darmmotilität, die einen Ileus vergrößern kann. Ihre spasmolytische Wirkung ist jedoch zur Verringerung des Kotdranges und des Unwohlseins bei Kolitis sehr hilfreich.

c) Beispiele: Atropin, Isopropamid, Aminopentamid, Propanthelin und Dicylomin.

3) Prostaglandinhemmer

a) Sie haben antiphlogistische/antisekretorische Wirkung.

b) Sie können zur intraluminalen Abgabe von Antiprostaglandin im proximalen Gastrointestinaltrakt verwendet werden (Bismutsubsalicylat).

c) Sie können zur intraluminalen Abgabe von Antiprostaglandin im unteren Gastrointestinaltrakt oder Kolon verwendet werden (Sulfasalazin oder 5-Aminosalicylsäure).

d) Systemische Prostaglandinhemmer (nichtsteroidale Antiphlogistika) sollten vermieden werden, da sie Magenulzera hervorrufen können.

4) Chlorpromazin besitzt potentiell antisekretorische Wirkungen.

5) Adsorbentien/Adstringentien

a) Einige Stoffe wirken bei oraler Verabreichung im Darmlumen und adsorbieren schädliche Bakterien und Toxine und überziehen die entzündete Schleimhautoberfläche mit einem schützenden Mantel.

b) Die Wirksamkeit dieser Pharmaka bleibt unbewiesen. Es sind häufig große Dosen erforderlich, deren Applikation schwierig sein kann.

c) Beispiele: Kaolin-Pectin, Bismutverbindungen, Carbo medicinalis, Bariumsalze.

4. Antibiotika

A. Antibiotika sollten wegen ihrer Nebenwirkungen auf die normale Darmflora und der Erzeugung des Wachstums resistenter Bakterienstämme nicht routinemäßig als empirische Therapie in Fällen unkomplizierter Diarrhoe unbekannter Ursache eingesetzt werden.

B. Antibiotika sind indiziert, wenn enteropathogene Bakterien wie Salmonellen oder Campylobacter-Arten die vermutete Ursache sind.

C. Antibiotika sind auch bei Zuständen angemessen, die mit schweren Schleimhautschäden und einem hohen Risiko, an schwerer Sepsis oder Endotoxämie zu erkranken, einhergehen, wie z. B. bei Parvovirusenteritis oder hämorrhagischer Enteritis. Somit sind bei einem Tier mit einer akuten Erkrankung des Gastrointestinaltraktes blutiger Durchfall, Fieber, Leukozytose, Leukopenie, Leukozytennachweis im Kot und Anzeichen eines Schocks vernünftige Gründe für eine antibakterielle Therapie.

– *Chronische Diarrhoe*

Chronische Diarrhoe läßt in aller Regel nicht spontan oder nach Gabe antidiarrhoischer Pharmaka nach. Eine spezifische Behandlung ist wünschenswert und erfordert eine genaue Diagnose (s. Tabellen 10-7 und 10-8). Als zusätzliche Therapie kann bei einem Tier mit chronischer Diarrhoe eine Futterumstellung vorgenommen werden.

1. Chronische Diarrhoe mit Lokalisation im Dünndarm

A. Beim Hund sollte das Futter hochverdaulich sein, zu 80% aus Kohlenhydraten (wie z. B. Reis) bestehen, angemessene Mengen (15% bis 20%) von Protein hoher biologischer Wertigkeit aus ein oder zwei Quellen (z. B. enthäutetes Huhn, mageres Lamm, Joghurt oder fettarmer Hüttenkäse) und ein Minimum an Fett, Lactose und Zusatzstoffen enthalten.

B. Bei Katzen, die echte Karnivoren sind, ist ein Futter mit hohem Proteingehalt, mäßigem Fettgehalt und niedrigem Gehalt an Kohlenhydraten besser geeignet.

C. Die tägliche Futtermenge wird auf drei bis vier kleine Mahlzeiten verteilt, um eine Überlastung der Verdauungs- und Absorptionskapazität zu vermeiden.

D. Die Ergänzung der Diät mit Vitaminen, Mineralstoffen, mittelkettigen Fettsäuren oder Pankreasenzymen sollte in Betracht gezogen werden.

2. Chronische Diarrhoe mit Lokalisation im Dickdarm

A. Eine auf Fleisch basierende Diät, z. B. Lamm und Reis, ist passend.

B. Bei Hunden scheint die Ergänzung der Diät mit Rohfaser, z. B. Cellulose, Hemicellulose oder Pectin, einen normalisierenden Effekt auf die motorische Funktion des Kolons zu haben.

Konstipation und Dyschezie

Definitionen

1. *Konstipation* ist ein klinisches Symptom, das gekennzeichnet ist durch fehlende, seltene oder schwierige Defäkation, verbunden mit Retention der Faeces in Kolon und Rektum. Wenn die Faeces über eine längere Zeit im Darm behalten werden, absorbiert die Mukosa weiter Wasser, was allmählich zur Ballenbildung der Faeces führt, die zunehmend härter und trockener werden.
2. *Obstipation* ist ein Zustand hartnäckiger Konstipation, bei dem die extrem harten Faeces so in Kolon und Rektum festsitzen, daß eine Defäkation nicht stattfinden kann.
3. *Dyschezie* ist ein klinisches Symptom, das durch schwierige oder schmerzhafte Entleerung der Faeces aus dem Rektum gekennzeichnet ist und meist mit Verletzungen in der Analregion einhergeht. Dyschezie führt häufig zur Kotretention und Konstipation.
4. *Tenesmus* ist ein klinisches Symptom, das durch Pressen beim Kotabsetzen gekennzeichnet ist, was meist ineffektiv und schmerzhaft ist und häufig die Dyschezie begleitet.
5. *Megakolon* ist eine Erkrankung (kein Symptom), bei der das Kolon meist irreversibel auffällig erweitert ist und eine verringerte Motilität aufweist. Es ist besonders bei Katzen eine wichtige Ursache chronischer Konstipation/Obstipation.

Ätiologie

Die zugrunde liegenden Ursachen oder prädisponierenden Faktoren der Konstipation sind in Tabelle 10-13 aufgeführt und umfassen unverdauliches Material, Umgebungsfaktoren, schmerzhafte Defäkation, Kolonobstruktion, neuromuskuläre Erkrankungen, Störungen des Wasser- und Elektrolythaushaltes und Nebenwirkungen von Pharmaka.
1. Aufgenommenes unverdauliches Material, wie z. B. unverdauliches faseriges Material (bei Katzen besonders Haare von der Fellpflege), oder Material, das zu Abschürfungen führen kann (besonders Knochen bei Hunden), kann sich mit den Faeces vermischen, was zur Bildung harter Kotballen führt, die schwierig oder schmerzhaft aus dem Kolon zu entleeren sind.
2. Faktoren der Umgebung des Tieres, die der Defäkation nicht förderlich sind oder die von der täglichen Routine, an die das Tier gewöhnt ist, abweichen, können dazu führen, daß das Tier den Stuhldrang unterdrückt, was zur Konstipation führt. Dies kann z. B. vorkommen, wenn das Tier in fremder Umgebung, z. B. in einem Zwinger oder in einer Tierklinik, gehalten wird. Bei Katzen kann dies auftreten, wenn das Katzenklo verschmutzt ist.

Tabelle 10-13 Klassifizierung und Ursachen der Konstipation

Kategorie	Ursache
Ernährungsbedingt	aufgenommenes unverdauliches Material, das sich mit den Faeces vermischt hat (Haar, Knochen, pflanzliches Material)
Umgebungsbedingt/psychisch	verschmutztes Katzenklo unzureichende Bewegung Klinikaufnahme Veränderung der Umgebung oder der täglichen Routine
Schmerzhafte Defäkation	Anorektale Erkrankungen Verstopfung/Abszeß der Analbeutel anorektale Strikturen, Tumoren oder Fremdkörper perianale Fisteln perianale entzündete/abszedierende Bißwunden Pseudokoprostase Erkrankungen des Stütz- und Bewegungsapparates Krankheiten oder Verletzungen der Wirbelsäule Verletzungen des Beckens, der Hüftgelenke oder der Beckengliedmaßen
Kolonobstruktion	Extraluminal Prostatahypertrophie oder -tumoren, Prostatitis paraprostatische Zysten Beckenfrakturen (schlechte Vereinigung von Frakturenden) Beckenbruch infolge ernährungsbedingter Knochenerkrankungen perianale Tumoren Pseudokoprostase Intraluminal Strikturen, Tumoren oder Fremdkörper in Rektum oder Kolon Rektumdivertikel oder perianale Hernien
Neuromuskuläre Erkrankungen	Krankheiten des lumbosakralen Rückenmarks, Deformitäten (Manx-Katze) oder Verletzungen (z. B. Diskusprolaps) bilaterale Schädigungen der Beckennerven Dysautonomie (Key-Gaskell-Syndrom) Hypothyreose idiopathisches Megakolon (?)
Störungen des Wasser- und Elektrolythaushaltes	Dehydratation Hypokaliämie Hyperkalzämie (Hyperparathyreoidismus)
Pharmaka-induziert	Anticholinergika Opiate/Opioide Diuretika Antihistaminika Aluminiumhydroxid Bariumsulfat

3. Schmerzhafte Defäkation durch anorektale Ursachen (z. B. Analbeutelentzündung, perianale Fisteln) oder Erkrankungen des Stütz- und Bewegungsapparates, welche die Einnahme der Defäkationsstellung behindern (z. B. Erkrankungen des Penis, der Wirbelsäule oder der Hüftenregion) führen oft zur willkürlichen Hemmung der Defäkation und führen zur Konstipation.
4. Obstruktion des Kolons und Rektums, die mechanisch die Passage der Faeces behindert, kann von intraluminalen Ursachen wie Fremdkörpern oder stenosierenden neoplastischen oder entzündlichen Schädigungen oder von extraluminalen Ursachen wie Prostatavergrößerung, paraprostatischen Zysten, kompressiven Beckenfrakturen, anorektalen raumfordernden Prozessen oder Pseudokoprostase (Verklebung des Anus mit Kot und Haaren) herrühren.
5. Durch Störungen der Innervation des Kolons, Behinderung der Funktion der glatten Muskulatur oder durch Schwierigkeiten des Tieres, die normale Stellung zum Kotabsatz einzunehmen, kann bei neuromuskulären Erkrankungen eine Konstipation verursacht werden. Dies kann z. B. im Zusammenhang mit Erkrankungen oder Verletzungen des lumbosakralen Rückenmarks, Deformitäten der Wirbelsäule (z. B. bei Manx-Katzen), endokrinen Erkrankungen (Hypothyreose) oder Dysautonomie, einer progressiven Polyneuropathie des autonomen Nervensystems mit letalem Ausgang bei Katzen, gesehen werden. Wenn die Innervation des Anus ebenfalls gestört ist, kann Darminkontinenz ein damit verbundenes klinisches Symptom sein. Die Pathogenese des idiopathischen Megakolons ist nicht genau bekannt, aber wahrscheinlich liegt eine primäre oder sekundäre neuromuskuläre Dysfunktion des Kolons zugrunde.
6. Durch Störungen des Wasser- und Elektrolythaushaltes kann das Tier für eine Konstipation prädisponiert sein, besonders bei Vorliegen einer Dehydratation, wodurch die Faeces extrem hart und trocken werden können, und bei Hypokaliämie oder Hyperkalzämie, die beide die Funktion der glatten Muskulatur des Kolons beeinflussen können.
7. Eine durch Pharmaka induzierte Konstipation ist mitunter eine Nebenwirkung bei Wirkstoffen, welche die Darmmotilität beeinflussen (Anticholinergika, Opiate, Opioide), von Antihistaminika, Bariumsulfat, Aluminiumhydroxid oder Diuretika.

Klinische Symptome

1. Tiere mit Konstipationsbeschwerden werden meist vorgestellt, weil sie mehrere Tage lang keinen Kot abgesetzt haben. Der Besitzer hat eventuell Tenesmen oder häufige, mehr oder weniger erfolglose Versuche, Kot abzusetzen, beobachtet.
2. Dyschezie weist meist auf anorektale Erkrankungen hin. Vor dem Versuch, Kot abzusetzen, gibt das Tier oft Schmerzäußerungen von sich, und es besteht Stuhldrang (Tenesmus). Dann beendet es den Versuch, läuft ängstlich umher und versucht es wiederholt.
3. Die durch festsitzende Faeces entstehende Schleimhautreizung kann eine Sekretion von Flüssigkeit und Schleim provozieren, die die retinierten Kotmassen umgehen und während der Kotabsatzversuche paradoxerweise als Diarrhoe ausgetrieben werden.

4. Andere Symptome sind Anorexie, Lethargie, Erbrechen, Dehydratation und eine Aufkrümmung des Rückens durch die Bauchschmerzen.
5. Konstipation ist bei vielen Tieren ein rezidivierendes Problem.

Diagnose

1. Der Vorbericht sollte Faktoren oder Prädispositionen, die zur Ernährung, zur Umgebung, zum Verhalten, zur Psyche und zur laufenden Medikation in Beziehung stehen, aufdecken.
2. Körperliche Untersuchung
   A. Bei der Palpation des Abdomens ist in aller Regel das mit harten Faeces gefüllte Kolon feststellbar.
   B. Die anorektale Untersuchung mit dem Finger wird durchgeführt, um schmerzhafte oder obstruktive Läsionen des Anus und Rektums aufzuspüren.
   C. Eine neurologische Untersuchung (s. Kapitel 17.) wird durchgeführt, um mögliche neurologische Ursachen der Konstipation aufzudecken.
   D. Die Hintergliedmaßen, die Hüftgelenke, das Becken und die lumbosakrale Wirbelsäule sollten auf Erkrankungen des Stütz- und Bewegungsapparates untersucht werden, die entweder Schwierigkeiten bei der Einnahme der Defäkationsstellung oder eine schmerzhafte Defäkation verursachen können.
   E. Bei Katzen mit Konstipation infolge von Dysautonomie (Key-Gaskell-Syndrom) können zusätzliche Manifestationen einer progressiven Insuffizienz des autonomen Nervensystems beobachtet werden, wie Harn- und Darminkontinenz, Megaösophagus, Bradykardie, Mydriasis, verminderte Tränenbildung und Nickhautprolaps (s. Kapitel 17.).
3. Biochemisches Serumprofil, Harnuntersuchung und vollständiges Blutbild
   A. Diese diagnostischen Methoden sollten bei Tieren mit rezidivierender Konstipation oder Anzeichen für das mögliche Vorliegen einer Grundkrankheit, die eine Konstipation infolge Dehydratation oder Störungen des Elektrolythaushaltes hervorruft, zur Anwendung kommen.
   B. Diese Parameter sollten ebenso bei Tieren mit schwerer Konstipation/Obstipation bestimmt werden, besonders bei denen, die noch zusätzlich erbrechen oder deren Allgemeinbefinden auffällig gestört ist. Dadurch sollen die metabolischen Folgen der prolongierten Kotretention (z. B. Störungen des Wasser- und Elektrolytgleichgewichtes, Endotoxämie, Azotämie) aufgedeckt werden, um unterstützende Maßnahmen einleiten zu können.
4. Die T4-Spiegel im Serum sollten bei Hunden mit rezidivierender Konstipation und anderen Anzeichen, die für Hypothyreose sprechen, bestimmt werden.
5. Röntgenuntersuchung des Abdomens
   A. Sie bestätigt das Ausmaß der Füllung des Kolons mit retinierten Kotballen.
   B. Die Aufnahmen geben die extreme Dilatation des Kolons, die auf das Vorliegen eines Megakolons hinweist, zu erkennen.
   C. Die Untersuchung gibt strahlendichte Fremdkörper (z. B. Knochenstückchen) in den retinierten Faeces, die auf eine ernährungsbedingte Ursache der Konstipation hinweisen, zu erkennen.
   D. Die Aufnahmen zeigen Läsionen des Beckens, der Hüfte oder der Wirbelsäule an, die eine Prädisposition für eine Konstipation schaffen.

E. Röntgen läßt eine zugrunde liegende Prostatavergrößerung erkennen, die Ursache der Konstipation sein kann.
6. Bariumsulfat-Kontrastaufnahmen oder eine Koloskopie können nach Entleerung der retinierten Faeces durchgeführt werden, wenn das Lumen des Kolons bei Verdacht auf intraluminale Obstruktionen untersucht werden soll.
7. Eine Myelographie und elektrodiagnostische Untersuchung des lumbosakralen Rückenmarks und der Spinalnerven (s. Kapitel 17.) sollten bei Patienten, bei denen Verdacht auf eine Störung der anorektalen Innervation besteht, in Betracht gezogen werden.

Therapie

1. Die Entleerung der retinierten Faeces aus dem Kolon – manuell oder durch Einläufe – steht am Anfang der Therapie der Konstipation. Phosphat enthaltende Einläufe dürfen bei Katzen oder kleinen Hunden niemals verwendet werden, da sie zu gefährlicher Hypernatriämie, Hyperosmolalität, Hyperphosphatämie und Hypokalzämie führen.
2. Begleitende Dehydratation oder Störungen des Elektrolythaushaltes, die eine schwere Konstipation/Obstipation komplizieren können, müssen korrigiert werden.
3. Grundkrankheiten einer Konstipation (s. Tabelle 10-13) müssen behandelt werden.
4. Applikation von Laxantien und Einstellung auf Diätfutter werden als Folgetherapie zur Prävention von Rezidiven durchgeführt (Tabelle 10-14).
5. Subtotale Kolonresektion ist die Behandlung der Wahl bei schwerer rezidivierender Konstipation/Obstipation oder bei Megakolon, das auf medikamentöse Therapie nicht anspricht.

Bauchschmerzen

Bauchschmerzen entstehen meist durch Zerrung oder Dehnung des Peritoneums oder der viszeralen Organe oder durch chemische oder bakterielle Reizung des Peritoneums, wie z. B. bei Peritonitis. Im allgemeinen korreliert die Heftigkeit der Bauchschmerzen bei akuten Erkrankungen mit der Schwere der Grundkrankheit. Daher besteht beim Befund „Bauchschmerz“ die Notwendigkeit für weitere diagnostische Untersuchungen.

Ätiologie

1. Bauchschmerzen können durch Erkrankungen verschiedener Organsysteme der Bauchhöhle verursacht werden (Tabelle 10-15).
2. Da viele Ursachen chirurgische Notfälle darstellen, ist ein schnelles Erkennen der Ursache der Bauchschmerzen notwendig.

Tabelle 10-14 Behandlung der Konstipation [1] [2]

- **Einläufe**

Leitungswasser (± Seife)
Isotone Kochsalzlösung (± Seife)
Natriumdioctylsulfosuccinat
Paraffinöl
Natriumphosphat [3]
Bisacodyl

- **Rektale Suppositorien**

Glycerol
Natriumdioctylsulfosuccinat
Bisacodyl

- **Volumenreiz-Laxantien**

gekochter Kürbis
grobe Kleie
Psylliumsamen

- **Ölige Laxantien**

entfärbtes Petrolatum
Paraffinöl

- **Mittel zum Aufweichen der Faeces**

Natriumdioctylsulfosuccinat
Calciumdioctylsulfosuccinat

- **Salinische Laxantien**

Magnesiumsulfat
Natriumsulfat

- **Osmotische Laxantien**

Lactose
Lactulose
Polyethylenglycol und Elektrolyte [4]

- **Stimulierende Laxantien**

Bisacodyl
Rizinusöl [4]

[1] zusätzliche Behandlungsmaßnahmen umfassen regelmäßige Fellpflege, um dem Verschlucken loser Haare vorzubeugen (besonders bei Katzen); Verhinderung der Aufnahme gewebeabschürfender Fremdkörper, Versorgung mit frischem Trinkwasser, tägliche Säuberung des Katzenklos und regelmäßige körperliche Bewegung;
[2] bei schweren rezidivierenden oder refraktären Fällen kann eine subtotale Kolonresektion erforderlich sein;
[3] sollte bei Katzen oder Kleinhunden nicht angewendet werden;
[4] wird hauptsächlich zur Vorbereitung des Kolons für Röntgenaufnahmen oder Endoskopie verwendet.

Tabelle 10-15 Ursachen, Diagnose und Behandlung von Bauchschmerzen

Ursachen	Basis der Diagnose	Behandlung
• **Gastrointestinal**		
Entzündlich Hämorrhagische Gastroenteritis	klinische Symptome, vollständiges Blutbild (Hämokonzentration)	unterstützende Maßnahmen (Flüssigkeiten, Antibiotika)
Feline Parvovirusinfektion	klinische Symptome, vollständiges Blutbild (Leukopenie)	unterstützende Maßnahmen (Flüssigkeiten, Antibiotika)
Canine Parvovirusinfektion	klinische Symptome, vollständiges Blutbild (Leukopenie)	unterstützende Maßnahmen (Flüssigkeiten, Antibiotika)
Obstruktiv Fremdkörper	Palpation des Abdomens, Röntgenuntersuchung des Abdomens, Bariumsulfat-Kontrastaufnahmen des Gastrointestinaltraktes	chirurgische oder endoskopische Entfernung
Magendilatation/Magenvolvulus	Palpation des Abdomens, Röntgenuntersuchung des Abdomens	Magendekompression, chirurgische Korrektur
Invagination	Palpation des Abdomens, Röntgenuntersuchung des Abdomens, Bariumsulfat-Kontrastaufnahmen des Gastrointestinaltraktes	chirurgische Korrektur
Darmverschlingung	Palpation des Abdomens, Röntgenuntersuchung des Abdomens	chirurgische Korrektur
Neoplasie	Palpation des Abdomens, Röntgenuntersuchung des Abdomens, chirurgische Biopsie	chirurgische Exzision, zusätzlich Chemotherapie
Traumatisch (Magen- oder Darmruptur)	Röntgenuntersuchung des Abdomens, Punktion der Bauchhöhle	chirurgische Korrektur
• **Urogenital**		
Entzündlich oder infektiös Akutes Nierenversagen	anamnestische Angaben, Laboruntersuchung (s. Kapitel 12.)	Flüssigkeitstherapie (s. Kapitel 12.)
Akute Pyelonephritis	Laboruntersuchung, (s. Kapitel 12.) kulturelle Untersuchung des Harns	Antibiotika (s. Kapitel 12.)
Rupturierte Pyometra	Vorbericht, Laboruntersuchung, Röntgenuntersuchung des Abdomens	chirurgische Korrektur

Tabelle 10-15 (Fortsetzung)

Akute Prostatitis	klinische Untersuchung Urinkulturen oder Kulturen eines Prostataspülmaterials	Antibiotika, Kastration
Traumatisch		
Nierentrauma	Vorbericht (Trauma)	unterstützende Maßnahmen
Blasenruptur	Vorbericht (Trauma), Hämaturie, Palpation der Harnblase, Laboruntersuchung, Kontrastaufnahmen der Harnblase	chirurgische Korrektur
Ureterruptur	Ausscheidungsurogramm	chirurgische Korrektur
Obstruktion eines Ureters	Ausscheidungsurogramm	chirurgische Korrektur
Obstruktion der Urethra	Palpation der Harnblase, Kontrastaufnahme der Blase	Katheterisierung der Urethra, chirurgische Korrektur
• **Milz**		
Traumatische Ruptur	Vorbericht (Trauma), Bauchhöhlenpunktion	Splenektomie
Milztorsion	Röntgenaufnahmen des Abdomens, Nachweis einer Hämoglobinurie, Palpation der Milz	Splenektomie
Ruptur eines Milztumors	Palpation der Milz, Ultraschalluntersuchung des Abdomens, Bauchhöhlenpunktion	Splenektomie
• **Peritoneum**		
Nicht-septische Peritonitis		
Akute Pankreatitis	Amylase- und Lipase-Werte im Serum, bildgebende Verfahren (Röntgen- und Ultraschalluntersuchung)	unterstützende Maßnahmen
Magenruptur im Frühstadium	Röntgenuntersuchung des Abdomens, Bauchhöhlenpunktion	chirurgische Korrektur
Ruptur des Harnapparates	Kreatinin-Wert im Serum, Ausscheidungsurogramm, Bauchhöhlenpunktion	chirurgische Korrektur
Ruptur des Gallengangsystems	Bauchhöhlenpunktion	chirurgische Korrektur
Hämoperitoneum	Bauchhöhlenpunktion	Behandlung der Grundkrankheit

Tabelle 10-15 (Fortsetzung)

Septische Peritonitis		
Ruptur des Gastrointestinaltraktes	Bauchhöhlenpunktion, Laparotomie	chirurgische Behandlung
Ruptur eines Abszesses	Bauchhöhlenpunktion, Laparotomie	chirurgische Behandlung
Ruptur einer Pyometra	Vorbericht, Röntgenuntersuchung des Abdomens	chirurgische Behandlung

Anamnese und klinische Befunde

1. Wenn Erbrechen oder Diarrhoe in der Anamnese auftaucht, sollten obstruktive und entzündliche Erkrankungen des Gastrointestinaltraktes und Pankreatitis in Betracht gezogen werden.
2. Ein vorheriges Trauma deutet auf die Möglichkeit der Ruptur eines abdominalen Organs hin.
3. Bei der Auskultation des Abdomens können fehlende Darmgeräusche auffallen, wodurch der Verdacht auf Ileus besteht, oder hohe Töne mit erhöhter Frequenz, die eine mechanische Obstruktion vermuten lassen.
4. Sorgfältige Palpation des Abdomens ist dringend erforderlich. Neben Schmerzäußerungen können dabei raumfordernde Prozesse, Organomegalie, ein aufgeblähter Magen oder ausgedehnte Darmschlingen auffallen. Durch Ballottement kann außerdem festgestellt werden, ob sich Flüssigkeit im Abdomen befindet.
5. Es sollte der Versuch gemacht werden, die schmerzenden Stellen im Abdomen zu finden. Pankreatitis verursacht Schmerzen im kranioventralen Abdomen. Nierenschmerzen sind meist in der paralumbalen Region lokalisiert. Intestinale Schmerzen sind häufig schwierig zu lokalisieren. Peritonitis und Magendilatation/Magendrehung verursachen generalisierte Bauchschmerzen.
6. Das Auftreten von Fieber läßt entzündliche oder infektiöse Ursachen der Bauchschmerzen vermuten.
7. Klinische Anzeichen eines Schocks zeigen, daß ein ernsthaftes Problem zugrunde liegt (z. B. Darmobstruktion, Magendilatation/Magendrehung, rupturierte Bauchorgane, fulminante akute Pankreatitis).

Diagnose

1. Laborbefunde

A. Ein vollständiges Blutbild ist hilfreich zur Beurteilung der Schwere der Erkrankung. Eine degenerative Linksverschiebung deutet auf einen bedrohlichen Prozeß (z. B. Ruptur der Viszera). Hämokonzentration oder Hypovolämie kann ebenfalls auftreten.

B. Amylase- und Lipasekonzentrationen im Serum werden zur Diagnose einer Pankreatitis herangezogen.

C. Azotämie kann als Ergebnis einer Dehydratation (prärenal) oder einer Ruptur des Harnapparates (postrenal) vorkommen (s. Kapitel 12.). Eine Harnanalyse (einschließlich Messung des spezifischen Gewichts) kann bei der Unterscheidung zwischen diesen beiden Zuständen helfen.

D. Eine Bauchpunktion oder diagnostische Peritonealspülung ist erforderlich, um Proben für eine kulturelle und zytologische Untersuchung zu erhalten.

2. Röntgenbefunde

A. Auf einfachen Röntgenaufnahmen des Abdomens kann man Obstruktionen des Gastrointestinaltraktes, Magendilatation/Magendrehung, Organomegalie oder Bauchhöhlenergüsse erkennen, wodurch die Diagnosestellung erleichtert wird.

B. Kontrastaufnahmen des Gastrointestinaltraktes sind erforderlich, wenn mit Leeraufnahmen keine Diagnose möglich ist. Untersuchungen mit Bariumsulfat sollten vermieden werden, wenn möglicherweise eine Perforation des Gastrointestinaltraktes vorliegt.

3. Eine Probelaparotomie kann das zweckmäßigste Diagnoseverfahren beim „akuten Abdomen“ sein.

Therapie

1. Zur Stabilisierung des Patienten ist häufig erst die Behandlung eines hypovolämischen oder endotoxämischen Schocks einschließlich forcierter Infusionstherapie erforderlich.
2. Da eine chirurgische Intervention oft dringend notwendig ist, ist eine frühe Diagnose äußerst wichtig.

Bauchhöhlenerguß

Eine Vergrößerung des Bauchumfanges kann durch Organomegalie, Hernien der Bauchwand oder Anreicherung von Flüssigkeit in der Bauchhöhle entstehen. Flüssigkeit im Peritonealraum kann durch Aszites (seröse Flüssigkeit), Hämorrhagien oder Exsudation bedingt sein.

Ätiologie

1. Die Ansammlung von Flüssigkeit in der Bauchhöhle kann das Ergebnis einer Blutung, Exsudation oder von Veränderungen des vaskulären hydrostatischen Drucks oder des intravaskulären kolloidosmotischen Drucks sein (Tabelle 10-16).
2. Sind Exsudation und Blutung nach Untersuchung der abdominalen Flüssigkeit ausgeschlossen worden, ist eine Untersuchung der Herz-, Nieren-, Leber- und gastrointestinalen Funktion gerechtfertigt.

Tabelle 10-16 Ursachen von Bauchhöhlenergüssen und Tests zu deren Diagnose

Ursachen	Diagnostische Tests
• **Aszites – Transsudat mit Hypalbuminämie**	
Nephrotisches Syndrom	
Glomerulonephritis	Harnuntersuchung
Renale Amyloidose	Verhältnis Protein zu Kreatinin im Harn
Exsudative Enteropathie	
Lymphangiektasie	Panhypoproteinämie
Intestinales Lymphosarkom	intestinale Biopsie
Histoplasmose	
Entzündliche Darmerkrankungen	
Lebererkrankungen	
Zirrhose	Gallensäure im Serum, Leberbiopsie
• **Aszites – modifiziertes Transsudat**	
Lebererkrankung	Gallensäure im Serum, Leberbiopsie
kongestive Rechtsherzinsuffizienz	
Dirofilariose	Test auf Mikrofilarien
Erkrankungen des Perikards	Test auf okkulte Herzwürmer
Kardiomyopathie	Röntgenaufnahmen des Thorax, Echokardiographie, EKG
Abdominale Neoplasien	Röntgenaufnahmen des Abdomens, Ultraschalluntersuchung des Abdomens, Laparotomie
• **Chylöser oder pseudochylöser Erguß**	Bestimmung von Triglyceriden und Cholesterol im Exsudat, abdominale Lymphangiographie
• **Exsudat**	
nicht-septisch, entzündlich	Zytologie des Exsudats
Peritonitis durch ausgetretene Galle nach Ruptur des Gallengangsystems	Kreatinin-Bestimmung (Exsudat), Laboruntersuchung
Peritonitis durch ausgetretenen Harn nach Ruptur des Harnapparates	Laparotomie
Peritonitis nach Pankreatitis	
Magenruptur im Frühstadium	
Feline infektiöse Peritonitis	
septisch, entzündlich	
bakterielle oder mykotische Peritonitis	Zytologie des Exsudats
rupturierter Abszeß	kulturelle Untersuchung des Exsudats
rupturierte Pyometra	Laparotomie
rupturierter Gastrointestinaltrakt	

Tabelle 10-16 (Fortsetzung)

• **Hämorrhagie**	
traumatische Milzruptur	Zytologie des Exsudats, Gerinnungsstatus, Laparotomie
rupturiertes Hämangiosarkom der Milz	
Koagulopathie	
durch Warfarinvergiftung	
durch disseminierte intravasale Gerinnung	
durch kongenitale Koagulopathie	

Anamnese und körperliche Untersuchung

1. Wenn der Vorbericht ergibt, daß Polyurie und Polydipsie vorliegen, deutet dies auf die Möglichkeit einer Nieren- oder Lebererkrankung hin.
2. Bei Vorliegen einer chronischen Diarrhoe besteht der Verdacht auf eine exsudative Enteropathie.
3. Wenn anamnestische Hinweise bestehen, daß Husten oder mangelnde körperliche Belastbarkeit vorliegen und keine Prävention gegen Herzwürmer durchgeführt wurde, kann eine kardiogene Ursache für den Aszites bestehen. Das Vorliegen gedämpfter Herztöne und übermäßiger Füllung der V. jugularis oder anomale Befunde bei der Herzauskultation weisen auf einen kardiogenen Aszites hin (s. Kapitel 9.).
4. Eine Palpation des Abdomens sollte durchgeführt werden, um festzustellen, ob Bauchschmerzen und Organomegalie vorliegen, was bei exsudativen und hämorrhagischen Bauchhöhlenergüssen der Fall sein kann.

Diagnose

1. Laborwerte

A. Ein vollständiges Blutbild ist zur Identifizierung der entzündlichen Ursachen, die meist bei exsudativen Ergüssen vorhanden sind, hilfreich.

B. Die Albuminkonzentrationen im Serum sollten ermittelt werden. Hypalbuminämie tritt beim nephrotischen Syndrom, bei exsudativer Enteropathie und bei Lebererkrankungen auf. Eine Verringerung von Albumin und Globulin deutet auf einen Proteinverlust über den Gastrointestinaltrakt hin.

C. Eine Bauchhöhlenpunktion sollte durchgeführt werden, um die Art des Bauchhöhlenergusses zu bestimmen. Die Probe wird zytologisch und kulturell untersucht. Transsudate stehen in Verbindung mit einem nephrotischen Syndrom und einer exsudativen Enteropathie, modifizierte Transsudate treten bei Leber- und Herzerkrankungen auf. Bei einer Ruptur der Gallenwege entsteht ein gelb- bis grüngefärbtes modifiziertes Transsudat. Chylöse Ergüsse sind milchig. Biochemische Bestimmungen des Ergusses können bei der Diagnose helfen, z. B. Kreatininbestimmungen zur Diagnose eines Uroabdomens.

D. Bei der Harnuntersuchung kann bei Patienten mit nephrotischem Syndrom eine Proteinurie festgestellt werden. Hämoglobinurie kann bei Hunden mit einem postcavalen Syndrom bei Herzwurmerkrankung beobachtet werden (s. Kapitel 9.).

2. Röntgenbefunde

A. Röntgenaufnahmen des Abdomens sind häufig hilfreich zur Differenzierung zwischen Bauchhöhlenergüssen und anderen Ursachen einer Umfangsvermehrung des Abdomens. In den meisten Fällen dienen sie aber nicht zur Unterscheidung der Ursachen des Ergusses.

B. Röntgenaufnahmen des Thorax sind hilfreich, wenn eine kardiovaskuläre Ursache des Aszites vermutet wird.

3. Ultraschallbefunde

A. Eine Ultraschalluntersuchung hilft bei der Beurteilung von Organen, die bei Patienten mit Bauchhöhlenergüssen durch Röntgenuntersuchungen nicht dargestellt werden können.

B. Größe und Struktur von Leber, Nieren und Milz sowie das Vorhandensein raumfordernder Prozesse im Abdomen können bestimmt werden.

C. Durch die Ultraschalluntersuchung des Herzens sind Erkrankungen des Perikards und andere Anomalien des Herzens zu erkennen.

Therapie

1. Die richtige Behandlung ist abhängig vom Stellen einer exakten Diagnose.
2. Eine Operation ist zur Behandlung einer Ruptur der Viszera oder der Milz dringend erforderlich.
3. Aszites kann symptomatisch behandelt werden, sobald eine Diagnose gestellt ist. Natriumarme Diät, Diuretika und Inhibitoren des Angiotensin-converting-Enzyms (Captopril) werden zur Behandlung des Aszites eingesetzt. Eine therapeutische Laparotomie sollte für Patienten mit schwerer Beeinträchtigung der Atmung reserviert bleiben.

Literatur

Burrows, C. F.: Constipation. In: Kirk, R. W. (Ed.): Current Veterinary Therapy IX. W. B. Saunders. Philadelphia 1986.

Johnson, S. E.: Diseases of the oesophagus. In: Sherding, R. W. (Ed.): The Cat: Diseases and Management. Churchill Livingstone, New York 1988.

Johnson, S. E.: Medical emergencies of the digestive tract and abdomen. In: Sherding, R. W. (Ed.): Medical emergencies. Churchill Livingstone, New York 1988.

Leib, M. S.: Megaesophagus in the dog. In: Kirk, R. W. (Ed.): Current Veterinary Therapy IX. W. B. Saunders, Philadelphia 1986.

McKeever, P. J.: Stomatitis. In: Kirk, R. W. (Ed.): Current Veterinary Therapy IX. W. B. Saunders, Philadelphia 1986.

Sams, D. I., and Harvey, C. E.: Oral and dental diseases. In: Sherding, R. W. (Ed.): The Cat: Diseases and Management. Churchill Livingstone, New York 1988.

Sherding, R. G.: Chronic diarrhea. In: Ford, R. B. (Ed.): Clinical Signs and Diagnosis in Small Animal Practice. Churchill Livingstone, New York 1988.

Sherding, R. G.: Diseases of the intestines. In: Sherding, R. W. (Ed.): The Cat: Diseases and Management. Churchill Livingstone, New York 1988.

Sherding, R. G.: Diseases of the small bowel. In: Ettinger, S. J. (Ed.): Textbook of Veterinary Internal Medicine. 3rd Ed. W. B. Saunders, Philadelphia 1989.

Twedt, D. C., and Tams, T. R.: Diseases of the Stomach. In: Sherding, R. W. (Ed.): The Cat: Diseases and Management. Churchill Livingstone, New York, 1988.

Twedt, D. C., and Wingfield, W. E.: Diseases of the Stomach. In: Ettinger, S. J. (Ed.): Textbook of Veterinary Internal Medicine. 2nd Ed. W. B. Saunders, Philadelphia 1983.

Kapitel 11. Leberinsuffizienz

(William A. Rogers)

Leberinsuffizienz ist ein schwieriges Thema, da die Leber viele komplexe metabolische und exkretorische Funktionen erfüllt, von denen bei einem Patienten mit Leberinsuffizienz jede betroffen sein kann. Es ist notwendig, sich beim Thema Leberinsuffizienz auf Leitlinien – mit dem Risiko zu großer Vereinfachung – zu beschränken, um einen schnellen Überblick über diesen Krankheitsprozeß zu ermöglichen. Der Leser sei darauf hingewiesen, daß Lebererkrankungen ohne Leberinsuffizienz in dieser Diskussion nicht berücksichtigt werden.

Folgen der Leberinsuffizienz

In Tabelle 11-1 sind wichtige klinische Symptome von Patienten mit akuter oder chronischer Leberinsuffizienz zusammengefaßt.

1. Eine Hepatoenzephalopathie entwickelt sich als Folge des Unvermögens der Leber, toxische Bestandteile, z. B. Ammoniak, aus dem portalen venösen Blut zu entfernen oder Nährstoffe aus dem portalen Blut zu verarbeiten. Diese Unfähigkeit, das portale Blut zu verarbeiten, zeigt eine Insuffizienz des Parenchyms, einen portocavalen Shunt oder beides an. Die Folgen können Störungen im Aminosäurehaushalt oder ein gestörter Fettsäurestoffwechsel sein.
2. Das Resultat ist eine metabolische Enzephalopathie (Hepatoenzephalopathie), die mit verschiedenen neurologischen Symptomen, wie epileptischen Anfällen („Grand Mal"), Koma und aggressivem Verhalten, vergesellschaftet ist. Diese Symptome treten meist episodisch auf und hängen von dem Anstieg oder Abfall der Blutwerte an „Hepatotoxinen" auf, die normalerweise durch die gesunde Leber eliminiert werden.
3. Die Leber ist das metabolische Zentrum des Körpers und der Intermediärstoffwechsel ist gestört, wenn sie insuffizient ist. Wachstumshemmungen, mangelnde Energie und Gewichtsverlust treten häufig auf. Hypoglykämie kommt als Resultat entleerter Glykogenspeicher oder gestörter Glukoneogenese angesichts verminderter Energieaufnahme bei Anorexie vor. Der Proteinstoffwechsel ist schwer gestört. Die daraus resultierende Hypalbuminämie und der verringerte onkotische Druck des Plasmas führen zu Ödemen oder Aszites. Die Transportfunktion von Albumin und anderen Carrierproteinen wie Transferrin, Coeruloplasmin und Haptoglobin, ist reduziert. Durch Mangelernährung und portocavale Shunts fehlen der Leber wichtige und hepatotrophe Nährstoffe, was zu weiterer Funktionseinbuße und zu Atrophie führt.

Tabelle 11-1 Leberinsuffizienz

Hauptfolgen	Klinische Manifestation
Hepatoenzephalopathie	Demenz Wesensveränderungen Epileptische Anfälle Koma Anorexie Polydipsie
Stoffwechselstörungen	Hypoglykämie Hypoproteinämie Gewichtsverlust Niedriger BUN – Polydipsie
Blutgerinnungsstörungen	Gastrointestinale Blutungen Verlängerte Blutungszeit Petechiale Blutungen
Veränderte Metabolisierung von Pharmaka	Verstärkte Reaktion auf Pharmaka Verlängerte Blutungszeit
Portale Hypertonie	Aszites Exsudative Enteropathie Gastrointestinale Blutungen
Gestörte Exkretion von Bilirubin	Ikterus Bilirubinämie

4. Koagulopathien resultieren bei Patienten mit Leberinsuffizienz aus dem Fehlen von Gerinnungsfaktoren, der Unfähigkeit, fibrinolytische Faktoren freizusetzen, disseminierter intravasaler Gerinnung (DIC) oder Thrombozytopenie. Da Blut eine reiche Quelle an Ammoniak darstellt, sind gastrointestinale Blutungen eine schwere Komplikation, der eine Hepatoenzephalopathie mit letalem Ausgang folgen kann.
5. Fast alle Pharmaka durchlaufen in der Leber eine Biotransformation. Deshalb ist bei Patienten mit Leberinsuffizienz die Metabolisierung der Pharmaka nicht vorhersagbar. So kann bei einer Allgemeinnarkose eine verlängerte Aufwachphase auftreten. Daher sollten die Auswahl und die Dosierung von Pharmaka bei Patienten mit Leberinsuffizienz mit großer Sorgfalt geschehen.
6. Der erhöhte Gefäßwiderstand gegenüber der portalen Blutströmung kann zur portalen Hypertension führen. Die Folgen sind Aszites, Bildung portocavaler Shunts und möglicherweise der Übertritt von Blut aus den Gefäßen in den Darm. Extravasatbildung wird eine bestehende Hypalbuminämie vergrößern und den Aszites verschlimmern.
7. Leberinsuffizienz kann zu Ikterus führen, aber das Fehlen von ikterischen Schleimhäuten schließt das Vorhandensein einer Leberinsuffizienz nicht aus. Besonders männliche Hunde haben im Vergleich zu Katzen oder Menschen eine erhöhte Fähigkeit zur Exkretion von Bilirubin über den Harn, wodurch sie weniger schnell ikterisch werden als Katzen oder Menschen mit vergleichbarer Leberinsuffizienz.

Anamnese und klinische Untersuchung

Die Aufnahme eines Vorberichts und eine vollständige körperliche Untersuchung sind unumgänglich. Den folgenden Faktoren sollte besondere Aufmerksamkeit gewidmet werden.

1. Exposition gegenüber Pharmaka oder chemischen Toxinen in der Umwelt. Wahrscheinlich hepatotoxische Pharmaka sind Primidon, Phenytoin, Mebendazol, Oxybendazol und Mitotan, jedoch ist die Liste wahrscheinlich länger als zur Zeit angenommen. Corticosteroide verursachen eine Hepatopathie, aber keine Leberinsuffizienz. Trotzdem kann eine Steroidtherapie zu auffälligen Anstiegen der Leberenzymwerte im Serum führen und damit die Interpretation des Leberprofils komplizieren.
2. Hinweise auf gastrointestinale Blutungen oder Bilirubinurie kann man erhalten, indem man den Besitzer Kot und Harn beschreiben läßt.
3. Alter, Geschlecht und Rasse sind Faktoren, die die Vermutung eines Praktikers über das Vorliegen einer Lebererkrankung beeinflussen. Beispielsweise haben weibliche Dobermannpinscher mit Leberinsuffizienz sehr wahrscheinlich eine charakteristische, chronische Hepatitis. Ein kongenitaler portocavaler Shunt tritt wahrscheinlich eher bei jungen als bei alten Hunden auf.
4. Bei der körperlichen Untersuchung ist der Allgemeinzustand ein Maßstab für die Chronizität der Erkrankung. Eine überstürzte Gewichtsabnahme bei adipösen Katzen kann auf eine feline Leberlipidose hinweisen. Die Leber ist vorsichtig auf Größe, Konsistenz und Umriß zu palpieren. In Fällen von Zirrhose und portocavalem Shunt ist die Leber klein. Tumoren und akute Hepatitis führen zu Hepatomegalie mit Schwellung und erhöhter Schmerzhaftigkeit. Bei Zirrhose und manchen Neoplasien ist die Oberfläche der Leber unregelmäßig und knotig.
5. Die Schleimhäute werden auf eine mögliche Gelbfärbung überprüft.
6. Es wird eine neurologische Untersuchung durchgeführt, einschließlich subjektiver Bewertung des Verhaltens.

Diagnose

1. Bei allen Patienten mit Verdacht auf eine Lebererkrankung wird ein *Leberprofil* angefertigt (Tabelle 11-2). Die meisten chemischen Profile schließen Tests ein, die über die Leberfunktion ausreichend Auskunft geben. Man sollte ein kompetentes Labor mit Qualitätskontrolle auswählen. Ein Leberprofil sollte Bestimmungen der Serum-Glutamat-Pyruvat-Transaminase (GPT/ALT), der Alkalischen Phosphatase (AP) im Serum, von Bilirubin, Glucose, Gesamtprotein und Albumin umfassen. Bestimmungen der Serum-Gamma-Glutamyl Transpeptidase (GGT) und der Lactat-Dehydrogenase (LDH) werden häufig noch zusätzlich durchgeführt.
2. Eine Harnuntersuchung wird vorgenommen, um eine Bilirubinämie aufzudekken.
3. Der Test zur Bestimmung der „activated coagulation time" (ACT; normal <125 s bei Hunden und <65 s bei Katzen) und ein Gerinnungsprofil, bestehend aus onestage prothrombin time (OSPT), aktivierter partieller Thromboplastinzeit (APTT) und

Tabelle 11-2 Normale Laborwerte bei Leberinsuffizienz [1]

Test	Referenzbereiche (Normalwerte)	
	Hund	Katze
GPT	15–85 IU/l	30–30 IU/l
AP	0,0–105 IU/L	10–60 IU/l
γ-GT	1,0–11,0 IU/l	0,0–2,0 IU/l
Bilirubin	0,0–0,4 mg/dl	0,0–0,5 mg/dl
Glucose	75–120 mg/dl	70–135 mg/dl
Gesamtprotein	5,2–6,9 g/dl	5,7–8,0 g/dl
Albumin	2,7–4,2 g/dl	2,7–3,9 g/dl
BUN	6–28 mg/dl	15–35 mg/dl
Nüchtern-Ammoniak-Wert	10–74 µg/dl	gleich
Ammonium-Toleranztest	> 3x den Nüchternwert	gleich
Gesamtgallensäuren im Serum	< 5 µmol/l	< 5 µmol/l
Postprandialer Gallensäure-Wert (nach zwei Stunden)	< 10x den Nüchternwert	gleich
BSP-Test	< 5% Retention/30 min	gleich
Activated coagulation time	< 125 Sek.	< 65 Sek.

[1]) Diese Werte müssen mit den Normalwerten verglichen werden, die das Labor, das die Tests durchführt, festgesetzt hat.

Thrombozytenzählung, sollten durchgeführt werden, um das Risiko einer Blutung, z. B. bei einer Leberbiopsie, einschätzen zu können.

4. Mit Röntgenuntersuchungen des Abdomens läßt sich die Lebergröße feststellen.
5. Der van den Bergh-Test gibt wenig diagnostische Information.
6. Bei Hunden mit auffälligen Erhöhungen der AP und fast normalen Werten bei den anderen Leberprofiltests wird häufig ermittelt, daß bei ihnen eine Enzyminduktion durch Corticosteroide (beim Cushing-Syndrom) oder durch andere Pharmaka (z. B. Antikonvulsiva) stattgefunden hat. Eine glucocorticoid-induzierte Hepatopathie führt nicht zur Leberinsuffizienz.
7. Ein anomales Leberprofil mit vorherrschender Erhöhung der alkalischen Phosphatase und der Bilirubinwerte oder eine signifikante Bilirubinämie zeigen gewöhnlich eine Lebererkrankung an, die nach Cholestase auftritt, wie z. B. cholestatische Leberzirrhose.
8. Auffällige Erhöhungen der Serum-Glutamat-Pyruvat-Transaminase (GPT) zeigen häufig eine akute oder manifeste Lebernekrose an, wie sie bei toxin- oder pharmaka-induzierter Hepatitis auftritt.
9. Auffällige Anstiege der AP-Spiegel bei Katzen kommen am häufigsten bei feliner Leberlipidose vor.
10. Hypoglykämie, Hypalbuminämie und niedrige Blutharnstoffwerte können eine parenchymatöse Leberinsuffizienz anzeigen, wie bei schwerer Lebernekrose, Leberzirrhose oder portocavalen Shunts mit Leberatrophie.
11. Andere nützliche Parameter, die bei Patienten mit Leberinsuffizienz getestet werden können, sind:

   A. *Blutammoniak.* Erhöhte Werte zeigen die Unfähigkeit an, das portale Blut von Ammoniak zu reinigen, und korrelieren mit dem Vorhandensein einer Hepatoenzephalopathie. Mit diesen Werten kann die Effektivität der Therapie bei Leberkoma oder Hepatoenzephalopathie überwacht werden. Der Test wird durchgeführt, nachdem der Patient 12 Stunden lang gehungert hat. Ein Ammonium-Toleranztest kann bei ausgewählten Tieren, deren Testergebnisse an der Grenze liegen, durchgeführt werden, um die Leberfunktion herauszufordern.

B. *Gesamtgallensäuren im Serum.* Die Bestimmungen der Gallensäuren im Serum werden auch nach einer Fastenperiode durchgeführt. Ein kompetentes Labor, das Techniken verwendet, die auch bei Hunden und Katzen gültige Ergebnisse liefern, sollte ausgesucht werden. Ähnlich wie beim Ammonium-Toleranztest kann ein präprandialer und ein postprandialer Test durchgeführt werden. Die Gallensäurewerte zeigen an, ob eine Kontamination des systemischen Blutes mit dem portalen Blut stattgefunden hat. Sie sind ein gutes Maß für das Vorliegen eines portocavalen Shunts.

C. *Bromsulfophthalein-Test (BSP-Test).* Die Indikationen und die Aussagefähigkeit dieses Tests sind sehr begrenzt. Er wird durch den Blutammoniak- oder Gesamtgallensäuren-Test verdrängt.

D. *Leberbiopsie.* Eine Leberbiopsie sollte in solchen Fällen von Lebererkrankungen durchgeführt werden, bei denen die Ätiologie nur mit invasiven Methoden festgestellt werden kann. Bei Hunden mit Blutungsneigung, kongenitalen portocavalen Shunts und Gallenwegserkrankungen, die durch Ultraschall- oder Röntgenuntersuchungen zu erkennen sind, sollte eine Leberbiopsie vermieden werden. Gewöhnlich wird eine Leberbiopsie durch Aspiration mit einem Menghini-Besteck durchgeführt, und zwar am besten unter Ultraschallkontrolle. Wenn dem Kliniker Erfahrungen mit Leberbiopsien fehlen, sollte der Patient an einen Spezialisten mit entsprechender Erfahrung überwiesen werden.

E. *Sonographie der Leber.* Die Ultraschalluntersuchung ist eine neue und vielversprechende diagnostische Hilfe bei Tieren mit Leberinsuffizienz. Erfahrung ist die Vorbedingung, um Interpretationsfehler zu verhindern. Die Gallengänge können leicht dargestellt werden, und das Parenchym kann durch den Grad der Echogenität und die strukturelle Organisation beurteilt werden. Portocavale Shunts können dargestellt werden. Die Sicherheit bei Biopsien läßt sich durch Ultraschallüberwachung vergrößern. Nach einer Biopsie können durch Sonographie mögliche Blutungen aufgespürt werden. Solange der Kliniker keine ausreichenden Erfahrungen mit Ultraschalluntersuchungen hat, sollte der Patient an einen kompetenten Kollegen überwiesen werden.

F. *Angiographie der Portalvenen.* Eine Angiographie kann durchgeführt werden, um portocavale Shunts aufzudecken und eine chirurgische Korrektur des portocavalen Shunts vorzubereiten. Die arterielle Angiographie wird meist durch eine Splenoportographie, Mesenterialvenen-Angiographie oder beides ersetzt. Splenoportogramme können leicht erstellt werden, indem man unter sonographischer Sichtkontrolle eine Kanüle in die Milz einführt, über die Kontrastmittel appliziert wird. Die Mesenterialvenographie wird durch Injektion von Kontrastmittel in eine Mesenterialvene, die bei einer Laparotomie isoliert wurde, durchgeführt; es ist das stärker invasive Verfahren der beiden Tests.

G. *Ammonium-Toleranztest.* Wenn der Nüchternwert normal ist, sind 100 mg/kg KG Ammoniumchlorid per os zu applizieren. Die Messung des Blutammoniaks ist nach 30 Minuten zu wiederholen.

Ätiologie

Beim Versuch, eine akkurate Diagnose zu erstellen, muß der Kliniker auch die möglichen Ursachen und die prädisponierenden Faktoren, die der Leberinsuffizienz zugrunde liegen, in Erwägung ziehen. Ätiologische und prognostische Faktoren, die mit diesem Zustand zusammenhängen, sind in der folgenden Auflistung zusammengefaßt. Zusätzlich sollte der Kliniker die ersten fünf Störungen, die in Tabelle 11-3 aufgeführt sind, in Betracht ziehen.

Tabelle 11-3 Behandlung der Leberinsuffizienz

Zustand	Therapie	Dosierung/Diätplan
1. Hepatoenzephalopathie	Lactulose	0,5 ml/kg oral alle 8 Std. oder als Retentionsklistier Retentionsklistier: 15 mg/kg
	Glucose	2,5–5,0%ige Lösung i. v.
	Reinigungseinlauf	nach Wirkung (Entfernung von Blut im Kolon)
	Diät (akute Fälle)	Kohlenhydrate (z. B. Reis, Kartoffeln, Nudeln)
	Diät (chronische Fälle)	Diät mit niedrigem Salz- und Proteingehalt (z. B. Milchprodukte, entsprechende kommerzielle Diäten)
2. Hypoglykämie	Glucose	5%ig i. v. zur Aufrechterhaltung einer Normoglykämie
3. Metabolische Alkalose/ Hypokaliämie	Kalium	s. Kapitel 24. und 25.
4. Hypoalbuminämie	Plasma	Langsame i. v. Applikation nach Wirkung
5. Disseminierte intravasale Koagulation	Heparin	150 E/kg s. c. alle 6 Std. nach Wirkung
6. Hepatitis	Prednison	1–2 mg/kg p. o. oder i. v.
	Azathioprin	2 mg/kg p. o.
	D-Penicillamin	10–15 mg/kg p. o., 30 min vor den Mahlzeiten
7. Fibrose	Colchicin	in Versuchen antifibrotisch; 0,03 mg/kg/d p. o.
	D-Penicillamin	10–15 mg/kg p. o., 30 min vor den Mahlzeiten
8. Akkumulation von Kupfer	D-Penicillamin	10–15 mg/kg p. o., vor den Mahlzeiten
	Diät	Futter mit niedrigem Kupfergehalt

Ursachen der Leberinsuffizienz bei Hund und Katze

– Kongenitaler portocavaler Shunt

- Die am häufigsten betroffenen Rassen sind Zwergschnauzer, Yorkshire-Terrier, Dobermannpinscher.
- Meist, aber nicht immer, werden junge Tiere betroffen, bei denen dann häufg Wachstumsverzögerung zu beobachten ist.
- Hepatoenzephalopathie ist ein Hauptsymptom.
- Gewöhnlich tritt Polydipsie auf.
- Ptyalismus ist bei Katzen ein diagnostischer Hinweis.
- Eine Ammoniumbiurat-Kristallurie und -Urolithiasis sind häufig.
- Behandlung: Überweisung an eine Klinik mit der Möglichkeit, eine chirurgische Korrektur vorzunehmen.
- Prognose: gut, wenn die Operation erfolgreich war, andernfalls ungünstig, jedoch kann eine medikamentöse Therapie erfolgreich sein.

– Chronisch-aktive Hepatitis oder chronisch-aktive Lebererkrankung

- Sie kann pharmaka-induziert sein (z. B. Primidon, Phenytoin, Mebendazol).
- Dobermannpinscher sind prädisponiert für die Entwicklung dieser Krankheiten (wahrscheinlich erblich).
- Häufig idiopathisch
- Meist bei weiblichen Hunden mittleren Alters
- Bei Katzen kaum beschrieben
- Können zu Zirrhose führen
- Behandlung: s. Punkte 1 bis 8 in Tabelle 11-3
- Prognose: ungünstig, wenn Leberinsuffizienz schon aufgetreten ist. Die Prognose kann jedoch noch günstig sein, wenn die Erkrankung früh erkannt wird.

– Akute Lebernekrose

- Meist idiopathisch
- Virale Genese (z. B. Hepatitis contagiosa canis)
- Akute toxische Hepatitis
- Pharmaka-induziert
- Toxine in der Umgebung des Tieres
- Endotoxine
- Behandlung: Therapie mit Mannitol kann bei Tieren, die ein Hirnödem aufweisen, in Betracht gezogen werden. Die Bedeutung von Steroiden bleibt umstritten.
- Prognose: ungünstig

– Feline hepatische Lipidose

- Bei adipösen Katzen mit akutem, starkem Gewichtsverlust
- Anorexie
- Ikterus
- verzögerte Magenentleerung und Erbrechen
- Hepatomegalie
- Behandlung: Die Ernährung ist ein Hauptfaktor. Erforderlichenfalls kann enterale Überfütterung durchgeführt werden. Nach Erfahrung des Autors hat sich die Applikation von Cholin (250 mg/Tag) als hilfreich erwiesen.

• Prognose: ungünstig (etwa 50% Überlebensrate)

– Hepatitis durch Kupferakkumulation in der Leber
• Die am häufigsten betroffenen Rassen sind: Bedlington-Terrier, West Highland White Terrier
• Behandlung: s. Punkte 1 bis 4 und 8 in Tabelle 11-3
• Prognose: zweifelhaft, wenn Leberinsuffizienz vorliegt, günstig bei frühzeitiger Diagnose und Behandlung

– Zirrhose
• Am häufigsten bei weiblichen Hunden
• Aktiv (Endstadium der chronisch-aktiven Hepatitis) oder inaktiv
• Endstadium chronischer Gallenwegsobstruktion
• Häufig idiopathisch – Endstadium vieler Lebererkrankungen
• Behandlung: s. Punkte 1 bis 5 und 7 in Tabelle 11-3. Bei Tieren mit aktiver Zirrhose s. Punkt 6
• Prognose: ungünstig bis infaust

– Primärtumoren der Leber
• Hepatom
– Die betroffenen Tiere zeigen häufig Hypoglykämie
– Behandlung: keine wirksame
– Prognose: infaust

– Infektionen
• Leptospirose
– meist verursacht durch *Leptospira icterohaemorrhagiae*
– am häufigsten in ländlichen Gegenden und bei männlichen Hunden
– Durchführung von serologischen Tests oder Blutkulturen. Leptospirose ist meldepflichtig.
– Behandlung: i. m. Applikation von Procain-Penicillin G, 40 000 E/kg KG alle 12 Stunden in der leptospirämischen Phase
• Hepatitis contagiosa canis
– selten vorkommend, als Ergebnis der Effektivität der Schutzimpfung; aufgeführt, da sie eine bekannte Ursache der chronisch-aktiven Lebererkrankung ist, die zur Zirrhose führen kann.
• Histoplasmose
– Behandlung: Amphotericin B, 0,25 bis 0,5 mg/dl i. v. 3 Tage/Woche bis zu einer Gesamtdosis von 2,5 bis 5 mg/dl und Ketoconazol oral, 10 mg/kg KG 60 Tage lang
– Prognose: günstig
• Infektionskrankheiten der Katze mit Leberinsuffizienz
– Toxoplasmose
– Felines Leukose-Virus
– Feline infektiöse Peritonitis
– Behandlung und Prognose: Zur Zeit ist keine wirksame Behandlung für diese Krankheiten bekannt. Die Prognose ist daher infaust.

Die Prognose der Leberinsuffizienz sollte sich nicht auf den Grad der Hepatoenzephalopathie oder auf das Ausmaß des Anstiegs der Leberenzymspiegel im Serum stützen, da diese beiden Faktoren den Grad der Leberparenchymschädigung, das Ausmaß der Funktionsstörung oder die Fähigkeit zur Regeneration nicht widerspiegeln.

Allgemeine Therapie

Die Therapie der Leberinsuffizienz zielt darauf ab, das Leben des Patienten solange zu erhalten, bis sich die Leber wieder erholt hat, und darauf, die Leberfunktion in chronischen Fällen aufrechtzuerhalten. Die Bekämpfung der Hepatoenzephalopathie ist von entscheidender Bedeutung. Die Behandlung eines Aszites kann anfänglich vernachlässigt werden, da dieser meist nicht bedrohlich ist und eine forcierte Behandlung mit Diuretika die Hepatoenzephalopathie verschlimmern und Hypokaliämie oder Dehydratation verursachen kann. Applikation von Aminosäuren zur Wiederherstellung des Aminosäurengleichgewichts im Plasma sollte schon möglichst bald zur routinemäßigen Therapie gehören.

Kapitel 12. Niereninsuffizienz

(Dennis J. Chew und Stephen P. DiBartola)

Definitionen

1. Der Terminus Nierenerkrankungen bezeichnet das Vorliegen eines pathologischen Prozesses innerhalb der Nieren.
   A. Über das Ausmaß der Nephronschädigung wird nichts Genaues ausgesagt.
   B. Nierenerkrankungen können ohne gleichzeitige Niereninsuffizienz auftreten, solange keine ausgedehnten Schädigungen der Nephronen vorliegen.
2. Der Terminus Niereninsuffizienz wird verwendet, wenn die Nieren nicht länger fähig sind, die erforderlichen Konservierungs-, Exkretions- und endokrinen Funktionen aufrechtzuerhalten.
   A. Die Ergebnisse von Nephropathien sind Retention von gelösten stickstoffhaltigen Substanzen, die Störung des Wasser-, Elektrolyt- und Säure-Basen-Haushaltes und andere extrarenale Manifestationen.
   B. Die Niereninsuffizienz tritt auf, wenn die glomeruläre Filtration um 75% oder mehr verringert ist.
   C. Diese Verringerung kann temporär oder dauerhaft sein.
3. *Azotämie* bezeichnet erhöhte Konzentrationen von gelösten Stickstoffverbindungen (Harnstoff, Kreatinin), die im Plasma vorliegen. Die Blut-Harnstoff-Stickstoff (BUN)- und die Serumkreatininkonzentrationen steigen solange nicht über die Normalwerte, bis mehr als 75% der Glomeruli ausgefallen sind. Klinische Symptome, die mit der Azotämie verbunden sind, können auftreten, müssen aber nicht vorhanden sein.
4. Die Konstellation von klinischen Symptomen und biochemischen Anomalien, die aus der Niereninsuffizienz resultieren, wird *Urämie* genannt.
5. Der Befund *Niereninsuffizienz* bezeichnet nur den Grad der Organfunktion ohne Bezug auf eine spezifische Erkrankung (Abb. 12-1 und 12-2). Dadurch wird nicht näher bezeichnet, welche der folgenden Attribute zutreffen:
   A. prärenal, postrenal oder primär,
   B. akut oder chronisch,
   C. reversibel oder irreversibel,
   D. fortschreitend oder nicht progredient.
6. Das Ausmaß der Azotämie (erhöhte BUN- oder erhöhte Serumkreatininwerte) läßt keine Differenzierung zwischen prärenaler, primär renaler und postrenaler Azotämie zu.
7. Das Ausmaß der Azotämie hilft weder bei der Differenzierung zwischen akuter oder chronischer noch zwischen reversibler oder irreversibler Niereninsuffizienz.
8. Chronische interstitielle Nephritis ist ein histopathologischer Terminus, der ver-

wendet wird, um die generalisierte Fibrose des interstitiellen Nierengewebes, die von einem entzündlichen Infiltrat aus Monozyten und dem Ausfall von Nephronen begleitet wird, zu beschreiben. Die Glomeruli sind von diesem pathologischem Prozeß relativ unberührt. Eine spezifische Ätiologie wird damit nicht angedeutet. Der Terminus beschreibt eher die histologische Erscheinung der Nieren vieler Hunde und Katzen mit chronischer Niereninsuffizienz.

9. „Terminales Stadium einer Nierenerkrankung" ist ein Begriff, der das Endresultat aller entzündlichen, degenerativen und ischämischen Nierenerkrankungen beschreibt, die generalisiert, progredient und irreversibel sind. Nierenerkrankungen im terminalen Stadium können zahlreiche Ursachen haben.

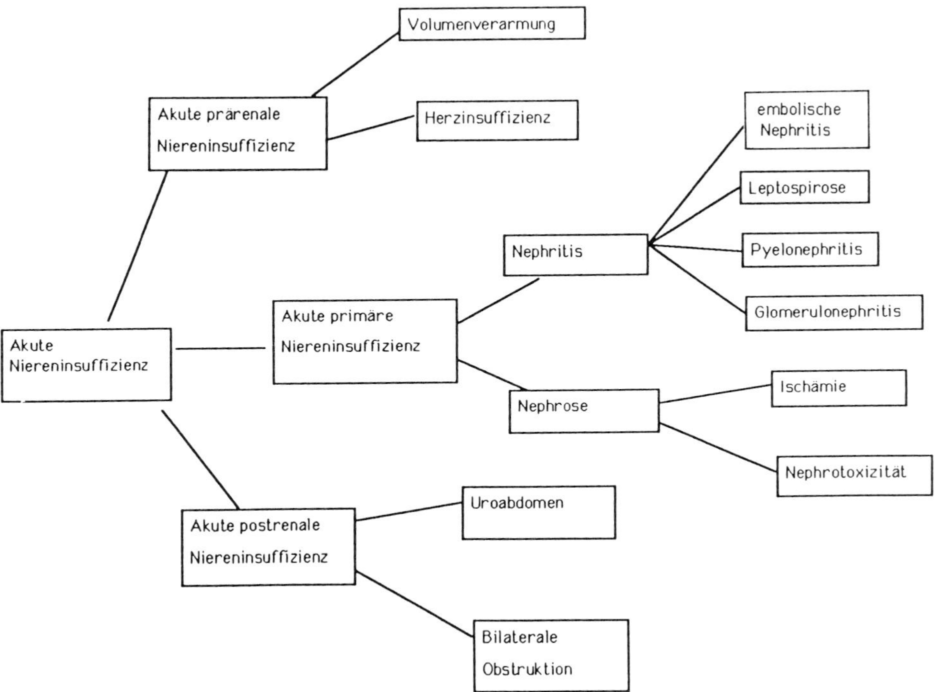

Abb. 12-1 Mögliche Ursachen einer akuten Azotämie (Niereninsuffizienz).

Prärenale Niereninsuffizienz

1. Durch Minderdurchblutung der Niere tritt Azotämie auf.
2. Die Nieren sind anfangs normal, können aber die stickstoffhaltigen Stoffwechselendprodukte wegen des verminderten hydrostatischen Drucks innerhalb der Glomeruli nicht adäquat ausscheiden.

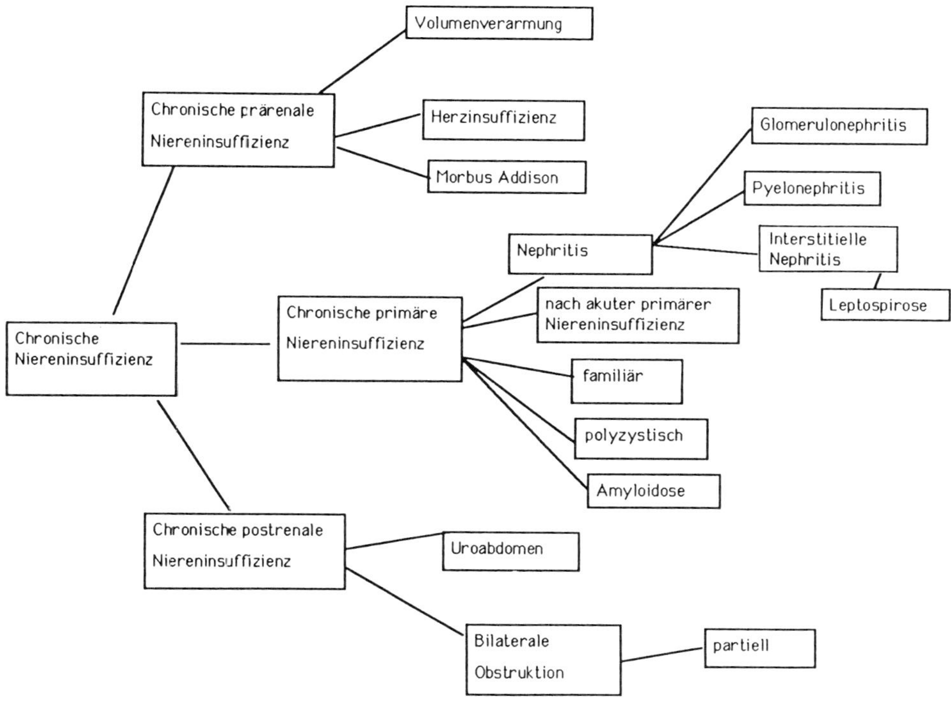

Abb. 12-2 Mögliche Ursachen einer chronischen Azotämie (Niereninsuffizienz).

3. Die Minderdurchblutung der Niere kann aus dem verminderten Herzminutenvolumen und vermindertem Gefäßvolumen aus folgenden Ursachen resultieren:
   A. Herzinsuffizienz
   B. Schock oder Hypovolämie
   C. Schwere Dehydratation
   D. Hyponatriämie (Hypoadrenokortizismus)
   E. Hypalbuminämie
4. Es ist wichtig, diese prärenalen Faktoren zu erkennen, da ihr Einfluß auf die Azotämie möglicherweise reversibel sein kann.
5. Eine anhaltende, nicht korrigierte renale Minderdurchblutung kann zu primärer Schädigung des Nierenparenchyms führen.
6. Prärenale Faktoren bestehen häufig gleichzeitig mit primär renalen und postrenalen Erkrankungen.
7. In bestimmten Phasen der Erkrankung kann es schwierig sein zu bestimmen, inwieweit das Problem eine prärenale Ursache hat und inwieweit es tatsächlich durch Erkrankungen des Nierenparenchyms bedingt ist. Diese Differenzierung wird an späterer Stelle diskutiert.
8. Eine prärenale Azotämie ist gewöhnlich durch eine physiologische Oligurie gekennzeichnet.

A. Die verminderte Nierendurchblutung wird innerhalb der Nieren und in peripheren Barorezeptoren wahrgenommen. Sie führt zu erhöhter renaler Konservierung von Salz und Wasser aus dem Glomerulumfiltrat.

B. Ein hohes spezifisches Gewicht des Urins (> 1,030) oder eine hohe Osmolalität des Urins ist bei Proben, die vor einer Infusionstherapie oder einer Diurese gewonnen werden, zu erwarten.

C. Eine niedrige Natriumkonzentration im Urin (>20 mEq/l), die bei Menschen eine Dehydratation anzeigt, ist bei Hunden kein zuverlässiges Merkmal.

D. Einige niedrige fraktionale Exkretion (FE) von Natrium kann eine prärenale Azotämie aufdecken;

$FE_{NA} = U_{Na}/S_{Na} \div U_{CR}/S_{CR} \times 100\%$

Der normale Wert liegt unter 1%.

E. Ein Verhältnis von BUN zu Kreatinin, das größer als 25 : 1 ist, kann das Ergebnis einer verstärkten Reabsorption von Harnstoff bei niedriger Durchströmung der Tubuli sein.

F. Die Harnuntersuchung ergibt keine besonderen Befunde. Einige hyaline Zylinder können durch Konzentrierung von Mukoproteinen im Urin auftreten.

G. Eine Rehydratation durch Infusionstherapie sollte zu einer Vergrößerung des Harnvolumens und Verbesserung der Nierenfunktion (↓ BUN und Kreatinin) führen. Wenn die Oligurie oder die renale Minderfunktion anhält (↑ BUN und Kreatinin), besteht der Verdacht auf primäre Niereninsuffizienz.

9. Die Behandlung schließt die Wiederherstellung des Gefäßvolumens und die Verbesserung des Herzminutenvolumens ein, wenn die Azotämie rein prärenal bedingt ist (s. Abschnitte über Therapie der postrenalen und primären Niereninsuffizienz).

Postrenale Niereninsuffizienz

1. Eine postrenale Azotämie ist das Ergebnis von Störungen der Harnausscheidung durch:

   A. Obstruktion

   B. Uroabdomen

2. Die Nieren sind anfänglich morphologisch normal und normal funktionsfähig.

   A. Eine Obstruktion führt zu erhöhtem renalem und tubulärem Druck, einer Kraft, die der glomerulären Filtrationsrate (GFR) entgegensteht und zu nachfolgender Retention stickstoffhaltiger Stoffwechselendprodukte führt.

   B. Ein Uroabdomen führt durch Wiederaufnahme der stickstoffhaltigen Stoffwechselendprodukte über die semipermeable Peritonealmembran zur Azotämie.

3. Harnwegsobstruktionen können an jeder Stelle zwischen Nierenbecken und Urethra auftreten, aber (vorausgesetzt, daß vor der Obstruktion zwei normale Nieren vorhanden waren) es müssen beide Nieren beteiligt sein, damit sich eine Azotämie entwickelt.

   A. Eine Obstruktion kann akut oder chronisch, partiell oder vollständig sein.

   B. Abhängig von Ausmaß und Dauer der Obstruktion, kann sich eine primäre Nierenerkrankung oder Niereninsuffizienz entwickeln.

4. Ursachen der Obstruktion

A. Harnsteine
B. Tumoren
C. Prostataerkrankungen
D. Neurologische Erkrankungen (z. B. Blasenatonie)
E. Kongenitale Ureterzyste
F. Inkarzerierung der Harnblase (z. B. durch eine Hernie)
G. Intravesikale Fremdkörper oder Blutkoagula
H. Ureterobstruktion durch eine eine stark verdickte Blasenwand

5. Ruptur der Harnwege (Niere, Nierenbecken, Ureter, Harnblase oder Urethra) kann durch folgende Ursachen entstehen:

A. Trauma
1) Stumpfes Bauchtrauma (z. B. von einem Fahrzeug oder einem Tritt)
2) Penetrierendes Trauma (z. B. durch ein Messer oder eine Schußwunde)
3) Iatrogenes Trauma
a) durch unsauberes Vorgehen bei der Katheterisierung der Harnblase
b) unbeabsichtigter Einriß bei einer Operation
c) undichte Naht bei einer Zystotomie oder Nahtdehiszenz

B. Ruptur nach einer schweren Obstruktion (z. B. Blasenruptur bei einer Katze mit Obstruktion der Urethra oder Ureterruptur durch einen seit längerer Zeit bestehenden Ureterstein mit rauher Oberfläche)

C. Riß von brüchigem Tumorgewebe

6. Diagnose einer postrenalen Azotämie (obstruktiv)

A. Abhängig von Lokalisation, Ausmaß und Chronizität der Obstruktion, können unterschiedliche Ausprägungen der Oligurie oder Polyurie beobachtet werden.

B. Das spezifische Gewicht des Urins kann anfangs erhöht oder erniedrigt sein.

C. Die Befunde der Harnuntersuchung können die zugrunde liegende Erkrankung andeuten (z. B. Hämaturie, Pyurie, Proteinurie, Bakteriurie).

D. Durch die körperliche Untersuchung kann der Ort der Obstruktion lokalisiert werden
1) Prall gefüllte Harnblase durch Harnretention
2) Sichtbare Kristalle an der Harnröhrenöffnung von Katern
3) Palpierbare Harnröhrensteine distal des Os penis oder im perinealen Teil oder Beckenteil der Urethra
4) Harnblasensteine
5) Nierenvergrößerung
6) Abdominale Raumforderungen

E. Untersuchungen des Abdomens mit bildgebenden Verfahren
1) Leeraufnahmen des Abdomens und des Perineums
2) Kontrastaufnahmen von Blase und Harnröhre
3) Ausscheidungsurographie (intravenöse Pyelographie)
4) Ultraschalluntersuchung des Abdomens

F. Durch die Kombination von vollständiger körperlicher Untersuchung und sachgemäßer Röntgenuntersuchung kann die Obstruktion lokalisiert werden.

G. Behandlung
1) Entfernung der Obstruktion (z. B. Katheterisierung bei Obstruktionen der Urethra, chirurgische Versorgung einer in eine Hernie inkarzerierten Harnblase)

2) Angemessene Infusionstherapie, um das Gefäßvolumen aufrechtzuerhalten und die renale Azotämie zu minimieren.

7. Diagnose einer postrenalen Azotämie (Ruptur der Harnwege)

A. Bei einer Ruptur der Harnwege ist am häufigsten die Blase betroffen.

B. Bei Tieren mit einer Harnblasenruptur ist es möglich, daß dennoch eine signifikante Harnmenge entleert werden kann.

C. Körperliche Untersuchung

1) Die Umgebung der Rupturstelle ist häufig schmerzhaft.

2) Abdominale Flüssigkeit kann palpierbar sein, besonders nach intravenöser Infusionstherapie.

3) Bei Tieren mit Blasenruptur ist die Harnblase bei der Palpation klein. Möglicherweise füllt sich die Harnblase auch nach intravenöser Infusionstherapie nicht, da der Harn durch den Riß in das Abdomen sickert.

D. Die Gewinnung einer großen Harnmenge nach Katheterisierung der Blase schließt eine Blasenruptur nicht aus. Manchmal passiert der Katheter den Riß und tritt in das Abdomen ein, wodurch die im Abdomen angesammelte Flüssigkeit herausgeleitet wird.

E. Bei Fällen mit Verdacht auf Uroabdomen kann eine Bauchhöhlenpunktion zur Bestätigung der Diagnose hilfreich sein.

1) Die Gewinnung von Flüssigkeit bei der Bauchhöhlenpunktion beweist noch nicht endgültig, daß die Flüssigkeit Harn ist.

2) Durch chemische Untersuchung der gewonnenen Flüssigkeit kann mit größerer Sicherheit festgestellt werden, ob es sich um Urin handelt oder ob der Urin durch Äquilibrierung in der Bauchhöhle modifiziert worden ist.

a) Wenn die Flüssigkeit tatsächlich Urin ist, stellt sich bei Messung der Harnstoff-Stickstoff-Konzentration in der Flüssigkeit und im Serum heraus, daß die Harnstoff-Stickstoff-Konzentration in der Flüssigkeit höher ist als die im Serum. Jedoch tritt bei diesem Vergleich nicht immer ein auffälliger Gradient auf, da Harnstoff aus dem Urin im Abdomen über die Peritonealmembran in das Plasma übertritt und sich ein Gleichgewichtszustand bildet. Untersuchungen der Harnstoffkonzentration mit einem Dipstick können die gleichen Informationen hinsichtlich der Konzentration von Harnstoff-Stickstoff in der verdächtigen Flüssigkeit und im Serum liefern, wenn ein großer Unterschied in den zwei Farbreaktionen demonstriert werden kann.

b) Bestimmung der Kreatininkonzentration in der verdächtigen Flüssigkeit und im Serum ist die Methode der Wahl. Ein großer Konzentrationsgradient ist bei Verwendung der Kreatininkonzentration am wahrscheinlichsten, da Kreatinin ein größeres Molekül ist und nicht leicht durch das Peritoneum permeiert.

F. Durch Luftinjektion über einen Harnkatheter kann der Kliniker ein zischendes Geräusch hören, wenn die Luft durch den Harnblasenriß austritt. Wenn sich der Riß in der Blase befindet, kann es möglich sein, daß die Blase nicht ausreichend aufgebläht werden kann.

G. Die Injektion von Methylenblau über einen Harnkatheter kann hilfreich sein, einen Riß in der Harnblase oder der Urethra sichtbar zu machen. Wenn ein Riß vorhanden ist, kann bei einer Bauchhöhlenpunktion, die nach dieser Injektion durchgeführt wird, blaue Flüssigkeit gewonnen werden.

H. Zur Lokalisation der Ruptur der Harnwege sind Röntgenaufnahmen erforderlich.

1) Eine Positivkontrastaufnahme der Blase ist die Methode der Wahl bei Verdacht auf eine Blasenruptur.

2) Durch Röntgenaufnahmen der Blase nach Lufteinblasen kann die Rißstelle deutlich werden, in den meisten Fällen ist sie jedoch schwierig zu entdecken.

3) Durch Ausscheidungsurographie kann überprüft werden, ob die Nieren und der Ureter unversehrt sind.

8. Zur Behandlung einer Ruptur der Harnwege werden Röntgenaufnahmen vor der Operation erstellt, um den Riß zu lokalisieren und das Ausmaß der Schädigung feststellen zu können.

A. Urethra

1) Die Plazierung eines Verweilkatheters in der Urethra als Stent über sieben Tage kann ausreichen, wenn der Riß klein ist.

2) Eine Naht ist erforderlich, wenn der Riß groß ist.

B. Naht der Harnblase nach Wundtoilette

C. Ureter – die Behandlung hängt weitgehend von der Lokalisation des Risses ab (proximal oder distal)

D. Nieren

1) Risse des Nierenbeckens können meistens nicht geschlossen werden, daher ist häufig eine Nephrektomie erforderlich.

2) Es besteht die Möglichkeit einer partiellen Nephrektomie, wenn das Leck an einem Nierenpol auftritt.

Primäre Niereninsuffizienz

1. Erkrankungen des Nierenparenchyms, die einen Verlust der Nephronfunktion nach sich ziehen, führen zur Azotämie. Die glomeruläre Filtrationsrate kann aus verschiedenen Gründen reduziert sein:

A. Verringerung der Zahl der Nephrone und Ersatz durch nichtfunktionelles Gewebe

B. Verringerte Funktion der verbleibenden Nephrone

1) Veränderungen der glomerulären Permeabilität

2) Intrarenale Hydronephrose

3) Intrarenale Durchblutungsstörungen

2. Einige prärenale Komponenten der Azotämie (Dehydratation durch Erbrechen oder ungenügende Flüssigkeitsaufnahme begleiten gewöhnlich auch die primär renale Azotämie).

3. Verdünnter Harn (spezifisches Gewicht $<1{,}030$) und Azotämie (erhöhte BUN- und Kreatininkonzentrationen) weisen auf eine primäre Niereninsuffizienz als Ursache der Azotämie hin.

A. Auch ohne Vorliegen einer primären Niereninsuffizienz können verdünnter Harn und Azotämie gleichzeitig auftreten, wenn nichtrenale Faktoren den Konzentrierungsmechanismus unterbrechen; z. B. kann eine schwere Dehydratation bei einem Patienten mit Diabetes insipidus zu Azotämie und verdünntem Harn führen, jedoch können keine Schädigungen in der Niere festgestellt werden.

B. Selten bestehen konzentrierter Urin (spezifisches Gewicht $>1{,}030$) und Azotämie bei einem Patienten mit primärer Niereninsuffizienz gleichzeitig. Am auffälligsten tritt dies bei Tieren mit Erkrankungen der Glomeruli im Frühstadium bei relativ gut erhaltener Tubulusfunktion auf (glomerulotubuläres Ungleichgewicht.)

C. Konzentrierter Harn und Azotämie treten gewöhnlich bei Katzen auf, bei denen experimentell eine subtotale Nephrektomie durchgeführt wurde. Trotzdem kommt verdünnter Harn am häufigsten bei Katzen mit klinischer Niereninsuffizienz vor.

4. Eine durch primäre Niereninsuffizienz bedingte Azotämie spricht nicht schnell und vollständig auf eine Flüssigkeitstherapie an, obwohl sich eine teilweise Verbesserung bei Nierenfunktionstests zeigen kann (verringerte BUN- und Kreatininkonzentrationen), da prärenale Faktoren korrigiert worden sind.

5. Nach der Entscheidung, daß es sich um eine primäre Niereninsuffizienz handelt, bleibt noch die anatomische Lokalisation der Schädigung (vaskulär, glomerulär, tubulär, interstitiell oder eine Kombination von diesen) zu bestimmen.

A. Es besteht eine funktionelle Wechselbeziehung zwischen den Abschnitten des Nephrons.

B. Durch Verletzungen in Höhe des Glomerulus werden u. U. Abschnitte beeinflußt, die durch postglomeruläre Kapillaren versorgt werden

C. Erkrankungen, die das Interstitium betreffen, sind nicht nur darauf beschränkt, sondern betreffen auch Tubuli und Glomeruli ungünstig. Ebenso können tubuläre Schädigungen interstitielle Veränderungen auslösen.

D. Somit kann ein Krankheitsprozeß, der hauptsächlich in einem besonderen anatomischen Bereich aktiv ist, fortschreiten und dabei andere funktionelle Gebiete einbeziehen.

6. Das diagnostische Vorgehen zielt darauf ab, zwischen akuten oder chronischen Erkrankungen und reversiblen oder irreversiblen Prozessen zu unterscheiden.

A. Die Prognose kann durch diese Entscheidung sehr unterschiedlich ausfallen, wonach entweder Euthanasie oder weitere Behandlung in Betracht gezogen werden.

B. Diese Entscheidungen basieren auf röntgenologischen Befunden (besonders Nierengröße), auf in Abständen wiederholten biochemischen Untersuchungen, Hämatologie, Harnuntersuchung und der Reaktion des Patienten auf die Therapie. Eine Nierenbiopsie ist ebenso bei bestimmten Patienten wertvoll.

Akute primäre Niereninsuffizienz

Akute primäre Niereninsuffizienz ist ein Syndrom, das durch plötzliche Verschlechterung der Nierenfunktion mit Retention von stickstoffhaltigen Komponenten und Verlust der Fähigkeit, den Elektrolyt- und Wasserhaushalt im Gleichgewicht zu halten, charakterisiert ist. Die Atiologie der akuten primären Niereninsuffizienz ist unterschiedlich, aber Nephrotoxine sind die wichtigsten Ursachen, gefolgt von renaler Ischämie und Nephritis. Das plötzliche Erkennen einer Azotämie bedeutet nicht notwendigerweise, daß sie sich erst vor kurzem entwickelt hat, da manche Tiere (mit chronischer Niereninsuffizienz) Azotämie über lange Zeiträume tolerieren.

1. Harnvolumen

A. Man kann nicht sagen, daß es bei Katzen oder Hunden mit akuter primärer Niereninsuffizienz ein bestimmtes Harnvolumen gibt, das für diese Störung charakteristisch ist.

1) Nach älteren Definitionen muß dabei Oligurie auftreten.

B. Anurie ist selten, solange keine schwere kortikale Nekrose aufgetreten ist.

C. Eine schwere Oligurie kann nach Vergiftung mit Ethylenglycol auftreten.

D. Bei einer Aminoglykosidvergiftung tritt keine Oligurie auf.

E. Die Schwere der Oligurie entspricht dem Ausmaß der Tubulischädigung (je schwerer die Tubulischädigungen sind, desto größer ist die Wahrscheinlichkeit einer Oligurie).

F. Eine Veränderung des Harnvolumens ist weder ein empfindlicher Parameter noch spezifisch für die Diagnose einer akuten primären Niereninsuffizienz.

2. Eine akute primäre Niereninsuffizienz kann durch Nephritis oder Nephrose verursacht werden, jedoch ist Nephrose als Ursache häufiger.

3. Phasen der akuten primären Niereninsuffizienz (Abb. 12-3)

A. Induktion (latent, beginnend)

1) Diese Phase reicht von der Exposition gegenüber einem Toxin, einem Infektionserreger oder einer ischämische Phase bis zur Entwicklung der intrarenalen Läsion.

B. Erhaltung (etabliert, fixiert)

1) In dieser Phase ist ein kritisches Ausmaß der intrarenalen Schädigung erreicht, so daß einfaches Ausschalten der auslösenden Ursache nicht zur sofortigen Verbesserung der Nierenfunktion führt.

2) Durch Infusionstherapie wird die Nierenfunktion ebenfalls nicht sofort voll wiederhergestellt.

3) Die Phase der Induktion kann 7 bis 21 Tage oder auch länger dauern, wenn die Nierenschädigung schwer ist.

C. Genesung

1) Glomeruläre Filtrationsrate, BUN und Serumkreatinin können sich normalisieren, wenn eine ausreichende intrarenale Heilung auftritt.

2) Chronische Niereninsuffizienz kann auftreten, wenn sich während des Heilungsprozesses eine Fibrose entwickelt.

3) Bis zur vollständigen Genesung können mehrere Monate vergehen.

• Nephritis

1. Leptospirose
2. Pyelonephritis (häufiger mit chronischer Niereninsuffizienz verbunden)
3. Glomerulonephritis (häufiger mit chronischer Niereninsuffizienz verbunden)

A. Systemischer Lupus erythematodes (SLE)
B. Dirofilariose
C. Pyometra
D. Endokarditis
E. Felines Leukosevirus (FeLV)
F. Borreliose
G. Rocky Mountain spotted fever

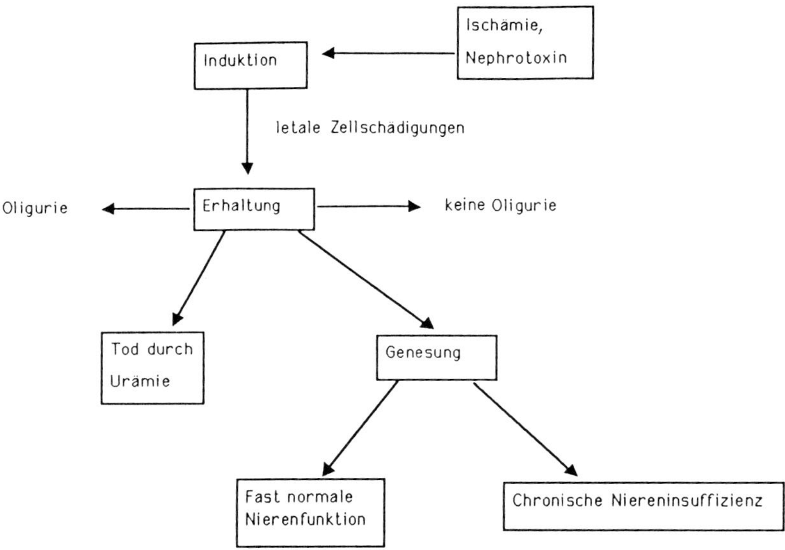

Abb. 12-3 Mögliche Phasen in der Entwicklung einer akuten primären Niereninsuffizienz.

H. Idiopathische Erkrankungen

4. Virale Nephritis (gewöhnlich ist eine Nierenerkrankung nur ein Teil der systemischen Krankheit)
   A. Hundestaupe
   B. Hepatitis contagiosa canis
   C. Herpesvirusinfektionen

• Nephrose

1. Nephrose ist eine Erkrankung innerhalb der Niere, die durch degenerative oder nekrotische Läsionen der Tubuli gekennzeichnet ist.
2. Nephrose
   A. Nephrotoxine (häufige Ursache)
   B. Hypoperfusion (Ischämie; häufige Ursache)
   C. Thrombose
   D. Muskel- und Blutfarbstoff (Myoglobin oder Hämoglobin)
3. Akute primäre Niereninsuffizienz durch Nephrotoxine
   A. Glycole (häufige Ursache)
      1) Ethylenglycol
      2) Diethylenglycol
   B. Antibiotika
      1) Aminoglykoside (häufige Ursache)
      2) Amphotericin B (häufige Ursache)
      3) Cephaloridin

4) Sulfonamide
5) Tetracycline
6) Polymyxin B
7) Colistin

C. Chemotherapeutika, die zur Krebstherapie eingesetzt werden
1) Cisplatin
2) hochdosiertes Methotrexat
3) hochdosiertes Doxorubricin
4) hochdosiertes Cyclophosphamid
5) Mithramycin
6) Streptozotocin

D. Hyperkalzämie/Hyperkalzurie
1) durch malignen Tumor der Parathyreoidea oder Knochenmetastasen (die häufigste Ursache chronischer Niereninsuffizienz)
2) Vitamin-D-Hypervitaminose (iatrogen, neuartige Rodentizide)

E. Schwermetalle
1) Arsen
2) Quecksilber
3) Thallium
4) Cadmium

F. Kohlenwasserstoffe
1) Methanol
2) Kohlenstofftetrachlorid (Lösungsmittel)
3) Toluen (Lösungsmittel)
4) Chlordan (Insektizid)
5) Paraquat (Herbizid)

G. Intravenös verabreichte Kontrastmittel

H. Fluorierte Inhalationsanästhetika
– Methoxyfluran/Enfluran

I. Sonstige Ursachen
1) Thiacetarsamid (organische Arsenverbindung)
2) Cyclosporin
3) elementarer Phosphor (Rodentizid)
4) EDTA
5) Mykotoxine
6) Hämoglobinurie/Myoglobinurie
7) Schlangenbisse/Bienenstiche

J. Nephrotoxische Nephropathie führt zu Schädigungen der Tubuli, die vorwiegend die proximalen Tubuli betreffen, wobei die Tendenz besteht, daß die Integrität der tubulären Basalmembran erhalten bleibt.

5. Akute primäre Niereninsuffizienz, die mit renaler Ischämie (Hypoperfusion) verbunden ist.

A. Intravaskuläre Volumenverarmung (häufige Ursache)
1) Dehydratation (Erbrechen, Diarrhoe, Sequestrierung, Hypodipsie; häufige Ursache)
2) Blutverlust
3) Hypalbuminämie

4) Trauma
5) Hypoadrenokortizismus

B. Veränderter renaler und systemischer Gefäßwiderstand
1) Renale Vasokonstriktion
a) Catecholamine (Adrenalin, Noradrenalin)
b) Sympathikusstimulation
c) Vasopressin
d) Angiotensin II
e) Hyperkalzämie
f) Amphotericin B
g) Hypothermie
h) Hämoglobinurie/Myoglobinurie
2) Systemische Vasodilatation
a) Therapie mit arteriellen Vasodilatatoren
b) Anaphylaxie
c) Inhalationsanästhesie
d) Sepsis
e) Hitzschlag

C. Interferenz mit der renalen Autoregulation während einer Hypotonie
1) Nicht-steroidale Antiphlogistika (z. B. Acetylsalicylsäure, Indomethacin, Ibuprofen, Banamin)
– Hemmung der renalen Prostaglandinsynthese

D. Verringertes Herzminutenvolumen
1) Kongestive Herzinsuffizienz
2) Niedriges Herzminutenvolumen ohne offenkundige Herzinsuffizienz
a) Erkrankungen des Perikards
b) Arrhythmien
c) nach Herzstillstand

E. Die renale Minderdurchblutung kann zu ischämischer Nephropathie führen, die mit stellenweiser Nekrose oder Degeneration der Tubuli verbunden ist. Es besteht die Tendenz zur Zerstörung der Basalmembran der Tubuli.

6. Die an der Reduzierung der glomerulären Filtrationsrate, der renalen Durchblutung, der Oligurie oder Diurese bei akuter primärer Niereninsuffizienz beteiligten Mechanismen sind bei experimentell ausgelöster Nephrose untersucht worden, obwohl diese Mechanismen auch bei Nephritis wirksam sein können. Bei stark ausgeprägter renaler Ischämie und Vergiftung mit Nephrotoxinen ist das Endstadium eine letale Zellschädigung der Tubuluszellen. Der genaue Beitrag eines jeden möglichen Mechanismus zur Induktion oder Aufrechterhaltung der akuten primären Niereninsuffizienz bei klinischer Nephrose ist zur Zeit unbekannt. Die Mechanismen können während der Induktionsphase der akuten primären Niereninsuffizienz anders sein als in der Erhaltungsphase.

7. Mechanismen, die zur Verringerung der glomerulären Filtrationsrate und/oder Entstehung einer Oligurie beitragen:

A. Vasokonstriktion von präglomerulären Blutgefäßen
– „Vasomotorische" Nephropathie

B. Tubuläre Rückstauung

C. Obstruktion der Tubuli

1) Intraluminale Zylinder

2) Extraluminale Kompression durch Schwellungen oder Infiltrate

D. Verminderte Permeabilität der Wand der glomerulären Kapillaren

8. Umkehrung von Oligurie zu Diurese oder eine erhöhte GFR kann erwartet werden, wenn die Vasokonstriktion, die tubuläre Rückstauung, die Tubulusobstruktion und die Verminderung der glomerulären Permeabilität beseitigt werden.

A. Die Diurese wird gefördert durch:

1) eine osmotische Diurese durch gelöste Stoffe, die sich während der oligurischen Phase ansammeln.

2) Natriumausscheidung durch verminderte Reabsorption von Natrium im proximalen Tubulus.

3) Unempfindlichkeit der Sammelrohre gegen antidiuretisches Hormon.

4) Übermäßige Applikation von Flüssigkeiten während der oligurischen Phase (Hyperhydratation).

• Diagnose

1. Die Diagnose einer akuten primären Niereninsuffizienz und ihre Differenzierung von der chronischen Niereninsuffizienz sind sehr wichtig, da die akute primäre Niereninsuffizienz möglicherweise behandelbar und reversibel ist, wohingegen die chronische Niereninsuffizienz es nicht ist.

2. In den meisten Fällen befindet sich das Tier, wenn es dem Tierarzt vorgestellt wird, in der Erhaltungsphase. Häufige Befunde sind:

A. ein Serumkreatininwert, der mindestens 50 bis 100% größer ist als vorher gemessene Werte, trotz Korrektur prärenaler Faktoren;

B. Ein progressiver Anstieg der Serumkreatinin- und BUN-Konzentrationen (frühzeitig auftretend) trotz Infusionstherapie.

3. Es gibt keinen Test oder Befund, der die Diagnose einer akuten primären Niereninsuffizienz bestätigt.

Anamnese und Befunde der körperlichen Untersuchung

1. Abruptes Einsetzen der klinischen Symptome einer Urämie (kann auch bei der akuten Dekompensation einer chronischen Niereninsuffizienz auftreten).

2. Polyurie oder Polydipsie bestehen noch nicht seit langem.

3. Befragen des Besitzers kann auslösende Ursachen, wie Trauma, Blutverlust, Anästhesie und Operationen oder Exposition gegenüber Nephrotoxinen, wie z. B. Antibiotika, Ethylenglycol (hat der Besitzer vor kurzem die Kühlerflüssigkeit seines Wagens gewechselt?) oder Amphotericin B, aufzeigen.

4. Hypothermie (36,7 °C bis 37,8 °C) wird häufig bei akuter primärer Niereninsuffizienz beobachtet; sie wird nicht bei chronischer Niereninsuffizienz festgestellt, solange sich der betreffende Patient nicht im terminalen Stadium befindet.

5. Die Nieren stellen sich bei Palpation und Röntgenuntersuchung normal bis vergrößert dar (die Nieren sind klein bis normal bei chronischer Niereninsuffizienz).

A. Bei der Palpation kann festgestellt werden, daß die Nieren schmerzhaft sind.

6. Dehydratation, Ulzera der Mundhöhle, gastrointestinale Blutungen und Nekrose der Zungenspitze können Symptome der Urämie sein, sind aber nicht spezifisch für eine akute primäre Niereninsuffizienz.
7. Im frühen Verlauf dieser Erkrankung tritt noch keine Anämie auf (eine normochrome, normozytäre Anämie ist ein häufiger Befund bei chronischer Niereninsuffizienz).

Befunde der Laboruntersuchungen

1. Erhöhte Konzentrationen von BUN und Serumkreatinin
2. Erhöhte PO_4- und verminderte Ca^{++}-Konzentrationen
3. Erhöhte Konzentrationen von Kalium im Serum, die lebensbedrohend sein können.
   A. Sie sind sehr wahrscheinlich, wenn das Tier oligurisch ist oder zusätzlich eine schwere metabolische Azidose vorliegt.
4. Niedriges spezifisches Gewicht des Harns und niedrige Osmolalität
5. Fraktionelle Natriumexkretion über den Harn größer als 1%
6. Harnsediment: ±Erythrozyten, Leukozyten, Tubulusepithelzellen, zelluläre Zylinder, grob granulierte Zylinder
7. Blutgase: verminderter pH-Wert, vermindertes HCO_3^-, leicht verringerter P_{CO_2}
   A. Metabolische Azidose mit geringer respiratorischer Kompensation
   B. Die metabolische Azidose bei chronischer Niereninsuffizienz ist meist nur sehr gering ausgeprägt, wogegen sie bei akuter primärer Niereninsuffizienz sehr deutlich sein kann.
8. Ist die akute primäre Niereninsuffizienz auf eine Pyelonephritis zurückzuführen, können Bakterien und Leukozytenzylinder gefunden werden.
9. Ist sie das Ergebnis einer Ethylenglycolvergiftung, treten auf:
   A. schwere metabolische Azidose,
   B. erhöhtes Anionen-gap,
   C. erhöhtes osmolares gap,
   D. erhöhte Konzentrationen von Ethylenglycol oder seinen Metaboliten im Serum (basiert auf positiven Ergebnissen eines in der Praxis verwendbaren Testkits für Ethylenglycol).
      – Der Test ergibt positive Resultate, wenn er innerhalb von 12 bis 24 Stunden nach Aufnahme des Ethylenglycols durchgeführt wird.

Nierenbiopsie

1. Sie kann erforderlich sein, um zwischen akuter primärer Niereninsuffizienz und chronischer Niereninsuffizienz zu unterscheiden.
2. Nierenbiopsie kann hinsichtlich einer Prognose wichtige Informationen liefern:
   A. Ausmaß der Schädigungen der Tubuluszellen
   B. Zustand der Basalmembran (erforderlich zur Reparation der Tubuli)
   C. Ausmaß der Ausheilung durch Fibrose
   D. Grad der Mineralisierung
   E. Bestimmung der der akuten primären Niereninsuffizienz zugrunde liegenden Nierenerkrankung

Chronische primäre Niereninsuffizienz

1. Die chronische Niereninsuffizienz ist durch die langsame, progressive Entwicklung irreversibler Nierenschädigung und den Verlust der Nierenfunktion gekennzeichnet. Eine systemische arterielle Hypertonie tritt bei Hunden mit chronischer Niereninsuffizienz und wahrscheinlich auch bei Katzen häufig auf.

A. Chronische Niereninsuffizienz ist keine spezifische Diagnose, sondern eher das Endstadium verschiedener Krankheitsprozesse einschließlich generalisierter vaskulärer, glomerulärer, interstitieller und tubulärer Prozesse (s. Abb. 12-2 und nachfolgenden Abschnitt über Ätiologie).

B. Die Krankengeschichte von Hunden und Katzen mit unbehandelter chronischer Niereninsuffizienz ist nicht gut dokumentiert, die klinische Erfahrung zeigt jedoch, daß die Krankheit progredient verläuft.

C. Die Progredienz kann durch Bestimmung der Serumkreatininkonzentrationen in bestimmten Abständen für das betreffende Tier beurteilt werden.

D. Die klinischen Symptome und die Anamnese spiegeln den Ausfall der konservierenden Funktion, der endokrinen Funktion und der Stoffwechselfunktionen der Nieren wider.

2. Warum entwickeln Tiere mit chronischer Niereninsuffizienz einen progressiven Funktionsverlust der Niere und Nierenschädigungen?

A. Es ist nicht sicher bekannt.

B. Die ursprüngliche Ursache der Nierenschädigung kann noch vorhanden sein und weiterwirken.

C. Die ursprüngliche Ursache der Nierenschädigung ist nicht länger vorhanden, trotzdem schreitet die Nierenschädigung fort.

– Es scheint, daß eine bestimmte Menge an Nephronen untergegangen sein muß, bevor sich selbst unterhaltende Mechanismen das übrigbleibende lebensfähige Nierengewebe zerstören.

- Damit dies auftritt, muß ein Untergang von 75 bis 80% der Nephrone stattgefunden haben.
- Je größer das Ausmaß des Unterganges der funktionellen Nephrone ist, desto größer ist der Grad der sich selbst unterhaltenden Schädigung des übrigbleibenden gesunden Nierengewebes.

D. Die sog. adaptive Reaktion der verbleibenden lebensfähigen Nephrone nach substantieller Schädigung und Funktionsverlust anderer Einheiten kann tatsächlich zu ihrer möglichen Schädigung beitragen. Die Hypertrophie der renalen Funktion führt zu „Supernephronen".

1) Intraglomeruläre Hypertonie (Hyperfiltration)
   a) Erhöhte GFR einzelner Nephrone
   b) Erhöhter glomerulärer Plasmafluß
   c) Erhöhter transglomerulärer kapillarer hydraulischer Druck
2) Erhöhter tubulärer Metabolismus
3) Vermehrte tubuläre Bildung von Ammoniak

E. Mineralisierung des Nierengewebes
1) verbunden mit Phosphatretention
2) beeinflußt durch die Größe des Calcium × Phosphat-Löslichkeitsproduktes

F. Systemische arterielle Hypertonie

G. Intrarenale Koagulation
H. Immunvermittelte Mechanismen

• Ätiologie

1. Idiopathische chronische interstitielle Nephritis ist die häufigste Ursache.
2. Pyelonephritis
3. Amyloidose
   A. Idiopathisch (am häufigsten)
   B. Sekundär
   C. Familiäres Auftreten bei Abessinierkatzen und Shar-Pei-Hunden
4. Glomerulonephritis
   A. Meist idiopathisch
   B. Infektiös (Hund)
      1) Adenovirus-1-Infektion
      2) Ehrlichiose
      3) Brucellose
      4) Leishmaniose
      5) Bakterielle Endokarditis
      6) Pyometra
      7) Dirofilariose
      8) Borreliose?
      9) Rocky Mountain spotted fever?
   C. Infektiös (Katze)
      1) Felines Leukose-Virus (FeLV)
      2) Feline infektiöse Peritonitis (FIP)
      3) Polyarthritis (*Mycoplasma gatae*)
      4) Felines Immunschwäche-Virus?
   D. Entzündlich
      1) Pankreatitis
      2) Systemischer Lupus erythematodes
   E. Neoplastisch
      1) Lymphosarkom
      2) Hämolymphatische Neoplasie
      3) Mastozytom
      4) Sonstige Tumoren
   F. Familiäres Auftreten
      1) Dobermannpinscher?
      2) Glomerulonephritis bei Sibling-Katzen
5. Familiär auftretende Nierenerkrankungen (Hund)
   A. Lhasa Apso
   B. Shi Tzu
   C. Norwegischer Elchhund
   D. Cockerspaniel
   E. Dobermannpinscher
   F. Samoyede

G. Standardpudel
H. Soft-coated wheaten Terrier
I. Golden Retriever
6. Polyzystische Nieren
A. Erworben
B. Kongenital
C. Familiäres Auftreten bei Perserkatzen
7. Abheilung einer akuten primären Niereninsuffizienz durch Fibrose
8. Hyperkalzämie bei Hunden (selten bei Katzen)
9. Bilaterale Neoplasien der Nieren (z. B. renales Lymphosarkom bei Katzen)
10. Bilaterale Hydronephrose
11. Pyogranulomatöse Nephritis
A. FIP
B. Mykotisch
12. Gefäßverschlüsse in der Niere (bei Hunden und Katzen selten)
13. Leptospirose (ungewöhnlich bei Hunden, selten bis fehlend bei Katzen)

- **Stadien der chronischen Niereninsuffizienz**

1. Verminderte renale Reserve (Verlust bis zu 50% der funktionellen Nephrone)
A. Es besteht keine Azotämie.
B. Die Konzentrierungsfähigkeit bleibt bestehen.
C. Gut erhaltene exkretorische Funktionen
2. Niereninsuffizienz (Verlust von 50% bis 75% der funktionellen Nephrone)
A. Azotämie fehlt oder ist leicht ausgeprägt.
B. Verminderte Konzentrierungskapazität
C. Streß kann die Manifestation der Niereninsuffizienz beschleunigen.
3. Nierenversagen (Verlust von mehr als 75% der funktionellen Nephrone)
A. Mäßige bis starke Azotämie
B. Konzentrationsinsuffizienz
C. Hyperphosphatämie
D. Metabolische Azidose
E. Nicht-regenerative Anämie
F. Extrarenale Manifestationen der Urämie (z. B. urämische Gastroenteritis)

- **Differenzierung zwischen chronischer Niereninsuffizienz und akuter primärer Niereninsuffizienz**

1. Kann klinisch schwierig sein.
2. Die Differenzierung ist wichtig, da eine akute primäre Niereninsuffizienz möglicherweise reversibel und behandelbar ist, während die chronische Niereninsuffizienz es nicht ist.
A. Die Nieren sind bei chronischer Niereninsuffizienz klein bis normal, bei akuter primärer Niereninsuffizienz normal bis vergrößert.
B. Bei Vorhandensein einer chronischen Niereninsuffizienz ergibt die Anamnese,

daß vorhergehend eine Polyurie und Polydipsie beobachtet wurden, die bei akuter primärer Niereninsuffizienz fehlt.

– Oligurie nach Rehydratation deutet auf akute primäre Niereninsuffizienz oder chronische Niereninsuffizienz im terminalen Stadium hin.

C. Bei Tieren mit chronischer Niereninsuffizienz liegt im Gegensatz zu denen mit akuter primärer Niereninsuffizienz häufig eine Anämie vor.

D. Eine Hypothermie tritt manchmal bei Patienten mit akuter primärer Niereninsuffizienz auf, jedoch nicht bei jenen mit chronischer Niereninsuffizienz, solange sie noch nicht im terminalen Stadium sind.

E. Hyperkaliämie läßt auf akute primäre Niereninsuffizienz (primär parenchymaler oder postrenaler Ätiologie) oder auf eine chronische Niereninsuffizienz im terminalen Stadium mit Oligurie schließen.

• Diagnose

1. Anamnestische Hinweise

A. Polyurie oder Polydipsie

1) Sie können die erste Auffälligkeit sein, die der Besitzer beobachtet.

2) Nokturie

3) Manche Besitzer denken, daß das Tier inkontinent ist, da es im Haus Harn absetzt, was früher niemals vorkam.

B. Wenn dem Besitzer die Polyurie oder Polydipsie nicht auffallen, können die urämischen Symptome die ersten sein, die er entdeckt.

2. Azotämie (erhöhte BUN- und Serumkreatinin-Konzentrationen)

3. Verdünnter Harn (spezifisches Gewicht $<1,030$, $<1,017$)

4. Harnuntersuchung

A. Sediment zeigt keine Anzeichen einer Entzündung.

B. Proteinurie, wenn als Grundkrankheit eine Glomerulopathie besteht.

Das Verhältnis von Protein zu Kreatinin im Harn ($U_P : U_{CR}$) kann bei der Beurteilung einer Proteinurie hilfreich sein, von der vermutet wird, daß sie durch renalen Eiweißverlust verursacht wird.

1) Ein hochkonzentrierter Harn kann zu einer erhöhten Konzentration von Harnprotein führen, wenn die 24stündige Exkretion von Protein normal ist.

2) Sehr verdünnter Harn kann zu niedrigen Konzentrationen von Protein im Harn führen, wenn die 24stündige Exkretion von Protein erhöht ist.

3) Die Auswirkung der Harnkonzentrierung oder -verdünnung wird minimiert, wenn Protein und Kreatinin im Harn verglichen werden.

4) Harnprotein wird mit der Coumassie Brilliantblau(CBB)- oder der Trichloressigsäure-Ponceau-S (TCA-PS)-Methode bestimmt, die sowohl Albumin als auch Globulin erfassen.

5) Normale $U_P : U_{CR}$-Werte sind bei Hunden und Katzen <1.

6) Glomerulonephritis, Nierenamyloidose und chronische interstitielle Nephritis führen gewöhnlich zu einem $U_P : U_{CR}$-Wert >1.

7) Eine umfangreiche Untersuchung bei Hunden durch Center et al. (1985) ergab einen Mittelwert für $U_P : U_{CR}$ von 5,73 (0,4 bis 34,39) bei Glomerulonephritis, 22,5 (11,17 bis 46,65) bei Amyloidose und 2,89 (1,51 bis 10,52) bei chronischer interstitieller Nephritis.

8) Die großen Überschneidungen beim $U_P : U_{CR}$-Verhältnis zeigen, daß bei erhöhten Werten die Art der für den Proteinverlust verantwortlichen Nierenerkrankung nicht identifiziert werden kann.

9) Harnproben mit offensichtlicher Hämaturie oder Pyurie weisen gewöhnlich einen erhöhten $U_P : U_{CR}$-Wert auf, der nicht unbedingt eine Glomerulopathie anzeigen muß.

C. Bei einer Pyelonephritis kann eine Bakteriurie auftreten, sie muß jedoch nicht vorliegen.

5. Die Nieren können klein sein ($<2{,}5 \times L_2$ in der Länge bei Hunden; $<2 \times L_2$ bei Katzen).
6. Nicht-regenerative Anämie
7. Normale bis niedrige Kaliumkonzentration im Serum (außer in Fällen von sehr weit fortgeschrittener chronischer Niereninsuffizienz, bei der eine Hyperkaliämie beobachtet werden kann).
8. Schwache bis mäßige metabolische Azidose
9. Hyperphosphatämie
10. Niedrige, normale oder selten auch erhöhte Calciumkonzentrationen im Serum

Behandlung der primären Niereninsuffizienz

1. Die genaue Art der primären Niereninsuffizienz ist zu dem Zeitpunkt, an dem schon mit einer Therapie begonnen werden muß, noch unbekannt. Daher werden eine Therapie und weitere diagnostische Untersuchungen gleichzeitig weitergeführt.
2. Fälle mit mutmaßlicher primärer Niereninsuffizienz

A. Die bestehende Dehydratation innerhalb von 6 bis 8 Stunden mit physiologischen Elektrolytlösungen korrigieren, da eine andauernde renale Minderdurchblutung zu schweren Schädigungen führen würde.

B. Flüssigkeiten für den Erhaltungsbedarf verabreichen, wobei die große Schwankungsbreite der Harnausscheidung in Betracht zu ziehen ist.

C. Verlorengegangene Flüssigkeit in einer Menge verabreichen, die aus Schätzungen des Verlustes durch Erbrechen oder Diarrhoe hervorgeht.

D. Schwere Störungen des Elektrolyt- oder Säure-Basen-Haushaltes ausgleichen

E. Eine Obstruktion der Harnwege durch Röntgenuntersuchung ausschließen

– Beseitigung einer bestehenden Obstruktion durch chirurgische oder nichtinvasive Verfahren

F. Infektionen des Harntraktes durch kulturelle Untersuchung des Harns ausschließen

– Beginne eine Therapie mit nicht-nephrotoxischen Antibiotika, wenn eine Infektion vorliegt.

G. Hyperkalzämie als mögliche Ursache der Niereninsuffizienz ausschließen (s. Kapitel 25.)

H. Führe in Abständen folgende Messungen durch, um den Zustand des Patienten beurteilen zu können:

1) Körpergewicht (anfangs 2- bis 3mal täglich)

2) Hämatokrit und Gesamtfeststoffgehalt (erst 2mal, später einmal pro Tag)

3) Hautturgor und andere klinische Parameter der Hydratation

4) BUN- und Serumkreatinin-Konzentrationen, um eine Verschlechterung oder Verbesserung der Nierenfunktion feststellen zu können.

5) Elektrolytkonzentrationen im Serum (Na, K, Cl) während starker Diurese oder Oligurie, um die Auswirkungen der Therapie über Wochen beurteilen zu können, besonders im Hinblick auf Hyperkaliämie und Hypokaliämie.

3. In Fällen von primärer Niereninsuffizienz muß der Tierarzt entscheiden, ob das Stadium der Polyurie oder der Oligurie vorliegt. Das Harnvolumen wird durch Bewertung der anamnestischen Hinweise und körperlichen Befunde oder durch Messung der Harnbildung mittels eines Verweilkatheters beurteilt. Die normale Urinproduktion beträgt 1,0 bis 2,0 ml/kg KG/Std.

4. Bei oligurischer primärer Niereninsuffizienz muß der Patient auf Retention von Wasser und Elektrolyten überwacht werden.

A. Hyperkaliämie begleitet häufig die Azotämie bei dieser Art der Niereninsuffizienz.

B. Hyperphosphatämie, Hyperkalzämie und metabolische Azidose können ebenfalls beobachtet werden.

C. Während der oligurischen Phase muß genau überlegt werden, welches Volumen und welche Art von Infusionslösung appliziert wird, um iatrogene Hyperhydratation und Hypernatriämie zu vermeiden.

1) Die Symptome einer Überwässerung können subkutanes Ödem, Lungenödem oder kongestive Herzinsuffizienz sein.

2) Die ideale Infusionslösung für diese Phase enthält kein Kalium (z.B. 0,9%ige Kochsalzlösung, 2,5% Dextrose in 0,45%iger Kochsalzlösung).

3) Lösungen mit geringem Natriumgehalt helfen, eine Hypernatriämie zu vermeiden. Patienten mit starker Verringerung der GFR, die natriumreiche Infusionslösungen erhalten, entwickeln häufig eine Hypernatriämie.

5. Die polyurische Niereninsuffizienz ist in erster Linie durch den Wasser- und Elektrolytverlust gekennzeichnet. Im Gegensatz zum oligurischen Stadium sind die Kaliumkonzentrationen im Serum gewöhnlich normal bis niedrig. Biochemische Laborwerte sind denen ähnlich, die bei einer oligurischen Niereninsuffizienz bestehen. Jedoch können Tiere mit stark verringerter GFR auch Polyurie und Hyperkaliämie zeigen.

6. In der Anfangsphase der Therapie der Niereninsuffizienz reicht die orale und subkutane Applikation von Flüssigkeit nicht aus. Das azotämische Tier kann erbrechen und die gastrointestinale Absorption von Wasser und Elektrolyten unzureichend sein. Die subkutane Applikation kann ebenfalls nicht zuverlässig wirken, besonders wenn eine mäßige oder starke Dehydratation vorliegt. Ebenso ist es schwierig, große Flüssigkeitsvolumina über diese Wege zu applizieren. Daher ist die intravenöse Applikation am Anfang der Behandlung erforderlich.

7. Eine Infusionstherapie bei Hunden und Katzen mit primärer Niereninsuffizienz ermöglicht, daß der Patient solange am Leben bleibt, bis sich das Nierengewebe wieder erholt hat und die restlichen funktionsfähigen Nephrone vermehrt arbeiten, wodurch die Nierenfunktion verbessert wird. Das Ziel einer Infusionstherapie ist es, durch Aufrechterhaltung des peripheren Plasmavolumens eine ausreichende Nierenfunktion sicherzustellen. Häufig kann eine Infusionstherapie fortgesetzt werden,

bis eine definitive Diagnose gestellt ist. Eine intravenöse Infusionstherapie bietet dem Kliniker auch einen Weg, bei einem Patienten mit primärer Niereninsuffizienz eine intensive Diurese durchzuführen, um die Azotämie zu reduzieren.

8. Kontrolle des Erbrechens

A. Zirkulierende urämische Toxine können die Chemorezeptortriggerzone stimulieren.

B. Urämische Ulzera im Gastrointestinaltrakt können den Brechreflex auslösen.

C. Eine Hyperazidität des Magens, die bei Urämie häufig auftritt, muß beseitigt werden. Dann verringern sich oft Häufigkeit und Schwere des Erbrechens.

1) Cimetidin

a) 10 mg/kg KG i. v. am Anfang, gefolgt von 5 mg/kg (2–3mal/d)

b) oral applizieren, wenn das Erbrechen aufhört

2) Ranitidin (2–4 mg/kg KG, 2mal/d)

D. Eine zentrale Kontrolle des Erbrechens kann hilfreich sein, wenn Cimetidin allein nicht ausreicht.

1) Chlorpromazin 0,5 mg/kg

2) Prochlorperazin 1,0 mg/kg

3) Trimethobenzamid 3,0 mg/kg

4) Metoclopramid, 0,2–0,4 mg/kg KG (3–4mal/d)

E. Gastrointestinale Hüllstoffe bei Ulzerationen

1) Kaolin-Pektin

– 1 ml/kg KG (3–4mal/d oral)

2) Sucralfat

– 1 Tablette/25 kg KG (3–4mal/d)

F. Futterentzug für mindestens 24 bis 48 Stunden während der Therapie. Es sollte auch die Einschränkung der oralen Wasserzufuhr in Betracht gezogen werden, wenn das Erbrechen stark ist.

9. Starke urämische Ulzera in der Mundhöhle, Stomatitis und Zungenspitzennekrose

A. Örtlich Lidocain

B. Mundspülungen mit Glycerol und Wasserstoffperoxid

• Akute Niereninsuffizienz

1. *Primum non nocere* (als erstes, nicht schaden!)

A. Das erste Ziel der Therapie einer Niereninsuffizienz ist, Veränderungen des internen Milieus des Patienten so gering wie möglich zu halten und den Nieren die Möglichkeit zur Regeneration zu geben.

B. Die Nierenläsion selbst ist einer Therapie nicht zugänglich.

C. Versuche den Wasser-, Elektrolyt- und Säure-Basen-Haushalt während der Stadien der akuten Niereninsuffizienz im Gleichgewicht zu halten.

2. Überwache die Applikation der zugeführten Flüssigkeitsmenge genauestens, um eine optimale Hydratation zu gewährleisten und eine Hyperhydratation zu vermeiden, wenn die Oligurie anhält. Eine Hyperhydratation kann auch bei Tieren ohne Oligurie auftreten, da deren Fähigkeit, eine Wasserlast auszuscheiden, stark eingeschränkt sein kann.

A. Ersetze die verlorengegangene Flüssigkeit und gewährleiste den Erhaltungsbedarf durch intravenöse Flüssigkeitstherapie.

– Wenn die Oligurie persistiert, kann ein zusätzliches intravenöses Flüssigkeitsvolumen von 3% bis 5% des Körpergewichtes gerechtfertigt sein. Eine so starke Dehydratation kann durch Ungenauigkeit der klinischen Einschätzung des Ausmaßes der Dehydratation leicht falsch beurteilt werden.

3. Wenn die zusätzliche Volumenexpansion nicht zu einer Diurese führt, sollte man versuchen, die Harnbildung durch Applikation von Diuretika zu steigern.

A. Die Rehydratation muß vor der Applikation der Diuretika abgeschlossen sein.

B. Das Ziel einer intensiven Diurese ist es, den Umsatz von Körperwasser, Elektrolyten und Stoffwechselendprodukten zu erhöhen.

C. Die Diurese führt zu einem Verlust von Substanzen, die sich in der urämischen Phase angesammelt haben und die Symptome der Urämie verursachen.

D. In einigen Beispielen steigt die glomeruläre Filtration tatsächlich während der Diurese an. In anderen Fällen wird eine vermehrte Urinproduktion nicht von einer gesteigerten glomerulären Filtration begleitet.

E. Eine Vergrößerung der Harnmenge sollte nicht mit einer Verbesserung der Nierenfunktion gleichgesetzt werden. In einigen Fällen ist es nicht möglich, den Harnfluß zu vergrößern.

F. Die Wirksamkeit einer diuretischen Therapie bei akuter primärer Niereninsuffizienz steht noch nicht fest, jedoch führen die meisten Kliniker sie ohnehin durch.

4. Osmotische Diurese

A. Osmotische Diurese mit 10%iger oder 20%iger Dextroselösung erfolgt bei einer Dosierung von 20 bis 60 ml/kg KG i. v. Die Wirkung von Dextroselösungen scheint jedoch nicht so gut wie die von Mannitol, Furosemid oder Dopamin zu sein.

1) Um eine Hypoglykämie zu erzeugen, wird die Dextroselösung mit einer Geschwindigkeit von 2 bis 10 ml/min während der ersten 10 bis 15 Minuten appliziert. Dies wird von einer Infusionsgeschwindigkeit von 1 bis 5 ml/min abgelöst. Nach der Verabreichung dieser Menge wird eine polyionische Lösung, z. B. Ringer-Lactat-Lösung, intravenös appliziert, um eine Dehydratation und eine starke Verarmung an Elektrolyten zu verhindern. Dieses Vorgehen wird je nach Bedarf zwei- bis dreimal täglich wiederholt.

2) Während der Versuche, eine Diurese auszulösen, muß sorgfältig auf das Körpergewicht, eine auftretende Glukosurie, die Harnausscheidung und Veränderungen der BUN- oder Kreatinin-Konzentrationen im Serum geachtet werden. Nach Festsetzung des Körpergewichts in normal hydratiertem Zustand als Ausgangspunkt sollte dieses Gewicht während der Applikation des osmotischen Diuretikums konstant gehalten werden. Progressiver Gewichtsverlust während des Diureseversuchs zeigt eine Dehydratation an, wohingegen eine progressive Gewichtszunahme eine Hyperhydratation anzeigt. Das Auftreten einer Glukosurie zeigt an, daß eine ausreichende Hyperglykämie erreicht worden ist. Die Harnausscheidung sollte etwa 1 bis 3 ml/min betragen, wenn das Vorgehen erfolgreich eine Diurese eingeleitet hat. Wenn das Urinvolumen weiterhin nicht ausreichend ist, sind weitere Versuche, eine osmotische Diurese auszulösen, nicht gerechtfertigt.

B. Als alternativen osmotischen Wirkstoff kann man Mannitol in einer Anfangsdosis von 0,25 bis 0,5 g/kg KG als 20%ige bis 25%ige Lösung 3 bis 5 Minuten lang intravenös applizieren, um eine Diurese einzuleiten.

1) Das Einsetzen der Diurese kann innerhalb von 20 bis 30 Minuten erwartet werden.

2) Die Anmerkungen über Dextrose lassen sich auch auf Mannitol anwenden, außer daß es keinen praktischen Weg gibt, um das Auftreten von Mannitol im Urin zu messen.

3) Um die Diurese aufrechtzuerhalten, werden 2 bis 5 ml/min einer 5%igen bis 10%igen Lösung i. v. appliziert.

a) Mannitol kann auch in Ringer-Lactat-Lösung verdünnt werden, um die erforderliche Flüssigkeit zuzuführen.

b) Eine Gesamtmenge von 2 g/kg KG/Tag sollte nicht überschritten werden.

4) Mannitol kann der Dextrose beim Auslösen einer Diurese in solchen Fällen von akuter Niereninsuffizienz überlegen sein, bei denen ein Zellödem für die Aufrechterhaltung der Oligurie oder Verringerung der GFR verantwortlich ist.

– Dextrose steht mit dem Intra- und Extrazellularraum im Gleichgewicht, Mannitol bleibt aber innerhalb des extrazellulären Kompartiments und hat daher eine stärkere Wirkung bei der Auflösung einer zellulären Schwellung.

5. Furosemid und Ethacrynsäure sind natriuretische Wirkstoffe, welche die Diurese fördern, wenn Dextrose und Mannitol nicht wirksam waren. Diese Pharmaka können auch initial anstelle von Dextrose oder Mannitol verwendet werden.

A. Furosemid wird in einer Dosierung von 2 bis 4 mg/kg KG i. v. appliziert.

B. Das Einsetzen einer bis zu zwei Stunden anhaltenden Diurese kann innerhalb von 5 bis 15 Minuten erwartet werden.

C. Furosemid kann alle 8 Stunden verabreicht werden, um die Diurese aufrechtzuerhalten.

D. Wenn eine Diurese nicht innerhalb von 30 Minuten eintritt, wird die Furosemiddosis verdoppelt und nochmals i. v. appliziert.

6. Dopamin allein oder in Verbindung mit Furosemid kann bei der Förderung einer Diurese erfolgreich sein, wenn alle anderen Behandlungen ohne die gewünschte Wirkung waren.

A. Es ist schwieriger, diese Erkenntnis in der Praxis anzuwenden, da Dopamin in genauen Mengen mit konstanter Infusionsgeschwindigkeit verabreicht werden muß, um Nebenwirkungen zu vermeiden.

B. Dosierung: 2 bis 10 μg/kg KG/min

1) Anfänglich wird meist eine Dosierung von 1 bis 3 μg/kg KG/min versucht.

2) Wenn dies erfolglos ist, erhöht man die Dosis oder fügt Furosemid in der Dosis von 1 mg/kg KG/Std. hinzu.

3) Ein EKG dient zum Überwachen, ob das Tier Tachyarrhythmien entwikkelt, die letal sein können

7. Wenn eine intensive Diurese mit osmotischen und natriuretischen Wirkstoffen fehlschlägt, werden andere Maßnahmen in Erwägung gezogen, um das Leben des Tieres zu erhalten, wie Peritonealdialyse oder Hämodialyse bei ausgewählten Hunden und Katzen mit potentiell reversiblen Nierenerkrankungen.

8. Wenn eine Diurese durch Applikation von Diuretika oder durch spontane Reparation des Nierengewebes eintritt, wird die Aufmerksamkeit voll auf die Flüssigkeits-

therapie gerichtet, da eine Tendenz zur Entwicklung einer Dehydratation, Hyponatriämie und Hypokaliämie besteht und bis zu 4 Wochen anhalten kann.

9. Ziele der diätetischen Therapie sind, den Proteinstoffwechsel zu reduzieren, der die Quelle für gelöste stickstoffhaltige Verbindungen, Phosphat-, Kalium- und Wasserstoffionen ist, und eine anabole Stoffwechsellage zu fördern.

A. Die Ergänzung der Infusionslösung mit Glucose, um Kalorien bereitzustellen, die nicht aus Protein stammen und damit Protein zu sparen, ist nur bei sehr kleinen Patienten erfolgreich.

B. Anabole Steroide

C. Wenn das Tier stark azotämisch ist, muß dafür gesorgt werden, daß es hochwertiges Protein in geringer Menge aufnimmt, wenn eine orale Ernährung möglich ist (s. S. 352).

D. In ausgewählten Fällen sollte eine enterale oder parenterale Ernährung in Betracht gezogen werden.

10. Management der Hyperkaliämie

A. Akut

1) Natriumhydrogencarbonat applizieren

a) 1 bis 2 mval/kg KG, erforderlichenfalls Wiederholung nach 15 bis 30 Minuten

b) den Patienten via EKG (s. Kapitel 25.) überwachen

B. Subakut oder chronisch

1) Natriumpolystyrensulfonat per rectum bei Hunden (25 bis 50 g 2mal täglich)

2) Peritonealdialyse

11. Management der metabolischen Azidose

A. Natriumhydrogencarbonat nach Bedarf applizieren, um die Serumhydrogencarbonatspiegel höher als 15 mval/l zu halten.

B. Vorschnelle Alkali(Basen)-Therapie vermeiden

1) Natriumretention

2) Krämpfe oder Tetanie

12. Management akuter Infektionen

A. Akut-urämische Patienten haben eine erhöhte Empfänglichkeit für Infektionen. Infektionen sind die Hauptursachen der Mortalität bei akuter Niereninsuffizienz beim Menschen und kann auch bei Hunden und Katzen auftreten.

B. Bei langfristigem Krankenlager kann sich eine Pneumonie entwickeln.

C. Infektionen des Harntraktes

1) Die geschädigten Nieren sind verstärkt für Infektionen anfällig.

2) Die prolongierte Verwendung eines Verweilkatheters in der Harnblase ist eine Quelle für eine Sepsis. Der Tierarzt muß das Risiko einer Harnwegsinfektion gegen die Notwendigkeit, die Harnbildung zu überwachen, abwägen.

D. Intravenöse Katheter sind eine potentielle Quelle für Thrombophlebitis, Septikämie und Bakteriämie.

E. Gegen Infektionen sind keine nephrotoxischen Antibiotika einzusetzen.

1) Die Dosis oder das Zeitintervall ist anzupassen, wenn das Pharmakon über die Nieren ausgeschieden wird.

13. Eine Dialyse sollte in Erwägung gezogen werden, wenn die Azotämie trotz aggressiver Flüssigkeitstherapie und Diurese eine Progression zeigt oder wenn sich

eine therapieresistente metabolische Azidose, Hyperkaliämie oder Hyperhydratation entwickeln.

A. Eine Dialyse ist bei Tieren mit reversibler akuter Niereninsuffizienz von größtem Wert.

B. Sie wird nicht empfohlen, wenn die Urämie durch chronische Niereninsuffizienz verursacht ist.

C. Hämodialyse ist bei mittelgroßen bis großen Hunden möglich, aber nicht praktisch.

D. Eine Peritonealdialyse ist in der Praxis durchführbar, da ein spezieller Katheter entwickelt worden ist, aber sie hat auch Nachteile:

1) teuer
2) viele Komplikationen
   a) Hypalbuminämie
   b) Katheterobstruktion
   c) Peritonitis
   d) Subkutanes Ödem
   e) Störungen des Elektrolytgleichgewichtes
3) Es ist spezielle Erfahrung erforderlich.

E. Das Befinden des Patienten wird durch eine Dialyse gebessert, während auf die definitive Diagnose und eine potentielle Heilung des Nierengewebes gewartet wird.

Prognose bei akuter Niereninsuffizienz

1. Zweifelhaft bis ungünstig, unabhängig von der Ursache, wenn sich das Tier in der Erhaltungsphase befindet.
2. Ungünstig bis infaust, wenn sich das Tier in der Erhaltungsphase als Resultat einer Ethylenglycolvergiftung befindet.
3. Infaust, wenn eine schwere Oligurie trotz Behandlung während der Erhaltungsphase besteht.
4. Der Tod tritt während der initialen Behandlung oft als Folge von Hyperkaliämie, metabolischer Azidose oder Hyperhydratation ein.
5. Der Tod tritt häufig durch die Urämie oder Infektionen ein, bevor die Nierenläsionen Zeit hatten zu heilen.
6. Die Prognose bei einer Behandlung mit Dialyse ist unbekannt.

- **Chronische Niereninsuffizienz**

1. Tiere mit akuter Dekompensation benötigen eine intravenöse Flüssigkeitstherapie zur Wiederherstellung der Hydratation, wie vorher im Abschnitt über Therapie der primären Niereninsuffizienz beschrieben.

A. Der Flüssigkeitsbedarf ist wegen der Polyurie größer als der von gesunden Tieren.

B. Wenn die Dehydratation stark ist, kann das Tier initial oligurisch sein.

C. Eine intensive Diurese, wie bei akuter Niereninsuffizienz beschrieben, kann günstig sein zur Verbesserung der Nierenfunktion, zur Verringerung der Schwere der Azotämie und der urämischen Symptome und dazu, das Tier zu befähigen, auch ohne intravenöse Applikation von Flüssigkeiten zu überleben.

2. Ein konservatives therapeutisches Management wird begonnen, wenn die Schwere der urämischen Symptome abgenommen hat und eine orale Aufnahme von Wasser und Futter möglich ist.

A. Sorge für eine Aufrechterhaltung des Wasser-, Elektrolyt-, Säure-Basen- und Energiegleichgewichtes.

B. Verringere die Menge der retinierten urämischen Stoffe.

C. Minimiere die Wirkungen des Ausfalls der endokrinen renalen Funktion.

3. Ermögliche dem Tier ständig freien Zugang zum Trinkwasser.

A. Die Behinderung der Fähigkeit zur Harnkonzentrierung führt zu Polyurie und einer sekundären kompensatorischen Polydipsie.

B. Dehydratation und prärenale Azotämie entwickeln sich, wenn ein Tier mit chronischer Niereninsuffizienz nicht ausreichend Wasser aufnehmen kann.

C. Der Wasserentzug und die nachfolgende Dehydratation können eine urämische Krise beschleunigen.

Diätetisches Management

1. Einführung

A. Hauptstütze der konservativen Therapie

B. Viele der im Plasma von urämischen Tieren retinierten Stoffe sind Nebenprodukte des Proteinstoffwechsels.

C. Klinische Symptome sind häufig direkt oder indirekt auf diese urämischen Toxine zurückzuführen, z. B. Erbrechen, Anorexie, Depression, Anämie, neurologische Erkrankungen.

1) Die Schwere der urämischen Symptome ist eher den BUN- als den Kreatinin-Konzentrationen im Serum proportional.

2) Harnstoff selbst ist wahrscheinlich nicht ein Haupttoxin, aber andere toxische Substanzen können sich auch proportional zum Anstieg der BUN-Konzentration anreichern.

D. Durch Diätfütterung können Quantität und Qualität folgender Faktoren kontrolliert werden:

1) Energie
2) Proteine und Aminosäuren
3) Phosphat
4) Natrium
5) Kalium
6) Lipide und Fettsäuren
7) Vitamine

E. Das Ziel einer therapeutischen Diät ist es, das Tier mit weniger Protein, das aber biologisch hochwertig ist, zu versorgen und genügend Kohlenhydrate und Fette zu füttern, um eine ausreichende Zufuhr von Energie, die nicht aus Protein stammt, zu gewährleisten.

1) Wenn dieses erreicht ist, dürften weniger urämische Toxine gebildet werden.

– Der BUN sinkt, aber die Kreatininkonzentrationen im Serum ändern sich nicht.

2) Es ist erforderlich, daß gleichzeitig mit der Proteinaufnahme ausreichend Kalorien zugeführt werden, die nicht aus Protein stammen, ansonsten findet eine Katabolisierung des aufgenommenen Proteins oder von Körperprotein statt.

3) Andere günstige Auswirkungen einer Proteineinschränkung im Futter sind:

a) Verringerung der Phosphataufnahme

b) Verringerung der Bildung von Säuren als Nebenprodukten des Proteinkatabolismus

F. Die Natriumaufnahme kann bei Tieren mit chronischer Niereninsuffizienz zur Entwicklung einer systemischen arteriellen Hypertonie beitragen und ist daher bei der Ausarbeitung einer Diät unbedingt zu berücksichtigen.

1) Eine routinemäßige Ergänzung von Kochsalz ist nicht zu empfehlen.

2) Normale oder verringerte Mengen an Kochsalz werden empfohlen, solange keine schwere Nephropathie mit Salzverlust vorliegt.

3) Der Salzgehalt des Futters ist über mehrere Wochen allmählich zu verringern, damit sich die chronisch insuffiziente Niere allmählich an die Restriktion anpassen kann, ansonsten können Dehydratation und Salzverarmung auftreten.

2. Mögliche günstige Auswirkungen einer Veränderung der Futterzusammensetzung (Protein-, Phosphat- und Natriumrestriktion):

A. Der Zustand des Patienten bessert sich mit zunehmender Verringerung der stickstoffhaltigen Stoffwechselprodukte. Eine Verbesserung der Lebensqualität und eine Verlängerung der Lebensdauer können erreicht werden.

1) Weniger Erbrechen

2) Verbesserter Appetit

3) Erhöhte Aktivität

4) Weniger starke Anämie

B. Das Ausmaß der Polyurie und Polydipsie verringert sich, da weniger gelöste Stoffe über den Harn ausgeschieden werden müssen (weniger Abbau von Protein und Salz).

C. Ein renaler sekundärer Hyperparathyreoidismus kann nach Phosphatrestriktion abgeschwächt und die Mineralisierung der Weichteile geringer werden.

D. Abnahme der metabolischen Azidose (weniger Abbau von Protein)

E. Der systemische Blutdruck kann durch die Natriumrestriktion erniedrigt werden.

F. Die Progression der zugrunde liegenden Nierenerkrankung kann verlangsamt oder angehalten werden.

1) Die GFR eines einzelnen Nephrons wird durch die verringerte Proteinaufnahme reduziert, wodurch eine glomeruläre Sklerose verhindert werden kann.

2) Mineralisierung und Fibrose der Niere können durch eine Phosphatrestriktion verringert werden.

3. Mögliche nachteilige Effekte der Veränderung der Futterzusammensetzung (Protein-, Phosphat- und Natriumrestriktion);

A. Mangelernährung durch inadäquate Proteinzufuhr

1) Gewichtsverlust oder Verlust der fettfreien Muskelmasse

2) Lethargie

3) Schlechter Zustand des Haarkleides und der Haut

4) Progressive Anämie

5) Hypoproteinämie

B. Verringerte GFR und verminderte Nierendurchblutung durch die verringerte Proteinaufnahme können die Konzentration stickstoffhaltiger Substanzen im Plasma erhöhen.

C. Salzverarmung und Hypovolämie können auftreten, wenn der Natriumgehalt der Diät zu niedrig ist oder zu schnell verändert wird.

4. Richtlinien für die Einschränkung von Protein in der Diät

A. Es bestehen unterschiedliche Meinungen, wann und in welchem Ausmaß eine Proteinrestriktion bei Tieren mit chronischer Niereninsuffizienz durchgeführt werden soll.

B. Der Proteinbedarf von Hunden oder Katzen mit chronischer Niereninsuffizienz ist nicht genau bekannt.

C. Es gibt einige experimentelle Beweise für die Annahme, daß der Proteinbedarf während einer Urämie über dem Normalbedarf liegt.

D. Es gibt keine Beweise für die Annahme, daß eine frühzeitige diätetische Proteinrestriktion eine Prophylaxe für die mögliche Entwicklung einer primären Niereninsuffizienz bei Hunden und Katzen darstellt.

F. Eine diätetische Proteinrestriktion zur Kontrolle der urämischen Symptome ist eine etablierte therapeutische Vorgehensweise.

G. Ein Gleichgewicht zwischen dem Ausmaß der Proteinrestriktion, das nötig ist, um die urämischen Symptome zu bessern, und dem, das erforderlich ist, um eine Mangelernährung zu verhindern, ist wünschenswert.

H. Selbstzubereitete Diäten

1) Eiprotein ist das Protein mit der höchsten biologischen Wertigkeit.

2) Eier, Muskelfleisch, Fisch oder Hüttenkäse können als Hautproteinquellen zugefügt werden.

– Neuere Ergebnisse aus experimentellen Untersuchungen an Hunden mit chronischer Niereninsuffizienz deuten darauf hin, daß proteinrestriktive Diäten auf Eibasis im Vergleich zu Diäten, die auf tierischen oder pflanzlichen Proteinen basieren, eher zu einer hyperchlorämischen metabolischen Azidose führen.

3) Die erforderliche Energie kann in Form verschiedener Kohlenhydrate und Fette zugefügt werden.

I. Verbesserung der Schmackhaftigkeit der proteinrestriktiven Diäten

1) Anwärmen in der Mikrowelle

2) Braten in Ölen

3) Verwendung von Zusätzen

a) Schmalz

b) Bratenfett

c) Muschelbrühe oder Thunfischbrühe für Katzen

J. Hunde

1) Gesunde ausgewachsene Hunde benötigen 1,25 bis 1,75 g/kg KG/Tag an biologisch hochwertigem Protein.

2) Kommerzielle Hundefutter bieten etwa 5 bis 7,5 g/kg KG/Tag in Trocken- oder Dosenfutter.

3) Leichte Niereninsuffizienz (Serumkreatinin $<2{,}5$ mg/dl bei normalem Hydratationsstatus)

a) Keine oder leichte Proteinrestriktion

b) Eine leichte Proteinrestriktion kann das Tier auf eine stärkere Proteinrestriktion bei Fortschreiten der Niereninsuffizienz vorbereiten.

4) Mäßige Niereninsuffizienz (Serumkreatinin von 2,5 bis 5,0 mg/dl bei normalem Hydratationsstatus)

a) 2,5 bis 4,0 g/kg KG/Tag von hochwertigem Protein

b) kommerzielles medizinisches Diätfutter

c) selbstzubereitete Diäten

5) Schwere Niereninsuffizienz (Serumkreatinin >5,0 mg/dl bei normalem Hydratationsstatus)

a) 1,5 bis 2,5 g/kg KG/Tag von hochwertigem Protein

b) kommerzielles medizinisches Diätfutter

c) selbstzubereitete Diäten

K. Katzen

1) Gesunde Katzen benötigen etwa dreimal mehr Protein in ihrem Futter als Hunde.

2) Im Vergleich zu Hunden verwenden Katzen mehr Nahrungsprotein als Energiequelle. Etwa 20% ihres Energiebedarfs beziehen Katzen aus Protein.

3) Kommerzielles Katzenfutter bietet etwa 6 bis 7 g KG/Tag an Protein in Trocken- oder Dosenfutter.

4) Eine Gesamtmenge von 3,3 bis 3,7 g/kg KG/Tag wird zur mäßigen Proteinrestriktion empfohlen.

5) Leider fressen viele Katzen kein Diätfutter mit eingeschränktem Proteingehalt.

L. Besteht eine chronische Niereninsuffizienz mit Glomerulopathie und Proteinurie, sollte zusätzliches Protein, basierend auf der Proteinmenge, die täglich über den Harn verlorengeht, gefüttert werden. Der tägliche Proteinverlust über den Harn kann auch durch das U_P/U_{Cr}-Verhältnis bestimmt werden.

1) $U_P : U_{Cr} + (0{,}036) + (0{,}05)$ = geschätzter 24stündiger Proteinverlust bei Hunden, wenn das Protein mit dem Coumassie-Brilliantblau(CBB)-Verfahren bestimmt wird.

2) $U_P : U_{Cr} + (0{,}006) \div (0{,}033)$ = geschätzter 24stündiger Proteinverlust bei Hunden, wenn das Protein mit dem Trichloressigsäure-Ponceau-S(TCA-PS)-Verfahren bestimmt wird.

M. Wenn progressiver Gewichtsverlust, Anämie, schlechter Zustand des Haarkleides und der Haut oder Verlust fettfreier Muskelmasse trotz „ausreichender" Kontrolle der stickstoffhaltigen Stoffwechselprodukte auftreten, wird der Protein- und Energiegehalt der Diät schrittweise erhöht, bis Gewichtszunahme auftritt oder sich das Gewicht stabilisiert.

5. Energie

A. Für Hunde: 70 bis 110 kcal/kg KG/Tag

B. Für Katzen: 70 bis 80 kcal/kg KG/Tag

6. Vitaminsupplementation

A. Wasserlösliche Vitamine werden zur Ergänzung der Diät von Hunden und Katzen mit chronischer Niereninsuffizienz zugefügt, da die Fähigkeit der Nieren, diese Vitamine während einer Polyurie zu bewahren, unbekannt ist.

B. Vitamin A sollte nicht supplementiert werden, da es normal über die Niere ausgeschieden wird.

7. Phosphatrestriktion und Kontrolle der Hyperphosphatämie

A. Phosphatrestriktion kann bei Ratten, Katzen, Hunden und Menschen mit chronischer Niereninsuffizienz günstige Wirkungen auf die Histopathologie der Niere, die Nierenfunktion und die Mortalität haben, aber die Befunde sind nicht widerspruchsfrei.

B. Phosphatrestriktion kann einen renalen sekundären Hyperparathyreoidismus abschwächen.

C. Phosphatrestriktion kann die Konversion von Vitamin-D-Metaboliten zu Calcitriol verbessern.

– Eine erhöhte Phosphatkonzentration hemmt die Aktivität der 1-Alpha-Hydroxylase, die für die Konversion zu Calcitriol (1,25-Cholecalciferol) erforderlich ist.

D. Bei Phosphatrestriktion kann sich das Ausmaß der Mineralisierung des Weichteilgewebes verringern (einschließlich des Nierengewebes).

E. Eine diätetische Phosphatrestriktion und Phosphatbinder sind bei Vorliegen einer Hyperphosphatämie indiziert.

F. Eine diätetische Phosphatrestriktion und Phosphatbinder können auch indiziert sein, wenn die Serumphosphatspiegel normal sind.

– Renaler sekundärer Hyperparathyreoidismus tritt frühzeitig während eines Verlustes von Nierenmasse auf (lange bevor eine Hyperphosphatämie feststellbar ist). Die erhöhte Serumkonzentration von Parathormon erhält anfänglich normale Serumphosphat- und Serumcalciumkonzentrationen aufrecht, trotz des Ausfalls der Nierenfunktion.

H. In Fällen schwerer Nierenfunktionseinbuße reicht eine diätetische Restriktion allein nicht aus, um die Serumphosphatkonzentrationen zu normalisieren. In diesen Fällen sind intestinale Phosphatbinder erforderlich.

I. Die meisten kommerziell erhältlichen Phosphatbinder enthalten Aluminium.

1) Aluminiumsalze sind gute Phosphatbinder, aber die Akkumulation von Aluminium und dessen Toxizität bilden bei Tieren mit chronischer Niereninsuffizienz ein besonderes Problem.

– Dosierung: 10 bis 30 mg/kg KG (3mal täglich) zu den Mahlzeiten (Phosphatbinder sind bei fastenden Hunden wesentlich weniger effektiv).

2) Aluminiumhydroxid-Gel

3) Aluminiumcarbonat-Gel

J. Calciumhaltige Verbindungen ohne Aluminium zur chronischen Phosphatrestriktion sind in Erwägung zu ziehen.

1) Verwende sie nicht, wenn das Calcium × Phosphat-Löslichkeitsprodukt kleiner als 70 ist.

2) Überwache die Serumcalciumkonzentration, um der Entwicklung einer Hyperkalzämie vorbeugen zu können.

3) Appliziere Calciumcarbonat, 30 mg/kg KG mit den Mahlzeiten (2- oder 3mal täglich).

Therapeutisches Management

1. Management der Azidose

A. Eine mit einer chronischen Niereninsuffizienz assoziierte metabolische Azidose ist durch die kompensatorische renale tubuläre Exkretion von Ammoniak, die respiratorische Hyperventilation und die Pufferung durch die Knochen meist gering.

B. Eine Therapie ist u. U. nicht erforderlich, wenn der Patient keine Symptome zeigt.

C. Niedrige Hydrogencarbonatkonzentrationen erhöhen die Empfänglichkeit des Tieres für eine azidotische Krise (z. B. Diarrhoe).

D. Eine chronische Azidose trägt zur Entwicklung einer Osteodystrophie durch die Demineralisierung des Skelettes bei, die mit der Pufferung durch die Knochen assoziiert ist.

E. Natriumhydrogencarbonat kann nach Bedarf zur Diät zugefügt werden, um eine Hydrogencarbonatkonzentration über 18 mval/l aufrechtzuerhalten.

– Initial werden 8 bis 12 mg/kg KG Natriumhydrogencarbonat (2mal täglich) empfohlen.

F. Die Behandlung der metabolischen Azidose mit Calciumcarbonat ist in Betracht zu ziehen, wenn eine zusätzliche Calciumgabe oder eine intestinale Phosphatbindung erwünscht ist.

1) Periodische Überwachung der Serumcalciumkonzentrationen, um einer Hyperkalzämie vorbeugen zu können.

G. Wie bei akuter Niereninsuffizienz kann eine übermäßige Applikation von Basen zu Tetanie oder Krämpfen führen.

H. Frühzeitige Supplementation von Natriumhydrogencarbonat kann die Entwicklung tubulointerstitieller Läsionen verlangsamen, die bei experimentellen Untersuchungen an Ratten charakteristisch sind.

– Die zugrunde liegenden Mechanismen können in Beziehung zu den Ammoniakspiegeln stehen, die während einer Hydrogencarbonattherapie erhöht sind.

2. Management der Kalium-Homöostase

A. Hyperkaliämie ist bei chronischer Niereninsuffizienz meist kein Problem, wenn nicht eine schwere Oligurie oder metabolische Azidose festzustellen ist.

– Eine Notfallbehandlung besteht in einer Infusion von Natriumhydrogencarbonat oder Calciumgluconat, wie im vorhergehenden Abschnitt über die Behandlung der akuten Niereninsuffizienz beschrieben.

B. Hypokaliämie ist bei chronischer Niereninsuffizienz häufiger als Hyperkaliämie.

1) Eine chronische Hyperkaliämie kann funktionelle Nierenläsionen (Defekte der Harnkonzentrierung und verminderte GFR), strukturelle intrarenale Läsionen und chronische Niereninsuffizienz verursachen.

2) Eine chronische Kaliumverarmung bei Katzen kann offensichtlich in eine chronische Niereninsuffizienz münden, aber die genauen Mechanismen sind noch nicht bekannt.

3) Katzen mit primärer Niereninsuffizienz können bei der Ausscheidung von Kalium über den Harn eine übersteigerte Reaktion zeigen, so daß die fraktionelle Harnexkretion von Kalium zu der Zeit hoch ist, wenn die Serumkaliumkonzentration niedrig ist. Dasselbe Phänomen ist bei Hunden mit chronischer Niereninsuffizienz beobachtet worden.

4) Orale Kaliumsupplementation mit Kaliumgluconat ist bei Hunden mit chronischer Niereninsuffizienz und Hypokaliämie indiziert, aber eine plötzliche Kaliumlast wird über eine chronisch insuffiziente Niere nicht schnell ausgeschieden (s. Kapitel 25. für weitere Details bezüglich einer Kaliumsupplementation).

5) Intravenöse Kaliumsupplementation kann erforderlich sein, wenn die Hypokaliämie und die klinischen Symptome schwer sind.

3. Anabole Steroide

A. Mögliche günstige Wirkungen sind Verstärkung der Erythropoese, Appetitsteigerung, erhöhter Anabolismus (positive Stickstoffbilanz), erhöhte Kaliumablagerung im Knochen und erhöhte Abgabe von Sauerstoff an die Gewebe durch erhöhte 2,3-Diphosphoglycerat-Konzentrationen in den Erythrozyten.

B. Keiner dieser potentiell günstigen Effekte ist bei Hund oder Katze bewiesen worden, daher befürworten manche Spezialisten für Nierenerkrankungen ihren Gebrauch nicht.

C. Mit anabolen Steroiden ist versucht worden, bei Tieren mit nicht-regenerativer Anämie die Erythropoese zu stimulieren.

– Eine günstige Wirkung kann nach einem bis drei Monaten erwartet werden.

D. Verwendbare Substanzen

1) Methyltestosteron

2) Stanozolol

3) Oxymetholon

4) Nandrolondecanoat

a) kann das anabole Steroid der Wahl zur Behandlung einer Anämie sein,

b) nur zur Injektion,

c) 1 bis 5 mg/kg KG/Woche i.m.; die Gesamtdosis darf 200 mg nicht überschreiten.

4. Supplementation von Vitamin D und Calcium

A. Mit fortschreitender Nierenerkrankung treten Verringerungen der Serumkonzentration von Calcitriol und ionisiertem Calcium auf.

B. Eine Ersatztherapie mit Vitamin-D-Metaboliten und eine Calciumsupplementation werden bei Katzen und Hunden mit chronischer Niereninsuffizienz nicht routinemäßig angewendet.

C. Indikationen sind schwere fibröse Osteodystrophie und symptomatische Hypokalzämie.

D. Mit der Therapie ist erst zu beginnen, nachdem sich die Serumphosphatkonzentration normalisiert hat, da sonst das Risiko der Mineralisierung der Weichteilgewebe besteht.

E. Eine Rehydratation und intestinale Phosphatbinder können die Serumphosphatkonzentration verringern und nachfolgend die Serumcalciumkonzentration erhöhen.

1) Basiert auf dem Massenwirkungsgesetz

2) Wenn die Serumphosphatkonzentration abnimmt, erhöht sich die Geschwindigkeit der Calcitriolbildung.

F. Calcium enthaltende intestinale Phosphatbinder (z. B. Calciumcarbonat) sind indiziert, wenn eine Hypokalzämie besteht.

G. Hyperkalzämie ist eine unerwünschte Nebenwirkung der Vitamin-D-Therapie und der Calciumsupplementation. Die Serumcalciumkonzentration sollte periodisch gemessen und erforderlichenfalls die Dosierung von Calcitriol angeglichen werden.

H. Es gibt neuere Beweise dafür, daß die Calcitriolsupplementation einen renalen sekundären Hyperparathyreoidismus abschwächen kann.

– Rezeptoren für Calcitriol befinden sich in der Parathyroidea. Eine Stimulation dieser Rezeptoren ist erforderlich, um die Synthese und Sekretion von Parathormon zu verringern, unabhängig von der Serumcalciumkonzentration.

I. Vitamin-D-Supplementation

1) Dihydrotachysterol

a) Ein synthetisches Vitamin-D-Derivat, das nicht in der Niere aktiviert werden muß.

b) Dosierung beim Hund: 125 µg 3mal wöchentlich.

c) Es können drei Wochen vergehen, bis die maximale Wirkung eintritt.

d) Nach Absetzen der Behandlung kann es drei Wochen dauern, bis die Wirkung des Dihydrotachysterols aufhört.

2) Calcitriol (1,25-Dihydro-Cholecalciferol)

a) Es ist keine Aktivierung erforderlich.

b) Kurze Halbwertszeit (Stunden).

c) Schneller Wirkungseintritt.

d) Es wird für den Hund eine Dosierung von 0,25 µg 3mal wöchentlich empfohlen.

– Diese Dosis kann zu hoch sein.

– Sehr kleine Dosen von Calcitriol können zur Verringerung des renalen sekundären Hyperparathyreoidismus wirksam sein (0,003–0,006 µg/kg KG/Tag).

3) Hypervitaminose D und Vitamin-D-Vergiftung können bei Hunden bei Fehlen einer Hyperkalzämie auftreten.

5. Therapie der Anämie

A. Eine Verringerung der stickstoffhaltigen Stoffwechselprodukte mit wirksamer diätetischer Therapie kann die Lebensdauer der Erythrozyten verlängern und die urämiebedingte Suppression der Erythrozytenbildung im Knochenmark verringern.

B. Abheilen der gastrointestinalen Ulzera verringert den Blutverlust, wodurch sich die Anämie stabilisiert oder bessert.

C. Die chronische nicht-regenerative Anämie bei chronischer Niereninsuffizienz ist im wesentlichen auf das Fehlen der trophischen Wirkung von Erythropoetin im Knochenmark zurückzuführen.

1) Anabole Steroide können hilfreich sein, aber ihre Wirksamkeit ist nicht bewiesen.

2) Synthetisches Humanerythropoetin (sehr teuer) ist vor einigen Jahren auf den Markt gebracht worden. Seine Verwendung bei Hunden oder Katzen wird erforscht.

D. Bluttransfusionen sind manchmal erforderlich, besonders wenn ein akuter Blutverlust auftritt, denn die Auffüllung mit neuen Erythrozyten aus dem Knochenmark ist inadäquat.

6. Therapie und Prävention einer chronischen Dehydratation

A. Manche Hunde und Katzen trinken nicht ausreichend, um eine Euhydratation aufrechtzuerhalten.

1) Dem Futter ist zusätzlich Flüssigkeit hinzuzufügen.

2) Flüssigkeiten können per os mit einer Spritze verabreicht werden.

3) Zeige dem Besitzer, wie er subkutan Flüssigkeiten (z. B. Ringer-Lactat-Lösung) periodisch zu Hause applizieren kann, wenn die Wasseraufnahme niedrig ist und besonders wenn Erbrechen auftritt.

7. Hypertonie

A. Tritt hauptächlich bei Hunden mit chronischer Niereninsuffizienz auf, aber der Bedarf für eine Therapie der Hypertonie muß noch erwiesen werden.

B. Eine Hypertonie ist in der Praxis schwierig festzustellen.

1) Eine direkte arterielle Punktion ist die beste Methode für ihren Nachweis.

2) Dopplerverfahren oder oszillometrische Methoden sind wegen der Schwierigkeiten der Reproduktion der Ergebnisse weniger attraktiv.

C. Klinisch kann sich die Hypertonie folgendermaßen manifestieren:

1) ohne Symptome

2) Augenveränderungen

a) Erblindung

b) Netzhautblutungen

c) Netzhautablösung

3) Neurologische Veränderungen

a) Krämpfe

b) Ermüdung, Lethargie

4) Epistaxis

D. Konsequenzen einer systemischen arteriellen Hypertonie

1) Großenteils unbekannt bei Hunden und Katzen

– Über eine Hypertrophie des linken Ventrikels ist berichtet worden.

2) Schädigungen der Endorgane können vorkommen.

3) Weitere Nierenschädigungen können auftreten, wenn der erhöhte Druck auf die Niere übertragen wird.

E. Ohne die Möglichkeit, den Blutdruck in Abständen zu messen, sollte keine Therapie begonnen werden.

1) Salzrestriktion (10–40 mg/kg KG/Tag)

2) Diuretika (Furosemid, Chlorothiazid)

3) Arterielle Vasodilatoren (z. B. Parazosin)

4) Calciumkanalblocker (z. B. Diltiazem, Nifedipin)

5) Converting-enzyme-Hemmer (z. B. Captopril, Enalapril)

6) β-Blocker (die Verwendung zusammen mit Cimetidin ist zu vermeiden)

8. Vermeidung von Streß

A. Der Einfluß von Streß ist schwierig zu quantifizieren, kann aber als Ergebnis einer unzureichenden Aufnahme von Futter und Wasser zur Dehydratation beitragen.

B. Führe die Behandlungen möglichst ambulant durch.

C. Vermeide nach Möglichkeit Operationen

D. Appliziere während jeder Allgemeinnarkose Flüssigkeiten. Erwäge ebenfalls die Verwendung von Diuretika während einer Allgemeinanästhesie.

E. Vermeide die Verwendung nephrotoxischer Pharmaka.

9. Nachsorgeuntersuchung nach Entlassung des Patienten aus der Klinik

A. Anfangs wird das Tier nach ein oder zwei Wochen wieder untersucht und während der ersten drei Monate danach einmal monatlich.

– Die Häufigkeit der Nachsorgeuntersuchungen richtet sich nach dem Zustand des Patienten.

B. Bestimmungen des Körpergewichtes, Schätzungen der fettfreien Muskelmasse, Messung des Hämatokrits und der Serumalbuminkonzentrationen sind hilfreich bei der Einschätzung des Ernährungszustandes.

C. BUN-Konzentration

– Hilfreich zur Einschätzung der Auswirkungen einer Proteineinschränkung auf die Urämie.

D. Serumkreatininkonzentration

– Hilfreich zur Einschätzung der Stabilität der Nierenfunktion.

E. Serumelektrolytkonzentrationen

1) Phosphat

– Auswirkungen der diätetischen Restriktion und der Phosphatbinder

2) Calcium

– Angemessenheit der Supplementation und der Vitamin-D-Applikation

3) Natrium, Kalium, Chlorid

– Angemessenheit des Salzbedarfs und Flüssigkeitsvolumenstatus

4) Hydrogencarbonat

– Angemessenheit des Basenersatzes

10. Prognose

A. Die Prognose ist wegen der Progredienz einer chronischen Niereninsuffizienz ungünstig.

B. Die Geschwindigkeit der Progredienz kann bei den einzelnen Patienten beträchtlich variieren.

C. Bei einer konservativen Behandlung können urämische Hunde und Katzen 3 bis 24 Monate oder länger überleben.

D. Befunde, die eine ungünstige Prognose bedeuten:

1) schwere, nicht regenerative Anämie,

2) fortgeschrittene renale Osteodystrophie,

3) zunehmende Erhöhungen des BUN und der Serumkreatininwerte trotz Aufrechterhaltung einer ausreichenden Hydratation und einer konservativen Behandlung.

4) Progrediente Störungen des Elektrolyt- und Säure-Basen-Gleichgewichtes

a) Hyperkaliämie oder Hypokaliämie

b) Hyperphosphatämie

c) Hypokalzämie oder Hyperkalzämie

d) Hypernatriämie oder Hyponatriämie

e) Verringerte Natriumhydrogencarbonatkonzentration

5) Fortschreitende Gewichtsabnahme

6) Schwere Endstadium-Läsionen, die bei einer Nierenbiopsie festgestellt werden können

Literatur

Allen, T. A.: Management of advanced chronic renal failure. In: Kirk, R. W.(Ed.): Current Veterinary Therapy X. Small Animal Practice, pp 1195–1198. W. B. Saunders, Philadelphia 1989.

Allen, T. A., Jaenke, R. S., and Fettman, M. J.: A technique for estimating progression of chronic renal failure in the dog. J. Amer. Vet. Med. Assoc. **190**, 866–888 (1987).

Chew, D. J., and DiBartola, S. P.: Manual of Small Animal Nephrology and Urology. Churchill Livingston, New York 1986.

Chew, D. J., and DiBartola, S. P.: Pathophysiology and diagnosis of renal disease. In: Ettinger, S. J.(Ed.): Textbook of Internal Medicine. 3. Ed. W. B. Saunders, Philadelphia 1989.

Fettman, M. J.: Feline kaliopenic polymyopathy/nephropathy syndrome. Vet. Clin. North Am. (Small Anim. Pract.) **19**(3), 415–432 (1989).

Finco, D. R., and Brown, S. A.: Newer concepts and controversies on dietary management of renal failure. In: Kirk, R. W. (Ed.): Current Veterinary Therapy X. Small Animal Practice, pp 1198–1201. W. B. Saunders, Philadelphia 1989.

Freudiger, U., Grünbaum, E.-G., and Schimke, E. (Hrsg.): Klinik der Hundekrankheiten. 2. Aufl. Gustav Fischer Verlag, Jena–Stuttgart 1993.

Polzin, D. J., Osborne, C. A., Admas, L. D., and O'Brien, T. D.: Dietary management of canine and feline chronic renal failure. Vet. Clin. North Am. (Small Anim. Pract.) **19**(3), 539–560 (1989).

Schmidt, V., und Horzinek, M. Ch. (Hrsg.): Krankheiten der Katze. Bd. 2. Gustav Fischer Verlag, Jena–Stuttgart 1993.

Kapitel 13. **Krankheiten des Urogenitalsystems**

(Ronald Lyman)

Störungen des Harnabsatzes

• Erschwerter Harnabsatz und blutiger Urin

Ein häufiges Problem sind Erkrankungen, die Dysurie (schmerzhafter oder erschwerter Harnabsatz) verursachen. Häufig auftretende Symptome sind Strangurie (schmerzhafter Drang zum Harnlassen), Pollakisurie (erhöhte Frequenz des Harnabsatzes) oder Hämaturie (blutiger Urin). Viele aktute Fälle können ohne Stellen einer spezifischen Diagnose erfolgreich mit Antibiotika behandelt werden. Dieses Kapitel gibt einen Überblick über das Vorgehen zum Stellen einer spezifischen Diagnose und über die Behandlung der Patienten, bei denen wegen der Chronizität der Erkrankung oder gleichzeitig auftretender klinischer Befunde weitere Untersuchungen erforderlich sind.

Anamnese

1. Spezielle Aufmerksamkeit muß auf die Dauer der vorliegenden Störung, die Anzahl früherer Krankheitsepisoden und die frühere Reaktion des Tieres auf die Therapie gerichtet werden.
2. Es ist zu ermitteln, ob eine makroskopische Hämaturie besteht.
3. Zu erfragen ist, ob das Tier Schwierigkeiten beim Harnabsatz hat.

Klinische Untersuchung

Besonderer Nachdruck muß auf die Palpation des Abdomens, Rektums und des Genitales gelegt werden.

Klinisch-pathologische Untersuchung

1. In allen Fällen wird eine Harnuntersuchung durchgeführt.
2. Die Harnproben werden aseptisch durch Blasenpunktion (vorzugsweise) oder Katheterisierung in den Fällen, in denen das Harnsediment durch urogenitale Ausflüsse (z. B. Balanoposthitis) kontaminiert ist, gewonnen.
3. Weiterführende klinisch-pathologische Untersuchungsmethoden werden in den folgenden Abschnitten bei den spezifischen Erkrankungen diskutiert.

Röntgenuntersuchung

1. Bei Tieren mit chronischen Erkrankungen, bei denen Anamnese oder körperliche Untersuchung ohne besondere Befunde (z. B. Raumforderungen in der Blase) sind, werden Leeraufnahmen des Abdomens nach Vorbereitung des Patienten durch Einläufe erstellt.
2. Spezielle Kontrastaufnahmen (Urethrozystographie, intravenöse Pyelographie u. a.) unter Verwendung von Positiv- und Doppelkontrasttechniken sind häufig erforderlich.

Ultraschalluntersuchung

Bildgebende Untersuchungsverfahren mit Ultraschall können Raumforderungen infolge echogenen Materials darstellen, die mit Infektionen oder Harnsteinen im Harntrakt verbunden sind.

Chirurgie

Eine diagnostische oder therapeutische Laparotomie oder eine Urethrachirurgie zur Besichtigung des Urogenitaltraktes und zur Gewinnung von Gewebsproben für kulturelle Untersuchungen kann in ausgewählten Fällen in Erwägung gezogen werden.

• Bakterielle Harnwegsinfektionen

1. Harnwegsinfektionen können allein oder in Verbindung mit anderen Erkrankungen, die Dysurie verursachen, bestehen.
2. Weibliche Tiere sind häufiger betroffen als männliche.
3. Kongenitale Mißbildungen, Harnsteine oder eine vorhergehende Katheterisierung der Urethra sind prädisponierende Faktoren.

Klinisches Bild

1. Die Symptome einer Harnwegsinfektion können akut oder chronisch sein.
2. Strangurie, Pollakisurie oder Hämaturie können vorhanden sein, die Infektion kann aber auch symptomlos verlaufen.
3. Bei einer körperlichen Untersuchung wird meist nur blutiger Urin als einziger besonderer Befund festgestellt.
4. Die Harnuntersuchung ergibt häufig größere Mengen von Erythrozyten und Leukozyten im Urin. Durch die Entzündung steigt der Proteingehalt im Urin, und der pH-Wert kann in Anwesenheit von harnstoffspaltenden Bakterien erhöht sein. Das Vorhandensein von zellulären Zylindern deutet auf eine Beteiligung der Nieren hin. Bakterien können in beträchtlicher Menge vorhanden sein.
5. Die kulturelle Untersuchung des Harns ist in aller Regel positiv (wenn nicht gleichzeitig eine Therapie mit Antibiotika durchgeführt wird). Eine quantitative Bestimmung wird empfohlen, wenn der Urin nicht durch Blasenpunktion gewonnen wurde. Werden mehr als 10^5 Bakterien pro ml Urin gezählt, gilt dies als Beweis für eine In-

fektion. Ein Resistenztest in vitro sollte durchgeführt werden. Spezielle kulturelle Techniken sind erforderlich, wenn Infektionen mit *Mycoplasma*- oder *Ureaplasma*-Arten vorliegen.
6. Andere diagnostische Verfahren werden meist nicht durchgeführt, solange sie nicht durch besondere körperliche Befunde oder durch chronisch-rezidivierende Infektionen angezeigt sind.

Therapie

1. Geeignete Antibiotika werden für mindestens zwei Wochen appliziert.
2. Die Wirksamkeit der Therapie wird durch eine Harnuntersuchung und eine Urinkultur eine Woche nach Absetzen der Antibiotika bestimmt.
3. Zur Behandlung von Infektionen mit *Mycoplasma* oder *Ureaplasma* können Chloramphenicol oder Tetracycline erforderlich sein.

Prognose

1. Sehr günstig, wenn die Erkrankung akut ist.
2. Wenn es sich um eine chronische Erkrankung handelt, ist die Prognose zweifelhaft. Weitere Untersuchungen des Urogenitaltrakts sind erforderlich; chronische Applikation von Antibiotika in niedriger Dosis ist in manchen Fällen notwendig.
3. Selten sind Fälle von Harnwegsinfektionen durch Pilze. Therapie und Prognose für diese Erkrankungen sind zur Zeit umstritten.

• Dysurie durch Urolithiasis

1. Eine Dysurie durch Harnwegssteine kann bei Hunden oder Katzen jeden Alters auftreten. Am häufigsten ist die Harnblase betroffen. Es kommen aber auch Steine in den Nieren, den Ureteren und der Urethra vor.
2. Diese Steine stehen häufig mit dem Auftreten von Harnwegsinfektionen in Verbindung (besonders solchen, die durch Staphylokokken verursacht sind).
3. Es gibt verschiedene Arten von Harnsteinen: Phosphat-, Urat-, Oxalat-, Silicat- und Cystinsteine. Kombinationen sind möglich.

Klinisches Bild

1. Wenn chronische Strangurie oder Hämaturie vorliegt, deutet dies auf Harnsteine hin.
2. Tiere mit chronischen Harnwegsinfektionen sind für die Entwicklung von Harnsteinen prädisponiert (besonders Phosphatsteine).
3. Dalmatiner haben eine Prädisposition für die Bildung von Uratsteinen.
4. Tiere mit Funktionsstörungen oder portosystemischen Shunts können Uratsteine bilden.
5. Bei der körperlichen Untersuchung können Blasen- oder Urethrasteine palpiert werden.

6. Bei Rüden besteht eine Prädisposition für das Auftreten einer Urethraobstruktion durch kleine Harnsteine.
7. Die Harnuntersuchung zeigt, ob eine Harnwegsentzündung vorliegt. Das Sediment zeigt erhöhte Mengen von Erythrozyten und Bakterien (abhängig vom Vorliegen einer Infektion). Kristalle im Sediment bedeuten nicht, daß auch Harnsteine vorhanden sind.
8. Obstruktion, chronische Infektionen oder Nierensteine können zu Erhöhungen des BUN-, Kreatin- und Phosphatspiegels im Serum führen. Die Kaliumkonzentrationen können erhöht sein, wenn Obstruktionen vorliegen.
9. Die kulturelle Untersuchung des Urins kann positiv sein.
10. Leeraufnahmen des Abdomens oder der Urethra (nach Vorbereitung durch einen Einlauf) zeigen in den meisten Fällen strahlendichte Steine. Manche Steine (besonders Cystin- und Uratsteine) sind strahlendurchlässig und müssen durch Positivkontrastaufnahmen oder Ultraschalluntersuchung dargestellt werden.
11. Eine Analyse der Harnsteine wird durchgeführt, sobald die Steine verfügbar sind.

Behandlung

1. Bei Harnsteinen gibt es medikamentöse und chirurgische Alternativen.
2. Das Zurückschieben von Harnsteinen in die Harnblase ist in Fällen, in denen Obstruktionen vorliegen, notwendig. Eine Urethrostomie ist erforderlich, wenn die Steine in der Urethra festsitzen. In diesen Fällen kann es zusätzlich erforderlich sein, die durch die Obstruktion entstandene Niereninsuffizienz zu behandeln.
3. Wenn eine Analyse der Harnsteine ergibt, daß es sich um Struvitsteine handelt, kann eine Behandlung mit einer speziellen kommerziellen Diät gegen Struvitsteine versucht werden. Diese Diät sollte über Wochen bis Monate gefüttert, aber nicht über einen unbeschränkten Zeitraum oder an Tiere im Wachstum verabreicht werden. Die Auflösung der Harnsteine kann durch monatlich angefertigte Röntgenaufnahmen kontrolliert werden.
4. Die chirurgische Entfernung der Harnsteine bleibt ein wichtiges Therapieverfahren und ist häufig das einzige Mittel, die Harnsteine definitiv analysieren und eine Kultur von einer Probe aus der Mitte des Steins anlegen zu können.
5. Gleichzeitig bestehende bakterielle Infektionen müssen behandelt werden.
6. Als prophylaktische Maßnahmen wird die Induktion einer Polyurie und Polydipsie durch orale Applikation von Natriumchlorid vorgenommen.
7. Die orale Applikation von Acetohydroxamsäure wird von einigen Klinikern befürwortet, um die Bildung von Struvitsteinen zu hemmen, obwohl sie zur Anwendung bei trächtigen oder wachsenden Tieren nicht empfohlen wird. Der Leser sei bezüglich der Diskussion der verschiedenen Arten der Steine und der möglichen Therapie auf die Literaturempfehlungen im Anschluß an dieses Kapitel verwiesen.

Prognose

1. Sehr gut bezüglich der initialen Beseitigung der Symptome.
2. Rezidive der Harnsteine oder der Harnwegsinfektionen sind möglich.

• Felines urologisches Syndrom

1. Das feline urologische Syndrom (FUS) betrifft Katzen beiderlei Geschlechts.
2. Die Ursache oder die Ursachen sind zur Zeit unbekannt, aber es wird angenommen, daß es sich um eine multifaktorielle Erkrankung handelt.
3. Dieses Thema ist besonders bezüglich Ätiologie, Therapie und Prävention sehr umstritten.

Klinisches Bild

1. Bei der Katze ist FUS durch Hämaturie, Pollakisurie und manchmal auch Obstruktionen gekennzeichnet.
2. Bei Katern besteht ein erhöhtes Risiko einer Obstruktion wahrscheinlich durch die Länge und den kleinen Durchmesser ihrer Harnröhre. Weibliche Katzen entwikkeln selten eine Obstruktion.
3. Die Urethraobstruktion wird durch Zelldetritus und Bildung kristalloider Substanzen während der Entzündung verursacht. Es kann nicht vorausgesagt werden, ob sich bei einem bestimmten Kater, der an FUS erkrankt ist, auch eine Obstruktion ausbilden wird.
4. Hinweise auf eine Obstruktion ergeben sich, wenn der Vorbericht Lethargie, Anorexie oder Erbrechen ergibt oder bei klinischen Befunden wie Dehydratation, schlechtem Allgemeinzustand und Vergrößerung der Harnblase. Bedenke, daß bei diesem Syndrom auch eine Ruptur der Harnwege möglich ist.
5. Eine Obstruktion kann zu starker Verschlechterung des Allgemeinzustandes, postrenaler Azotämie, Ruptur der Harnwege, Azidose, Hyperkaliämie oder akutem Nierenversagen führen. Der Tod kann durch jede dieser Komplikationen auftreten.
6. Bei der Harnuntersuchung sind ein hochkonzentrierter Harn, Hämaturie und geringe Leukozytenzahl charakteristisch. Der pH-Wert ist manchmal alkalisch. Zylinder können vorhanden sein, wenn nach einer Obstruktion auch die Nieren beteiligt sind.
7. Urinkulturen ergeben im allgemeinen negative Ergebnisse (solange das Tier nicht vorher katheterisiert worden ist).
8. Die biochemische Blutuntersuchung kann Azidose, Azotämie oder Hyperkaliämie ergeben, wenn eine Obstruktion aufgetreten ist.
9. Ein EKG, das während einer akuten Obstruktion erstellt wird, kann das Vorliegen einer Hyperkaliämie deutlich machen (große T-Wellen, Reizleitungsstörungen, Bradykardie usw.).
10. Andere diagnostische Techniken werden selten angewendet.

Therapie

Die Therapie sollte auf jeden individuellen Fall abgestimmt werden.

2. Die Grundzüge der Therapie umfassen folgende Schritte:
   A. Wenn Obstruktionen auftreten, müssen diese entfernt werden.
   B. Der Wasser-, Elektrolyt- und Säure-Basen-Haushalt muß im Gleichgewicht gehalten werden.
   C. Der Besitzer wird über alle möglichen Folgen dieses Syndroms aufgeklärt.
3. Beim Patienten, der nicht an einer Obstruktion leidet, ist der therapeutische

Wert von Antibiotika, Spasmolytika und harnansäuernden Mitteln fraglich. Sie werden alle häufig empirisch verwendet. Der Autor glaubt, daß die Aufrechterhaltung einer adäquaten Hydratation durch orale oder parenterale Applikation von Flüssigkeiten günstig ist.

4. Es wird überwacht, ob der Patient eine Obstruktion entwickelt (besonders männliche Tiere).

5. Eine Langzeitstimulation der Wasseraufnahme durch Dosenfutter und die Bereitstellung von Wasser ad libitum werden empfohlen.

6. Eine perineale Urethrostomie verhindert in den meisten Fällen, daß sich bei männlichen Tieren während nachfolgender Schübe eine Obstruktion bildet.

7. Es können temporär kommerzielle Diäten, die eine Struvitbindung bewirken, gefüttert werden. Von einigen Klinikern wird danach die Langzeitfütterung einer Diät mit niedrigem Magnesiumgehalt befürwortet.

8. Bei Patienten mit einer Obstruktion ist das erste Ziel einer Therapie, die Obstruktion durch Einführung eines Katheters und Spülung der Harnblase aufzuheben. Es ist sehr schwierig, hierbei aseptisch vorzugehen, so daß man die Möglichkeit, daß Bakterien eingeführt werden können, bedenken sollte. Daher ist es ratsam, nachfolgend Urinkulturen anzulegen oder prophylaktisch Antibiotika zu verabreichen.

9. Bei Patienten mit einer Obstruktion ist wegen der postrenalen Azotämie und den damit verbundenen Störungen des Elektrolythaushaltes eine sofortige Infusionstherapie erforderlich (s. Kapitel 12).

10. Vorübergehende Plazierung eines Verweilkatheters ist manchmal erforderlich, um in einem kritischen Fall die Durchgängigkeit der Urethra zu gewährleisten oder die Harnbildung zu überwachen.

11. Blasenruptur erfordert eine Notoperation.

Prognose

1. Die Prognose bei einem akuten Fall variiert von günstig bis ungünstig, abhängig von den komplizierenden Faktoren.
2. Rezidive sind häufig.

• Dysurie nach Trauma

1. Die häufigsten Ursachen der Dysurie nach einem Trauma sind Urethrastrikturen nach einer Katheterisierung, durch Harnsteine oder nach chirurgischen Eingriffen.
2. Nach einem stumpfen Trauma (z. B. von einem Auto angefahren) kann die Blase eine anomale Lage aufweisen.

Klinisches Bild

1. Das häufigste Symptom ist Strangurie nach dem Trauma.
2. Die körperliche Untersuchung kann die Grundkrankheit aufdecken (Urethrastruktur nach perinealer Urethrostomie, Bauchwandhernie, welche die Blase enthält usw.)

Therapie

1. Eine Operation der Anomalie ist die Methode der Wahl.
2. Die Behandlung einer postrenalen Anämie ist erforderlich, wenn die Obstruktion stark ausgeprägt ist.

Prognose

Die Prognose ist sehr gut, wenn die Durchgängigkeit der Harnwege wiederhergestellt werden kann.

• Dysurie durch Raumforderungen in den Harnwegen

1. Die häufigsten Raumforderungen in den Harnwegen sind Neoplasien der Blase oder der Prostata.
2. Raumforderungen der Urethra, Tumoren des Penis und der Vagina und Raumforderungen durch chronische Infektionen treten seltener auf. Fremdkörper sind selten.

Klinisches Bild

1. Chronische Hämaturie ist das häufigste Symptom.
2. Bei älteren Tieren mit Hämaturie besteht eine größere Wahrscheinlichkeit, daß eine Neoplasie dahintersteht. Strangurie kann vorkommen (Läsionen der Urethra, des Penis usw.).
3. Bei der körperlichen Untersuchung zeigen sich Raumforderungen am Genitale (s. Abschnitt über Stickersches Sarkom) oder eine verdickte Blasenwand.
4. Bei der Harnuntersuchung sind Anzeichen einer Hämorrhagie oder Entzündung festzustellen.
5. Leer- oder Kontrastaufnahmen sind sehr hilfreich, um den Umriß von Läsionen der Harnblase oder Urethra, Fremdkörper und andere Anomalien darstellen zu können.
6. Eine Ultraschalluntersuchung kann Hinweise auf pathologische Raumforderungen geben.

Therapie

1. Chirurgische Entfernung des Tumors.
2. Bei Tieren mit Neoplasien kann eine Chemotherapie indiziert sein.

Prognose

1. Sehr gut bei Fremdkörpern
2. Günstig bei chronisch-entzündlichen Raumforderungen
3. Unterschiedlich bei Neoplasien
   A. Sehr gut bei Stickerschem Sarkom
   B. Günstig bei Leiomyom (Vagina, Blase)

C. Zweifelhaft bei Übergangszellkarzinom der Blase (die häufigste Neoplasie des Harntraktes)

• Erkrankungen der Prostata und Dysurie

1. Bei Rüden steht eine Dysurie häufig im Zusammenhang mit Prostataerkrankungen.
2. Strangurie oder Hämaturie kann zusammen mit anderen Symptomen einer Prostataerkrankungen auftreten.
3. Wegen weiterer Details wird auf den Abschnitt über Prostataerkrankungen verwiesen.

• Pharmaka-induzierte Dysurie

Klinisches Bild

1. Bestimmte Pharmaka verursachen potentiell Dysurie. Eine Substanz, die die auffälligste Dysurie verursacht, ist Cyclophosphamid, das häufig bei der Tumor- und Immunsuppressionstherapie verwendet wird.
2. Bei einigen Hunden, die mit Cyclophosphamid behandelt werden, entsteht eine hämorrhagische Entzündung der Harnwege. Hämaturie und Strangurie sind die vorherrschenden Symptome.
3. Harnansäuernde Mittel können eine Strangurie auslösen, besonders wenn Abschilferungen der Mukosa von Urethra oder Vagina vorhanden sind.
4. Das Auftreten klinischer Symptome während einer medikamentösen Therapie ist verdächtig, jedoch sollten routinemäßige diagnostische Verfahren angewendet werden, um gewöhnlichere Ursachen auszuschließen.

Therapie

Das verdächtige Medikament wird abgesetzt.

Prognose

1. Zweifelhaft im Fall einer cyclophosphamid-induzierten Zystitis. Routinemäßig sollte man während dieser Medikation eine Harnuntersuchung durchführen. Viele Fälle heilen nach Einstellen der Medikation aus, jedoch werden einige Fälle chronisch.
2. Sehr gut, wenn harnansäuernde Mittel die Ursache sind. Absetzen des Mittels bessert die Symptome.

• Hämaturie bei Koagulopathien

1. Thrombozytopathien oder Koagulopathien können vorhanden sein, wenn Hämaturie ein signifikantes Symptom ist.

2. Die körperliche Untersuchung und ein routinemäßiges Work-up sollten Hinweise auf eine Koagulopathie geben (z. B. Auftreten von Petechien oder Blutungen an anderer Stelle).
3. Wegen weiterer Details sei der Leser auf Kapitel 4. verwiesen.

• Kongenitale Mißbildungen der Harnwege

1. Symptome, die durch kongenitiale Mißbildungen der Harnwege ausgelöst werden, können in jedem Lebensalter auftreten.
2. Die häufigsten kongenitalen Mißbildungen schließen Urachuszysten oder -fisteln, Blasendivertikell, Mißbildungen des Penis oder der Vagina ein. Ureterektopie wird unter „Inkontinenz“ diskutiert (s. S. 374).

Klinisches Bild

1. Klinische Symptome können ein direktes Ergebnis der Mißbildung sein (persistierendes Frenulum, das Strangurie verursacht) oder im Zusammenhang mit Harnwegsinfektionen auftreten (Urachusfistel).
2. Bei der körperlichen Untersuchung kann die Mißbildung häufig festgestellt werden, z. B. Penismißbildung.
3. Es kann sein, daß bei der Harnuntersuchung eine Entzündung der Harnwege festgestellt wird.
4. Leer- oder Kontrastaufnahmen sind zur Darstellung der Mißbildung sehr hilfreich.
5. Viele Anomalien werden zufällig bei Operationen, die aus anderen Gründen durchgeführt werden (z. B. wegen Harnsteinen), gefunden.

Behandlung

1. Chirurgische Korrektur der Mißbildung, falls möglich.
2. Folgezustände wie Harnwegsinfektionen müssen ebenfalls behandelt werden.

• Dysurie durch Erkrankungen des äußeren Genitales und der Urethra

1. Läsionen der Vagina, des Penis oder des Präputiums können zur Strangurie führen. Entzündungen nach Infektionen mit Bakterien oder Pilzen sind die häufigste Ursache. Automutilation verschlimmert die Symptome. Junge weibliche Tiere haben vor der Pubertät häufig eine benigne Vaginitis.
2. Vulvovaginitis verursacht beim weiblichen Tier Dysurie. Adipositas, Hauterkrankungen und Harninkontinenz sind prädisponierende Faktoren. Tiere, die unter dieser Erkrankung leiden, weisen häufig übermäßige Hautfalten auf.
3. Granulomatöse Urethritis tritt beim weiblichen Deutschen Schäferhund auf.

Klinisches Bild

1. Die körperliche Untersuchung läßt meist die Ursache der Dysurie deutlich werden. Es wird eine schwere Entzündung mit oder ohne Exsudat gesehen.

2. Weibliche Tiere mit granulomatöser Urethritis können eine Obstruktion entwikkeln.
3. Die zytologische Untersuchung und die kulturelle Untersuchung der Genitalien können Beweise dafür erbringen, welche Erreger bei der Vaginitis oder Balanoposthitis vorherrschend beteiligt sind.
4. Katheterisierung der Urethra ist bei granulomatöser Urethritis schwierig. Wenn vermutet wird, daß diese Erkrankung vorliegt, ist eine Biopsie der Urethra indiziert.
5. Es wird eine Harnuntersuchung durchgeführt. Bedenke, daß Spontanharn durch die äußeren Genitalien kontaminiert sein kann.

Therapie

1. Lokale und systemische Antibiotika gegen Infektionen mit Bakterien oder Pilzen.
2. Das temporäre Plazieren eines Foley-Verweilkatheters und antiphlogistische Dosen von Prednisolon sind bei der granulomatösen Urethritis indiziert.
3. Plastische Chirurgie der Hautfalten, die bei vielen Tieren mit Vulvovaginitis vorhanden sind und eine Prädisposition darstellen.

Prognose

1. Sehr günstig bei Vulvovaginitis, obwohl Rezidive wahrscheinlich sind.
2. Sehr günstig bei Vaginitis und Balanoposthitis.
3. Zweifelhaft bis ungünstig bei granulomatöser Urethritis. Eine Langzeitbehandlung mit Cortison in ausschleichender Dosierung ist erforderlich. In der Regel treten Verschlechterungen auf.

Harninkontinenz

Diagnose und Therapie einer Harninkontinenz sind nicht einfach. Die bestehenden klinischen Definitionen der Harninkontinenz sind nicht einheitlich. Für diese Diskussion wird Harninkontinenz als *unwillkürlicher Harnabgang* definiert. Dieser Zustand unterscheidet sich von Strangurie, Hämaturie, Pollakisurie, Dysurie und Polyurie, die Abweichungen von der Norm während einer willkürlichen Miktion bezeichnen.

Work-up bei Inkontinenz

1. Eine Bestätigung der Inkontinenz ist gegeben, wenn der Besitzer berichtet, daß das Tier an ständigem Harnträufeln oder sehr häufigem Harnabsatz ohne Anzeichen einer willkürlichen Miktion leidet.
2. Harnzwang oder Hämaturie ist in Fällen von Harninkontinenz selten.
3. Häufig berichtet der Besitzer, daß ein großer, nasser, nach Urin riechender Fleck an der Stelle, an der das Tier schläft, vorhanden ist.
4. Beim weiblichen Tier kann eine chronische Vulvovaginitis mit dauerndem Belekken der Genitalregion vorliegen.
5. Ein Vorbericht einer Lahmheit, Schmerzen oder Automutilation der Hinterglied-

maßen sind von Bedeutung. Ein Wirbelsäulentrauma kann vorliegen (z. B. durch ein Auto angefahren).

6. In Fällen einer neurogenen Harninkontinenz kann auch eine Darminkontinenz auftreten.
7. Bei einem weiblichen Tier mit Harninkontinenz ist es von Bedeutung, ob das Tier ovariohysterektomiert ist.
8. Bei der körperlichen Untersuchung kann häufig eine übelriechende Genitalregion, die durch den Harn gereizt ist und eine sekundäre chronische Dermatitis aufweist, festgestellt werden.
9. Häufig gibt es keine weiteren besonderen Befunde bei der körperlichen Untersuchung. Eine vollständige Untersuchung von Penis, Präputium oder Vagina ist angezeigt.
10. Gelegentlich können kongenitale Mißbildungen des Penis oder der Vagina festgestellt werden.
11. Eine vollständige neurologische Untersuchung ist erforderlich, mit besonderer Beachtung der Spinalreflexe der Hintergliedmaßen, des Analreflexes und -tonus und des Tonus des Schwanzes. Es ist zu untersuchen, ob die paraspinale Muskulatur schmerzhaft ist.
12. Führe immer eine Harnuntersuchung durch, um gegebenenfalls eine Harnwegsentzündung nachweisen zu können.
13. Fertige Röntgenleeraufnahmen des Abdomens, der umgebenden Knochenstrukturen und der Penisregion beim männlichen Tier an.
14. Die Untersuchung des Urogenitaltraktes mittels bildgebender Verfahren kann erforderlich sein (intravenöse Pyelographie, Urethrozystogramm, Doppelkontrastaufnahmen, Ultraschalluntersuchung, Zystoskopie).
15. In ausgewählten Fällen einer neurogenen Inkontinenz können elektrodiagnostische Untersuchungen wie Elektromyographie (EMG), Zystometrographie oder andere urodynamische Untersuchungen angezeigt sein.
16. Eine Magnetresonanztomographie der lumbosakralen und kaudalen Wirbelsäule ist indiziert, wenn das EMG-Hinweise auf Verletzungen dieser Region gibt.
17. Wie immer untermauert das Ansprechen auf eine Therapie die Diagnose.

• Neurogene Harninkontinenz

Schädigungen des Nervensystems können einen Verlust der Kontrolle über die Miktion verursachen. Die Symptome der Harninkontinenz treten am häufigsten auf, wenn das Rückenmark oder periphere Nerven (Cauda equina) verletzt sind. Gelegentlich gibt es Fälle, bei denen die neuroanatomische Lage der Nervenschädigung (reagieren auf Sympathomimetika) unbekannt ist.

Klinisches Bild

1. Die neurologische Inkontinenz stellt sich selten als isolierte Entität dar. Erkrankungen des Rückenmarks (z. B. Bandscheibenerkrankungen oder traumatische Verletzungen) sind häufig mit Inkontinenz verbunden.
2. Manchmal bestehen leichte Anzeichen einer Harn- und Darminkontinenz zusam-

men mit geringen Auffälligkeiten des Ganges oder offensichtlichen Rückenschmerzen, was darauf hindeutet, daß die Schädigung in der Gegend der Cauda equina oder im Rückenmarkkanal besteht.

3. Die körperliche Untersuchung ergibt meist keine besonderen Befunde, wenn nicht traumatische Verletzungen vorhanden sind.

4. Bei der neurologischen Untersuchung ergeben sich besondere Befunde, die auf die Lokalisation der Schädigung hindeuten.

A. Tiere mit Läsionen kranial des L4-Spinalsegmentes haben obere motorische Spinalreflexe (UMN) zu den Hintergliedmaßen und Sakralsegmenten (Analreflex, Perianalreflex). Die Spinalreflexe sind vorhanden und möglicherweise verstärkt.

B. Läsionen kranial des S1-, aber kaudal des L-Spinalsegmentes sind mit normalen perianalen und analen Reflexen, aber mit gedämpften Reflexen der Hinterbeine (Patella) verbunden.

C. Tiere mit Schädigungen, die die Segmente S1 und S2 betreffen, zeigen fehlende oder geschwächte Analreflexe und verminderten Analtonus.

D. Schädigungen der Cauda equina sind häufig durch Schmerzen und sehr geringe bis schwach ausgeprägte Veränderungen der Reflexe der Hinterbeine und der Analreflexe gekennzeichnet. Diese Läsionen bestehen häufig extradural.

E. Der Verlust der perianalen Sensibilität weist darauf hin, daß die neurologische Harninkontinenz durch schwere Schädigungen verursacht ist.

5. Tiere mit neurologischer Harninkontinenz weisen häufig noch andere Symptome auf (Dysurie, Strangurie, Hämaturie), da sie für Harnwegsinfektionen prädisponiert sind.

6. Auf Röntgenaufnahmen können Anomalien des Skeletts dargestellt werden (z. B. Diskusprolaps oder Wirbelfrakturen).

7. Elektrodiagnostische Untersuchungen (z. B. EMG) lassen eine neurale Beteiligung erkennen.

8. Eine Magnetresonanztomographie bietet die detaillierteste Information über die Kompression der Cauda equina in der Lumbosakralregion.

Therapie

1. Im allgemeinen basiert die Therapie bei neurologischer Harninkontinenz auf unterstützenden Maßnahmen und Überwachung der Harnblasenentleerung.

A. Einige UMN-Läsionen (kranial von S1-S2) sind mit einer Hyperaktivität des Blasensphinkters verbunden, so daß bei den betroffenen Tieren keine reklektorische Entleerung oder ein Ausdrücken der Blase möglich ist. Eine in Abständen vorgenommene Katheterisierung kann erforderlich sein, um den Residualharn zu entleeren.

B. Einige LMN-Läsionen (betroffene Segmente: S1-S2) sind durch Areflexie des Detrusor vesicae und schwachen Sphinktertonus gekennzeichnet, was zu Harntröpfeln führt. Eine in Abständen durchgeführte Katheterisierung oder Ausdrücken der Harnblase ist notwendig.

C. Wenn die neurologische Schädigung nicht nur vorübergehend besteht, tritt unvermeidlich eine Harnwegsinfektion auf, die durch kulturelle Untersuchung und Antibiotika behandelt werden muß.

2. Manchmal können Schädigungen der Cauda equina (Stenose des Wirbelkanals, Raumforderungen) durch dekompressive Laminektomie behandelt werden.

3. Wenige Fälle sind durch Herstellen einer Anastomose zwischen Harnblase und Kolon behandelt worden.
4. Einige Fälle von Inkontinenz neurogener Ursache können durch medikamentöse Therapie behandelt werden (s. S. 376).
5. Beim Hund ist eine periurethrale Injektion von Teflon® via Zystoskopie durchgeführt worden, um die Inkontinenz zu beherrschen.

Prognose

Bei der neurogenen Harninkontinenz ist die Prognose immer zweifelhaft. Wenn die Schädigung nicht vorübergehend (Rückenmarkkontusion) oder nicht korrigierbar (Stenose des Wirbelkanals) ist, besteht nur geringe Aussicht auf Heilung. Bei Fällen, die durch Katheterisierung oder Anastomosenbildung zwischen Trigonum vesicae und Kolon behandelt worden sind, treten häufig Harnwegsinfektionen auf.

• Nicht-neurogene Harninkontinenz

1. Nicht-neurogene Harninkontinenz begleitet eine Reihe von Störungen, die von kongenitalen Mißbildungen bis zu Verhaltensstörungen reichen.
2. Die Diagnosestellung erfolgt durch Ausschluß anderer Möglichkeiten.
3. Eine empirische medikamentöse Therapie ist häufig das letzte Ergebnis einer klinischen Untersuchung.

Psychogene oder verhaltensbedingte Harninkontinenz

1. Junge Tiere sehr aktiver Rassen und Tiere mit verändertem Sensorium (Demenz) sind häufig betroffen. Der Kontrollverlust tritt häufig bei Aufregungen auf.
2. Die körperliche Untersuchung und weiterführende diagnostische Tests ergeben keine besonderen Befunde.
3. Bei der neurologischen Untersuchung können Symptome festgestellt werden, die auf eine Erkrankung des ZNS hinweisen.

Behandlung

1. Bei jungen Tieren kann das Problem im Laufe des Wachstums verschwinden.
2. Andere Tiere können durch spezialisierte Tierärzte auf Veränderungen des Verhaltens trainiert werden.
3. Die Ursachen der zerebralen Symptome können therapierbar sein (z. B. Applikation von Cortison zur Verminderung eines durch Neoplasien bedingten Hirnödems).

Prognose

1. Günstig bei jungen Tieren.
2. Zweifelhaft bei älteren Tieren oder Tieren mit Schädigungen des ZNS.

Kongenitale Mißbildungen

1. Es sind die häufigsten kongenitalen Mißbildungen.
2. Hündinnen sind am häufigsten betroffen.

Klinisches Bild

1. Der Vorbericht ergibt häufig, daß die Inkontinenz schon beim jungen Tier bestand.
2. Bei der körperlichen Untersuchung ergeben sich außer den Hautreizungen durch den Harn häufig keine weiteren besonderen Befunde.
3. Manchmal kann die Öffnung der Ureteren in der Vagina sichtbar sein. Genitale Mißbildungen (Pseudohermaphroditismus) können beobachtet werden.
4. Die Diagnose kann durch Positivkontrastaufnahmen, die die anomale Position der Ureteren und ihre Endigung in die Vagina oder Urethra zeigen, untermauert werden. Andere mögliche Mißbildungen sind Megaureter und Hydronephrose.
5. Manchmal kann eine Urachusfistel bei Hunden und Katzen beobachtet werden.

Therapie

1. Im Fall einer Mündungsektopie der Ureteren kann eine Uretero-Zystostomie durchgeführt werden.
2. Die Urachusfistel muß ebenfalls chirurgisch behandelt werden.

Prognose

Die Prognose bezüglich des Verschwindens der Inkontinenz ist gut.

Iatrogene Inkontinenz

Dieses Problem tritt häufig nach perinealer Urethrostomie bei der Katze oder nach einer Blasenoperation bei Hunden oder Katzen auf.

Klinisches Bild

1. Beginn der Harninkontinenz nach einer Operation ist verdächtig.
2. Weiterführende Untersuchungen ergeben keine weiteren aufschlußreichen Befunde.

Behandlung

Im Laufe der Zeit kann die Funktion der geschädigten Sphinkter oder Nerven wieder zurückkehren.

Prognose

1. Im akuten Fall günstig.
2. Im chronischen Fall ungünstig.

Inkontinenz durch Östrogenmangel

1. Inkontinenz durch Östrogenmangel ist hauptsächlich ein Problem, das geschlechtsreife Hündinnen, die ovariohysterektomiert wurden, betrifft.
2. Es tritt selten auf, der genaue Mechanismus ist nicht bekannt.

Klinisches Bild

1. Die Entwicklung einer Harninkontinenz bei einer kastrierten Hündin ist verdächtig.
2. Die körperliche und neurologische Untersuchung und die Ergebnisse weiterführender diagnostischer Untersuchungen ergeben meist keine besonderen Befunde.
3. Ein Ansprechen auf die Therapie stützt die Diagnose.

Behandlung

1. Diethylstilbestrol in einer Gesamtdosis von 1 mg/Tag p.o.wird über mehrere Tage appliziert. Es wird ausschleichend jeden dritten Tag, dann einmal pro Woche verabreicht, bis die Kontrolle über die Harnblase wieder besteht. Niedrigere Dosierungen (0,1 mg) als Gesamtdosis sind häufig wirksam.
2. Diäthylstilbestrol kann Knochenmarksdepression hervorrufen. Darüber muß der Besitzer aufgeklärt werden. Es sollte die niedrigste wirksame Dosierung verwendet werden.
3. Einige Kliniker ziehen bei dem Versuch den Sphinktertonus zu erhöhen, die Verwendung von Norephedrin oder Ephedrin vor. Diese Pharmaka können Unruhe oder Tachykardie verursachen. Eine gleichzeitig bestehende Herzinsuffizienz stellt eine Kontraindikation dar.
4. Bei Hunden ist in diesen Fällen eine periurethrale Injektion von Teflon R via Zystoskopie durchgeführt worden, um die Inkontinenz zu verbessern.
5. Neuere Beweise lassen darauf schließen, daß Östrogen zu einem erhöhten Sympathikotonus des Urethrasphinkters führt.

Prognose

1. Sehr gut bezüglich Wiederherstellung der Kontinenz.
2. Es besteht die Möglichkeit einer Knochenmarksdepression durch die Östrogentherapie. Durch diese Komplikation kann der Tod durch hämorrhagische Thrombozytopenie auftreten.

Überlaufinkontinenz (Ischuria paradoxa)

Überlaufinkontinenz ist eine Komplikation, die manchmal bei Urethrasteinen oder Schädigungen durch Raumforderungen auftritt, die zu partieller Behinderung der Harnausscheidung führen.

Klinisches Bild

1. Die Symptome der Inkontinenz sind meist von Dysurie, Hämaturie oder Strangurie begleitet.

2. Rüden sind am häufigsten betroffen.
3. Die Steine können in der Blase oder Urethra tastbar sein. Die Katheterisierung ist häufig schwierig.
4. Die Harnuntersuchung gibt in manchen Fällen Hinweise auf eine Entzündung.
5. Leer- oder Positivkontrastaufnahmen demonstrieren den Stein oder die Raumforderung, die zur Obstruktion führt. Eine Ultraschalluntersuchung kann die Läsion zeigen.

Therapie

1. Chirurgische Entfernung der Läsion oder Urethrostomie proximal der Schädigung führt häufig zur Heilung.
2. Eine vorliegende Harnwegsinfektion muß behandelt werden.

Prognose

1. Gut bezüglich der Inkontinenz, wenn die Erkrankung akut ist.
2. Zweifelhaft, wenn eine ausgeprägte und chronische Distension der Blase zur Schädigung des Detrusor vesicae geführt hat.

- **Inkontinenz durch funktionelle Insuffizienz der Blase mit unzureichender Speicherung oder Entleerung des Urins**

Diese Kategorie umfaßt Inkontinenz verschiedener Ursachen, einschließlich anatomischer Abweichungen, neurologischer Ursachen u. a.

Klinisches Bild

1. Die Symptome der Inkontinenz stehen bei diesen Patienten in Verbindung mit einem Ungleichgewicht oder einer Inkoordination des Muskeltonus der Harnblase mit dem Blasensphinktertonus.
2. Andere Erkrankungen können mit diesem Problem in Verbindung stehen (z. B. Infektionen, Prostataerkrankungen).
3. Funktionelle Inkontinenz liegt wahrscheinlich vor, wenn das Problem durch Vorbericht, körperliche Untersuchung, Harnuntersuchung, Organprofile, Positivkontrastaufnahmen und/oder empirische Antibiotikatherapie nicht definiert oder korrigiert werden kann.
4. Spezielle urodynamische Untersuchungen wie Zystometrographie können zur Diagnose der funktionellen Harninkontinenz beitragen.

Therapie

1. Die Therapie zielt auf eine Erhöhung oder Verminderung der Blasenkontraktilität oder Veränderungen des Sphinktertonus mit Pharmaka. Bei Hunden sind folgende Pharmaka in angegebener Dosierung gebräuchlich:
   A. Phenylpropanolamin, ein α-Adrenergikum zur Erhöhung des Sphinktertonus, 6,25 bis 50 mg p. o. (3mal täglich).

B. Phenoxybenzamin, ein α-adrenerger Blocker, zur Verminderung des Sphinktertonus, 1 bis 10 mg p. o. (3mal täglich).

C. Ephedrin, ein Sympathomimetikum zur Erhöhung des Sphinktertonus, 5 bis 50 mg p. o. (2- oder 3mal täglich).

D. Propanthelin, ein Anticholinergikum zur Herabsetzung der Kontraktilität der Blasenmuskulatur, 5 bis 15 mg p. o. (3mal täglich).

E. Oxybutinin, ein Anticholinergikum, 2–5 mg p. o. (3mal täglich).

F. Bethachenol, ein Cholinergikum, zur Erhöhung der Kontraktilität der Blasenmuskulatur, 2,5 bis 10 mg, s. c. (3mal täglich).

G. Diazepam zur Veränderung des Sphinktertonus, 0,5 bis 10 mg p. o. 3mal täglich (die niedrigere Dosierung sollte bei Katzen verwendet werden).

H. Alle genannten Pharmaka werden in der niedrigsten noch effektiven Dosierung verwendet.

I. Der Leser sollte sich anhand der Literaturempfehlungen oder anderer Schriften ausführlich über Nebenwirkungen und Symptome einer Überdosierung dieser potenten Pharmaka informieren.

2. Behandlung gleichzeitig bestehender Infektionen, eine in Abständen vorgenommene Katheterisierung, ein Ausdrücken der Harnblase oder die Verwendung von Windeln kann in vielen Fällen erforderlich sein.

Prostataerkrankungen

Erkrankungen der Prostata verursachen beim Rüden verschiedene klinische Probleme. In diesem Abschnitt werden die allgemeinen klinischen Symptome einer Prostataerkrankung diskutiert, gefolgt von einer Beschreibung spezieller Erkrankungen.

Allgemeine Symptome einer Prostataerkrankung

1. Dysurie, Hämaturie
2. Intermittierende Blutungen aus der Urethra
3. Fieber
4. Tenesmus
5. Bauchschmerzen
6. Bandförmige Stühle
7. Lahmheit der Hinterbeine (selten)
8. Ödem der Hinterbeine durch Obstruktion der Lymphgefäße (selten)
9. Es können nur eines oder mehrere dieser klinischen Symptome vorhanden sein. Die bestehenden Symptome lassen keine spezifischen Schlüsse auf die Art der Prostataerkrankung zu.

Grundprinzipien für die Beurteilung einer Prostataerkrankung

1. Routinemäßige körperliche Untersuchung mit genauer rektaler Exploration zur Bestimmung der Größe, Lage, Symmetrie und Konsistenz der Prostata.
2. Röntgenleeraufnahmen des Abdomens, die das gesamte kaudale Abdomen und

die Wirbelkörper zeigen, sind hilfreich. Vor den Röntgenaufnahmen ist die Vorbereitung des Tieres durch Einläufe sehr wichtig. Auf Röntgenaufnahmen können Tumormetastasen zu sehen sein.
3. Urethrozystogramme können zur Darstellung der Lage der Prostata oder zur Abgrenzung größerer Fistelgänge oder Zysten hilfreich sein.
4. Durch Ultraschalluntersuchung, Computer- oder Magnetresonanztomographie kann die Art der Schädigung bei einer großen Prostata festgestellt werden.
5. Um Sekret für kulturelle Untersuchungen und Resistenztests zu gewinnen, kann die Prostata mit einem Katheter gespült oder Ejakulat verwendet werden.
6. Die serologische Untersuchung auf eine Infektion mit Brucellen ist indiziert, wenn eine verdächtige Entzündung der Prostata vorliegt.
7. Eine perineale Feinnadelbiopsie oder eine Laparotomie kann angezeigt sein, um Gewebeproben zu gewinnen. Die Laparotomie ist ein stärker invasives Verfahren, ermöglicht jedoch eine verläßlichere Diagnose und bietet die Möglichkeit für eine sofortige Therapie, wenn Prostatazysten oder Abszesse vorliegen. (Eine Kastration kann unter derselben Allgemeinnarkose durchgeführt werden.)

• Benigne Prostatahypertrophie

1. Dieses häufige klinische Problem mit oder ohne Symptome betrifft viele geschlechtsreife männliche Tiere.
2. Es wird vermutet, daß die Erkrankung mit einem vergrößerten Verhältnis von Androgenen zu Östrogenen in Verbindung steht.

Klinisches Bild

1. Eine benigne Prostatahypertrophie ist meist ein zufälliger Befund bei einer routinemäßigen rektalen Untersuchung, da sie selten durch schwere Symptome auffällt.
2. Die Prostata ist groß, fest, symmetrisch und nicht schmerzhaft.
3. Röntgenaufnahmen des Abdomens zeigen eine symmetrisch vergrößerte Prostata ohne Beweis für eine regionäre Lymphadenopathie oder Knochenmetastasen.
4. Weitere diagnostische Untersuchungen sind meist nicht erforderlich, wenn keine klinischen Symptome vorhanden sind.

Therapie

1. Wenn klinische Symptome vorhanden sind, ist eine Kastration das Mittel der Wahl.
2. Die Verwendung von Östrogenen wird nicht empfohlen, da die Möglichkeit der Induktion einer squamösen Metaplasie der Prostata oder einer Knochenmarkdepression besteht. Ausnahmen sind:
   A. bestehende Kontraindikationen hinsichtlich einer Operation.
   B. Der Wert des Hundes als Zuchttier.
   C. Widerstand des Besitzers gegen eine Operation aus persönlichen oder wirtschaftlichen Motiven.

3. Applikation von Ketokonazol hemmt die Synthese von Testosteron und sollte im Falle dieser Ausnahmen in Erwägung gezogen werden.

Prognose

1. Sehr gut, wenn eine Kastration durchgeführt wird.
2. Es sollte sich eine temporäre Verbesserung zeigen, wenn eine Therapie mit Östrogenen durchgeführt wird. Eine temporäre oder langanhaltende Verbesserung kann mit Ketokonazol erreicht werden.

- **Bakterielle Prostatitis**

1. Eine bakterielle Prostatitis (akut, chronisch, abszedierend) kann als akuter oder subklinischer, chronischer Prozeß vorhanden sein.
2. Die Prostatainfektion kann die Grundkrankheit bei einer chronischen Harnwegsinfektion oder Infertilität sein.

Klinisches Bild

1. Die klinischen Symptome sind häufig Fieber, Schmerzen und Dysurie. Intermittierende Blutungen aus der Urethra können auch auftreten.
2. Bei der Palpation zeigt sich die Prostata unregelmäßig vergrößert und geformt. Sind Abszesse vorhanden, können fluktuierende Stellen festgestellt werden. Die Palpation kann schmerzhaft sein und Blutungen aus der Urethra verursachen.
3. Auf Röntgenleeraufnahmen stellt sich die Prostata in Abhängigkeit von Dauer und Ausmaß der Entzündung unterschiedlich dar. Ein Abszeß kann sich als große, flüssigkeitsdichte Raumforderung darstellen. Bei einer Peritonitis sind auf dem Röntgenbild lokale oder diffuse Unschärfen in der Bauchgegend vorhanden. Knochenveränderungen sind gewöhnlich nicht vorhanden.
4. Ein Urethrozystogramm kann große Fistelgänge oder flüssigkeitsgefüllte Hohlräume in der Prostata zeigen.
5. Durch eine Ultraschalluntersuchung, Computer- oder Magnetresonanztomographie kann die Abszeßbildung dargestellt werden.
6. Zytologische Untersuchungen zeigen meist das Vorliegen eines eitrigen Prozesses mit Anzeichen einer Hämorrhagie. Kulturelle Untersuchung und Resistenztest ergeben häufig positive Ergebnisse, wenn die Proben vor der Verabreichung von Antibiotika genommen wurden. Eine serologische Untersuchung auf eine Infektion mit Brucellen wird empfohlen; bei positiven Befunden sind diese Bakterien wahrscheinlich vorhanden.
7. Eine Biopsie wird gewöhnlich nicht durchgeführt.

Therapie

1. Das Vorhandensein von großen, flüssigkeitsgefüllten Abszessen oder Zysten ist eine Indikation für eine Laparotomie, Biopsie und chirurgische Korrektur. Es sind viele Vorgehensweisen diskutiert worden. Der Autor empfiehlt jedoch die chirurgi-

sche Exstirpation des Abszesses, eine Prostatadrainage mit mehreren Penrose-Drains und eine forcierte Langzeitbehandlung mit Antibiotika, die nach kultureller Untersuchung und Resistenztest ausgewählt werden. Der Einfluß der Androgene sollte durch Kastration ausgeschaltet werden. Die Verwendung von Östrogenen sollte vermieden werden, da eine dadurch möglicherweise entstehende squamöse Metaplasie einen idealen Nährboden für eine chronische Infektion bietet.
2. Wenn offensichtlich kein Abszeß vorliegt, sind Antibiotika, die nach kultureller Untersuchung des Prostatasekrets und Resistenztest ausgewählt werden, für mindestens einen Monat indiziert. Bei einem chronischen Prozeß wird eine Kastration empfohlen. Antibiotika, die hohe Spiegel im Prostatagewebe erreichen, sind Chloramphenicol, Diaminopycimidin plus Sulfonamide, Erythromycin, Tetracycline und Cephalosporine.
3. Ketokonazol kann zur temporären Verringerung der Testosteronproduktion appliziert werden.

• Squamöse Metaplasie der Prostata

1. Eine squamöse Metaplasie der Prostata tritt bei einem verkleinerten Verhältnis von Androgenen zu Östrogenen auf, wobei ein Überschuß an Östrogenen die hauptsächliche Ursache darstellt.
2. Dieser Überschuß entsteht gewöhnlich durch:
   A. endogene Überproduktion durch einen Sertoli-Zelltumor (tritt meist bei Retentio testis auf).
   B. Vorhergehende Therapie mit Östrogenen (iatrogen).
3. Eine squamöse Metaplasie der Prostata bildet sich nicht vollkommen zurück, wenn der Einfluß der Östrogene nicht mehr vorhanden ist.
4. Die squamöse Metaplasie der Prostata bietet den idealen Nährboden für eine bakterielle Infektion, daher bestehen diese beiden Zustände häufig gleichzeitig.

Klinisches Bild

1. Wenn ein Sertoli-Zelltumor oder anamnestische Hinweise auf eine vorhergehende Östrogentherapie und klinische Symptome einer Prostataerkrankung bestehen, liegt der Verdacht auf squamöse Metaplasie der Prostata nahe.
2. Bei der rektalen Untersuchung ist meist eine große Prostata zu tasten, die symmetrisch ist, solange keine Zysten oder Abszesse vorhanden sind.
3. Die Befunde der Leer- und Kontrastaufnahmen variieren in Abhängigkeit davon, ob Zysten oder eine Infektion besteht.
4. Zytologische Untersuchungen zeigen eine vermehrte Anzahl von epithelähnlichen Zellen oder weisen auf einen begleitenden entzündlichen Prozeß hin.
5. Eine Biopsie ist verläßlicher als eine zytologische Untersuchung (und kann in diesem Fall zum Stellen einer Diagnose führen). Im Prostataparenchym zeigt sich die Verschiebung in Richtung eines squamösen Zellcharakters.

Therapie

1. Absetzen der Östrogene bzw. Entfernung des Sertoli-Zelltumors.

2. Das Tier sollte kastriert werden, um jeden Einfluß von Androgenen zu verhindern.
3. Behandlung vorhandener Zysten, Infektionen oder Abszesse in geeigneter Weise.

Prognose

Die Prognose ist günstig. Das Verschwinden klinischer Symptome ist möglich, aber eine chronische Entzündung, die in Verbindung mit einer squamösen Metaplasie auftritt, ist problematisch.

- **Prostatazysten**

1. Die Ätiologie benigner Prostatazysten ist unklar.
2. Es entwickeln sich selten klinische Symptome, solange die Zyste noch nicht eine bestimmte Größe erreicht hat und dadurch die Funktion benachbarter Organe behindert (Darm, Harnblase, Ureter).

Klinisches Bild

1. Tenesmus und Dysurie kommen vor.
2. Eine körperliche Untersuchung ergibt meist eine große Raumforderung im kaudalen Abdomen. Sie wird häufig fälschlicherweise für eine ausgedehnte Harnblase gehalten.
3. Leeraufnahmen zeigen häufig ein Bild, das wie „zwei Harnblasen" aussieht. Die Zyste liegt fast immer dorsal der Harnblase.
4. Entleerung der Harnblase durch Katheterisierung und Wiederholung der Röntgenaufnahmen sollte das Vorhandensein einer flüssigkeitsdichten Raumforderung bestätigen. Ein Urethrozystogramm kann zeigen, wie Kontrastmaterial durch einen Trakt in die Zyste eintritt oder daß die Zyste eine von der Harnblase getrennte Struktur ist.
5. Ultraschalluntersuchung, Computer- oder Magnetresonanztomographie kann die Grenzen der Zyste veranschaulichen.
6. Eine zytologische Beurteilung der Prostataflüssigkeit hilft, eine Zyste von einem Abszeß zu unterscheiden.

Therapie

1. Es wird das gleiche chirurgische Vorgehen wie bei einem Prostataabszeß empfohlen (s. unter bakterielle Prostatis).
2. Eine kulturelle Untersuchung und Biopsie der Zyste sind indiziert, wenn die Operation durchgeführt wird.

Prognose

Die Prognose bezüglich einer vollständigen Heilung ist gut.

• Prostatatumoren

1. Der häufigste Typ eines Prostatatumors ist ein Adenokarzinom.
2. Im allgemeinen sind ältere Tiere betroffen.

Klinisches Bild

1. Meist bestehen anamnestische Hinweise auf eine chronische Prostataerkrankung. Jedoch deuten Ödeme der Hinterbeine und Lahmheit mehr als die anderen Symptome auf einen Tumor hin.
2. Bei der Palpation stellt sich die Prostata vergrößert und unregelmäßig dar und kann mit den umgebenden Geweben verklebt sein. Schmerzen sind typischerweise vorhanden; die sublumbalen Lymphknoten können vergrößert sein.
3. Leeraufnahmen zeigen eine vergrößerte Prostata. Eine Lymphadenopathie der sublumbalen Lymphknoten wird häufig beobachtet. Eine Proliferation des Periostes der kaudalen Lendenwirbel ist das Zeichen eines metastasierenden Prostatakarzinoms. Auf Röntgenaufnahmen des Thorax können multiple Lungenmetastasen zu sehen sein.
4. Ultraschalluntersuchung, Computer- oder Magnetresonanztomographie veranschaulichen die Schädigung.
5. Eine zytologische Untersuchung des Prostatasekrets kann Anhäufungen unreifer neoplastischer Zellen zeigen.
6. Eine perineale Feinnadelbiopsie oder eine Laparotomie bestätigt erforderlichenfalls die Diagnose.

Therapie

1. Zur Zeit gibt es keine chirurgische oder medikamentöse Tumortherapie, die zu einem akzeptablen, lang andauernden klinischen Ergebnis führt. Eine Prostatektomie ist im frühen Verlauf der Erkrankung indiziert, aber es bestehen zu dem Zeitpunkt, zu dem der Tumor entdeckt wird, meist schon lokale Metastasen. Wegen der dauernden Schmerzen sollte eine Euthanasie erwogen werden.
2. Ketokonazol kann als palliative Maßnahme angewendet werden, um die Testosteronproduktion zu unterdrücken.

Prognose

Zur Zeit ist die Prognose durchweg ungünstig.

• Zusammenfassung

Bei Prostataerkrankungen besteht die Notwendigkeit schneller diagnostischer und therapeutischer Maßnahmen, um zu verhindern, daß der Prozeß chronisch wird. Die rektale Palpation der Prostata sollte Teil jeder körperlichen Untersuchung bei Rüden sein, da hierdurch eine Erkrankung der Prostata im Frühstadium entdeckt werden kann.

Peripartale Erkrankungen des Muttertieres

Die mit Trächtigkeit und Geburt verbundenen medizinischen Komplikationen stellen beim Hund mitunter ein Problem dar, dagegen selten bei der Katze. Dieser Abschnitt diskutiert diese Probleme mit besonderer Betonung der *Dystokie*, der häufigsten solcher Störungen.

• Dystokie

1. Dystokie ist definiert als erschwerte Geburt. Sie tritt häufiger beim Hund als bei der Katze auf. Das fehlende Wissen des Besitzers über ein normales Geburtsverhalten ist ein häufiger Grund, warum das Tier wegen dieser Beschwerde vorgestellt wird.
2. Routinemäßige körperliche Untersuchungen vor dem Decken und vor der Geburt zeigen häufig mögliche Probleme auf und bieten eine Möglichkeit, um den Besitzer aufzuklären. Die Rasse und das Alter des Tieres sind von großer Bedeutung. Der Ablauf früherer Trächtigkeiten und Geburten, Trauma und Krankheiten und die derzeitige Umgebung erfordern besondere Nachfragen. Erfrage, wann das Tier gedeckt worden ist (falls bekannt). Stelle sicher, daß der Besitzer Erfahrung mit Tiergeburten hat. Frage nach dem Zuchtwert des Tieres, ebenso wie nach zukünftigen Plänen mit dem Muttertier und ihren Jungen.
3. Jede klinische Situation muß individuell festgestellt werden, jedoch gibt es bestimmte Situationen, bei denen vermutet werden kann, daß eine Dystokie auftritt.
   A. Anamnestische Hinweise auf mögliche Ursachen einer Dystokie (z. B. frühere Dystokie desselben Tieres, frühreres Trauma, besonders der Beckenregion, derzeitige oder vor kurzem durchgemachte Krankheiten, Kollaps und Muskelzucken oder -zittern)
   B. Anzeichen bestehender Wehen (Kontraktionen, Hecheln) für mehr als eine Stunde ohne Austreibung der Jungen
   C. Schwache Wehen (seltene Kontraktionen) für mehr als zwei Stunden ohne Austreibung der Jungen
   D. Ablösung der Plazenta (dunkelgrüner Vaginalausfluß) ohne Anzeichen von Wehen
   E. Mehr als zwei Stunden zwischen der Austreibung der einzelnen Welpen. In diesem Fall muß erwogen werden, ob alle Welpen geboren worden sind.
   F. Die Zahl der ausgetriebenen Plazenten stimmt nicht mit der Zahl der geborenen Welpen überein.
   G. Eine berechnete Trächtigkeitsdauer von mehr als 68 bis 70 Tagen (beim Hund oder bei der Katze)
   H. Anomaler Vaginalausfluß (eitrig, fauliger Geruch)
   I. Beweise für den Tod der Feten
   J. Schlechter Allgemeinzustand der Mutter, Schwäche oder Fieber
3. Körperliche Untersuchung mit besonderer Beachtung der Körpertemperatur, Atem- und Pulsfrequenz, abdomineller und rektaler Palpation und vaginaler Untersuchung.
   A. Beim Hund sinkt die Körpertemperatur 24 Stunden vor der Geburt meist auf weniger als 38°C.

B. Beckenanomalien und Mißverhältnisse zwischen Durchmesser des fetalen Kopfes und Beckendurchmesser können bei einer rektalen Untersuchung eingeschätzt werden.

C. Durch eine aseptische vaginale Untersuchung können mögliche Anomalien der Vagina und die Öffnung der Zervix bestimmt werden.

D. Stelle fest, ob ein Fetus in den Geburtskanal eingetreten ist oder ob Fehllagen vorliegen. Eine Hinterendlage oder Vorderendlage ist bei Hund und Katze normal, eine Querlage stellt eine Anomalie dar.

4. Andere weiterführende Untersuchungen außer Röntgen- oder Ultraschalluntersuchung des Abdomens sind bei Dystokie selten indiziert, solange sie nicht durch andere systemische Erkrankungen kompliziert sind.

A. Bestimme die Anzahl der Feten, deren Entwicklungszustand, Größe und Lage mittels Röntgenaufnahmen. Das Vorhandensein von Gas um den Fetus deutet auf eine Zersetzung des Fetus mit möglicher Infektion hin.

B. Bestimmungen der Serumelektrolyte sind angezeigt, wenn Verdacht auf Hypokalzämie besteht oder ein Kaiserschnitt geplant ist.

Erkrankungen, die bei Hund und Katze mit Dystokie verbunden sind

Schwache Kondition mit Adipositas
Hemmung der Oxytocinfreisetzung (psychogen)
Senilität
Überdehnung des Uterus
Uterusprolaps
Defekte des Myometriums oder Infektionen
Torsio uteri
Hypokalzämie, Hypoglykämie
Ektope Trächtigkeit
Mißverhältnis zwischen Durchmesser des fetalen Kopfes und Beckendurchmesser
Fehllagen (Querlage)
Erschöpfung durch verlängerte Geburt
Kongenitale Mißbildungen des Geburtskanals
Fetaler Tod
Zu wenig Fruchtwasser

Therapie

1. Das Vorgehen hängt ab von der Ursache, den zukünftigen Zuchtplänen, dem wirtschaftlichen Wert des Muttertieres und der Welpen und persönlichen Präferenzen.

2. Eine Therapie sollte versucht werden, wenn klinische und wirtschaftliche Überlegungen dafür sprechen, das Zuchtpotential der Hündin und das Leben der Welpen zu erhalten.

A. Überprüfe durch eine vaginale Untersuchung, ob der Geburtskanal frei und die Zervix dilatiert ist.

B. Wenn ein Fetus im Geburtskanal palpierbar ist, sollte man versuchen, ihn unter Verwendung von Gleitmitteln manuell oder instrumentell zu entwickeln. Der Fetus wird dazu leicht nach dorsal gezogen, bis er den Beckeneingang erreicht. Dann wird leichter Zug nach ventral und kaudal angewandt.

C. Leichtes Massieren der dorsalen anterioren Vagina kann helfen, Uteruskontraktionen auszulösen.

D. Die Applikation von Oxytocin i. m. (3 bis 4 E für die Katze, 3 bis 20 E für den Hund) rufen Uteruskontraktionen hervor.

E. Ergonovin (0,01 bis 0,02 mg/kg KG i. m.) kann beim Hund zur Auslösung von Uteruskontraktionen verwendet werden.

F. Applikation von 10%iger Calciumgluconatlösung (5 bis 20 ml langsam i. v., bis der gewünschte Effekt erreicht ist) wenn Hypokalzämie aufgetreten ist oder Verdacht darauf besteht.

G. Applikation von 50%iger Dextroselösung (2 ml/5 kg KG i. v.), wenn eine Hypoglykämie vorliegt oder Verdacht darauf besteht.

H. Die medikamentöse Behandlung wird alle 30 Minuten wiederholt, wenn sie anfänglich nicht erfolgreich ist. Das Tier wird in dunkler, ruhiger Umgebung untergebracht, um die Wirksamkeit der Therapie beurteilen zu können.

3. Eine chirurgische Therapie wird von klinischen Symptomen, Zeitfaktoren, wirtschaftlichen Überlegungen oder ausbleibendem Erfolg einer medikamentösen Therapie bestimmt.

A. Inhalationsanästhetika sind am besten geeignet. Bei Isofluran ist die Aufwachphase für das Muttertier und die Jungen kurz.

B. Kulturelle Untersuchung des Uterussekrets und Uterusbiopsie, wenn Verdacht auf einen pathologischen Zustand besteht.

C. Ovariohysterektomie, wenn eine zukünftige Zucht mit dem Tier nicht mehr gewünscht wird. Die Laktation besteht trotz der Ovariohysterektomie.

Prognose

1. Es ist bei einer Dystokie immer zweifelhaft, ob alle Jungen überleben. Verletzungen und Todesfälle kommen häufig vor.
2. Die Prognose für das Muttertier hängt von deren Kondition und dem Therapieverfahren ab.
3. Es wird überwacht, ob Störungen der Puerperalperiode auftreten (z. B. Nachgeburtsverhaltung, Subinvolutio uteri).

• Fluor vaginalis im Puerperium

Postpartale Hämorrhagien

1. Ein milder hämorrhagischer Fluor vaginalis in schnell abnehmender Menge besteht beim Hund für 7 bis 14 Tage post partum. Eine leicht grünliche Färbung des Sekretes ist normal.
2. Ein hämorrhagischer Fluor vaginalis tritt bei der Katze selten auf.

Klinisches Bild

1. Häufig bestehen anamnestische Hinweise auf schon früher aufgetretene Blutungen oder eine Dystokie mit instrumenteller Entwicklung der Welpen.

2. Die Vagina ist auf Zerreißungen zu untersuchen.
3. Die Schleimhautfarbe und die kapilläre Füllungszeit werden ebenso wie die Pulsfrequenz, der Hämatokrit oder das Gesamtprotein bei einem Tier mit starken postpartalen Blutungen überprüft.
4. Bei Tieren, die nicht auf eine konservative Therapie ansprechen, sind Zählungen der Thrombozyten (durch Blutausstrich und Gerinnungsprofil) indiziert. Bei diesen Problemfällen muß eine Hypokalzämie in Betracht gezogen und der Calciumspiegel im Serum bestimmt werden.

Therapie

1. Die Infusionstherapie mit isotoner Lösung sorgt für den notwendigen Volumenersatz.
2. Ergonovinmaleat (0,01 bis 0,02 mg/kg KG i. m. einmal) ist beim Hund angewendet worden, um die Kontraktion der Uterusgefäße zu unterstützen.
3. Bluttransfusion, wenn die Blutung anhält. Wird eine Koagulopathie oder ein Thrombozytendefekt (entweder numerisch oder funktionell) angenommen, muß frisches Vollblut verwendet werden.
4. Ist eine Hypokalzämie vorhanden, sollte diese durch intravenöse Applikation von Calciumgluconat oder Calciumchlorid behandelt werden. Die Dosierung hängt von der Größe des Defizits ab, aber eine Gesamtdosis von 5 bis 25 ml einer 10%igen Lösung von jeder Zubereitung ist meist ausreichend.
5. Vaginalrisse müssen genäht werden.
6. Wenn das Problem andauert, sollte eine Ovariohysterektomie durchgeführt werden.

Prognose

1. Die Prognose quoad vitam ist günstig, aber zweifelhaft bezüglich weiterer erfolgreicher Trächtigkeiten.

Retentio secundinarum

1. Eine Retentio secundinarum ist hauptsächlich ein Problem nach einer gestörten Geburt.
2. Normalerweise werden die Plazenten sofort nach der Geburt der Welpen ausgetrieben.

Klinisches Bild

1. Die ausgetriebenen Plazenten werden mit der Anzahl der Jungen verglichen.
2. Ein starker, grün-schwarzer postpartaler Ausfluß, der mehr als 2 Tage andauert, spricht für eine Nachgeburtsverhaltung.
3. Schlechter Allgemeinzustand, Anorexie und Fieber können sich innerhalb weniger Tage nach einer Geburt mit Retentio secundinarum entwickeln.
4. Eine Palpation des Abdomens oder eine vaginale Untersuchung kann ergeben, daß der Uterus größer als zu erwarten ist oder daß sich die Plazenta in der Zervix befindet.

5. Auf Röntgenaufnahmen oder bei sonographischen Untersuchungen stellt sich der Uterus vergrößert dar.

Therapie

1. Oxytocin (3 bis 10 E i. m.) und Calciumgluconat (3 bis 10 ml einer 10%igen Lösung i. v.) können weitere Uteruskontraktionen bewirken, wodurch der Uterusinhalt ausgetrieben wird, wenn die Präparate innerhalb weniger Stunden nach der Geburt appliziert werden.
2. Ergonovinmaleat (0,01 bis 0,02 mg/kg KG i. m. einmal) ist beim Hund angewendet worden, um die Kontraktion der Uterusgefäße zu unterstützen.
3. Es kann versucht werden, die Plazenta durch Massage des Abdomens und/oder instrumentell zu entwickeln.
4. Die Laparotomie und eine Ovariohysterektomie sind indiziert, wenn andere Methoden nicht zum Erfolg führen.

Prognose

1. Günstig quoad vitam bei frühzeitiger Erkennung.
2. Zweifelhaft bezüglich weiterer Trächtigkeiten, da Uterusinfektionen, Involutionsstörungen oder Vernarbungen auftreten können.

Subinvolutio uteri

1. Subinvolutio uteri muß von einer Subinvolution der Plazentastellen unterschieden werden.
2. Sie entsteht, wenn die normalen Uteruskontraktionen im Puerperium nicht auftreten und der Uterus voller Flüssigkeit bleibt. Es besteht die Hypothese, daß die saugenden Jungen einen toxischen Faktor über die Milch aufnehmen.
3. Die Ätiologie ist nicht genau bekannt.

Klinisches Bild

1. Das Muttertier zeigt keine offensichtlichen Symptome.
2. Die Welpen können schwach und in schlechtem Allgemeinzustand sein und schlecht trinken. Neonataler Tod kann auftreten.
3. Bei der Palpation des Uterus stellt sich dieser vergrößert und fluktuierend dar. Ein leichter, serösblutiger Vaginalausfluß ist häufig vorhanden (normal).
4. Die Körpertemperatur des Muttertieres ist meist normal (im Gegensatz zu dem Fieber, das durch Metritis oder Retentio secundinarum verursacht wird).
5. Bei Röntgen- oder Ultraschalluntersuchung zeigt sich ein großer Uterus.
6. Serologische Untersuchungen auf Brucellen werden beim Hund empfohlen.

Therapie

1. Die Jungen werden für 24 bis 48 Stunden mit der Flasche gefüttert.
2. Durch die Vagina und die Zervix wird in den Uterus eine Antibiotikalösung infundiert (Nitrofurazon-Lösung; Gesamtdosis 3 bis 10 ml).

3. Applikation von Ergonovinmaleat (0,01 bis 0,02 mg/kg KG i. m. einmal) wird beim Hund empfohlen.
4. Breitspektrum-Antibiotikum (systemisch) über 2 Wochen.

Prognose

1. Gut für das Leben des Muttertieres
2. Günstig für das Überleben der restlichen Welpen
3. Gut bezüglich weiterer Zucht mit dem Muttertier

Subinvolution der Plazentastellen

1. Eine Subinvolution der Plazentastellen muß von der Subinvolution des ganzen Uterus unterschieden werden.
2. Die Ätiologie ist unbekannt.

Klinisches Bild

1. Das Muttertier bleibt klinisch unauffällig, außer einem geringgradigen blutigen Vaginalausfluß, der noch Wochen nach der Geburt anhält.
2. Die Welpen sind gesund.
3. Die klinische Untersuchung ergibt keine besonderen Befunde außer dem Ausfluß.
4. Röntgenaufnahmen oder Ultraschalluntersuchungen des Abdomens zeigen einen kleinen Uterus. (Der Uterus stellt sich normalerweise röntgenologisch nicht dar.)
5. Die serologische Untersuchung auf Brucellen ergibt beim Hund negative Ergebnisse.
6. Die Ergebnisse eines Hämostase-Suchprogramms sind normal.

Therapie

1. Eine Spontanregression kann auftreten.
2. Ergonovinmaleat (0,01 bis 0,02 mg/kg KG i. m. einmal) kann eine Konstriktion der Uterusgefäße bewirken.
3. Wenn das Problem chronisch ist und eine medikamentöse Therapie nicht zum Erfolg führt, wird eine Ovariohysterektomie durchgeführt.

Metritis

Eine bakterielle Infektion des Uterus wird am häufigsten in Zusammenhang mit Dystokie, instrumenteller Entbindung, Retention eines Fetus oder einer Plazenta oder einer schon vorher bestehenden chronischen Endometritis festgestellt.

Klinisches Bild

1. Das Muttertier ist meist fiebrig, anorektisch, dehydratiert und hat nur wenig Milch. Die Jungen sind häufig schwach, in schlechtem Allgemeinzustand oder moribund.

2. Bei der körperlichen Untersuchung zeigen sich unterschiedliche Grade eines Uterusausflusses oder eines vergrößerten Uterus.
3. Röntgenaufnahmen oder Ultraschalluntersuchungen des Abdomens zeigen einen vergrößerten Uterus oder mazerierte Feten (bei Retention der Feten).
4. Häufig ist eine Leukozytose mit Linksverschiebung vorhanden.
5. Serologische Untersuchung auf Brucella-Antikörper beim Hund kann zeigen, ob der Erreger beteiligt ist.
6. Eine bakterielle Untersuchung des Ausflusses kann positive Ergebnisse erbringen.

Therapie

1. Sofortige Infusionstherapie mit Elektrolytlösung.
2. Die lokale Infundierung von Antibiotika (Nitrofurazonlösung, 3 bis 10 ml intrauterin appliziert) wird empfohlen, gefolgt von zweiwöchiger systemischer Gabe von Antibiotika.
3. Ergonovinmaleat (0,01 bis 0,02 mg/kg KG i. m. einmal) kann appliziert werden, um den Uterusinhalt auszutreiben.
4. Die Handaufzucht der Welpen wird empfohlen.
5. Ovariohysterektomie ist in Betracht zu ziehen, wenn die Reaktion auf die medikamentöse Therapie schwach ist oder eine Hündin positive Testergebnisse auf Brucellen hat.
6. Prostaglandine sind experimentell verwendet worden, um Uteruskontraktionen auszulösen. Die empfohlene Dosierung beträgt 100 bis 250 μg Prostaglandin $F_{2\alpha}$ (nicht-synthetisch)/kg KG s. c. einmal täglich für 2 Tage.

Prognose

1. Gut für das Leben der Mutter
2. Günstig für das Leben der Welpen
3. Zweifelhaft bezüglich des weiteren Zuchtpotentials

Pyometra (Endometritis-Pyometra-Komplex)

1. Eine Pyometra tritt am häufigsten im Metöstrus auf.
2. Die Ursachen sind pathologische Wechselwirkungen zwischen Uterus, zirkulierenden Hormonen (Östrogene, Progesteron) und Bakterien.
3. Pyometra tritt bei Hund und Katze auf.
4. Hormone, die zur Läufigkeitsunterdrückung oder Trächtigkeitsunterbrechung angewendet werden, sind prädisponierende Faktoren.
5. Eine Pyometra kann aus verschiedenen Gründen lebensbedrohend sein.
   A. Übertritt von Toxinen oder Bakterien in den Blutkreislauf
   B. Uterusruptur mit Peritonitis
   C. Niereninsuffizienz durch Immunkomplex-Glomerulonephritis oder durch prärenale Faktoren

Klinisches Bild

1. Es tritt ein eitriger Vaginalausfluß auf.
2. Der Besitzer berichtet, daß ihm Polyurie, Polydipsie, Anorexie oder Depression des Tieres aufgefallen sind.
3. Bei der körperlichen Untersuchung können verschiedene Ausprägungen einer Dehydratation, Vermehrung des Bauchumfanges, Fieber, Vaginalausfluß und Depression festgestellt werden.
4. Röntgenuntersuchungen des Abdomens zeigen typischerweise eine große, tubuläre Raumforderung im kaudalen Abdomen. Fehlende Detailzeichnung kann bei einer Pyometraruptur auftreten. (Bei einer Ultraschalluntersuchung ist ein großer Uterus zu sehen).
5. Blutbild und biochemisches Serumprofil sind anzufertigen. Es können unterschiedliche Grade einer Azotämie vorliegen. Die Leukozyten sind stark vermehrt (neutrophile Leukozytose mit Linksverschiebung), oder es zeigt sich eine degenerative Linksverschiebung, wenn eine Knochenmarkinsuffizienz vorliegt.
6. Bei einer Harnuntersuchung kann eine Konzentrierungsinsuffizienz der Nieren oder eine Hyperproteinurie nach Schädigung der Glomeruli auffallen.

Therapie

1. Infusionstherapie mit Elektrolytlösung und Antibiotika sind in allen Fällen indiziert. Es wird auf die Diskussion der Niereninsuffizienz verwiesen (s. Kapital 12.).
2. Eine Ovariohysterektomie ist in den meisten Fällen die Therapie der Wahl, da sie zu einer dauerhaften Lösung führt.
3. In ausgewählten Fällen kann eine medikamentöse Behandlung versucht werden.
   A. Der Besitzer möchte eine Operation umgehen, da das Tier einen beträchtlichen Zuchtwert hat.
   B. Es kann aus gegebenen Gründen keine Allgemeinnarkose durchgeführt werden.
4. Medikamentöse Therapie
   A. Die Durchgängigkeit der Zervix muß sichergestellt werden. In ausgewählten Fällen wird chirurgisch oder endoskopisch ein Katheter plaziert.
   B. Eine kulturelle Untersuchung mit Resistenztest der Uterusflüssigkeit wird empfohlen.
   C. Prostaglandin $F_{2\alpha}$ (nicht-synthetisch) wird in einer Dosis von 25 bis 250 µg/kg KG s. c. täglich 5 Tage lang appliziert, um die Uterusentleerung beim Hund zu stimulieren. Es können schwere Nebenwirkungen, wie Zittern, Hyperpnoe, Erbrechen, Diarrhoe und Erregungszustände auftreten. Der Wirkstoff wird täglich 3 bis 5 Tage lang verabreicht, bis der Uterus bei der Röntgen- oder Ultraschalluntersuchung normal erscheint und der Vaginalausfluß aufhört. Wenn die Symptome andauern, kann die Behandlung nach zwei Wochen wiederholt werden.
   D. Gleichzeitig werden Antibiotika verabreicht, und eine Flüssigkeitstherapie wird durchgeführt.
5. War die Behandlung erfolgreich, sollte das Tier während des nächsten und des darauffolgenden Östrus gedeckt werden. Ist eine weitere Zucht nicht vorgesehen, wird eine Ovariohysterektomie empfohlen.

Prognose

1. Gut, wenn eine Operation durchgeführt wird (vorausgesetzt, es ist kein schwerer Nierenschaden oder keine Peritonitis aufgetreten).
2. Zweifelhaft und unsicher, wenn eine medikamentöse Therapie durchgeführt wird, da die Erfahrungen damit begrenzt sind.

• Sonstige peripartale Erkrankungen

Torsio uteri

1. Eine Torsio uteri entwickelt sich in der späten Trächtigkeit oder steht in Verbindung mit einer Pyometra.
2. Die Ätiologie ist unbekannt.

Klinisches Bild

1. Der Besitzer berichtet, daß der Geburtstermin nahe bevorsteht. Das Tier hat offensichtlich Bauchschmerzen.
2. Bei der körperlichen Untersuchung ist eine schlauchförmige Raumforderung im Abdomen oder ein stark gespanntes Abdomen festzustellen.
3. Die weiteren Befunde sind unterschiedlich, abhängig davon, wie lange der Zustand schon andauert und ob eine Infektion oder sogar Ruptur besteht. Störungen des Allgemeinzustandes, Dehydratation und Schock können auftreten.
4. Auf Röntgenaufnahmen des Abdomens ist der vergrößerte Uterus zu erkennen. Wenn eine Uterusruptur oder sekundäre Aszites durch venösen Verschluß vorliegt, ist wegen einer homogenen Flüssigkeitsdichte im Abdomen kein Detail zu erkennen.

Therapie

In allen Fällen wird eine Laparotomie mit Ovariohysterektomie empfohlen.

Prognose

Die Prognose quoad vitam ist zweifelhaft, weitere Trächtigkeiten sind nicht möglich.

Uterusprolaps

Ein Uterusprolaps tritt im allgemeinen während der Geburt oder als Ergebnis einer Geburtshilfe mit Instrumenten auf. Es ist beschrieben worden, daß er bei der Katze bis zu 48 Stunden post partum auftreten kann.

Klinisches Bild

1. Die körperliche Untersuchung führt zur Diagnose. Ein oder beide Uterushörner können beteiligt sein.

2. Der Uterus wird sorgfältig auf Zerreißungen, Gewebsnekrosen oder Automutilation untersucht.
3. Die Differentialdiagnose für diese Erkrankung sind vaginale Raumforderungen.

Therapie

1. Wenn der Uterusprolaps frisch ist, wird er mit steriler Kochsalzlösung gespült und manuell reponiert (meist ist eine Laparotomie erforderlich).
2. Wenn der Uterus nekrotisch ist oder gleichzeitig pathologische Zustände des Abdomens vorliegen, wird eine Ovariohysterektomie durchgeführt. Eine Ovariohysterektomie sollte bei Tieren, die keinen Zuchtwert haben, als erste Therapie in Betracht gezogen werden.
3. Antibiotika werden systemisch für zwei bis vier Wochen verabreicht.

Prognose

Die Prognose quoad vitam ist gut, aber ungünstig bezüglich weiterer Trächtigkeiten.

Uterusruptur

1. Eine Uterusruptur tritt am häufigsten bei einer Pyometra auf.
2. Andere Ursachen sind Traumata (z. B. Geburtshilfe mit Instrumenten).

Klinisches Bild

1. Das Tier befindet sich im Endstadium der Trächtigkeit oder hat vor kurzem geworfen.
2. Vaginalausfluß, Polydipsie oder Polyurie können auftreten, wenn eine Pyometra vorliegt.
3. Das Tier zeigt in aller Regel Depression und kann Bauchschmerzen haben. Bei der Palpation werden Flüssigkeiten oder Raumforderungen im Abdomen festgestellt.
4. Röntgenuntersuchungen des Abdomens bestätigen das Vorhandensein freier Feten oder von Flüssigkeit in der Bauchhöhle.
5. Bauchhöhlenpunktion und zytologische Untersuchung können zeigen, um welche Art von Flüssigkeit es sich handelt; dies kann von einem modifizierten Transsudat bis zu einem eitrigen Exsudat reichen (abhängig davon, ob eine Pyometra vorliegt).

Therapie

1. Eine sofortige unterstützende Therapie muß durchgeführt werden (Infusionstherapie), gefolgt von einer Laparotomie und Ovariohysterektomie.
2. Eine bestehende Peritonitis wird chirurgisch durch Spülung mit Anlegen einer Drainage behandelt. Eine kulturelle Untersuchung der gewonnenen Flüssigkeit ist zu empfehlen.
3. Therapie mit Breitspektrum-Antibiotika beginnen, bis die Ergebnisse des Resistenztests feststehen.

4. Nierenfunktion und Elektrolythaushalt müssen nach der Operation überwacht werden.

Prognose

1. Zweifelhaft quoad vitam

Eklampsie (peripartale Hypokalzämie)

1. Die Eklampsie tritt am häufigsten bei Zwergrassen auf, obwohl sie auch bei größeren Hunden und bei Katzen beschrieben wurde.
2. Sie kann vor, während oder nach dem Partus auftreten.
3. Die Symptome entstehen durch eine verminderte Verfügbarkeit von Calcium für das neuromuskuläre System, da das verfügbare Calcium bevorzugt für die Milchproduktion verwendet wird.
4. Eine unzureichende Ernährung steht häufig in Verbindung mit der Eklampsie.

Klinisches Bild

1. Schwäche, gefolgt von Muskelzittern, und sogar generalisierte Krämpfe können auftreten.
2. Die Körpertemperatur ist häufig erhöht.
3. Muskelzuckungen können bei der körperlichen Untersuchung festgestellt werden.
4. Der Calciumspiegel im Serum ist meist niedrig. In einigen Fällen liegen normale Calciumspiegel vor, aber das Tier spricht auf eine entsprechende Therapie an.
5. Die Pupillenreaktionen auf Lichtreize sind gedämpft.

Therapie

1. Langsame Infusion von 10%iger Calciumgluconat- oder Calciumchlorid-Lösung (3 bis 30 ml) nach Wirkung führt meist zu einer schnellen Reaktion.
2. Während der Therapie muß das Herz durch Auskultation oder ein EKG überwacht werden. Dysrhythmien und progressive Bradykardie sind Indikationen für Verlangsamung oder Unterbrechung der Calciuminfusion.
3. Eine Hypoglykämie kann gleichzeitig bestehen, daher kann versuchsweise eine Dosis (2 bis 20 ml) 50%iger Dextroselösung verabreicht werden, wenn die Calciuminfusion nicht wirksam ist.
4. Wenn die klinischen Symptome abklingen, werden 5 bis 15 ml Calciumgluconat s. c. appliziert.
5. Das Tier bekommt weiterhin täglich 0,5 bis 2 g Calciumlactat p. o. und 5 000 bis 10 000 IE Vitamin D p. o.
6. Wenn die Eklampsie während derselben Laktation wieder auftritt, werden die Welpen abgesetzt und mit der Hand aufgezogen.
7. Die Wirksamkeit von Corticosteroiden bei der Therapie der Eklampsie ist umstritten.

Prognose

1. Sehr gut quoad restitutionem ad integrum
2. Bei nachfolgenden Laktationen treten häufig Rezidive auf, wenn nicht für ein ausreichendes Nährstoffgleichgewicht gesorgt wird.

Mastitis

1. Eine Mastitis tritt am häufigsten bei unhygienischen Umgebungsbedingungen auf.
2. Eine Metritis kann gleichzeitig bestehen.

Klinisches Bild

1. Das Tier hat Fieber und Depression.
2. Die Welpen können geschwächt oder moribund sein.
3. Bei der körperlichen Untersuchung fallen die entzündete(n) Milchdrüse(n) auf, die ein pathologisches Sekret absondern.
4. Eine kulturelle Untersuchung der Milch ist stark positiv.
5. Andere diagnostische Verfahren sind meist nicht erforderlich.

Therapie

1. Die Welpen werden während des akuten Verlaufs mit der Flasche gefüttert.
2. Bis die Ergebnisse des Resistenztests vorliegen, wird ein Breitspektrum-Antibiotikum verabreicht.
3. Heiße Umschläge werden auf die betroffenen Milchdrüsen aufgebracht, um die Schmerzen zu lindern und den Abfluß des Sekrets zu erleichtern.

Prognose

1. Sehr gut für die Genesung und weiteres Zuchtpotential
2. Gut für das Leben der Welpen, wenn die Mastitis frühzeitig erkannt wird.

Galaktostase

1. Galaktostase bezeichnet eine nicht-septische Mastitis.
2. Sie kann bei Hund und Katze auftreten.

Klinisches Bild

1. Die Milchdrüsen sind geschwollen und schmerzhaft, aber die Milch erscheint normal.
2. Die Körpertemperatur ist normal.
3. Zytologische Untersuchungen und kulturelle Untersuchung der Milch ergeben keine Anzeichen für eine bakterielle Infektion.

Therapie

1. Heiße Umschläge auf die Milchdrüsen
2. Nichtsteroidale Antiphlogistika
3. Die Welpen müssen ermuntert werden, häufig zu saugen.

Prognose

Die Prognose ist für das Muttertier und die Welpen sehr gut.

Agalaktie/Oligogalaktie

Die Ursache einer Unfähigkeit, Milch in ausreichender Menge zu produzieren, ist beim Hund oder bei der Katze noch nicht erforscht worden.

Klinisches Bild

Bei der körperlichen Untersuchung kann man feststellen, daß aus den Milchdrüsen nur wenig oder gar keine Milch ausgedrückt werden kann. Die Jungen sind schwach oder moribund.

Therapie

1. Es ist sicherzustellen, daß das Muttertier ausreichend Nahrung aufnimmt.
2. Erforderlichenfalls werden die Jungen mit kommerziellem Milchersatz gefüttert.
3. Eine Therapie mit Oxytocin (3 bis 10 E i. m. einmal) kann versucht werden.

Postpartale Aggression

Die Ätiologie der postpartalen Aggression ist nicht genau bekannt.

Klinisches Bild

Das Muttertier greift ihre Jungen an oder tötet sie sogar.

Therapie

1. Applikation hochdosierter Promazinderivate oder Diazepam.
2. Die Welpen werden von der Mutter getrennt und mit der Hand aufgezogen, oder es wird eine „Pflegemutter" gesucht.

Prognose

Das Phänomen kann während nachfolgender Trächtigkeiten wieder auftreten. Betroffene Muttertiere stammen meist aus einem fragwürdigen Zuchtstamm.

Sonstige Erkrankungen des Urogenitaltraktes

• Urethraprolaps

1. Dieses Problem ist beim Rüden oder Kater ungewöhnlich und tritt auch selten bei weiblichen Tieren auf.
2. Übermäßiges Belecken, Harnwegsinfektionen oder Obstruktionen kommen häufig in Verbindung mit diesem Problem vor.

Klinisches Bild

1. Die vorgestülpte Mukosa der Urethra fällt bei der körperlichen Untersuchung auf.

Therapie

1. Ist die Mukosa verletzt und reponierbar, kann sie meist mit einigen temporären Heften mit oder ohne Plazierung eines Katheters am Platz gehalten werden.
2. Wenn die Mukosa stark geschädigt ist, sind eine Resektion und eine Mukosaanastomose erforderlich.
3. Es ist nach einer zugrunde liegenden Ursache, wie z. B. Harnsteinen oder Harnwegsinfektionen, zu suchen.

Prognose

Gut, es können jedoch Rezidive auftreten. Eine Kastration kann bei männlichen Tieren dieses Problem beseitigen.

• Hernia inguinalis/Hernia scrotalis

1. Dieses Problem tritt häufiger bei Hunden als bei Katzen auf; weibliche Tiere sind eher betroffen als männliche.
2. Die Schwere des Krankheitsbildes hängt vom Bruchinhalt ab.

Klinisches Bild

1. Es ist eine inguinale Raumforderung palpierbar und beim männlichen Tier eine Vergrößerung des Skrotums. Der Inguinalring kann an der Basis der Raumforderung palpierbar sein.
2. Bei Röntgen- oder Ultraschalluntersuchung können Baucheingeweide innerhalb der Hernie zu sehen sein.
3. Wegen der möglichen Vererblichkeit dieser Erkrankung sollte eine Kastration in Erwägung gezogen werden.

Therapie

1. Reposition des Bruchinhaltes und chirurgische Versorgung der Bauchwand sind notwendig.

2. Eine Darmanastomose oder Chirurgie des Urogenitaltraktes kann erforderlich sein, wenn Schädigungen vitaler Strukturen aufgetreten sind.
3. Eine Kastration sollte wegen der möglichen hereditären Ursache in Erwägung gezogen werden.

Prognose

1. Es können gute Ergebnisse erwartet werden, wenn noch keine Nekrose des Darms oder von Harnwegsstrukturen aufgetreten ist.
2. Eine chronische inguinoskrotale Hernie kann zu Hodenatrophie auf der betroffenen Seite führen.

• Hodentorsion

1. Dieses Problem ist beim Hund ungewöhnlich und bei der Katze selten.
2. Am wahrscheinlichsten tritt eine Hodentorsion bei tumorös entarteten Bauchhöhlenhoden auf.

Klinisches Bild

1. Akute Schmerzen, Lethargie und ein langsamer, steifer Gang sind häufige Beschwerden, die der Besitzer vorträgt.
2. Das Abdomen oder Skrotum kann vergrößert und/oder bei Palpation schmerzhaft sein.
3. Symptome, die in Verbindung mit übermäßiger Hormonproduktion stehen, können gleichzeitig bestehen.
4. Röntgenaufnahmen oder Ultraschalluntersuchungen können die Auswirkungen der raumfordernden Prozesse zeigen.

Therapie

Eine Kastration (bilateral bei Kryptorchismus) ist indiziert.

Prognose

Der Ausgang ist gewöhnlich davon abhängig, ob ein Tumor vorliegt und welche Folgen er hat.

• Priapismus

1. Der Zustand bezeichnet eine dauerhafte Schwellung des Penis ohne sexuelle Stimulation.
2. Er tritt häufig nach Schädigungen des ZNS auf.

Therapie

Der exponierte Penis wird mit Gleitmitteln eingerieben und muß vor Verletzungen geschützt werden, während versucht wird, die Grundkrankheit zu finden und zu beseitigen.

Prognose

Der Ausgang hängt ab von dem Ausmaß der Schädigung des Penis und der Lösung des neurochirurgischen Problems.

• Paraphimose

1. Der Zustand bezeichnet einen geschwollenen Penis, der nicht in das Präputium zurückgezogen werden kann.
2. Trauma, Infektionen, Tumoren oder ein ringförmiges Zusammenschnüren des Penis durch ein Haar oder einen Fremdkörper stellen die häufigsten Ursachen dar.

Therapie

1. Einreibung des Penis mit Gleitmitteln und Beseitigung der auslösenden Ursache sind erforderlich.
2. Ein Verweilkatheter, chirurgische Eingriffe am Präputium oder Wundtoilette/Amputation des Penis können erforderlich sein.

Prognose

Die Prognose ist abhängig vom Ausmaß der Schädigung des Penis und der Urethra.

• Phimose

Klinisches Bild

Es handelt sich um einen seltenen Zustand, bei dem die Öffnung des Präputiums zu klein ist, um den Penis ausschachten zu können. Dies kann während eines Deckversuchs beobachtet werden.

Therapie

Chirurgische Vergrößerung der Präputialöffnungen.

Prognose

Die Prognose ist meist gut.

• Hodentumoren

Klinisches Bild

1. Hodentumoren können durch Palpation des Skrotums oder Abdomens festgestellt werden oder durch die Folgezustände, die durch den veränderten Hormonhaushalt in einigen Fällen verursacht werden.
2. Wenn bei der Palpation des Skrotums ein Hoden derb und der andere weich ist, besteht der Verdacht, daß der feste Hoden tumorös entartet ist.
3. Männliche Tiere mit weiblichen Merkmalen, Prostataerkrankungen oder Knochenmarkdepression sollten auf das Vorliegen eines Hodentumors untersucht werden.
4. Röntgenaufnahmen und Ultraschalluntersuchungen können zeigen, ob ein Bauchhöhlenhoden vorliegt, der tumorös entartet ist (meist Sertolizelltumor).
5. Die Östrogen-/oder Testosterongehalte des Serums können stark verändert sein (Kontrollwerte!).
6. Eine Hodenbiopsie kann erforderlich sein.

Therapie

1. Es wird eine Orchiektomie durchgeführt.
2. Vor der Operation kann eine Transfusion von frischem Vollblut erforderlich sein, wenn eine Anämie oder Thrombozytopenie vorliegt.

Prognose

1. Die Prognose ist abhängig von der Art des Tumors.
2. Die Prognose bei Tieren mit einer Knochenmarkdepression (in Verbindung mit einem Sertolizelltumor) ist zweifelhaft bis ungünstig. Sehr häufig nimmt das Knochenmark seine normale Funktion nicht wieder auf.

• Scheinträchtigkeit

1. Dies ist ein häufiges klinisches Problem beim Hund, tritt aber selten bei der Katze auf.
2. Die Pathogenese ist zur Zeit nicht sicher bekannt.
3. Das Problem kommt bei einzelnen Tieren immer wieder vor.

Klinisches Bild

1. Die Anschwellung der Milchdrüsen und Veränderungen im Verhalten, die charakteristisch für ein trächtiges Tier sind, treten zwei bis drei Monate nach dem Östrus auf, obwohl das Tier nicht gedeckt worden ist oder keine Befruchtung stattgefunden hat.
2. Das betroffene Tier baut ein Nest oder behandelt ein Spielzeugtier wie ein Junges.

3. Bei der klinischen Untersuchung und auf Röntgenaufnahmen kann keine Trächtigkeit festgestellt werden.

Behandlung

1. Eine Behandlung wird im allgemeinen nicht empfohlen, da die meisten Tiere schrittweise wieder zu ihrem normalen Verhalten zurückkehren.
2. Wenn eine Behandlung erwünscht wird, appliziert man oral Miboleron 50 µg/kg KG einmal täglich an fünf aufeinanderfolgenden Tagen. (Dieses androgene Steroid ist zur Zeit durch die FDA für diesen Zweck nicht zugelassen.)
3. Eine Ovariohysterektomie bietet eine dauerhafte Lösung.

Prognose

1. Gut für die Auflösung des Problems mit oder ohne Behandlung.
2. Wenn eine Therapie gewünscht wird, kann Miboleron, 50 µg/kg KG p. o. einmal täglich an fünf aufeinanderfolgenden Tagen verabreicht werden.
3. Es gibt keinen definitiven Beweis, daß das Tier als Folge der Scheinträchtigkeit für andere Erkrankungen des Reproduktionstraktes prädisponiert ist.

• Raumforderungen in der Vagina

1. Raumforderungen in der Vagina treten in erster Linie bei Hunden auf, bei Katzen sind sie selten.
2. Die Differentialdiagnosen sind Sticker-Sarkom beim Hund, Neoplasien, Hyperplasie der Vagina und Uterusprolaps.

Diagnostisches Procedere

1. Der Vorbericht und die körperliche Untersuchung lassen meist eine Diagnose zu.
2. Biopsie oder Untersuchung eines Abklatschpräparates ermöglichen das Stellen einer definitiven Diagnose in fraglichen Fällen oder bei Verdacht auf Neoplasien.

• Sticker-Sarkom

1. Es tritt nur beim Hund auf (beide Geschlechter).
2. Es kann auch an anderen Körperstellen als in der Vagina auftreten (Mund, Nase, Penis).
3. Die Übertragung geschieht durch zelluläre Implantation während des Deckaktes.

Klinisches Bild

1. Meist bestehen Hinweise darauf, daß die Hündin von einem unbekannten Rüden gedeckt worden ist.
2. Die Raumforderung kann an jeder Stelle der Vagina auftreten.

3. Die Oberfläche der Raumforderung ist meist zerklüftet und blutet leicht.
4. Eine Biopsie oder ein Abklatschpräparat zeigen die typischen „runden Zellen" eines Sticker-Sarkoms mit stark monomorphen Nuclei und basophilem Zytoplasma.
5. Metastasen (lokal oder systemisch) werden selten gefunden.

Therapie

1. Bei diesen Tumoren kommt es in experimentellen Fällen zur Spontanremission.
2. Die chirurgische Exzision kann erforderlich sein, wenn die Blutungen nach einer Abschürfung oder Automutilation problematisch werden.
3. Eine Chemotherapie mit Vincristin beseitigt den Tumor nach weniger als sechs Behandlungen.
4. Eine Bestrahlungstherapie ist in einigen Fällen vorgenommen worden.

Prognose

Die Prognose ist sehr gut für eine restitutio ad integrum und für das weitere Zuchtpotential.

- **Hyperplasie der Vagina**

1. Das Problem tritt meist während des Östrus oder Proöstrus beim Hund auf. Katzen sind nicht betroffen.
2. Als Ursache wird der Einfluß von Östrogenen auf die Vaginalzellen angenommen.

Klinisches Bild

1. Der Besitzer berichtet mitunter, daß dieses Problem schon früher aufgetreten ist.
2. Eine Raumforderung auf dem Boden der Vagina wird bei der körperlichen Untersuchung festgestellt.
3. Die Zytologie ergibt normale verhornende Epithelzellen.

Therapie

1. Versuch einer konservativen Behandlung (Sauber- und Gleitfähighalten der Raumforderung bis zum Diöstrus). Die Raumforderung sollte sich spontan zurückbilden.
2. Wenn die Raumforderung übermäßig groß oder nekrotisch ist, wird eine chirurgische Exzision durchgeführt.
3. Eine Ovariohysterektomie beugt Rezidiven vor.

Prognose

1. Sehr gut bezüglich einer Rückbildung.
2. Im nächsten Östrus kann ein Rezidiv auftreten.

- **Uterusprolaps**

Siehe vorherigen Abschnitt über peripartale Erkrankungen beim Muttertier (S. 391).

- **Trächtigkeitsunterbrechung**

1. Meist soll eine Beendigung der Trächtigkeit hauptsächlich bei fehlgedeckten Hündinnen durchgeführt werden.
2. Die klinischen Verfahren sind umstritten und haben unerwünschte Nebenwirkungen.

Klinisches Bild

1. Der Besitzer berichtet, daß das Tier gedeckt worden ist.
2. Ein Vaginalausstrich sollte untersucht werden, um den Östrus bei akuten Fehldeckungen zu bestätigen, wenn die Verwendung von Östrogenen in Erwägung gezogen wird.
3. Ein spätes Trächtigkeitsstadium kann durch körperliche Untersuchung, Ultraschall oder Röntgenaufnahmen diagnostiziert werden.

Therapie

1. 22 mg/kg KG Östradiol-Cyclopentanopropionat i. m. einmalig (Gesamtdosis darf 1,0 mg nicht überschreiten) zur Unterbrechung einer früheren Trächtigkeit bei der Hündin.
2. 0,25 mg Östradiol-Cyclopentanopropionat i. m. (Gesamtdosis) zur Unterbrechung einer frühen Trächtigkeit bei der Katze.
3. Unterbrechung einer fortgeschrittenen Trächtigkeit beim Hund (Tag 30 bis 50)
   A. Eine Ovariohysterektomie wird empfohlen.
   B. Applikation von Prostaglandin $F_{2\alpha}$ (nicht-synthetisch) 25 bis 50 μg/kg KG i. m. (2mal täglich) für neun Tage.
   C. Applikation von Prostaglandin $F_{2\alpha}$ (nicht-synthetisch) 500 bis 1 000 μg/kg täglich für 2 Tage.
4. Unterbrechung der fortgeschrittenen Trächtigkeit bei der Katze (Tag 40 bis 50)
   A. Eine Ovariohysterektomie wird empfohlen.
5. Nach der 6. Trächtigkeitswoche ist eine Applikation von 20 bis 30 g/kg KG (2mal täglich) für 4 Tage bei den meisten Hündinnen wirksam.
6. Das Tier wird durch Ultraschalluntersuchung überwacht.

Prognose

1. Alle aufgeführten Behandlungsmethoden sind wirksam, jedoch ist eine Ovariohysterektomie am zuverlässigsten.
2. Nebenwirkungen der Östrogene umfassen Induktion einer Pyometra, Knochenmarkdepression und Andauern des Östrus.
3. Nebenwirkungen der Prostaglandine sind schwere gastrointestinale Symptome, unkontrollierte Muskelaktivität und sogar plötzlicher Tod.
4. Bromocriptin kann vorübergehendes Erbrechen oder Nausea hervorrufen.

- **Schwäche oder Tod der Neugeborenen**

1. Eine spezifische Diagnose ist häufig schwierig zu stellen.
2. Die Mortalitätsrate von der Geburt bis zum Absetzen beträgt bei Hund und Katze etwa 10% bis 30%.
3. Erfrage, in welcher Umgebung das Muttertier mit ihren Jungen gehalten wurde. Außerdem ist eine Untersuchung des Muttertieres notwendig.

Probleme, die häufig mit Schwäche oder Tod der Neugeborenen in Verbindung stehen

Geburtsstörungen, Geburtstrauma
Kongenitale Mißbildungen
Absichtliche oder unabsichtliche Verletzung durch das Muttertier
Erkrankungen der Neugeborenen (Herpesvirus, Feline Infektiöse Peritonitis, Felines Leukose-Virus, Felines Immunschwäche-Virus, Coronavirus, Parvovirus, Hundestaupe)
Diaplazentar übertragene Infektionen der Neugeborenen (Brucellen, Staphylokokken)
Hypoglykämie
Ungünstige Umgebungstemperatur
Parasitosen des Gastrointestinaltraktes
Milchmangel des Muttertieres
Unbestimmte Ursachen

Klinisches Bild

1. Die körperliche Untersuchung zeigt, daß die Welpen geschwächt oder moribund sind. Die Symptome sind in den meisten Fällen unspezifisch.
2. Die Untersuchung der Mutter kann die Grundursache wie Agalaktie, Mastitis, Metritis oder Subinvolutio uteri aufdecken.
3. Untersuche, ob ein starker Parasitenbefall vorliegt (z. B. Hakenwürmer im ersten Wurf einer Hündin).
4. Führe eine Sektion der toten Welpen durch und lasse Gewebeproben histopathologisch untersuchen.
5. Serologische oder virologische Untersuchungen werden bei Verdacht auf bestimmte Krankheiten oder anamnestische Hinweise auf chronische Probleme durchgeführt.

Therapie

1. Unterstützende Maßnahmen bei der Behandlung der Jungen
   A. Umgebungstemperatur von 30°C bis 33°C
   B. Fütterung von kommerziellem Milchersatz mit einer Sonde mehrere Male am Tag (nach Anweisung des Herstellers)
   C. Subkutane Flüssigkeitsapplikation, wenn erforderlich
   D. Intramedulläre Bluttransfusion, wenn erforderlich

2. Vorhandene Erkrankungen der Mutter müssen behandelt werden (z. B. Mastitis, Metritis).
3. Empirische Anwendung von Antibiotika (oral oder parenteral). Keine Tetracycline oder Aminoglykoside.
4. Vor weiteren Trächtigkeiten sollten intensive präventivmedizinische Maßnahmen durchgeführt werden.

Prognose

1. Für die betroffenen Welpen ist die Prognose zweifelhaft bis ungünstig.
2. Für die anderen Welpen hängt die Prognose von der Ätiologie ab.

• Spontanabort

1. Es ist ungewöhnlich, daß bei Hund und Katze ein Spontanabort auftritt. Weiter unten sind Ursachen für einen Spontanabort aufgeführt.
2. Bedenke, daß ein unbemerkter Abort oder eine Resorption der Feten möglich ist. Dies kann erklären, warum das Tier scheinbar nicht aufnimmt.

Klinisches Bild

1. Die primäre Beschwerde ist meist der Abort.
2. Eine routinemäßige Aufnahme des Vorberichts und die körperliche Untersuchung können ergeben, daß eine Ursache von seiten der Mutter vorliegt (z. B. Trauma, Uterusinfektionen).
3. Erstelle Röntgenaufnahmen des Abdomens, um Aussagen über den Zustand des Uterus oder das Vorhandensein anderer Feten treffen zu können.
4. Führe serologische Suchtests auf Infektionskrankheiten durch, bei denen ein Abort auftreten kann (Brucellose, Toxoplasmose bei Hunden; FeLV, FIP und Toxoplasmose bei Katzen).
5. Ein vollständiges Blutbild und biochemisches Profil können bei der Beurteilung des Gesundheitsstatus des weiblichen Tieres hilfreich sein.
6. Die Bestimmung der Schilddrüsenhormone ist angezeigt, wenn andere Ursachen nicht ersichtlich sind.
7. Sektion und kulturelle Untersuchung des Mageninhaltes der abortierten Feten werden empfohlen.

Therapie

1. Die Therapie besteht in symptomatischer Behandlung für das Muttertier und einer speziellen Therapie, wenn eine Grundkrankheit aufgedeckt wird.
2. Appliziere erforderlichenfalls Oxytocin oder Ergonovinmaleat, um eine Austreibung des Uterusinhalts oder Involution des Uterus hervorzurufen (s. Abschnitt über Dystokie; S. 383).

Prognose

Die Prognose hängt von der Ätiologie ab.

Erkrankungen, die in Verbindung mit Abort stehen

Kongenitale Mißbildungen bei den Jungen
Uterusdefekte
Trauma
Chirurgie der Bauchhöhle
Anomales Östrogen-Progesteron-Verhältnis
Hungern oder Fehlernährung des Muttertieres
Infektiöse Ursachen (Hund)
- *Brucella-Canis*-Infektion
- *Mycoplasma*-, *Ureaplasma*-Infektionen
- Andere bakterielle Infektionen des Uterus
- Toxoplasmose
- Herpesvirusinfektionen
- Hundestaupe

Infektiöse Ursachen (Katze)
- FeLV
- FIV
- FIP
- Toxoplasmose
- Feline virale Rhinotracheitis
- Herpesvirusinfektionen
- Feline Parvovirusinfektionen

Jede andere schwere polysystemische Erkrankung der Mutter

• Persistierender Östrus nach Ovariohysterektomie

Dauerbrunst nach Ovariohysterektomie ist eine ungewöhnliche Erkrankung, die bei Hund oder Katze auftreten kann.

Klinisches Bild

1. Der Besitzer berichtet, daß Östrussymptome nach einer Ovariohysterektomie vorhanden sind.
2. Östrogene und Progesteronspiegel im Plasma können bestimmt werden.
3. Manchmal zeigen Hündinnen mit schwerer Leberinsuffizienz (z. B. vaskuläre Shunts) einen konstanten Östrus als Ergebnis einer schwachen Metabolisierung von Östrogenen. Ein Gallensäurentest schließt diese Möglichkeit aus.
4. Bei einer röntgenologischen oder sonographischen Untersuchung können u. U. ovarielle Raumforderungen dargestellt werden.

Therapie

1. Laparotomie zwecks Suche nach retiniertem Ovargewebe (im gesamten Abdomen und an früheren Inzisionsstellen). Von jedem verdächtigen Gewebe wird eine Biopsie genommen.
2. Führt dieser Versuch nicht zum Ziel, wird eine Therapie mit Depot-Progesteron (Gesamtdosis 50 mg s. c. beim Hund alle 6 Monate) durchgeführt.
3. Verwende Depot-Progesteron nicht zur Läufigkeitsverhinderung, da eine Pyometra entstehen kann.

Prognose

Die Prognose ist sehr gut, wenn das Gewebe entfernt werden kann und die Zytologie ergibt, daß es sich nicht um einen neoplastischen Prozeß handelt.

Sterilität beim weiblichen Tier

Fruchtbarkeitsstörungen erfordern eine Untersuchung sowohl des männlichen als auch des weiblichen Tieres sowie ihrer Umgebung. Beim Hund sind häufiger klinische Untersuchungen über die Fruchtbarkeit durchgeführt worden als bei der Katze. Es ist mehr über die Störungen beim weiblichen Tier als beim männlichen Tier bekannt. In diesem Abschnitt werden Fruchtbarkeitsstörungen des weiblichen Tieres diskutiert.

- **Beurteilung der Sterilität des weiblichen Tieres**

1. Anamnestische Fragen sollten umfassen:
   A. frühere Reproduktionsgeschichte dieses Tieres und verwandter Tiere;
   B. medizinische und therapeutische Anamnese, mit Betonung auf den verwendeten Pharmaka oder den durchgeführten Operationen, Schutzimpfungen usw.;
   C. Reproduktionsstatus der/des beteiligten männlichen Tiere(s). Haben alle schon erfolgreich Nachkommen gezeugt?
   D. Einflüsse aus der Umgebung, sowohl physikalisch als auch krankheitsbezogen (Haushalte mit FIP, FIV, FeLV bei Katzen und Kontakt mit Brucellen bei Hunden).
   E. Soziales Verhalten, Deckverhalten usw.
2. Eine klinische Untersuchung ist immer indiziert
   A. Sorgfältige Palpation des Rektums und Abdomens
   B. Vaginale Untersuchung mit einem Vaginoskop
3. Routinemäßig klinisch-pathologische Tests
   A. Vollständiges Blutbild
   B. Biochemisches Profil
   C. Harn- und Kotuntersuchung
   D. Zytologische Untersuchung von Vaginalabstrichen

E. Kulturelle Untersuchung des Vaginalsekrets auf Bakterien (inkl. Mykoplasmen)

F. Serologische Untersuchungen auf Infektionskrankheiten (FeLV, FIP, FIV, Toxoplasmose bei der Katze; Brucellose, Toxoplasmose beim Hund)

G. Progesteron-Werte in der Mitte des Diöstrus (beim Hund). Dieser Test wird meist 2 bis 3 Wochen nach Beginn des Östrus durchgeführt. Vergleich mit Kontrollproben wird empfohlen.

H. Schilddrüsentests

4. Routinemäßige Röntgen- oder Ultraschalluntersuchungen können die Aufdekkung pathologischer Prozesse an Uterus oder Ovarien erleichtern.
5. Eine Laparotomie mit kultureller Untersuchung und Biopsie des Uterus und der Ovarien ist indiziert, wenn alle anderen Verfahren nicht zu einer Diagnose geführt haben.

• Spezifische Erkrankungen, die mit Sterilität des weiblichen Tieres in Verbindung stehen

Atypischer Östrus, „stille Brunst" oder Fehler beim Zuchtmanagement

Die Variabilität der Länge des Proöstrus oder Östrus kann die Besitzer verwirren, was zu erfolglosen Zuchtversuchen führt.

Klinisches Bild

1. Ein atypischer Östrus kann sich als kurzer oder langer Östrus oder Proöstrus darstellen. Eine „stille Brunst" bezeichnet den Ablauf eines Östrus, bei dem das Tier keine äußeren Anzeichen zeigt. Ein Versagen des Zuchtmanagements kann auf Besitzer zurückzuführen sein, die einem falschen Zuchtschema folgen.
2. Körperliche Untersuchung, klinisch-pathologisches Work-up und Röntgen- und Ultraschalluntersuchung ergeben keine besonderen Befunde.

Therapie

1. Führe eine vaginale zytologische Untersuchung durch, um den optimalen Deckzeitpunkt zu bestimmen. Die durchschnittliche Länge des Proöstrus und Östrus beträgt bei Hündinnen 9 Tage, aber Schwankungsbreiten von 0 bis 17 Tagen bzw. 3 bis 21 Tagen können für Proöstrus bzw. Östrus normal sein.
2. Lasse die Hündin jeden dritten oder vierten Tag während der Zeit, wenn mindestens 90% azidophile Superfizialzellen vorhanden sind, decken. Zwischen den Deckakten sollte mindestens ein Tag liegen. Katzen muß die mehrfache Kopulation um den günstigen Deckzeitpunkt herum ermöglicht werden.
3. „Proberüden" können feststellen, ob eine Hündin aufnimmt.
4. Eine Endoskopie der Vagina hilft, das Zyklusstadium zu bestimmen.
5. Führe eine künstliche Besamung durch, wenn die Vaginalzytologie ergibt, daß der optimale Deckzeitpunkt erreicht ist, aber die Möglichkeit eines natürlichen Deckaktes nicht besteht.

Chronische Endometritis

1. Chronische Endometritis ist besonders bei Hunden von Bedeutung; sie stellt eine wichtige therapierbare Ursache der Sterilität der Hündin dar.
2. Andere Anzeichen als das Nichtaufnehmen des Tieres werden häufig nicht beobachtet.

Klinisches Bild

1. Der Vorbericht ergibt, daß der Zyklus des Tieres normal ist, es aber nicht aufnimmt. Früher können schon Trächtigkeiten normal abgelaufen sein. Totgeburten oder Aborte können aber auch vorgekommen sein.
2. Die körperliche Untersuchung ergibt meist keine besonderen Befunde.
3. Die Ergebnisse der routinemäßigen klinisch-pathologischen Untersuchung sind im Normbereich. (Gelegentlich kann bei kultureller Untersuchung eines Zervikalabstrichs ein starkes Bakterienwachstum auftreten.)
4. Spezielle Transport- und Kulturverfahren sind erforderlich, um Infektionen mit *Mycoplasma*- und *Ureaplasma*-Keimen in Proben der vorderen Vaginalregion nachzuweisen.
5. Bei der Röntgen- und Ultraschalluntersuchung des Abdomens ergeben sich keine besonderen Befunde.
6. Chronische Endometritis ist meist eine Ausschlußdiagnose, daher kann eine Reaktion auf die Therapie erforderlich sein, um das Problem zu identifizieren.

Therapie

1. Durch die Ergebnisse der vaginalzytologischen Untersuchung oder einen „Probierrüden" wird der optimale Deckzeitpunkt festgestellt (s. oben).
2. Das betroffene Tier sollte gedeckt werden (Deckzeitplan für Hündinnen s. unter Abschnitt atypischer Östrus; S. 407).
3. Mehrere Stunden nach dem Decken wird in die vordere Vagina ein Breitspektrumantibiotikum in Kochsalzlösung infundiert (mehrere Male täglich die normale systemische Dosis für ausgewachsene Tiere).
4. Die orale Verabreichung von Breitspektrumantibiotika eine Woche lang vor dem Decken und eine Woche vor und nach der Geburt wird in diesen Fällen ebenfalls empfohlen.
5. Tetracycline oder Chloramphenicol sollten *vor* dem Belegen verabreicht werden, wenn eine Infektion mit Mykoplasmen oder Ureaplasmen nachgewiesen werden konnte. Außerdem sollte eine Vaginalspülung mit 1%iger Povidon-Jod-Lösung durchgeführt werden. Diese Pharmaka dürfen *nicht während* der Trächtigkeit verabreicht werden.

Prognose

1. Sie ist günstig für die Geburt lebensfähiger Welpen.
2. Wichtig ist, dieses Vorgehen bei jedem folgenden Belegen fortzuführen, wenn es einmal erfolgreich war.

3. Eine Therapie gegen Ovulationsinsuffizienz ist zu erwägen (beim Hund), wenn keine Reaktion erfolgt.

Vaginitis

1. Eine Vaginitis kann in den meisten Fällen nicht von einer chronischen Endometritis unterschieden werden.
2. Das klinische Bild und die Therapieverfahren entsprechen denen bei der chronischen Endometritis.
3. Die Prognose bezüglich der Geburt lebensfähiger Welpen ist gut.

Brucellose

1. Brucellose kann bei Hunden auftreten, ist aber bei der Katze noch nicht beschrieben worden.
2. Die Übertragung erfolgt durch Kontakt mit infektiösen Flüssigkeiten (vaginal, präputial usw.).
3. Mild verlaufende klinische Infektionen, die schnell auf eine Therapie ansprechen, sind beim Menschen beschrieben worden.

Klinisches Bild

1. Die Hündin kann unter chronischem Vaginalausfluß leiden, sie kann abortiert haben, oder die Welpen sind schwach oder moribund.
2. Die körperlichen Untersuchungsbefunde können unauffällig sein. Es kann aber auch Vaginalausfluß oder generalisierte Lymphadenopathie vorhanden sein.
3. Die Röntgenaufnahmen des Abdomens sind meist ohne besondere Befunde.
4. Es kann eine Neutrophilie auftreten (entweder reif oder mit einer leichten Linksverschiebung). Das Gesamtprotein kann durch Vermehrung der Globuline erhöht sein.
5. Serologische Untersuchungen auf *Brucella*-Antikörper sind meist positiv (hohe oder steigende Titer). *Beachte*: Die Objektträgerschnellagglutination ist für die Feststellung infizierter Tiere fast 100%ig wirksam (falsch-positive Ergebnisse können auftreten, aber falsch-negative konnten noch nicht nachgewiesen werden). Weitere serologische oder kulturelle Untersuchungen sind indiziert, wenn die Testergebnisse positiv sind.

Therapie

1. Der Besitzer muß darüber informiert werden, daß mit infizierten Tieren nicht mehr gezüchtet werden kann, da es zur Zeit fast unmöglich ist, die Bakterien vollkommen zu beseitigen.
2. Die erkrankten Hunde werden mit Tetracyclin, 30 mg/kg KG p. o. (3mal täglich) in zwei aufeinanderfolgenden 3wöchigen Behandlungen (mit einem Monat Abstand) therapiert. Während des zweiten Abschnittes der Behandlung werden zusätzlich 10 mg/kg KG Streptomycin i. m. (3mal täglich) verabreicht (dabei muß die Nierenfunktion überwacht werden).

Prognose

1. Ungünstig für die Fertilität, gut quoad vitam.

Infektionskrankheiten, die zu Sterilität führen können

1. FeLV
2. FIP
3. FIV
4. Toxoplasmose (Katze und Hund)
5. Hämobartonellose (Katze)
6. Brucellose (Hund, s. vorhergehenden Abschnitt)

Klinisches Bild

1. Häufig sind nur undeutliche anamnestische Hinweise und Symptome vorhanden.
2. Die Diagnose basiert auf serologischen Untersuchungen (oder kulturellem Erregernachweis bei Brucellose).
3. In den meisten Fällen kann im Blutausstrich eine Hämobartonellose festgestellt werden. Jedoch tritt dieser Befund meist sekundär bei einer anderen Grundkrankheit auf.

Therapie

1. Eine kausale Therapie ist bei Viruserkrankungen nicht möglich.
2. Bei Hämobartonellose wird eine Langzeittherapie mit Tetracyclinen oder Chloramphenicol durchgeführt.
3. Brucellose (s. vorhergehenden Abschnitt).

Prognose

1. Ungünstig für die Fertilität (bei chronischen Infektionskrankheiten).
2. Um die Prognose für die weitere Zucht im Zwinger zu verbessern, sollten chronische Keimträger entfernt werden.

Nichtinfektiöse systemische Krankheiten als Sterilitätsursache

1. Die Möglichkeit, daß nichtinfektiöse systemische Krankheiten als Ursache der Sterilität bestehen, rechtfertigt die Durchführung routinemäßiger biochemischer Suchverfahren.
2. Niereninsuffizienz, Leberinsuffizienz, Hyperadrenokortizismus, Pankreasinsuffizienz und viele andere Krankheitszustände können wegen der dabei auftretenden Veränderungen des Stoffwechsels mit Fruchtbarkeitsstörungen einhergehen.

Klinisches Bild

1. Die klinischen Symptome sind meist unspezifisch.

2. Das Problem wird nach Durchführung der Suchprogramme und den nachfolgenden klinisch-pathologischen Untersuchungen deutlich.

Therapie

Wenn möglich, wird die Grundkrankheit behandelt.

Prognose

1. Abhängig von dem spezifischen Zustand.
2. Die Prognose für die Fertilität ist ungünstig, wenn die Grundkrankheit chronisch ist (z. B. Urämie).

Hypothyreose

Es ist wahrscheinlich, daß Hypothyreose beim Hund mit Sterilität einhergehen kann. Die Beziehungen zwischen Schilddrüsenfunktion und Sterilität bei der Katze sind unklar.

Klinisches Bild

1. Es bestehen ein verlängerter Anöstrus, Zyklusstörungen, nur schwache Östrussymptome oder Sterilität.
2. Andere Symptome der Hypothyreose (Hautveränderungen, Adipositas, Aufsuchen warmer Plätze, trauriger Gesichtsausdruck) können vorhanden sein.
3. Die körperliche Untersuchung ergibt keine spezifischen Befunde, wenn nicht offensichtliche Symptome der Hypothyreose vorhanden sind (z. B. endokrine Alopezie).
4. Bei Röntgen- oder Ultraschalluntersuchungen erscheint das Abdomen normal.
5. Ein Schilddrüsenstimulationstest ergibt zu niedrige Ruhewerte für Triiodthyronin (T3) und Thyroxin (T4) und eine schwache Reaktion auf intramuskulär verabreichtes TSH. Führe einen Stimulationstest durch, um die Diagnose in Grenzfällen zu bestätigen; untersuche die basalen Werte von T3 und T4; injiziere TSH (2 E/5 kg KG i. m.) bis zu einer Gesamtdosis von 10 E und wiederhole die Bestimmung der T3- und T4-Werte im Serum 8 Stunden nach der Injektion. Der T4-Wert nach der Stimulation sollte 2- bis 4mal so hoch sein wie der basale Wert. Ein Radioimmunoassay wird empfohlen; die Normalwerte variieren je nach Untersuchungslabor.

Therapie

1. Orale Applikation von Levothyroxin 0,02 mg/kg KG zu Beginn, auf zweimal täglich verteilt.
2. Alle vier bis acht Stunden nach Applikation der Dosis werden die T4-Werte bestimmt, um die optimale Dosis festsetzen zu können. Die klinische Reaktion ist jedoch die wichtigste Leitschnur.
3. Die orale Applikation von T3 10 bis 20 µg/kg KG, verteilt auf drei Gaben täglich, kann erwogen werden, wenn nur die gemessenen T3-Werte niedrig sind oder wenn die T4-Ergänzung nicht wirksam ist.

Anöstrus oder Östrusstörungen

1. Ein Anöstrus stellt hauptsächlich bei der Hündin ein Problem dar.
2. Eine spezifischere Diagnose ist meist nicht möglich.

Klinisches Bild

1. Anöstrus, verlängerter Östrus oder ein extrem kurzer oder verlängerter Diöstrus kann aus dem Vorbericht erkannt werden. (Es sei daran erinnert, daß Basenji-Hunde normalerweise nur einen Zyklus pro Jahr haben.)
2. Die körperliche Untersuchung und weiterführende diagnostische Untersuchungen sind meist ohne besondere Befunde. (Dann sollten auf jeden Fall die Schilddrüsenhormone bestimmt werden.)
3. Liegt Anöstrus vor, muß eine früher vorgenommene Ovariohysterektomie ausgeschlossen werden.
4. In Abständen vorgenommene vaginalzytologische Untersuchungen zeigen keine azidophilen Superfizialzellen, die auf einen Östrus hinweisen würden.

Therapie

1. Bei Anöstrus werden 5 bis 25 mg FSH i. m. einmal wöchentlich appliziert, bis ein Östrus eintritt. In Abständen ist eine Vaginalzytologie durchzuführen. Wenn der Östrus auftritt, werden 5 bis 10 mg LH 24 Stunden vor dem Decken i. m. appliziert. Der Deckakt sollte zweimal erfolgen.
2. Bei verlängertem Östrus werden 5 bis 10 mg LH i. m. appliziert, wenn die zytologische Untersuchung des Vaginalabstriches hauptsächlich azidophile Superfizialzellen zeigen.
3. Bei kurzem oder langem Diöstrus wird eine 4- bis 8monatige Behandlung mit Miboleron durchgeführt und bei dem ersten einsetzenden Östrus gedeckt.

Prognose

1. Zweifelhaft in Fällen von Anöstrus
2. Günstig in Fällen von Östrus- oder Diöstrusstörungen

Ovulationsanomalien und/oder Störungen der Lutealphase

Diese Krankheitsbilder sind von subklinischer Endometritis schwierig zu unterscheiden.

Klinisches Bild

1. Der Vorbericht ergibt einen normalen Östrus und normale Deckbereitschaft.
2. Alle körperlichen Befunde und Ergebnisse der weiterführenden Untersuchungen können normal sein.
3. Die Progesteronwerte, die drei Wochen nach Beginn des Östrus gemessen werden, sind verringert. Kontrollwerte sind zu beachten: Werte < 5 ng/ml deuten auf diese Störung hin.

Therapie

1. Es werden 5 bis 10 E LH am ersten Tag des Östrus i. m. appliziert (Testung der Deckbereitschaft durch einen Rüden und Überprüfung der zytologischen Untersuchung des Vaginalabstriches). Die Hündin sollte am 2. und 4. Tag danach zweimal gedeckt werden.
2. Depot-Progesteron 2 mg/kg KG alle 3–5 Tage 7 Wochen lang.
3. Endometritisbehandlung, wenn die Therapie nicht erfolgreich ist.

Prognose

1. Die Prognose bezüglich der Fertilität ist zweifelhaft.
2. Das exogene Progesteron erhöht die Gefahr einer Pyometra.

Libidomangel

Klinisches Bild

1. Das weibliche Tier zeigt keine Deckbereitschaft.
2. Die Ergebnisse der körperlichen Untersuchung und weiterführender Untersuchungen sind normal.
3. Durch zytologische Untersuchung des Vaginalabstriches und Endoskopie kann festgestellt werden, ob sich das Tier im Östrus befindet oder ob dieser nahe bevorsteht.

Therapie

1. Bei Beginn des Proöstrus (wenn keine starke Blutung vorhanden ist; Bestimmung durch zytologische Untersuchung des Vaginalabstriches) wird 1 mg Diethylstilbestrol (DES) p. o. verabreicht.
2. Durch übermäßigen Gebrauch von DES kann eine Knochenmarkdepression auftreten.
3. Eine künstliche Besamung kann während des Zeitraums, in dem mindestens 90% der Vaginalepithelzellen verhornt sind, durchgeführt werden.

Prognose

Die Prognose ist günstig.

Genetische Alterationen oder kongenitale Mißbildungen

Ein anatomischer oder chromosomaler Defekt ist durchaus in Betracht zu ziehen.

Klinisches Bild und Diagnose

1. Bei der körperlichen Untersuchung kann sich ergeben, daß anatomische Probleme oder Pseudohermaphroditismus vorliegen.

2. Chromosomenbestimmungen sind nicht routinemäßig möglich.
3. Eine Hysterosalpingographie zur Beurteilung der anatomischen Gegebenheiten des Genitaltraktes wird selten durchgeführt.
4. Eine Probelaparotomie zur Überprüfung des Genitaltraktes kann erwogen werden.

Therapie

Wenn eine Mißbildung vorliegt, kann diese chirurgisch korrigiert werden.

Prognose

Die Prognose bezüglich der Fertilität ist meist ungünstig.

Psychogene Sterilität oder Unerfahrenheit

Psychogene Sterilität kann bei Hunden und Katzen beiderlei Geschlechts ein Problem sein.

Klinisches Bild

1. Meist handelt es sich um unerfahrene Hunde der Zwergrassen. Die Zyklen können normal verlaufen.
2. Bei der körperlichen Untersuchung und bei weiterführenden Untersuchungen ergeben sich keine besonderen Befunde.

Behandlung

Das betroffene weibliche Tier sollte von einem erfahrenen männlichen Tier belegt werden, oder es wird zur gegebenen Zeit eine künstliche Besamung durchgeführt.

Prognose

Die Prognose bezüglich der Fruchtbarkeit ist gut, aber zweifelhaft bezüglich der Durchführung eines normalen Deckaktes.

Sterilität beim männlichen Tier

Entzündliche und endokrine Erkrankungen können sich auch beim männlichen Tier ungünstig auf die Fruchtbarkeit auswirken. Über die Sterilität bei Katern ist nur sehr wenig bekannt.
Die Sterilität eines männlichen Tieres wird nach den folgenden Kriterien beurteilt.
1. Anamnestische Hinweise auf frühere oder derzeitige systemische Symptome sind wichtig.
2. Bei der körperlichen Untersuchung steht die Untersuchung des Genitales und

der Prostata im Mittelpunkt. Die Breite des Skrotums wird gemessen und als Vergleichswert für zukünftige Untersuchungen festgehalten. Ein persistierendes Frenulum oder eine andere Mißbildung kann das Tier wegen der dabei entstehenden Schmerzen vom Deckakt abhalten.
3. Routinemäßige klinisch-pathologische Untersuchungen sollten vollständiges Blutbild, Harn- und Kotuntersuchung, biochemisches Profil, serologische Untersuchung auf *Brucella*-Antikörper und Bestimmungen von T3 und T4 umfassen.
4. Es wird Sperma zur Beurteilung gewonnen. Die mittlere Fraktion des Ejakulats enthält die meisten Spermien.
   A. Eine kulturelle Untersuchung mit Resistenztest wird durchgeführt.
   B. Anzahl und Motilität der Spermien müssen sofort bestimmt werden (70% Motilität ist normal).
   C. Es werden zytologische Untersuchungen mit Eosin-Nigrosin-Färbung durchgeführt, um Spermienmißbildungen feststellen zu können.
5. Eine Hodenbiopsie ist angezeigt, wenn Diagnose und/oder Therapie mit anderen Verfahren nicht erfolgreich sind. Es sind spezielle Verfahren zur Fixierung der Proben erforderlich.
6. Über die Bedeutung der Hormonspiegel bei Rüden oder Katern ist zur Zeit nur wenig bekannt.

• Entzündliche Erkrankungen des Urogenitaltraktes

1. Skrotum, Hoden, Nebenhoden, Präputium oder Prostata (Rüden) können betroffen sein.
2. Ein akutes Problem kann bereits vorher aufgetreten sein.

Klinisches Bild

1. Aus dem Vorbericht kann sich ergeben, daß vorher oder derzeitig Schmerzen, Schwellungen oder anomale Ausflüsse aus den Genitalien aufgetreten sind. Symptome einer Prostataerkrankung (s. S. 377) können vorhanden sein.
2. Durch die körperliche Untersuchung können sich Hinweise auf Entzündungen ergeben.
3. Anzeichen, die für eine Entzündung sprechen, können sich auch bei der zytologischen Untersuchung des Ejakulats ergeben. Auch Spermienmißbildungen oder eine Aspermie sind dadurch zu erkennen.
4. Eine neutrophile Leukozytose mit Linksverschiebung kann vorkommen.
5. Die serologische Untersuchung auf *Brucella*-Antikörper ist positiv, wenn diese Bakterien beteiligt sind.
6. Wenn andere Bakterien beteiligt sind, zeigt sich dies bei einer kulturellen Untersuchung und einem Resistenztest. Ein spezielles Transport- und Kulturmedium ist für den Nachweis von Mykoplasmen erforderlich.
7. Bei der Hodenbiopsie können sich Beweise für das Vorliegen einer akuten oder chronischen Entzündung oder einer Neoplasie ergeben.
   A. Eine immunvermittelte Orchitis ist durch das Auftreten lymphoplasmazytärer Zelltypen gekennzeichnet.

B. Mit speziellen Färbungen können Pilze oder atypische Mykobakterien festgestellt werden.

Therapie

1. Eine Langzeitbehandlung mit hochdosierten Antibiotika (mindestens 6 bis 8 Wochen) ist bei bakteriellen Infektionen angezeigt.
2. Tetracycline oder Chloramphenicol sind bei Infektionen mit Mykoplasmen indiziert. In diesen Fällen ist eine lokale präputiale Infusion mit 1%iger Povidon-Jod-Lösung angezeigt.
3. Tiere, bei denen der *Brucella*-Nachweis positiv war, müssen wegen der Gefahr, den Deckpartner zu infizieren, von der Zucht ausgeschlossen werden. (Die Therapie wird im Abschnitt über die Sterilität des weiblichen Tieres diskutiert.) Kastration sollte erwogen werden.
4. Prednisolon in immunsuppressiver Dosierung kann eine immunvermittelte Orchitis unter Kontrolle halten. Allerdings verursachen Langzeitglucocorticoide selbst eine Sterilität.
5. Bei Entzündungen durch Pilze oder Mykobakterien können Antimykotika, Antibiotika oder Kastration indiziert sein.

Prognose

Die Prognose bezüglich der Fertilität ist zweifelhaft bis ungünstig.

- **Hormonale Störungen als Sterilitätsursache**

Außer bei Hypothyreose stützen sich die meisten Diagnosen hormonaler Störungen auf das klinische Bild.

Klinisches Bild

1. Anomale Libido oder Deckunfähigkeit.
2. Bei der körperlichen Untersuchung fallen manchmal kleine oder weiche Hoden auf.
3. Aspermie, Oligospermie und andere Spermienanomalien können in Einzelfällen vorhanden sein.
4. Weiterführende Untersuchungen sind außer bei Hypothyreose, wobei die T3- und T4-Spiegel verringert sind, nicht hilfreich.
5. Bei einer Hodenbiopsie kann sich eine Verringerung der Leydigzellen zeigen.
6. Die FSH-, LH- und Testosteron-Spiegel im Plasma können von den Normalwerten abweichen.

Therapie

1. Substitution von Schilddrüsenhormonen (Levithyroxin) 0,02 mg/kg KG p. o. 2mal täglich ist die spezifische Therapie bei Hypothyreose.

2. Andere Therapieverfahren sind empirisch.
   A. 25 mg FSH i. m. einmal wöchentlich über 6 Wochen (Hund oder Katze).
   B. 0,5 mg/kg KG Prednisolon täglich über mehrere Wochen.
   C. Pregnant mare serum gonadotropin (PMSG), 200 bis 500 E alle drei Stunden subkutan.
   D. Nach einem Monat wird das Ejakulat oder die Libido wieder geprüft.

Prognose

Die Prognose bezüglich der Fertilität ist gut, wenn nicht Hypothyreose die zugrunde liegende Ursache ist.

Azoospermie durch anatomische Ursachen

Klinisches Bild

1. Die männlichen Tiere zeigen normale Libido und normales Deckverhalten.
2. Eine Hodenbiopsie zeigt lebensfähige Spermatozoen.
3. Die Ejakulatfraktionen weisen eine Azoospermie auf.
4. Bei Tieren mit Spermatozele oder bilateraler Obstruktion der Ductus spermatici kann eventuell ein Spermagranulom zu palpieren sein.
5. Bei Tieren mit retrograder Ejakulation finden sich bei einer Punktion nach der Ejakulation Spermatozoen in der Harnblase.

Therapie

1. Ein chirurgischer Bypass um die Obstruktion ist theoretisch möglich, wird aber selten durchgeführt.
2. Phenylpropanolamin oder Ephedrin führen zur Tonuserhöhung des inneren Harnröhrensphinkters und ermöglichen eine normale Ejakulation der Spermatozoen bei Tieren mit retrograder Ejakulation.

- **Sonstige Ursachen der Sterilität beim männlichen Tier**

1. Zu häufiger Deckakt (mehr als einmal jeden zweiten Tag) kann Sterilität bedingen.
2. Es wird diskutiert, ob für den Libidomangel bei einigen Tieren psychogene Ursachen bestehen.
3. Genetische Anomalien (z. B. XXY-Chromosomen) sind beim Hund beschrieben worden.
4. Neurologische Störungen, die zu einer Unfähigkeit zur Ejakulation führen, gehen mit Sterilität einher.
5. Saisonale Abnahmen der Spermamenge bei langhaarigen Rassen sind beschrieben worden (geringere Mengen im Sommer).
6. Anabole Steroide oder Chemotherapeutika können zu einer Verringerung der Spermaproduktion führen.

Literatur

Barsanti, S. A. (Ed.): Urinary disorders. In: Kirk, R. W. (Ed.): Current Veterinary Therapy IX, pp. 1101–1209. W. B. Saunders, Philadelphia 1986.

Busch, W., und Schulz, J. (Hrsg.): Geburtshilfe bei Haustieren, Gustav Fischer Verlag, Jena–Stuttgart 1993.

Chew, D. J., DiBartola, S. P., and Fenner, W. R.: Pharmacologic manipulation of urination. In: Kirk, R. W. (Ed.): Current Veterinary Therapy IX, pp. 1207–1212. W. B. Saunders, Philadelphia: 1986.

Chinn, D. R., Conley, A. J., and Evans L. E.: Bromocryptine as an abortifacient in the bitch (abstract). ACVIM Forum Proceedings (San Diego) **3**, 137 (1985).

Christie, D. W., Bell, E. T., Horth, C. E., and Palmer, R. F.: Peripheral plasma progesterone levels during the canine oestrous cycle. Acta Endocrinol. **68**, 543–550 (1971)

Concannon, P., Hansel, W., and McEntee K.: Changes in LH, progesterone and sexual behavior associated with preovulatory luteinization in the bitch. Biol. Repod. **17**, 604–613 (1977).

Döcke, R. (Hrsg.): Veterinärmedizinische Endocrinologie. 3. Aufl., Gustav Fischer Verlag, Jena–Suttgart 1994.

Feddersen-Pedersen, D.: Fortpflanzungsverhalten beim Hund. Gustav Fischer Verlag, Jena–Stuttgart 1994.

Feeney, D. A., Johston, G. R., Klausner, S. S., et al.: Canine prostatic disease–Comparison of radiographic appearance with morphologic and microbiologic findings: 30 cases (1981–1985). J. Amer. Vet. Med. Assoc. **190** (8), 1018–1026 (1987).

Feeney, D. A., Johnston, G. R., Klausner, S. S., et al.: Canine prostatic disease–Comparsion of ultrasonic appearance with morphologic and microbiologic findings: 30 cases (1981–1985). J. Amer. Vet. Med. Assoc. **190**(8), 1027–1034 (1987).

Feldman, E. C., and Nelson, R. W.: Canine and Feline Endocrinology and Reproduction. W. B. Saunders, Philadelphia 1987.

Freshman, J. L., Amann, R. P., Soderberg, S. F., and Olson, P. N.: Clinical evaluation of infertility in dogs. Compend. Contin. Educ. Pract. Vet. **10**(4), 443–460 (1988).

Gaudet, D. A., and Kitchell, B. E.: Canine dystocia. Compend. Contin. Educ. Pract. Vet. **7**(5), 406–416 (1985).

Hardy, R. M., and Osborne, C. A.: Canine Pyometra: Pathophysiology, diagnosis and treatment of uterine and extrauterine lesions. J. Am. Anim. Hosp. Assoc. **10**, 245–267, 1974

Jöchle, W., and Anderson, A. C.: The estrous cycle in the dog: A review. Theriogenology **7**(3), 113–140 (1977).

Johnston, S. D.: Diagnostic and Therapeutic approach to infertility in the bitch. J. Amer. Vet. Med. Assoc. **176**(12), 1335–1338 (1980).

Lein, D. H. (Ed.): Reproductive Disorders. In: Kirk, R. W. (Ed.): Current Veterinary Therapy IX, pp. 1213–1258. W. B. Saunders, Philadelphia 1986.

Krawiec, D. R., and Rubin, S. I.: Urinary incontinence in geriatric dogs. Compend. Contin. Educ. Pract. Vet. **7**(7), 557–563 (1985).

Lappin, M. R., and Barsnati, S. A.: Urinary incontinence secondary to idiopathic detrusor instability: cystometrographic diagnosis and pharmacologic management in two dogs and a cat. J. Amer. Vet. Med. Assoc. **191**(11), 1439–1442 (1987).

Morrow, D. A. (Ed.): Current Therapie in Theriogenology, W. B. Saunders, Philadelphia 1980.

Olsen, P.: Evaluating reproduction failure in the bitch. ACVIM Forum Proceedings (San Diego) **5**, 103–110, (1987).

Osborne, C. A., Low, D. G., and Finco, D.: Canine and Feline Urology. W. B. Saunders, Philadelphia 1972.

Paisley, L. B., and Fahning, M. L.: Effects of exogenous follicle-stimulating hormone and luteinizing hormone in bitches. J. Amer. Vet. Med. Assoc. **168**, 181–185 (1977).

Phemister, R. D., Holst, P. A., Spano, J. S., and Hopwood, M. L.: Time of ovulation in the beagle bitch. Biol. Reprod. **8**, 74–82 (1973).
Schally, A. V., Kastin, A. S., and Arimura, A.: Hypothalamic follicle-stimulating hormone (FSH) and luteinizing hormone (LH): Regulation hormone, Fertil. Steril. **22**(11), 703–721 (1971).
Scorgie, N. J.: The treatment of sterility in the bitch by the use of gonadotropic hormones. Vet. Rec. **51**(9), 265–268 (1939).
Shille, V. M., and Stabenfeldt, G. H.: Luteal function in the domestic cat during pseudopregnancy and after treatment with prostaglandin $F_{2\alpha}$. Biol. Reprod. **21**, 1217–1223 (1979).
Sokolowski, J. H.: Evaluation of estrous activity in bitches treated with miboleron and exposed to adult male dogs. J. Amer. Vet. Med. Assoc. **173**(8), 983–984 (1978).
Sokolowski, J. H.: Prostaglandin $F_{2\alpha}$-(THAM for medical treatment of endometritis, and pyometritis in the bitch. J. Am. Anim. Hosp. Assoc. **16**, 119–122, (1980).
Stover, D. G., and Sokolowski, J. H.: Estrous behaviour of the domestic cat. Feline Pract. **8**(4), 54–58 (1978).
Verhage, H. G., Beamer, N. B., and Brenner, R. M.: Plasma levels of estradiol and progesterone in the cat during polyestrus, pregnancy and pseudopregnancy. Biol. Reprod. **20**, 648–658 (1979).
Young, B., Lai, E. V., Belbeck, L. W., Diamond, P., and Singh, P.: Testosteron production by ovarian follicles of the domestic cat. Hormon. Res. **7**, 91–98 (1976).

Kapitel 14. **Hyperadrenokortizismus und Hypoadrenokortizismus**

(Bernard Hansen)

Hyperadrenokortizismus

Ein spontaner Hyperadrenokortizismus (Cushing-Syndrom) ist durch exzessive Sekretion von Corticosteroiden – hauptsächlich Cortisol – durch die Nebennierenrinde gekennzeichnet. Diese Störung resultiert entweder aus der exzessiven Sekretion der Hypophyse von Adrenocorticotropem Hormon (ACTH) und wird deshalb hypophysenabhängiger Hyperadrenokortizismus genannt oder aus einem autonom sezernierenden Nebennierenrindentumor (nebennierenabhängiger Hyperadrenokortizismus). Iatrogener Hyperadrenokortizismus ist ein Syndrom mit ähnlichen klinischen Merkmalen, das durch die exzessive oder prolongierte Applikation von Glucocorticoiden aus therapeutischen Gründen verursacht wird.

Hypophysenabhängiger Hyperadrenokortizismus

Ein hypophysenabhängiger Hyperadrenokortizismus ist die häufigste Ursache des spontanen caninen und felinen Hyperadrenokortizismus und macht 85% bis 90% aller Fälle aus. Die Hypersekretion von ACTH durch die Hypophyse resultiert in einer exzessiven Stimulation der Nebennierenrinde, einer bilateralen Hyperplasie der Nebennieren und einer Überproduktion von Corticosteroiden.

1. Ursachen

A. Bei den meisten Spezies sind die corticotropen Zellen ausschließlich in der Pars distalis der Hypophyse lokalisiert.

B. Beim Hund enthält jedoch auch die Pars intermedia corticotrope Zellen (β-Zellen; Abb. 14-1). Einige Hunde mit hypophysenabhängigem Hyperadrenokortizismus haben Läsionen, die dieses Gebiet der Hypophyse betreffen.

1) Hyperplasie der Hypophyse

– Corticotrope Hyperplasie der Pars distalis (und/oder der Pars intermedia bei Hunden)

2) Neoplasie der Hypophyse

a) Adenome der Pars distalis

b) Adenome der Pars intermedia bei Hunden

3) Die zugrunde liegenden Ursachen für die Entwicklung einer Hyperplasie und Neoplasie sind unbekannt. Exzessive Stimulation durch den Hypothalamus, entweder durch Hypersekretion von Corticotropin-Releasing-Hormone (CRH) oder direkte Stimulation durch efferente Fasern des Hypothalamus zu den Zellen der

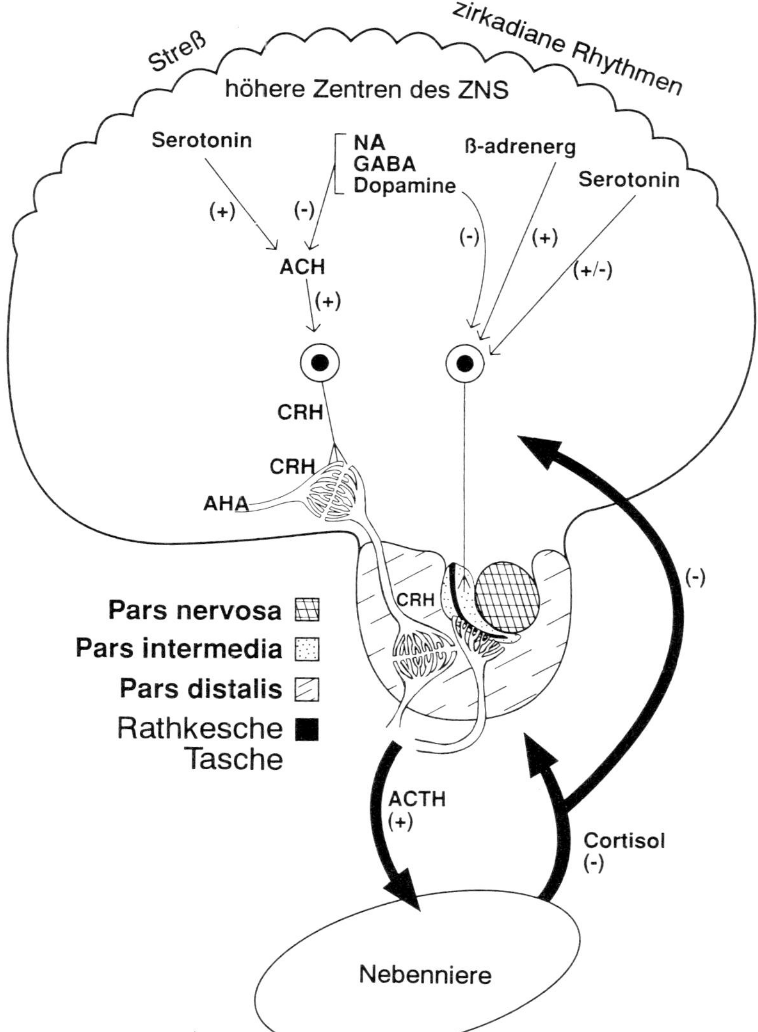

Abb. 14-1 Hypothalamus-Hypophysen-Achse bei gesunden Hunden. Der Hypothalamus ist der Stimulation und Suppression durch höhere ZNS-Zentren unterworfen, vermittelt durch exzitatorische (Serotonin, β-adrenerge, Acetylcholin [ACH] u. a.) und inhibitorische (dopaminerge, Noradrenalin [NA], GABA) Neurone. Die Sekretion dieser Substanzen wird durch zirkadiane Rhythmen ebenso wie durch umgebungsbedingte und interne Stressoren beeinflußt. Bei Stimulation synthetisieren die Neurone im Nucleus paraventricularis und an anderer Stelle das Corticotropin-Releasing-Hormone (CRH) und geben es in die portale Zirkulation der Aa. hypophysiales rostrr. (AHR) frei. Bei Stimulation durch CRH wird in der Pars distalis das ACTH produziert und sezerniert. Zellen der Pars intermedia werden direkt durch Neurone kontrolliert, die im Nucleus supraopticus entspringen; sie werden nicht durch CRH beeinflußt. Bei Stimulation durch ACTH produziert die Nebennierenrinde Cortisol und andere Adrenocorticoide. Cortisol übt einen negativen Feedback-Effekt sowohl auf das Hypophysen-Corticotropin als auch auf hypothalamische Neurone aus.

Pars intermedia, kann eine Rolle spielen. Bei exzessiver Stimulation des Hypothalamus schütten die corticotropen Zellen der Hypophyse vermehrt ACTH aus und sind abnormal resistent gegen die Feedback-Hemmung durch zirkulierendes Cortisol. Die unbeschränkte Sekretion von ACTH stimuliert die exzessive Sekretion von Corticosteroiden durch die Nebennieren.

Nebennierenrindentumoren

Funktionelle Nebennierentumoren sind für 10% bis 15% aller Fälle von spontanem Hyperadrenokortizismus bei Hunden und Katzen verantwortlich. Diese Neoplasien sind fast immer unilateral und sezernieren Cortisol autonom, ohne Ansprechbarkeit auf die normalen Kontrollmechanismen. Sie treten in der rechten und linken Nebenniere mit gleicher Häufigkeit auf. Eine Hypersekretion von Cortisol unterdrückt die Sekretion von ACTH durch die Hypophyse, was wiederum zu einer kontralateralen Nebennierenrindenatrophie führt. Selten ist zur gleichen Zeit ein funktionelles Hypophysenadenom oder eine Hypophysenhypoplasie vorhanden, wodurch eine bilaterale Hyperplasie verursacht wird. Es ist möglich, daß sich bei Tieren mit hypophysenabhängigem Hyperadrenokortizismus in einigen Fällen ein Nebennierenrindentumor als Folge einer prolongierten Stimulation durch ACTH entwickelt.
Tumorarten

A. Adrenokortikale Adenome und Karzinome treten beim Hund mit annähernd gleicher Häufigkeit auf.

1) Adrenokortikale Adenome sind meist benigne, obwohl sie lokal invasiv wachsen können.

2) Adrenokortikale Karzinome sind im allgemeinen maligne, und sowohl lokale als auch entfernte Metastasen sind häufige Befunde zum Zeitpunkt der Diagnosestellung. Die Leber ist das Organ, das am häufigsten durch metastatische Erkrankungen betroffen wird.

Pathogenese

Bei jeder Form des spontanen Hyperadrenokortizismus resultiert die Pathophysiologie der Erkrankung aus der prolongierten Erhöhung der Cortisolspiegel. Zusätzlich können Symptome einer lokalen Erkrankung durch die expansiven oder metastasierenden Eigenschaften der Hypophyse und besonders der Nebennierenrindentumoren vorhanden sein.

1. Wirkungen von exzessivem zirkulierendem Cortisol auf andere Organsysteme

A. Endokrine Funktionen

1) Schilddrüsenfunktion

a) Die Thyreotropin-Sekretion als Reaktion auf den Thyreotropin-Releasing-Faktor ist unterdrückt.

b) Die Konversion von Thyroxin (T4) zu Triiodthyronin (T3) im peripheren Gewebe kann gehemmt sein.

c) Es besteht eine verringerte Produktion des T4-bindenden Globulins. Als Ergebnis sind die Gesamtplasmakonzentrationen von T4 niedrig. Jedoch ist freies T4, die physiologisch aktive Fraktion, in normalen Konzentrationen vorhanden, und das Tier ist wahrscheinlich euthyreot.

2) Reproduktion

a) Tiere mit Hyperadrenokortizismus zeigen häufig verringerte Libido, Hodenatrophie oder Anöstrie.

b) Die Sekretion von Luteinisierendem Hormon (LH) und Follikelstimulierendem Hormon (FSH) als Reaktion auf Gonadotropin-Releasing-Hormon (GRH) ist unterdrückt.

c) Reduzierte Plasmakonzentrationen von Testosteron sind teilweise Folge der unterdrückten LH-Freisetzung.

d) Es kann auch eine direkte Suppression der Gonadenfunktion durch Glucocorticoide bestehen.

3) Funktion des endokrinen Pankreas

a) Hohe Konzentrationen an zirkulierenden Corticosteroiden sind mit Insulinresistenz, Glucoseintoleranz und Diabetes mellitus verbunden.

b) Dies kann Ergebnis sowohl eines Insulinrezeptordefekts (verringerte Insulinbindung) als auch einer behinderten Kopplung der zellulären Reaktionen mit dem Insulinrezeptorkomplex sein.

c) Bei Hunden mit Hyperadrenokortizismus ist häufig eine Hyperinsulinämie vorhanden. Dies ist eine normale Reaktion der β-Zellen des Pankreas, um der Insulinresistenz entgegenzuwirken und die Plasmaglucosekonzentration innerhalb normaler Schwankungsbreiten zu halten. Wenn jedoch unzureichende β-Zell-Reserven vorhanden sind, können sich Hyperglykämie und Ketose entwickeln. Mit der Zeit kann eine Erschöpfung der β-Zellen eintreten, die einen permanenten Diabetes mellitus zur Folge hat.

4) Calcium- und Vitamin-D-Stoffwechsel

a) Cortisolüberschuß hemmt die Aktivierung von Vitamin D zu 1,25-Dihydroxycholecalciferol.

b) Die reduzierte Aktivität von 1,25-Dihydroxycholecalciferol führt zu einer behinderten Calciumabsorption im Darm, zu kompensatorischer Erhöhung der Parathormon(PTH)-Spiegel im Serum und einer erhöhten Knochenreabsorption.

c) Cortisol hemmt auch direkt die Knochenbildung durch eine direkte Wirkung auf die Osteoblasten.

d) Die Exkretion von Calcium über den Harn ist verstärkt.

5) Wirkung des Antidiuretischen Hormons

– Cortisol interferiert mit der Wirkung von Antidiuretischem Hormon an den distalen Sammelrohren der Nieren. Dies führt zu einer Erhöhung der Clearance freien Wassers und zu kompensatorischer Polydipsie.

B. Intermediärstoffwechsel

1) Erhöhter Proteinkatabolismus

2) Hyperglykämie durch erhöhte Glukoneogenese plus Insulinantagonismus

3) Erhöhte Energieaufnahme führt zu Adipositas.

4) Die Insulinresistenz schränkt die Plasmaclearance von Lipiden ein, wodurch im Plasma erhöhte Lipidkonzentrationen vorhanden sind.

C. Entzündung und Immunität

1) Akute Entzündung

a) Metabolite der Arachidonsäure sind wichtige Mediatoren der Entzündung. Die entzündungshemmenden Wirkungen von Glucocorticoiden werden zum größten Teil durch die Hemmung der Arachidonsäurefreisetzung aus Zellmembranen vermittelt. Corticosteroide induzieren die Produktion von Lipocortin, einem Protein, das die Phospholipase A_2, das für die Arachidonsäurefreisetzung aus Zellmembranphospholipiden verantwortliche Enzym, hemmt. Als Ergebnis ist die Bildung von Prostaglandinen, Leukotrienen und Thromboxan vermindert.

- Verminderte kapilläre Dilatation
- Reduzierte Transudation von Serum und Ödembildung
- Verringerte granulozytäre Migration, Margination und Adhärenz
- Reduzierte Fibrinablagerung
- Verzögerte und reduzierte Fibroplasie und Heilung
- Behinderte Komplementbildung

2) Mononukleäre Zellen

a) T- und B-Lymphozyten, Monozyten und Makrophagen besitzen Zellmembranrezeptoren für Cortisol.

b) Daher können Corticosteroide Zellfunktionen modifizieren.

- Behinderte Produktion von Interleukin-1 durch Makrophagen
- Zytotoxisch für einige Untergruppen der T- und B-Zellen
- Suppression der Immunglobulinsynthese

Signalement

- **Hunde**

1. Rassen

A. Obwohl jede Hunderasse einen spontanen Hyperadrenokortizismus entwickeln kann, scheinen einige Rassen ein besonderes Risiko zu haben. Im allgemeinen weisen kleinwüchsige Rassen, besonders Terrier, ein erhöhtes Risiko, großwüchsige Rassen und Mischlinge ein viel geringeres Risiko auf. Rassen mit hohem Risiko für Nebennierenrinden-Überfunktion sind:

1) Silky Terrier
2) Bull Terrier
3) Boston Terrier
4) Yorkshire Terrier
5) Dackel
6) Standardpudel
7) Toy- und Zwergpudel

B. Bestimmte Rassen neigen zu Tumoren, die mit spontanem Hyperadrenokortizismus assoziiert sind.

1) Makroskopischer Hypophysentumor: Boxer
2) Nebennierentumor: Dackel
3) Im allgemeinen neigen großwüchsige Rassen eher zu Nebennierentumoren als kleinwüchsige Rassen.

2. Geschlecht

A. Scheinbar trägt das Geschlecht eines Tieres oder eine Kastration nichts zum Risiko eines spontanen Hyperadrenokortizismus bei.

B. Es kann eine Prädisposition für Nebennierenneoplasien bei weiblichen Tieren (75%) im Vergleich mit männlichen Tieren bestehen.

3. Alter

A. Spontaner Hyperadrenokortizismus betrifft im allgemeinen Hunde mittleren Alters bis ältere Hunde.

B. Das Risiko steigt ständig bis zum Alter von etwa 9 Jahren und nimmt dann ab.

C. Hypophysenabhängiger Hyperadrenokortizismus ist bei Hunden, die jünger als ein Jahr alt waren, beschrieben worden.

• **Katzen**

1. Spontaner Hyperadrenokortizismus scheint bei Katzen eine seltene Erkrankung zu sein; daher ist eine absolute Charakterisierung schwierig.
2. Es gibt keine offensichtliche Rassenprädisposition.
3. Die Inzidenz bei weiblichen Katzen scheint wesentlich höher (90%) als bei Katern zu sein.
4. Dieser Zustand scheint bei Katzen mittleren Alters und bei älteren Katzen häufiger zu sein als bei jüngeren.
5. Die Verteilung von hypophysenabhängigem und nebennierenabhängigem Hyperadrenokortizismus scheint ähnlich wie die bei Hunden zu sein. Katzen mit hypophysenabhängigem Hyperadrenokortizismus haben eine höhere Inzidenz von makroskopischen Hypophysenadenomen.

Anamnestische Hinweise und klinische Befunde

• **Hunde**

Obwohl dermatologische Veränderungen, Polyurie/Polydipsie und Vergrößerung des Abdomens Merkmale des „klassischen“ Morbus Cushing sind, variieren die klinischen Symptome bei betroffenen Tieren (Tabelle 14-1). Häufig zeigt ein Tier nur ein oder zwei klinische Symptome, die vorherrschen.

1. Polyurie/Polydipsie

A. Oft die ersten Symptome, die vom Besitzer festgestellt werden; sie können Wochen oder Monate vor den anderen Symptomen auftreten.

B. Die Symptome entstehen möglicherweise durch den Cortisolantagonismus des Antidiuretischen Hormons, der Polyurie und sekundäre Polydipsie bewirkt.

2. Vergrößerung des Abdomens

– Verursacht durch Kombination von Atrophie der Bauchmuskulatur und der Haut, Ansammlung von intraabdominalem Fett und Hepatomegalie.

3. Hepatomegalie

Tabelle 14-1 Häufigkeit der klinischen Symptome bei Morbus Cushing (angenäherte Werte)

Symptom	Prozentsatz betroffener Hunde
Polyurie/Polydipsie	85
Vergrößerung des Abdomens	75
Hepatomegalie	70
Alopezie	65
Lethargie	60
Polyphagie	60
Muskelschwäche/Muskelatrophie	50
Adipositas	50
Anöstrus	50
Hodenatrophie	35
Komedonen	30
Hyperpigmentierung	25
Calcinosis cutis	15
Fazialislähmung	<10

A. Diffuse Hepatomegalie ist bei der histologischen Untersuchung durch zentrilobuläre Vakuolisierung und perivakuoläre Glykogenansammlung in den Hepatozyten gekennzeichnet.

4. Dermatologische Störungen

A. Alopezie

1) Bilateralsymmetrisch, hauptsächlich am Stamm.

2) Sie kann sich verhältnismäßig spät im Krankheitsverlauf entwickeln.

3) Etwa die Hälfte der betroffenen Hunde weisen Gebiete mit vollständiger Alopezie auf; andere zeigen eine Ausdünnung der Haare. Ein „mottenfraßähnliches" Aussehen kann bei kurzhaarigen Rassen beobachtet werden.

4) Die Haare lassen sich leicht ausziehen.

B. Dünne Haut

1) Durch die dermale Atrophie

2) Die Haut erscheint unelastisch durch die Degeneration des Kollagens. Der Hund kann durch die verringerte Geschmeidigkeit der Haut dehydratiert erscheinen.

3) Ist am leichtesten in haarlosen Regionen zu erkennen, wo die Haut normalerweise dünn ist (d. h. ventrales Abdomen).

C. Komedonen

1) Die Haarfollikel füllen sich mit Keratin und werden meist dunkelbraun oder schwarz.

2) Komedonen werden am häufigsten am ventralen Abdomen, in der Inguinalgegend, entlang der Wirbelsäule und am Hals beobachtet.

D. Hyperpigmentation

1) Häufig fokal, kann aber auch diffus sein

2) Die Ursache ist unbekannt. ACTH kann eine gewisse melanozyten-stimulierende Hormonaktivität aufweisen, oder die Hypophyse kann bei Hunden mit hypophysenabhängigem Hyperadrenokortizismus exzessiv Melanozyten-stimulierendes Hormon (MSH) zusammen mit ACTH sezernieren.

E. Calcinosis cutis

1) Kommt als Folge der dystrophischen Kalzifizierung des degenerierenden Kollagens der Haut vor.

2) Wird am häufigsten am ventralen Abdomen, in der Inguinalgegend, entlang der Wirbelsäule und am Hals beobachtet.

F. Blaue Flecke, schlechte Wundheilung

– Diese Symptome stehen in Verbindung mit dem Proteinkatabolismus und der gedämpften Bindegewebsbildung: Es kommt zur schlechten Wundheilung und zur postoperativen Nahtdehiszenz.

5. Polyphagie

– Möglicherweise auf einen direkten appetit-stimulierenden Effekt der Glucocorticoide zurückzuführen.

6. Neuromuskuläre Anomalien

A. Muskelschwäche/-atrophie

1) Als Resultat des Proteinkatabolismus entwickelt sich eine generalisierte Muskelatrophie.

2) Die Besitzer bemerken häufig eine verringerte Toleranz gegenüber körperlicher Bewegung und das Unvermögen, wild zu springen oder zu spielen.

B. Myotonie

1) Es handelt sich um eine ungewöhnliche Komplikation des Hyperadrenokortizismus, die mit Aufrechterhaltung der Muskelkontraktion nach Beendigung der willkürlichen Anstrengung verbunden ist.

2) Einseitige Steifheit der Hinterbeine ist häufig das erste klinische Symptom. Die gegenüberliegende Gliedmaße und die Vorderbeine werden zu einem späteren Zeitpunkt und in geringerem Ausmaß betroffen. Die Beckengliedmaßen können stark gestreckt sein.

3) Persistierendes „Kräuseln" des Muskels kann nach Perkussion des Muskelbauches als Ergebnis einer prolongierten Kontraktion beobachtet werden.

4) Muskelkatabolismus, periphere Nervenläsionen und verringerte Kaliumkonzentrationen in den Myozyten sind damit verbunden.

C. Fazialislähmung

1) Sie ist ein gelegentlicher Befund, kann unilateral oder bilateral ausgeprägt sein und bessert sich häufig nach erfolgreicher Therapie des Hyperadrenokortizismus.

D. Hypothalamisches Syndrom

1) Neurologische Anomalien durch die Kompression der Hypothalamusgegend durch einen expandierenden Hypophysentumor.

2) Der Hund kann Sehstörungen entwickeln mit Verlust der Pupillenreaktionen, eine abnormale Thermoregulation, andere endokrine Hypothalamus-Hypophysen-Störungen, Somnolenz, Kreisbewegungen, Ataxie und Horner-Syndrom.

7. Adipositas

A. Ergebnis der cortisol-induzierten Hypophagie. Es besteht eine Tendenz zur Ansammlung von Fett in Abdomen und am Rücken. Die Umfangsvermehrung des Abdomens kann den Eindruck einer Gewichtszunahme verstärken.

8. Störungen der Reproduktion

A. Anöstrie bei weiblichen Tieren

B. Hodenatrophie bei männlichen Tieren

9. Kardiovaskuläre Störungen

A. Hypertonie (>180 mm Hg systolisch oder 95 mm Hg diastolisch) besteht bei etwa 50% der betroffenen Hunde. Dies kann auf die mineralokortikoide Aktivität hoher Konzentration zirkulierender Corticosteroide, die verstärkte Aktivität des Renin-Angiotensin-Systems und die erhöhte vaskuläre Reaktivität zurückzuführen sein.

B. Thromboembolien der Lunge treten bei einigen Hunden auf und können letal enden. Die Inzidenz subklinischer Thromboembolien der Lunge ist unbekannt.

- **Katzen**

Spontaner Hyperadrenokortizismus ist bei Katzen eine ungewöhnliche Erkrankung. Daher gibt es nur wenige klinische Informationen.

1. Die häufigsten klinischen Zeichen umfassen:

A. Polyurie/Polydipsie

– Treten häufig nicht auf, bevor sich ein sekundärer Diabetes mellitus und eine Glukosurie entwickeln.

B. Polyphagie

C. Hängebauch

2. Andere, weniger häufige Symptome

A. Dünne Haut

B. Ventrale Alopezie

C. Hyperpigmentation

D. Rezidivierende Infektionen

E. Muskelschwund

F. Adipositas

G. Gewichtsverlust

H. Hepatomegalie

Routinemäßige Laboruntersuchung

Hämatologische und biochemische Anomalien sind bei hypophysenabhängigem Hyperadrenokortizismus und nebennierenabhängigem Hyperadrenokortizismus ähnlich.

- **Hunde**

1. Blutbild

A. Leukozyten

– Anomalien umfassen Leukozytose, Neutrophilie aus reifen Zellen, Lymphozytose und Eosinopenie. Von diesen ist eine absolute Eosinopenie der häufigste Befund.

B. Erythrozyten

1) Leichte Erhöhungen von Hämoglobin, Hämatokrit und der Erythrozytenzahl werden bei manchen Hunden beobachtet.

2. Biochemische Anomalien

A. Die Elektrolytwerte sind meist normal, jedoch können einige Hunde eine leichte Hypokaliämie durch verstärkte renale Sekretion entwickeln. Eine leichte Hypophosphatämie entsteht bei einigen Hunden als Folge einer erhöhten Ausscheidung von Phosphat über den Harn.

B. Alkalische Phosphatase (AP)

1) Signifikant erhöht bei 80% bis 90% der Hunde mit spontanem Hyperadrenokortizismus

2) Es kann eine 3- bis 30fache Erhöhung beobachtet werden.

3) Diese Erhöhung ist zum großen Teil auf die Induktion eines neuen AP-Isoenzyms durch die Leber zurückzuführen. Das Vorhandensein dieses Isoenzyms sollte den Kliniker auf die Möglichkeit einer vorherigen Exposition gegenüber Glucocorticoiden oder eines spontanen Hyperadrenokortizismus aufmerksam machen. Die AP-Serumelektrophorese ist damit ein nützlicher Screeningtest für spontanen Hyperadrenokortizismus.

C. Alanin-Aminotransferase (ALAT)

1) Leichte bis mäßige Erhöhungen von ALAT können in etwa 50% der Hunde mit spontanem Hyperadrenokortizismus beobachtet werden.

2) Die Erhöhung kann ein Resultat einer Kombination aus einem veränderten Zellstoffwechsel, der zu Bruchstellen führt, und einer Erhöhung der Enzymproduktion sein.

D. Hypercholesterolämie

1) Leichte bis ausgeprägte Erhöhungen werden in etwa 50% der Fälle beobachtet.

2) Dies steht teilweise in Beziehung zu einem abnormalen Lipidstoffwechsel durch die Insulinresistenz.

E. Hyperglykämie

1) Wird in etwa einem Drittel der Fälle beobachtet.

2) Variiert von leichten Erhöhungen der Glucosewerte bis zu schwerer Hyperglykämie, verbunden mit Diabetes mellitus.

3) Anomale Befunde des Glucosetoleranztestes können bei einem wesentlich höheren Anteil der Patienten beobachtet werden und zeigen eine gewisse Insulinresistenz an.

F. Bromsulphalein(BSP)-Farbstoff-Clearance

1) Erhöht in etwa 50% der betroffenen Hunde

2) Funktioneller Defekt, verbunden mit Steroidhepatopathie

G. Niedrige Ruhewerte von T3 und T4 im Serum

1) Ergebnis verringerter Plasmakonzentrationen von Thyroid-binding-Globulin

2) Die Konzentrationen von freiem T3 und T4 bleiben normal, daher ist der Hund nicht hypothyreot.

3) Die Ergebnisse des TSH-Stimulationstests sind meist normal, obwohl die Konzentrationen von T4 nicht so hoch sind, wie sie bei gesunden Hunden beschrieben werden.

3. Harnuntersuchung

A. Hunde mit Polyurie/Polydipsie können ein sehr niedriges spezifisches Gewicht des Harns aufweisen (< 1,010), die Schwankungsbreite kann zwischen 1,002 bis 1,045 liegen.

B. Es gibt gewöhnlich zumindest eine partielle Reaktion auf den Wasserentzugstest.

C. Harnwegsinfektionen sind ein häufiger Befund; weibliche Tiere sind häufiger betroffen als männliche. Eine Pyurie fehlt häufig wegen der entzündungshemmenden Wirkung des Cortisols.

4. Röntgenbefunde

A. Eine Hepatomegalie wird bei Hunden mit Steroidhepatopathie beobachtet.

B. Eine Osteopenie der Wirbel und der Flachknochen wird in wenigen Fällen festgestellt.

C. Die Mineralisation von einem oder mehreren Weichteilgeweben, einschließlich der Haut (Calcinosis cutis), der Gefäße und der Tracheal- und Bronchialspangen kann bei den Hunden mit chronischem Verlauf der Erkrankung beobachtet werden.

D. Die Kalzifizierung der Nebennieren und eine Adrenomegalie sind in etwa 50% der Hunde mit funktionellen Nebennierentumoren bei der röntgenologischen Untersuchung ersichtlich. Diese Befunde liegen bei Hunden mit hypophysenabhängigem Hyperadrenokortizismus nicht vor, daher können sie bei der Differenzierung von Hunden mit Nebennierentumoren von solchen ohne diese hilfreich sein. Adenome und Karzinome scheinen ähnlich häufig zu kalzifizieren.

5. Sonographie

A. Eine zweidimensionale Sonographie ist eine nichtinvasive Möglichkeit zur Darstellung der Nebennieren. Normale Nebennieren sind schwierig darzustellen.

B. Hunde mit nebennierenabhängigem Hyperadrenokortizismus durch unilaterale Nebennierentumoren können schnell identifiziert werden. Hunde mit hypophysenabhängigem Hyperadrenokortizismus und bilateraler Nebennierenhyperplasie können von gesunden Hunden unterschieden werden, wenn die Hyperplasie genügend ausgeprägt ist. Damit kann eine Sonographie in einigen Fällen zur Diagnose eines Hyperadrenokortizismus und zur Abgrenzung eines hypophysenabhängigen Hyperadrenokortizismus von einem nebennierenabhängigen Hyperadrenokortizismus nützlich sein.

6. Computertomographie (CT)

A. Wenn sie mit den Ergebnissen spezifischer endokriner Tests kombiniert wird, ermöglicht eine abdominale CT eine genaue Lokalisation der Nebennierenerkrankung.

B. Die Hauptindikation dieses Vorgehens kann die Bestimmung der Existenz und der Lokalisation eines Hypophysen- oder Nebennierentumors sein und die Feststellung, ob eine metastatische Krankheit vorliegt. Zusätzlich ist sie hilfreich bei der Unterscheidung von unilateralen (nebennierenabhängiger Hyperadrenokortizismus) und bilateralen (hypophysenabhängiger Hyperadrenokortizismus) Nebennierenveränderungen in Fällen mit unsicheren Ergebnissen der endokrinen Funktionstests.

- **Katzen**

Die Laborbefunde bei Katzen mit spontanem Hyperadrenokortizismus sind variabel.

1. Blutbild

A. Leukozyten
– Wie bei Hunden kann eine Leukozytose mit absoluter Lymphopenie, Eosinopenie oder beidem bestehen, aber diese Befunde sind nicht pathognomonisch.
B. Die Erythrozytenparameter sind im allgemeinen normal.
2. Biochemische Anomalien
A. Eine ausgeprägte Hyperglykämie (Diabetes mellitus) ist der häufigste Befund.
B. Eine Hypercholesterolämie ist häufig und steht wahrscheinlich in Beziehung zu dem veränderten Proteinmetabolismus, der bei Diabetes mellitus besteht.
C. Eine Erhöhung der alkalischen Phosphatase wird nur bei einem Drittel der betroffenen Katzen beobachtet. Dies kann auf den Diabetes mellitus zurückzuführen sein, da eine Insulintherapie allein die Werte häufig wieder normalisiert.
3. Harnuntersuchung
A. Glukosurie bei hyperglykämischen Katzen; verringertes spezifisches Gewicht durch osmotische Diurese.
B. Eine Harnwegsinfektion kann vorhanden sein.

Begleitzustände

1. Diabetes mellitus
2. Akute Pankreatitis
– Chronische Veränderungen der Serumlipide und die direkten Wirkungen von Cortisol auf das Pankreas können bei einigen Hunden für die Erkrankung an rezidivierender Pankreatitis prädisponierend sein.
3. Sonstige Zustände
A. Pathologische Frakturen bei Hunden mit schwerer Osteopenie
B. Gastrointestinale Blutungen, Ulzerationen und möglicherweise Perforation durch hohe Spiegel zirkulierenden Cortisols
C. Besserung einer allergischen Dermatitis
D. Verringerte Schmerzen bei Arthritis

Differentialdiagnostik

1. Für Polyurie/Polydipsie
A. Chronische Nierenerkrankungen
B. Chronische Lebererkrankungen
C. Diabetes mellitus
D. Diabetes insipidus
E. Psychogene Polydipsie
F. Hypoadrenokortizismus
G. Störungen des Elektrolytgleichgewichtes
H. Hyperthyreose
2. Für dermatologische Veränderungen (bilateralsymmetrische Alopezie deutet auf eine endokrine oder metabolische Anomalie hin)

A. Hypothyreose
B. Alopezie durch Testosteronmangel (kastrierte männliche Tiere)
C. Feminisierungssyndrom der Rüden (Sertolizelltumor)
D. Auf Kastration ansprechende Alopezie
E. Alopezie durch Östrogenmangel (kastrierte weibliche Tiere)
F. Hyperöstrogenismus, Hyperprogesteronismus
G. Auf Somatotropin ansprechende Alopezie
H. Akromegalie
I. Feline endokrine Alopezie
J. Alopecia areata
K. Alopezie der Farbmutanten
L. Kongenitale und idiopathische Alopezie

Diagnostik

Es gibt keinen einzelnen Test, der einen spontanen Hyperadrenokortizismus bei jedem Patienten verläßlich diagnostiziert. Der Verdacht auf Hyperadrenokortizismus entsteht bei verdächtigen anamnestischen Hinweisen und Befunden der körperlichen Untersuchung, ebenso wie durch Ergebnisse der weiterführenden Untersuchungen. Der nächste Schritt in Richtung auf eine Diagnose ist die Verwendung endokriner Suchtests, um zu bestätigen, ob das Tier an einem spontanen Hyperadrenokortizismus leidet. Schließlich muß der hypophysenabhängige Hyperadrenokortizismus von der nebennierenabhängigen Form unterschieden werden.

- **Hunde**

1. Bestimmung des Cortisolgehaltes im Plasma

A. Plasmacortisol wird durch drei Methoden bestimmt. Bei jeder Methode müssen Normalwerte (Referenzwerte) für das Labor festgesetzt werden. Es besteht die Möglichkeit einer Kreuzreaktion mit jedem exogenen synthetischen Glucocorticoid außer mit Dexamethason. Bei jeder Methode ist es ratsam, mindestens ein bis zwei Tage (länger, wenn Depotformen verabreicht wurden), nachdem die letzte Dosis dieses Medikaments verabreicht wurde, zu warten, bevor der Test durchgeführt wird. Es besteht bei keiner dieser Bestimmungen Kreuzreaktion mit Dexamethason, daher kann es sofort vor oder während des ACTH-Stimulationstests verabreicht werden.

1) Radioimmunoassay (RIA)

– Die Normwerte von Cortisol (Ruhe) betragen etwa 1 bis 8 µg/dl.

2) Fluorometrie

– Die normalen Ruhewerte von Cortisol sind hierbei leicht höher (etwa 5 bis 10 µg/dl) durch die gleichzeitige Messung von Corticosteron und nichtspezifischen Substanzen.

3) Kompetitive Proteinbindung

– Bei dieser Methode sind im Vergleich mit den anderen beiden Methoden niedrigere Ruhewerte (etwa 1 bis 2 µg/dl) von Cortisol beschrieben worden.

B. Umgang mit den Proben

1) Es können entweder Plasma oder Serum verwendet werden. Auf jeden Fall sollte das Material verwendet werden, das vom Labor empfohlen wird.

2) Die Proben können unzentrifugiert bei 4 °C bis zu 40 Stunden ohne eine Verringerung des Cortisols aufbewahrt werden.

3) Zentrifugierte und separierte Proben können bei Raumtemperatur ohne signifikante Verringerung des Cortisols bis zu einer Woche aufbewahrt werden. Daher können die Proben auf dem normalen Postweg an das Labor geschickt werden.

2. Tests zur Diagnose eines spontanen Hyperadrenokortizismus

A. Ruhekonzentration von Cortisol

– Wird wegen der stündlichen beträchtlichen Veränderungen der Plasmakonzentration von Cortisol bei Hunden mit spontanem Hyperadrenokortizismus nicht empfohlen. Daher würde ein ziemlich großer Anteil von randomisierten Proben innerhalb der normalen Schwankungsbreite liegen.

B. ACTH-Stimulationstest

1) 80% bis 90% der Hunde mit hypophysenabhängigem Hyperadrenokortizismus und 50% derjenigen mit nebennierenabhängigem Hyperadrenokortizismus reagieren mit exzessiver Sekretion von Cortisol.

2) Vorteile dieses Tests sind leichte Anwendbarkeit und hohe Empfindlichkeit.

3) Nachteile sind die Möglichkeit falsch-positiver Ergebnisse bei klinisch gestreßten Hunden, falsch-negative Ergebnisse bei etwa 15% der Hunde mit spontanem Hyperadrenokortizismus und die Unmöglichkeit, zwischen hypophysenabhängigem und nebennierenabhängigem Hyperadrenokortizismus zu unterscheiden.

4) Vorgehen

a) Folge den Anweisungen des Labors für den Test und den Umgang mit den Proben.

b) Nimm zu Beginn des Tests Plasmaproben (Kontrollproben) für die Cortisolbestimmung.

c) Appliziere 0,25 mg synthetisches ACTH i. v. oder i. m. oder 2,2 E/kg KG (40 E als Maximum) von ACTH-Gel i. m.

d) Gewinne eine Stunde (wenn synthetisches ACTH i. v. verwendet wurde) oder zwei Stunden (wenn ACTH-Gel verwendet wurde) nach der Applikation eine zweite Blutprobe.

5) Interpretation

a) Normale Hunde haben eine Ruhekonzentration (0 Stunden) von Plasmacortisol zwischen 0 und 10 µg/dl (abhängig davon, welcher Test verwendet wurde). Nach der Stimulation liegt der Wert zwischen 6 und 16 µg/dl (zweifache bis dreifache Erhöhung gegenüber dem Ruhewert).

b) Obwohl kurzzeitiger Streß (z. B. Hospitalisation für eine Nacht) die Reaktion auf ACTH nicht signifikant zu verändern scheint, reagieren einige Hunde mit chronischen nicht-adrenalen Krankheiten (z. B. Diabetes mellitus, Niereninsuffizienz, Infektionskrankheiten) mit Cortisolwerten, die oberhalb der normalen Schwankungsbreite liegen. Daher muß das Vorhandensein einer koexistenten Erkrankung bei der Interpretation dieser Testergebnisse in Betracht gezogen werden. Es wird empfohlen, durch Insulintherapie eine gute Kontrolle des Diabetes mellitus zu erreichen, bevor eine Diagnose des Hyperadrenokortizismus versucht wird.

c) Werte nach der Stimulation, die höher als die normale Reaktionsbreite sind, sprechen für Hyperadrenokortizismus. Dieser Test unterscheidet nicht zwischen hypophysenabhängigem und nebennierenabhängigem Hyperadrenokortizismus; jedoch besteht bei Hunden mit hypophysenabhängigem Hyperadrenokortizismus die Tendenz zu den niedrigsten prä- und poststimulatorischen Ergebnissen.

C. Niedrigdosierter Dexamethason-Suppressionstest

1) Gesunde Hunde reagieren auf die exogene Glucocorticoid-Applikation mit einer verringerten Produktion von ACTH und Cortisol.

2) Hunde mit Hyperadrenokortizismus verlieren die normale Reaktion der Feedback-Hemmung durch Glucocorticoide; daher wird bei ihnen die Produktion von Cortisol nach der Applikation niedriger Dosen von Dexamethason nicht unterdrückt.

3) Bei annähernd 90% der Hunde mit Hyperadrenokortizismus wird die Cortisolbildung nicht unterdrückt.

4) Die Vorteile und Nachteile dieses Tests ähneln denen des ACTH-Stimulationstests. Von den beiden Tests jedoch kann der niedrigdosierte Suppressionstest etwas empfindlicher sein. Chronisch gestreßte Hunde mit nicht-adrenalen Krankheiten zeigen keine normale Suppression.

5) Verfahren

a) Gewinne am Morgen eine Plasmaprobe für den Kontrollwert.

b) Appliziere Dexamethason, 0,015 mg/kg KG i. m. oder 0,010 mg/kg KG i. v.

c) Zusätzliche Plasmaproben werden 6 und 8 Stunden nach der Injektion gewonnen.

6) Interpretation

a) Bei normalen Hunden werden die Plasmacortisolkonzentrationen für die gesamte Dauer des Tests unter 1,0 µg/dl gesenkt.

b) Etwa 90% der Hunde mit Hyperadrenokortizismus reagieren mit fehlender Unterdrückung.

c) Von Hunden mit hypophysenabhängigem Hyperadrenokortizismus reagieren etwa 50% mit einer Suppression auf die Hälfte oder weniger der Plasmakontrollprobe zwei bis sechs Stunden nach der Injektion. Sechs bis acht Stunden nach der Injektion gleichen die Werte wieder denen vor der Suppression. Bei 25% der Patienten tritt keine Cortisolsuppression auf, weitere 15% zeigen eine allmähliche Verringerung der Plasmacortisolkonzentration auf 50% der Kontrollprobe nach acht Stunden, aber der Wert bleibt höher als 1,0 µg/dl.

d) Sehr wenige Hunde mit hypophysenabhängigem Hyperadrenokortizismus im Frühstadium zeigen normale Suppression. Bei diesen Hunden kann eine Suppression fehlen, wenn sie zwei bis vier Monate später wieder getestet werden.

e) Von Hunden mit nebennierenabhängigem Hyperadrenokortizismus zeigen 80% überhaupt keine Suppression; weitere 15% zeigen eine Suppression auf weniger als 50% des Kontrollwertes (aber immer noch 1,0 µg/dl überschreitend). Etwa bei 5% der Tiere findet sich nach 2 bis 4 Stunden eine partielle Suppression, aber nach 8 Stunden wieder Werte wie vor der Suppression.

3. Tests zur Unterscheidung eines hypophysenabhängigen Hyperadrenokortizismus von einem nebennierenabhängigen Hyperadrenokortizismus

A. Hochdosierter Dexamethason-Suppressionstest

1) Dieser Test basiert auf der Theorie, daß Hunde mit hypophysenabhängi-

gem Hyperadrenokortizismus die Empfindlichkeit gegen Plasmacortisol für die Feedback-Hemmung von ACTH beibehalten, obwohl das Hypothalamus-Hypophysen-System nur auf wesentlich über der Norm liegende Konzentrationen von Cortisol reagiert. Daher unterdrücken sie die ACTH- und Cortisol-Produktion nicht bei den niedrigen Dosen von Dexamethason, wie sie zur Diagnose eines spontanen Hyperadrenokortizismus verwendet werden. Jedoch reagieren sie mit Suppression auf höhere Dosen. Im Gegensatz dazu zeigen Hunde mit nebennierenabhängigem Hyperadrenokortizismus nur wenig bis keine Reaktion, wegen der Autonomie des cortisol-sezernierenden Tumors auch nicht bei massiven Dosen von Dexamethason.

2) Das Vorgehen ist ähnlich dem bei dem niedrigdosierten Suppressionstest.

a) Gewinne eine Plasmakontrollprobe.

b) Injiziere entweder 0,1 mg/kg KG oder 1,0 mg/kg KG Dexamethason-Natriumphosphat i. v. Es gibt Befunde, daß die höhere Dosis eine verläßlichere Cortisol-Suppression bei Hunden mit hypophysenabhängigem Hyperadrenokortizismus erzeugt.

c) Gewinne Plasmaproben 6 und 8 Stunden nach der Injektion.

3) Interpretation

a) Hypophysenabhängiger Hyperadrenokortizismus – Mehr als 50% Suppression wird bei 75% der betroffenen Hunde beobachtet, weniger als 50% Suppression bei 25%.

b) Nebennierenabhängiger Hyperadrenokortizismus – Bei 80% wird keine Suppression beobachtet. Eine Suppression auf weniger als 50% des basalen Kontrollwertes wird bei den übrigen Tieren beobachtet, aber die Werte bleiben höher als 1,5 µg/dl.

B. Plasma-ACTH-Bestimmung

1) Die Bestimmung der Plasma-ACTH-Konzentration ist ein hilfreiches Mittel zur Unterscheidung zwischen hypophysenabhängigem Hyperadrenokortizismus und nebennierenabhängigem Hyperadrenokortizismus in nicht eindeutigen Fällen. Hunde mit hypophysenabhängigem Hyperadrenokortizismus neigen zu sehr hohen Plasmakonzentrationen von ACTH. Jedoch schwankt die Konzentration stark während eines 24stündigen Zeitraumes durch ein schubweises Sekretionsmuster. Im Ergebnis davon können einzelne Bestimmungen bei Hunden mit hypophysenabhängigem Hyperadrenokortizismus innerhalb der normalen Schwankungsbreite liegen. Daher ist dies kein hilfreicher Screening-Test auf spontanen Hyperadrenokortizismus. Die Plasmakonzentrationen von ACTH sind bei Hunden mit nebennierenabhängigem Hyperadrenokortizismus meist sehr niedrig. Dies stellt eine angemessene Reaktion des Hypothalamus-Hypophysen-Systems auf die chronische Hypersekretion von ACTH durch einen Nebennierentumor dar.

2) Nachteile dieses Tests sind schwieriger Umgang mit den Proben, ein Mangel an veterinärmedizinischen endokrinologischen Laboratorien, die den Test durchführen können, und die hohen Kosten. Kommerzielle Laboratorien, die Bestimmungen von Human-ACTH vornehmen, sollten nicht beauftragt werden.

3) Vorgehen

a) Frage das endokrinologische Labor nach spezifischen Instruktionen, bevor dieser Test durchgeführt wird.

b) Die Proben müssen in kalte, heparinisierte Plastikspritzen aufgezogen, sofort in einer gekühlten Zentrifuge in Plastikröhrchen zentrifugiert und bis zum Versuch eingefroren gelagert werden.

4) Die normale Schwankungsbreite der Plasma-ACTH-Konzentration beträgt etwa 10 bis 90 pg/ml.

5) Die Schwankungsbreite bei Hunden mit hypophysenabhängigem Hyperadrenokortizismus beträgt 40 bis 600 pg/ml.

6) Hunde mit nebennierenabhängigem Hyperadrenokortizismus haben Werte, die meist unter 20 pg/ml liegen.

C. Kombinierter Dexamethasonsuppressions–ACTH-Stimulationstest

1) Der Test wurde entwickelt, um gleichzeitig Hyperadrenokortizismus diagnostizieren und hypophysenabhängigem von nebennierenabhängigem Hyperadrenokortizismus unterscheiden zu können.

2) Vorgehen

a) Gewinne eine Cortisol-Referenzprobe.

b) Appliziere 0,1 mg/kg KG Dexamethason i. v.

c) Gewinne 2 bis 4 Stunden nach der Injektion erneut eine Probe.

d) ACTH wird entweder als ACTH-Gel (i. m.) oder als synthetisches ACTH (i. v.) wie beim Standard-ACTH-Stimulationstest appliziert.

e) Ein bis zwei Stunden nach der ACTH-Injektion wird eine Probe genommen.

3) Die Vorteile dieses Tests sind die Leichtigkeit der Durchführung, da über einen 3- bis 6stündigen Zeitraum nur 3 Blutproben benötigt werden.

4) Die Nachteile sind eine geringere Empfindlichkeit für die Diagnose eines Hyperadrenokortizismus als der ACTH-Stimulationstest und auch der niedrigdosierte Dexamethason-Suppressionstest. Zusätzlich unterscheidet der kombinierte Test (für den die Proben 2 bis 4 Stunden nach der Dexamethasoninjektion genommen werden) weniger zwischen hypophysenabhängigem und nebennierenabhänigigem Hyperadrenokortizismus als der hochdosierte Dexamethason-Suppressionstest, der eine Blutprobennahme 6 bis 8 Stunden nach der Dexamethasoninjektion erfordert. Dexamethason kann die Reaktion der Nebennieren auf exogenes ACTH verstärken oder hemmen, abhängig vom Zeitintervall zwischen der Applikation der beiden Substanzen.

D. Corticotropin-Releasing-Hormon(CRH)-Stimulationstest

1) CRH ist ein Polypeptid aus dem Hypothalamus, das die Freisetzung von ACTH aus der Hypophyse moduliert.

2) Vorgehen

a) Ovines CRH 1,0 µg/kg KG wird i. v. appliziert.

b) Plasmaproben für die Cortisolbestimmung werden 5, 15, 30, 60, 90 und 120 Minuten post injectionem gewonnen.

3) Normale Hunde reagieren mit sofortiger Erhöhung der Plasmacortisolkonzentration (mit Spitzenwerten bei 30 Minuten).

4) Hunde mit hypophysenabhängigem Hyperadrenokortizismus reagieren mit einer Verdopplung des Plasmacortisols 15 Minuten post injectionem.

5) Hunde mit ADH zeigen keine Anstiege der Cortisolspiegel.

6) Die Vorteile des Tests sind eine offensichtlich gute Unterscheidung zwischen hypophysenabhängigem und nebennierenabhängigem Hyperadrenokortizismus und eine relativ kurze Testdauer.

7) Nachteile sind die Schwierigkeit, CRH zu erhalten und dessen Preis.

- **Katzen**

1. Cortisoltest

A. Plasmacortisol kann durch einen Radioimmunoassay für Katzen bestimmt werden.

B. Andere Methoden der Bestimmung werden klinisch nicht oft angewandt.

C. Die normalen Ruhekonzentrationen von Cortisol schwanken bei gesunden Katzen zwischen weniger als 1 µg/dl bis zu 8 µg/dl und variieren bei den verschiedenen Laboratorien. Die normale Schwankungsbreite des Labors, in dem der Test durchgeführt wird, ist zu berücksichtigen.

D. Es besteht kein offensichtlicher zirkadianer Rhythmus oder ein feststellbarer Effekt der verschiedenen Photoperioden auf die Ruhewerte des Plasmacortisols.

2. Tests zur Diagnose des Hyperadrenokortizismus

A. ACTH-Stimulationstests mit ACTH-Gel

1) Nimm eine Kontrollprobe für den Cortisoltest.

2) Appliziere 2,2 E/kg KG ACTH-Gel i. m.

3) Nimm Blutproben 90 bis 120 Minuten nach der Applikation.

4) Interpretation

a) Die Unterschiede des Reaktion sind bei Katzen beträchtlich.

b) Normale Katzen reagieren mit einem Plasmacortisolgipfelwert auf 4 bis 18 µg/dl nach 90 bis 120 Minuten.

c) Bei Katzen mit Diabetes, Hyperthyreose oder ausgeprägten Streßzuständen ist nicht in allen Fällen eine Hyperstimulation festzustellen. Jedoch können die Ergebnisse einiger Katzen mit diesen Erkrankungen innerhalb der Hyperadrenokortizismus-Schwankungsbreite liegen.

d) Katzen mit spontanem Hyperadrenokortizismus reagieren mit Erhöhungen, die über der normalen Schwankungsbreite liegen.

B. ACTH-Stimulationstest mit synthetischem ACTH

1) Nimm eine Kontrollprobe als Ausgangswert für den Cortisoltest.

2) Appliziere 0,125 mg synthetisches ACTH i. v.

3) Die Spitzenwerte von Cortisol treten bei einem synthetischen Präparat früher auf als bei ACTH-Gel, daher müssen Proben 60 bis 90 Minuten nach der Applikation genommen werden.

4) Interpretation

– Ähnlich wie bei der ACTH-Stimulation mit ACTH-Gel. Die Cortisolkonzentrationen nach der Stimulation liegen für beide Methoden bei normalen und gestreßten Katzen sowie vermutlich auch bei Katzen mit Hyperadrenokortizismus im gleichen Bereich.

C. Dexamethason-Suppressionstest

1) Für Katzen nicht gut standardisiert.

2) Die niedrigere Dosis, die bei Hunden verwendet wird (0,01 bis 0,015 mg/kg KG), führt zu einer variierenden Suppression der Cortisolkonzentrationen im Plasma und ist bei der Katze nicht besonders aussagekräftig.

3) Bei einer Dosis von 0,1 mg/kg Dexamethason-Natriumphosphat zeigt sich eine konsequentere Suppression des Plasmacortisols auf niedrige oder nicht feststellbare Konzentrationen. Eine signifikante Suppression (<2 µg/dl) tritt nach zwei

Stunden auf, eine maximale Suppression wird 2 bis 8 Stunden post injectionem festgestellt. Nicht-adrenale Krankheiten, wie Diabetes, können eine deutliche Variationsbreite der Befunde bewirken.

4) Verfahren

a) Nimm eine Kontrollprobe.

b) Appliziere 0,1 mg/kg KG Dexamethason-Natriumphosphat i. v.

c) Nimm zusätzliche Proben 2 bis 8 Stunden post injectionem.

5) Interpretation

a) Eine signifikante Suppression tritt innerhalb von zwei Stunden bei mehr als 90% gesunder Katzen auf.

b) Bei den meisten Katzen mit spontanem Hyperadrenokortizismus fallen die Cortisolkonzentrationen nicht auf weniger als 50% des Kontrollwertes ab.

3. Tests zur Differenzierung eines nebennierenabhängigen von einem hypophysenabhängigen Hyperadrenokortizismus

A. Hochdosierter Dexamethason-Suppressionstest

1) Die Prinzipien sind bei diesem Test bei Hund und Katze gleich.

2) Vorgehen

– Wie beim niedrigdosierten Test, außer daß eine Dosierung von 1,0 mg/kg KG Dexamethason-Natriumphosphat verwendet wird.

3) Interpretation

a) Alle gesunden Katzen reagieren mit Cortisol-Suppression.

b) Es sind zu wenige Katzen mit Hyperadrenokortizismus untersucht worden, um feste Aussagen bezüglich ihrer Reaktion treffen zu können. Die meisten Katzen mit hypophysenabhängigem Hyperadrenokortizismus zeigen eine Suppression der Cortisolproduktion, wohingegen die meisten Katzen mit nebennierenabhängigem Hyperadrenokortizismus dies nicht zeigen.

B. Endogener ACTH-Versuch

1) Die Prinzipien und das Vorgehen sind bei Katzen und Hunden gleich.

2) Die normale Schwankungsbreite bei Katzen beträgt etwa 20 bis 60 pg/ml.

3) Katzen mit Hyperthyreose können signifikant erhöhte endogene ACTH-Konzentrationen aufweisen (etwa 200 ± 100 pg/ml).

4) Katzen mit hypophysenabhängigem Hyperadrenokortizismus haben hohe Konzentrationen, während Katzen mit nebennierenabhängigem Hyperadrenokortizismus sehr niedrige Konzentrationen aufweisen.

Therapie

Die Behandlung eines spontanen Hyperadrenokortizismus ist wegen des häufigen Auftretens von Komplikationen bei dieser Erkrankung und der Wahrscheinlichkeit der Progression mit letalem Ausgang gerechtfertigt. Die Therapien bei hypophysenabhängigem Hyperadrenokortizismus und nebennierenabhängigem Hyperadrenokortizismus sind recht unterschiedlich, das unterstreicht die Notwendigkeit einer genauen Diagnose.

- **Hypophysenabhängiger Hyperadrenokortizismus beim Hund**

1. Chirurgie

A. Hypophysenabhängiger Hyperadrenokortizismus kann entweder durch bilaterale Adrenalektomie oder durch Hypophysektomie behandelt werden. Jede Methode erfordert einen geübten Chirurgen und eine prä- und postoperative Überwachung und Pflege.

B. Zu den Vorteilen einer chirurgischen Therapie gehört die Möglichkeit einer permanenten Kontrolle des Hyperadrenokortizismus.

C. Die Nachteile sind die große Übung, die erforderlich ist, die Invasivität des Vorgehens, eine große Wahrscheinlichkeit präoperativer Komplikationen und die Notwendigkeit einer lebenslangen Hormonapplikation nach dem chirurgischen Eingriff.

2. Auf das Hypothalamus-Hypophysen-System gerichtete Pharmakotherapie

– Cyproheptadin

1) Ein Serotonin-Antagonist

2) Sein Gebrauch basiert auf der Tatsache, daß Serotonin einen Stimulus für die Freisetzung von CRH aus dem Hypothalamus darstellt, das wiederum die Produktion und die Freisetzung von ACTH durch die Pars distalis stimuliert.

3) Die Dosierung beträgt 0,3 bis 1,9 mg/kg KG/Tag, aufgeteilt auf drei Dosen.

4) Größere Nachteile sind die scheinbar geringe Effizienz und die Entwicklung schwerer Nebenwirkungen einschließlich Anorexie, Vomitus, Depression und Verhaltensänderungen.

3. Auf die Nebennieren gerichtete Pharmakotherapie

A. Mitotan (o, p-DDD)

1) Ein Isomer des Insektizids DDT

2) Die orale Applikation führt zu einer selektiven Nekrose der adrenokortikalen Zona fasciculata und der Zona reticularis. Die Corticosteroidproduktion in diesen Regionen nimmt schnell ab. Die Zona glomerulosa, der Ort der Aldosteronsynthese, ist relativ resistent gegen die toxischen Wirkungen von Mitotan.

3) Induktionstherapie: Die Anfangsdosis beträgt 30 bis 50 mg/kg KG täglich, aufgeteilt auf 2 Dosen für 10 Tage.

– Bei diabetischen Tieren mit Insulinresistenz soll eine niedrigere Dosis von 20 bis 25 mg/kg KG/Tag einer schnellen Reduktion der Plasmacortisolspiegel und den damit einhergehenden Schwierigkeiten bei der Einstellung der Insulintherapie vorbeugen.

4) Die häufigsten Nebenwirkungen einer Induktionstherapie sind Anorexie, Lethargie, Vomitus und Diarrhoe. Eine kleine Tagesdosis von Prednisolon oder Prednison p. o. (0,2 mg/kg KG) oder Cortison (1,0 mg/kg KG) hilft, die meisten Probleme, die mit einer schnellen Reduktion der Plasmacortisolspiegel verbunden sind, zu lindern. Für Diabetiker kann es günstig sein, die doppelte Dosis der Glucocorticoide p. o. zu verabreichen.

5) Wenn signifikante Nebenwirkungen auftreten, sollte die Induktionstherapie unterbrochen werden und das Doppelte der täglichen Glucocorticoiddosis appliziert werden. Danach wird der Hund nochmals untersucht. Nebenwirkungen durch zu schnelles Absinken der Plasmacortisolspiegel sollten sich innerhalb weniger Stunden nach Applikation eines Glucocorticoids p. o. verbessern.

6) Die Induktionstherapie wird für 10 Tage fortgeführt. Diese Phase der Therapie kann häufig zu Hause durchgeführt werden, wobei der Patient so oft wie erforderlich wieder zur Kontrolle vorgestellt wird. Die tägliche Wasseraufnahme kann zur Überwachung der Reaktion auf die Therapie beobachtet werden.

– Die tägliche Wasseraufnahme verringert sich signifikant, wenn die Konzentration des zirkulierenden Cortisols reduziert wird. Vor der Therapie wird die Wasseraufnahme des Tieres als 24-Stunden-Kontrollwert bestimmt. Während der Therapie wird der Wasserverbrauch täglich gemessen und die Induktionstherapie unterbrochen, sobald der Wasserverbrauch signifikant abnimmt.

7) Nach 10 Tagen oder nach Feststellen einer signifikanten Verringerung der täglichen Wasseraufnahme wird der ACTH-Stimulationstest wiederholt. Die oralen Glucocorticoide müssen mindestens 24 Stunden vor dem Test abgesetzt werden.

a) Es wird kein weiteres Mitotan appliziert, bis die Cortisolergebnisse vorliegen.

b) Die Cortisolkonzentrationen sowohl vor als auch nach der Stimulation sollten innerhalb der normalen Schwankungsbreite (Ruhezustand) liegen. Das bedeutet, die Nebennieren sollten auf ACTH nicht reagieren.

8) Wenn die Ergebnisse des ACTH-Stimulationstestes eine angemessene Kontrolle vermuten lassen, wird zur Erhaltungstherapie übergegangen. Reagieren die Nebennieren noch auf ACTH, sollte die Induktionstherapie wieder aufgenommen und der ACTH-Test alle 5 bis 10 Tage wiederholt werden, bis die Kontrolle erreicht ist. Obwohl die meisten Hunde nach 10 bis 15 Tagen unter Kontrolle sind, kann bei einigen Tieren eine einmonatige Induktionstherapie erforderlich sein.

9) Die Erhaltungstherapie beginnt sofort nach erfolgreicher Induktion. Während dieser Zeit werden 50 mg/kg KG Mitotan alle 7 Tage, aufgeteilt auf zwei oder drei Dosen pro Tag, appliziert. Werden an den Behandlungstagen leichte Nebenwirkungen festgestellt, kann an diesem Tag eine kleine Dosis eines Glucocorticoids verabreicht werden.

10) Nebenwirkungen einer chronischen Erhaltungstherapie mit Mitotan

a) Bei manchen Hunden treten leichte Symptome eines Cortisolmangels auf mit Lethargie, partieller Anorexie, Schwäche, Vomitus und Diarrhoe. Die Erhaltungstherapie mit diesem Pharmakon sollte dann unterbrochen und mit einer Glucocorticoidsupplementation begonnen werden. Wenn der Zustand des Hundes sich nicht innerhalb weniger Stunden nach der Glucocorticoidzufuhr bessert, wird auf eine mögliche erworbene Krankheit untersucht. Bei den meisten Hunden kann die Erhaltungstherapie innerhalb von 2 bis 6 Wochen wieder aufgenommen werden.

b) Bei einigen Hunden entwickelt sich eine schwere Nebennierenrindennekrose, welche die Zona glomerulosa umfaßt und einen Aldosteronmangel und damit die klassischen Symptome des Morbus Addison verursacht. Bei diesen Hunden wird die Erhaltungstherapie abgebrochen und die Therapie gegen Hypoadrenokortizismus begonnen (s. S. 454). Diese Hunde haben meist eine Dauerschädigung der Nebennieren und benötigen keine Mitotantherapie mehr; bei vielen ist eine lebenslange Therapie gegen Hypoadrenokortizismus erforderlich.

c) Manche Hunde, die eine chronische Mitotantherapie erhalten, entwickeln Mikro- oder Makroadenome, wodurch neurologische Symptome entstehen können, die dem Nelson-Syndrom beim Menschen ähneln. Eine Theorie besagt, daß die chronische Hypersekretion von ACTH durch den Verlust der Hemmung aufgrund des Hyperkortisolismus verstärkt wird, wodurch das Wachstum dieser Tumoren stimuliert und möglicherweise sogar ausgelöst wird. Die klinischen Symptome können Stupor, Kopfstoßen, Unfähigkeit, die Körpertemperatur aufrechtzuerhalten, Verhaltensänderungen, Schwäche, Krämpfe und primäre Adipsie umfassen.

11) Hunde, die unter chronischer Erhaltungstherapie stehen, reagieren im allgemeinen mit dem Verschwinden der klinischen Symptome des Cushing-Syndroms innerhalb von 4 bis 6 Monaten. Hunde mit Diabetes mellitus brauchen meist eine lebenslange Insulintherapie, jedoch kann die Dosierung zur Kontrolle meist niedriger sein, und die Hyperglykämie wird leichter beherrscht. Selten hat ein Diabetiker genügend β-Zell-Reserven, um das Insulin nach erfolgreicher Kontrolle des Hyperadrenokortizismus absetzen zu können.

12) Bei etwa der Hälfte der Hunde mit erfolgreicher Induktion und Erhaltungstherapie kehren die Symptome innerhalb der ersten 12 Monate der Behandlung wieder. Der ACTH-Stimulationstest sollte alle 3 bis 6 Monate wiederholt werden, um die Erkrankung zu überwachen. Zeigt der Hund eine adrenokortikale Reaktion auf ACTH, sollte die Induktionstherapie wieder für 5 bis 10 Tage aufgenommen und von einer höheren wöchentlichen Erhaltungsdosis gefolgt werden (75 mg/kg KG wöchentlich). Bei einigen Hunden kann sogar eine Dosierung von 100 bis 300 mg/kg KG wöchentlich erforderlich werden, um eine sichere Langzeitkontrolle zu erreichen.

B. Ketoconazol

1) Es interferiert mit der Corticosteroidproduktion in den Nebennieren. Wegen dieser Eigenschaft ist der Wirkstoff bei einer kleinen Anzahl von Hunden mit Hyperadrenokortizismus mit vielversprechendem Erfolg eingesetzt worden.

2) Die Dosierung beträgt 15 mg/kg KG 2× täglich.

3) Die meisten Hunde, die auf diese Weise behandelt worden sind, reagierten innerhalb von 2 bis 11 Monaten mit einer Remission der klinischen Symptome. Eine Nebenwirkung ist Erbrechen, daher ist sie nur von geringer Bedeutung. Es scheint keine kompensatorische Erhöhung der ACTH-Produktion der Hypophyse bei behandelten Hunden einzutreten, deren klinische Symptome unter Kontrolle sind.

4) Nachteile dieser Therapie sind bei großen Hunderassen die hohen Kosten. Nur wenige Hunde sind auf diese Weise lange behandelt worden, wodurch Langzeitvergleiche mit Mitotan zur Zeit schwierig sind.

• Hypophysenabhängiger Hyperadrenokortizismus bei der Katze

1. Medikamentöse Behandlung

A. Die Mitotantherapie wird bei Katzen wegen ihrer Empfindlichkeit gegenüber chlorierten Kohlenwasserstoffen selten angewandt. Jedoch ist eine Behandlung mit einer täglichen Dosis von 25 mg/kg KG über 25 Tage und wiederholten ACTH-Stimulationstests während dieses Zeitraumes bei einigen Katzen versucht worden.

B. Ketoconazol scheint bei Katzen unwirksam und zugleich hepatotoxisch zu sein.

C. Metapyron hemmt die Konversion von 11-Desoxycortisol zu Cortisol und ist bei einigen Katzen in einer Dosierung von 200 bis 250 mg/Tag versucht worden. Diese Behandlung ist mit minimalen Nebenwirkungen verbunden, jedoch hat sich nur eine leichte klinische Besserung bei den wenigen auf diese Weise behandelten Katzen gezeigt.

2. Chirurgische Behandlung

A. Eine bilaterale Adrenalektomie via Laparotomie in der Medianen ist zur Zeit die erfolgreichste Therapie bei hypophysenabhängigem Hyperadrenokortizismus der Katze. Wie beim Hund erfordert diese Behandlung einen geübten Chirurgen und eine intensive postoperative Pflege.

• Nebennierenabhängiger Hyperadrenokortizismus beim Hund

1. Chirurgische Behandlung

A. Sie ist die Therapie der Wahl.

B. Die Laparotomie in der Medianen ist häufig der Zugang der Wahl, da diese Methode die Inspektion beider Nebennieren und das Suchen nach Metastasen erlaubt.

C. Da die kontralaterale Nebenniere atrophiert ist, verringern sich die Plasmacortisolkonzentrationen nach Entfernung eines funktionellen Nebennierentumors dramatisch. Daher werden hohe Dosen von Glucocorticoiden (Dexamethason-Natriumphosphat, 0,1 bis 0,2 mg/kg KG, oder Prednisolon-Natriumsuccinat, 1,0 bis 2,0 mg/kg KG) vor der Operation i. v. appliziert. Hohe Dosen (das Drei- bis Fünffache der Erhaltungsdosis) von Glucocorticoiden werden verabreicht und über einen Zeitraum von 7 bis 10 Tagen allmählich verringert. Die Erhaltungstherapie mit Glucocorticoiden wird für einen bis drei Monate postoperativ fortgeführt, bis dann allmählich auf ausschleichende Dosen übergegangen wird, während die übrigbleibende Nebenniere ihre normale Funktion wieder aufnimmt; diese kann durch den ACTH-Stimulationstest nachgewiesen werden.

2. Medikamentöse Behandlung

A. Sie ist indiziert, wenn der Besitzer nicht in eine Operation einwilligt oder Metastasen von einem Nebennierenrindenkarzinom vorhanden sind.

1) Die Mitotantherapie hat bei den betroffenen Hunden einen begrenzten Erfolg. Es werden täglich Dosen von 50 bis 150 mg/kg KG appliziert. Der ACTH-Stimulationstest wird in zweiwöchigen Intervallen durchgeführt und die Dosierung von Mitotan verringert, sobald die Suppression der Cortisolkonzentrationen nach einer Stimulation eingetreten ist. Wenn die Kontrolle erfolgreich ist, kann eine tägliche Erhaltungstherapie mit Glucocorticoiden p. o. notwendig sein.

2) Eine Ketokonazoltherapie – ähnlich wie die bei hypophysenabhängigem Hyperadrenokortizismus angewendete – hat die klinischen Symptome bei einer kleinen Anzahl von Hunden mit nebennierenabhängigem Hyperadrenokortizismus günstig beeinflußt. Eine Dosis von 15 mg/kg KG führte zum Beherrschen der Symptome nach 2 bis 6 Monaten. Das Tumorwachstum scheint nicht beeinflußt zu werden.

• Nebennierenabhängiger Hyperadrenokortizismus bei der Katze

Die chirurgische Behandlung ist bei Katzen die Therapie der Wahl. Chirurgisches Vorgehen und perioperative unterstützende Maßnahmen sind bei der Katze die gleichen wie beim Hund.

Prognose

Ohne Therapie ist Hyperadrenokortizismus im allgemeinen eine zum Tode führende Erkrankung. Der Tod wird meist durch die Komplikationen infolge der chronisch erhöhten Cortisolkonzentrationen im Plasma, d. h. durch Diabetes, Infektionen, Hypertonie und Thromboembolie, verursacht. Manchmal tritt der Tod auch durch die progrediente Expansion eines Hypophysenadenoms oder durch metastatische Erkrankungen in Verbindung mit dem Nebennierenkarzinom auf.
Mit einer Therapie ist die Prognose häufig günstiger, jedoch sind viele betroffene Hunde oft schon älter und haben andere gleichzeitig bestehende Krankheiten. Bei einigen Hunden, besonders solchen mit leichten Symptomen eines Hyperadrenokortizismus, kann es ratsam sein, auf eine Therapie zu verzichten, besonders bei gleichzeitig bestehenden schweren Krankheiten, fortgeschrittenem Alter oder voraussichtlich schlechter Zusammenarbeit mit dem Besitzer.
Bei Hunden und Katzen, die einer chirurgischen Behandlung der Nebennierenadenome unterzogen werden, kann eine dauerhafte Heilung erreicht werden. Die Prognose bei Nebennierenkarzinomen ist häufig sehr ungünstig, da bei vielen dieser Hunde zur Zeit der Diagnose schon Metastasen vorliegen und sie innerhalb weniger Wochen bis Monate sterben. Die Prognose für Hunde mit hypophysenabhängigem Hyperadrenokortizismus, die mit Mitotan behandelt werden, ist gegenüber der von unbehandelten Hunden beträchtlich besser (durchschnittliche Überlebensdauer von 22 Monaten). Einige dauerhaft behandelte Hunde überleben 6 bis 7 Jahre.

Hypoadrenokortizismus

Die Insuffizienz der Nebennierenrinde ist durch unzureichende Sekretion von Corticosteroiden durch die Nebennierenrinde gekennzeichnet, entweder als Resultat einer insuffizienten Sekretion von ACTH (sekundäre Nebennierenrindeninsuffizienz) oder wegen einer partiellen oder vollständigen Zerstörung der Nebennieren (primäre Nebennierenrindeninsuffizienz).

Primäre Nebennierenrindeninsuffizienz (Morbus Addison)

Ein primärer Hyperadrenokortizismus entwickelt sich nach Verlust des größten Teils des adrenokortikalen Gewebes, infolge Zerstörung oder Ersatz mit abnormalem Gewebe. Ein subtotaler Verlust der Nebennierenrinde verusacht eine partielle Nebennierenrindeninsuffizienz, die durch eine unzureichende adrenale Reserve gekennzeichnet ist und sich nur bei Streßzuständen manifestiert. Vollständiger Verlust des Nebennierenrindengewebes verursacht eine metabolische Krise, unabhängig von anderen Stressoren.

1. Häufige Ursachen

A. Die idiopathische Atrophie der Nebennierenrinde ist die häufigste Form der Erkrankung. Zerstörung durch einen Autoimmunprozeß wird vermutet.

B. Bilaterale Zerstörung durch die toxische Wirkung des o, p'-DDD während einer Therapie gegen Hyperadrenokortizismus.

2. Seltene Ursachen

A. Entzündliche Erkrankungen mit Infiltration und Ersatz durch granulomatöses Gewebe

1) Histoplasmose
2) Blastomykose
3) Tuberkulose

B. Tumormetastasen
C. Infarzierung durch disseminierte intravasale Koagulation
D. Hämorrhagische Nekrose durch Sepsis
E. Bilaterale Adrenalektomie

Sekundäre Nebennierenrindeninsuffizienz

Ein sekundärer Hypoadrenokortizismus entwickelt sich, wennm die reduzierte Sekretion von ACTH durch die Hypophyse zu einer Atrophie der Zona fasciculata und Zona reticularis führt, wodurch es zu einer eingeschränkten Fähigkeit zur Glucocorticoidsekretion kommt.

– Ursachen

A. Therapie mit pharmakologischen Dosen von Glucocorticoiden ist die häufigste Ursache, die oft während chronischer Applikation potenter Glucocorticoide (z. B. Dexamethason) oder bei wiederholtem Gebrauch von Langzeitglucocorticoiden in Erscheinung tritt.

B. Destruktive Läsionen der Hypophyse oder des Hypothalamus

1) Neoplasie
2) Entzündung
3) Trauma

Pathogenese

1. Aldosteron wirkt hauptsächlich auf die Sammelrohre der Nierenrinde, wodurch die Reabsorption von Natrium und Chlorid und die Sekretion von Wasserstoffionen und Kalium gesteigert werden.

– Aldosteronmangel führt zu:

1) exzessivem Verlust von Natrium und Chlorid über die Niere mit nachfolgender Hyponatriämie,

2) verringertem extrazellulärem Flüssigkeitsvolumen und Hypovolämie durch den verringerten Gesamtnatriumgehalt des Körpers.

a) Das reduzierte Herzminutenvolumen verringert die glomeruläre Filtrationsrate (GFR) und kann zu einer prärenalen Azotämie führen.

b) Das reduzierte Herzminutenvolumen fördert die Muskelschwäche. Anzeichen eines Kreislaufschocks treten in schweren Fällen auf.

3) Hyperkaliämie durch die verringerte GFR und die gestörte Kapazität der distalen Tubuli zur Ausscheidung von Kalium.

4) Es tritt eine metabolische Azidose mit normalem „Anionen gap" durch die eingeschränkte Exkretion von H^+-Ionen in den distalen Nierentubuli auf.

2. Cortisol beeinflußt die Funktion vieler Gewebe im Körper. In der Niere ist eine bestimmte Cortisolmenge erforderlich, um die Nierendurchblutung und die GFR aufrechtzuerhalten; Änderungen der Cortisolsekretion sind für die normale Nierenfunktion nicht wichtig.

- Folgen eines Glucocorticoidmangels
  1) Neurologische Anomalien
     - Lethargie, Depression
  2) Gastrointestinale Symptome
     a) Anorexie
     b) Vomitus, Diarrhoe oder beides, wodurch das Wasser- und Elektrolytgleichgewicht gestört werden kann
     c) Kolik
  3) Eingeschränkte Glukoneogenese, die zu einer Hypoglykämie beim Fasten führt
  4) Veränderte Hämodynamik
     a) Verringertes Herzminutenvolumen
     b) Hypotonie (stimuliert die ADH-Sekretion, die nachfolgende Wasserretention verschärft die Hyponatriämie)
     c) Verringerte Nierendurchblutung und reduzierte GFR
  5) Muskelschwäche (durch verringertes Herzminutenvolumen und Hypoglykämie)
  6) Hämatologische Anomalien
     a) Lymphozytose
     b) Eosinophilie

Signalement und Anamnese

- **Hunde**

1. Primärer Hypoadrenokortizismus ist bei Hunden eine seltene Erkrankung. Es besteht keine offensichtliche Rassendisposition. Etwa 70% der betroffenen Hunde sind weibliche Tiere. Das Alter bei Beginn schwankt zwischen 10 Wochen und 14 Jahren; die meisten Hunde mit idiopathischem primärem Hypoadrenokortizismus sind mittleren Alters (4 bis 8 Jahre).

2. Die Anomalien resultieren aus einem Mangel an Glucocorticoiden, Aldosteron oder beidem. Beim primären Hypoaldosteronismus kann die Anamnese Hinweise auf einen akuten Kollaps geben, obwohl der Besitzer häufig berichtet, daß die Symptome intermittierend sind, also kommen und gehen. Die Symptome können erst nach einem auslösenden Stressor manifestiert werden, eine Besserung kann durch

eine Infusionstherapie und parenterale Applikation von Glucocorticoiden beobachtet werden. Die anamnestischen Hinweise können sehr undeutlich sein und denen bei gastrointestinalen oder renalen Erkrankungen ähneln. Bei Hunden mit sekundärer Nebennierenrindeninsuffizienz kann sich aus dem Vorbericht ergeben, daß vorher Glucocorticoide verabreicht wurden oder Symptome aufgetreten sind, die einer Läsion durch eine Raumforderung in der Hypophysengegend zuzuschreiben sind.
Die anamnestischen Hinweise, aufgeführt in abnehmender Reihenfolge ihrer Häufigkeit, sind:

A. Lethargie/Depression
B. Gastrointestinale Symptome
   1) Verminderter Appetit
   2) Vomitus
   3) Diarrhoe
C. Muskelschwäche
D. Gewichtsabnahme
E. Zittern
F. Polyurie/Polydipsie

- **Katzen**

1. Primärer Hypoadrenokortizismus ist bei Katzen selten.
2. Alle beschriebenen Katzen waren kastrierte, kurzhaarige Hauskatzen. Ihr Alter bei Beginn der Erkrankung lag zwischen einem und neun Jahren, mit einem durchschnittlichen Alter von fünf Jahren.
3. Die anamnestischen Hinweise umfassen Lethargie, Anorexie, Gewichtsverlust, Schwäche, Erbrechen, Polyurie und Polydipsie.

Klinische Untersuchung

- **Hunde**

Depression und Schwäche sind bei weitem die häufigsten Befunde bei der körperlichen Untersuchung. Andere anomale körperliche Befunde in der Reihenfolge absteigender Häufigkeit sind:

1. Dehydratation
2. Bradykardie
3. Schwacher Puls
4. Hypothermie
5. Zittern
6. Empfindlichkeit bei der Palpation des Abdomens

- **Katzen**

Die anomalen körperlichen Befunde bei Katzen umfassen in der Reihenfolge absteigender Häufigkeit:

1. Depression
2. Schwäche
3. Dehydratation
4. Langsame kapilläre Füllungszeit
5. Schwacher Puls

Routinemäßige Laboruntersuchungen

- **Hunde**

1. Veränderungen des Blutbildes können sowohl bei der primären als auch bei der sekundären Form der Erkrankung beobachtet werden.

A. Eine leichte normochrome, normozytäre, nicht-regenerative Anämie ist in einem Drittel der Fälle vorhanden. Dies kann anfänglich durch die Dehydratation maskiert sein.

B. Die Lymphozyten- und die Eosinophilenzahl kann normal oder erhöht sein. Das Vorhandensein normaler Lymphozyten- oder Eosinophilenzahlen bei einem gestreßten oder kranken Tier läßt einen Verlust der einschränkenden Cortisolwirkung vermuten.

2. Veränderungen des biochemischen Serumprofils werden im allgemeinen nur bei primärem Hypoadrenokortizismus festgestellt.

A. Elektrolyte

1) Hyponatriämie

– Die Serumnatriumwerte liegen unter 140 mval/l, was auf die verstärkten renalen und gastrointestinalen Verluste zurückzuführen ist.

2) Hyperkaliämie

– Die Kaliumwerte im Serum, die über 6 mval/l liegen, sind auf die verringerte Exkretion über den Harn und die Azidose zurückzuführen.

3) Das Verhältnis von Natrium zu Kalium beträgt 27 : 1 oder weniger.

a) Das normale Verhältnis beträgt 27–32 : 1.

b) Bei einem Verhältnis von weniger als 24 : 1, das empfindlicher ist als die Konzentration aller anderen Elektrolyte allein, besteht der Verdacht auf primären Hypoadrenokortizismus. Jedoch ist ein Verhältnis von 24 : 1 allein nicht pathognomonisch. Die Diagnose muß mit spezifischen Tests bestätigt werden.

B. Azotämie

– Der Anstieg an BUN kann größer als der Anstieg der Kreatininkonzentration im Serum sein; das beweist, daß es sich um eine prärenale Azotämie handelt.

C. Hyperkalzämie

1) Sie wird bei bis zu 25% der Hunde mit primärem Hypoadrenokortizismus beobachtet. Die Ätiologie ist unklar.

2) Im allgemeinen entspricht die Schwere der Hyperkalzämie dem Ausmaß anderer Störungen des Elektrolytgleichgewichtes.

D. Hypoglykämie

1) Sie wird nur bei 5% bis 10% aller Hunde mit primärem Hypoadrenokortizismus beobachtet.

2) Eine leichte Hyperglykämie ist häufiger als eine Hypoglykämie festzustellen.

E. Metabolische Azidose

1) Sie wird bei 40% bis 50% aller Hunde mit primärem Hypoadrenokortizismus beobachtet.

2) Die Azidose ist im allgemeinen mit einem normalen „Anionen gap" assoziiert und wird durch eine ungenügende Sekretion von H^+-Ionen in den distalen Tubuli (d. h. Verlust von $NaHCO_3^-$) verursacht.

3) Bei Hunden mit den Symptomen eines Kreislaufschocks, kann sich eine Lactatazidose entwickeln, die zu einer Vergrößerung des „Anionen gap" führt.

3. Harnuntersuchung

– Die Harnuntersuchung kann bei der Unterscheidung zwischen prärenaler Azotämie und primär renaler Azotämie helfen, wenn das spezifische Gewicht des Harns zwischen 1,025 und 1,050 liegt. Jedoch ist das Gewicht bei Hunden mit primärem Hypoadrenokortizismus häufig niedriger. Der Grund für die verringerte maximale Harnkonzentrierungsfähigkeit bei diesen Hunden ist unklar.

4. Röntgenbefunde

– Eine Mikrokardie und eine Umfangsabnahme der intrathorakalen Venen lassen eine Hypovolämie vermuten.

5. Elektrokardiographie

A. Ein EKG ist ein nützliches und schnelles Hilfsmittel zur Überwachung physiologischer Wirkungen der Hyperkaliämie und Hyponatriämie. Obwohl es zwischen den Hunden beträchtliche Unterschiede geben kann, ermöglicht das EKG eine angemessene Bestimmung des Ausmaßes der Hyperkaliämie und kann verwendet werden, um die Richtung der Therapie zu bestimmen, bevor die Bestätigung der Elektrolytstörungen durch das Labor eingetroffen ist.

1) Serum (K^+): 5,5 bis 6,5 mval/l

– Erhöhte Amplitude der T-Wellen, die schmal und spitz werden können

2) Serum (K^+): 6,5 bis 7,0 mval/l

– Verlängerung der QRS- und P-R-Intervalle, Amplitudenabnahme der R-Wellen, Senkung der ST-Strecke

3) Serum (K^+): 7,0 bis 8,5 mval/l

– Amplitudenabnahme und Verbreiterung der P-Wellen mit verlängerter Dauer, Verlängerung der QRS- und P-R-Intervalle, Verlängerung der Q-T-Dauer

4) Serum (K^+): 8,5 bis 10 mval/l

– Verschwinden der P-Wellen, sinuventrikulärer Rhythmus. Die Herzfrequenz kann verlangsamt sein ($<$80 Schläge/min), besonders wenn sie in Relation zum Ausmaß der Hypovolämie interpretiert wird.

5) Serum (K^+): $>$10 mval/l

– Starke Verbreiterung des QRS-Komplexes, u. U. Ersatz durch eine flache, biphasische Kurve. Im letzten Stadium Kammerflattern, Kammerflimmern oder Asystolie.

B. Hyponatriämie allein kann ähnliche Veränderungen im EKG verursachen. Bei Hunden mit Morbus Addison wird dies jedoch meist von einer Hyperkaliämie begleitet.

C. Diese EKG-Veränderungen sind nicht immer verläßlich; einige Hunde mit ausgeprägter Hyperkaliämie zeigen nur minimale Veränderungen in ihrem EKG. Da das

EKG die physiologischen Wirkungen der Hyperkaliämie auf das Herz zeigt, kann es als Indikator dienen, wie schwer die Hyperkaliämie den Patienten betrifft.

- **Katzen**

1. Katzen mit primärem Hypoadrenokortizismus haben Anomalien der Laborwerte wie Hunde.
   A. Hämatologie
      1) Leichte normozytäre, normochrome, nicht-regenerative Anämie
      2) Relative oder absolute Lymphozytose und/oder Eosinophilie
   B. Serumbiochemie
      1) Hyponatriämie
      2) Hypochlorämie
      3) Hyperkaliämie
      4) Azotämie
      5) Hyperphosphatämie
   C. Harnuntersuchung
      – Das spezifische Gewicht des Harns ist niedriger als erwartet.
   D. Röntgenuntersuchung
      – Mikrokardie
   E. EKG
      – Läßt ähnliche Veränderungen wie bei der Hyperkaliämie beim Hund erkennen

Differentialdiagnostik

- **Hunde**

1. Primäre Nierenerkrankung
2. Postrenale Azotämie, Uroabdomen
3. Eine primär gastrointestinale Erkrankung kann Hyponatriämie, Hyperkaliämie, ein niedriges Na/K-Verhältnis und klinische Symptome (Vomitus, Diarrhoe, Schwäche, Lethargie, Depression, Dehydratation, schwacher Puls und Empfindlichkeit des Abdomens bei der Palpation) hervorrufen.
   A. Trichiuriose
   B. Salmonellose
   C. Ulzeration des Duodenums
4. Neuromuskuläre Erkrankungen mit Schwächezuständen
5. Andere metabolische Krankheiten – Diabetes mellitus
6. Überdosierung von Diuretika
7. Pseudohyperkaliämie (bei Akitas)

- **Katzen**

1. Kardiomyopathie
2. Urethraobstruktion, Uroabdomen

3. Primäre Nierenerkrankung
4. Andere Ursachen ähnlich wie bei Hunden?

Diagnostik

Die definitive Diagnose hängt vom Nachweis der reduzierten Cortisolkonzentration im Plasma oder der verringerten Ansprechbarkeit auf exogenes ACTH ab.

• Hunde

1. Die Cortisolkonzentration wird meist anstelle von Aldosteron gemessen, wegen der besseren Verfügbarkeit und der geringeren Kosten.
2. Der ACTH-Stimulationstest bringt im allgemeinen mehr Informationen als eine einzelne Messung der Cortisolkonzentration in Ruhe.
   A. Das Vorgehen beim ACTH-Stimulationstest ist ähnlich wie das zur Diagnose eines Hyperadrenokortizismus.
      1) Nimm für die Cortisolbestimmung eine Plasmaprobe am Anfang des Tests (Kontrolle).
      2) Appliziere 0,25 mg synthetisches ACTH i. v. oder i. m. oder 2,2 E/kg KG (Maximum 40 E) ACTH-Gel i. m.
      3) Nimm eine zweite Blutprobe eine Stunde (wenn i. v. synthetisches ACTH verwendet wurde) oder zwei Stunden (wenn ACTH-Gel appliziert wurde) danach.
      4) Es sind die Vorschriften des eigenen Labors zu verwenden, wenn sie sich von den hier angegebenen unterscheiden.
   B. Es ist ratsam, die exogene Gabe einer Glucocorticoidzubereitung zwei Tage vor Durchführung des Tests (länger, wenn ein Langzeitglucocorticoid verabreicht wird) zu vermeiden. Dexamethason führt bei keinem Versuch zu einer Kreuzreaktion und kann sofort vor oder während des ACTH-Stimulationstests verabreicht werden.
   C. Gesunde Hunde haben Ruhekonzentrationen des Plasmacortisols (Stunde 0) zwischen 0 und 10 µg/dl (abhängig davon, welche Methode verwendet wurde). Die Werte steigen bei einem Stimulationstest auf 6 bis 16 µg/dl (zwei- bis dreifache Erhöhung gegenüber dem Ruhewert).
   D. Hunde, die durch nicht-adrenale Krankheiten gestreßt sind, weisen leichte bis mäßige Erhöhungen der Plasmacortisolkonzentration auf und können eine übersteigerte Reaktion auf den Stimulationstest zeigen (8 bis 40 µg/dl).
   E. Hunde mit primärem Hyperadrenokortizismus, der aus einer Hypophysenunterfunktion resultiert, können niedrige bis normale Ruhewerte aufweisen und eine leichte oder normale Reaktion auf die Applikation von ACTH zeigen, abhängig davon, wie stark die Atrophie der Nebennierenrinde ist.
3. ACTH-Konzentration im Plasma
   A. Die endogenen ACTH-Konzentrationen sind hilfreich bei der Abgrenzung der Hypothalamus-Hypophysen-Störung von einem primären adrenokortikalen Mangel, sobald die Diagnose Hypoadrenokortizismus gestellt wurde. Dies trifft besonders für Fälle mit normalen Serumelektrolytwerten zu.

B. Dieser Test ist nicht weit verbreitet und teuer. Es sollte ein veterinärmedizinisches Hormonlabor, das diesen Test durchführt, um spezifische Instruktionen gebeten werden, bevor dieser Test durchgeführt wird.

C. Die Proben müssen in kalten, heparinisierten Plastikspritzen gewonnen, sofort in einer gekühlten Zentrifuge in Plastikröhrchen zentrifugiert, in Plastikröhrchen separiert und eingefroren gelagert werden, bis der Test durchgeführt wird.

D. Die Plasmakonzentrationen variieren stark während eines 24stündigen Zeitraums entsprechend einem episodischen Sekretionsmuster ebenso wie durch dynamische Reaktionen auf Streß. Die normale Schwankungsbreite bei Hunden beträgt 10 bis 90 pg/ml.

E. Die Plasmakonzentrationen sind bei Tieren mit sekundärem Hypoadrenokortizismus niedrig (0 bis 20 pg/ml) und hoch bei solchen mit primärem Hypoadrenokortizismus (500 bis 3 700 pg/ml).

4. Modifizierter Thorn-Test

A. Der modifizierte Thorn-Test ist ein grober, aber schneller Screeningtest auf Hypoadrenokortizismus.

B. Er basiert auf Veränderungen der Lymphozyten- und der Eosinophilenzahl als Reaktion auf Erhöhungen der Plasmacortisolspiegel.

C. Differentialblutbild zur Festlegung von Kontrollwerten.

D. 0,25 mg eines synthetischen ACTH i. v. injizieren; 4 Stunden nach der Applikation wieder ein vollständiges Blutbild anfertigen.

E. Bei normalen Hunden steigt das Neutrophilen/Lymphozyten (N : L)-Verhältnis, wohingegen die absolute Eosinophilenzahl abnimmt.

F. Hunde mit Hypoadrenokortizismus zeigen kein erhöhtes N : L-Verhältnis und nur leichte Verringerungen der Eosinophilenzahl.

G. Bei Hunden, bei denen sich weder das N : L-Verhältnis um mindestens 30% erhöht noch die Eosinophilenzahl um mindestens 50% verringert, kann angenommen werden, daß sie an einem Hypoadrenokortizismus leiden, bis die Ergebnisse der Plasmacortisol-Bestimmung verfügbar sind.

• Katzen

1. Die wenigen beschriebenen Fälle bei Katzen machen es schwierig, absolute Richtlinien zu erstellen.

2. ACTH-Stimulationstest

A. Siehe vorhergehenden Abschnitt über Hyperadrenokortizismus.

B. Die durchschnittliche poststimulative Plasmacortisolkonzentration bei Katzen mit Hypoadrenokortizismus beträgt 0,5 ± 0,2 µg/dl.

3. Plasma-ACTH-Bestimmung

A. Die Prinzipien, die diesem Test bei Katzen zugrunde liegen, sind mit denen bei Hunden identisch.

B. Die Plasma-ACTH-Konzentrationen bei Katzen mit spontanem Hypoadrenokortizismus sind gewöhnlich sehr hoch (1 460 bis 8 000 pg/ml; normal: 5 bis 125 pg/ml) und Ausdruck eines primären Hypoadrenokortizismus.

Behandlung der akuten Krise

- **Hunde**

1. Hypovolämie
   - i. v. Infusion von 0,9%igem NaCl

1) Infundiere NaCl durch einen i. v. Katheter mit großer Gauge-Zahl oder wenn ein venöser Zugang schwierig ist, über eine große Kanüle zur Knochenmarkaspiration, die im proximalen Diaphysenmark des Femurs plaziert wird.

2) Wenn ein Schock besteht, müssen große Flüssigkeitsmengen infundiert werden (40 bis 90 ml/kg KG/Std.), bis ein adäquates intravaskuläres Volumen erreicht ist.

3) Überwachung des zentralvenösen Drucks und der Harnbildung.

2. Elektrolytgleichgewicht

A. Erniedrigung der Serumkaliumkonzentration

1) Eine Infusion mit isotoner Kochsalzlösung und eine Mineralocorticoidtherapie genügen häufig, um eine Hyperkaliämie zu korrigieren.

2) Eine $NaHCO_3$-Therapie kann begonnen werden, um den K^+-Einstrom in den Zellen zu fördern.

a) Die empirische Dosis beträgt 1 : 2 mval/kg KG i. v. über einen Zeitraum von 15 Minuten.

b) Alternativ kann die gleiche Dosis wie zur Behandlung einer Azidose appliziert werden.

3) Dextrose- und Insulin-Infusion.

a) Glucose wird zu der Infusion der Kochsalzlösung hinzugefügt: 0,5 bis 1,0 g/kg KG über einen Zeitraum von 30 bis 60 Minuten.

b) Alternativ kann Altinsulin (0,5 E/kg KG) mit 2 g Glucose pro Einheit Insulin über 30 bis 60 Minuten appliziert werden.

c) Überwachung der Blutglucosekonzentration. Beginne mit der Glucocorticoidtherapie vor Verabreichung des Insulins, um die Glukoneogenese zu unterstützen.

4) Calciumgluconat

– Calcium antagonisiert direkt die Wirkungen der Hyperkaliämie an der Zellmembran. Es reduziert nicht die Plasmakonzentration von Kalium und wird i. v. nur bei Tieren mit hyperkaliämischer Krise verabreicht, wenn die Kardiotoxizität stark ist. Verdünne eine 10%ige Lösung mit 5%iger Dextroselösung und appliziere 0,5 ml/kg KG i. v. (von der 10%igen Lösung) langsam (über 10 bis 20 Minuten), während die Reaktion über das EKG überwacht wird. Diese Behandlung ist bei Vorhandensein einer Hyperkalzämie kontraindiziert.

B. Erhöhung der Natriumkonzentration im Serum

– Verwende nur i. v. Lösungen, die physiologische Konzentrationen von Natrium und kein (oder nur kleine Mengen von) Kalium enthalten, wie 0,9%ige Kochsalzlösung oder Ringer-Lactat-Lösung.

C. Hyperkalzämie

– Tiere mit Hyperkalzämie reagieren auf eine Kochsalzinfusion und eine Glucocorticoidersatztherapie im allgemeinen schnell. Glucocorticoide fördern die Calciumausscheidung über den Harn, stören die intestinale Calciumabsorption und die Freisetzung von Calcium aus den Knochen.

3. Azidose

A. Eine Behandlung ist nur erforderlich, wenn die Azidose mäßig bis schwer ist.

B. Die Entscheidung, ob eine Behandlung durchgeführt wird, gründet sich auf die klinischen Beurteilung zusammen mit der auf den Laborwerten basierenden Einschätzung des Säure-Basen-Gleichgewichtes. Die Gesamtkonzentration von Kohlendioxid im Serum (TCO_2) ist die am häufigsten durchführbare Hydrogencarbonatmessung.

– Hunde mit einer venösen Konzentration von $TCO_2 < 10$ mval/l sollten behandelt werden. Die erforderliche Dosis von $NaHCO_3$ wird nach folgender Formel berechnet:

mval erforderliches $NaHCO_3$ = Körpergewicht in kg $\times$ 0,4 $\times$ (22-TCO_2 des Patienten)

25% bis 50% der berechneten Menge werden während der ersten 6 Stunden appliziert und dann der Patient erneut beurteilt. Wenn eine Hyperkaliämie behandelt wird, kann diese Menge über einen Zeitraum von 15 Minuten bis zu einer Stunde verabreicht werden.

4. Hormonmangel

A. Glucocorticoide

1) Die initiale Dosis sollte so hoch sein, daß sie sich mindestens der normalen Cortisolproduktion in Zeiten schwerer Streßzustände annähert. Es ist wahrscheinlich besser, anfangs überzudosieren, als zuwenig zu geben.

a) Dexamethason-Natriumphosphat: 0,5 bis 1,0 mg/kg KG i.v. Eine Lösung von 4 mg/ml von Dexamethason-Natriumphosphat enthält 3,3 mg Dexamethason pro Milliliter. Es wirkt bei Plasmacortisolbestimmungen nicht störend.

b) Prednisolon-Natriumsuccinat: 2 bis 10 mg/kg KG i. v.

c) Hydrocortisol-Natriumsuccinat: 1 bis 10 mg/kg KG i. v.

2) Diese Dosen können erforderlichenfalls nach zwei bis sechs Stunden wiederholt werden.

3) Bessert sich der Zustand des Hundes, wird die Dosierung über einen Zeitraum von 3 bis 5 Tagen auf Erhaltungswerte von Prednisolon (0,2 mg/kg KG/Tag) oder Hydrocortison (1 mg/kg KG/Tag) reduziert. Die parenterale Applikation wird fortgesetzt, bis der Hund die orale Medikation toleriert.

B. Mineralocorticoide

1) Desoxycorticosteronacetat (DOCA) in Öl: 0,2 bis 0,4 mg/kg KG i. m. alle 24 Stunden. 5 mg pro Tag dürfen nicht überschritten werden.

2) Sobald der Patient eine orale Medikation toleriert, kann Fludrocortison in der gleichen Dosis, die für die Erhaltungstherapie verwendet wird, appliziert werden.

5. Die Therapie wird fortgeführt, bis sich die Veränderungen der Laborwerte normalisiert haben und der Hund Wasser und Futter ohne Erbrechen aufnehmen kann. Zu diesem Zeitpunkt wird auf die Erhaltungstherapie gewechselt.

• **Katzen**

1. Katzen werden ähnlich wie Hunde therapiert.
   - Die Dosierung von DOCA beträgt für Katzen 0,5 bis 1,0 mg einmal täglich.

2. Die anfängliche Reaktion auf die Therapie erfolgt bei Katzen scheinbar wesentlich langsamer als bei Hunden. Katzen brauchen oft eine 3- bis 5tägige Behandlung, bevor sie Anzeichen der Besserung zeigen.

Erhaltungstherapie bei chronischer Nebennierenrindeninsuffizienz

1. Mineralocorticoid-Supplementation
   A. Fludrocortison
      1) 0,1-mg-Tabletten werden in einer Dosierung von 0,1 mg/5 kg KG p. o. verabreicht, aufgeteilt auf 2mal täglich bei Hunden und 0,1 mg einmal täglich bei Katzen.
      2) Überwachung der Serumelektrolytwerte, um die anfängliche Reaktion zu bestimmen.
      3) Dieser Wirkstoff hat einige glucocorticoide Aktivität, daher besteht meist kein Bedarf für eine Supplementation mit Glucocorticoiden.
   B. DOCA-Pellets
      1) Eine chirurgisch implantierte Pelletform von DOCA, die den Wirkstoff langsam freigibt.
      2) Die Anfangsdosis beträgt ein Pellet für jedes halbe Milligramm DOCA, das täglich für die anfängliche Erhaltungstherapie erforderlich war. Wird eine DOCA-Injektion angewandt, kann es schwierig sein, eine sichere und wirksame Dosis für den Patienten einzustellen.
      3) Die Wirkung jedes Pellets hält etwa 6 bis 8 Monate an.
      4) Die Vorteile dieser Wirkstofform sind das größere Einverständnis des Besitzers und die Möglichkeit, den Wirkstoff auch in Zeiten, in denen das Tier anorektisch ist, erbricht oder orale Medikationen nicht toleriert, bereitstellen zu können.
      5) Die Nachteile von DOCA-Pellets sind große Unterschiede in der Reaktion des Patienten, die Notwendigkeit einer chirurgischen Implantation, das Risiko einer Infektion an der Implantationsstelle und die lange Zeit, die durch die langsame Freisetzung des Wirkstoffs für die Korrektur der Dosierung erforderlich ist.
   C. Desoxycorticosteron-Pivalat(DOCP)-Injektion
      1) Eine Suspension, die durch tiefe intramuskuläre Injektion appliziert wird.
      2) Dosierung: 25 mg für jedes Milligramm DOCA, das anfangs benötigt wurde, um normale Serumelektrolytkonzentration aufrechtzuerhalten.
      3) Die Dosierungsbreite beträgt im allgemeinen 12,5 bis 100 mg einmal monatlich für Hunde und 10 bis 12,5 mg einmal monatlich für Katzen.
      4) Die Vorteile des Pharmakons sind die gleichen wie bei DOCA-Pellets.
      5) Nachteilig sind die lange Zeitdauer, die durch die langsame Freisetzung des Wirkstoffes für die Korrektur der Dosierung erforderlich ist, und die Notwendigkeit monatlicher Besuche beim Tierarzt. Die DOCP-Injektion ist in den USA nur direkt vom Hersteller erhältlich.
2. Glucocorticoid-Supplementation
   A. Die meisten Tiere, die mit Fludrocortison behandelt werden, benötigen keine zusätzliche Glucocorticoidsupplementation.

B. Einige Tiere, die DOCA erhalten, scheinen von physiologischen Dosen von Glucocorticoiden zu profitieren.

C. Prednisolon oder Prednison (0,2 mg/kg KG) oder Cortison (1,0 mg/kg KG) wird jeden Morgen appliziert.

D. Hunde mit sekundärem Hypoadrenokortizismus benötigen im allgemeinen nur eine Glucocorticoid-Supplementation von Mineralocorticoiden. Ist der sekundäre Hypoadrenokortizismus durch protrahierte Applikation von Glucocorticoiden entstanden, können über einen Zeitraum von einem bis zu sechs Monaten ausschleichende Dosen gewählt werden.

E. Es kann erforderlich sein, daß der Besitzer die Dosis bei Krankheiten oder Streßzuständen steigern muß.

3. Kochsalz-Supplementation

A. Die diätetische Supplementation von 0,5 bis 5 g NaCl pro Tag reduziert häufig den Bedarf für eine Supplementation mit Mineralocorticoiden, besonders wenn hohe Dosen von Fludrocortison zur Kontrolle erforderlich sind.

Folgeuntersuchungen

1. Die erste Folgeuntersuchung findet eine Woche nach der Entlassung statt.

A. Führe eine klinische Untersuchung durch und bestimme die Elektrolyt- und Kreatininkonzentrationen.

B. Gleiche die Fludrocortisondosis bei Bedarf den Serumelektrolytkonzentrationen nach oben an.

2. Die zweite Folgeuntersuchung ist einen Monat nach der Entlassung vorzusehen.

– Erhöhe bei Bedarf die Dosis von Fludrocortison und ziehe eine Verringerung in Betracht, wenn die Elektrolytspiegel normal sind oder eine Tendenz zur Hypokaliämie oder Hypernatriämie besteht.

3. Untersuche danach den Gesundheitszustand des Tieres alle vier bis sechs Monate.

• Prognose

Die Prognose für Hunde und Katzen mit idiopathischem primärem Hypoadrenokortizismus ist sehr gut, wenn eine sachgemäße Corticosteroidtherapie durchgeführt wird. Patienten mit Zerstörung der Nebennieren oder der Hypophyse durch Tumoren, Infektionen oder Gefäßerkrankungen sind zur Zeit der Diagnosestellung häufig sehr krank und haben eine ungünstige Prognose. Patienten mit sekundärem, durch Glucocorticoidapplikation verursachtem Hypoadrenokortizismus haben eine sehr gute Prognose bezüglich der Erholung der Nebennieren und Wiederaufnahme ihrer Funktion, sobald die Medikation vollkommen eingestellt ist.

Literatur

• Hyperadrenokortizismus

Döcke, F. (Hrsg.): Veterinärmedizinische Endokrinologie. 3. Aufl. Gustav Fischer Verlag, Jena–Stuttgart 1994.

Feldman, E. C., and Nelson, R. W.: Hyperadrenocorticism. In: Feldman, E. C., and Nelson, R. W. (Eds.): Canine and Feline Endocrinology and Reproduction. W. B. Saunders, Philadelphia 1987.

Peterson, M. E.: Canine Hyperadrenocorticism. In: Kirk (Ed.): Current Veterinary Therapy IX. W. B. Saunders, Philadelphia 1986.

• Hypoadrenocorticism

Döcke, F. (Hrsg.): Veterinärmedizinische Endokrinologie. 3. Aufl. Gustav Fischer Verlag, Jena–Stuttgart 1994.

Feldman, E. C., and Nelson, R. W.: Hypoadrenocorticism. In: Feldman, E. C., and Nelson, R. W. (Eds.): Canine und Feline Endocrinology and Reproduction. W. B. Saunders, Philadelphia 1987.

Schrader, L. A.: Hypoadrenocorticism. In: Kirk (Ed.): Current Veterinary Therapy IX. W. B. Saunders, Philadelphia 1986.

Kapitel 15. **Hautkrankheiten**

(Patricia D. White und Kenneth W. Kwochka)

Einleitung

Die Haut ist das größte Organ des Körpers. Sie kann von spezifischen Erkrankungen betroffen sein und als „Spiegel" die funktionelle Integrität der inneren Organsysteme zum Ausdruck bringen. Bis zu 50% der Patienten werden wegen Hautkrankheiten vorgestellt.
Fortschritte in Diagnose und Therapie haben zu einer Verlagerung des Schwerpunktes von der symptomatischen Behandlung der Krankheiten zur Aufdeckung der Ätiopathogenese der Krankheitssyndrome geführt. Sobald eine spezifische Diagnose gestellt worden ist, kann eine adäquate Behandlung einsetzen. Routinemäßiges systematisches Vorgehen bietet die Gewähr, für eine erfolgreiche Diagnose und beugt einer Fehldiagnose bei einem gewöhnlichen Hautproblem vor, das sich mit ungewöhnlichen klinischen Symptomen darstellt.
Es gibt fünf große Kategorien von Hautkrankheiten mit auffälligem klinischem Erscheinungsbild, die den Besitzer veranlassen, das Tier vorzustellen:

- Haarverlust (Alopezie oder Hypotrichose),
- Pruritus (exzessives Lecken, Beißen, Kauen oder Kratzen),
- Blasen und Ulzerationen,
- Schuppen und Krusten,
- raumfordernde Prozesse der Haut.

Natürlich gibt es zwischen diesen Krankheitsbildern Überschneidungen. Wie kann man als Kliniker die Informationen über ein Tier mit einem langen, komplexen Krankheitsverlauf und fragwürdigen Reaktionen auf eine Therapie entwirren und ordnen? Im folgenden wird ein Überblick über diagnostische Routineverfahren gegeben. Dann wird jede der beschriebenen Hauptkategorien angesprochen, wobei auf die spezifischen Diagnostika und Therapeutika besondere Betonung gelegt wird.
Mit diesem Kapitel wird nicht beabsichtigt, umfassend über spezifische Hauterkrankungen zu informieren, sondern es ist darauf angelegt, einen schnellen, logischen und systematischen Zugang zur Diagnose und Therapie der Hauterkrankungen zu ermöglichen. Obwohl Therapieversuche häufig ebenso sehr wie spezifische Laboruntersuchungen zur Diagnose beitragen können, sollten sie nur nach logischer und systematischer Bewertung der vorliegenden Informationen vorgenommen werden.

Klinisches Vorgehen

• Anamnese

Eine vollständige Anamnese liefert etwa 50% der Informationen, die benötigt werden, um eine Diagnose zu stellen.

1. Alter des Tieres bei Beginn der Erkrankung

A. Sehr junges Tier (jünger als 18 Monate) – mögliche Diagnosen sind Demodikose, Dermatophytose, Futtermittelallergie, Sarkoptesräude, Notoedresräude und Flohstich-Dermatitis.

B. Junges ausgewachsenes Tier (ein bis sechs Jahre) – möglicherweise liegen Allergien vor (Atopie, Futtermittelallergie, Dermatitis durch Flohallergie)

C. Älteres ausgewachsenes Tier (älter als sechs Jahre) – mögliche Diagnosen sind endokrine Dermatosen, Autoimmunerkrankungen und Neoplasien.

2. Jahreszeitliche Abhängigkeit

A. In welcher Jahreszeit tritt das Problem auf, und gibt es ein Muster?

B. Keine jahreszeitliche Abhängigkeit – mögliche Ursachen sind Parasitosen, Futtermittelallergie, Infektionen, psychogene, autoimmune oder endokrine Störungen.

C. Trat die Hauterkrankung zunächst jahreszeitlich auf und blieb dies auch weiterhin so, oder entwickelte sie sich zu einem ganzjährigen Problem (z. B. Flohallergie, Atopie)?

3. Ernährung

A. Marke und Art des Hundefutters (Dosen- bzw. Halbfeuchtfutter oder Trokkenfutter), Art von Tischresten und Leckereien

B. Veränderungen des Hundefutters (ist das Futter lange genug verabreicht worden, daß eine Sensibilisierung auftreten kann?)

4. Verteilungsmuster der Hautveränderung (wo am Körper begann die Erkrankung, und wie breitete sie sich aus?)

A. Fokal (lokalisierte Demodikose, Dermatophytose, Kinn-Akne), multifokal (Pyodermie, Dermatophytose, Phemphigus foliaceus) oder diffus (generalisierte Demodikose oder Pyodermie)

B. Regional (Atopie, Follikeldysplasie der schwarzen Haare)

C. Symmetrisch (endokrin) oder asymmetrisch

5. Man bestimme, ob das Problem anfänglich nur in Pruritus ohne Dermatitis bestand (Allergie) oder ob zuerst Läsionen beobachtet wurden und sich Pruritus erst mit Fortschreiten der Dermatitis entwickelte (Pyodermie, Autoimmunerkrankungen).

6. Frage nach Punkten der Umgebung (Material des Lagers, Plastiknapf), die auf eine Kontaktdermatitis hindeuten können. Die häusliche (Teppiche, Reinigungsmittel) und die außerhäusliche (Parasiten, Vegetation, Düngemittel) Umgebung können diagnostische Hinweise geben.

7. Frage den Besitzer nach früheren Therapien und den Reaktionen darauf. Anwendung von Hausmitteln ist von gleicher Bedeutung.

8. Frage den Besitzer genau nach früheren Reaktionen auf Corticosteroide und Antibiotika. Sind jemals Antibiotika *ohne* Corticosteroide verabreicht worden und wenn, wie war die Reaktion darauf (Allergie oder Pyodermie als Ursache des Pruritus)?

9. Sind auch andere Tiere oder Familienmitglieder betroffen? (Wenn ja, müssen infektiöse und parasitäre Ursachen wie Dermatophytose oder Skabies in Betracht gezogen werden.)
10. Bestehen gleichzeitig Symptome einer systemischen Erkrankung (Erbrechen, Diarrhoe, Polyurie, Polydipsie, Polyphagie)? Erwäge metabolische (hepatisch, pankreatisch), endokrine (thyreoid, adrenal) oder neoplastische Ursachen.
11. Frage den Besitzer sorgfältig nach früheren Krankheiten oder chirurgischen Problemen einschließlich kongenitaler Mißbildungen.
   A. Kryptorchid – erwäge einen Sertolizelltumor mit Feminisierung und Hyperpigmentation.
   B. Weibliche Tiere – erwäge Östrogenüberschuß oder -mangel.
12. Reproduktionsanamnese (verminderte Libido, Aspermie, Fertilitätsstörungen oder das weibliche Tier nimmt nicht auf) – ziehe endokrine Störungen in Betracht.

• Körperliche Untersuchung

1. Führe eine *vollständige* Allgemeinuntersuchung durch, bevor das Integument beurteilt wird. Die Haupthinweise auf die Diagnose können in den Ergebnissen dieser Untersuchung liegen.
2. Beurteile das Integument im Hinblick auf:
   A. Symmetrie oder Asymmetrie der Läsionen (z. B. kann eine bilaterale Läsion des Stammes auf eine endokrine Störung hinweisen)
   B. Verteilungsmuster (z. B. ein Muster kaudal am Rücken läßt eine Dermatitis durch Flohallergie vermuten)
   C. Konfiguration der Läsionen (linear, ringförmig, serpiginös usw.)
3. Bei näherer Betrachtung wird bestimmt, ob die vorherrschenden Hautläsionen Papeln, Pusteln oder Knötchen sind, die auf einen primären Krankheitsprozeß hindeuten, oder ob es sich um Krusten, Schuppen oder Exkoriationen handelt, die als Ergebnis der Reifung der Primärläsionen oder durch Automutilation entstanden sind.
4. Bedenke, daß die Haut häufig ein „unschuldig Beteiligter" ist und die Hauptstörungen auf Probleme, die in tieferen Gewebebezirken liegen, zurückzuführen sind.

• Diagnostische Tests

1. Hautgeschabsel
   A. Ein leichtes, einfaches, preiswertes Verfahren zur Diagnose eines Parasitenbefalls der Haut (Demodikose, Cheyletiellose und Sarkoptesräude) wie auch von Pilzinfektionen.
   B. Es sollte in *jedem* Fall untersucht werden.
   C. Benötigte Instrumente: Skalpellklinge No. 10, Paraffinum liquidum, Objektträger, Deckgläser und ein Mikroskop.
   D. Hautgeschabsel müssen von *mindestens* drei Stellen gewonnen werden.
   E. Man wähle die Peripherie einer typischen, nicht aufgescheuerten Läsion zum

Schaben, da die meisten Parasiten wie *Sarcoptes* und *Cheyletiella* sich von den entzündeten Stellen und Exkorationen wegbewegen. Vorsichtiges Stutzen der Haare mit einer Schere rund um die gewählte Stelle erleichtert das Schaben.

F. Gebe einen Tropfen Paraffinöl auf die Haut und auf den Objektträger. Quetsche die gewählte Stelle vor dem Schaben.

G. Halte die Klinge senkrecht zur Haut. Für tiefe Hautgeschabsel (*Demodex*) muß die Haut tief genug abgeschürft werden, um eine *leichte* Kapillarblutung hervorzurufen. Oberflächliche Hautgeschabsel (*Sarcoptes*, *Cheyletiella* u. a.) erfordern nur ein Entfernen der oberflächlichen Schichten der Epidermis.

H. Verbringe das Material (Epidermisteile und Paraffinöl) auf den Objektträger, wobei die Klinge als Spatel verwendet wird. Lege ein Deckglas auf und untersuche bei geringer (10×) Vergrößerung.

1. Daumenregel – Schabe ein ausgedehntes Gebiet (oberflächlich) an mehreren Stellen, wenn Verdacht auf Skabies besteht; schabe bis zu den Haarfollikeln (tief) bei Verdacht auf Demodikose.

2. Wood-Lampe

A. Mit einer UV-Lichtquelle werden in einem verdunkelten Raum verdächtige Stellen auf Dermatophyten untersucht.

B. Positive Fluoreszenz ist durch eine leuchtend apfelgrüne Färbung an den Haarschäften gekennzeichnet.

C. Nur *Microsporum canis*, *M. audouini* und *M. distortum* fluoreszieren. *M. canis* ist der einzige bedeutende tierpathogene Pilz, der fluoresziert.

D. *M. canis* fluoresziert nur in 50% der Fälle. Eine positive Fluoreszenz ermöglicht eine schnelle Diagnose, während eine negative Fluoreszenz kein überzeugender Gegenbeweis ist.

E. Falsch-positive Ergebnisse sind häufig (z. B. können Schmutz und Staub eine bläulich-weiße Fluoreszenz, Schuppen, Krusten oder Medikamente blaßgelbe Fluoreszenz ergeben).

F. Von verdächtigen Gebieten sollten Proben für eine Kaliumhydroxid(KOH)-Präparation und eine Pilzkultur gesammelt werden.

3. KOH-Präparation

A. Die Proben werden durch Hautgeschabsel ohne Paraffinöl oder durch *vorsichtiges* Auszupfen einiger Haare mit einer Gefäßklemme gewonnen. Optimal werden die Proben aus Gebieten, die eine positive oder verdächtige Fluoreszenz aufweisen, entnommen.

B. Wenige Haare mit den anhängenden Epidermisresten werden auf einen Objektträger mit zwei oder drei Tropfen 10%iger KOH gelegt. Die Probe wird 20 bis 30 Minuten zum Klarwerden bei Raumtemperatur stehengelassen oder mit der Mikroskoplampe 10 Minuten lang erhitzt.

C. Ein alternatives Klärungsmittel ist Chlorphenolac (gleiche Teile verflüssigtes Choralhydrat, Phenol und Milchsäure). Es wird in gleicher Weise wie KOH verwendet, braucht aber nur 5 bis 10 Minuten zum Klarwerden.

D. Die Probe wird bei geringer Vergrößerung (10×) auf anomales Haar und dann bei hoher Vergrößerung (40×) auf Ectothrix-Sporen entlang der Haarschäfte und auf Hyphen in den Epidermistrümmern untersucht.

E. Für schlüssige Ergebnisse ist Übung erforderlich.

F. Negative Ergebnisse schließen eine Dermatophytose nicht aus.

4. Eine Pilzkultur ist die beste Methode zur Diagnose einer Infektion mit Dermatophyten.

A. Die Bestätigung einer Pilzinfektion ist obligatorisch, bevor eine systemische antimykotische Langzeittherapie begonnen wird. Eine Pilzinfektion muß ausgeschlossen worden sein, bevor eine Cortisontherapie bei juckenden Dermatosen begonnen wird.

B. Wähle das Gebiet, aus dem Proben gewonnen werden sollen, und schneide das Haar kurz (3 bis 6 mm). Tupfe das Gebiet sanft mit 70%igem Alkohol ab und lasse es an der Luft trocknen. Mit einer sterilen Gefäßklemme werden dann die Haare aus dem Follikel gezogen.

C. Ausgezupfte Haare, Schuppen und Epidermistrümmer, die aus der Peripherie der Läsion oder aus einem Gebiet stammen, das eine positive Fluoreszenz zeigt, stellen die besten Proben dar.

D. Sabouraud-Dextrose-Agar oder das Dermatophyten-Testmedium (DTM) werden am häufigsten für Pilzkulturen verwendet. Es muß sichergestellt werden, daß die Haare in die Oberfläche des Kulturmediums eingebettet sind.

E. Die modifizierte Bürstentechnik nach Mackenzie ist ein schnelles und zuverlässiges Mittel zur Sammlung der Proben von asymptomatischen Katzen in einem infizierten Haushalt.

1) Mit einer sterilen oder neuen Zahnbürste wird das Tier an mehreren Körperstellen gebürstet.

2) Das DTM wird beimpft, indem die Borsten der Zahnbürste in das Kulturmedium gedrückt werden.

F. DTM enthält Gentamicin. Chlortetracyclin und Cycloheximid, um nicht pathogene Pilze und Bakterien zu hemmen, ebenso wie Phenolrot, das als Farbindikator für Dermatophytenwachstum (alkalischer pH-Wert) dient.

G. In ihrem frühen Wachstum sind die Stoffwechselprodukte der Dermatophytenkolonien durch den Proteinstoffwechsel alkalisch, wodurch die Farbe des Nährbodens rot wird. Wenn das Protein im Nährboden zu Ende geht, verwerten die Dermatophyten Kohlenhydrate, um das Wachstum aufrechtzuerhalten, was zu einer sauren Umgebung und einer Wiederkehr der Gelbfärbung des Nährbodens führt. Andere Pilze verwerten zuerst die Kohlenhydrate, dann die Proteine; alte Testmedien (älter als 2 Wochen) können eine rote Färbung aufweisen, wenn sie mit saphrophytären Pilzen kontaminiert sind. Gelegentlich verändern schnellwachsende Saprophyten die Farbe des Nährbodens früher.

H. Das DTM wird bei Raumtemperatur inkubiert und über 7 bis 10 Tage lang täglich überprüft. Mit dem Wachstum der Kolonie wird sich die Farbe des Nährbodens nach Rot verfärben. Die Dermatophytenkolonien, die von veterinärmedizinischer Bedeutung sind, haben meist eine weiße bis beige Farbe.

I. Eine definitive Diagnose wird durch mikroskopische Untersuchung der Hyphen und Konidien gestellt. Verwende eine saubere Pinzette und ein Stück Zellophan, um die Hyphen und Konidien von der Spitze der Kolonien zu entfernen und sie auf den Objektträger zu verbringen. Ein Tropfen von Laktophenolblau erleichtert die mikroskopische Identifizierung.

5. Bakterienkultur

A. Oberflächliche Pyodermie

1) Gewinne Proben von nicht abgeschürften Läsionen, wobei nach Möglichkeit eine unbeschädigte Pustel gewählt wird.

2) Verwende an der Stelle keine starken Antiseptika oder Alkohol vor der Probengewinnung, da diese die Pustel steril machen können.

3) Verwende eine sterile 25-Gauge-Kanüle, um die Spitze der Pustel zu punktieren.

4) Berühre mit dem Abstrichtupfer den flüssigen Inhalt vorsichtig, um nicht mit der umgebenden Haut in Berührung zu kommen.

5) Wenn nur eine Kruste vorhanden ist, kann diese vorsichtig abgezogen und von der Flüssigkeit unter der Kruste eine Kultur angelegt werden.

B. Tiefe Pyodermie

1) Kulturen können von einer intakten Pustel oder einem Furunkel angelegt werden. Die Proben werden nach *vorsichtiger* Reinigung der Oberfläche mit 70%igem Alkohol durch Ausdrücken des eitrigen Materials gewonnen.

2) Wenn die Läsionen kein Exsudat aufweisen, wird eine Kultur am besten mit einem Stück Hautbioptat angelegt.

3) Die Hautoberfläche sollte sanft mit einer antiseptischen Salbe, z. B. Povidon-Jod oder Chlorhexidin, gereinigt werden.

4) Die Hautbiopsie wird dann mit einem sterilen Verfahren durchgeführt. Ein 4 bis 6 mm großes Hautbiopsiebesteck ergibt eine zur Kultur ausreichende Probe.

5) Die Biopsieprobe wird mit einer sterilen Skalpellklinge kleingeschnitten, bevor sie auf das Kulturmedium gelegt wird.

6. Zytologie

A. Die zytologische Untersuchung von Primärläsionen ergibt bei vielen Zuständen häufig eine schnelle Verdachtsdiagnose (Tumoren, Pemphiguskomplex, Infektionen).

B. Wenn möglich, werden Proben aus unbeschädigten Bläschen und Pusteln gesammelt. Von allen knötchenförmigen Läsionen und tiefen fistelnden Läsionen sollten ebenfalls Proben genommen werden.

C. Die Proben werden durch Abklatschverfahren oder Feinnadelbiopsie gewonnen.

D. Von Sekundärläsionen werden Proben durch Entfernen der darüberliegenden Kruste und durch ein Abklatschpräparat des darunterliegenden Materials genommen.

E. Kutane Raumforderungen werden mittels Feinnadelbiopsie oder durch ein Abklatschpräparat von der Schnittfläche einer Biopsieprobe beurteilt. Das Gewebe wird mit einem trockenen Mulltupfer abgetupft, um überschüssige Erythrozyten vor dem Abstrich zu entfernen.

F. Die Objektträger werden mit einer geeigneten Färbung, z. B. nach Wright, Giemsa oder Gram, gefärbt. Diff-Quik ist eine gute „All-round"-Färbung. Die gefärbte Probe wird auf Mikroorganismen, Entzündungszellen und neoplastische Zellen bei hoher, trockener (40×) Vergrößerung und mit Öl-Immersion untersucht.

D. Bei Verdacht auf Neoplasien und Autoimmundermatosen *muß* eine Biopsie durchgeführt werden.

7. Hautbiopsie

A. Am besten wird bei allen offensichtlich neoplastischen Läsionen, ungewöhnlichen Läsionen oder Läsionen, die nicht auf eine sinnvolle Therapie angesprochen haben, eine Biopsie vorgenommen.

B. Meist kommen zwei Grundtechniken zur Anwendung:

1) Lokalisierte Raumforderungen der Haut werden durch eine Exzisionsbiopsie entfernt; dies ist sowohl diagnostisch als auch therapeutisch von Belang.

2) 4 bis 8 mm große Hautbiopsiebestecke werden verwendet, wenn Proben von multiplen Läsionen genommen werden.

C. Die Haut wird vor der Biopsie *nicht* gesäubert oder chirurgisch vorbereitet, da dadurch die Oberflächenstruktur verändert wird.

D. Die Biopsiestelle wird durch subkutane Applikation von 0,5–1,0 ml 2%igem Lidocain lokal anästhesiert.

E. Man nehme nach Möglichkeit Proben von verschiedenen Läsionen in unterschiedlichen Entwicklungsstadien und beziehe bei mindestens einer Probe „normale Haut" ein. Wenn man nur eine Probe nimmt, sollte man die repräsentativste Primärläsion auswählen.

F. Jede Probe sollte sorgfältig mit Angabe der Biopsiestelle und einer kurzen Beschreibung der Läsion versehen werden. Ebenso muß gekennzeichnet werden, welche Probe die normale Haut enthält.

G. Der Schlüssel zur Diagnose liegt häufig in der Kruste oder den oberflächlichen Schichten der Epidermis, daher muß die Läsion während der Biopsie mit äußerster Vorsicht behandelt werden. Die Kruste sollte in der Biopsieprobe eingeschlossen sein, auch wenn sie bei der Prozedur abfällt. Der Pathologe muß informiert werden, daß sie bei der Probe dabei ist.

H. Die Wunden, die durch die 4- oder 8-mm-Stanzen entstehen, können mit nicht absorbierbarem Nahtmaterial genäht werden.

I. Eine sanfte aseptische Vorbereitung ist nur bei stark kontaminierten Läsionen und bei Proben angezeigt, die für eine kulturelle Untersuchung auf tiefsitzende Bakterien oder Pilze eingereicht werden.

J. Die Biopsieproben für eine histologische Untersuchung werden in 10%iges Formalin gelegt. Proben für die Immunfluoreszenz werden in Michel-Medium fixiert.

K. Wähle einen guten Veterinärhistopathologen aus, der die Biopsieproben untersucht. Mit diesem sollte die geeignete Behandlung der Proben für die Immunfluoreszenz oder Elektronenmikroskopie abgesprochen werden.

8. Allergietests

A. Sie sind häufig bei Hautjucken angezeigt.

B. Der intradermale Hauttest ist die gebräuchlichste und verläßlichste Methode zur Diagnose einer allergischen Kontaktdermatitis (Atopie).

C. In-vitro-Tests (enzyme linked immunosorbent assay [ELISA] oder radioallergosorbent test [RAST]) werden ebenfalls zur Diagnose einer Atopie durchgeführt.

D. Bei der Eliminationsdiät, die zur Diagnose einer Futtermittelallergie benutzt werden kann, wird eine Proteinquelle gefüttert, die dem Tier fremd ist.

E. Patch-Tests werden verwendet, um Kontaktallergene zu identifizieren.

F. Diese Tests werden detailliert unter dem Abschnitt über Allergien diskutiert.

9. Routinemäßige klinisch-pathologische Tests

A. Dramatische Hautprobleme können Manifestationen einer zugrunde liegenden Stoffwechselerkrankung oder Endokrinopathie darstellen.

B. Routinemäßige klinisch-pathologische Tests sind wichtig, um spezifische klinische Syndrome zu identifizieren und um die Diagnosen zu stützen, die auf klinischen Befunden basieren.

1) Vollständiges Blutbild, biochemisches Profil und Harnuntersuchung sind

bei allen Tieren mit lange bestehenden Dermatopathien, bei Tieren mit offensichtlicher systemischer Krankheit oder bei jenen, bei denen die Diagnose nicht gestellt werden kann, erforderlich.

2) Die Untersuchung von Blut und Kot auf Parasiten kann eine Grundkrankheit aufdecken.

3) Die röntgenologische Beurteilung der Körperhöhlen kann bei der Darstellung von Neoplasien und Organomegalien hilfreich sein.

4) Endokrine Störungen können definitiv mit einem Provokationstest diagnostiziert werden, z. B. mit dem TSH-Test, dem ACTH-Test oder dem Dexamethason-Suppressionstest.

a) Der TSH-Test ist der verläßlichste und ein weithin verfügbares Verfahren zur Identifizierung eines Tieres mit Hypothyreose. Die Gesamt-T3 und -T4-Werte sind geeignete Suchtests, aber Grenzwerte müssen mit Vorsicht interpretiert werden. Die Diagnose einer Hypothyreose in Grenzfällen sollte nicht ohne einen TSH-Reaktionstest gestellt werden. Zur Durchführung dieses Provokationstestes wird intravenös bovines TSH (0,1 E/kg KG) appliziert. Vor dem Test und 6 Stunden nach dem Test wird eine Serumprobe auf die T3- und T4-Werte untersucht.

b) ACTH-Reaktionstest: ACTH-Gel, 2,0 E/kg KG, aber nicht mehr als 40 E pro Hund, werden intramuskulär appliziert. Vor dem Test und 2 Stunden nach der Applikation von ACTH wird eine Plasmaprobe auf die Cortisolwerte untersucht. Es ist ein exzellenter Suchtest zur Differenzierung eines iatrogenen Morbus Cushing von einem hypophysenabhängigen oder primären Hyperadrenokortizismus. Ein iatrogener Morbus Cushing ist ein häufiges Problem bei Hunden mit chronisch-allergischen Hauterkrankungen, die eine Langzeitbehandlung mit Corticosteroiden erhalten haben.

c) Ein niedrigdosierter (0,015 mg/kg KG i. v.) und hochdosierter (0,1 mg/kg KG i. v.) Dexamethason-Suppressionstest, hilft die Diagnose zu bestätigen und zwischen primärem und hypophysenabhängigem Hyperadrenokortizismus zu differenzieren. Diese Tests werden im folgenden Abschnitt über endokrine Ursachen der Alopezie detailliert diskutiert.

Alopezie

Alopezie bezeichnet einen Haarverlust unterschiedlichen Ausmaßes. Es gibt viele Ursachen für eine Alopezie. Zur Vereinfachung können sie in zwei Gruppen eingeteilt werden: jene, durch innere Faktoren verursachte, d. h. genetische oder metabolische Faktoren, und jene durch äußere Faktoren verursachte, d. h. ernährungsbedingte, umgebungsbedingte, infektiöse, entzündliche, pruritogene, toxin- oder pharmaka-induzierte, streß-induzierte oder psychogene Ursachen). Es ist wichtig, daß der Kliniker zwischen selbst-induzierten Alopezien und solchen unterscheidet, die einen pathologischen Primärprozeß reflektieren, der die Haarfollikel betrifft. Man bedenke, daß eine bilateralsymmetrische Alopezie besonders bei Katzen die primäre Manifestation eines Pruritus sein kann. Die klinische Anamnese (Alter bei Beginn, Vorhandensein oder Fehlen von Pruritus, jahreszeitliche Abhängigkeit, Reaktion auf die Therapie) und die körperliche Untersuchung (Alopezie mit oder ohne

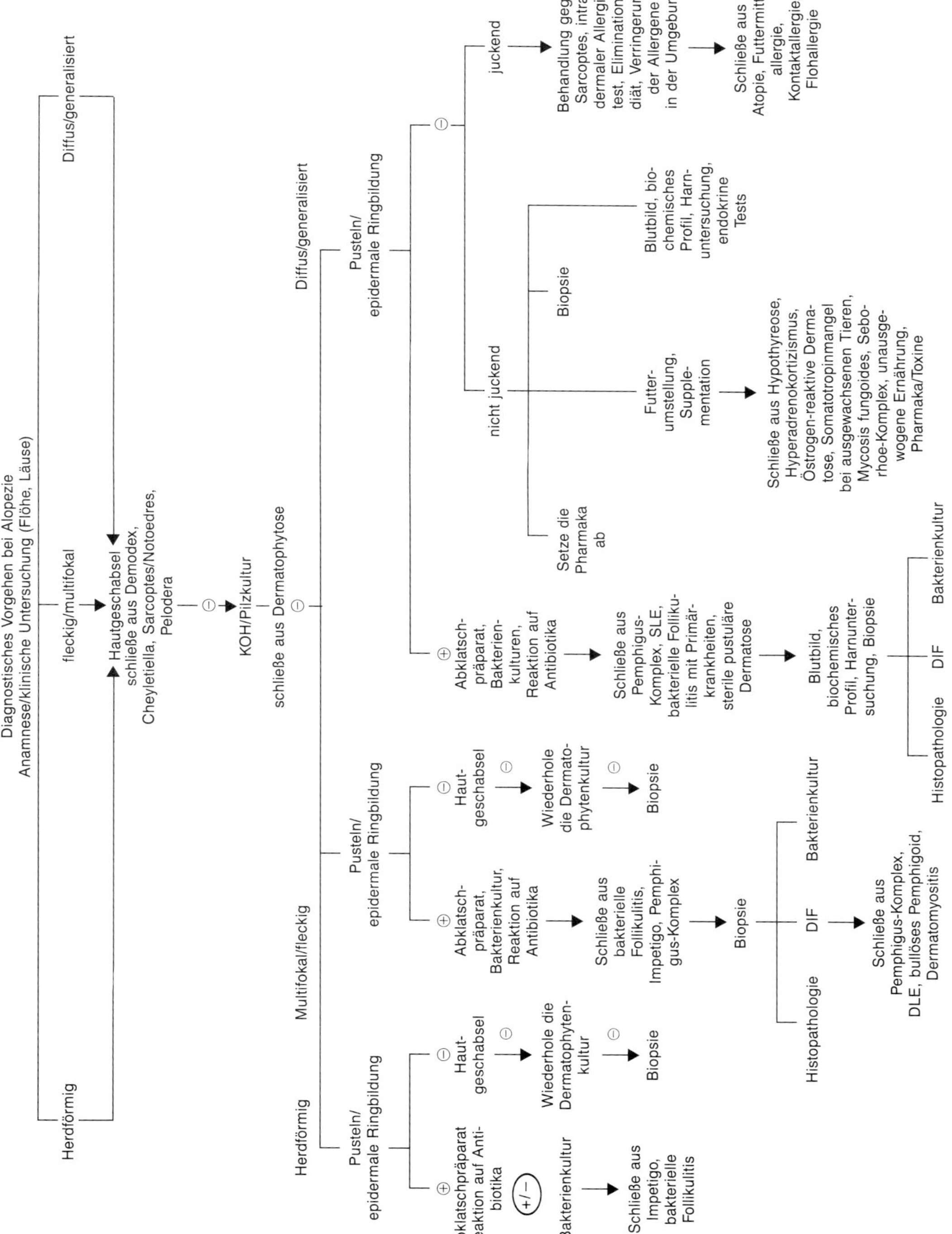

Abb. 15-1 Diagnostisches Vorgehen bei Alopezie. *DLE*, diskoider Lupus erythematodes; *SLE*, systemischer Lupus erythematodes; *DIF*, direkte Immunfluoreszenz.

gleichzeitige Dermatitis, Muster des Haarverlustes) liefern die besten Hinweise zur Erstellung einer logischen Liste von Differentialdiagnosen und eines soliden Diagnostikprogramms (Abb. 15-1).

• Kongenitale hereditäre Ursachen

Feline generalisierte Alopezie (Sphinxkatze)

1. Sphinxkatzen werden neben normalen Wurfgeschwistern geboren.
2. Fellhaare fehlen; die Wollhaare sind kurz und fallen leicht aus. Häufig bestehen Anomalien der Krallen.
3. Die Talgdrüsen und apokrinen Drüsen öffnen sich direkt auf der Hautoberfläche und funktionieren normal.
4. Die betroffenen Katzen haben durch die glanduläre Aktivität eine fettig-schmierige Haut und pflegen sich nur ungern mit ihren rauhen Zungen.
5. Bei der histologischen Untersuchung ist dieser Zustand durch eine verdickte Epidermis (8 bis 10 Zellschichten), Drüsen, die sich auf der Oberfläche öffnen, und eine normale Dermis gekennzeichnet.
6. Die Behandlung besteht in häufigem Baden mit einem milden Schwefel-Salicylsäure-Shampoo und vorsichtigem Beschneiden der deformierten Krallen.

Haarlose Hunderassen

1. Diese Hunde zeigen als Folge einer genetischen Mutation Alopezie und kommen in der allgemeinen Population selten vor.
2. Der Chinesische Schopfhund weist mit Ausnahme von Kopf und Beinen vollständige Alopezie auf.
3. Die mexikanische haarlose Rasse zeigt unterschiedliche Ausmaße der Alopezie mit großer individueller Variation.
4. Andere alopezische Rassen sind Xoloitzcuintl, African sand dog und Peruvian hairless dog.
5. Probleme, die durch die Alopezie auftreten, sind trockene, schuppige oder sehr fettige Haut. Besserungen dieser Zustände können durch wöchentliches Baden mit Schwefel-Salicylsäure-Shampoos erreicht werden.

Alopezie bei Farbmutanten

Klinische Symptome

1. Es handelt sich um eine hereditäre Follikeldystrophie bei Farbmutanten spezifischer Rassen. Blaue, rehbraune und rote Dobermannpinscher, blaue Doggen, rehbraune Irish Setter, blaue Dackel, blaue Chow Chows und blaue Whippets sind beschrieben worden. Eine mildere Form wird bei einigen schwarzen und lohfarbenen Dobermannpinschern vermutet.
2. Die Hunde werden mit einem normalen Haarkleid geboren. Das Syndrom manifestiert sich bei jungen ausgewachsenen Hunden und neigt dazu, die normalfarbigen, lohfarbenen Stellen auszusparen.

3. Die ersten klinischen Symptome sind ein stumpfes, trockenes Haarkleid mit mottenfraßähnlichem Aussehen und schuppiger Haut. Als nächstes entwickeln sich aus zystischen Haarfollikeln Papeln mit sekundärer Pyodermie.
4. Ohne Therapie entwickeln viele Hunde eine vollständige Alopezie am Stamm mit Komedonen und andauernder Pyodermie. Obwohl die Alopezie meist irreversibel ist, können die sekundären Probleme mit einer Therapie beherrscht werden.

Diagnose

1. Schuppige, papuläre Dermatitis mit mottenfraßähnlichem Aussehen des Haarkleides bei einem Hund mit einer der oben genannten Farben.
2. Differentialdiagnosen sind primäre Hypothyreose, Demodikose, Dermatophytose, bakterielle Follikulitis und die Krankheiten des Seborrhoe-Komplexes.
3. Die Ergebnisse diagnostischer Tests (Hautgeschabsel, Pilzkulturen, Messung der T4-Spiegel, TSH-Test) sind normal oder negativ.
4. Die versuchsweise Ergänzung von Schilddrüsenhormon ist ineffektiv, wenn der Hund nicht gleichzeitig an Hypothyreose leidet.
5. Die histologischen Befunde führen zur Diagnose und umfassen Hyperkeratose, keratingefüllte Haarfollikel ohne Haare, große Ansammlungen von Melanin in Kortex und Medulla der verbleibenden Haare und eine diffuse Perifollikulitis bis Furunkulose mit perivaskulärer Dermatitis.

Therapie

1. Sie ist gerichtet auf eine Verbesserung des Zustandes der Haut und des Haarkleides. Der Besitzer muß darüber aufgeklärt werden, daß es keine Heilung gibt und die Behandlung des Zustandes eine lebenslange Aufgabe sein wird.
2. Benzoylperoxid-Shampoos werden ein- bis zweimal wöchentlich zur Spülung der Haarfollikel empfohlen, gleichzeitig werden dadurch sekundäre Pyodermien beherrscht.
3. Antiseborrhoische Shampoos können einmal wöchentlich angewendet werden, um die Krusten und Schuppen zu entfernen.
4. Ein Spray, das die Haut nach den Baden feucht hält, ein veterinärmedizinisches Badeöl oder ein Badeöl für den Humangebrauch, das als Spülung verwendet wird, sind hilfreich, um die Haut zu rehydratieren.
5. Die tägliche Ergänzung von essentiellen Fettsäuren kann hilfreich sein. Sie müssen über mindestens zwei Monate verabreicht werden, bevor die Reaktion darauf bewertet werden kann.

Follikeldysplasie der schwarzen Haare

Klinische Symptome

1. Abgebrochene Haare, Hypotrichose und Alopezie; betroffen sind die Hautgebiete mit schwarzen Haaren.
2. Der Zustand ist bei Mischlingen, Bearded Collies, einem Dackel, einem Basset, einem Beagle und einem Schipperke beobachtet worden. Eine Rassendisposition ist nicht festgestellt worden.

Diagnose

1. Basiert auf dem klinischen Bild
2. Histologische Befunde
   A. Die Biopsie der Hautgebiete mit weißen Haaren ergibt keine besonderen Befunde.
   B. Die Gebiete mit schwarzen Haaren zeigen Distorsion und Dilatation von Haarfollikeln, am Infundibulum abgebrochene Haare und Keratose der Haarfollikel mit Verstopfung durch Keratinreste. Melanin-beladene Makrophagen umgeben die Basis des betroffenen Haarfollikels.

Therapie

1. Es gibt keine effektive Therapie für diese Erkrankung.
2. Ein Benzoylperoxid-Shampoo kann eine leichte palliative Wirkung durch Offenhalten der Haarfollikel ausüben.

• Erworbene Alopezien

Symmetrische Alopezie

1. Sie tritt in erster Linie beim Dackel auf; andere Rassen, die betroffen sind, sind Manchester Terrier und Zwergpinscher.
2. Sie betrifft ausgewachsene Tiere beider Geschlechter.
3. Beim männlichen Tier ist sie durch eine bilateralsymmetrische Alopezie der Ohrmuscheln, die nach kaudal fortschreitet, gekennzeichnet. Die Ausdünnung des Haarkleides am ventralen Abdomen geht besonders bei weiblichen Tieren in eine vollständige Alopezie des Bauches über.
4. Die Differentialdiagnosen umfassen Hypothyreose, Hyperadrenokortizismus, Follikeldysplasie der schwarzen Haare, kongenitale Alopezie, Ohrranddermatose, Alopezie der Ohrmuscheln und Alopezie bei Farbmutanten. Die wichtigste Differentialdiagnose bei kastrierten weiblichen Tieren ist Alopezie durch Östrogenmangel.
5. Die Diagnose erfolgt durch Ausschluß. Eine Biopsie bietet die beste Information.
6. Beurteilung der Reaktion des Tieres auf eine Östrogentherapie: 0,1 bis 1,0 mg Diethylstilbestrol p. o. einmal täglich; die Therapie wird über drei Wochen mit einer Ruhepause von einer Woche fortgeführt; diese Behandlung erstreckt sich über drei bis vier Monate. Wenn nach 3- bis 4monatiger Applikation von Diethylstilbestrol eine günstige Reaktion beobachtet werden kann, wird das Dosierungsintervall auf einmal wöchentlich verringert.

Alopezie der Ohrmuscheln

1. Spontan eintretende Alopezie der Ohrränder unbekannter Ätiologie, die bei Hunden und Katzen beobachtet werden kann.
2. Dackel, Boston Terrier und Chihuahuas, die älter als ein Jahr sind, sind häufig betroffen. Die Alopezie besteht meist ständig.

3. Eine Verdachtsdiagnose kann aufgrund des Vorberichts und der körperlichen Untersuchung gestellt werden. Dermatose der Ohrränder, Vaskulitis, symmetrische Alopezie und östrogen-bedingte Dermatose müssen ausgeschlossen werden. Eine Biopsie bestätigt die Diagnose.
4. Siamkatzen und Zwergpudel können eine spontane, periodische Alopezie der Ohren entwickeln. Die Alopezie kann mehrere Monate andauern, aber das Haar wächst in fast allen Fällen wieder nach.
5. Eine Behandlung ist nicht erforderlich.

Periaurikuläre Alopezie der Katze

1. Symmetrische Alopezie an den Schläfen zwischen Ohren und Augen.
2. Das übrige Haarkleid ist normal. Durch Farbe des Haarkleides (schwarz) oder die Haarlänge (kurz) ist dieser Zustand bei manchen Katzen auffälliger.
3. Dermatophytose, Demodikose und bakterielle Follikulitis sind auszuschließen.
4. Eine Behandlung ist nicht erforderlich.

- **Infektiöse und parasitäre Ursachen**

Die drei wichtigsten Differentialdiagnosen für diese Kategorie der Alopezie sind bakterielle Follikulitis, Dermatophytose und Demodikose. Bakterielle Follikulitis und Dermatophytose werden im Detail besonders in den Abschnitten über juckende und schuppende Dermatosen abgehandelt.

Demodikose

Die Demodexmilbe lebt normalerweise in den Haarfollikeln und Talgdrüsen aller Haustiere und beim Menschen ohne Symptome einer klinischen Erkrankung. Die Milbe ist speziesspezifisch, wobei *Demodex canis* die ursprüngliche Art beim Hund ist. *D. cati* (im Follikel lebend) und eine kurze, unbenannte zweite Art (auf der Oberfläche lebend) treten bei der Katze auf. Die Pathogenese der klinischen Demodikose ist unbekannt, wird jedoch mit Störungen des Immunsystems in Verbindung gebracht.

Klinische Symptome

1. Hund
   A. Lokalisiert
      1) Betrifft gewöhnlich junge Hunde (jünger als ein Jahr)
      2) Umschriebene haarlose Gebiete mit Erythem, pustulären Eruptionen und Schuppen an Kopf und Extremitäten
      3) Bei diesem Zustand besteht meist kein Pruritus. In 90% aller Fälle kommt es zur Spontanremission.
   B. Generalisiert
      1) Betrifft junge Hunde (jünger als 1 1/2 Jahre).
      2) Die Läsionen beginnen lokal, betreffen aber bei weiterer Progredienz den

ganzen Körper. Die häufigsten Läsionen sind Makula, Ödem, Erythem mit Krusten, Schuppen und Pusteln. Sekundäre Pyodermien sind häufig und werden durch Staphylokokken, *Proteus*-Arten und *Pseudomonas*-Arten verursacht. Anzeichen systemischer Erkrankung (Fieber, Lymphadenopathie u. a.) sind häufig.

3) Überrepräsentierte Rassen sind Dalmatiner, Englische Bulldogge, Chinesischer Shar Pei, Altenglischer Schäferhund, Dogge, Dobermannpinscher und Boxer.

4) Da eine erbliche Prädisposition festgestellt worden ist, sollte mit Tieren, die an generalisierter Demodikose erkrankt sind, nicht gezüchtet werden. Jeder ausgewachsene Hund mit generalisierter Demodikose sollte sterilisiert werden, sobald die Krankheit unter Kontrolle ist.

5) Beginn der Demodikose bei ausgewachsenen Tieren (älter als 5 Jahre) erfordert Nachforschungen nach einer Grundkrankheit (z. B. Neoplasie, Diabetes mellitus, Lebererkrankungen, Hyperadrenokortizismus), nach mit Streß verbundenen Vorkommnissen (Östrus, Geburt) oder nach Gebrauch von Pharmaka (Corticosteroide).

6) Generalisierte Demodikose kann zu einer chronischen Erkrankung werden, die gegen viele Therapieformen resistent wird. Die Prognose bezüglich einer Heilung ist zweifelhaft, und der Besitzer muß aufgeklärt werden, daß eine dauerhafte Therapie (monatliche Bäder mit Cyclo-Amidin) erforderlich sein kann, um die Krankheit unter Kontrolle zu halten.

7) Bei Hunden, die jünger als 18 Monate sind, kann eine Spontanheilung auftretren.

8) Die Differentialdiagnosen sind bakterielle Follikulitis, Dermatophytose, Akne um Kinn und Mund, Pemphigus-Komplex und Dermatomyositis.

2. Katze

A. Demodikose, fokal oder generalisiert, ist bei der Katze selten. Das klinische Bild umfaßt haarlose Stellen mit Erythem sowie papulo-krustöse Eruptionen mit oder ohne Pruritus. Die generalisierte Form, die von jeder der beiden Milben verursacht werden kann, kann den Stamm betreffen und ist durch Schuppen oder Hyperpigmentation gekennzeichnet.

B. *Demodex cati* befällt die Augenlider, das Gebiet um die Augen, Gehörgänge, Kopf und Nacken. Das Auftreten der generalisierten Form rechtfertigt eine Untersuchung auf eine Grundkrankheit (Felines Leukose-Virus, Diabetes mellitus, systemischer Lupus erythematodes, Tumoren u. a.).

C. Die auf der Oberfläche lebende Milbe ruft in aller Regel mehr Juckreiz hervor als die im Haarfollikel lebende und kann Kopf, Nacken und ventrales Abdomen betreffen. Die klinische Erkrankung, die von dieser Form verursacht wird, ist nicht mit einer systemischen Krankheit in Verbindung gebracht worden.

D. Die Differentialdiagnosen für die feline Demodikose sind Dermatophytose, Cheyletiellose, Notoedresräude, Befall mit *Otodectes cynotis*, Futtermittelallergie und den Pemphigus-Komplex.

Diagnose

1. Hautgeschabsel

A. *D. cati* und *D. canis* – Die zigarrenförmigen Milben oder footballförmigen Eier können in tiefen Hautgeschabseln, Ohrabstrichen, Kot oder Bioptaten entdeckt werden.

B. Oberflächlich lebende Milben bei Katzen – kurze, gedrungene, zigarrenförmige Milben mit einem abgestumpften Abdomen oder footballförmigen Eiern können in oberflächlichen Hautgeschabseln entdeckt werden.

2. Biopsie

A. Besonders eine chronische Demodikose der Beine, die durch tiefe Follikulitis oder Furunkulose kompliziert ist, kann gelegentlich bei Hautgeschabseln zu negativen Ergebnissen führen.

B. Bei der histopathologischen Untersuchung können die tief im Haarfollikel sitzenden Milben festgestellt werden.

Therapie

1. Die lokalisierte Demodikose kann am besten durch Reinigung mit einem 2,5- bis 3%igen Benzoylperoxid-Shampoo, gefolgt von täglichem örtlichem Auftragen eines Akarizids (z. B. auf Rotenon- oder Organophosphatbasis), behandelt werden. Nach zwei Wochen wird wieder ein Hautgeschabsel genommen und untersucht, ob die Anzahl der Milben abgenommen hat. Diese Fälle heilen oft spontan mit oder ohne Behandlung innerhalb von 6 bis 8 Wochen ab.

2. Generalisierte Demodikose ist, wenn sie nicht behandelt wird, eine ernste, potentiell lebensbedrohende Erkrankung.

A. Besonders bei älteren Patienten muß nach Grundkrankheiten gesucht werden (durch Herzwurmtest, Kotuntersuchung, vollständiges Blutbild, Harnuntersuchung und Blutprofil).

B. Behandlung der Pyodermie. Beginn der Therapie mit einem bakteriziden Breitspektrumantibiotikum und Weiterführung der Behandlung über 4 bis 6 Wochen. Bei systemisch kranken Patienten, bei denen der Zustand schon seit langem besteht, oder bei solchen mit tiefen Pyodermien ist eine kulturelle Untersuchung mit Resistenztest anzuraten.

C. Vollständiges Scheren des Körpers, das alle Haare entfernt, ist obligatorisch, um die maximale Wirksamkeit der äußeren Anwendungen sicherzustellen.

D. Das Tier ist vor dem Tauchbad mindestens 10 bis 15 Minuten mit einem antibakteriellen, keratolytischen oder Follikel durchspülenden Shampoo wie Benzoylperoxid zu behandeln.

E. Bei Tieren mit schwerer suppurativer Pyodermie können tägliche Bäder mit Chlorhexidin im Whirlpool oder in der Badewanne für 20 bis 30 Minuten, die eine Woche lang durchgeführt werden, vor Beginn der Therapie mit Amitraz angezeigt sein.

F. Amitraz ist das wirksamste zugelassene Akarizid für Hunde. Mit Handschuhen wird das Amitraz (0,025%) mit einem Schwamm auf die betroffenen Stellen einmal wöchentlich nach dem Bad eingerieben. Das Tier sollte dann an der Luft trokken werden.

G. Man führt die Therapie mit Amitraz *mindestens* 6 Wochen lang durch, bis zwei aufeinanderfolgende wöchentliche Hautgeschabsel auf Milben oder Eier negativ sind. Die Nachsorge schließt monatliche Hautgeschabsel für mindestens 6 Monate nach der klinischen Heilung ein.

H. Der Besitzer muß über die mit Amitraz verbundenen Nebenwirkungen wie Anorexie, Erbrechen, Diarrhoe und starke Sedation aufgeklärt werden.

I. Menschen, die Monoaminooxidasehemmer einnehmen, wie z. B. einige Antihypertonika, sollten nicht selbst die Behandlung ihres Hundes vornehmen. Der sicherste und wirksamste Weg ist, die Behandlung mit Amitraz in einer Tierklinik vornehmen zu lassen.
4. Pododermatitis ist möglicherweise am schwierigsten zu behandeln. Sie kann mit wöchentlichen, 15minütigen Fußbädern während der Therapie mit Amitraz behandelt werden. Wenn dieses Vorgehen erfolglos ist, werden 0,5 ml Amitraz mit 30 ml Paraffinöl oder Propylenglycol gemischt; der Besitzer hat diese Mischung einmal wöchentlich nach der Behandlung mit Amitraz dem Tier auf die Füße zu streichen.
5. Die Therapie mit Vitamin E zeigt unterschiedliche Ergebnisse, ist jedoch in refraktären Fällen einen Versuch wert.
6. Ivermectin scheint nicht zu wirken, aber die neueren Avermectin-Verbindungen werden geprüft.
7. Bei der Katze umfaßt die Therapie gegen Demodikose das örtliche Auftragen von Rotenon-Salbe oder die Anwendung von Tauchbädern mit Schwefelkalk (2%ig) alle 5 Tage für 3 bis 5 Behandlungen oder bis zwei aufeinanderfolgende Hautgeschabsel negativ sind.
8. Drei Behandlungen mit Amitraz in wöchentlichem Abstand haben sich bei generalisierter Demodikose der Katze als wirksam erwiesen. Jedoch ist dieses Produkt für den Gebrauch bei der Katze nicht zugelassen. Eine Behandlung mit 2%igem Schwefelkalk, wie oben beschrieben, ist sicher und wirksam.
9. Es gibt *keine* Indikation für eine Therapie mit Corticosteroiden bei irgendeiner Form der Demodikose.

• Endokrine Ursachen der Alopezie

Hypothyreose

1. Hypothyreose ist die häufigste Ursache endokriner Dermatosen bei Hunden; sie ist eine überaus seltene kongenitale Störung bei Katzen. Natürlich auftretende, bei ausgewachsenen Tieren beginnende Hypothyreose ist bei der Katze noch nicht beschrieben worden.
2. Hunde der Rassen Irischer Wolfshund, Chow Chow, Dogge, Dobermannpinscher, Altenglischer Schäferhund, Irish Setter, Englische Bulldogge, Boxer, Dackel, Neufundländer, Alaskan Malamute und Golden Retriever sind überrepräsentiert, obwohl diese Erkrankung bei jeder Rasse auftreten kann.
3. Vorkommen bei ausgewachsenen Hunden beider Geschlechter.

Ätiologie

1. Verringertes funktionelles Schilddrüsengewebe. Lymphozytäre Thyreoiditis ist die häufigste Form beim Hund.
2. Fehlende Stimulation der Thyreoidea durch verringertes TSH (sekundär) oder Thyreoida-stimulierendes Hormon (TRH) (tertiär).
3. Jodmangel

4. Periphere Anomalien (Störungen bei der Konversion von T4 zu T3, an den Rezeptorstellen oder Bildung von Autoantikörpern)
5. Verringerung der Bindungsproteine
6. Pharmako-Interferenz oder systemische Krankheiten („euthyroid sick syndrome")

Klinische Symptome

1. Hypothyreose kann ein oder mehrere klinische Symptome zeigen.

A. Systemische Symptome – Lethargie, Verhaltens- und neurologische Störungen, Bradykardie, Augenerkrankungen, Gewichtszunahme bis zur Adipositas, rezidivierende Infektionen, Kälteunverträglichkeit, Fortpflanzungsstörungen

B. Hautsymptome – trockenes, stumpfes Haarkleid, das leicht Haare verliert; schwacher Haarwuchs, Verlust der Primärhaare mit Beibehaltung dichter Unterhaare; symmetrische Alopezie; übermäßig trockene oder fettige Schuppen; Myxödem des Gewebes, Hyperpigmentierung und häufige oder dauerhafte oberflächliche Pyodermie

C. Ist Pruritus vorhanden, ist dieser meist mit Pyodermie oder Xerose verbunden. Hunde mit unerklärlicher Pyodermie, Seborrhoe oder beidem sollten auf Hypothyreose untersucht werden.

D. Die Differentialdiagnosen variieren und hängen vom klinischen Bild ab.

Diagnose

1. Sie basiert auf der Anamnese und den körperlichen Befunden.
2. Vollständiges Blutbild und biochemische Untersuchungen des Serums können eine leichte Anämie anzeigen, ebenso wie erhöhte Cholesterol-, Alanin-Aminotransferase (ALAT)- und Creatininphosphokinase(CPK)-Spiegel.
3. Histologische Befunde können eine Hyperkeratose, Follikelkeratose, Follikelatrophie, Talgdrüsenatrophie und Myxödem der Haut sichtbar machen.
4. Radioimmunoassay (RIA)

A. Verläßlichste Methode zur Bestimmung der Gesamtkonzentrationen von T3 und T4.

B. Ein Wert, der innerhalb der normalen Schwankungsbreite des Labors liegt, das den Test durchführt, wird als normal betrachtet.

C. Niedrige T4-Gesamtwerte ($< 1{,}0$ mg/dl) sind bei einem Patienten mit *unkomplizierter* Hypothyreose im allgemeinen beweisend.

D. Ein Grenzwert des Gesamt-T4 (1,0 bis 2,0 µg/dl) rechtfertigt einen TSH-Reaktionstest.

E. Wegen stündlicher Schwankungen sind die T3-Werte unzuverlässig und sollten niemals allein für die Diagnose Hypothyreose verantwortlich sein.

F. Die Konzentrationen des freien T4 reflektieren die Menge des Hormons, die für die Zellen verfügbar ist, und können verläßlicher sein als die Bestimmung der T4-Gesamtwerte.

5. Die folgenden Fehlerquellen müssen in Betracht gezogen werden, wenn ein T4-Test durchgeführt werden soll:

A. Die RIA-Techniken müssen für canines oder felines Serum spezifisch sein.

Die Testergebnisse bei Benutzung von Human-Testkits sind oft ungenau und sollten nicht verwendet werden.

B. Bestimmte Pharmaka können die Schilddrüsenfunktion beeinflussen, z. B. Phenylbutazon, Phenobarbital, Corticosteroide.

C. Gleichzeitig bestehende Krankheiten, welche die T4-Werte beeinflussen (Infektionen, Leberkrankheiten, Nahrungsmangel, Autoimmunkrankheiten, Diabetes, Morbus Cushing, Tumoren u. a.), sind auszuschließen. Kranke Hunde mit niedrigen T4-Werten können „euthyroid sick" sein und auf TSH normal reagieren.

D. Die normalen Referenzwerte sind nicht überzubewerten, da tägliche Schwankungen häufig auftreten.

E. Man beziehe sich auf die normale Schwankungsbreite, die für das Labor gilt, das den Test durchführt.

6. Im Zweifelsfall ist ein TSH-Reaktionstest vorzunehmen.

A. TSH-Reaktionstest

1) Blutproben werden vor und 6 Stunden nach Applikation von TSH genommen (0,1 E/kg KG bovines TSH i. v. bei Hunden, aber nicht mehr als 5 E/Hund; 1,0 E i. v. bei Katzen); das Serum wird sofort separiert.

2) Eine diagnostisch verwertbare Reaktion ist die Verdoppelung der T4-Werte gegenüber der Kontrollprobe innerhalb der normalen Schwankungsbreite. Die T3-Werte sind extrem variabel und daher unzuverlässig.

3) Hunde mit dem „euthyroid sick syndrome" und solche, die keine medikamentöse Schilddrüsentherapie erhalten, zeigen eine normale Reaktion. Möglich ist, daß Hunde mit sehr niedrigen T4-Konzentrationen durch Corticosteroidtherapie die nach der Stimulation erwarteten Werte nicht erreichen, daß aber das Ausmaß der Reaktion normal ist.

4) Bei Hunden, die vorher mit Schilddrüsenhormonen behandelt worden sind, sollte das Hormon mindestens 6 Wochen vor Durchführung eines TSH-Reaktionstests abgesetzt werden.

B. TRH-Reaktionstest

1) Er wird verwendet zur Abgrenzung von euthyreoter und primärer Hypothyreose.

2) Die Serum-T4-Konzentrationen werden vor und 6 Stunden nach der intravenösen Applikation von 200 bis 500 µg TRH bestimmt. Gesunde Hunde zeigen mindestens eine Verdopplung des basalen Wertes. Cholinerge Nebenwirkungen sind bei höheren Dosen dieses Pharmakons gesehen worden.

C. Antithyreoglobulin-Antikörper sind bei etwa 50% der hypothyreoten Hunde erhöht.

D. Biopsie der Schilddrüse

8. Eine signifikante Verbesserung der klinischen Symptome sollte nach einem 8–12wöchigen Supplementationsversuch zustande kommen.

Therapie

1. Natriumlevothyroxin (T4) – 0,1 mg/5 kg KG (0,022 mg/kg KG bis zu einer Gesamtdosis von 0,8 mg. Appliziere den Wirkstoff anfänglich alle 12 Stunden, erweitere dann das Intervall auf jeweils 24 Stunden, sobald die Serumproben und die klinische Untersuchung zeigen, daß die Erkrankung unter Kontrolle ist (im allgemeinen innerhalb von 4 bis 6 Wochen).

2. Eine T4-Bestimmung 20 Tage nach Beginn der Therapie ist häufig wünschenswert, um die therapeutische Konzentration von Levothyroxin zu bestimmen. Eine Serumprobe wird vier Stunden nach Applikation des Medikaments genommen. Die Werte sollten innerhalb der normalen Schwankungsbreite liegen.
3. Messe die Serum-T4-Werte nochmals einen Monat nach Verringerung der Dosis auf eine Gabe täglich. Passe die Dosis aufgrund der klinischen Reaktion und der Testergebnisse an.
4. Führe die Supplementation mindestens drei Monate durch, bevor die Effizienz bestimmt wird.
5. Kläre den Besitzer auf, daß die Hautveränderungen (Harausfall, Schuppen usw.) sich unter der Therapie verschlimmern können, bevor eine Besserung eintritt.
6. Wenn auch andere Erkrankungen behandelt werden müssen (Krämpfe, Diabetes, Herzerkrankungen usw.) wird anfänglich eine niedrigere Dosis von Levothyroxin verabreicht. Angemessene Anpassungen der Pharmakotherapie werden wie vorher umrissen durchgeführt, sobald die Hypothyreose unter Kontrolle ist. Die Präparate, die gegen gleichzeitig bestehende Krankheiten verabreicht werden, sind ebenso anzupassen.

Hyperadrenokortizismus (Morbus Cushing)

1. Häufige Erkrankung, die mit exzessiven endogenen oder exogenen Glucocorticoidspiegeln verbunden ist; sie ist bei Katzen selten.
2. Die Krankheit ist durch Polyurie, neurologische Symptome, Herzklopfen, Zyklusstörungen, Gewichtszunahme in Verbindung mit gesteigertem Appetit, dünnes Haarkleid, bilateralsymmetrische Alopezie, dünne Haut und Abnahme der Muskelmasse gekennzeichnet.
3. Die Krankheit kann spontan vorkommen (hypophysenabhängiger Nebennierentumor) oder iatrogen bedingt sein. Mehr als 50% der Fälle mit chronischen Hautkrankheiten sind iatrogen verursacht.
4. Manche Tiere zeigen nur Hautsymptome.

Klinische Symptome an der Haut

1. Bilateralsymmetrische Alopezie mit leichtem Haarausfall
2. Hyperpigmentierung
3. Schlechte Wundheilung, leichte Entstehung von blauen Flecken
4. Dünne, faltige Haut
5. Calcinosis cutis bei Hunden
6. Pyodermie
7. Pruritus ist außer bei Calcinosis cutis meist nicht vorhanden.
8. Demodikose kann ein zusätzliches (sekundäres) Problem sein.
9. Differentialdiagnosen: Nierenerkrankungen, Leberkrankheiten, Diabetes mellitus, Hypothyreose, Ungleichgewicht der Geschlechtshormone und Somatotropinmangel.

Diagnose

1. Sie wird durch anamnestische Hinweise und klinische Symptome nahegelegt.

2. Erhöhte Leukozytenwerte, erhöhte Cholesterol-, ALAT- und AP-Werte; niedriges spezifisches Gewicht des Harns und manchmal Bakteriurie werden bei Hunden festgestellt.
3. Katzen sind häufig diabetisch mit persistierender Hyperglykämie, Glukosurie und fehlendem Ansprechen auf Insulin.
4. Sind in der Vergangenheit Glucocorticoide verwendet worden, ist der erste Nebennierentest, der durchgeführt werden sollte, der ACTH-Stimulationstest. Appliziere bei Hunden ACTH-Gel (2,0 E/kg KG) bis zu einer Gesamtdosis von 40 E i. m. Gewinne eine Plasmaprobe vor der Injektion und 2 Stunden danach, um die Cortisolkonzentrationen zu messen. Appliziere bei Katzen 0,125 mg synthetisches ACTH oder 2 E ACTH-Gel i. m. Nimm 30 und 60 Minuten nach der Stimulation eine Plasmaprobe.
5. Ein iatrogener Morbus Cushing wird durch niedrige prästimulative Cortisolkonzentrationen mit geringer oder keiner Reaktion bestätigt. Ein Hyperadrenokortizismus kann bei einer übersteigerten Cortisolreaktion vermutet werden.
6. Ein niedrigdosierter Dexamethason-Suppressionstest (0,01 mg/kg KG i. v.) bei Hunden und Katzen kann die Diagnose bestätigen. Die Plasmacortisolwerte eines gesunden Tieres sinken auf weniger als 1,0 µg/dl sechs und acht Stunden nach der Applikation. Bei einem geringen Prozentsatz von gesunden Tieren sinkt der Plasmacortisolwert jedoch nicht.
7. Die Differenzierung zwischen hypophysenabhängigem und primär adrenalem Morbus Cushing (Nebennierentumor) kann durch einen hochdosierten Dexamethason-Suppressionstest (0,1 mg/kg KG i. v. bei Hunden, 1,0 mg/kg KG bei Katzen mit Probennahme sechs und acht Stunden nach der Applikation) erreicht werden. Tiere mit hypophysenabhängigem Hyperadrenokortizismus sollten bei diesem Test eine Suppression zeigen, während Tiere mit Nebennierenturmoren keine Suppression zeigen.
8. Eine abdominelle Sonographie kann bei hypophysenabhängigem Hyperadrenokortizismus eine bilaterale Nebennierenvergrößerung, bei einem Nebennierentumor eine unilaterale Vergrößerung der Nebenniere mit kontralateraler adrenaler Atrophie zeigen.
9. Bei Hypophysentumoren sind die Plasma-ACTH-Werte erhöht.
10. Bei der Hautbiopsie zeigen sich mit einer Endokrinopathie vereinbare Veränderungen, einschließlich dermaler, epidermaler und follikulärer Atrophie und eine follikuläre Dilatation mit Hyperkeratose. Eine dystrophische Mineralisierung (Calcinosis cutis) deutet bei Hunden stark auf einen Hyperadrenokortizismus hin.

Therapie

1. o,p′-DDD (Mitotan) in einer Anfangsdosis von 25 bis 50 mg/kg KG oral, verteilt auf zwei Dosen alle 12 Stunden über 7 bis 10 Tage, verursacht eine selektive Nekrose und Atrophie der Zona fasciculata und Zona reticularis der Nebennierenrinde. Überwache die Reaktion durch ACTH-Tests zweimal wöchentlich. Sobald normale Cortisolkonzentrationen erreicht sind, ist eine wöchentliche Erhaltungsdosis von 50 mg/kg KG wirksam.
2. Die Nebenwirkungen der Therapie mit o,p′-DDD stehen in Verbindung mit dem Cortisolmangel und umfassen Erbrechen, Diarrhoe, Anorexie und Lethargie. Es ist klug, Prednisolon (0,2 mg/kg KG alle 24 Stunden p. o.) gleichzeitig mit o,p′-DDD zu verabreichen, um die Inzidenz dieser Nebenwirkungen zu verringern.

3. Katzen tolerieren Mitotan offensichtlich, die klinische Reaktion auf den Wirkstoff ist jedoch gering.
4. Es hat sich gezeigt, daß Ketokonazol die adrenokortikale Steroidogenese bei Menschen und Hunden unterdrücken kann. Dieser Wirkstoff kann in Fällen verwendet werden, bei denen Mitotan unwirksam ist. Eine Dosis von 15 mg/kg KG/Tag wird empfohlen. Bei Katzen hat es nicht die gleiche Wirksamkeit gezeigt.
5. Gegen Calcinosis cutis gibt es keine spezifische Therapie. Sobald der Hyperadrenokortizismus beherrscht wird, bildet sie sich meist innerhalb von 3 bis 6 Monaten zurück. Es kann versucht werden, den auftretenden Juckreiz z. B. mit Shampoos auf Schwefelbasis zu lindern.
6. Bei iatrogenem Morbus Cushing muß man sich mit der Glucocorticoidtherapie allmählich ausschleichen. Die Patienten haben tatsächlich einen NNR-Hormonmangel; dieser Zustand kann noch 3 bis 12 Monate nach Absetzen der hohen Dosen anhalten.

Hypophysärer Zwergwuchs (Somatotropinmangel)

1. Es handelt sich um eine autosomal-rezessive hereditäre Erkrankung, die bei deutschen Schäferhunden auftritt. Es besteht keine Geschlechtsprädilektion.
2. Die Erkrankung ist gekennzeichnet durch Zwergwuchs, bei dem aber die Proportionen erhalten bleiben, Hyperpigmentierung und bilateralsymmetrische Alopezie. Die betroffenen Tiere können auch Hypothyreose, Morbus Addison und Reproduktionsanomalien aufweisen.
3. Die Symptome manifestieren sich im Alter von 6 Monaten. Die erkrankten Tiere bleiben im Wachstum zurück, behalten ihr wolliges Haarkleid und entwickeln eine progressive Alopezie, Hyperpigmentierung und Verdünnung der Haut.
4. Die Diagnose wird mit einem STH-Stimulationstest bestätigt. Appliziere Clonidin (30 µg/kg KG i. v.) oder Xylazin (100 bis 300 µg/kg KG i. v.) und gewinne Plasmaproben nach 0, 15, 30, 45, 60 und 90 Minuten nach der Applikation und bestimme den Somatotropinwert. Eine fehlende Stimulation wird bei Tieren mit Hypopituitarismus gesehen. Es kann schwierig sein, sich den Testkit kommerziell zu beschaffen.
5. Die Therapie mit porcinem Somatotropin (2 E s. c. alle 48 Stunden für 4 bis 6 Wochen) oder bovinem Somatotropin (10 E s. c. alle 48 Stunden für 4 Wochen) führt zu einer Verbesserung der Haut- und Haarkleidbeschaffenheit innerhalb von 6 bis 8 Wochen. Es ist jedoch schwierig, diese Hormone zu erhalten. Humanes oder synthetisches Wachstumshormon kann auch versucht werden; die geringe Verfügbarkeit und die hohen Kosten können ihre Verwendung jedoch ausschließen. Gleichzeitig bestehende endokrine Störungen sollten ebenfalls behandelt werden.

Auf Somatotropin ansprechende Dermatose ausgewachsener Hunde

1. Es handelt sich um eine bilateralsymmetrische Alopezie, die sich bei jungen ausgewachsenen Chow Chows, Pomeranians, Zwergpudeln und Keeshounds entwikkelt. Haarlose Stellen finden sich meist am Stamm, kaudalen medialen Oberschenkel, Schwanz und Ohren.
2. Die Differentialdiagnosen sind Hypothyreose, Ungleichgewicht von Geschlechtshormonen und Morbus Cushing.

3. Die Diagnose wird aufgrund des Signalements, der Ergebnisse der Laboruntersuchungen und durch das Ansprechen auf eine Therapie mit Somatotropin gestellt.
4. Da Somatotropin schwierig zu erhalten ist und die Verfügbarkeit eines Somatotropintestkits gering ist, kann auch die Reaktion auf eine Kastration als diagnostisches und therapeutisches Vorgehen überprüft werden. Die Kastration der Rüden führt oft zu einem partiellen oder vollständigen Nachwachsen der Haare. Der Mechanismus für dieses Phänomen ist unbekannt.
5. Die Diagnose wird durch einen Somatotropin-Stimulationstest bestätigt. Appliziere Clonidin (30 µg/kg KG i. v.) oder Xylazin (100 bis 300 µg/kg KG i. v.), gewinne Plasmaproben nach 0, 15, 30, 45, 60 und 90 Minuten nach der Appplikation und bestimme den Somatotropinwert.
6. Eine Therapie mit porcinem oder bovinem Wachstumshormon (Hunde mit weniger als 14 kg KG: 2,5 E s. c. alle 48 Stunden; Hunde mit mehr als 14 kg KG: 5 E s. c. alle 48 Stunden) ist sowohl diagnostisch als auch therapeutisch bedeutsam.
7. Die Nebenwirkungen der Therapie mit Somatotropin sind Diabetes mellitus (reversibel bei Absetzen der Therapie), Akromegalie und Anaphylaxie.

Hyperöstrogenismus

1. Eine seltene Erkrankung, die durch bilateralsymmetrische Alopezie, Hyperpigmentierung, Gynäkomastie und Reproduktionsstörungen gekennzeichnet ist. Es sind meist Hündinnen mittleren Alters und ältere Rüden betroffen.
2. Schließe Sertolizelltumor eines Bauchhöhlenhodens beim Rüden aus.
3. Schließe ein Östrogen/Testosteron-Ungleichgewicht bei Rüden aus.
4. Schließe Ovarialzysten oder Ovarialtumor bei Hündinnen aus.
5. Kastration ist sowohl ein diagnostisches als auch ein therapeutisches Verfahren.

Dermatose durch Östrogenmangel

1. Es handelt sich um eine Alopezie, die ausgewachsene Hündinnen betrifft, bei denen eine Ovariohysterektomie durchgeführt worden ist, als sie noch nicht geschlechtsreif waren.
2. Sie ist durch bilateralsymmetrische Alopezie von Perineum, ventralem Abdomen, Flanken, Thorax, Ohrmuscheln und Nacken gekennzeichnet.
3. Hypothyreose, Morbus Cushing und symmetrische Alopezie sind auszuschließen.
4. Östrogentherapie (0,1 bis 1,0 mg Diethylstilbestrol alle 24 Stunden über drei Wochen, dann Absetzen der Therapie für eine Woche, gefolgt von einer Wiederholung des Zyklus) über einen Zeitraum von drei Wochen ist sowohl ein diagnostisches als auch ein therapeutisches Verfahren.
5. Da es sich hauptsächlich um ein ästhetisches Problem handelt, kann es gegebenenfalls einfach außer acht gelassen werden.

- **Sonstige Urschen der Alopezie**

Feline psychogene Alopezie

1. Es handelt sich um eine Alopezie, die durch exzessive Fellpflege verursacht ist und mit oder ohne chronische Entzündung der Haut auftreten kann. Siam-, Burma- und Abessinerkatzen sind für diesen Zustand prädisponiert.
2. Die betroffenen Gebiete sind medialer Oberschenkel, ventrales Abdomen, lateraler Thorax, Mitte des Rückens, Extremitäten und Schwanz. Das Haar läßt sich nicht leicht auszupfen; bei der mikroskopischen Untersuchung der Haare sieht man abgebrochene Haarschäfte.
3. Es ist ein seltener Zustand bei Katzen. Die Diagnose wird nach Ausschluß anderer Ursachen der Alopezie und juckender Dermatosen gestellt.
4. Atopie, Floh- oder Futtermittelallergie, Dermatophytose und Demodikose sind ebenfalls auszuschließen.
5. Die Therapie umfaßt die Applikation von Pharmaka, die das Verhalten ändern (Valium, 1 bis 2 mg p. o. alle 12 bis 24 Stunden; Phenobarbital, 8 bis 12 mg p. o. alle 12 Stunden), sowie die Verwendung von Halskragen.

Haarverlust in der telogenen Phase

1. Streßinduzierter plötzlicher Stillstand des Haarwachstums (nach Operationen, Geburten, Krankheiten, Pharmakotherapie) mit Gleichschaltung von katagener und telogener Phase.
2. Massenhafter Haarausfall, auf den eine 2–3monatige Periode fehlenden Haarwachstums folgt.
3. Spontane Erholung ohne Therapie.

Pruritus

Pruritus ist in der Kleintierpraxis das häufigste dermatologische Problem. Das Verhalten bei Pruritus umfaßt Lecken, Kauen, Beißen, Kratzen, Wesensveränderungen. Der Besitzer fühlt sich dauernd gestört (z. B. kann er nachts nicht schlafen, da sich das Tier dauernd beleckt). Offensichtliche klinische Symptome des Pruritus sind Erythem, Hautabschürfungen mit abgebrochenen Haaren in leicht zugänglichen Gebieten, Haarverlust und durch Speichel verfärbtes Haarkleid. Chronischer Pruritus kann durch Lichenifikation und Hyperpigmentierung mit Alopezie gekennzeichnet sein. Bei Katzen treten häufig miliare Dermatitis, bilateralsymmetrische Alopezie, eosinophile Plaque, eosinophiles Granulom oder schwaches Erythem ohne Alopezie auf.
Die Ursachen des Pruritus sind zahlreich und umfassen eine lange Reihe parasitäter, infektiöser und allergisch-immunologischer Faktoren. Ein vollständiger Vorbericht mit nachdrücklichem Nachfragen, ob zuerst Pruritus oder Dermatitis auftrat und Erfragung der Reaktion auf vorherige Corticosteroidtherapie ist beim Ausschluß der Differentialdiagnosen von großem Wert. Tabelle 15-1 gibt einen kurzen Über-

blick von auf Steroide ansprechenden oder nicht auf Steroide ansprechenden Dermatosen.

Tabelle 15-1 Auf Steroide ansprechende und nicht ansprechende Dermatosen

Auf Corticosteroide ansprechend	Auf Corticosteroide nicht ansprechend
Akute feuchte Dermatitis	Leckgranulom
Flohallergie-Dermatitis	Sarkoptesräude
Dermatitis durch Inhalationsallergene	Futtermittelallergie
Pyodermie (+/–)	Neurodermatitis
Miliare Dermatitis (+/–)	metabolisch-hormonale Dermatose
Seborrhoe-Komplexe (+/–)	

Die Bestimmung, ob der Pruritus schwer ist, nur aufgrund der Informationen durch den Vorbericht aufzubauen, kann schwierig sein, da dies auf der subjektiven Beurteilung des Besitzers hinsichtlich Ausmaß und Häufigkeit beruht. Eine Katze, die wirklich unter Pruritus leidet, aber sich von Natur aus zur Körperpflege häufig leckt, kann übersehen werden, während ein Pudel, der sich leckt, um Aufmerksamkeit zu erlangen (psychogen), wegen dieses Problems vorgestellt wird. Die Beobachtung des Tieres im Untersuchungsraum kann bei dieser Beurteilung helfen.

• Infektiöse Ursachen

– *Pyodermie*

Definiert als „bakterielle Infektion in der Haut", ist Pyodermie eine sehr häufige, aber oft übersehene Ursache für Pruritus. Ein Abklatschpräparat einer intakten Pustel, gefärbt mit Diff-Quik und unter dem Mikroskop auf Zellarten und Mikroorganismen untersucht, ist ein schneller und verläßlicher Weg zur Beurteilung einer Pyodermie. Obwohl bei den meisten Pyodermien bei der ersten Vorstellung eine kulturelle Untersuchung und ein Resistenztest nicht erforderlich sind, ist dieses Vorgehen bei chronischen, therapierefraktären oder rezidivierenden Fällen obligatorisch. Kenntnisse über die physiologische und pathologische Bakterienflora der Haut bei Hund und Katze hilft bei der Interpretation der Ergebnisse.

Allgemeine Betrachtungen

1. Die häufigsten pathogenen Bakterien der Haut beim Hund sind *Staphylococcus intermedius* und *S. aureus*. *Pseudomonas*-Arten und *Proteus*-Arten zeigen meist eine opportunistische Infektion an und können auf einen zugrunde liegenden immunsuppressiven Krankheitsprozeß hinweisen. In jedem Fall sollte ein Hautgeschabsel genommen und auf Demodikose untersucht werden.

2. Die häufigsten pathogenen Bakterien der Haut bei der Katze sind *S. aureus*, *S. intermedius* und *Pasteurella* spp.: *Escherichia coli* und β-hämolysierende Streptokokken treten sekundär auf. Pyodermien sind bei Katzen selten.
3. Pyodermie ist häufig ein sekundäres Problem bei Hunden in Verbindung mit einer Grundkrankheit, durch die die Unversehrtheit der Epidermis verlorengegangen ist.
4. Pyodermien können zur Intensität des Pruritus erheblich beitragen, daher können eine geeignete Behandlung mit Antibiotika und die Verwendung eines antibakteriellen Shampoos sowohl diagnostisch als auch therapeutisch bedeutsam sein. Während der Behandlung mit Antibiotika sollten keine Corticosteroide verwendet werden.
5. Sobald die Pyodermie unter Kontrolle ist, kann der Patient nochmals auf andere Ursachen des verbleibenden Pruritus untersucht werden.

Oberflächliche Pyodermie

1. Sie stellt sich mit sehr oberflächlichen Erosionen der Haut dar, deren Entstehung durch ein Reizmittel beschleunigt wird.
2. Der damit verbundene Juckreiz ist meist sehr intensiv.

Pyotraumatische Dermatitis

Klinische Symptome
1. Die Krankheit wird auch akute feuchte Dermatitis oder Sommerekzem genannt, im englischen Schrifttum auch „hot spot“. Pyotraumatische Dermatitis tritt in jedem Alter, bei allen Rassen und in beiden Geschlechtern auf, obwohl sie vorwiegend bei langhaarigen Rassen mit dichtem Haarkleid während der warmen Jahreszeit vorkommt.
2. Schneller Beginn und Progression der Alopezie, des Ödems und der oberflächlichen Exsudation mit Aufkratzen. Die Läsionen können überall am Körper auftreten.
3. An Ursachen sind in Erwägung zu ziehen: schlechte Fellpflege des Tieres, unzureichende Ernährung oder unsaubere Umgebung, allergische Erkrankungen (Flöhe, Atopie, Futtermittel), Parasitenbefall (Flöhe, Skabies oder Ohrmilben), Infektionen (bakterielle oder mykotische).

– *Hautfaltendermatitis (Intertrigo)*

1. Sie wird im englischen Sprachgebrauch auch „frictional dermatitis“ genannt.
2. Sie kann sich unterschiedlich darstellen, wird jedoch immer durch anatomische Disposition beschleunigt.
3. Der Pruritus kann schwach bis intensiv sein.

Klinische Symptome

1. Lippenfaltenpyodermie
   A. Vorherrschend bei Cocker Spaniels und Springer Spaniels, Settern, Neufundländern und Bernhardinern.

B. Die Hauptbeschwerde ist meist Mundgeruch.
2. Gesichtsfaltenpyodermie
A. Betroffen sind in erster Linie brachyzephale Rassen.
B. Hauptbeschwerden sind übermäßiges Tränen und Ulzerationen der Kornea durch selbst zugefügtes Trauma.
3. Vulvafaltenpyodermie
A. Am häufigsten bei adipösen kastrierten Hündinnen vorkommend.
B. Hauptprobleme: auf dem Hinterteil herumrutschen („Schlittenfahren"), übermäßiges Belecken, gleichzeitig bestehende Harnwegsinfektionen und Geruchsbelästigung.
C. Blasenpunktion mit kultureller Harnuntersuchung und Resistenztest, um eine Harnwegsinfektion auszuschließen.
4. Schwanzfaltenpyodermie
A. Vorherrschend bei Bulldogge und Boston Terrier.
5. Körperfaltenpyodermie
A. Betrifft Shar Peis und adipöse Hunde.
B. Die Hauptbeschwerden sind Körpergeruch und feuchte Dermatitis.

Diagnose

1. Durch vollständigen Vorbericht, klinische Untersuchung, Hautgeschabsel, Kämmen mit einem Flohkamm und Pilzkultur können begünstigende Ursachen bestätigt oder ausgeschlossen werden.
2. Man erwäge einen Allergietest, wenn es sich um ein chronisch-rezidivierendes Problem handelt und parasitäre, haltungsbedingte und infektiöse Ursachen ausgeschlossen sind.

Therapie

1. Das Fell wird lokal geschoren.
2. Säubere das betroffene Gebiet mit einer antiseptischen Seife oder einem Benzoylperoxid-Shampoo.
3. Trockne das betroffene Gebiet mit Aluminiumacetat.
4. Trage örtlich Antibiotikasalbe auf, die keine Corticosteroide enthält (Steroide können die Epithelisation und Kollagensynthese und damit die Heilung stören).
5. Der Kreislauf Jucken–Kratzen–Jucken–Kratzen muß durchbrochen werden.
A. Halskragen
B. Therapie mit Prednisolon per os (0,55 mg/kg KG/Tag) für 3 bis 5 Tage.
6. Eine 3wöchige Verabreichung von systemischen Antibiotika wird bei chronischen und refraktären Fällen empfohlen, die auf die gerade beschriebene Therapie nicht ansprechen. Wenn es immer noch keine Reaktionen gibt, sollte eine Biopsie durchgeführt werden.
7. Gewichtsreduktionsprogramm bei adipösen Tieren.
8. Nach den zugrunde liegenden Ursachen fahnden.
9. Die chirurgische Entfernung des anatomischen Defekts ist die wirksamste Behandlung, die Ergebnisse sind jedoch unterschiedlich und Rezidive möglich.

– *Oberflächliche Pyodermie*

1. Es handelt sich um eine bakterielle Infektion der Epidermis, die klinisch durch Papeln, Pusteln und krustige Dermatitis gekennzeichnet ist.
2. Eine Diagnose kann schnell mit einem Ausstrich des flüssigen Pustelinhalts, Färbung des Objektträgers mit Diff-Quik-Färbung und Untersuchung des Ausstrichs auf Vorliegen einer Mischung von polymorphkernigen Leukozyten und intrazellulären Bakterien, Lymphozyten und Makrophagen.
3. Eine 3wöchige Behandlung mit systemischen Antibiotika und eine wöchentliche Behandlung mit Shampoo, das entweder Benzoylperoxid oder Chlorhexidin enthält, führt meist zur klinischen Ausheilung der Pyodermie.

Impetigo (Jungtierpyodermie)

1. Sie ist gekennzeichnet durch nichtfollikuläre pustuläre Eruptionen in der Leistengegend, Achsel und im ventralen Abdomen.
2. Die Erkrankung betrifft Hunde vor der Pubertät; der Pruritus ist im allgemeinen schwach.
3. Beurteilung des Ernährungszustandes und der Umgebung (Sauberkeit) des Patienten; Untersuchung auf Endo- und Ektoparasiten.
4. Spricht meist auf wöchentliche Behandlung mit Benzoylperoxid oder Chlorhexidin enthaltendem Shampoo oder örtliches Auftragen von Benzoylperoxid-Gel an.
5. Systemische Antibiotika (für 10 bis 14 Tage) können in refraktären Fällen angezeigt sein.
6. Bei jungen Kätzchen kann feline Impetigo auftreten. Die Läsionen treten im allgemeinen im Nacken auf. Daher wird angenommen, daß sie verursacht werden, indem das Muttertier die Jungen am Nacken packt. Die Behandlung ist die gleiche wie bei caniner Impetigo.
7. Demodikose, Dermatophytose und Flohallergie sind auszuschließen.

Oberflächliche bakterielle Follikulitis

1. Es ist der häufigste Zustand in der Veterinärdermatologie, der *nicht* diagnostiziert wird.
2. Klinisch zeigen sich papulöse bis pustulöse Eruptionen, aus denen Haarschäfte herausragen.
3. Bei weiterem Fortschreiten bilden sich umschriebene haarlose Gebiete, umgeben von einem Ring des sich ablösenden Stratum corneum (epidermale Ringbildung) und einem zentralen hyperpigmentierten Gebiet. Dieses Bild wird oft fälschlicherweise als „Ringworm" diagnostiziert.
4. Die Hauptdifferentialdiagnosen sind Demodikose und Dermatophytose. Daher sollten immer ein Hautgeschabsel und eine Pilzkultur untersucht werden.
5. Die Therapie besteht in 3- bis 4wöchiger systemischer Applikation von Antibiotika und wöchentlicher Behandlung mit Shampoos, die follikelspülende Wirkstoffe wie Benzoylperoxid enthalten.
6. Wenn ein Rezidiv entsteht, muß nach auslösenden Ursachen gesucht werden (Allergien, Stoffwechselstörungen, endokrine Störungen).

Follikulitis kurzhaariger Hunde

1. Dieser Zustand stellt sich mit abgegrenzten haarlosen Flecken und kleinen Beulen dar, die sich hauptsächlich am Rücken befinden. Er wird häufig mit Nesselausschlag verwechselt.
2. Wird bei Boxer, Englischer Bulldogge, Dobermannpinscher, Weimaraner, Dackel, Dogge und Dalmatiner beobachtet. Beide Geschlechter sind betroffen.
3. Der Pruritus ist schwach bis intensiv.
4. Die Therapie besteht in einer 3- bis 6wöchigen systemischen Applikation von Antibiotika und wöchentlichen Behandlungen mit einem benzoylperoxidhaltigen Shampoo. Es sollten keine Corticosteroide verwendet werden.
5. Mykosen und Demodikose sind auszuschließen, Hypothyreose, allergische Erkrankungen oder seborrhoisches Syndrom als zugrunde liegende Auslöser der bakteriellen Follikulitis sind in Betracht zu ziehen.

– *Tiefe Pyodermie/Furunkulose*

Klinisches Bild

1. Es handelt sich um eine bakterielle Infektion, die sich über den Haarfollikel ausdehnt und das Korium in Mitleidenschaft zieht.
2. Wird bei ausgewachsenen Hunden ohne Häufung in einem bestimmten Alter oder Geschlecht beobachtet. Der Deutsche Schäferhund ist besonders häufig befallen.
3. Das klinische Bild umfaßt multiple Pusteln, eitrige Knötchen und Fistelgänge. Hauptursache ist oft Demodikose.
4. Eine Grundkrankheit muß in jedem Fall in Erwägung gezogen werden. Die Hauptdifferentialdiagnosen sind Hyperadrenokortizismus (primär oder iatrogen), Hypothyreose, Störungen des Immunsystems (Demodikose, Neoplasie, Autoimmunkrankheiten, Immunschwächesyndrom, Atopie) und Infektionen (atypische Mykobakterien oder Pilze).
5. Es kann Juckreiz vorhanden sein oder auch nicht.

   A. Periorale Pyodermie – Follikulitis und Furunkulose um Mund und Kinn bei kurzhaarigen Rassen; heilen oft in der Pubertät ab.

   B. Infektion der mechanisch bedingten Hautschwielen („Pressure point dermatitis" des englischen Schrifttums) – Follikulitis und Furunkulose des lateralen Kniegelenks, Sprunggelenks der lateralen Zehen und der Ellenbogen. Wird durch konstantes Trauma verursacht und steht in Verbindung mit der Entwicklung eingewachsener Haare. Es besteht bei Hunden großer Rassen eine Prädisposition für diese Erkrankung.

   C. Die interdigitale Pyodermie ist durch eitrige Knötchen (Furunkel), die mit fortschreitender Erkrankung Fistelgänge bilden, aus denen sich serös-blutiges bis eitriges Material entleert (Zellulitis), gekennzeichnet. Es muß *immer* an mehreren Stellen ein tiefes Hautgeschabsel durchgeführt und auf Demodikose untersucht werden.

Diagnose

1. Tiefe Hautgeschabsel, um Demodikose aufzudecken.

2. Vollständiges Blutbild, Harnuntersuchung, biochemisches Profil, Messung der T4-Spiegel mit TSH-Test.
3. Abklatschpräparat des Exsudats, das mit Diff-Quik- und Gram-Färbung gefärbt wird.
4. Hautbiopsie einer geschorenen und desinfizierten Stelle für eine kulturelle Untersuchung auf tiefe Infektionen mit Resistenztest (mykotisch und bakteriell).
5. Hautbiopsie einer unvorbereiteten Läsion für eine histopathologische Untersuchung. Von einem an eine Primärläsion angrenzenden Hautstück wird eine Biopsieprobe im Michel-Medium für den Immunfluoreszenztest aufbewahrt, wenn Verdacht auf eine Autoimmunerkrankung besteht.

Therapie

1. Sie richtet sich auf die Kontrolle der Infektion, während nach der zugrunde liegenden Ursache gesucht wird.
2. 6wöchige systemische Applikation von bakteriziden Antibiotika, die nach den Ergebnissen der Gramfärbung, der Bakterienkultur und des Resistenztestes ausgewählt werden.
3. Wirbelbäder oder Einreibungen mit Chlorhexidin oder Povidon-Jod täglich über 3 bis 7 Tage.
4. Ein- bis zweimal pro Woche Behandlung mit Chlorhexidin oder Benzoylperoxid-Shampoos.
5. Zusätzlich zur Applikation systemischer Antibiotika kann eine Pododermatitis mit Einreibungen der Füße mit Chlorhexidin oder Povidon-Jod-Lösung alle 12 bis 24 Stunden behandelt werden.
6. Die Behandlung der Infektion der mechanisch bedingten Hautschwielen umfaßt medizinische Bäder mit Benzoylperoxid und eine 3- bis 6wöchige Gabe von systemischen Antibiotika.
7. Die Therapie der perioralen Pyodermie besteht in täglichem Säubern mit 2,5%igem Benzoylperoxid-Shampoo und täglicher Applikation eines 2,5%igen Benzoylperoxid-Gels.

Wahl der Antibiotika

1. Beim Hund werden die meisten oberflächlichen Pyodermien von *Staphylococcus intermedius* verursacht; sie sprechen gut auf eine 3wöchige systemische Gabe von Antibiotika an. Speziell dieser Keim spricht *nicht* auf Ampicillin, Penicillin G oder Tetracyclin an.
2. Bei tiefen Pyodermien können gramnegative Bakterien beteiligt sein; die Wahl der Antibiotika sollte möglichst auf den Ergebnissen der Bakterienkultur und des Resistenztestes beruhen.
3. Spezifische Antibiotika

A. Erythromycin (11 bis 18 mg/kg 3× tgl.; die Hälfte der Dosis wird in den ersten 2 bis 3 Tagen mit dem Futter verabreicht, um Erbrechen zu vermeiden; dann wird die Gesamtdosis 3 Wochen lang mit dem Futter verabreicht) und Lincomycon (22 mg/kg KG 2× tgl.) sind bakteriostatisch wirkende Engspektrumantibiotika, die im allgemeinen wegen ihrer Spezifität gegen hautpathogene Keime ausgewählt werden. Eine Resistenz entwickelt sich bei diesem Antibiotika schnell, und Resistenz gegen das eine bedeutet meist auch Resistenz gegen das andere Mittel.

B. Oxacillin (22 mg/kg KG 3× tgl.) und Cloxacillin (22 mg/kg KG 3× tgl.), die ein enges Wirkungsspektrum gegenüber grampositiven Keimen haben, sind teuer, aber wirksam. Die Arzneimittelgabe erfolgt auf leeren Magen.

C. Trimethroprim-Sulfadiazin (22 mg/kg KG 2× tgl.) hat ein gramnegatives und grampositives Spektrum. Bei einigen Hunden, besonders bei Dobermannpinschern, kann eine polysystemische Überempfindlichkeitsreaktion auftreten (Myalgie, Gelenkschmerzen, steifer Gang, neurologische Störungen). Keratoconjunctivitis sicca ist eine häufige Nebenwirkung bei Sulfonamiden. Bei Absetzen des Mittels verschwinden die Symptome gewöhnlich wieder.

D. Amoxicillin-Clavulansäure (22 mg/kg KG 2× tgl.) wird gegen β-Lactamase-produzierende *Staphylococcus* spp. verwendet.

E. Cephalosporine (Cefadroxil, Cephalexin, 33 mg/kg KG 2× tgl. oder 22 mg/kg KG 3× tgl.) werden als die „schweren Geschütze" der hautwirksamen Antibiotika betrachtet und sollten für kulturell untersuchte, resistente Fälle reserviert bleiben.

F. Quinolon-Antibiotika (Enrofloxacin 2,2 mg/kg KG 2× tgl.; Norfloxacin 5 bis 10 mg/kg KG 2× tgl.). Diese sind *absolut* für kulturell untersuchte bakterielle Infektionen, die gegen andere Antibiotika resistent sind, reserviert. Diese Gruppe von Antibiotika ist am hilfreichsten gegen gramnegative Mikroorganismen.

3. *Niemals* dürfen Corticosteroide und Antibiotika gleichzeitig verabreicht werden. Es entsteht der falsche Eindruck einer Besserung, wenn die Entzündung durch das Corticosteroid verringert wird. Zugleich findet eine Immunsuppression statt, welche die Heilung der bakteriellen Infektion verhindert.

4. Weitere diagnostische und therapeutische Schritte sind im Rahmen einer Folgeuntersuchung zu unternehmen, die das Ausmaß der Besserung überwacht. Gleichzeitiges Verschwinden der Pyodermie und des Pruritus läßt vermuten, daß die Pyodermie den Pruritus verursacht hat. Wenn der Juckreiz weiterbesteht, muß nach anderen Ursachen (z. B. Allergien) gesucht werden.

• **Parasitäre Ursachen**

– *Flohbefall und Flohstichdermatitis*

1. Die häufigste Ursache einer juckenden Dermatitis bei Hund und Katze.
2. Starker Flohbefall, der zu papulöser bis krustöser Dermatitis durch die Flohstiche mit nachfolgendem Kratzen des befallenen Tieres führt, wodurch Abschürfungen entstehen.
3. Gewöhnlich befinden sich die Läsionen bei der Katze am Kopf, Nacken und Rükken (miliare Dermatitis), beim Hund in der Lumbosakralregion und kaudomedial am Oberschenkel. Gleichzeitige Befunde sind pyotraumatische Dermatitis, lumbosakrale Alopezie und superfizielle Pyodermie.

– *Dermatitis durch Flohallergie*

1. Von Dermatitis durch Flohallergie betroffene Hunde und Katzen sind gegen antigene Bestandteile im Flohspeichel überempfindlich.

2. Die Dermatitis ist beim Hund durch eine Allergie vom Typ I (anaphylaktischer Typ) und Typ 4 (Spättyp), bei der Katze durch Allergie vom Typ I gekennzeichnet.
3. Die Manifestation der Erkrankung ist nicht mit der Flohpopulation, die auf dem Tier gefunden wird, korreliert; nur ein Floh, der ein allergisches Tier sticht, kann eine allergische Reaktion mit starkem Juckreiz entwickeln.
4. Flöhe verbringen die meiste Zeit ihres Lebenszyklus nicht auf dem Wirt, so daß eine Behandlung der gesamten Umgebung des Tieres vor einer erfolgreichen Therapie stattfinden muß.

Klinisches Bild

1. Bei Beginn der Erkrankung ist das Tier älter als 6 Monate (ausgenommen bei Chinesischen Shar Peis, die früher Symptome zeigen können).
2. Das Problem tritt im Sommer auf, ausgenommen in Gegenden, wo das Klima das ganze Jahr über warm und feucht ist.
3. Bedenke, daß das überempfindliche Tier gegen den Flohspeichel allergisch ist und es erst von dem Floh gestochen werden muß, damit sich die Allergie manifestiert. Nicht alle von Flöhen befallene Tiere sind gegen den Flohspeichel allergisch.
4. Klinische Symptome: starker Juckreiz, erythematöse, papulöse und krustöse Dermatitis, die kaudomedial an den Oberschenkeln, in der Lumbosakralgegend sowie am Bauch, Perineum und Nacken auftritt. Alopezie kann vorhanden sein.
   A. Beim Hund betrifft das Verteilungsmuster typischerweise den kaudalen Rükken und die Oberschenkel kaudomedial.
   B. Ein kaudales und zervikales Auftreten der miliaren Dermatitis ist bei der Katze das typische Bild einer Dermatitis durch Flohallergie. Auffälliges Verhalten oder Erregungszustände sind zusätzlich zu den Hautsymptomen häufige Beschwerden.
5. Katzen können auch ein eosinophiles Geschwür, eosinophile Plaque oder Lippengranulom aufweisen.
6. Die Bestätigung der Diagnose basiert auf den Resultaten des intradermalen Hauttestes und auf dem Verschwinden der Läsionen, wenn kein Flohbefall mehr vorliegt.
7. Sekundäre superfizielle Pyodermien, pyotraumatische Dermatitis und Seborrhoe sind häufig gleichzeitig bestehende Probleme.

Diagnose

1. Die Diagnose kann sich auf die folgenden Aussagen gründen.
   A. Körperliche Befunde (Flöhe, Floheier oder Flohkot)
      1) Benutze einen Flohkamm und durchkämme das Haarkleid lückenlos.
      2) Benutze einen feuchten Mulltupfer, um eventuell abfallende Krümel vom Untersuchungstisch zu wischen. Flohkot (verdautes Blut) löst sich auf und färbt den Tupfer rostbraun.
   B. Bandwurmsegment im Stuhl
   C. Ergebnisse des intradermalen Hauttestes mit einer wäßrigen Präparation von Flohantigen mit Histamin als positiver Kontrolle und Kochsalzlösung als negativer Kontrolle. Die Sofortreaktion wird nach 10 bis 15 Minuten erreicht, verzögerte Reaktionen (24 bis 48 Stunden) sind häufig.

2. Reaktion auf die Flohbekämpfung
3. Atopie, Futtermittelallergie, Überempfindlichkeit gegen Darmparasiten, Ektoparasiten (Skabies, Notoedresräude, Demodikose usw.), bakterielle Dermatitis und Dermatophytose sind auszuschließen. Viele Tiere haben mehrere Gesundheitsstörungen gleichzeitig.

Therapie

1. Der Besitzer wird angewiesen, die Flöhe zu bekämpfen.
   A. Stelle sicher, daß der Besitzer die Bedeutung einer ständigen Bekämpfung der Flöhe vesteht, auch wenn längere Zeit keine mehr gesehen worden sind.
   B. Bedenke, daß ein gegen Flöhe allergisches Tier dies sein Leben lang ist.
2. Das Vorgehen, das den meisten Erfolg verspricht, besteht in der Behandlung der häuslichen Umgebung des Tieres, der außerhäuslichen Umgebung und in der Behandlung des befallenen Tieres zusammen mit allen Tieren, mit denen es in Kontakt steht.
   A. Die Umgebung des Tieres wird mit Staubsauger und feuchtem Lappen gründlich gereinigt und der Staubsaugerbeutel anschließend entleert. Dann wird ein Insektizid (Chlorpyrifos oder ein synthetisches Pyrethrin) mit Methopren (Wachstumshemmer) alle zwei Wochen einen Monat lang, dann monatlich oder alle zwei Monate während der Flohsaison im Haus ausgebracht. Bei starkem Befall und in großen Häusern sollte ein Kammerjäger gerufen werden.
   B. Waschung *aller* Tiere wöchentlich mit zugelassenen Organophosphaten, Pyrethrinen oder Pyrethroiden wird empfohlen. Diese Mittel müssen mit Vorsicht angewendet werden, da sich ihre Wirkungen addieren und zu Vergiftungen führen können.
   C. Zwischen den Waschungen oder Bädern werden täglich oder jeden zweiten Tag Pyrethrinsprays verwendet, die zusätzlichen Schutz bieten und sicher sind. Tiere mit gleichzeitigen Hautläsionen sind gegen Sprays auf Alkoholbasis empfindlich; Sprays auf Wasserbasis können das Unbehagen verringern.
   D. Flohshampoos sind bei Tieren mit Flohallergie selten hilfreich, da die Wirkung nicht lange anhält; ein normales Shampoo ist bei der Entfernung der Flöhe und des Flohkotes ebenso wirksam. Flohhalsbänder sind im Grunde genommen wirkungslos.
   E. Die außerhäusliche Umgebung, die vom Tier aufgesucht wird, sollte alle zwei bis drei Wochen mit einem Insektizid für den Gebrauch im Garten besprüht werden (Diazanon, Carbaryl, Malathion). Bei Verwendung von Diazanon-Granula kann die Anwendung seltener erfolgen.
   F. Im Freien werden Produkte wie Chlorpyrifos (Mikrokapseln) verwendet.
3. Die Therapie sollte zunächst auf die Kontrolle der sekundären superfiziellen Pyodermie gerichtet sein. Dies geschieht durch wöchentliche Anwendung antibakterieller Shampoos und eine 3wöchige systemische Behandlung mit Antibiotika.
4. Eine symptomatische Therapie gegen Pruritus mit Antihistaminika oder entzündungshemmenden Dosen von Corticosteroiden kann dem gegen Flöhe allergischen Hund oder der Katze einige Erleichterung verschaffen.
   A. Diphenhydramin-HCl oder Hydroxyzin-HCl in der Dosis von 2,2 mg/kg KG alle 8 bis 12 Stunden (die Wirkung ist im allgemeinen gut bis gering).

B. Orale Corticosteroide (Prednisolon oder Prednison in einer Dosierung von 0,55 mg/kg KG 2× tgl. über 5 Tage, 1× tgl. über 5 Tage, dann jeden 2. Tag über 10 Tage) kann als begleitende Therapie zur Kontrolle des Pruritus durchgeführt werden. Vor der Anwendung muß jedoch die sekundäre Pyodermie abgeheilt sein.
5. Zur Zeit gibt es keine verläßliche Methode zur Hyposensibilisierung eines gegen Flöhe allergischen Tieres.
6. Die orale Applikation von Organophosphaten ist mit einigem Erfolg bei nichtallergischen Hunden durchgeführt worden. Fenthion hat abstoßende Wirkung und kann nützlich sein. Beide Stoffe sind von fraglicher Wirksamkeit beim allergischen Tier.

– *Sarkoptesräude*

Klinisches Bild
1. Diese hochkontagiöse, stark juckende Dermatitis ist durch papulöse Eruptionen, dicke Schuppen und Krusten, die Ellenbogen, Ohrränder, Sprunggelenke, Beine, Brust und Bauch betreffen, gekennzeichnet. Die Sarkoptesräude kann auch generalisiert vorkommen.
2. Lymphadenopathie tritt häufig auf.
3. Der Zustand kann sich auch als nur leichtes Erythem mit starkem Juckreiz darstellen.
4. Die Reaktion auf entzündungshemmende Dosen von Corticosteroiden ist im allgemeinen gering.
5. Ein Befall des Besitzers heilt meist spontan ab, sobald das betroffene Tier behandelt ist.

Diagnose

1. Sie basiert auf der Anamnese und dem klinischen Bild. Die Anamnese ergibt oft, daß andere Hunde und Menschen, die mit dem betroffenen Tier in Kontakt standen, auch eine juckende Dermatitis aufweisen.
2. Multiple Hautgeschabsel ergeben in mehr als 50% aller Fälle negative Ergebnisse.
3. Bei der Mikroskopie sind Milben (*Sarcoptes scabiei*) und Eier zu sehen.
4. Bei einem Direktausstrich des Ohres können Milben, Eier oder beides zu finden sein.
5. Der aurikulofemorale Reflex (Pinna-Femur-Reflex) kann positiv oder negativ sein (Reiben des Ohrrandes führt dazu, daß sich der Hund am Ohr kratzt).
6. Die Reaktion auf die Therapie ist das zuverlässigste diagnostische Hilfsmittel. Wenn Verdacht auf Skabies besteht, sollte die erforderliche Behandlung eingeleitet werden!
7. Fliegen- und Flohstiche, Atopie, Futtermittelallergie, Otodectes-Dermatitis, Dermatophytose und Autoimmunerkrankungen sind auszuschließen.
8. Da ungewöhnliche Erscheinungsbilder möglich sind, sollte bei einem Hund mit Juckreiz Skabies die erste Differentialdiagnose sein.

Therapie

1. Schere erforderlichenfalls die Haare.

2. Leite die parasitizide Therapie durch Einreiben mit einem gut reinigenden, keratolytischen, antiseborrhoischen Shampoo ein, um lose Krusten zu entfernen.
3. Ganzkörperwaschungen mit akariziden Mitteln
A. Phosmet wöchentlich über 6 Wochen (u. U. Resistenz)
B. 3 Behandlungen mit Amitraz in 2wöchigem Abstand (wirksame Therapie, aber für diesen Gebrauch bei Hunden nicht zugelassen)
C. Schwefelkalk (1 : 30) alle 5 Stunden für 6 bis 8 Behandlungen oder bis zwei Wochen nach der klinischen Heilung. Dieses Produkt ist besonders für kranke, geschwächte oder sehr junge (jünger als 6 Wochen) Tiere geeignet.
4. 2 oder 3 Behandlungen mit Ivermectin (Zubereitung für Rinder), 200 µg/kg KG p. o. oder s. c. in 2wöchigem Abstand. Es darf nicht bei Collies, Shelties oder Collie-Kreuzungen angewandt werden.
5. Prednisolon, 0,55 mg/kg KG/Tag über drei bis fünf Tage, um den Kreislauf Jukken–Kratzen–Jucken–Kratzen zu durchbrechen.
6. Die Decken des Lagers müssen gewaschen und alle Kontakttiere behandelt werden, um eine Reinfestation zu vermeiden.

– *Notoedresräude*

Klinisches Bild

1. Der Vorbericht und die klinischen Symptome sind ähnlich wie bei der Skabies des Hundes. Befallen sind Gesicht, Kopf, Ohrränder, Füße und Perineum. Selten.
2. Die Läsionen sind durch dicke Schuppen und Krusten mit starkem Juckreiz gekennzeichnet.
3. Futtermittelallergie, Pemphigus foliaceus/erythematosus, Otodectes-Befall, Dermatophytose und Demodikose sind auszuschließen.

Diagnose

1. In Hautgeschabseln werden häufig Milben (*Notoedres cati*) und Eier gefunden.
2. Die Kotuntersuchung kann Eier und/oder Milben oder Milbenteile aufdecken.
3. Schließe andere Differentialdiagnosen aus und beurteile die Reaktion des Tieres auf eine Therapie.

Therapie

1. Waschungen mit parasitiziden Mitteln – Schwefelkalk (1 : 30), 3 bis 6 Behandlungen 1 × wöchentlich; Ivermectin (Zubereitung für Rinder), 200 mg/kg KG s. c., 2 Behandlungen in 2wöchigem Abstand.
2. Dieser Parasit ist für andere Katzen hochkontagiös, daher muß die Umgebung gesäubert und behandelt werden. Ebenso müssen alle Kontakttiere behandelt werden.

Ohrräude

Klinisches Bild

1. Betrifft Hunde und Katzen jeden Alters und jeder Rasse.

2. Es treten Pruritus und Otitis externa auf, die durch Kopfschütteln, Kratzen am Ohr, Schräghalten des Kopfes, periaurikuläre Exkoriationen und ein dunkelbraunes bis schwarzes, dickes, ceruminöses Exsudat gekennzeichnet sind.
3. Kopf, Gesicht, Nacken, Füße, Perineum und Schwanzwurzel können befallen sein. Die Ohren sind meist bilateral befallen, es kann aber auch nur einseitiger Befall vorliegen.
4. Bei Katzen kann der Befall von einer miliaren Dermatitis begleitet sein.

Diagnose

1. Ohrabstrich und mikroskopische Untersuchung des Exsudates auf Milben und Eier
2. Otoskopische Untersuchung auf Milben (*Otodectes cynotis*) und Eier
3. Hautgeschabsel

Therapie

1. Säubern der Ohren (dazu kann eine Sedation oder Allgemeinanästhesie erforderlich sein)
   A. Weiche die Absonderungen mit einem cerumenolytischen Wirkstoff auf und entferne sie mit einem Tupfer.
   B. Eine Reinigung kann durch *vorsichtige* Spülung mit verdünnter Povidon-Jod- oder Chlorhexidin-Lösung unter Verwendung einer kleinen Spritze mit Gummispitze erreicht werden.
2. Präparate zur Behandlung der Ohren
   A. Ein akarizider Wirkstoff ist für unkomplizierte Infektionen sehr gut geeignet.
   B. Ein Kombinationspräparat mit entzündungshemmender, antiparasitärer und antibakterieller Wirkung ist bei sekundär entzündeten Ohren das Mittel der Wahl.
   C. Eine Woche lang müssen beide Ohren zweimal täglich behandelt werden, dann zwei Wochen lang zwei- bis dreimal wöchentlich. Zwei Wochen nach Absetzen der Medikation muß eine Folgeuntersuchung stattfinden.
3. Ivermectin (Zubereitung für Rinder) in einer Dosis von 200 µg/kg G, wiederholt nach zwei Wochen, ist ein besonders wirksames Mittel sowohl bei Hunden als auch bei Katzen. Seine Verwendung ist vor allem bei Stallkatzen, Haushalten mit vielen Katzen und schwierigen Tieren von großem Wert. Für diese Anwendungen ist es jedoch noch nicht hinreichend erprobt.
4. Örtliche Anwendung von Antiparasitika (z. B. ein gutes Flohshampoo) sollte durchgeführt werden, um einen erneuten Befall der Ohren mit Milben, die im Haarkleid gelebt haben, zu verhindern.
5. Alle Kontakttiere sollten untersucht und behandelt werden.
6. Bakterielle Otitis, *Malassezia* (*Pityrosporum*)-Otitis, Atopie, Futtermittelallergie, Fremdkörper, Fliegen- und Flohstiche sind auszuschließen.

– *Cheyletiellose*

1. Der Befall mit den hochkontagiösen Raubmilben (*Cheyletiella*-Arten) tritt bei Hunden, Katzen, Kaninchen und Menschen auf und wird unter Jungtieren durch direkten Kontakt oder kontaminierte Gegenstände übertragen.

2. Klinische Symptome sind unterschiedlich, umfassen aber in aller Regel diffus verteilte, trockene Schuppen auf dem Rücken. Juckreiz kann auftreten.
3. Die Diagnose wird aufgrund von Hautgeschabseln, nach Gebrauch von Flohkämmen oder Zellophanklebebändern, um Schuppen für die mikroskopische Untersuchung zu gewinnen, oder durch Beoabachtung der sich bewegenden Milben gestellt.
4. Skabies, Notoedresbefall, Atopie, Dermatitis durch Flohallergie und seborrhoische Dermatitis sind auszuschließen.
5. Die Raubmilben sind gegen die meisten Akarizide empfindlich, daher besteht die Therapie in Verwendung eines beliebigen zugelassenen Akarizids bei *allen* Kontakttieren. Ivermectin (200 mg/kg KG s. c.), einmal nach zwei Wochen wiederholt, ist ebenfalls wirksam, aber für diesen Zweck nicht zugelassen.
6. Die Säuberung der Umgebung, gefolgt von einem Insektizid zur Anwendung in Räumen sind unumgängliche Maßnahmen.
7. *Cheyletiella* kann beim Menschen eine stark juckende Dermatitis verursachen, daher sollten betroffene Besitzer einen Arzt aufsuchen.

• Allergische und immunologische Ursachen

– *Dermatitis durch Inhalationsallergene (Atopie)*

1. Eine häufige Erkrankung bei Hunden, die schätzungsweise 15% der Hundepopulation betrifft.
2. Die Erkrankung beginnt im Alter von ein bis zwei Jahren. Beide Geschlechter sind betroffen. Der Chinesische Shar Pei kann die Symptome einer Atopie schon im Alter von zwei bis drei Monaten entwickeln.
3. Sie tritt sowohl bei reinrassigen als auch bei gemischtrassigen Hunden auf. Terrier, Golden Retriever, Irish Setter, Dalmatiner, Lhasa Apsos, Englische Bulldoggen und Shar Peis sind besonders häufig betroffen.
4. Der Vorbericht ergibt saisonales Vorkommen, das sich zu einem ganzjährigen Problem entwickeln kann.
5. Atopie bei der Katze kommt vor, wird aber wesentlich seltener als beim Hund diagnostiziert.

Klinisches Bild

1. Pruritus ist das Merkmal einer allergischen Erkrankung.
2. Die klassischen Beschwerden im Vorbericht bei Hunden umfassen Reiben des Gesichts, Belecken oder Bekauen der Füße und Kratzen der Achseln oder der Ohren. Die Anamnese wird im allgemeinen durch ein Erythem, eine Entzündung und selbst zugefügte Exkoriationen, die bei der klinischen Untersuchung festgestellt werden, gestützt.
3. Hyperpigmentation, Lichenifikation und superfizielle Pyodermie sind häufige sekundäre Probleme.
4. Bei Katzen kann sich Atopie als symmetrische Alopezie ohne Dermatitis, miliare Dermatitis, Pruritus am Kopf und Nacken oder als generalisierte schuppige Dermati-

tis darstellen. Atopie kann auch in Form eines eosinophilen Granuloms, eosinophilen Geschwürs oder als eosinophile Plaque auftreten.

Diagnose

1. Hinweise im Vorbericht (Rasse, Jahreszeit, Ansprechen auf Corticosteroide)
2. Negative Ergebnisse bei Hautgeschabseln
3. Ausschluß oder Feststellung anderer Ursachen des Pruritus, z. B. Flohplage oder Futtermittelallergie
4. Ergebnisse eines intradermalen Hauttests
   A. Sowohl bei Hunden als auch bei Katzen möglich.
   B. Nachweis, ob antigenspezifisches Immunglobulin E (IgE) in der Haut vorhanden ist.
   C. Indikationen
      1) Wenn andere Differentialdiagnosen ausgeschlossen worden sind,
      2) wenn sich das Problem von einem jahreszeitlichen zu einem ganzjährigen entwickelt hat,
      3) wenn der Besitzer oder der Tierarzt meint, daß eine symptomatische Therapie nicht der beste Weg zur Bekämpfung der Erkrankung ist.
   D. Vorbereitung für den Hauttest
      1) Setze alle Corticosteroide (Prednisolon für mindestens drei Wochen, Methylprednisolonacetat und Megestrolacetat für mindestens drei Monate), Antihistaminika (für zwei Wochen) und Aspirin (für mindestens eine Woche) vor dem Hauttest ab.
      2) Führe einen intradermalen Kontrolltest mit Histamin (1 : 100 000)/Kochsalzlösung (Verdünnungsmittel) durch, wenn das Tier entzündungshemmende Pharmaka erhalten hat. Warte, bis eine gute Histaminreaktion (4+) auftritt, bevor der volle intradermale Test durchgeführt wird.
      3) Behandlung der sekundären bakteriellen Infektion mit Antibiotika *vor* dem Hauttest.
      4) Die getesteten Allergene sollten Pollen, die der regionalen Vegetation entsprechend ausgewählt werden, und ganzjährig vorhandene Substanzen wie Hausstaub, Epidermisschuppen und Schimmel umfassen. Alle Allergene sollten in einer wäßrigen Form ohne Glycerolzusatz vorliegen, um das Risiko von Reizreaktionen zu verringern.
   E. Die richtige Interpretation der Reaktionen auf den Hauttest hängt von den Fähigkeiten des Untersuchers ab.
5. Für Hunde sind zwei In-vitro-Tests kommerziell erhältlich.
   A. RAST
   B. ELISA
   C. Beide nutzen anti-canines IgE, um zirkulierende IgE-gruppenspezifische Antikörper aufzudecken.
   D. Bei diesen Tests kommen leider viele falsch-positive Egebnisse vor; die Tests sind aber eine willkommene Alternative, wenn intradermale Hauttests kommerziell nicht erhältlich oder schwierig durchzuführen sind.
   E. In-vitro-Allergietests sind für Katzen nicht entwickelt worden, da felines IgE immunchemisch nicht nachgewiesen ist.

6. Ein Provokationstest ist der beste Test bei Hund und Katze, aber in den meisten Fällen schwierig zu erreichen. Er stellt eine hervorragende Methode zur Identifizierung von Allergien auf Stoffe wie Zigarettenrauch oder Hautschuppen von Katzen dar. Der Test erfordert, daß das Tier dem vermuteten Allergen für zwei bis drei Wochen nicht ausgesetzt werden darf, wobei beobachtet wird, ob eine Besserung eintritt. Dann erfolgt eine erneute Allergenexposition, wobei beobachtet wird, ob der Juckreiz wieder auftritt oder schlimmer wird.

Therapie

1. Mit Antihistaminika werden unterschiedliche Erfolge bei der Bekämpfung des Juckreizes erzielt, sie sollten aber versucht werden, bevor eine Langzeitbehandlung mit Corticosteroiden begonnen wird.
   A. Hydroxyzin-HCl, 2,2 mg/kg KG 3× tgl. nur für Hunde
   B. Diphenhydramin, 2,2 mg/kg KG 3× tgl. nur für Hunde
   C. Chlorpheniramin, 2 bis 4 mg (Gesamtdosis) alle 12 Stunden. Am besten für Hunde kleiner Rassen und Katzen.
   D. Doxepin-HCl, 0,5 bis 1 mg/kg KG 2× tgl. nur für Hunde
   E. Die individuellen Reaktionen auf spezifische Antihistaminika fallen unterschiedlich aus. Es kann hilfreich sein, jedes der drei verschiedenen Antihistaminika für je 2 Wochen zu verschreiben und dann das am besten wirkende für die weitere Therapie auszuwählen.
2. Corticosteroide sind für manche Tiere die Therapie der Wahl.
   A. Wenn der Besitzer keine Hyposensibilisierung durchführen lassen möchte und Antihistaminika/Fettsäure-Kombinationen ohne positive Wirkung geblieben sind.
   B. Tiere mit einer kurzen (8 bis 12 Wochen) allergischen Saison.
      1) Prednison oder Prednisolon, 0,55 mg/kg KG 2× tgl. über 3 bis 5 Tage, 1× tgl. über 3 Tage, dann jeden zweiten Tag. Zur Kontrolle der klinischen Symptome auf die niedrigstmögliche Dosis zurückgehen.
      2) Langzeit-Corticosteroide (Methylprednisolonacetat) haben bei der Behandlung der Atopie keinen Platz, wenn die Saison nicht sehr kurz (4 bis 6 Wochen) ist und ein oder zwei Behandlungen reichen, um die Symptome vollkommen unter Kontrolle zu halten.
      3) Methylprednisolonacetat, 20 mg s. c. oder i. m. ist zur Behandlung des Pruritus bei Katzen wirksam, aber die Wirkungsdauer kann sich bei längerem Gebrauch verkürzen. Die starken Nebenwirkungen von Megestrolacetat (Diabetes mellitus, Pyometra/Metritis, Suppression der Nebennierenfunktion, Hyperplasie der Mamma, Tumoren usw.) schließen dessen routinemäßigen Gebrauch für eine symptomatische Therapie bei der Katze aus.
3. Gepuffertes Aspirin (5 mg/kg KG 2× tgl.), das mit dem Futter verabreicht wird, kann bei manchen Hunden hilfreich sein. Es muß abgesetzt werden, wenn Störungen des Gastrointestinaltraktes auftreten. Bei Katzen sollte es nicht verwendet werden.
4. Ergänzung von essentiellen Fettsäuren
   A. Verabreiche sie allein in einer Dosis, die doppelt so hoch ist wie vom Hersteller empfohlen, über mindestens 6 Wochen, bevor die Reaktion beurteilt wird.
   B. Sie können zu einer verstärkten entzündungshemmenden Reaktion führen,

wenn sie in Kombination mit Corticosteroiden oder Antihistaminika verwendet werden.
5. Hyposensibilisierung ist das Verfahren der Wahl bei sehr jungen Patienten oder bei Tieren mit nicht jahreszeitlich abhängigem Juckreiz. Obwohl eine Verbesserung selten früher als 3 Monate nach Beginn der Therapie beobachtet wird, ist sie in etwa 65% der Fälle innerhalb des ersten Jahres wirksam. Diese Form der Therapie ist lebenslang erforderlich, ermöglicht aber eine Verringerung oder das Absetzen einer Begleittherapie. Die Vakzinen müssen genau auf den Bedarf des Tieres maßgeschneidert sein und auf den Resultaten entweder des intradermalen Hauttests, des RAST oder des ELISA basieren.
6. Eine antibiotische Therapie ist in allen Fällen indiziert, um sekundäre Pyodermien zu behandeln.
7. Ein therapeutisches Bad mit einem Benzoylperoxid-, Schwefel/Salicylsäure oder Chlorhexidin-Shampoo ein bis zweimal wöchentlich hilft, den Juckreiz und sekundäre Seborrhoen und Pyodermien unter Kontrolle zu halten.

– *Futtermittelallergie*

Anamnese und klinische Symptome
1. Betrifft meist junge, etwa ein Jahr alte Tiere (Hunde und Katzen aller Rassen), kann aber in jedem Alter auftreten.
2. Sollte ausgeschlossen werden, bevor bei jungen Tieren ein intradermaler Hauttest überlegt wird.
3. Tritt meist nicht in Verbindung mit einer vor kurzem vorgenommenen Veränderung der Futterzusammensetzung auf, sondern erst, wenn ein Tier das gleiche Futter über eine längere Zeit erhalten hat.
4. Starker Juckreiz, der Gesicht, Kopf, kaudalen Rücken und Perineum betrifft. Der Juckreiz spricht im allgemeinen auf Steroide nicht an.
5. Bei Hunden können ein generalisiertes Erythem und Pruritus ohne starke Dermatitis, eine lumbosakrale Alopezie, Dermatitis wie bei einer Flohallergie, Dermatitis mit einem atopie-ähnlichen Verteilungsmuster oder eine seborrhoische Dermatitis vorhanden sein.
6. Bei Katzen kann sich das Problem als miliare Dermatitis, als jeder der Symptomenkomplexe des Eosinophilen-Granulom-Komplexes (Plaque, Geschwür oder Granulom), stark juckender seborrhoischer Zustand am Nacken und Kopf oder selbstverursachte symmetrische Alopezie ohne Dermatitis zeigen.

Diagnose

1. Eine Eliminationsdiät ist das beste Mittel, um die Diagnose Futtermittelallergie stellen zu können. Bei einem selbstbereiteten Futter kennt man die genaue Zusammensetzung.
2. Es sollte eine Proteinquelle gefüttert werden, an die das Tier niemals exponiert war, wie Lammfleisch, Rotwild, Kaninchen, Fisch oder Tofu für *mindestens* 3 Wochen. Während dieser Zeit werden keine anderen Leckereien gefüttert und keine Kauknochen aus Rohleder oder Medikationen mit Fleischgeschmack gegeben.

A. Vom Besitzer zubereitete Diät

1) Mische eine Tasse des gekochten Eiweißfuttermittels mit drei Tassen gekochtem, langkörnigem Naturreis.

2) Etwa eine Tasse dieser Mischung pro 5 kg Körpergewicht, verteilt auf zwei Fütterungen, deckt den täglichen Energiebedarf.

B. Es sind kommerzielle hypoallergene Fertigfutter von verschiedenen Herstellerfirmen erhältlich.

3. Nach einem 3wöchigen Fütterungsversuch wird ein Provokationsversuch mit dem normalen Futtermittel durchgeführt und beobachtet (über mindestens 48 Stunden), ob der Juckreiz wieder auftritt.

4. Sollte der Pruritus erneut auftreten, wird die hypoallergene Diät wieder solange gefüttert, bis dieser wieder verschwindet. Spezifische Proteine (z. B. Rindfleisch, Ei, Huhn) werden einzeln über einen Zeitraum von 3 Tagen gefüttert, um das auslösende Allergen zu identifizieren. Zwischen den Provokationsversuchen wird wieder die hypoallergene Diät gefüttert.

5. Katzen sind schwierig zu testen, fressen aber häufig konservierungsmittelfreie Babykost mit Lammfleisch oder ein kommerzielles hypoallergenes Dosenfutter für Hunde. Es ist darauf zu achten, daß in dem kommerziellen Futter das für Katzen essentielle Taurin enthalten ist. Bei selbstbereiteten Diäten wird es zugegeben. Der Versuchsaufbau ist der gleiche wie bei Hunden.

Therapie

1. Vermeidung des auslösenden Futtermittelallergens
2. Fütterung einer selbstbereiteten Diät mit Ergänzung von Vitaminen und Mineralien oder einer kommerziellen hypoallergenen Diät.
3. Es ist Vorsicht geboten. Konservierungsmittelfreie und „Designer"-Hundefutter, die Lamm enthalten, enthalten häufig auch Proteine anderer Herkunft (Ei, Huhn, Molke u. a.). Obwohl sie den Erhaltungsbedarf decken *können*, sollte die Liste der Inhaltsstoffe sorgfältig geprüft und mit den Ergebnissen des Provokationstests vor einer Fütterung verglichen werden.
4. Corticosteroide sind von geringem Nutzen.

– *Kontaktallergie*

1. Tritt bei Hund oder Katze wegen des Schutzes, den das Fell bietet, selten auf.
2. Kann eine allergene Reaktion oder eine Reaktion auf reizende Stoffe sein.

Klinisches Bild

1. Haarlose oder nur gering behaarte Körperteile, wie Bauch, Achseln, Füße und Skrotum, sind am häufigsten von Reaktionen auf reizende Stoffe oder Allergene betroffen.
2. Eine allergische Kontaktdermatitis beginnt als juckende, papulöse bis makulöse, eruptive Dermatitis, die sich in eine krustige, schuppige mit selbst zugefügtem Trauma entwickelt. Sie ist durch einen chronischen und progredienten Verlauf bei einem einzelnen Tier gekennzeichnet.

Diagnose

1. Der Vorbericht gibt Hinweise auf eine Exposition.
2. Exposition gegenüber dem vermuteten Allergen bei einem Hauttest ist eine verläßliche diagnostische Methode.
3. Das verdächtige Allergen muß mit einer rasierten Hautstelle über 48 Stunden in engem Kontakt bleiben; es wird auf Entwicklung einer Urtikaria oder eines Erythems an der Kontaktstelle geachtet.
4. Bei einem anderen Vorgehen wird das verdächtige Allergen aus der Umgebung des Tieres entfernt. Sobald die Dermatitis zurückgegangen ist, erfolgt eine erneute Exposition des Tieres, um die Diagnose zu bestätigen.
5. Dermatitis durch Kontakt mit einem Reizmittel, Skabies, Demodikose, Dermatitis bei Hakenwurmbefall und Pyodermie sind auszuschließen.

Therapie

1. Allergenkarenz
2. Erleichterung kann durch örtliche Anwendung von Corticosteroiden oder systemische Applikation von Corticosteroiden in einer entzündungshemmenden Dosis (0,5 mg/kg KG 2×tgl.) geschaffen werden.
3. Sekundäre Pyodermien werden mit 3wöchiger Gabe systemischer Antibiotika und wöchentlicher Anwendung antibakterieller Shampoos behandelt.

– *Arzneimittelallergie*

1. Selten; Juckreiz unterschiedlichen Ausmaßes, kaum auf Steroide ansprechend.
2. Hauteruptionen mit unterschiedlicher Beteiligung der Schleimhäute.
3. Kann dosisabhängig und aufgrund des pharmakologischen Verhaltens des Arzneimittels vorhersagbar sein, aber auch Idiosynkrasie oder Überempfindlichkeitsreaktion kann zugrunde liegen.
4. Die klinischen Manifestationen sind sehr unterschiedlich und können Erythem, Depigmentierung, Erosionen, Ulzerationen der Haut und Schleimhäute, Petechien bis Ekchymosen, Urtikaria, Quincke-Ödem und papulös-krustöse Dermatitis umfassen.
5. Kann jede dermatologische Erkrankung vortäuschen.
6. Da eine arzneimittel-induzierte Dermatopathie Tage bis Monate nach Einnahme des Arzneimittels auftreten und noch Monate nach Absetzen des auslösenden Arzneimittels anhalten kann, ist ein sorgfältiger Vorbericht der beste Beweis, daß ein Arzneimittel Auslöser der Dermatitis ist.
7. Provokationstests mit dem vermuteten Auslöser bestätigen die Diagnose, sind aber im allgemeinen zu gefährlich, um sie zu versuchen.
8. Die Therapie richtet sich auf:
   A. Absetzen des auslösenden Arzneimittels
   B. Durchführung einer symptomatischen Therapie nach Bedarf (Antibiotika, Behandlung mit mildem Shampoo usw.). Corticosteroide sind u. U. nicht hilfreich, sollten aber in Erwägung gezogen werden, wenn sich lebensbedrohende Symptome entwickeln.
   C. Vermeidung verwandter Pharmaka

- **Sonstige juckende Dermatosen**

– *Feline miliare Dermatitis*

1. Auch bekannt als papulös-krustöse Dermatitis
2. Kann Katzen jeden Alters, aller Rassen oder jeden Geschlechts betreffen. Macht etwa 38% aller vorgestellten Fälle mit Hauterscheinungen aus.
3. Stark juckende, papulös-krustöse Dermatitis
4. Das Verteilungsmuster kann lokalisiert (Nacken oder Lumbosakralregion) oder diffus sein.
5. Dieses Muster einer Dermatitis bei Katzen stellt eine Reaktion der Haut auf immunologische, infektiöse oder reizende Agenzien dar. Es ist *keine* Krankheitsentität. Die Suche nach einer Grundkrankheit ist erforderlich.
6. Die Differentialdiagnosen schließen Flohallergie (>54%), Futtermittelallergie (10,6%), Atopie (12%), bakterielle Follikulitis, Arzneimittelallergie, Überempfindlichkeit gegen Darmparasiten, Ektoparasiten (*Notoedres*, *Otodectes* u. a.), Dermatophyten oder ein Ungleichgewicht der Nahrungszusammensetzung (essentielle Fettsäuren, Biotin) ein.
7. Der Diagnoseplan sollte Untersuchung mit einem Flohkamm, Hautgeschabsel, Gebrauch einer Woodschen Lampe, Kotuntersuchung, Pilzkulturen, Fütterungsversuch und intradermalen Hauttest umfassen.

– *Psychogene Dermatose*

(Dermatitis durch Belecken, Leckgranulom)
1. Ausgewachsene Rüden sind besonders häufig betroffen.
2. Das Leckgranulom kommt besonders bei Dobermannpinscher, Doggen, Golden Retriever, Deutschem Schäferhund und Labrador Retriever vor.
3. Wird bei nervösen oder gelangweilten ausgewachsenen Tieren beobachtet. Häufig löst eine Veränderung der Umgebung (Tod in der Familie, neues Baby usw.) das Verhalten aus.
4. Das Krankheitsbild ist gekennzeichnet durch eine einzelne fokale, noduläre, haarlose Plaque an der anterioren Oberfläche des Karpus oder Metakarpus.
5. Die Dermatitis wird durch dauerndes Belecken der Körperstellen, das zu Erosionen und endlich zur Verdickung der Haut führt, hervorgerufen. Der Juckreiz ist im allgemeinen stark.
6. Neoplasien, allergische Erkrankungen (Atopie, Flohallergie, Futtermittelallergie), tiefe bakterielle Infektionen, Dermatophytose, subkutane Mykose, Osteomyelitis, Fremdkörperreaktion und metabolische/endokrine Störungen sind auszuschließen.
7. Der Diagnoseplan sollte vollständiges Blutbild, biochemisches Profil, Hautgeschabsel, Pilzkultur, Biopsie und Röntgenaufnahmen umfassen. Meist ist die Diagnose eine Ausschlußdiagnose.
8. Therapie
   A. Erkenne und behandle das zugrunde liegende Problem.
   B. Verändere die Umgebung oder modifiziere das Verhalten des Tieres.
      1) Phenobarbital, 2,2 bis 6,6 mg/kg KG 2×tgl.
      2) Tranquilizer können helfen, wenn eine streßreiche Situation bevorsteht.

3) Megestrolacetat, 1 mg/kg KG 1× tgl. (darf nicht bei nichtkastrierten Hündinnen verwendet werden).

4) Naltrexon (ein Endorphinhemmer), 2,2 mg/kg KG p. o. 1× tgl.

C. Die örtliche Anwendung von Corticosteroid- und Antibiotika-Präparaten brachte unterschiedliche, aber im allgemeinen mäßige Erfolge.

D. Systemische Antibiotika sind erforderlich, wenn eine tiefe Infektion vorliegt; sie sollten für mindestens 6 bis 8 Wochen verabreicht werden.

E. Durch chirurgische Entfernung, Kryochirurgie und Strahlentherapie sind unterschiedliche Erfolge erzielt worden.

Bullöse/ulzerierende Dermatosen

Erkrankungen dieser Kategorie umfassen Syndrome, deren Primärläsionen von papulösen und pustulösen bis zu solchen mit erosiver und ulzerativer Erscheinung reichen. Wieder bieten eine vollständige Anamnese, einschließlich vorheriger Pharmakotherapie und Reaktion darauf, gründliche körperliche Untersuchung sowie sorgfältig ausgeführte Diagnosetests den besten Weg zur Aufdeckung der Ursache und Formulierung eines vernünftigen Therapieplanes (Abb. 15-2).

• Eosinophiler Granulom-Komplex

Der eosinophile Granulom-Komplex ist möglicherweise eine falsche Benennung für eine Gruppe von Erkrankungen, die häufig nicht durch Eosinophilie gekennzeichnet und u. U. auch keine Granulome sind. Obwohl eine Gruppe spezifiziert pathogenfreier Katzen mit einem hohen Auftreten eosinophiler Granulome untersucht worden ist und Beweise erbracht wurden, um einen hereditären Übertragungsmodus für diese Krankheitsbilder zu stützen, bleibt die Ätiologie dieses Syndroms schwer faßbar. Wie bei der miliaren Dermatitis, zeigen die Krankheitsbilder, die zu dem Eosinophilen Granulom-Komplex gehören, meist eine Hautreaktion auf ein zugrunde liegendes Primärproblem an. Es ist wichtig, die Möglichkeiten zu untersuchen und zu versuchen, das Primärproblem zu behandeln, statt die Katze zu einer lebenslangen Einnahme von Corticosteroiden ohne Alternativen zu verurteilen.

– *Felines eosinophiles Geschwür*

Klinisches Bild

1. Erhabene, rote, glänzende, haarlose Läsion an der Oberlippe oder in der Mundhöhle von Katzen.
2. Es gibt kein bevorzugtes Alter und keine Rassenprädisposition, aber Kätzinnen sind besonders häufig betroffen.
3. Es gibt Beweise, daß viele dieser Geschwüre Manifestationen einer Überempfindlichkeitsreaktion sind (Atopie, Futtermittelallergie, Flohallergie).
4. Einige dieser Läsionen können Vorstadium eines malignen Tumors sein, z. B. Plattenepithelkarzinom.

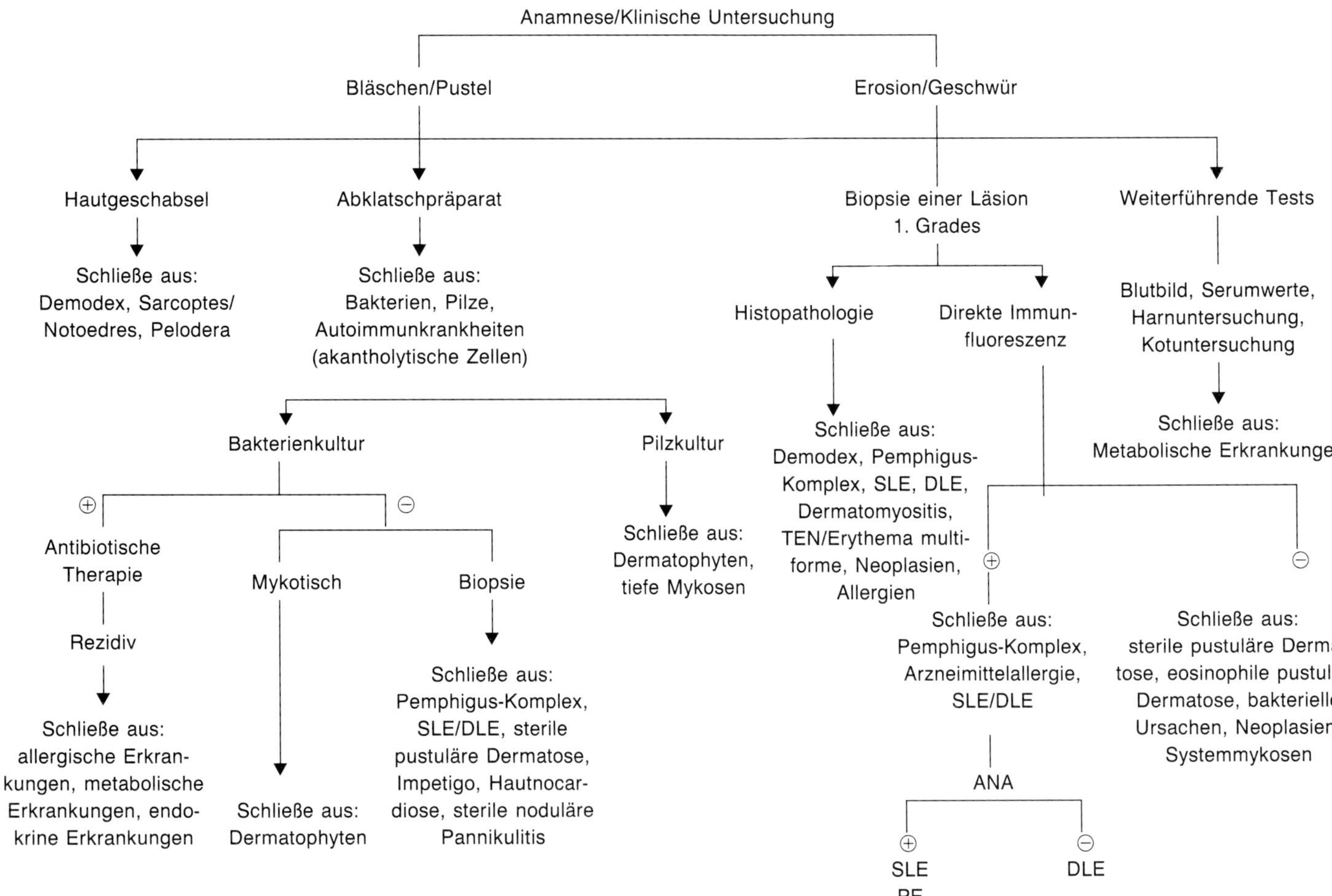

Anamnese/Klinische Untersuchung
Bläschen/Pustel
Erosion/Geschwür
Hautgeschabsel
Schließe aus: Demodex, Sarcoptes/ Notoedres, Pelodera
Abklatschpräparat
Schließe aus: Bakterien, Pilze, Autoimmunkrankheiten (akantholytische Zellen)
Bakterienkultur
⊕
Antibiotische Therapie
Rezidiv
Schließe aus: allergische Erkrankungen, metabolische Erkrankungen, endokrine Erkrankungen
⊖
Mykotisch
Schließe aus: Dermatophyten
Biopsie
Schließe aus: Pemphigus-Komplex, SLE/DLE, sterile pustuläre Dermatose, Impetigo, Hautnocardiose, sterile noduläre Pannikulitis
Pilzkultur
Schließe aus: Dermatophyten, tiefe Mykosen
Biopsie einer Läsion 1. Grades
Histopathologie
Schließe aus: Demodex, Pemphigus-Komplex, SLE, DLE, Dermatomyositis, TEN/Erythema multiforme, Neoplasien, Allergien
Direkte Immunfluoreszenz
⊕
Schließe aus: Pemphigus-Komplex, Arzneimittelallergie, SLE/DLE
ANA
⊕ SLE PE
⊖ DLE
⊖
Schließe aus: sterile pustuläre Dermatose, eosinophile pustuläre Dermatose, bakterielle Ursachen, Neoplasien, Systemmykosen
Weiterführende Tests
Blutbild, Serumwerte, Harnuntersuchung, Kotuntersuchung
Schließe aus: Metabolische Erkrankungen

5. Die Differentialdiagnosen sind Infektionen (bakterielle, mykotische, FeLV- oder FIV-assoziierte Viruserkrankungen), Neoplasien (Mastzelltumor, Plattenepithelkarzinom, Melanom und kutanes Lymphom), Stoffwechselerkrankungen (Diabetes mellitus, Nierenerkrankungen), psychogene oder traumatische Ursachen.

Diagnose

1. Die Biopsie zeigt meist eine hyperplastische oder ulzerierte Epidermis, mononukleäre, perivaskuläre Dermatitis und dermale Fibrose. Eine Eosinophilie des Gewebes tritt meist nicht auf.
2. Ein Vorbericht mit einer chronischen oder saisonal rezidivierenden Erkrankung sollte zu einem diagnostischen Test auf eine allergische Erkrankung führen.
3. Die Reaktion auf Eliminierung der Flöhe, hypoallergene Diät und intradermale Allergietests wird untersucht.

Therapie

1. Als erstes sollte versucht werden, die Grundkrankheit zu erkennen und zu behandeln (z. B. Eliminierung der Flöhe, hypoallergene Diät).
2. Prednison oder Prednisolon (1,1 bis 2,2 mg/kg KG 1 × tgl. oder verteilt auf 2 Gaben tgl.) oder Methylprednisolon (20 mg/Katze alle 2 Wochen für 3 Behandlungen) ist häufig sehr wirksam.
3. Progestagene (z. B. Megestrolacetat) werden wegen ihrer möglichen starken Nebenwirkungen *nicht* empfohlen.
4. Immunmodulation (Levamisol p. o., gemischte bakterielle Vakzinen) ist begrenzt versucht worden. Diese Pharmaka sind bei der Katze nicht erprobt worden.
5. Andere Therapiemethoden sind Bestrahlung, Kryochirurgie, Goldtherapie (Goldsalze), Exzision und Laserbehandlung. Die Reaktion ist unterschiedlich.

– *Feline eosinophile Plaque*

Klinisches Bild

1. Häufig; oft in Verbindung mit allergischen Erkrankungen.
2. Es gibt keine Alters- oder Rassenprädisposition; Kätzinnen sind besonders häufig betroffen.
3. Die am häufigsten betroffenen Stellen sind medialer Oberschenkel, Bauch und Mundhöhle. Die Läsionen betreffen manchmal auch die Ohrspitzen und Fußballen.
4. Die Läsionen sind umschrieben, feucht, rot, erhaben, haarlos und häufig ulzeriert.
5. Die Hautläsionen jucken meist stark.

Abb. 15-2 Diagnostisches Vorgehen bei bullösen oder ulzerativen Dermatosen. *DLE*, diskoider Lupus erythematodes; *SLE*, systemischer Lupus erythematodes; *TEN*, toxische epidermale Nekrolyse.

6. Die Differentialdiagnosen sind dieselben wie bei dem vorher beschriebenen eosinophilen Geschwür.

Diagnose

1. Bei der histologischen Untersuchung zeigen sich eine hyperplastisch-superfizielle und eine tiefe perivaskuläre eosinophile Dermatitis mit oder ohne eosinophile Mikroabszedierung.
2. Bei der Blutuntersuchung zeigt sich häufig eine Eosinophilie.
3. Die Haut von Katzen reagiert normalerweise auf ein Allergen mit einer großen Anzahl von Gewebsmastzellen. Biopsieproben sollten von einem zuverlässigen Veterinärhistopathologen untersucht werden, um die falsche Diagnose kutane Mastozytose oder Neoplasie zu vermeiden.

Therapie

1. Wie bei eosinophilem Geschwür.

– *Felines eosinophiles Granulom (lineares Granulom)*

Klinisches Bild

1. Häufige Läsionen der Haut und der Mundschleimhaut bei Katzen. Viele der betroffenen Katzen sind jünger als ein Jahr. Es gibt keine bevorzugte Rasse, beide Geschlechter sind betroffen.
2. Am kaudalen Oberschenkel sind die Läsionen erhabene, feste, noduläre Plaques, die häufig eine lineare Konfiguration annehmen, meist nicht jucken und nicht ulzeriert sind.
3. In der Mundhöhle und im Gesicht können die Läsionen eine papulöse Form annehmen.
4. Die Granulome werden wegen der symptomlosen Schwellungen im Lippen- und Kinnbereich im englischen Sprachraum als „Fat-chin-and-lip"-Syndrom bezeichnet.

Diagnose

1. Klinisches Bild
2. Biopsie. Die histologische Untersuchung ergibt, daß es sich um kollagenolytische Granulome handelt. Die Biopsie zeigt, daß es sich um eine noduläre bis diffuse granulomatöse Dermatitis mit Kollagendegeneration handelt. Eosinophile und vielkernige Riesenzellen können ebenfalls beobachtet werden.
3. Die Differentialdiagnosen für die Läsionen am Mund und auf dem Gesicht sind dieselben wie bei der eosinophilen Plaque und dem eosinophilen Geschwür.

Therapie

1. Wie bei eosinophiler Plaque und eosinophilem Geschwür.
2. Beim linearen Granulom des kaudalen Oberschenkels kann eine Spontanremission auftreten.

– *Feline plasmazelluläre Pododermatitis*

Klinische Symptome

1. Keine Alters-, Rassen- oder Geschlechtsprädisposition.
2. Schwache bis starke Schwellung mehrerer Fußballen.
3. Die Fußballen können schmerzhaft sein.
4. Die plantare Oberfläche der Ballen kann eine schuppige Dermatitis bis schwere Hyperkeratose aufweisen („hard pads“). Eine Progression kann zu Ulzerationen führen.
5. Bei Katzen kann Lahmheit oder Lymphadenopathie damit einhergehen.
6. Einige Katzen haben eine gleichzeitig bestehende Plasmazellstomatitis.
7. Aus dem Vorbericht kann sich ergeben, daß das Problem kommt und geht oder ein saisonales Muster zeigt.

Diagnose

1. Klinisches Bild
2. Feinnadelbiopsie und zytologische Untersuchung können zeigen, daß eine große Anzahl an Plasmazellen und geringe Mengen an Lymphozyten und Neutrophilen vorhanden sind.
3. Bei einer Biopsie zeigt sich eine oberflächliche bis tiefe perivaskuläre bis noduläre Plasmazelldermatitis.
4. Pilz- oder Bakterienkulturen des Gewebes weisen negative Ergebnisse auf.
5. Ebenso wie die beiden vorhergehend beschriebenen Dermatopathien kann die plasmazelluläre Pododermatitis die Manifestation einer zugrunde liegenden Immunopathie sein. Mykosen, bakterielle Infektionen, Neoplasien (Mastzelltumor, Plattenepithelkarzinom), Allergien (Futtermittelallergie, Atopie, Flohallergie) und Autoimmunerkrankungen (Pemphigus foliaceus, SLE), sind auszuschließen.
6. Erwäge Kontakt mit einem Reizmittel oder Allergen (Teppichreiniger, parfümierte Katzenstreu, Rasendünger usw.).
7. Die Erkrankung kann idiopathisch sein.

Therapie

1. Finde die Ursache, stelle sie ab oder behandle sie.
2. Immunsuppressive Dosen (Prednisolon, 2 bis 4 mg/kg KG/Tag) systemischer Glucocorticosteroide können bei Tieren mit idiopathischer Pododermatitis erforderlich sein. Diese Dosierung wird schrittweise auf eine Dosis jeden 2. Tag verringert.
3. Goldtherapie (Aurothioglucose, Natriumthiosulfat), 1 mg i. m. in Woche eins, 2 mg i. m. in Woche zwei, dann 1 mg/kg KG wöchentlich über sechs bis acht Wochen oder bis die klinischen Symptome abklingen. Die Erhaltungsdosis beträgt 1 mg/kg KG jede zweite Woche. Seltene Nebenwirkungen bei Katzen sind Anämie, Neutropenie, Glomerulonephritis und toxische epidermale Nekrolyse (TEN), daher sollten während der Einleitung zweimal in der Woche ein vollständiges Blutbild und eine Harnuntersuchung durchgeführt werden.

– *Canines eosinophiles Granulom*

Klinisches Bild

1. Betrifft Rüden, die älter sind als drei Jahre. Sibirische Huskies sind besonders betroffen.
2. Ulzera und Plaques am Gaumen und Auflagerungen an der Zunge sind die Hauptsymptome.
3. Nichtjuckende papulöse Eruptionen und Plaques am Bauch und an den Flanken treten seltener auf.
4. Die Ätiologie ist unbekannt. Infektionen mit Bakterien oder Pilzen sowie Neoplasien (Mastzelltumor, Plattenepithelkarzinom, Melanom oder kutanes Lymphom) sind auszuschließen.

Diagnose

1. Die Biopsie ergibt eine granulomatöse Dermatitis mit Kollagendegenerationsherden und diffusen eosinophilen zellulären Infiltrationen.

Therapie

1. Das canine eosinophile Granulom spricht sehr gut auf Glucocorticosteroide (0,5 bis 2,2 mg/kg KG/Tag) an.
2. Die Läsionen bilden sich bei einigen Tieren spontan zurück.

• **Pemphigus-Komplex**

Der Pemphigus-Komplex umfaßt eine Gruppe seltener bullöser Autoimmunerkrankungen der Haut, die auch die Schleimhäute und die Übergänge zwischen Haut und Schleimhaut bei Hund und Katze betreffen können. Die Ablagerung von Autoantikörpern in den Desmosomen zwischen den Keratinozyten führt zu einer Proteolyse des interzellulären Zements. Die nachfolgende Trennung der Keratinozyten führt zur Bildung von Bläschen und Blasen und zur Entwicklung akantholytischer Zellen. Wegen der Zartheit der caninen und felinen Epidermis bestehen die Bläschen/Blasen nur vorübergehend, so daß es bald zu dem vorherrschenden klinischen Bild mit Pusteln, Krusten und Geschwüren kommt.

– *Pemphigus vulgaris*

Klinisches Bild

1. Tritt sowohl bei Hunden als auch bei Katzen ohne Alters-, Rassen- oder Geschlechtsprädisposition auf.
2. Die Geschwüre können die Mundhöhle und die Übergänge zwischen Haut und Schleimhaut (Augen, Lippen, Nasenlöcher, Vulva, Präputium, Anus) betreffen. Ulzerative oder erosive Läsionen können allein oder in Verbindung mit kutanen Läsionen auftreten. Kutane Läsionen treten in erster Linie in der Leistengegend und den Achseln auf, können aber auch diffus vorliegen.

Diagnose

1. Diagnoseplan
   A. Vollständiges Blutbild, biochemisches Profil, Harnuntersuchung.
   B. Mittels eines Direktausstriches des Inhaltes einer intakten Pustel kann bestimmt werden, ob neutrophile, eosinophile und akantholytische Zellen vorliegen.
   C. Biopsie
      1) Die histopathologische Untersuchung eines Bioptates eines intakten Bläschens oder einer Pustel zeigt die *suprabasilare Bildung von Spalten* mit akantholytischen Zellen. Die Basalzellen bleiben an die Basalmembran angeheftet, wobei der Eindruck einer „Reihe von Grabsteinen" entsteht.
      2) Eine durch Biopsie erhaltene Probe der an eine Primärläsion angrenzenden Haut (Bläschen oder Pustel) wird mit direkter Immunfluoreszenz untersucht. Das Immunfluoreszenzmuster befindet sich intrazellulär.
2. Die Differentialdiagnosen umfassen bullöses Pemphigoid, SLE, TEN, Arzneimittelallergie, nekrolytisches wanderndes Erythem (Dermatopathie bei Diabetes) und die Ursachen der ulzerativen Stomatitis (FeLV, FIV, Candidose, Urämie, Spirochätose).

Therapie

1. Glucocorticosteroide (Prednison, Prednisolon)
   A. Immunsuppressive Dosen (2,2 bis 4,4 mg/kg KG 2× tgl. beim Hund; 4,4 bis 6,6 mg/kg KG 2× tgl. bei der Katze) während der ersten zwei Wochen, dann die Hälfte dieser Dosis für 10 bis 14 Tage, bis eine sehr niedrige (0,55 mg/kg KG/Tag) nur jeden 2. Tag verabreicht wird. Corticosteroide allein reichen selten zur Kontrolle der Erkrankung aus.
   B. Auftretende Nebenwirkungen sind iatrogener Hyperglukokortikoidismus, akute Pankreatitis, Hepatopathie, Polyurie, Polydipsie, Polyphagie, Gewichtsverlust oder Gewichtszunahme, Muskelschwäche, Diarrhoe und eine erhöhte Empfänglichkeit für Infektionen.
   C. Biochemische Untersuchungen des Serums können eine 5–10fache Erhöhung der ALAT und Alkalischen Phosphatase ergeben. Diese Werte sind Folgen der Chemotherapie und stehen meist nicht in Verbindung mit der Morbidität des Patienten; sie kehren nach 6- bis 8wöchiger Therapie meist in den Normbereich zurück. Die Werte sollten zweimal wöchentlich überprüft werden.
   D. Die zu schnelle Verringerung der Dosis oder das zu frühe Absetzen der Therapie kann zu einem Rückfall führen.
2. Azathioprin – 2,2 mg/kg KG p. o. jeden 2. Tag
   A. Wird bei Hunden in Verbindung mit Prednison verwendet; ermöglicht die Reduzierung oder das Absetzen von Prednison.
   B. Während der Einleitung muß wöchentlich ein vollständiges Blutbild angefertigt werden, um zu untersuchen, ob eine Leukopenie oder eine Thrombozytopenie vorliegt. Diese Nebenwirkung des Pharmakons kann letal enden und rechtfertigt ein sofortiges Absetzen des Mittels und die Gabe von Breitspektrumantibiotika.
   C. Wird in der Leber metabolisiert; verursacht Erhöhungen der ALAT und Alkalischen Phosphatase. Diese Enzyme sollten überwacht, die Therapie jedoch nicht un-

terbrochen werden, solange die Erhöhung der Enzyme nicht mit einer klinischen Erkrankung korreliert ist.

D. Katzen sind sehr empfänglich für die toxischen Nebenwirkungen, daher sollte das Mittel bei dieser Art *nicht* verwendet werden.

3. Goldtherapie (Aurothioglucose; Goldnatriumthiomalat)

A. Goldsalze in Verbindung mit Corticosteroiden. Als Test werden zwei Dosen einzeln eine Woche vor den einleitenden therapeutischen Dosen verabreicht (Hunde von weniger als 10 kg Körpergewicht und Katzen: 1 mg i. m. in der ersten Woche, 2 mg/i. m. in der zweiten Woche; mehr als 10 kg wiegende Hunde: 5 mg i. m. in der ersten Woche; 10 mg i. m. in der zweiten Woche)

B. Die therapeutische Dosis beträgt 1 mg/kg KG/Woche, bis die Erkrankung unter Kontrolle ist. Die Dosis wird auf eine Gabe alle zwei Wochen für drei Behandlungen reduziert, dann auf eine monatliche Erhaltungsdosis. Es vergehen 6 bis 12 Wochen, bevor sich die Symptome zurückbilden.

C. Dies ist für Katzen die Begleittherapie der Wahl, da toxische Nebenwirkungen selten beobachtet werden. Anämie, Thrombozytopenie und Leukopenie können gelegentlich beobachtet werden.

D. TEN-Reaktionen sind beim Hund beschrieben worden. Um ein erhöhtes Toxizitätsrisiko zu vermeiden, sollten Goldpräparate nicht kurz nach oder zusammen mit zytotoxischen Pharmaka (Azathioprin, Cyclophosphamid) verwendet werden.

– *Pemphigus vegetans*

1. Gutartige Variation des Pemphigus vulgaris, die selten beschrieben wird.
2. Gekennzeichnet durch verruköse oder proliferative Hyperkeratose der Haut.
3. Die histologischen Charakteristika sind epidermale Hyperplasie und eosinophile Mikroabszedierung.
4. Bakterielle, mykotische und neoplastische (z. B. kutanes Lymphosarkom) Ursachen sind auszuschließen.
5. Die Behandlung ist die gleiche wie bei Pemphigus vulgaris.

– *Pemphigus foliaceus*

1. Die häufigste Form des Pemphigus-Komplexes.
2. Betrifft Hunde und Katzen ohne Alters- oder Geschlechtsprädisposition.
3. Bei Akitas, Chow Chows und Collies besteht eine Prädisposition für diese Erkrankung.

Klinisches Bild

1. Stellt sich mit vesikulös-bullösen Eruptionen dar, die diffus verteilt sein können.
2. Die Primärläsionen sind fragil; daher zeigt sich die Erkrankung meist als exfoliative Dermatitis.
3. Erosionen an den Übergängen zwischen Haut und Schleimhaut und Läsionen im Mund treten selten auf. Hyperkeratotische Fußballen kommen bei Hund und Katze häufig vor und können das einzige vorliegende Problem sein.

4. Pruritus am Kopf und Nacken mit erosiver Dermatitis ist bei Katzen eine häufige Ausprägung.
5. Sekundäre Pyodermien sind häufig.

Diagnose

1. Differentialdiagnosen sind bakterielle Follikulitis, Dermatophytose, Zinkmangeldermatose, nekrolytisches wanderndes Erythem (ältere Hunde) und Dermatomyositis (junge Hunde).
2. Diagnoseplan
   A. Ein Direktausstrich zeigt Neutrophile, möglicherweise Eosinophile und akantholytische Zellen.
   B. Biopsie
      1) Die histopathologische Untersuchung zeigt *intragranuläre bis subkorneale Vesikel* mit akantholytischen Zellen und eosinophiler Mikroabszedierung in der äußeren Wurzelscheide der Haarfollikel.
      2) Immunfluoreszenz – interzelluläre Fluoreszenz

Therapie

1. Die Behandlung ist die gleiche wie bei Pemphigus vulgaris.

– *Pemphigus erythematosus*

Klinisches Bild
1. Gutartige Variante des Pemphigus foliaceus.
2. Wird bei Hunden und Katzen beschrieben. Deutsche Schäferhunde, Collies und Akitas können eine Prädisposition für diese Erkrankung haben.
3. Diese vesikulös-pustulöse Erkrankung ist meist auf Gesicht und Ohren begrenzt.
4. Depigmentierung und Ulzeration des Nasenrückens und der Nasenlöcher sind häufig, orale Ulzeration ist selten.
5. Sonnenlicht und Streß können die Krankheit zum Ausbruch bringen oder verschlimmern.

Diagnose

– Die diagnostischen Tests sind die gleichen wie bei Pemphigus vulgaris.
   A. Immunfluoreszenz-positive interzelluläre Fluoreszenz und positive Fluoreszenz an der Basalmembran
   B. Häufig ANA-positiv

Therapie

1. Das Behandlungsverfahren ist das gleiche wie bei Pemphigus foliaceus. Die auf Nase und das übrige Gesicht begrenzten Läsionen können häufig mit örtlicher Anwendung von Corticosteroiden und wasserfester Sonnencreme (Schutzfaktor 15

oder höher), die häufig aufgetragen wird, wenn sich das Tier in der Sonne aufhält, erfolgreich behandelt werden.
2. Die Differentialdiagnosen sind die gleichen wie bei Pemphigus foliaceus.

– *Bullöses Pemphigoid*

Klinisches Bild

1. Keine Alters- und Geschlechtsprädilektion.
2. Bei Collies und Dobermannpinschern kann eine Prädisposition bestehen.
3. Bullöse Eruptionen und Ulzera treten häufig an den Übergängen von Haut und Schleimhäuten, in der Mundhöhle und am Körper (besonders Achseln und Leisten) auf. Paronychie und Geschwüre der Fußballen können ebenfalls beobachtet werden.
4. Sekundäre Probleme sind Anorexie, Fieber und Infektionen.

Diagnose

1. Diagnoseplan
   A. Direktausstrich: Entzündungszellen ohne akantholytische Zellen.
   B. Die Biopsie sollte an den Primäreruptionen oder an der die Läsionen umgebenden Haut durchgeführt werden.
      1) Die histologische Untersuchung zeigt intakte Vesikel ohne Akantholyse sowie einen lichenoiden Entzündungsstreifen an der dermoepidermalen Verbindung.
      2) Die Immunfluoreszenz ergibt eine lineare Fluoreszenz an der Basalmembran.
2. Die Differentialdiagnosen umfassen Pemphigus vulgaris, SLE, TEN, Arzneimittelallergie, lymphoretikuläre Neoplasien und die Ursachen der ulzerativen Stomatitis.

Therapie

– Das Behandlungsverfahren ist das gleiche wie bei Pemphigus foliaceus. Eine kombinierte Immuntherapie (d. h. Prednison und Azathioprin) führt zu den günstigsten Ergebnissen. Dieser Zustand kann eine lebenslange Therapie erforderlich machen. Sonnenlicht kann das Problem verschlimmern.

– *Systemischer Lupus erythematodes*

Klinische Symptome
1. Multisystemische Autoimmunerkrankung, die Hunde und Katzen betrifft.
2. Keine Alters- oder Geschlechtsprädisposition. Collies, Shelties und Deutsche Schäferhunde sind prädisponiert.
3. Die Ätiologie ist multifaktoriell (viral, genetisch, immunvermittelt, idiopathisch); die Erkrankung kann durch verschiedene Faktoren ausgelöst werden (Pharmaka, Schutzimpfungen, Sonnenlicht).
4. Klinisches Bild
   A. Die kutanen Läsionen können vesikulös-bullöse bis erosive Dermatitis, Ulzerationen der Schleimhäute, der Haut und der Mundhöhle, Paronychie, Pododermati-

tis und Geschwüre der Fußballen umfassen. Die Läsionen können jucken oder schmerzhaft sein.

B. Die Tiere sind häufig systemisch krank (Fieber, Anorexie, Störungen des Allgemeinbefindens).

C. Meist sind ein oder mehrere andere Organsysteme beteiligt, wie sich am Auftreten einer Anämie und Thrombozytopenie (hämatopoetisch), Proteinurie (renal), Polyarthritis, Polymyositis, diffuser Lymphadenopathie und Splenomegalie erkennen läßt.

Diagnose

1. Der Diagnoseplan ist derselbe wie bei anderen Autoimmunerkrankungen. Da das Krankheitsbild sehr unterschiedlich ist, variieren die Ergebnisse der diagnostischen Tests in Abhängigkeit davon, welches Organsystem betroffen ist. ANA-Test und Lupus-erythematodes-Test können positiv sein und die Diagnose bestätigen.
2. Die Differentialdiagnosen hängen von den spezifischen vorliegenden Symptomen ab und können Dermatophytose, Demodikose, bullöses Pemphigoid, Pemphigus-Komplex, lymphoretikuläre Neoplasie, allergische Erkrankungen (Futtermittelallergie, Atopie) und bakterielle Follikulitis umfassen.
3. Die am häufigsten beobachteten histopathologischen Veränderungen der Haut sind lichenoide oder „Interface“-Dermatitis (ein mononukleäres entzündliches Zellinfiltrat in der Dermis, das die dermoepidermale Verbindung umgibt), welche die äußere Wurzelscheide der Haarfollikel erfaßt, hydropische Degeneration der Basalzellen und Verdickung der Basalmembran.
4. Die Immunfluoreszenz zeigt einen positiven „Lupus-Streifen“ an der Basalmembran.

Therapie

– Die Therapie richtet sich nach den vorliegenden Problemen, schließt aber immunmodulierende Pharmaka ein (s. Abschnitt über Pemphigus vulgaris). Eine Goldtherapie ist bei dieser Variante nicht hilfreich. Die Prognose fällt unterschiedlich aus und ist abhängig von der Schwere der Erkrankung und davon, welche Organsysteme beteiligt sind.

– *Diskoider Lupus erythematodes (DLE)*

1. Benigne Variante des SLE, wobei die systemische Beteiligung fehlt.
2. Keine Altersprädilektion
3. Deutsche Schäferhunde, Shelties, Sibirische Huskies und Akitas sind besonders häufig betroffen.
4. Klinische Symptome sind Erythem des Nasenrückens, Depigmentierung, Erosion, Ulzeration und Krusten. Manchmal sind auch die Gegend um die Augen, die Ohr- und Lippenränder und die Mundhöhle betroffen. Sonnenlicht verschlimmert den Zustand.
5. Bei der histologischen Untersuchung sind „Interface“-Dermatitis und ballonierende Degeneration der basalen Epidermiszellen kennzeichnend.
6. Die Immunfluoreszenz ergibt eine positive Fluoreszenz der Basalmembran.
7. Therapie

A. Tägliche Applikation wasserfester Sonnenschutzcremes und Meidung übermäßiger Sonneneinstrahlung.
B. Topische Glucocorticoide
C. Vitamin E, 400 bis 800 IE p. o. 2× tgl.
D. Immunsuppressive Dosen von Glucocorticoiden alle 24 bis 48 Stunden.

Schuppende Dermatosen

Dermatosen, die sich klinisch durch übermäßige Schuppenbildung und histologisch durch Anomalien der Epidermis auszeichnen, können als Störungen der Keratinisierung charakterisiert werden (Tabelle 15-2). Diese Störungen können die Haut, die keratinisierenden Anteile der Haarfollikel und das Haar selbst betreffen. Die klinischen Symptome, die mit den Keratinisierungsstörungen verbunden sind, umfassen trockene, wächserne oder schmierige Schuppen und Komedonen oder follikuläre Zylinder. Sekundäre Probleme treten häufig auf und bestehen in Entzündung, Alopezie, Krusten, Pruritus und Pyodermie. Unglücklicherweise wird der Terminus „Seborrhoe" für jede Dermatose gebraucht, die sich klinisch durch trockene oder schmierige Schuppen manifestiert. Der Terminus „Seborrhoe" sollte für primäre idiopathische Störungen der Keratinisierung und idiopathische Anomalien bei der Produktion der Lipide der Epidermis oder der Talgdrüsen (Tabelle 15-3) reserviert bleiben.

• Klinisches Vorgehen

Signalement

1. Alter
A. Junge Tiere – hereditäre Erkrankungen (idiopathische Seborrhoe, epidermale Dysplasie, Ichthyosis). Infektiöse oder parasitäre Ursachen sind auszuschließen.
B. Tiere mittleren Alters – Primärkrankheiten mit sekundärer Schuppung sind auszuschließen (Endokrinopathien, Allergien, Autoimmunerkrankungen).
C. Ältere Tiere (>9 Jahre) kutane Neoplasien und Endokrinopathien sind auszuschließen.
2. Geschlecht – durch Geschlechtshormone bedingte Keratinisierungsstörungen.
3. Rasse – primäre Keratinisierungsstörungen (primäre idiopathische Seborrhoe, follikuläre Dystrophie, epidermale Dysplasie, Ichthyosis, Vitamin-A- und Zinkmangel-Dermatose, Entzündung der Talgdrüsen, Komedo-Syndrom, Ohrranddermatosen, Akne).

Vorbericht

1. Er liefert die wichtigsten Informationen für die Diagnose.
2. Gezielte Befragung
A. Kontakt mit anderen Tieren – Parasitenbefall oder Dermatophytose

Tabelle 15-2 Rasseprädispositionen für Verhornungsstörungen

Erkrankung	Rasse
Primäre idiopathische Seborrhoe	Cocker Spaniel, Springer Spaniel, Labrador Retriever, Irish Setter, Basset, Dobermannpinscher, West Highland White Terrier
Follikuläre Dystrophie	Dobermannpinscher
Vitamin-A-Mangel-Dermatose	Cocker Spaniel u. a.
Zinkmangel-Dermatose	Alaskan Malamut, Sibirian Husky
Talgdrüsenentzündung	Vizla, Akita, Samoyede, Standardpudel
Komedo-Syndrom	Zwergschnauzer
Ohrranddermatose	Dackel
Akne	kurzhaarige Hunderassen, Katzen
Epidermale Dysplasie	West Highland White Terrier
Ichthyosis	Terrier-Rassen

Tabelle 15-3 Primäre idiophatische Seborrhoe – Erscheinungsbild bei verschiedenen Rassen

Rasse	Typ	Lokalisation	Auszuschließende Zustände
Cocker Spaniel	fettig	Lippen, Ohren, periokuläres Gebiet, ventrale Halsregion und ventraler Stamm, Schwanz, interdigitale Haut	Dermatophytosen, Demodikose, Follikulitis, Hypothyreose, Vitamin-A-Mangel-Dermatose
Irish Setter	trocken	Diffuse Schuppen mit schütterem, trockenem Haarkleid	wie oben plus allergische Dermatosen
Basset	fettig	Beine, Füße, Hautfalten, ventrale Halsregion	wie oben plus allergische Dermatosen
Dobermann-pinscher	trocken/wachsartig	Stamm	wie oben plus Alopezie der Farbmutanten
Labrador Retriever	trocken mit intensivem Juckreiz	Gesicht, Ohren, ventraler Stamm, laterale Oberschenkel, distale Extremitäten	wie oben plus Skabies, allergische Dermatosen
West Highland White Terrier	fettig mit Hyperpigmentation und Lichenifikation	Periokuläres Gebiet, ventraler Stamm, distale Extremitäten	wie oben plus allergische Dermatosen und epidermale Dysplasie

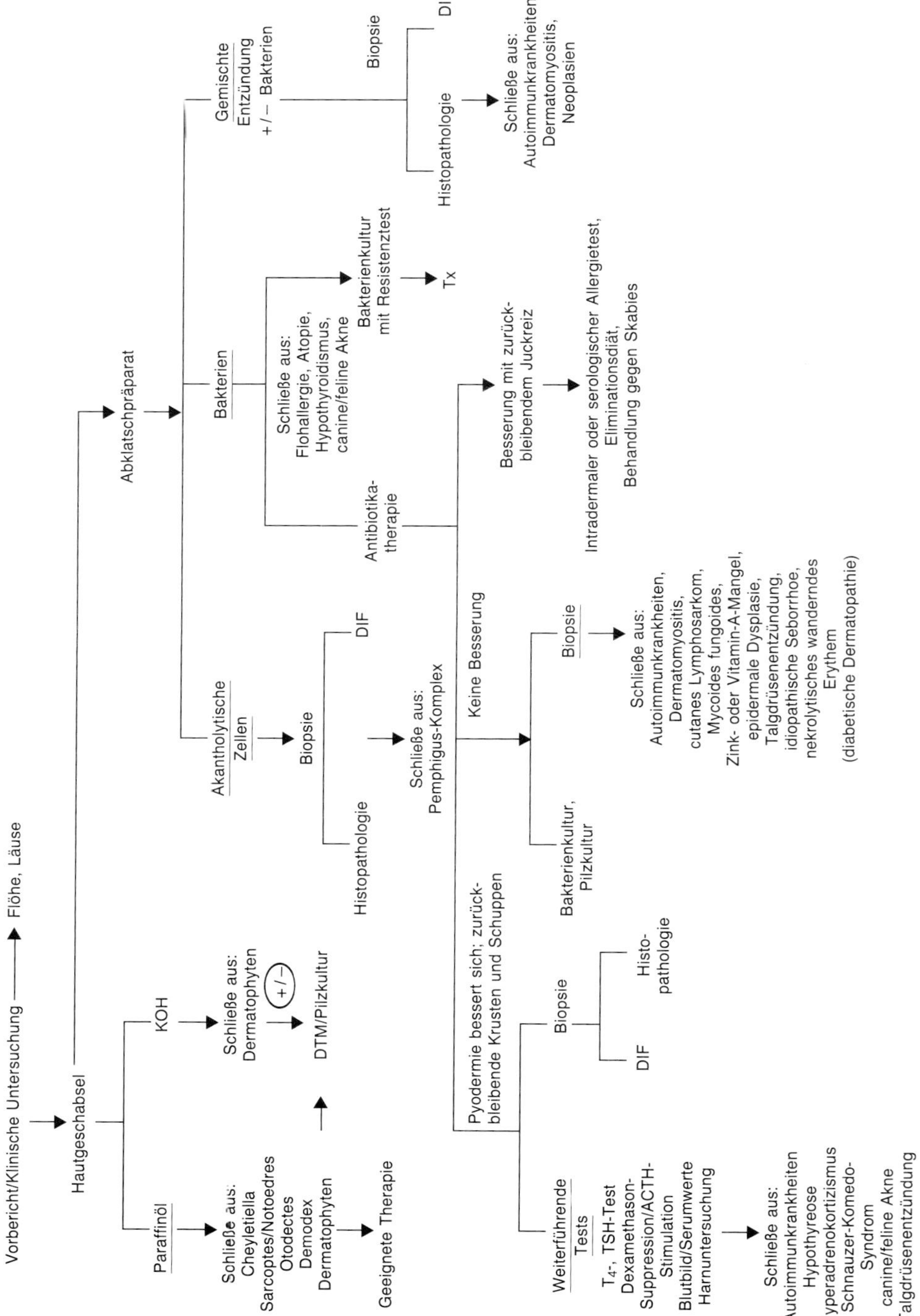

Abb. 15-3 Diagnostisches Vorgehen bei Schuppen und Krusten. *DTM*, Dermatophyten-Testmedium; *DIF*, direkte Immunfluoreszenz.

B. Ernährung – Mangelzustände

C. Saisonaler Juckreiz – Flohallergie oder Allergie gegen Inhalationsallergene

D. Systemische Symptome (Polyurie/Polydipsie, Lethargie, Zyklusstörungen usw.) lassen Endokrinopathien vermuten.

E. Reaktionen auf frühere Therapien

Klinische Untersuchung

1. Fokal, multifokal oder diffus; trockene, wächserne oder schmierige schuppende Dermatosen
2. Die Entzündung kann mäßig bis stark sein.
3. Erythematöse Plaques, die von dicken, gelben Schuppen und Krusten bedeckt sind.
4. Sekundäre Pyodermie, Komedonen, follikuläre Zylinder, Alopezie und zeruminöse Otitis externa sind gleichzeitig bestehende Befunde.

Diagnosemethoden

1. Hautgeschabsel (Paraffinöl und KOH) sollten in jedem Fall untersucht werden, um parasitäre und infektiöse Ursachen auszuschließen (Abb. 15-3).
2. Pilzkultur
3. Intradermale Allergietests, RAST- oder ELISA-Allergietests
4. Eliminationsdiät
5. Hormonbestimmungen, biochemische Untersuchung des Serums, Kotuntersuchung auf Parasiten und Fett
6. Bakterienkulturen
7. Ergänzung von Vitaminen oder Mineralstoffen
8. Hautbiopsie – möglicherweise das wichtigste diagnostische Mittel bei Primärstörungen

Therapie

1. Richtet sich auf Identifizierung der Primärursache, Normalisierung der übermäßigen Schuppung und Kontrolle der Sekundärprobleme.
2. Primäre Keratinisierungsstörungen werden kontrolliert, nicht geheilt.

A. Schmierige Schuppen

1) Hochkonzentrierte Teer-Schwefel-Salicylsäure Shampoos, abwechselnd mit Benzoylperoxid-Shampoos. Wenn dies nicht hilft, können Selensulfid-Shampoos hilfreich sein.

2) Niedrigdosiertes, jeden 2. Tag verabreichtes Prednison oder Prednisolon kann bei schwerer erythematöser, juckender, seborrhoischer Dermatitis eingesetzt werden.

3) Antibiotika werden bei sekundärer Pyodermie verabreicht.

4) Eine ausgewogene Ernährung ist wichtig; die Ergänzung von essentiellen Fettsäuren kann helfen.

5) Die synthetischen Retinoide Isotretinoin und Etretinat, 1 mg/kg KG alle 12 bis 24 Stunden, sind mit unterschiedlichem Erfolg eingesetzt worden. Diese Pharmaka sind sehr teuer, doch wenn sie anschlagen, sehr wirksam.

B. Trockene Schuppen

– Schwefel-Salicylsäure-Shampoos, rückfeuchtende hypoallergene Shampoos und erweichende Badeöle

C. Benzoylperoxid-Shampoos, obwohl austrocknend, sind bei schwerer Follikulitis und Komedonen hilfreich.

D. Behandlung der Primärprobleme.

• Vitamin-A-Mangel-Dermatose

1. Seltene, ernährungsbedingte Dermatose
2. Klinische Symptome sind generalisierte Schuppen, trockenes Haarkleid, aus dem leicht Haare auszuziehen sind, zeruminöse Otitis externa, erhabene Komedonen und hyperkeratotische Plaques.
3. Die Diagnose gründet sich auf die Ergebnisse der Biopsie, die in ausgeprägter Follikelkeratose ohne vergleichbare epidermale (nicht follikuläre) Hyperkeratose bestehen.
4. Die Diagnose wird durch Ansprechen auf die Therapie bestätigt.

A. Vitamin A 1 × tgl. p. o.

B. Eine Verbesserung läßt sich nach 4 bis 6 Wochen beobachten.

C. Die Therapie wird lebenslang fortgesetzt.

• Zinkmangel-Dermatose

1. Seltene, ernährungsbedingte Dermatose
2. Zwei klinische Syndrome

A. Zinkmangel-Dermatose des Sibirian Husky und Alaskan Malamute; wird ebenfalls bei Dobermannpinschern und Doggen beobachtet.

1) Die Läsionen entwickeln sich vor Eintritt der Geschlechtsreife.

2) Alopezie, Erythem, Krusten und Schuppen an Gesicht, Kopf, Skrotum und Beinen mit hyperkeratotischen Fußballen.

3) Kann durch Streß, Östrus, Erkrankungen des Gastrointestinaltraktes, welche die Absorption betreffen, Futter mit hohem Calciumgehalt und hohem Phytat-Gehalt entstehen.

4) Alaskan Malamuts leiden an einem genetischen Defekt, der die Zinkabsorption aus dem Darm betrifft.

B. Zinkmangel-Dermatose schnell wachsender Welpen

1) Wird bei Futtermitteln mit mangelhaftem Zinkgehalt oder zu großer Zufuhr von Vitaminen und Mineralien, besonders Kalzium, beobachtet.

2) Doggen, Dobermannpinscher, Deutsche Schäferhunde, Deutsche Kurzhaar Pointer, Labrador Retriever und Rhodesian Ridgebacks sind häufig betroffen.

3) Zusätzlich zu den Krusten und Schuppen zeigen diese Hunde Sekundärinfektionen, Lymphadenopathie, reduzierten Allgemeinzustand und Anorexie.

C. Die allgemeine Hundefutterdermatose kann sich auch als Zinkmangel darstellen.

3. Diagnose

A. Basiert auf der diätetischen Anamnese, körperlichen Untersuchung und Biopsie.

B. Bei der Hautbiopsie zeigt sich eine ausgeprägte diffuse und follikuläre parakeratotische Hyperkeratose.

4. Therapie

A. Zinksulfat oder Zinkgluconat, 10 mg/kg KG p. o., alle 12 bis 24 Stunden mit dem Futter verabreicht.

B. Zinkmethionin, 1,7 mg/kg KG 1 × tgl. p. o.

C. Korrigiere das Ungleichgewicht in der Futterzusammensetzung; der Hund muß mit einem Futter guter Qualität gefüttert werden.

D. Bei Huskies und Malamuts ist eine lebenslange Therapie erforderlich.

• Epidermale Dysplasie der West Highland White Terrier

1. Wird auch idiopathische Seborrhoe der West Highland White Terrier und im amerikanischen Schrifttum „Armadillo disease" genannt.

Klinisches Bild

1. Erbliche Keratinisierungsstörung, die durch Erythem und Pruritus des Bauches und der Extremitäten bei jungen West Highland White Terriern beiderlei Geschlechts gekennzeichnet ist.
2. Schreitet schnell in eine generalisierte Erkrankung mit starkem Juckreiz und Erythem, Alopezie, Hyperpigmentierung, Lichenifikation, Lymphadenopathie und schmieriger Hautoberfläche mit üblem Geruch fort.

Diagnose

1. Bei der Biopsie zeigen sich hyperplastische perivaskuläre Dermatitis, exzessive Mitosen der Keratinozyten, Zusammenballungen der basilaren Keratinozyten, epidermale Knospen und Parakeratose.
2. Wird häufig von einer Malassezia-Dermatitis begleitet, die durch mikroskopische Untersuchung eines Hautabstriches oder histopathologisch bestätigt werden kann.
3. Die Differentialdiagnosen sind Atopie, Flohallergie, Skabies und Ichthyosis.

Therapie

1. Die Krankheit spricht nur schwach auf eine medikamentöse Therapie an.
2. Die Behandlung umfaßt Antibiotika gegen sekundäre Pyodermien, systemische Glucocorticoide und örtliche antiseborrhoische Therapie mit hochkonzentrierten Teer- und Benzoylperoxidshampoos ein- bis zweimal wöchentlich.
3. Ketokonazol (10 mg/kg KG 1 × tgl.) kann gegen Hefeinfektionen verabreicht werden.

• Entzündung der Talgdrüsen

Klinisches Bild

1. Betrifft junge bis mittelalte Hunde.
2. Jede Rasse kann betroffen sein, aber Vizlas, Akitas, Samoyeden und Standardpudel scheinen besonders häufig vertreten zu sein.
3. Die Läsionen bei kurzhaarigen Rassen sind durch zirkuläre, expandierende Stellen am Stamm, die schuppig und haarlos sind und konfluieren können, trockenes Haarkleid, Hypotrichose und rezidivierende sekundäre bakterielle Follikulitis gekennzeichnet.
4. Langhaarige Rassen entwickeln eine schwere, trockene bis schmierige, krustöse und schuppige Dermatose mit progressiver Ausdünnung des Haarkleides. Rezidivierende Pyodermien sind häufig.

Diagnose

1. Bei der Biopsie zeigen sich eine granulomatöse Zerstörung der Talgdrüsen (anfangs), multinoduläre bis diffuse granulomatöse Entzündungen (später) oder vollständiges Fehlen der Talgdrüsen (Endstadium).
2. Die Differentialdiagnosen sind Demodikose, Dermatophytose, bakterielle Follikulitis, Hypothyreose und idiopathische Seborrhoe.

Therapie

1. Prednison oder Prednisolon, 2,2 bis 4,4 mg/kg KG 1 × tgl. p. o., dann nach Bedarf alle 44 Stunden.
2. Isotretinoin (13-cis-Retinoinsäure), 1 mg/kg KG alle 12 bis 24 Stunden p. o. Das Arzneimittel ist teuer.
3. Cyclosporin A, 10 mg/kg KG 2 × tgl. p. o. Dieses Arzneimittel ist ebenfalls teuer.
4. Symptomatische Therapie mit antiseborrhoischen Wirkstoffen und Spülungen mit erweichendem Badeöl.
5. Propylenglycol lokal
6. Die Prognose ist ungünstig, wenn der Zustand nicht frühzeitig diagnostiziert und behandelt wird.

• Schnauzer-Komedo-Syndrom

Klinische Symptome

1. Erbliche Erkrankung der Zwergschnauzer, die durch multiple Komedonen am Rücken gekennzeichnet ist.
2. Bildung von Pusteln mit sekundärer bakterieller Follikulitis.
3. Schmerzen und/oder Pruritus können die Infektion begleiten.

Diagnose

1. Grobsinnliches Erkennen der Komedonen.
2. Die Biopsie zeigt dilatierte Haarfollikel, die mit verhorntem Zellmaterial gefüllt sind, dilatierte oder zystische Talg- oder apokrine Drüsen, Follikulitis, Perifollikulitis und Furunkulose.
3. Die Differentialdiagnosen sind Demodikose, Dermatophytose und bakterielle Follikulitis.

Therapie

1. Benzoylperoxid-Shampoos oder -Gel, nach Bedarf zur Spülung der Follikel und Kontrolle der sekundären bakteriellen Follikulitis.
2. Wenn auf eine lokale Therapie keine Reaktion eintritt, hat sich Isotretinoin (13-cis-Retinoinsäure), 1 bis 2 mg/kg KG 1 × tgl. p. o., als sehr wirksam erwiesen; es ist jedoch teuer.

• Idiopathische Hyperkeratose der Nase und der Zehen

1. Hyperkeratose der Nase oder der Zehen oder eine Kombination von beidem kann bei Tieren jeder Rasse und jeden Alters beobachtet werden.
2. Trockene, fokale bis diffuse Hyperkeratose, begleitet von Fissuren, Erosionen oder Geschwüren.
3. Die Differentialdiagnosen umfassen Hundestaupe, Ichthyosis, Pemphigus foliaceus oder P. erythematosus, DLE, SLE, Zinkmangeldermatose und nekrolytisches wanderndes Erythem (diabetische Dermatose, hepatokutanes Syndrom).
4. Therapie
   A. Chirurgische Entfernung der übermäßig gebildeten hyperkeratotischen Schuppen.
   B. Befeuchtung des hyperkeratotischen Gewebes durch feuchte Umschläge und Einreibung mit Paraffinöl.
   C. Corticosteroid-Antibiotika-Salben, -Cremes oder -Gele.

• Canine Ohrranddermatose

1. Betrifft nur die Ohrmuschel und tritt in erster Linie bei Dackeln auf.
2. Schmierige Brocken verhornten Zellmaterials sind fest mit der Hautoberfläche und den Haarschäften der Ohrränder verbunden.
3. Im weiteren Verlauf können sich eine schwere Entzündung, Ulzerierung und Thrombose der Kapillargefäße, die die Ohrränder versorgen, ausbilden.
4. Bei der Biopsie zeigen sich Hyperkeratose und Parakeratose.
5. Die Therapie besteht in der häufigen Verwendung keratolytischer Shampoos und lokaler Behandlung mit Glucocorticoidcremes.
6. In fortgeschrittenen Fällen kann eine kosmetisch-chirurgische Korrektur der dauerhaft geschädigten Ohrränder erforderlich sein.

• Canine/feline Akne

1. Häufige follikuläre Keratinisierungsstörung, die zu sekundärer bakterieller Follikulitis, Furunkulose, Bildung von Komedonen und Pusteln an Kinn, Lippen und im perioralen Bereich führt.
2. Häufig bei kurzhaarigen Rassen wie englischen Bulldoggen, Boxern, Doggen und Dobermannpinschern, wird auch bei Katzen beobachtet.
3. Die Differentialdiagnosen sind Demodikose, Dermatophytose und bakterielle Follikulitis.
4. Die Therapie besteht in Verwendung von Benzoylperoxid-Shampoos oder -Gelen, erforderlichenfalls einem systemischen Antibiotikum und warmen Umschlägen. Eine kurze Behandlung mit Glucocorticoiden kann helfen, die Entzündung zu verringern.

• Dermatophytose

Klinisches Bild

1. Betrifft Hunde und Katzen jeden Alters, aber besonders Hunde- und Katzenwelpen.
2. Perserkatzen und Himalayakatzen sind besonders häufig betroffen.
3. Die häufigsten Pilze, die Hunde und Katzen befallen, sind *Microsporum canis*, *M. gypseum* und *Trichophyton mentagrophytes*. Bei Katzen sind 98% der Infektionen durch *M. canis* verursacht. Die Übertragung geschieht durch Direktkontakt mit Sporen.
4. Das klassische Bild besteht in fokalen, zirkulären, haarlosen Stellen mit schwacher Schuppung. Die Läsionen scheinen sich typischerweise zentripetal auszubreiten und zentral abzuheilen. Häufig sind mehrere Tiere oder Menschen aus der Umgebung der Katze mit betroffen.
5. Bei Infektion mit *M. canis* kann die Entzündung oder der Pruritus schwach sein oder fehlen, wohingegen *T. mentagrophytes* und *M. gypseum* meist mäßigen Juckreiz und Entzündung hervorrufen.
6. Die Differentialdiagnosen umfassen bakterielle Follikulitis, Demodikose, seborrhoische Dermatitis, Entzündung der Talgdrüsen, Follikeldysplasie der schwarzen Haare und Alopezie bei Farbmutanten.

Diagnose

1. Untersuchung mit der Woodschen Lampe: Nur *M. canis* fluoresziert und auch nur in 50% der Fälle.
2. Hautgeschabsel und KOH-Präparation für die mikroskopische Untersuchung: Die Befunde sind unterschiedlich und abhängig von der Erfahrung des Untersuchers.
3. Sorgfältig ausgewähltes Haar und Zellmaterial werden in Sabouraud-Dextrose-Agar oder DTM kultiviert.
   A. Es ist zu sichern, daß Haar und Zellmaterial in die Oberfläche des Testmediums eingebettet sind.

B. Das DTM-Medium muß bei Raumtemperatur inkubiert werden. Die Platten werden nach 10 Tagen abgelesen und verdächtige Kolonien mikroskopisch untersucht.

C. Die Bürstentechnik nach MacKenzie (s. S. 461) ist hervorragend geeignet zur Sammlung von Proben in einem Haushalt mit mehreren Katzen oder wenn Verdacht auf einen asymptomatischen Träger besteht.

D. Biopsie und histopathologische Untersuchung: Die Proben sind auf Sporen und Hyphen von Ectothrix in Haarfollikeln zu untersuchen.

Therapie

1. Solitäre Läsionen

A. Diese sind häufig selbstlimitierend und können ohne Therapie innerhalb von 4 bis 6 Wochen abheilen.

B. Micokonazol oder Clotrimazol, zweimal täglich auf die fokalen Läsionen verbracht, können ihre Abheilung erleichtern. Das Haar um die Läsionen herum wird vorher abgeschnitten.

2. Generalisierte Dermatophytose – lokale Therapie

A. Scheren des ganzen Körpers kann erforderlich sein, um infizierte Haare zu entfernen.

B. Schwefelkalk, Povidon-Jod-Lösung (Betadin, 1 : 4 in Wasser, täglich) oder Chlorhexidin sind zur lokalen Behandlung geeignet. Sie sollten in Verbindung mit einer systemischen Therapie verwendet werden.

3. Systemische Therapie

A. Griseofulvin, 60–120 mg/kg KG/Tag (Katzen) und 25–60 mg/kg KG/Tag (Hunde), verteilt auf zweimal täglich und verabreicht mit einer fettreichen Mahlzeit.

1) Die Behandlung kann eine letale idiosynkratische Knochenmarkdepression bei Katzen verursachen. Scheint nicht dosis- oder zeitabhängig zu sein. Diese Reaktion ist bei Hunden nicht beschrieben worden.

2) Wöchentliche Untersuchung des Blutes auf Anzeichen einer Anämie, Leukopenie und/oder Thrombozytopenie.

3) Wenn toxische Nebenwirkungen zu erkennen sind, wird das Griseofulvin abgesetzt und eine symptomatische Therapie (Antibiotika und Flüssigkeitstherapie) durchgeführt.

4) Es können auch Störungen des Gastrointestinaltraktes, Hepatotoxizität und Arzneimittelallergie vorkommen, außerdem kann Griseofulvin teratogene Wirkungen entfalten.

B. Ketokonazol

1) Ein fungistatisches Imidazol-Antibiotikum, das ebenso wirksam wie Griseofulvin sein kann, ohne eine Knochenmarkdepression hervorzurufen. Die Nebenwirkungen bestehen besonders bei Katzen in Anorexie, Störungen des Gastrointestinaltraktes und Hepatotoxizität.

2) Dosierung: 190 mg/kg KG 2× tgl.

3) Meist für Fälle reserviert, in denen der Pilz gegen Griseofulvin resistent ist, oder wenn der Patient Griseofulvin nicht verträgt.

C. Die Prognose ist sehr gut, wenn die systemische Therapie in der korrekten Dosierung genügend oft und genügend lang durchgeführt wird.

D. Führe die Therapie für mindestens 6 Wochen fort. Danach wird erneut eine Pilzkultur angelegt. Wenn die Kulturergebnisse positiv sind, wird die systemische Therapie bis zwei Wochen nach der klinischen Heilung und erneuten Pilzkultur weitergeführt.

4. Die Umgebung betreffende Maßnahmen

A. Infizierte Haare und Epidermisschuppen in der Umgebung des Tieres sind die Hauptquellen einer Reinfektion.

B. Das Lager und die Umgebung des Schlafplatzes werden nach Möglichkeit mit Bleichmitteln gewaschen.

C. Der Teppich wird mit dem Staubsauger und mit Dampf gereinigt, die Möbel werden gesäubert und die Vorhänge gewaschen.

D. Wenn die Infektion rezidiviert, sollte nach asymptomatischen Trägertieren gesucht werden.

Kutane Raumforderungen

Kutane Raumforderungen und noduläre Dermatosen sind häufige Beschwerden. Die Ursachen sind vielfältig und reichen von bakterieller Furunkulose und sterilen Granulomen (Tabelle 15-4) bis zu Neoplasien. Obwohl Hauttumoren die häufigsten neoplastischen Prozesse sind, die in der Veterinärmedizin beobachtet werden, ist es häufig schwierig, eine entzündliche Erkrankung von einem neoplastischen Prozeß zu unterscheiden, da bei einer Neoplasie eine schwere Entzündung auftreten kann. Bei starker Entzündung muß eine sorgfältige Untersuchung durchgeführt werden, um zu entscheiden, ob ein einheitlicher Typ pleomorpher Zellen vorhanden ist (Spindelzellen oder Rundzellen), was für das Vorliegen eines neoplastischen Prozesses spricht.

Eine Diskussion aller Ursachen knotiger Dermatosen würde den Rahmen dieses Kapitels sprengen. Eine detaillierte Information über diagnostisches und therapeutisches Vorgehen bei spezifischen Erkrankungen wird am besten in Werken der Kleintier-Dermatologie und Onkologie nachgelesen. Jedoch ermöglicht ein richtiges allgemeines Vorgehen bei diesen Läsionen eine akkurate Diagnose, die Stellung einer Prognose und den Beginn einer geeigneten Therapie im frühen Verlauf der Erkrankung. Effektive diagnostische Techniken umfassen die exfoliative zytologische Untersuchung (Feinnadelbiopsie, Abklatschpräparat oder Ausstrich des Exsudates) oder eine Gewebebiopsie. Die beste und aussagekräftigste Diagnosetechnik ist die Biopsie.

• Diagnostische Methoden

– *Zytologische Untersuchung*

1. Die Feinnadelbiopsie ist eine schnelle, sichere und effiziente Methode zur Erstellung einer Diagnose bei kutanen Raumforderungen. Es ist keine Anästhesie und nur eine minimale Ausrüstung erforderlich. Die benötigten Instrumente sind eine

Tabelle 15-4 Differentialdiagnostik der nicht-neoplastischen knotigen oder fistelnden Wunden bei Hund und Katze

- **Infektionskrankheiten**

Bakterielle Follikulitis/Furunkulose
Abszeß
Kerion, Pseudomyzetom
Atypische Mykobakteriose
Phykomykose, Phäohyphomykose, Zygomykose
Nocardiose
Sporotrichose
Systemmykosen (Cryptococcose, Blastomykose, Histoplasmose, Coccidioidomykose)
Feline Lepra

- **Parasitosen**

Demodikose
Furunkulöse Myiasis (Cuterebridose)

- **Nichtinfektiöse Erkrankungen**

Hämatom
Fremdkörper
Bullöse Erkrankungen
Calcinosis cutis
Kutane Histiozytose
Idiopathische sterile noduläre Pannikulitis

22-Gauge-Kanüle, eine 10-ml-Spritze, Objektträger und eine modifizierte Färbung nach Wright, wie z. B. Diff-Quik.
2. Die in dieser Weise präparierten Objektträger sollten auf die vorliegenden Zelltypen und mögliche Erreger (Bakterien, Pilze, Parasiten) untersucht werden.
3. Ein Abklatschpräparat der ulzerierten Oberfläche kann hilfreich sein, jedoch zeigt sich am häufigsten ein gemischtes entzündliches oder eitriges Bild als Ergebnis einer sekundären bakteriellen Infektion.
4. Ein Abklatschpräparat der Schnittfläche einer chirurgischen Probe (nach dem Abtupfen, um Blut und Flüssigkeit zu entfernen) kann eine schnelle vorläufige Diagnose ermöglichen, während auf den histopathologischen Bericht gewartet wird.
5. Neoplasien der Haut sind oft sekundär entzündet. Daher sollte der Objektträger mit dem Präparat sorgfältig auf eine einheitliche Population nichtentzündlicher Zellen untersucht werden.
6. Sobald die Läsion als neoplastisch identifiziert worden ist, muß festgestellt werden, ob sie benigne oder maligne ist.
   A. Benigne Tumoren wachsen im allgemeinen langsam, sind gut umschrieben und nicht infiltrativ; es fehlt meist eine Ulzeration/Entzündung.
   B. Maligne Tumoren wachsen im allgemeinen schnell, sind entzündet und/oder ulzeriert bis nekrotisch und infiltrativ mit Verwachsungen mit dem umgebenden Gewebe.

– *Histologische Untersuchung*

1. Eine Biopsie ist für die definitive Identifizierung der Ursache einer Raumforderung der Haut obligatorisch.
2. Die Proben werden durch Biopsie mit einer Stanze (4 bis 8 mm) gesammelt. Wenn die Raumforderung klein ist, können alle Verfahren unter Lokalanästhesie durchgeführt werden.
3. Sind mehrere Arten von Läsionen vorhanden, müssen mehrere Proben, die die Verschiedenartigkeit repräsentieren, gesammelt werden. Mindestens eine Probe sollte normale Haut enthalten und als solche für den Histopathologen gekennzeichnet werden.
4. Die chirurgische Exzision kann sowohl diagnostisch als auch therapeutisch bedeutsam sein. Der Schnitt sollte mindestens einen Zentimeter breit und tief im gesunden Gewebe geführt werden.
5. Die Proben für die histologische Untersuchung werden in 10%iger Formalinlösung aufbewahrt. Die histologische Untersuchung sollte von einem Veterinärpathologen vorgenommen werden.

Weiterführende diagnostische Tests

1. Bakterienkultur und Resistenztest des Exsudats oder Gewebes (aseptisch gewonnen)
2. Pilzkultur des Exsudats oder Gewebes (aseptisch gewonnen)
3. Vollständiges Blutbild, biochemisches Serumprofil, Harnuntersuchung
4. ANA-Test, Lupus-erythematodes-Test, Immunfluoreszenz des Gewebes
5. Röntgenaufnahmen von Thorax und Abdomen
6. Immunfluoreszenz vergrößerter Lymphknoten

Entzündliche knotige Dermatosen

• Kutane Histiozytose

Klinische Symptome

1. Eine benigne Erkrankung mit histiozytärer Proliferation. Eine Alters-, Rassen- oder Geschlechtsprädilektion ist nicht beschrieben worden.
2. Multiple erythematöse, erhabene, feste, knotige Raumforderungen von 1 bis 5 cm Durchmesser können überall am Körper auftreten.
3. Betroffene Tiere zeigen keine anderen Symptome, und es können keine Beweise für eine systemische Beteiligung gefunden werden.

Diagnose

1. Die Diagnose basiert auf den histologischen Befunden, die dermale bis subkutane Infiltration mit normal erscheinenden Histiozyten einschließt.

2. Die Differentialdiagnosen sind maligne Histiozytose, kutanes Lymphom, fibröse Histiozytose (betrifft Collies und Shelties), Mycosis fungoides und Mastzelltumor.

Therapie

– Die Behandlung mit immunsuppressiven Dosen von Glucocorticoiden zeigt unterschiedliche Erfolge. Die Läsionen können immer wieder kommen und gehen oder sich spontan zurückbilden.

• Calcinosis cutis

Klinisches Bild

1. Seltene Hautkrankheit, die durch Ablagerung von Mineralsalzen (in erster Linie Calciumsalze) in der Haut und Subkutis verursacht wird.
2. Der Hauptgrund sind zu hohe Glucocorticoidwerte, entweder endogen oder iatrogen bedingt.
3. Andere Ursachen, die diskutiert werden, sind chronisch entzündliche und infektiöse Erkrankungen, Neoplasien, Stoffwechselstörungen (Diabetes mellitus, chronische Nierenerkrankungen) oder idiopathische Ursachen (große Rassen und junge Hunde).
4. Die Hautläsionen reichen von gelblichen Papeln bis zu sehr festen Knötchen, die häufig ulzeriert und infiziert sind und fast immer jucken. Die Läsionen können überall am Körper vorkommen, werden aber am häufigsten in der Achsel- und Leistengegend und am Rücken beobachtet.

Diagnose

– Die Diagnose wird durch die histologische Untersuchung bestätigt.

Therapie

1. Die Therapie richtet sich auf die Behandlung der Sekundärinfektion mit Antibiotika. Corticosteroide haben bei der Behandlung dieses Syndroms keinen Platz.
2. Behandlung der Grundkrankheit führt u. U. zur Auflösung der Mineralstoffablagerungen; dieser Prozeß kann 6 bis 12 Monate dauern.

• Pannikulitis

Klinisches Bild

1. Entzündung des Unterhautfettgewebes
2. Tritt bei Hunden und Katzen auf. Es ist keine Alters-, Rassen- oder Geschlechtsprädisposition beschrieben worden.
3. Gekennzeichnet durch solitäre bis multiple, fluktuierende bis feste kutane Knöt-

chen unterschiedlicher Größe. Einige Knötchen brechen an der Oberfläche auf und entleeren ein fettiges, eitriges Material.
4. Die Läsionen treten meist am lateralen Thorax, Abdomen und an der Brust auf. Die Abheilung kann zur Narbenbildung führen.

Diagnose

1. Die Tiere sind außer bei idiopathischer steriler nodulärer Pannikulitis selten systemisch krank. Patienten mit dieser Erkrankung können anorektisch, febril und lethargisch sein.
2. Die Diagnose kann nur durch eine histopathologische Untersuchung gestellt werden.
3. Die Feinnadelbiopsie zeigt zahlreiche schaumige Makrophagen und Neutrophile. Eine Sudanfärbung zeigt aufgenommenes Fett in den Makrophagen und Neutrophilen. Mikroorganismen sind nicht vorhanden. Folgende Untersuchungen werden noch durchgeführt.
   A. Eine Exzisionsbiopsie ist obligatorisch, um die histologische Diagnose der Pannikulitis stellen zu können.
   B. Färbungen für höhere Bakterien und für Pilze ergeben negative Ergebnisse.
   C. Bakterien- und Pilzkulturen des Gewebes und Exsudats ergeben negative Ergebnisse.
   D. Die Ergebnisse der Immunfluoreszenz des Gewebes können positiv oder negativ sein.
   E. Andere diagnostische Untersuchungen (vollständiges Blutbild, biochemische Untersuchung des Serums, Harnuntersuchung, Blutkulturen, wenn Fieber vorhanden ist, ANA-Test und LE-Test) werden im Hinblick auf die vermutete Ätiologie ausgewählt.
4. Differentialdiagnosen sind Abszesse, Neoplasien, tiefe bakterielle Dermatosen, tiefe Mykosen, immunvermittelte Erkrankiungen (Lupus, Arzneimittelallergie, Vaskulitis), Fremdkörper, Vitamin-E-Mangel (Pansteatitis), Stoffwechselstörungen (Pankreatitis) und idiopathische Erkrankungen.

Therapie

1. Behandlung der Primärursache der Erkrankung
2. Einzelne Läsionen können chirurgisch exzidiert werden.
3. Multiple Läsionen werden am besten mit immunsuppressiven Dosen von Prednison oder Prednisolon behandelt. Die Anfangsdosis beträgt 2 bis 4 mg/kg KG p. o. 1 × tgl. p. o.; diese wird im Verlauf von 6 bis 8 Wochen schrittweise verringert. Meist tritt eine Remission auf.
4. Vitamin E, 400 IE 2 × tgl. p. o. zwei Stunden vor oder nach dem Füttern kann hilfreich sein.

Literatur

Advances in Clinical Dermatology. The Veterinary Clinics of North America: Small Animal Practice **20**, 6 (1990).

Feldman, E. C., and Nelson, R. W.: Canine and Feline Endocrinology and Reproduction. W. B. Saunders, Philadelphia 1987.

Freudiger, U., Grünbaum, E.-G., und Schimke, E. (Hrsg.): Klinik der Hundekrankheiten. 2. Aufl. Gustav Fischer Verlag, Jena–Stuttgart 1993.

Goorman, N. T., and Halliwell, R. E. W.: Veterinary Clinical Immunology. W. B. Saunders, Philadelphia 1989.

Muller, G. H., Kirk, R. W., and Scott, D. W.: Kleintier-Dermatologie. Gustav Fischer Verlag, Stuttgart–Jena–New York 1993.

Parasitic Infections. The Veterinary Clinics of North America: Small Animal Practice **17**, 6 (1987).

Pruritus. The Veterinary Clinics of North America: Small Animal Practice **18**, 5 (1988).

Schmidt, V., und Horzinek, M. Ch. (Hrsg.): Krankheiten der Katze. Bd. 1. Gustav Fischer Verlag, Jena–Stuttgart 1992.

Kapitel 16. **Orthopädische und neurologische Notfälle**

(James M. Fingeroth)

Orthopädische Notfälle

Echte orthopädische Notfälle sind selten, aber viele Tiere mit Verletzungen des Bewegungsapparates haben ein starkes Trauma erlitten, das einen umfassenden und systematischen Zugang zu dem gesamten Notfallszenario erforderlich macht. Die meisten Verletzungen des Bewegungsapparates selbst sind nicht lebensbedrohend; deshalb braucht nur eine gute Erste Hilfe erforderlich zu sein, während der Patient initial auf schwerere Probleme untersucht wird. Daran ist besonders zu denken, wenn ein traumatisierter Patient zur Behandlung eingeliefert wird; eine offene, blutende Fraktur kann die sichtbarste Verletzung sein und ist fast sicher immer diejenige, die der Besitzer behandelt wissen will. Der Tierarzt muß sich selbst disziplinieren und zuerst den gesamten Patienten beurteilen. Man bedenke, daß sehr viel Kraft erforderlich ist, um ein Gelenk zu luxieren oder eine Splitterfraktur auszulösen; diese Kraft wird über die Weichteile zu den Knochen geleitet und von allen Strukturen des Körpers aufgenommen, einschließlich Brust- und Bauchhöhle. Da zur Versorgung einer orthopädischen Verletzung häufig eine Allgemeinnarkose erforderlich ist, obliegt es dem Tierarzt sicherzustellen, daß keine komplizierenden Verletzungen vorhanden sind (wie Pneumothorax, traumatische Myokarditis, Ruptur der Viszera u. a.) und einen Maßnahmeplan zu haben, wenn solche Komplikationen vorhanden sind.
Obwohl die bei einer Fraktur auftretenden Hämatome umfangreich sein können (besonders bei Splitterfrakturen des Femurs), sind diese bei Tieren selten die einzige Ursache für einen hypovolämischen Schock. Wenn ein Schock auftritt, sollte nach anderen Ursachen gesucht und mit der Therapie begonnen werden.
Relative orthopädische Notfälle sind Gelenkfrakturen, offene Frakturen und septische Arthritis. Es ist wichtig, die Relativität im Kopf zu behalten: Eine frühe Behandlung ist gerechtfertigt, aber nur, nachdem stärker lebensbedrohliche Probleme ausgeschlossen worden sind.

• Gelenkfrakturen

Die anatomische Reposition und Fixation der Gelenkfrakturen sind erforderlich, um Langzeitfolgen, wie Arthritis und verminderte Gelenkfunktion, zu verhindern.
1. Wegen der Muskelkontraktion, der frühen Kallusbildung und der weiter andauernden Schädigung des Gelenkknorpels ergeben sich bei einer um zwei bis drei Tage verzögerten Behandlung größere Schwierigkeiten für eine erfolgreiche Reposition

und Fixation. Obwohl es wünschenswert ist, die Fraktur schnell zu versorgen, ist es am besten, die Behandlung zu verzögern, bis der Zustand des Patienten stabil ist.
2. Viele Gelenkfrakturen können auch noch eine Woche oder länger nach der Verletzung erfolgreich versorgt werden, obgleich eine zweifelhaftere Prognose gerechtfertigt ist.

• Offene Frakturen

Eine offene Fraktur stellt in aller Regel einen dringenden orthopädischen Notfall dar. Eine offene Fraktur wird auch komplizierter Bruch genannt, was bedeutet, daß sowohl Strukturen des Knochen als auch des Weichteilgewebes, einschließlich der Haut, traumatisiert worden sind. Zahlreiche Klassifikationsschemata sind entwickelt worden, um den Kliniker bei der Behandlung zu leiten. Es ist zu bedenken, daß die Übergänge zwischen den Verletzungen fließend sind und eine einzelne Fraktur die Merkmale von mehreren der starr definierten Gruppen haben kann.
1. Per Telefon muß der Besitzer zur Ersten Hilfe angewiesen werden, damit er die Wunde mit einem sauberen, trockenen Verband abdeckt und den Patienten sofort zum Tierarzt bringt. Wenn ein Knochenfragment hervorsteht, wird es feucht und bedeckt gehalten und nicht unter die Haut zurückgeschoben, bevor es nicht vom Tierarzt begutachtet worden ist. Lose Knochenfragmente werden aufbewahrt.
2. Der Tierarzt, dem ein Tier mit offenen Wunden vorgestellt wird, muß ebenfalls Erste Hilfe leisten, auch wenn er frühzeitige Überweisung zu einer anderen Einrichtung beabsichtigt. Das Gebiet um die Wunde muß vollständig geschoren werden (steriles wäßriges Gel kann in das Wundbett eingebracht werden, um zu verhindern, daß Haare in die Wunde eindringen), und eine leichte chirurgische Desinfektion sollte erfolgen. Die Wunde wird dann mit einer sterilen Bandage abgedeckt und, wenn durchführbar, eine externe Unterstützung (z. B. eine Schiene) während des Transportes angelegt. Modifizierte Shroeder-Thomas-Schienen sollten nicht für Frakturen über dem Ellenbogen oder Kniegelenk verwendet werden.
3. Der Tierarzt, an den der Patient überwiesen wird, entfernt die Bandagen und inspiziert die Wunde sobald wie möglich. Eine kleine offene Fraktur kann leicht übersehen werden, wenn sie vom Fell bedeckt ist, und es kann sein, daß der überweisende Tierarzt sie nicht bemerkt hat.

– *Offene Frakturen I. Grades*

1. Eine offene Fraktur I. Grades ist die leichteste Form dieses Frakturtyps.
2. Sie entsteht meist dadurch, daß ein Frakturende des Knochens durch die Hautoberfläche nach außen tritt. Häufig gibt es eine Rückstoßwirkung, und das Knochenende tritt wieder spontan nach innen, wobei es eine Stichwunde auf der Hautoberfläche hinterläßt.
3. Bei Frakturen I. Grades bestehen nur minimale Verletzungen des Weichteilgewebes.
4. Die Therapie besteht in frühzeitigem Scheren, Rasieren und Reinigen der Wunde, wobei der Vorteil der sogenannten „golden period“ ausgenutzt wird, bevor sich eine bakterielle Infektion bilden kann. Wenn sie während der ersten paar Stunden

nach dem Trauma angemessen versorgt wird, kann eine offene Fraktur I. Grades wie eine geschlossene Fraktur behandelt werden, einschließlich der Verwendung einer externen Koaptation (z. B. Gips), falls indiziert. Abhängig von der verstrichenen Zeit zwischen Verletzung und Therapie und dem Ausmaß der Verletzung des Knochen- und Weichteilgewebes, können systemische Antibiotika verschrieben werden.

– *Offene Frakturen II. Grades*

1. Eine offene Fraktur II. Grades wird meist durch eine Penetration von außen nach innen in Richtung auf den Knochen zu verursacht. Der Grad der Kontamination ist größer als bei einer Fraktur I. Grades, da Schmutz zum Zeitpunkt der Verletzung in die Wunde eingebracht wird.
2. Die Verletzungen des Weichteilgewebes sind mäßig, können aber Quetschungen, Zerreißungen, Devaskularisierung und Komprimierung neurovaskulärer Strukturen umfassen.
3. Bei solchen Wunden müssen sofort eine Wundtoilette und Ausspülung vorgenommen werden. Ein Schockpatient hat häufig ein getrübtes Sensorium und kann eine initiale Wundtoilette ohne Sedierung tolerieren. Offensichtlich devitalisiertes Gewebe wird exzidiert. Verletzte Nerven oder größere Blutgefäße sollten erhalten und für eine spätere Reparation markiert werden.
4. Mikrobiologische Kulturen werden von Material aus der Tiefe der Wunde angelegt, um die passende Antibiotikatherapie auswählen zu können.
5. Häufig zu wechselnde feuchte Verbände werden angelegt, bis die endgültige Wiederherstellung des Knochen- und Weichteilgewebes sicher zu Ende geführt werden kann.

– *Offene Frakturen III. Grades*

1. Die schlimmsten offenen Frakturen werden als solche III. Grades eingestuft. Solche Frakturen umfassen ausgedehnte Verletzungen oder Verlust des Weichteilgewebes und möglicherweise auch Verlust von Knochenfragmenten.
2. Schußverletzungen aus geringer Entfernung, Gewehrprojektile mit hoher Geschwindigkeit und Automobile, die das Unfallopfer mitschleifen, verursachen häufig offene Frakturen III. Grades.
3. Die initialen Ziele der Therapie sind Wundtoilette der abgestorbenen und kontaminierten Gewebe, Bewahrung der Blutversorgung, Identifizierung vitaler Strukturen (Sehnen, Bänder, Nerven, Gefäße, große Knochenfragmente) und Stabilisierung. Diese Verletzungen können ein oder mehrere Gelenke betreffen, die Aufmerksamkeit muß auf die Erhaltung der Integrität des Gelenks gerichtet werden.

A. Tiere mit Frakturen III. Grades sollten sobald wie möglich in den Operationssaal gebracht werden, nachdem lebensbedrohende Verletzungen behandelt worden sind.

B. Verletzungen III. Grades sind durch schnelles Spülen im Notfallraum nicht ausreichend behandelt. Optimale Ergebnisse werden nur erreicht, wenn ein äußerst gewissenhaftes chirurgisches Management durchgeführt wird.

C. Häufig wird für die Wundtoilette einer Fraktur III. Grades mehr Zeit benötigt als für das Anlegen von Fixationsvorrichtungen zur Stabilisierung. Das letztere kann

aufgeschoben werden, während die Weichteile über einen Zeitraum von mehreren Tagen behandelt werden. Die Belohnung für eine solche aufwendige, zeitfordernde Pflege sind ein gesundes Granulationsbett und wiederhergestellte Lebensfähigkeit.
4. Systemische Antibiotika sind bei Frakturen III. Grades indiziert, ausgewählt nach den Ergebnissen der aus der Tiefe der Wunde angelegten Kulturen zum Zeitpunkt der initialen Wundversorgung.
5. Beim Spülen großer offener Wunden können Antiseptika oder Antibiotika der Spülflüssigkeit zugefügt werden; der Hauptgrund für eine Spülung ist jedoch die Verdünnung von Schmutz und Mikroorganismen. Reichlich Flüssigkeit (mehrere Liter) sollte verbraucht werden, um alle Winkel und Spalten auszuspülen. Ein mäßiger Druck kann durch Verwendung einer 35-ml-Spritze und einer 18- oder 19-Gauge-Kanüle ausgeübt werden.
6. Ein Primärverschluß der offenen Fraktur III. Grades ist wegen des ausgedehnten Verlustes von Haut und Muskeln gewöhnlich nicht möglich und sollte ohnehin nicht durchgeführt wrden. Wiederholte Wundtoiletten, Spülungen und Verbandswechsel unterstützen die Heilung per secundam intentionem. Eine Hauttransplantation kann erforderlich sein, um die großen Granulationsflächen nach erfolgter Wundkontraktion zu bedecken.

• Septische Arthritis

1. Septische Arthritis fordert eine schnelle Behandlung wegen der schnell auftretenden enzymatischen Schädigungen des Knorpels bei Vorhandensein degenerierender Leukozyten und Bakterien.
2. Das initiale Ziel einer Therapie ist eine Dekompressionsdrainage, um den Abfluß dieser knorpelzerstörenden Elemente zu ermöglichen.
3. Gelenkflüssigkeit wird für zytologische und mikrobiologische Analysen aseptisch gesammelt.
4. Eine vollständige Gelenkspülung oder offene Drainage sollte in Abhängigkeit von der Schwere und Dauer des Zustandes durchgeführt werden.
5. Wie bei offenen Frakturen ist das Spülvolumen wahrscheinlich wichtiger als die Zusammensetzung der Spülflüssigkeit (d. h. ob es Antiseptika oder Antibiotika enthält oder nicht). Sterile, isotone Infusionslösungen sind meist als Spülflüssigkeiten ausreichend.

Neurologische Notfälle

• Schädel-Hirn-Trauma

Trotz des häufigen Vorkommens von Traumata bei Tieren, einschließlich zahlreicher Unfälle mit Fahrzeugen, werden Tierärzte nicht so häufig mit dem Spektrum und der Schwere von Kopfverletzungen konfrontiert, wie sie beim Menschen beobachtet werden. Zum Teil wird dies durch die anatomischen Verhältnisse erklärt, durch die relativ dickere Schädeldecke und die darüberliegenden Muskeln bei Hunden und

Katzen. Subdurale Hämatome, eine häufige Folge von Schädel-Hirn-Traumata beim Menschen, werden in der Tiermedizin selten bekannt.

Klinisches Symptome

1. Das Zeichen einer Hirnverletzung bei Tieren ist die Veränderung des Sensoriums.
2. Einige Tiere sind übererregt, während die meisten ein gedämpftes Sensorium haben, das von leichtem Stupor bis zum Koma reicht.
3. Infratentoriale Zeichen wie Nystagmus und Gleichgewichtsverlust sind häufig und bedeuten nicht notwendigerweise eine ungünstige Prognose.
4. Viele Symptome verschwinden in den ersten 48 Stunden nach der Verletzung spontan.
5. Hinweise auf eine Verletzung des Hirnstammes (Veränderungen der Pupille, abnormes Atemmuster, regungsloser Zustand oder fehlende elektrische Aktivität der Hirnrinde) bedeuten eine zweifelhafte bis infauste Prognose.
6. Die Mechanismen der Gerhirndysfunktion schließen Erschütterung, Ödem und Hämorrhagien ein.

Therapie und Beurteilung

1. Wenn Verdacht auf Blutungen besteht, sollten Pharmaka wie Harnstoff oder Mannitol nur sparsam oder gar nicht verwendet werden, da sie intrakranielle Blutungen verstärken können.
2. Die Pharmaka der Wahl bei Schädel-Hirn-Trauma sind Corticosteroide. Große intravenöse Bolusdosen sollten mehrere Male innerhalb der ersten 24 bis 48 Stunden nach der Verletzung appliziert werden. Die Wirksamkeit der Steroide nimmt nach dieser Zeit ab. Die Dosis sollte schnell verringert werden, besonders wenn Symptome der Besserung bemerkt werden.
3. Wenn das Tier hin- und herschlägt oder sich umherwälzt, sollte es weich gepolstert und ruhiggestellt werden, um zu vermeiden, daß es sich selbst verletzt.
4. Ein intravenöser Verweilkatheter sollte aseptisch angebracht werden, um einen leichten Zugang zur Applikation von Medikamenten zu haben.
5. Kristalloide Lösungen sollten appliziert werden, um die Hydratation aufrechtzuerhalten, da das Tier unfähig sein kann, selbst zu trinken.
6. Die Harnbildung muß überwacht werden.
7. Der Kopf sollte palpiert oder geröntgt werden, um Beweise für eine Schädelfraktur zu dokumentieren.
   A. Nicht dislozierte Frakturen können konservativ behandelt werden.
   B. Offensichtlich eingedrückte Knochenfragmente können eine Kompression des Gehirns verursachen und sollten daher stabilisiert oder chirurgisch entfernt werden.
8. Tiere mit akuten Verletzungen des Kopfes haben selten Krämpfe. Krämpfe, besonders epileptiforme (rezidivierende), können eine Folge chronischer Gehirnverletzungen und der resultierenden Vernarbung sein.

- **Verletzungen der Wirbelsäule**

Allen Notfallsituationen durch Verletzungen des Rückenmarks ist der drohende und rasch fortschreitende Funktionsverlust gemeinsam. Damit ist die Ätiologie, ob es sich um eine akute Fraktur/Luxation der Wirbel oder die späteren Stadien eines komprimierenden raumfordernden Prozesses handelt, weniger wichtig als das Erkennen der verminderten Funktion und die Einleitung angemessener diagnostischer und therapeutischer Maßnahmen.
1. Das Rückenmark verfügt über einen selbstregulierenden homoöstatischen Mechanismus zur Aufrechterhaltung der strukturellen und funktionellen Integrität. Dieser Mechanismus kann durch eine Läsion, die das Nervenparenchym direkt komprimiert oder die vaskuläre Integrität des Rückenmarks unterbricht, zerstört werden.
2. Das Ziel des Klinikers besteht darin, aus Signalement, Anamnese und ergänzenden Untersuchungen die Lokalisation und die Art der Läsion und ihren wahrscheinlichen Verlauf abzuleiten.

– *Allgemeines Vorgehen*

Diagnose und klinischer Status

1. Auf die Art der Läsion (z. B. Luxation, Diskusprolaps, Infarkt, Tumor) deuten anamnestische Hinweise und röntgenologische Befunde hin.
2. Bei der Behandlung eines Patienten mit Dysfunktion des Rückenmarks muß der Kliniker die Progression der neurologischen Ausfälle überwachen. Wenn sich die Ausfälle verstärken, besonders trotz energischer medikamentöser Behandlung, sind aggressivere Therapiemaßnahmen, wie Operationen, gerechtfertigt. Es ist unentschuldbar, die Behandlung oder Überweisung eines Patienten mit Verletzungen des Rückenmarks nach Ausfall seiner sensorischen Funktionen zu verzögern.

Therapie

1. Ein Hauptteil der Behandlung des Patienten mit Verletzungen des Rückenmarks besteht in pflegerischen Maßnahmen.
   A. Die pflegerischen Maßnahmen sollten präoperativ begonnen und postoperativ fortgeführt werden.
   B. Es ist wichtig, einen Überblick über die verschiedenen Formen der Harn- und Darminkontinenz zu haben und zu bedenken, daß Patienten mit einer Blasendysfunktion durch Dysfunktion der oberen motorischen Neuronen der Harnblase den Urin reflektorisch spontan, aber unvollständig absetzen. Wenn sie nicht regelmäßig ausgedrückt oder katheterisiert werden, wird die Blase solcher Tiere chronisch überdehnt, was möglicherweise zu einer permanenten Inkontinenz führt, auch wenn die neurologische Erkrankung beseitigt ist; das Tier hat dann ein großes Risiko, eine fulminante bakterielle Zystitis zu entwickeln.
   C. Hautschädigungen durch Einwirkung von Harn und Kot ebenso wie Dekubitalgeschwüre sind die andere Hauptkonsequenz einer Paralyse und müssen im Pflegeplan berücksichtigt werden.

2. Die medikamentöse Behandlung bei Verletzungen des Rückenmarks basiert hauptsächlich auf dem Gebrauch von Corticosteroiden.

A. Osmotische Diuretika, wie Mannitol, sind bei Gehirnödem wirksam, aber unzuverlässig zur Reduzierung eines Rückenmarködems.

B. Andere Pharmaka wie Dimethylsulfoxid (DMSO), Naloxon und Thyreotropin-Releasing-Hormon können bei akuten Verletzungen des Rückenmarks wirksam sein, aber meist nur, wenn massive Dosen entweder vor oder innerhalb einer Stunde nach Einsetzen der Rückenmarkschädigung verabreicht werden.

C. Die potentiellen Nebenwirkungen einer hochdosierten Corticosteroidtherapie sollten bedacht werden, wenn Schädigungen des Rückenmarks behandelt werden.

1) Wenn hohe Steroiddosen angewandt werden (Gesamtdosis größer als 2 bis 3 mg Dexamethason bei kleinen Patienten oder 5 bis 10 mg bei größeren Patienten), sollten sie nur für eine oder zwei Behandlungen während der ersten 24 Stunden nach der Verletzung verabreicht werden.

2) Nach einer oder zwei hochdosierten Behandlungen oder später als 24 Stunden nach der Verletzung verringert sich die Wirksamkeit der Steroide, aber das Risiko letaler Komplikationen (z. B. Ulzerationen des Kolons) steigt. Die Steroiddosierungen sollten nach diesem Zeitpunkt drastisch reduziert werden.

3) Wird eine definitive Therapie (z. B. dekompressive Entfernung von Raumforderungen) ausgeführt, sollten Steroide nicht länger als 24 Stunden (Maximum) postoperativ, wenn überhaupt, verabreicht werden, solange es keine spezifische Indikation für eine weitere Anwendung gibt.

Prognose

1. Die drei Hauptfunktionen des Rückenmarks sind Nozizeption (Schmerzempfindung), willkürliche motorische Aktivität und Leitung propriozeptiver Reize (Lage und Haltung des Körpers).
2. Wegen der relativen Fasergrößen und der Myelinisierung verlieren Tiere mit Verletzungen des Rückenmarks typischerweise zuerst die Propriorezeption, gefolgt von der willkürlichen motorischen Aktivität und schließlich der Nozizeption. Da die kleinen aufsteigenden Schmerzfasern des Rückenmarks verhältnismäßig unverwundbar sind, rechtfertigt der Verlust der Nozizeption – sogenannter „Verlust der Tiefenschmerzempfindung" – im allgemeinen eine infauste Prognose für eine Genesung. Wenn dieser Zustand länger als 24 bis 48 Stunden andauert, ist es sehr unwahrscheinlich, daß eine neurologische Wiederherstellung trotz medikamentöser oder chirurgischer Intervention zustande kommt.

– *Rasche Beurteilung des Rückenmarkstatus*

Wenn ein Patient, bei dem Verdacht auf eine Verletzung des Rückenmarks besteht, vorgestellt wird, möchte der Tierarzt einen frühzeitigen Überblick über das Ausmaß der neurologischen Ausfälle erhalten. Es ist gewöhnlich beschwerlich, eine vollständige, detaillierte neurologische Untersuchung durchzuführen oder den Patienten nach einem Lehrbuchschema einzuteilen. Diese Dinge können nachfolgend getan werden, aber da nicht sofort offensichtlich sein muß, wie groß der Schaden ist, sollte der Tierarzt sich bemühen, in kurzer Zeit wesentliche Daten zu erhalten.

Signalement

Da bestimmte Ätiologien häufig mit einem bestimmten Alter oder mit speziellen Rassen assoziiert sind, sollte der Tierarzt diese Prädispositionen im Kopf haben, wenn er den Patienten untersucht.

Anamnese

Wenn möglich, sollte sich der Tierarzt den Beginn der Beschwerden (perakut, akut usw.) und den Verlauf der Störung (progressiv, nicht progressiv, zunehmend/abnehmend) genau schildern lassen. Glaubt der Besitzer, daß der Zustand dem Tier Schmerzen bereitet? Der Tierarzt sollte ebenfalls versuchen, zu bestimmen, ob die Ausfälle seitenmäßig zu diagnostizieren sind, besonders wenn das Tier zur Zeit der Erstuntersuchung eine symmetrische Dysfunktion aufweist.

Neurologische Untersuchung (abgekürzt)

1. Beobachte das Tier. Dies geschieht am besten, wenn der Patient frei auf den Boden gesetzt wird, während der Vorbericht aufgenommen wird. Ist das Tier gehfähig oder nicht? Welche Gliedmaßen sind betroffen? Sind die Ausfälle seitenmäßig zu diagnostizieren? Scheint das Tier Unwohlsein zu empfinden? Wenn das Tier nicht gehfähig ist, muß beobachtet werden, ob gerichtete (willkürliche) Bewegungen der betroffenen Gliedmaßen auftreten.
2. Wenn der Patient gehfähig ist, wird die willkürliche motorische Aktivität überprüft. Unterstütze das Tier und bewege es vorwärts und rückwärts.
3. Wenn das Tier nicht gehfähig ist, wird die willkürliche motorische Aktivität überprüft. Unterstütze das Tier und bewege es vorwärts und rückwärts. Kitzle die Zehen und achte auf eine bewußte Bewegung der Gliedmaße.
4. Wenn der Patient nicht gehfähig ist und keine willkürliche motorische Aktivität erkennen läßt, wird es bedenklich, und die Nozizeption muß geprüft werden.
   A. Das Vorhandensein der vorhergehenden beiden Symptome zeigt, daß eine schwere Schädigung des Rückenmarks vorliegt, die aber reversibel sein kann (besonders wenn sie auf eine extramedulläre Kompression zurückzuführen ist).
   B. Vollständige sensorisch-motorische Lähmung (Verlust der Schmerzempfindung und der Motorik) zeigt jedoch häufig eine irreversible Schädigung des Rückenmarks an.
      1) Die Schmerzwahrnehmung wird geprüft, indem das Tier mit den Fingern oder mit einer Pinzette in die Zehen gezwickt wird oder die Gliedmaße mit einer Nadel leicht gestochen wird.
      2) Die Schmerzwahrnehmung wird subjektiv durch Beobachtung einer bewußten Reaktion des Patienten gemessen (Anstrengungen, um zu fliehen, Winseln, Umdrehen, um den Untersucher anzusehen oder zu beißen usw.).
      3) *Das einfache Zurückziehen einer Gliedmaße kann eine reine Reflexbewegung sein und dadurch allein noch keine intakte tiefe Schmerzperzeption anzeigen.*
      4) Überprüfe immer mehrere Zehen.
      5) Überprüfe ebenfalls die Sensibilität des Schwanzes und Perineums.
      6) Wiederum kann eine Bewegung rein reflektorisch und bei Schädigungen

der oberen motorischen Neuronen [UMN] können diese Reflexe übersteigert sein, daher sollte man sich nur auf die bewußten Reaktionen verlassen.

7) Wegen der Schwere der Schädigung, die meist erforderlich ist, um eine sensorisch-motorische Lähmung hervorzurufen, ist es extrem selten, daß Tiere mit einer sensorisch-motorischen Tetraplegie vorgestellt werden, da solche Tiere meist sterben, bevor sie eine ärztliche Behandlung erhalten können.

5. Weist der Patient eine verringerte (hypalgetisch) oder fehlende (analgetisch) Schmerzreaktion an Schwanz oder Zehen auf, muß versucht werden, die Grenze zwischen normaler und anomaler Reaktivität festzustellen. Diese wird *sensorische Grenze* genannt und ist, wenn sie gefunden wird, stark ortsbezogen.

A. Mit einer Nadel oder Pinzette wird die Haut von distal nach proximal und kranial gereizt.

B. Tiere mit einer meßbaren sensorischen Grenze sind mehr oder weniger gleichgültig gegenüber einer Stimulation kaudal/distal der Übergangslinie, drehen sich aber heftig um, wenn sie proximal/kranial der Linie gereizt werden.

C. Wiederhole den Test. Wenn die Ergebnisse reproduzierbar sind, wächst das Vertrauen in diesen subjektiven Test, und die Linie kann bis zur Wirbelsäule verfolgt werden, um die segmentale Grenze der Rückenmarkläsion zu bestimmen.

D. Denke daran, daß die Rückenmarksegmente nicht immer im Wirbelkanal der gleichen Wirbelzahl liegen und daß sich die Nervenwurzeln meist kaudal winkeln, wenn sie aus den Foramina austreten. Damit kann eine sensorische Grenze, die am 2. Lendenwirbel festgestellt wird, eine Rückenmarkläsion in Höhe der Segmente Th13 bis L1 anzeigen.

E. Beachte, daß sich die sensorische Grenze vom Panniculus-Reflex unterscheidet.

1) Die sensorische Grenze bezeichnet die bewußte Wahrnehmung eines schädigenden Stimulus.

2) Der Panniculus-Reflex ist ein komplexer Reflexbogen, an dem das Rükkenmark, die zervikale Intumeszenz, die lateralen Nn. thoracici und der M. cutaneus trunci beteiligt sind.

F. Obwohl der Panniculus-Reflex bei der Andeutung des Niveaus einer normalen oder anomalen Funktion hilfreich ist, ist er nicht völlig zuverlässig; z. B. haben einige Tiere einen schwach entwickelten M. cutaneus trunci in der kaudalen Lendengegend. Das Fehlen des Panniculus-Reflexes bei einem solchen Patienten kann normal sein und muß nicht eine schwere Schädigung des Rückenmarks oder eine Übergangsgrenze an dieser Stelle darstellen.

6. Die Untersuchung der Reflexe sollte durchgeführt werden, um andere Befunde zu bekommen, die etwas über die Höhe der Rückenmarkläsion aussagen.

A. Verringerte oder fehlende segmentale Reflexe zeigen Verletzungen der grauen Substanz (Zellkörper) an, welche die an dem Reflexbogen beteiligten Nervenzellen enthält. Dies sind Verletzungen der tieferen motorischen Neuronen („lower motor neurons“, LMN).

B. Normale oder gesteigerte segmentale Reflexe werden meist bei supersegmentalen (obere motorische Neuronen, „upper motor neuron“, UMN) Verletzungen festgestellt.

C. An den Hinterbeinen, der Patella und der kranialen Tibia können die Abwehrreflexe schnell beurteilt werden.

1) Der Patellarsehnenreflex-Test prüft den N. femoralis und seine Rückenmarksegmente (vorherrschend L4 bis L5). Ein übersteigerter Patellarsehnenreflex tritt entweder bei Verletzungen über dem L3 bis L4 oder bei einer Verletzung auf, welche die tieferen Lendensegmente (L6, L7) betrifft. Verletzungen dieser Segmente verursachen eine verminderte Funktion der Muskeln, die den M. quadriceps femoris antagonisieren und opponieren, was bei einem Schlag auf die Sehne des M. quadriceps femoris eine gesteigerte Reaktion verursacht.

2) Die Tibialis-Abwehrreflexe prüfen den N. ischiadicus und seine Segmente. Ein intakter Abwehrreflex ist nicht mit einer intakten Schmerzperzeption zu verwechseln. Kneifen der medialen Zehen stimuliert die Nervenendigungen des N. saphenus, d. h. die Endäste des N. femoralis.

D. Nachdem die normalen segmentalen Reflexe getestet sind, sollten die Hinterbeine auf das Vorhandensein anomaler Reflexe untersucht werden. Diese umfassen den gekreuzten Streckreflex und den Babinski-ähnlichen Reflex.

1) Der gekreuzte Streckreflex ist eine pathologische Form des Stellreflexes, der normalerweise nur am stehenden Tier, das die Gliedmaßen belastet, vorhanden ist. Dieser Reflex zeigt das Vorhandensein von UMN-Schädigungen an, die zu der getesteten Extremität in Beziehung stehen. Er ist nicht lokalisiert und hat absolut keine prognostische Bedeutung. Das Fehlen eines gekreuzten Streckreflexes kann nicht dazu verwendet werden, um eine Läsion zu lokalisieren (UMN oder LMN).

2) Der Babinski-ähnliche Reflex (Spreizen der Zehen als Reaktion auf einen Berührungsreiz der Plantarfläche des Metatarsus) wird in genau der gleichen Weise wie der gekreuzte Streckreflex interpretiert.

E. Bei tetraparetischen Patienten werden die Vorderbeine ebenfalls getestet, obwohl es im allgemeinen schwieriger ist, normale segmentale Reflexe auszulösen (Triceps, Biceps usw.). Am besten ist, man verläßt sich auf den Muskeltonus und das Ausmaß der Spastizität (oder Schlaffheit) als Hinweis auf die Höhe der Läsion. Gekreuzte Streckreflexe können bei UMN-Läsionen im Hinblick auf die Vorderbeine gefunden werden, aber der Babinski-Test richtet sich nur auf die Hinterbeine.

7. Eine rektale Untersuchung sollte durchgeführt werden, um die Funktion des äußeren Anussphinkters und des Analtonus einzuschätzen.

A. Tiere mit Rückenmarkläsionen über den sakralen Segmenten haben einen intakten oder gesteigerten Analtonus und perineale und Sphinkter-Reflexe.

B. Das Vorhandensein eines dilatierten oder hypotonen Anus zeigt Verletzungen der Sakralsegmente oder des N. pudendus an.

8. Die Wirbelsäule wird auf Stellen mit besonderer Schmerzhaftigkeit palpiert.

A. Wirbelsäulenschmerzen sind das Zeichen einer extraduralen Erkrankung, aber einige intramedulläre Erkrankungen wie die granulomatöse Meningoenzephalomyelitis (GME) können mit starker Schmerzhaftigkeit verbunden sein.

B. Obwohl es bei einigen Patienten möglich ist, die schmerzhafte Gegend einem speziellen Wirbel zuzuschreiben, wird gewöhnlich eine Zone (z. B. thorakolumbal, Mitte der Lendengegend, kaudale Halswirbelsäule usw.) als besonders schmerzempfindlich nachgewiesen. Diese Zone sollte mit den anderen Befunden der neurologischen Untersuchung übereinstimmen (UMN oder LMN, sensorische Grenze).

C. Das Vorhandensein einer Grenze mit besonderer Schmerzhaftigkeit und einer sensorischen Grenze an der Thorakal-Lumbal-Verbindung bei einem Patienten mit LMN-Ausfällen in den Hinterbeinen, dem Schwanz und dem Anus zeigt eine diffuse Verletzung des Rückenmarks an und bedeutet meist das Vorhandensein einer absteigenden Myelomalazie.

9. Am Schluß der Untersuchung sollte der Zustand des Patienten genau beschrieben werden (z. B. linksseitige Symptome, nicht gehfähig, UMN paraparetisch mit mäßiger willkürlicher motorischer Aktivität). Es muß bedacht werden, daß dies eine statische Beurteilung des Patienten ist; es kann einige Stunden vorher ganz anders gewesen sein (besser oder schlechter) und Stunden später wieder ganz anders sein. Daher ist es für den Tierarzt unbedingt erforderlich, die bekannte Progression der Ausfälle in Betracht zu ziehen und den Patienten in Abständen zu untersuchen, wenn entschieden worden ist, eine konservative Therapie zu verfolgen. Jeder anamnestische Hinweis oder derzeitige Verdacht auf eine schnelle Verschlechterung der Ausfälle sollte den Wechsel auf eine aggressivere Form der Therapie nach sich ziehen, besonders wenn die Nozizeption beeinträchtigt ist.

10. Es gibt keine absoluten Regeln, wie der Verlust der tiefen Schmerzperzeption zu beurteilen ist. Ein 24- bis 48stündiger Zeitraum ist eine allgemeine Richtlinie; nach diesem Zeitraum wird eine Wiederherstellung meist nicht beobachtet. Jedoch können Hunde mit Verlust der Nozizeption nur Minuten vor der definitiven Therapie eine dauerhafte Paralyse haben. Allerdings kursieren auch Geschichten über Hunde „ohne Tiefenschmerz über eine Woche lang", die schließlich mit oder ohne Behandlung genasen.

A. Der scheinbare Widerspruch wird teilweise dadurch erklärt, daß Einschätzungen, ob ein Tier fühlen kann, daß es mit einer Klemme in den Zeh gekniffen wird, subjektiv sind. Bei einem stoischen Tier, das einen starken Rückenschmerz erlebt, kann es sein, daß dieses sich nicht besonders um eine Pinzette an seiner Zehe kümmert, wenn es hypalgetisch ist. Es kann daher bewußt nicht auf den schmerzhaften Stimulus reagieren, wird aber wegen der fehlenden Reaktion als analgetisch eingestuft. Mit der Zeit, durch die Therapie oder durch beides kann dieser Patient genesen, und die logische (aber irrige) Annahme würde sein, daß es seine Tiefenschmerzperzeption wiedererlangt hat. Dieses Tier befand sich in einer „Grauzone", die es unmöglich macht, eine schwere Hypalgesie klinisch von einer Analgesie zu unterscheiden.

B. Die prognostische Bedeutung dieser Differenzierung ist jedoch sehr groß, da ein echter Verlust der tiefen Schmerzperzeption einen irreversiblen Grad der Rükkenmarkschädigung repräsentiert.

C. Zur Zeit wird eine objektive Messung der Integrität des Rückenmarks mittels evozierter Reaktionstests erforscht, die in entsprechend ausgestatteten Institutionen in naher Zukunft verfügbar sein werden. Zur Zeit oder in Kliniken ohne elektrodiagnostische Möglichkeiten muß man sich auf die klinische Untersuchung verlassen, wobei die kritischen Anmerkungen zur Bewertung der Resultate zu berücksichtigen sind.

• Differentialdiagnosen und allgemeines therapeutisches Vorgehen bei neurologischen Notfällen

1. Schädel-Hirn-Trauma

A. Gehirnerschütterung/Ödem. Behandlung mit Corticosteroiden, Mannitol und unterstützenden Maßnahmen.

B. Intrakraniale Hämorrhagien, Hämatom – den Gebrauch von Mannitol einschränken, chirurgische Ausräumung des Hämatoms in Betracht ziehen.

C. Kompressionsfraktur des Schädels – chirurgische Dekompression.

D. Verletzungen des Hirnstamms, Enzephalozele – Notfall-Dekompression, Hyperventilation

2. Akute Tetraparese[1])/Tetraplegie

A. Läsionen über dem Foramen magnum (supratentorial oder infratentorial) – die Funktionen von Großhirn, Kleinhirn und Hirnnerven sind zu untersuchen.

B. Atlantoaxiale Luxation – betrifft meist kleinwüchsige Rassen; die Vordergliedmaßen können schwächer als die Hintergliedmaßen sein.

C. Zervikaler Diskusprolaps – meist gesteigerte Schmerzempfindlichkeit.

D. Fibrokartilaginöse embolische (ischämische) Myelopathie – perakuter Beginn; kann in den ersten Sekunden oder Minuten schmerzhaft sein, aber danach verschwinden; keine Progredienz.

E. Granulomatöse Meningoenzephalomyelitis (GME, Retikulose) – starke Schmerzempfindlichkeit; progrediente Ausfälle; intramedulläre Läsion, die auf dem Myelogramm zu sehen ist; bei der Analyse des Liquor cerebrospinalis können sich pathologische Befunde ergeben. Behandlung mit Steroiden.

F. Wirbelsäulenfraktur/-luxation – kann offensichtlich oder subtil sein; suche nach dislozierten (verkeilten) Gelenkflächen. Die Behandlung umfaßt Reposition und Stabilisation. Die Dringlichkeit, mit der eine Fixierung vorgenommen werden muß, und die Art der verwendeten Fixierung hängen vom neurologischen Status des Tieres und von der Progression der Ausfälle ab.

3. Akute Parese/Paraplegie

A. Diskusprolaps – am häufigsten in der Thorakolumbalgegend, kann aber überall in der Lendenwirbelsäule auftreten. Selten kommen Diskusvorfälle kranial des Th10–Th11 vor. Die Therapie basiert auf der Schwere der neurologischen Ausfälle, der erwarteten Progression und der Anamnese. Bei Tieren, die in der Vergangenheit „mehrfache Diskusprobleme“ hatten, kann es sein, daß ein einzelner Diskus vorgefallen ist und sich in der Zwischenzeit wieder gesenkt hat. Diese Zwischenwirbelscheibe, auch wenn sie zur Zeit nur Rückenschmerzen hervorruft, ist eine „Zeitbombe“; sie kann in der Folge vorfallen, wodurch der Patient gelähmt wird. Bei einem solchen Patienten kann eine aggressivere Therapie indiziert sein (Myelographie, Diskusfensterung, Dekompression). Die Häufigkeit des Auftretens von zweiten oder dritten Disikusvorfällen ist nicht genau bekannt. Veröffentlichte Zahlen schwanken zwischen 3% bis zu 40%. Der tatsächliche Prozentsatz liegt wahrscheinlich zwischen diesen beiden Extremen (10% bis 15%).

Beachte: Mineralisierte Disci, die auf Leeraufnahmen zu sehen sind, müssen nicht für die Symptome verantwortlich sein, wenn sie nicht offensichtlich in den Rückenmarkkanal vorgeschoben sind. Bei Patienten mit mineralisierten Zwischenwirbelscheiben (chondrodystrophische Hunde, alte Hund und Katzen) kann eine Myelographie oder Computertomographie erforderlich sein, um die tatsächliche Stelle der Rückenmark- oder Nervenwurzelkompression lokalisieren zu können.

[1]) Jede Läsion, die eine akute Tetraparese verursacht, kann die Atemmuskeln beeinträchtigen, einschließlich des Diaphragmas. Die betroffenen Tiere zeigen geschwächte Stimmäußerungen, da sie schlechter Luft durch die Glottis bewegen können.

B. Wirbelsäulenfraktur/-luxation – tritt am häufigsten in den thorakolumbalen, lumbosakralen und sakrokokzygealen Gelenken auf. Die letzteren führen häufig zu Darm- und Harninkontinenz und einer Schwanzlähmung. Eine Dysfunktion der Hinterbeine ist möglich, wenn eine Zugverletzung des Rückenmarks erlitten wurde. Die Therapie umfaßt die Reposition und Stabilisierung. Eine dekompressive Laminektomie ist selten gerechtfertigt (solange es keine schlüssigen Beweise für eine Kompression des Rückenmarks durch Raumforderungen gibt) und kann wegen einer weiteren Destabilisierung kontraindiziert sein. Die Dringlichkeit der Behandlung und die Prognose hängen vom neurologischen Status ab.

C. Krankheitsbedingte Fraktur – wird gelegentlich bei primären oder metastasischen extraduralen Tumoren, die in den Wirbelkörper invasiv einwachsen, beobachtet. Es gibt meist keine ausreichenden anamnestischen Hinweise für ein Trauma, das die röntgenologisch sichtbaren Schädigungen erklären könnte. Die Therapie richtet sich nach der Schwere der neurologischen Ausfälle und der zugrunde liegenden Ätiologie.

D. Infarzierung des Rückenmarks (fibrokartilaginöse embolische Myelopathie) – perakuter Beginn der Symptome, häufig während das Tier spielt, springt, läuft oder klettert. Im allgemeinen heulen die betroffenen Tiere während der ersten Sekunden oder Minuten laut auf, danach ist der Zustand nicht schmerzhaft. Die neurologischen Ausfälle sind in der Regel einseitig. Bei einer Myelographie kann eine Rückenmarkschwellung sichtbar werden oder ohne besonderen Befund sein. Die Behandlung umfaßt eine medikamentöse Therapie (Corticosteroide), Beobachtung ist erforderlich. Läsionen, die eine UMN-Dysfunktion hervorrufen, bilden sich häufig spontan zurück, wodurch eine partielle oder totale Wiederherstellung der Funktion möglich wird. LMN-Schädigungen haben eine ungünstigere Prognose.

E. Rückenmarktumor – Obwohl sich aus der Anamnese von Hunden mit Rückenmarktumoren Hinweise auf eine Progression ergeben, werden einige vom Besitzer wegen akuter, progressiver Parese vorgestellt. Extradurale Tumoren können für eine pathologische Fraktur prädisponierend sein (s. C. oben). Intradurale/extramedulläre oder intramedulläre Tumoren können langsam wachsen, wodurch sich das Rückenmark an die progressive Kompression ohne offensichtlich klinische Ausfälle adaptieren kann. Jedoch führt die Kompression nach einer bestimmten Schwelle zur akuten Dekompensation der Rückenmarkfunktion. Die Diagnose stützt sich auf die Myelographie, Computertomographie und Magnetresonanztomographie. Die Analyse des Liquor cerebrospinalis kann normale Ergebnisse erbringen und ist kein empfindlicher Indikator. Die Behandlung umfaßt nach Möglichkeit die chirurgische Exzision des Tumors und eine geeignete Zusatztherapie (z. B. Chemotherapie, Bestrahlung).

Literatur

Arnoczky, S. P.: Musculosceletal system. In: Slater, D. H. (Ed.): Textbook of Small Animal Surgery. W. B. Saunders, Philadelphia 1983.

Delahunta, A.: Veterinary Neuroanatomy and Clinical Neurology, 2. Ed. W. B. Saunders, Philadelphia 1983.

Oliver, J. E., Horlein, B. F., and Mayhew, I. G. (Eds.): Veterinary Neurology. W. B. Saunders, Philadelphia 1987.

van Sluijs, F. J. (Hrsg.): Atlas der Kleintierchirurgie. Gustav Fischer Verlag, Stuttgart–Jena–New York 1992.

Kapitel 17. **Neurologische Störungen**

(William R. Fenner)

Dieses Kapitel besteht aus drei größeren Abschnitten. Der erste Abschnitt gibt einen Überblick über die neurologische Untersuchung, wobei erläutert wird, welche Teile des Nervensystems bei jedem Untersuchungsschritt geprüft werden. Im zweiten Abschnitt werden die Zeichen und Symptome, die Tiere aufweisen, wenn sie an einer neurologischen Erkrankung leiden, diskutiert. Die Zeichen und Symptome werden nach anamnestischen Hinweisen und körperlichen Befunden unterteilt; jede dieser Kategorien wird weiter unterteilt in Anomalien, die bei der allgemeinen Beobachtung, bei der Beurteilung des Ganges, bei der Untersuchung der Kopf- und Spinalreflexe und bei der sensorischen Untersuchung festgestellt werden. Wir diskutieren diese Anomalien unter Bezug auf deren Ursprungsstelle im Nervensystem. Der letzte Abschnitt teilt das Nervensystem nach Regionen ein und listet die Differentialdiagnosen für jeden Anteil auf.
Wer sich bei der Durchführung einer neurologischen Untersuchung unsicher fühlt, sollte den ersten Abschnitt dieses Kapitels durchsehen, bevor mit der Beurteilung eines Patienten mit einer neurologischen Störung begonnen wird. Danach wird der Abschnitt über Zeichen und Symptome helfen, zu einer neuroanatomischen Diagnose zu gelangen. Nachdem die bestmögliche Diagnose gestellt worden ist, kann im dritten Abschnitt über die betreffenden Erkrankungen nachgelesen werden.

Allgemeines Vorgehen bei Patienten mit neurologischen Erkrankungen

Die Diagnose neurologischer Erkrankungen sollte nicht schwieriger sein als die Diagnose von Krankheiten anderer Organsysteme. Wenn Sie einen Patienten untersuchen, versuchen Sie, entsprechend Ihrer klinischen Methode Schlußfolgerungen zu ziehen, um die besonderen Befunde, die aus der Anamnese und der körperlichen Untersuchung hervorgegangen sind, zu erklären. Ihre Diagnose basiert auf derjenigen Erklärung, die sich mit allen klinisch beobachteten Fakten am besten in Einklang bringen läßt. Zunächst werden die klinischen Daten durch Anamnese und klinische Untersuchung gesichert. Als nächstes werden die Daten interpretiert, um die anatomische Lokalisation der Erkrankung bestimmen zu können, welche die klinischen Symptome und anamnestischen Hinweise erklärt. Schließlich werden Laboruntersuchungen durchgeführt und ihre Ergebnisse im Hinblick auf die klinischen Daten bewertet. Durch Verbindung von anamnestischen Hinweisen und Befunden der klinischen Untersuchung mit den Ergebnissen diagnostischer Tests wird es möglich, eine ätiologische Diagnose zu stellen.

Anamnese

Bei Patienten mit Erkrankungen des Nervensystems ist die Anamnese, die ätiologische und anatomische Hinweise liefern soll, von größter Bedeutung. Eine neurologische Anamnese unterscheidet sich nicht groß von einem allgemeinen medizinischen Vorbericht. Es wird versucht, die Symptome des Patienten nach folgendem Schema zu charakterisieren:

1. Zeitpunkt des Beginns und zeitlicher Verlauf der Erkrankung
2. Anfängliche Lokalisation und Ausbreitung der Erkrankung
3. Charakter der Erkrankung
   A. Intensität
   B. Schwere
   C. Verschlimmernde Faktoren
4. Wirkungen vorhergehender Behandlungen

Stelle allgemeine Suchfragen hinsichtlich aller Bereiche der Nervenfunktion. Bei positiver Antwort wird die Art der Beschwerde durch detaillierte, spezifischere Fragen genauer charakterisiert. Zu viele Fragen über normale Sachverhalte ermüden den Besitzer und bringen nur bedeutungslose Informationen.

Die Patientenbesitzer erzählen häufig spontan über die offensichtlichen Probleme des Tieres, wie Erblindung, epileptische Anfälle, Schiefhalten des Kopfes oder Lähmungen. Jedoch gehen sie häufig über andere, subtilere Anomalien hinweg; der Tierarzt muß durch sorgfältige Fragen nach solchen Anomalien forschen. Die Besitzer können auch bestimmte Zeichen oder Symptome fehlinterpretieren. Sie können beispielsweise berichten, daß ein Tier gegen Wände läuft, weil es blind ist, während das Tier in Wirklichkeit eine Gleichgewichtsstörung hat und wegen einer Ataxie gegen Wände läuft. Daher sind klinische Fakten und klinischer Verdacht zu trennen.

Wenn der Vorbericht aufgnommen wird, muß daran gedacht werden, daß bestimmte Arten von Läsionen charakteristische Merkmale ausprägen. Eine Gefäßerkrankung z. B. zeigt einen plötzlichen Beginn mit maximaler Schwere der Symptome; neoplastische Erkrankungen zeigen eine langsame Progression der fokalen neurologischen Defizite; degenerative Erkrankungen zeigen sich als sich langsam entwickelnde, progressive diffuse Ausfälle; entzündliche Erkrankungen haben meist einen akuten Beginn mit multifokalen Symptomen, und Stoffwechselerkrankungen sind meist durch zu- und abnehmende multifokale Symptome gekennzeichnet. So grenzen das Alter der Patienten sowie die Dauer und Art der Progredienz der Symptome (alles Teile des Vorberichts) die mögliche Diagnosen schon vor Beginn der körperlichen Untersuchung ein. Abb. 17-1 ist ein Beispiel für ein Formblatt zur Aufnahme einer neurologischen Anamnese.

Die neurologische Untersuchung

Die neurologische Untersuchung besteht in der Beobachtung des Tieres und seiner Art, sich fortzubewegen, in der sorgfältigen Palpation auf anomalen Muskeltonus oder Muskelatrophie, in Reflexprüfungen, in der Beurteilung der Reaktionen des

Datum ____________
Tierarzt ____________
Impfstatus ____________

1. Hauptbeschwerde ____________
2. Datum des Beginns ____________
3. Beginn der Symptome: plötzlich ______ allmählich ______
4. Beginn der Symptome in Verbindung mit
   körperlicher Anstrengung ______ Trauma ______ Toxinen ______
   medizinischer Therapie ______ anderen Erkrankungen ______
5. Besserung der Symptome ______ anhaltende Symptome ______ Verschlimmerung
   ständig ______
   intermittierend ______
6. Gehört zu den Symptomen auch Schwäche? ______
   Wenn ja, welche Gliedmaße zeigte zuerst Schwäche? ______
   Hat sich dies geändert? ______
   Welche Gliedmaße(n) sind jetzt schwach? ______
7. Schließen die Symptome einen unsicheren oder ataktischen Gang ein? ______
8. Schließen die Symptome eine unsichere oder unkoordinierte Kopfbewegung ein? ______
9. Läuft Ihr Tier in Kreisen? ______ Wenn ja, in welche Richtung? ______
10. Haben Sie Veränderungen des Sehvermögens des Tieres beobachtet? ______
    Wenn ja, auf einem oder auf beiden Augen? ______
11. Ist Ihr Tier seit neuerem nicht mehr stubenrein? ______ Sind andere Veränderungen seiner Entleerungsgewohnheiten aufgetreten? ______
12. Beschreiben Sie aufgetretene Wesensveränderungen ______
    Verhaltensänderungen ______
    Veränderungen der Schlafgewohnheiten ______
    Veränderungen der Aufmerksamkeit ______
13. Haben Sie festgestellt, daß Ihr Tier Schmerzen hat? ______
    Wenn ja, konstant? ______
    Sind die Schmerzen mit Bewegung verbunden? ______
    Waren die Schmerzen zu Beginn der Erkrankung vorhanden? ______
14. Leckt oder kaut Ihr Tier an seinen Füßen in unüblicher Weise seit Beginn der Krankheit? ______
15. Hatte Ihr Tier epileptische Anfälle, Ohnmachtsanfälle, Krampfanfälle oder Bewußtseinsstörungen? ______
    Wann haben sie begonnen? ______
    Wie oft treten sie auf? ______
    Werden sie behandelt? ______ Womit? ______
    Wie äußert sich der Anfall? ______
    Wie lange dauert er? ______
    Wie lange bestehen Nachwirkungen? ______
    Treten sie zu einer bestimmten Tageszeit auf? ______
    Kennen Sie Vorzeichen eines Anfalls? ______
16. Führen Sie bitte jedes Arzneimittel auf, das Ihr Tier zur Zeit erhält, warum und ob es das Problem gelindert hat. ______
17. Sind sie in diese Klinik überwiesen worden und wenn ja, durch wen? ______
    ____

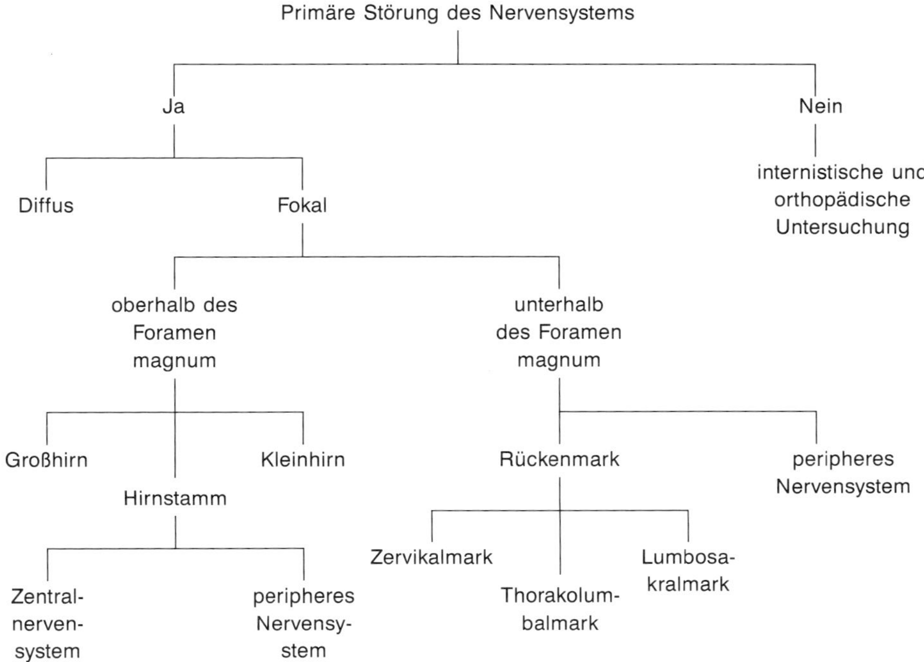

Abb. 17-2 Ein einfacher Algorithmus zur Bestimmung des Ursprungsortes einer neurologischen Störung.

Tieres und schließlich in der Interpretation der Informationen, die man über diesen Patienten gewonnen hat. Die Fragen, einfach formuliert, sind folgende: Hat der Patient eine Erkrankung des Nervensystems oder nicht? Wenn ja, sind ein oder mehrere Teile des Nervensystems beteiligt? Wenn nur ein Teil involviert ist, welcher? Diese Fragen sind als Algorithmus in Abb. 17-2 dargestellt.

Erinnern Sie sich, bevor Sie die Untersuchung beginnen, an diese allgemeinen Anmerkungen. Die Lokalisation einer Läsion ist wichtig, da in der Neurologie die klinischen Symptome die Anatomie, nicht die pathologische Art der Läsion widerspiegeln. Bei einer Hirnerkrankung macht es wenig Unterschied, ob der Krankheitsprozeß durch einen Tumor, eine Entzündung, Degeneration oder durch Gefäßkrankheiten verursacht ist. Wenn die neurologische Untersuchung durchgeführt wird, bedenken Sie, daß Sie alle klinischen Symptome durch Läsion einer Stelle erklären möchten. Wenn Sie dies nicht tun können, kann angenommen werden, daß der Patient einen multifokalen oder diffusen Krankheitsprozeß aufweist. Bei der neurologischen Untersuchung muß immer versucht werden, logisch, methodisch und konsequent vorzugehen. Entwickeln Sie ihre eigene Reihenfolge und befolgen Sie sie immer. Wenn Sie einen Test durchführen wollen, der für das Tier schmerzhaft ist, führen Sie ihn als letztes durch, da Schmerz die Reaktion des Patienten auf den

---

Abb. 17-1 Neurologische Anamnese.

Untersucher und damit den Rest der neurologischen Untersuchung verändert. Schreiten sie vom Allgemeineren zum Spezifischeren fort. Wenn sie einen Test durchführen, ist zu bedenken, daß normale Reaktionen sowohl einen sensorischen Input als auch einen motorischen Output erfordern. Ein Tier kann einen anomalen Reflex zeigen, indem es unfähig ist, entweder einen Reiz aufzunehmen oder auf ihn zu reagieren.
Die neurologische Untersuchung kann in sechs Abschnitten erfolgen: allgemeine Beobachtungen, Gang, Untersuchung der Hirnnerven, Untersuchung der Körperhaltung, Spinalreflexe und Beurteilung des Sensoriums.

Allgemeine Beobachtungen

Untersuche das Verhalten des Tieres, den Wachheitszustand und die Lebhaftigkeit. Unterteile den Wachheitsgrad in einen Hirnstammanteil und einen zerebralen Anteil. Der Hirnstammanteil (Arousal) hat sein Zentrum im aufsteigenden retikulären aktivierenden System (ARAS), das im Mittelhirn und im rostralen Pons lokalisiert ist. Das ARAS kontrolliert die Schlaf- und Wachzyklen. Dysfunktionen dieses Zentrums verursachen eine verminderte Weckreaktion. Mit Fortschreiten der Erkrankung scheint das Tier zunehmend in ein schlafähnliches Stadium zu fallen (Koma). Wie bei Hirnstammläsionen verursachen Läsionen, die das gesamte Hirn betreffen, ein verringertes Arousal, da es keine normale Kortex gibt, die das ARAS regulieren kann. Daher kann bei Tieren mit Stupor oder Koma angenommen werden, daß sie an einer Erkrankung des Hirnstamms oder des gesamten Gehirns leiden, bis anderes bewiesen wird.
Ein weiterer Teil des Bewußtseins ist zerebralen Ursprungs und kann höhere integrative Funktion genannt werden. Es ist die Summe der mentalen Funktionen, deren Störungen Verwirrtheit, Delirium oder Demenz verursachen. Die Wahrnehmung dieser subjektiven Stadien ist häufig abhängig vom Vorbericht des Besitzers. Demenz ist ein Symptom einer Erkrankung des Zerebrums.
Beobachte, ob das Tier den Kopf schief hält, Kreisbewegungen oder Stellungsanomalien zeigt, die auf eine Störung der vestibulären oder zerebellären Funktion hindeuten.

Beobachtung des Ganges

Ein normaler Gang erfordert Funktionen fast des gesamten Nervensystems. Eine Gangabweichung kann entweder sensorisch oder motorisch bedingt sein. Sensorische Störungen, die Anomalien des Ganges verursachen, reflektieren einen Verlust der Propriozeption. Daher werden sensorische Gangabweichungen klinisch als Ataxien gesehen. Sensorische Gangabweichungen treten am häufigsten bei Läsionen des peripheren Nervensystems (PNS) – einschließlich des VIII. Hirnnerven – und des Rückenmarks auf. Bei zerebralen Erkrankungen werden sie selten beobachtet.

Es gibt zwei Arten von motorischen Gangabweichungen: solche zerebellären Ursprungs (unwillkürlich motorisch), wobei die Koordination der Muskelaktivität betroffen wird, was sich als Ataxie manifestiert, und willkürlich motorische, die Parese (teilweise Ausfall der willkürlichen Aktivität) oder Paralyse (vollständiger Ausfall der willkürlichen Aktivität) verursachen. Willkürliche motorische Anomalien des Ganges manifestieren sich als Schwäche oder Unfähigkeit, die betroffenen Gliedmaßen zu gebrauchen.

Eine zerebrale Erkrankung ist normalerweise nicht mit Gangabweichungen verbunden. Wenn Gangabweichungen durch eine zerebrale Erkrankung beobachtet werden, zeigen sich die Symptome auf der der erkrankten Hemisphäre gegenüberliegenden Seite. Erkrankungen des Hirnstamms können eine Hemiparese oder Tetraparese oder eine Ataxie verursachen. Die Symptome sind meist auf derselben Seite wie der erkrankte Anteil des Hirnstammes ausgeprägt. Eine zerebelläre Dysfunktion kann eine Hemiataxie oder Ataxie aller vier Gliedmaßen verursachen. Außerdem besteht eine Dysmetrie der Gliedmaßenbewegung. Kleinhirnsymptome sind ipsilateral zu der erkrankten Hemisphäre des Zerebellums. Bei zerebellären Erkrankungen sollte keine nachweisliche Schwäche betehen.

Rückenmarksymptome können unilateral oder bilateral ausgebildet sein und sowohl Ataxie als auch Schwäche umfassen. Bei Erkrankungen des Zervikalmarks wird entweder Hemiparese oder Tetraparese beobachtet, eine kaudale Parese oder Monoparese tritt bei Erkrankungen des Lumbalmarks auf.

Untersuchung der Hirnnerven

Bei der Untersuchung der Hirnnerven wird die Funktion jedes einzelnen Hirnnerven untersucht. Der I. Hirnnerv (N. olfactorius) hat seinen Ursprung im Großhirn; wenn er geprüft wird, wird gleichzeitig die Funktion des Großhirns geprüft. Der II. Hirnnerv (N. opticus) hat seinen Ursprung im Dienzephalon und ist sowohl für das Sehvermögen als auch für die Akkommodation der Pupillen zuständig. Dieser Hirnnerv wird auf zwei Arten geprüft. Führe eine Beurteilung des Sehvermögens durch, um die zerebrale Funktion zu testen, und eine Beurteilung der Pupillenreaktion auf Lichteinfall, um die Funktion des Hirnstammes zu testen. Der III. Hirnnerv (N. oculomotorius) hat seinen Ursprung im Mesenzephalon. Dieser Nerv ist für die Konstriktion der Pupillen bei Lichtreizen, eine parasympathische Funktion, und für die Augenbewegung zuständig. Bei der Beurteilung dieses Nerven wird auch die Hirnstammfunktion geprüft. Der IV. Hirnnerv (N. trochlearis) ist für die Augenbewegung zuständig und hat seinen Ursprung im Mesenzephalon. Bei der Beurteilung dieses Nerven wird ebenfalls die Hirnstammfunktion geprüft. Der V. Hirnnerv (N. trigeminus) stammt aus dem Metenzephalon oder dem Pons. Dieser Nerv hat zwei Funktionen: eine sensorische für das Gesicht und eine motorische für die Kaumuskeln. Die Beurteilung dieses Nerven prüft den Hirnstamm und die zerebralen Verbindungen für Sinneswahrnehmung. Der VI. Hirnnerv (N. abducens) stammt aus der Verbindung von Metenzephalon und Myelenzephalon (pontomedulläre Verbindung). Er ist für Augenbewegungen, z. B. die Retraktion des Auges, zuständig. Die Beurteilung des Nerven läßt auch Schlüsse auf die Funktion des Hirnstammes zu. Der VII. Hirnnerv

Tabelle 17-1 Die Hirnnerven

Hirnnerv	Ursprungsstelle	Funktion	Getestetes Funktionsgebiet
I. (N. olfactorius)	Rhinenzephalon	Geruch	Großhirn
II. (N. ophthalmicus)	Dienzephalon	Sehvermögen, Lichtwahrnehmung	Großhirn, Dienzephalon
III. (N. oculomotorius)	Mesenzephalon	Augenbewegungen, Pupillenverengung, Anheben des Augenlides	Hirnstamm
IV. (N. trochlearis)	Mesenzephalon	Augenbewegungen	Hirnstamm
V. (N. trigeminus)	Metenzephalon	sensible Innervation des Kopfgebietes	Hirnstamm
VI. (N. abducens)	Myelenzephalon	Augenbewegungen, Retraktion des Bulbus	Hirnstamm
VII. (N. facialis)	Myelenzephalon	Gesichtsausdruck, Tränenproduktion, Geschmack	Hirnstamm
VIII. (N. vestibulocochlearis)	Myelenzephalon	Gleichgewicht, Gehör, Augenstellung	Hirnstamm
IX. (N. glossopharyngeus)	Myelenzephalon	Schlucken, Geschmack	Hirnstamm
X. (N. vagus)	Myelenzephalon	Schlucken, Herzfrequenz/-rhythmus, gastrointestinale Motilität	Hirnstamm
XI. (N. accessorius)	Zervikalmark	Innervation der Schultergürtelmuskulatur	Zervikalmark
XII. (N. hypoglossus)	Myelenzephalon	Zungenbewegung	Hirnstamm
Sympathischer Augennerv	Thorakalmark	Pupillenerweiterung, Anheben des Augenlides, Retraktion der Nickhaut	Halsmark

(N. facialis) ist für die Bewegung der den Gesichtsausdruck bestimmenden Muskeln zuständig. Dieser Nerv entspringt ebenfalls an der pontomedullären Verbindung; bei der Prüfung dieses Nerven wird auch die Hirnstammfunktion getestet. Der VIII. Hirnnerv (N. vestibulocochlearis) entspringt in der Medulla oblongata und ist für das Hören, das Gleichgewicht und die unwillkürlichen Augenbewegungen zuständig. Die Beurteilung dieses Nerven prüft die Hirnstammfunktion. Der IX. Hirnnerv (N. glossopharyngeus) hat den Ursprung in der Medulla und innerviert die für den Schluckakt verantwortlichen Muskeln. Die Prüfung dieses Nerven erlaubt Aussagen über die Hirnstammfunktion. Der X. Hirnnerv (N. vagus) entspringt in der Medulla und ist für den Schluckakt zuständig. Die Prüfung dieses Nerven erfaßt die Hirn-

stammfunktion. Der XI. Hirnnerv (N. accessorius) hat seinen Ursprung im kranialen Zervikalmark und in der Medulla und ist für das Heben des Kopfes zuständig. Die Prüfung dieses Nerven erfaßt die Hirnstamm- und Rückenmarkfunktion. Der XII. Hirnnerv (N. hypoglossus) entspringt in der Medulla und innerviert die Zungenmuskeln. Die Prüfung dieses Nerven erfaßt ebenfalls die Hirnstammfunktion. Ein Überblick über die Hirnnerven findet sich in Tabelle 17-1.
Beim Testen der Hirnnerven wird ein sensorischer Nerv stimuliert, um eine Reaktion eines motorischen Nerven auszulösen. Um zu bestimmen, ob eine Dysfunktion der sensorischen oder motorischen Nerven vorliegt, wird jeder sensorische Nerv auf zwei verschiedene motorische Reaktionen und jeder motorische Nerv mit zwei verschiedenen Formen der sensorischen Innervation geprüft. Zusätzlich muß bestimmt werden, ob die Dysfunktion peripher, nukleär oder supranukleär ist. Mit peripher meinen wir entlang des Verlaufes eines peripheren Nerven, nachdem er den Hirnstamm verlassen hat und bevor er das Erfolgsorgan erreicht. Eine Läsion kann peripher sein und sich dennoch innerhalb des Schädels befinden. Nukleär bedeutet, daß die graue Substanz des Hirnstammes oder der Nukleus involviert ist, in dem der Nerv seinen Ursprung hat. Supranukleär heißt eine zerebrale Dysfunktion, die eine UMN-Dysfunktion (UMN = upper motor neuron, oberes motorisches Neuron) des getesteten Nerven verursacht. Beachte, daß in der Kleintiermedizin bis jetzt nur verläßlich gezeigt worden ist, daß die Hirnnerven V und VII eine supranukleäre Dysfunktion erkennen lassen.

Tabelle 17-2 Hirnnerventests

Getestete Reaktion	Sensorischer Nerv	Motorischer Nerv	Normale Reaktion	Getesteter Anteil des ZNS
Bedrohung	II	VII	Zwinkern	Großhirn
Pupillenreaktion auf Lichtreize	II	III	Pupillenverengung	Mittelhirn
Puppenaugen-Reaktion	VIII	III, IV oder VI	Nystagmus	Hirnstamm
Lidzwinkern	V	VII	Lidschluß	Pons oder Medulla
Retractor oculi	V	VI	Bulbusreaktion	Pons oder Medulla
Schluckreflex	IX oder X	IX oder X	Schlucken	Medulla
Augenposition in Ruhe	VIII	III, IV oder VI	normale, koordinierte Stellung	vestibulärer Hirnstamm
Palpation des M. temporalis	–	V	volle, symmetrische Muskeln	Pons oder Hirnstamm
Lagenystagmus	VIII	III, IV und VI	keine Augenbewegungen	Cerebellum oder N. vestibularis
Zungenuntersuchung	V	XII	normale Bewegung, keine Atrophie	kaudale Medulla

Tabelle 17-3 Neurologischer Untersuchungsgang

	Allgemeine Parameter		
Durchgeführter Test	Beurteilte neuroanatomische Stelle(n)	Funktionelles System	Verläßlichkeit
• *Allgemeine Beobachtungen*			
Mentaler Status			
Wachheitsgrad	Hirnstamm/Großhirn (Zerebrum)	Sensorium	*****
Bewußtseinsinhalt	Zerebrum	Sensorium	*****
Kopfhaltung	Hirnstamm/Zerebellum/ HN VIII	spezielle Propriozeption	***
Koordination des Kopfes	Zerebellum	allgemeine Propriozeption	****
Kreisbewegungen	Zerebrum	unbekannt	***
	Zerebellum/Hirnstamm/ HN VIII	spezielle Propriozeption	***
• *Gang*	Zerebellum/Hirnstamm/ HN VIII	motorisch/Propriozeption	****
Ataxie	Rückenmark/Spinalnerven		
Schwäche	Zerebrum/Hirnstamm/ Rückenmark/Spinalnerven	motorisch	***
Haltung	Hirnstamm/HN VIII/Zerebrum/Zerebellum/Rückenmark/Spinalnerven	motorisch/Propriozeption	***
• *Haltungs- und Stellreaktionen*			
Verzögert	Zerebrum/Zerebellum/ Rückenmark/Spinalnerven	motorisch/allgemeine Propriozeption	****
Ataktisch	Zerebrum/Zerebellum/ HN VIII/Rückenmark/Spinalnerven	Propriozeption	****
• *Beurteilung der Hirnnerven*	Zerebrum	UMN	****
	Hirnstamm/Hirnnerven	LMN	*****
• *Beurteilung der Spinalreflexe*	Zerebrum/Hirnstamm/ Rückenmark	UMN	****
	Rückenmark/Spinalnerven	LMN	*****

Tabelle 17-3 (Fortsetzung)

• *Beurteilung der Nozizeption*			
Hyperästhesie	Nervenwurzeln	Nozizeption	****
Analgesie	Zerebrum/Rückenmark	Nozizeption	****
	Spinalnerven	Nozizeption	*****

HN, Hirnnerv; UMN, oberes motorisches Neuron; LMN, unteres motorisches Neuron.
***** hoch lokalisierend / die Anomalie zeigt eine neurologische Dysfunktion an;
**** ziemlich lokalisierend / die Anomalie zeigt eine neurologische Dysfunktion an;
*** ziemlich lokalisierend / die Anomalie zeigt häufig eine neurologische Dysfunktion an;
** ziemlich lokalisierend / die Anomalie zeigt manchmal eine neurologische Dysfunktion an;
* selten lokalisierend / die Anomalie zeigt manchmal eine neurologische Dysfunktion an.

1. Tiere haben 12 Paar Hirnnerven (HN).
   A. Tests des HN I und des zerebralen Abschnittes des HN II geben Hinweise auf die Großhirnfunktion.
   B. Tests des HN II (Reflexabschnitt) und alle übrigen Hirnnerven erfassen die Hirnstammkerne und ihre Verbindungen.
2. Funktionsanomalien können Läsionen folgender Strukturen aufweisen:
   A. Periphere Nerven, ipsilateral (außer HN IV)
   B. Nucleus im Hirnstamm, ipsilateral (außer HN IV)
   C. Verlust des zerebralen Einflusses, kontralateral (V. und VII. Hirnnerven)
      1) Eine Übersicht über die Tests der Hirnnerven findet sich in den Tabellen 17-2, 17-3 und 17-4.
      2) Für eine speziellere Beurteilung der Hirnnerven sei auf Lehrbücher der Neurologie verwiesen.

Haltungs- und Stellreaktionen

Haltungs- und Stellreaktionen geben Auskunft über die Integrität der propriozeptiven Leitungsbahnen, ihre zerebralen und zerebellären Komponenten und die motorischen Leitungsbahnen, die für die Korrektur der Stellungsdefizite verantwortlich sind. Bei all diesen Tests wird eine Extremität in eine anomale Position gebracht und beobachtet, ob das Tier deren Position korrigiert.
Alle Läsionen im Zerebrum, Hirnstamm, Rückenmark und in den peripheren Nerven führen zu einer verringerten Fähigkeit, die Stellungsanomalie zu korrigieren. Bei zerebralen Erkrankungen befinden sich die Symptome der betroffenen Seite kontralateral; bei Beteiligung anderer Gebiete sind die Symptome ipsilateral. Eine Läsion, die das Zerebellum involviert, verursacht im allgemeinen keinen Verlust der Propriozeption. Statt dessen ist die Korrekturbewegung ataktisch. Bei Erkrankungen des Vestibularis-

systems bleibt die Korrekturreaktion häufig erhalten, aber das Tier fällt oder rollt auf die erkrankte Seite, wenn es sich bewegt, um die Stellungsanomalie zu korrigieren. Tabelle 17-3 enthält einen Überblick über die Haltungs- und Stellreaktionen.

Tabelle 17-4 Beurteilung der Hirnnerven

Durchgeführter Test	Getesteter Hirnnerv	Zentrale Integration	Verläßlichkeit
Reaktion auf Bedrohung	II (sensorisch) VII (motorisch)	Zerebrum Hirnstamm (Zerebellum)	*****
Pupillenreaktion auf Lichtreize	II (sensorisch) III (motorisch)	Hirnstamm	*****
Pupillengröße	II (sensorisch) III (motorisch) Sympathikus (motorisch)	Hirnstamm Hirnstamm/Zervikalmark	****
Pupillensymmetrie	III (motorisch) Sympathikus (motorisch)	Hirnstamm Hirnstamm/Zervikalmark	***
Okulovestibulärer Reflex	VIII (sensorisch) III (motorisch) IV (motorisch) VI (motorisch)	Hirnstamm	****
Pathologischer Nystagmus	VIII (sensorisch)	Hirnstamm, Zerebellum	*****
Lidreflex	V (sensorisch) VII (motorisch)	Hirnstamm Zerebrum	*****
Korneareflex	V (sensorisch) VII (motorisch)	Hirnstamm Zerebrum	*****
Retractor-oculi-Reflex	V (sensorisch) VI (motorisch)	Hirnstamm	*****
Kiefertonus	V (sensorisch) V (motorisch)	Hirnstamm	***
Gesichtssymmetrie	V (motorisch) VII (motorisch)	Hirnstamm	***
Schluckreflex	IX/X (sensorisch) IX/X (motorisch)	Hirnstamm	***
Zungensymmetrie	V (sensorisch) XII (motorisch)	Hirnstamm	***

***** hoch lokalisierend / die Anomalie zeigt eine neurologische Dysfunktion an;
**** ziemlich lokalisierend / die Anomalie zeigt eine neurologische Dysfunktion an;
*** ziemlich lokalisierend / die Anomalie zeigt häufig eine neurologische Dysfunktion an;
** ziemlich lokalisierend / die Anomalie zeigt manchmal eine neurologische Dysfunktion an;
* selten lokalisierend / die Anomalie zeigt manchmal eine neurologische Dysfunktion an.

Spinalreflexe

Bei der Untersuchung der Rückenmarksegmente wird auch der Reflexbogen geprüft. Die spezifischste Anomalie – Verlust der Reflexe – wird bei Erkrankungen der unteren motorischen Neuronen (lower motor neurons, LMN) beobachtet und lokalisiert die Läsion. Dies wird LMN-Reflexänderung genannt. Eine Läsion in einem Teil des Reflexbogens verzögert den Reflex oder hebt ihn auf.
Übersteigerte Reflexe lokalisieren die Läsion nur im Zentralnervensystem oberhalb des Reflexbogens; diese werden UMN(upper motor neurons)-Reflexe oder UMN-Reflexänderungen genannt. Sie zeigen das Vorliegen einer Erkrankung des ZNS an, lokalisieren die Läsion aber nicht so genau wie LMN-Reflexänderungen. Jede Läsion zwischen dem Gehirn und dem Reflexbogen kann dazu führen, daß ein übersteigerter Reflex entsteht. In Tabelle 17-5 findet sich ein Überblick über die Spinalreflexe.

Beurteilung des Sensoriums

Es gibt zwei Arten von sensorischen Störungen bei Tieren, die erste – verringerte Schmerzwahrnehmung – ist von prognostischem Wert bei Rückenmarkerkrankungen; die zweite – eine erhöhte Schmerzwahrnehmung – ist meist Symptom einer Erkrankung der Nervenwurzeln oder einer meningealen Reizung und von lokalisierendem Wert. Um die spinale Integrität zu testen, wird geprüft, ob das Tier Schmerzreize in den Zehen wahrnimmt. Dann werden die Dermatome entlang des Rückens geprüft, um schmerzhafte Zonen zu lokalisieren (s. Tabelle 17-3).

Interpretation der Befunde

Sobald Sie wissen, wie eine neurologische Untersuchung durchgeführt wird, überlegen sie nochmals, wie die Befunde zu interpretieren sind, um die Erkrankung lokalisieren zu können und was Sie bei der Untersuchung herausgefunden haben.
Beginnen Sie mit der Anfertigung einer Liste besonderer Befunde in den verschiedenen Teilen des Nervensystems (Tabelle 17-6).

1. Stellen Sie sich selbst folgende Fragen:

   A. Hat der Patient eine neurologische Erkrankung? Diese Frage kann nicht immer genau beantwortet werden.

   B. Besteht die Erkrankung oberhalb oder unterhalb des Foramen magnum? Zeigt das Tier Anomalien der Hirnnerven, bestehen anamnestische Hinweise auf Krämpfe, eine anomale Kopfhaltung oder Koordination oder ein veränderter Wachheitsgrad, ist die Frage zu bejahen. Wenn nur die Gliedmaßen involviert sind, befindet sich die Läsion unterhalb des Foramen magnum.

Tabelle 17-5 Beurteilung der Spinalreflexe

Getesteter Reflex	Getestetes PNS	Segmentale Zuordnung	Reaktion	Interpretation	Verläßlichkeit
Trizeps	N. radialis	C-7, C-8, Th-1, (Th2)	übersteigert	UMN-Läsion	****
			normal	± keine Läsion	**
			verringert	LMN-Läsion	*****
Bizeps	N. musculocutaneus	C-6, C-7, C-8	übersteigert	UMN-Läsion	****
			normal	± keine Läsion	**
			verringert	LMN-Läsion	*****
Flexorreflex, Vordergliedmaße	Nn. musculocutaneus, axillaris, ulnaris, medianus und radialis	C-6, C-7, C-8, Th-1, (Th2)	normal	± keine Läsion	**
			verringert	LMN-Läsion	*****
Patellarreflex	N. femoralis	L-4, L-5, L-6	übersteigert	UMN-Läsion	****
			normal	± keine Läsion	**
			verringert	LMN-Läsion	*****
Tibialis-cranialis-Reflex	N. ischiadicus	L-6, L-7, S-1, (S2)	übersteigert	UMN-Läsion	****
			normal	± keine Läsion	**
			verringert	LMN-Läsion	*****
Flexorreflex, Hintergliedmaße	hauptsächlich N. ischiadicus, z. T. N. femoralis	L-6, L-7, S-1, (S2) L-4, L-5, L-6	normal	± keine Läsion	**
			verringert	LMN-Läsion	*****
Perinealreflex	N. pudendus	S-1, S-2, S-3	normal	± keine Läsion	**
			verringert	LMN-Läsion	*****
gekreuzter Streckreflex	–	UMN zu der Gliedmaße	vorhanden	UMN-Läsion	*****

HN, Hirnnerv; UMN, oberes motorisches Neuron; LMN, unteres motorisches Neuron.
***** hoch lokalisierend / die Anomalie zeigt eine neurologische Dysfunktion an;
**** ziemlich lokalisierend / die Anomalie zeigt eine neurologische Dysfunktion an;
*** ziemlich lokalisierend / die Anomalie zeigt häufig eine neurologische Dysfunktion an;
** ziemlich lokalisierend / die Anomalie zeigt manchmal eine neurologische Dysfunktion an;
* selten lokalisierend / die Anomalie zeigt manchmal eine neurologische Dysfunktion an.

C. Liegt die Erkrankung im ZNS oder PNS? Hat das Tier Ausfälle der Hirnnerven, wird die Beurteilung der Reaktionen auf Veränderungen der Stellung und Lage, der Spinalreflexe und des Sensoriums herangezogen, um die Frage zu beantworten. Wenn nur isolierte Hirnnervenausfälle ohne andere Symptome bestehen, befindet sich die Läsion wahrscheinlich im PNS. Falls multiple Hirnnervendefizite mit UMN-Symptomen bestehen, sitzt die Erkrankung wahrscheinlich im ZNS. Wenn die Erkrankung unterhalb des Foramen magnum liegt und UMN-Reflexänderungen vorhanden sind, befindet sich die Läsion im ZNS. Wenn alle Spinalreflexe die LMN betreffen, befindet sich die Läsion im PNS.

Tabelle 17-6 Beispiele anomaler neurologischer Befunde

Symptom	Großhirn	Hirnstamm	Kleinhirn	Rückenmark
Krämpfe	++			
Ataxie	++	++	++	++
Parese	+	++		++
Verlust des Sehvermögens	++			
Demenz	++			

D. Wenn Sie bestimmt haben, ob die Läsion im ZNS oder PNS und oberhalb oder unterhalb des Foramen magnum lokalisiert ist, muß versucht werden, sie genau zu lokalisieren.

2. Bei der Lokalisierung der Krankheit wissen Sie, ob das Tier an einer fokalen oder diffusen Erkrankung leidet. An dieser Stelle ist zu überlegen, welche Erkrankungen des Nervensystems diffuse oder multifokale Symptome verursachen und welche fokale Symptome auslösen.

A. Multifokale Erkrankungen sind häufig entzündlich, metabolisch oder degenerativ.

B. Fokale Erkrankungen sind meist Raumforderungen, wie Granulome, Tumoren oder Gefäßläsionen.

3. Die Lokalisation der Erkrankung hilft bei der Festlegung der zu verwendenden diagnostischen Methode. Denken Sie an das Nervensystem in der Gesamtheit, listen Sie dann die diagnostischen Verfahren für zerebrale Erkrankungen, Rückenmarkerkrankungen und Erkrankungen peripherer Nerven auf. Einige sind in vielen Fällen von Wert, manche haben nur eine begrenzte Anwendungsmöglichkeit. Es ist ebenso wichtig zu wissen, was man nicht benutzen sollte, wie zu wissen, was man anwenden soll.

4. Schließlich kann die neurologische Untersuchung bestimmte Diagnosen sofort ausschließen. Ein Tier mit fokalen zerebralen Erkrankungen z. B. hat wahrscheinlich keinen lumbalen Diskusprolaps, der die Symptome verursacht. Daraus folgen zwei weitere Fragen:

A. Welche Gruppe von Erkrankungen muß, basierend auf der Untersuchung und der Anamnese, in Betracht gezogen werden?

B. Welche diagnostischen Hilfen eignen sich am besten zur Differenzierung dieser Erkrankungen?

5. Der neurologische Untersuchungsgang ist jetzt abgeschlossen. Abb. 17-3 ist ein Beispiel für ein Formblatt zur neurologischen Untersuchung, das bei der Beurteilung der Patienten helfen kann.

Datum ______

Untersucher ______

ALLGEMEINE BEOBACHTUNGEN:

Wesen/mentaler Zustand/Bewußtsein (Großhirn/Hirnstamm) ______

Kopfhaltung (vestibulo-zerebellär) ______

Koordination der Kopfbewegung (zerebellär) ______

Stellung der Gliedmaßen (bewußte Propriozeption) ______

Koordination der Gliedmaßen (unbewußte Propriozeption/zerebellär) ______

GANG: erfordert, daß Sehvermögen/Gleichgewicht/Propriozeption/motorische Funktion intakt und integriert sind.

Beschreibung des Ganges: ______

UNTERSUCHUNG DER HIRNNERVEN:

	Li. Auge	Re. Auge	
Reflex bei Bedrohung (2,7)	______	______	Gesichtssymmetrie;
Pupillengröße (2,3, Sym.)	______	______	Schläfenmuskel/äußerer Kaumuskel (5) ______
			Muskeln des Gesichtsausdruckes (7) ______
Pupillensymmetrie (3, Sym.)	______	______	Palpebralreflex (5, 7) ______
PRL (2, 3)	______	______	Retractor oculi (5, 6) ______
„Puppenaugen"-Reaktion (8, 3, 4, 6)	______	______	Würgereflex (9, 10) ______
Augenposition (8, 3, 4, 6)	______	______	Zunge (12) ______
Pathologischer Nystagmus (8)	______	______	

BEURTEILUNG DER GLIEDMAßEN:

	Links	Rechts
Stehen auf zwei Gliedmaßen (stabil/instabil)	______	______
Propriozeption	______	______
Vorn	______	______
Hinten	______	______
Segmentale Reflexe		
Vorn: Bizeps	______	______
Trizeps	______	______
Gekreuzter Streckreflex	______	______
Hinten: Patella	______	______
Tibialis cranialis	______	______
Analreflex	______	______
Gekreuzter Streckreflex	______	______

SENSORISCHE UNTERSUCHUNG:

Sensorische Ausfälle (Ausfall der Schmerzempfindung) ______

Übersteigerte Empfindungen/Sensorisches Niveau ______

Nackenschmerzen ______

ANATOMISCHE DIAGNOSE: ______

EMPFEHLUNGEN: ______

ÄTIOLOGISCHE ÜBERLEGUNGEN: ______

Nummern in Klammern entsprechen den getesteten Hirnnerven; *Sym.* sympathischer Nerv; *PRL*, Pupillenreaktion auf Lichtreize

Zeichen und Symptome neurologischer Erkrankungen

Anamnestische Hinweise

• Krämpfe

Krämpfe sind paroxysmale elektrische Entladungen im Gehirn, die mit Perioden klinischer Anomalien assoziiert sind. Wenn die Krämpfe rezidivierend sind, wird das Tier als Epileptiker eingestuft.

1. Krämpfe zeigen eine zerebrale Anomalie an, die aus einer strukturellen Läsion im Gehirn, einer systemischen Stoffwechselkrankheit oder einer funktionellen Anomalie im Gehirn entstehen kann. Andere Störungen, die ähnliche Symptome verursachen und mit Epilepsie verwechselt werden können, sind:
   A. Ohnmacht (Synkope)
      1) Kardiovaskuläre Erkrankung
      2) Respiratorische Erkrankung
   B. Narkolepsie, eine Schlafstörung
   C. Schwindelzustände durch vestibuläre Erkrankungen
   D. Eklampsie (postpartale Hypokalzämie)
2. Schwindel, Narkolepsie und Epilepsie werden an späterer Stelle in diesem Teil genauer behandelt.
3. Eklampsie wird im Kapitel über Erkrankungen der Harn- und Geschlechtsorgane diskutiert (s. Kapitel 13.).
4. Synkope wird im Kapitel über kardiovaskuiäre Erkrankungen behandelt (s. Kapitel 9.).

• Schwindel oder Desorientiertheit

Akute Läsionen des Vestibularissystems verursachen einen ausgeprägten Verlust der Orientierungsfähigkeit nach der Schwerkraft. Dieser äußert sich in Rollen, Kreisbewegungen, Schwindel und starker Desorientiertheit. Tiere mit diesen Symptomen können eine Läsion des Innenohres, des VIII. Hirnnerven, des Hirnstammes oder des Zerebellums aufweisen. Läsionen der peripheren Nerven oder des Innenohres verursachen meist Gleichgewichtsstörungen.

1. Befindet sich die Läsion im Innenohr, kann eine Paralyse der Gesichtsmuskeln, ein Horner-Syndrom oder beides bestehen.
2. Liegt die Läsion im VIII. Hirnnerven, bestehen meist keine anderen Symptome.
3. Ist die Läsion im Hirnstamm lokalisiert, bestehen meist multiple Hirnnervenausfälle, Ausfälle der Propriozeption und Veränderungen der Spinalreflexe.

Abb. 17-3 Beispiel für ein Formular zur neurologischen Untersuchung.

4. Ist die Läsion im Zerebellum, sind meist Tremor, Ataxie und Dysmetrie vorhanden.

- **Gleichgewichtsstörungen**

Das Gleichgewicht wird beim Tier in erster Linie durch das Vestibularissystem kontrolliert. Dieses umfaßt das Innenohr, den peripheren VII. Hirnnerven, der das Innenohr mit dem Hirnstamm verbindet, die Vestibularkerne im Hirnstamm und die zerebellären Nuklei, welche die vestibulären motorischen Reaktionen koordinieren. Die Funktion des Vestibularapparates besteht darin, die Körperhaltung zu gewährleisten und sie jeweils nach Bedarf zu korrigieren. Jeder Krankheitsprozeß, der das Innenohr, den peripheren VIII. Hirnnerven, die Vestibularkerne im Hirnstamm oder das Kleinhirn schädigt, kann eine Gleichgewichtsstörung bewirken.

1. Klinisches Bild: Tiere mit Gleichgewichtsstörungen weisen meist ähnliche Symptome auf, unabhängig davon, wo im Vestibularissystem der pathologische Prozeß besteht. Diese einheitlichen klinischen Symptome umfassen:

A. Kreisbewegungen – Tiere mit vestibulärer Dysfunktion laufen in engen Kreisen, meist in Richtung der betroffenen Seite.

B. Schiefhalten des Kopfes – Bei einer vestibulären Dysfunktion wird der Kopf schräg gehalten, meist wird die betroffene Seite niedriger als die gesunde gehalten.

C. Rollen oder Fallen – Bei einer vestibulären Dysfunktion fällt das Tier auf die betroffene Seite. Häufig können die Tiere nach dem Fallen nicht anhalten und rollen weiter.

D. Schwindel – Tiere mit Gleichgewichtsstörung können als Ergebnis einer vestibulären Dysfunktion desorientiert, erregt oder ruhelos erscheinen.

E. Anomaler Nystagmus – Betroffene Tiere zeigen unwillkürliche, rhythmisch oszillierende Augenbewegungen. Dies rührt von einem gestörten Gleichgewicht des Ruhetonus der extraokulären Muskeln her. Damit ist in den meisten klinischen Fällen der Nystagmus Symptom einer vestibulären Dysfunktion. Ein Nystagmus wird sowohl entsprechend der Richtung der Augenbewegung als auch nach seinem Auftreten klassifiziert.

1) Richtung des Nystagmus

a) *Horizontaler Nystagmus.* Die Augen bewegen sich in einer Ebene parallel zum Kopf des Tieres (von Seite zu Seite), wobei die Augen sich in eine Richtung schneller bewegen. Diese Art von Nystagmus wird am häufigsten bei peripheren vestibulären Erkrankungen oder Erkrankungen des Innenohrs beobachtet. Die schnellere Bewegung erfolgt hierbei von der erkrankten Seite weg.

b) *Vertikaler Nystagmus.* Die Augen bewegen sich in einer Ebene senkrecht zum Kopf (nach oben und unten). Ein vertikaler Nystagmus wird am häufigsten bei Erkrankungen beobachtet, die das zentrale Vestibularissystem (den Hirnstamm und das Zerebellum) involvieren.

c) *Rotatorischer Nystagmus.* Die Augen bewegen sich in oder gegen Uhrzeigerrichtung. Damit scheint sowohl eine horizontale als auch eine vertikale Komponente zu bestehen. Ein rotatorischer Nystagmus kann bei Krankheiten jeden Abschnitts des vestibulären Systems beobachtet werden.

d) Richtungsändernder Nystagmus. Wenn sich die Richtung des Nystagmus mit Veränderungen der Kopfhaltung ändert, zeigt dies meist eine Erkrankung des ZNS an.

2) Ein Nystagmus kann auch nach dem Zeitpunkt seines Auftretens klassifiziert werden.

a) Konstanter Nystagmus. Ein konstanter Nystagmus ist zu jeder Zeit und in jeder Körperposition vorhanden. Er tritt am häufigsten bei peripheren vestibulären Erkrankungen auf.

b) Positionaler Nystagmus. Ein positionaler Nystagmus ist nur vorhanden, wenn sich das Tier in einer bestimmten Körperposition befindet. Er wird auch induzierter Nystagmus genannt, da er entsteht, wenn der Untersucher das Tier auf den Rücken oder auf die Seite legt. Ein positionaler Nystagmus tritt am häufigsten bei zentralen vestibulären Störungen auf, kann aber auch in der Erholungsphase peripherer Erkrankungen beobachtet werden.

2. Es gibt zusätzliche Symptome bei vestibulären Erkrankungen, die den pathologischen Prozeß auf spezifische neuroanatomische Stellen eingrenzen.

A. Fazialislähmung – Der VII. Hirnnerv verläßt den Hirnstamm in der gleichen Höhe wie der VIII. Hirnnerv und zieht, an ihm anliegend, zum Meatus acusticus internus. Daher kann eine Paralyse des VII. Hirnnerven bei Krankheiten des Innenohrs, des peripheren VIII. Hirnnerven oder des VIII. Hirnstammnerven beobachtet werden. Die Fazialislähmung befindet sich auf derselben Seite wie der pathologische Prozeß.

B. Horner-Syndrom – Die sympathische Innervation des Auges erfolgt durch das Mittelohr. Erkrankungen des Mittelohres verursachen ein assoziiertes Horner-Syndrom, das durch eine anomal kleine Pupille in dem betroffenen Auge, Enophthalmus und Vorfall des dritten Augenlides gekennzeichnet ist. Die Pupillenreaktionen auf Lichteinfall sollten in beiden Augen vorhanden sein. Das betroffene Auge befindet sich auf derselben Seite wie der pathologische Prozeß.

C. Lähmungen anderer Hirnnerven – Von Läsionen, die auch den Hirnstamm erfassen, wie Tumoren oder granulomatöse Erkrankungen, können viele Hirnnerven betroffen sein. Die Hirnnerven V, VI, IX, X und XII sind am häufigsten betroffen, und zwar meist auf der Seite, auf der sich der pathologische Prozeß befindet.

D. Propriozeptive Ausfälle – Eine Läsion im Hirnstamm kann Schäden der bewußten und unbewußten propriozeptiven Leitungsbahnen verursachen. Dies führt zu Ataxie oder Verlust der Koordination des Ganges. Zusätzlich steht das Tier mit den Gliedmaßen in einer anomalen Position.

E. Tremor – Eine Läsion im Kleinhirn kann Tremor verursachen. Der Tremor, der aus der Insuffizienz resultiert, die Feinmotorik zu koordinieren, wie z. B. beim Essen, wird Intentionstremor genannt. Der Tremor, der beobachtet wird, wenn das Tier versucht, eine aufrechte Körperposition einzunehmen, wird Haltungstremor genannt.

F. Schwäche – Bei Läsionen des Hirnstammes können Schädigungen der motorischen Leitungsbahnen auftreten. Diese Verletzungen können einen Verlust der willkürlichen Funktionen der betroffenen Gliedmaßen verursachen. Wenn die Läsion die UMN-Kontrolle über die betroffene Gliedmaße aufhebt, kommt es zu erhöhtem Tonus und übersteigerten Reflexen (Zeichen einer UMN-Erkrankung).

3. Störung des Gleichgewichtes ist im allgemeinen Zeichen einer vestibulären Schädigung. Der erste Schritt bei der Diagnose ist die Entscheidung, ob die Läsion

im Innenohr, im peripheren Nerven, im Hirnstamm oder Zerebellum ist. Da die vestibulären Symptome von der Lokalisation der Erkrankung unabhängig sind, müssen die Begleitsymptome die Läsion lokalisieren.

• Schiefhalten des Kopfes

1. Es wird am häufigsten bei vestibulärer Dysfunktion beobachtet und kann entweder zentral (Hirnstamm oder Kleinhirn) oder peripher (Innenohr oder VIII. Hirnnerv) bedingt sein. Im vorhergehenden Abschnitt über Gleichgewichtsstörungen werden Merkmale aufgeführt, durch die eine Unterscheidung möglich wird.
2. Nicht-neurologische Ursachen des Kopfschiefhaltens sind Otitis externa, Zerreißungen des Ohres und andere Verletzungen des Gesichtes.

• Kreisbewegungen

1. Kreisbewegungen können bei Tieren infolge von Erkrankungen jeden Gehirnteils oberhalb des Foramen magnum (Großhirn, Hirnstamm, Kleinhirn) auftreten, ebenso wie bei peripheren vestibulären Störungen. Im allgemeinen sind zerebrale Störungen mit Drehungen in großen Kreisen und ziellosen Wanderungen verbunden, während bei vestibulären Erkrankungen, Hirnstammerkrankungen und zerebellären Erkrankungen die Bewegung meist in engen Kreisen erfolgt. Unabhängig von der Ursprungsstelle der Kreisdrehung drehen sich die Tiere meist in die Richtung der erkrankten Seite.
2. Zerebrale Erkrankungen, die Kreisbewegungen verursachen, können auch Krämpfe, Sehstörungen, propriozeptive Ausfälle oder Hemiparesen nach sich ziehen!
3. Die Erkrankungen des Hirnstammes können mit Tetraparese oder Hemiparese mit Kopfschräghaltung, multiplen Hirnnervenausfällen, propriozeptiven Veränderungen oder Bewußtseinsveränderungen verbunden sein.
4. Zerebelläre Erkrankungen können mit Kopfschräghaltung, Tremor oder Dysmetrie einhergehen.
5. Periphere vestibuläre Erkrankungen können mit Fazialisparese, Schiefhalten des Kopfes oder dem Horner-Syndrom verbunden sein.

• Bewußtseinsstörungen und Demenz

1. Definitionen

A. *Stupor* ist ein Stadium extremer Depression oder Somnolenz, aus dem ein Tier nur mit einem starken Schmerzreiz aufgeweckt werden kann.
Wird der Reiz entfernt, fällt das Tier in sein teilnahmsloses Stadium zurück.

B. *Koma* ist ein Zustand persistierender Reaktionslosigkeit, aus dem das Tier nicht aufgeweckt werden kann.

2. Normales Bewußtsein umfaßt sowohl einen angemessenen Bewußtseinsinhalt als auch einen adäquaten Wachheitsgrad.

A. Störungen der Bewußtseinsinhalte betreffen die mentalen Funktionen des Tieres, seine Fähigkeit, sich an Befehle zu erinnern, sein Wesen usw.

1) Bewußtseinsinhalte werden durch das Großhirn kontrolliert.

2) Anomalien der mentalen Funktionen oder des Wachheitszustandes:

a) Folge von Demenz,

b) deuten eine Erkrankung des Großhirns an,

c) können aus jedem Krankheitsprozeß, der das Großhirn betrifft, resultieren.

3) Beispiele für Störungen, die Demenz verursachen, sind:

a) Funktionale zerebrale Störungen (d. h. idiopathische Epilepsie)

– Die Demenz ist eine Manifestation des postiktalen Verhaltens.

– Sie werden nur in Verbindung mit einem Krampfanfall oder sofort danach beobachtet.

b) Stoffwechselstörungen, die das Großhirn betreffen

– Demenz kann die einzige klinische Auffälligkeit sein.

– Demenz bei metabolischen Erkrankungen schwankt in ihrer Ausprägung.

– Bei Lebererkrankungen steht die Demenz häufig in Verbindung mit den Mahlzeiten.

c) Strukturelle zerebrale Erkrankungen

– Demenz ist im allgemeinen ein konstanter Befund.

– Es gibt meist noch andere neurologische Ausfälle.

4) Die klinischen Manifestationen der Demenz sind:

a) ungewöhnliches oder aggressives Verhalten

b) vor Gegenstände laufen

c) Inkontinenz

d) Unfähigkeit, Menschen wiederzuerkennen

e) Anomale Durchführung jeder erlernten oder willkürlichen Aktivität

B. Erkrankungen, die den Wachheitsgrad betreffen, rufen ein progredientes schlafähnliches Stadium hervor.

1) In ihren mildesten Formen rufen sie Depression oder Lethargie hervor. Ein Tier in diesem Zustand ist leicht in den Wachzustand zu versetzen.

2) Stupor wird bei schweren Schädigungen beobachtet.

3) Koma kommt nur bei sehr schweren Schädigungen vor.

C. Veränderungen des Wachheitsgrades können aus Läsionen in zwei Abschnitten des Nervensystems entstehen.

1) Schlaf-Wach-Rhythmen werden durch das ARAS kontrolliert.

a) Dieses ist im rostralen Hirnstamm lokalisiert.

b) Fokale Schädigungen des rostralen Hirnstammes können das ARAS schädigen und zu einem Krankheitsprozeß führen, der durch Koma gekennzeichnet ist.

2) Das ARAS ist verantwortlich für den Wachheitsgrad oder die Aktivierung der Großhirnrinde. Jeder diffuse Prozeß, der das Großhirn betrifft,

a) macht es unfähig, auf die Aktivierung durch das ARAS zu reagieren,

b) kann zu Stupor oder Koma führen;

c) akute zerebrale Prozesse verursachen stärkere mentale Veränderungen als chronische zerebrale Prozesse.

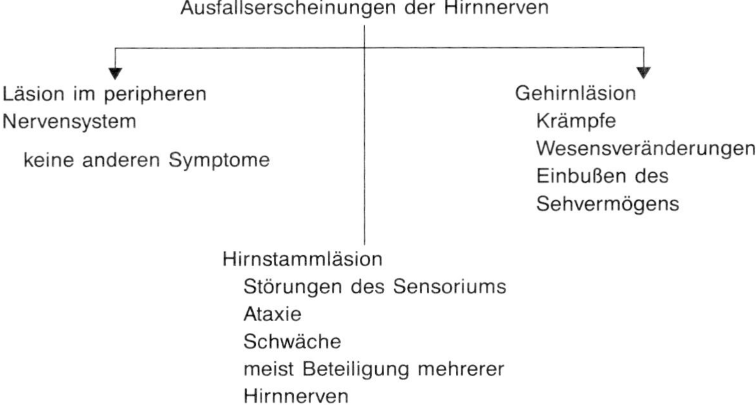

Erkrankungen, die Veränderungen des Bewußtseins verursachen, können in drei Hauptgruppen unterteilt werden, einschließlich struktureller Schädigungen durch Raumforderungen und Stoffwechselkrankheiten. Jede von ihnen weist bestimmte Merkmale auf, die dem Tierarzt ermöglichen, zu einer Verdachtsdiagnose zu gelangen (Tabelle 17-7).

• Verhaltensänderungen

Änderungen des Verhaltens oder des Wesens, die aus neurologischen Erkrankungen resultieren, sind meist Zeichen einer zerebralen Läsion. Viele Verhaltensanomalien sind Folgen der Umgebung, Übung, Endokrinopathien u. a. Eine sorgfältige neurologische Untersuchung muß zwischen neurologischen Störungen und reinen Verhaltensanomalien differenzieren.

• Ataxie

Ein normaler Gang ist durch flinke, akkurate und fließende Bewegungen gekennzeichnet. Bei einem ataktischen Gang läuft das Tier breitbeinig. Das Tier kann seine Beine über der Mittellinie kreuzen und mit den Zehenrücken über den Boden schleifen. Die Bewegung der Gliedmaßen kann dysmetrisch sein, mit einem hypermetrischen Gang (übersteigerte Bewegungen) oder hypometrischen Gang (zu kurze Bewegungen). Durch Kombination entsteht ein schwankender, schaukelnder, unbeholfener Gang, der als ataktisch beschrieben wird. Ataxie kann sensorisch (durch propriozeptive Ausfälle) oder motorisch (durch zerebelläre Ausfälle) bedingt sein.

1. Sensorische Ataxie
   A. Spezielle Propriozeption (Vestibularissystem)
      1) Spezielle propriozeptive Defizite sind durch Ataxie mit Gleichgewichtsstörungen charakterisiert.

Tabelle 17-7 Klassifizierung des Komas

Neurologische Befunde	Ätiologische Überlegungen
• **Fokale oder lateralisierende neurologische Symptome [1])**	
Asymmetrische motorische Symptome	ZNS-Blutungen durch systemische Gerinnungsstörungen
anomale Pupillen	ZNS-Infarzierung durch Thrombose oder Embolie (Hypothyreose, feline ischämische Enzephalopathie)
anomale Augenbewegungen	Epidurale und subdurale Hämorrhagien durch Gehirntrauma
Progredienz der Symptome	Neoplasien des ZNS
Anomalien bei der Liquoruntersuchung	Fokale Enzephalomyelitis
	Granulomatöse Erkrankungen (granulomatöse Meningoenzephalitis, Pilzinfektionen, wandernde Parasiten)
	Rocky Mountain spotted fever
• **Meningeale Reizung [2])**	
Nackenschmerzen sind vorhanden Anomalien bei der Liquoruntersuchung, normale Reflexe	Enzephalitis – Toxoplasmose – Kryptokokkose – Feline infektiöse Enzephalitis – Hundestaupe andere Infektionen Meningitis Subarachnoidale Blutungen
• **Keine fokalen oder lateralisierenden Symptome [3])**	
Gewöhnlich normale Reflexe	Vergiftungen
normale Pupillen, normale Liquorbefunde	Metabolische Störungen (diabetische Azidose, Urämie, Addison-Krise, hepatisches Koma, Hypoglykämie, Hypoxie)
	Schwere systemische Infektionen
	Kreislaufkollaps (Schock), gleich welcher Ursache
	Epilepsie (postiktales Verhalten)
	Gehirnerschütterung

[1]) Mit oder ohne Liquorveränderungen.

[2]) Mit Erythrozyten oder sehr vielen Leukozyten im Liquor, meist mit fokalen oder lateralisierenden Symptomen.

[3]) Keine Veränderung der Zellzahl im Liquor.

Aus: Thorn et al.: Harrison's Principles of Internal Medicine. McGraw-Hill, New York, 1974.

2) Tiere mit einer vestibulären Dysfunktion sind gekennzeichnet durch:
   a) Schiefhalten des Kopfes
   b) Kreisbewegung
   c) Orientierungslosigkeit
   d) pathologischen Nystagmus
   e) häufig normale Stellreflexe

B. Allgemeine Propriozeption (spinale propriozeptive Leitungsbahnen)

1) Ataxie durch allgemeine propriozeptive Störungen wird begleitet von Läsionen, die Leitungsbahnen in den peripheren Nerven, Rückenmark, Hirnstamm oder Zerebrum betreffen. Diese Störungen sind meist begleitet von einer gewissen Schwäche durch die gleichzeitige Beteiligung motorischer Leitungsbahnen. Zusätzlich zeigen Tiere mit allgemeinen propriozeptiven Störungen meist anomale Stellreflexe und Ataxie.

2) Zerebrale Läsionen verursachen selten Ataxie; sie können anomale Stellreflexe verursachen.

3) Ataxie durch Erkrankungen des Hirnstammes
   a) Meist verbunden mit Ausfällen von Hirnnerven
   b) Häufig verbunden mit vestibulären Symptomen zusätzlich zur Ataxie
   c) Es können Veränderungen des Bewußtseins bestehen.
   d) Die Symptome sind ipsilateral zum Krankheitsprozeß.

4) Ataxie durch Erkrankungen des Rückenmarks
   a) Keine Beweise für Anomalien der Hirnnerven (außer beim Horner-Syndrom)
   b) Meist verbunden mit Schwäche
   c) Assoziiert mit anomalen Stellreflexen
   d) Die klinischen Symptome sind ipsilateral zum pathologischen Prozeß.
   e) Meist verbunden mit anomalen spinalen Reflexen

5) Ataxie durch Erkrankungen peripherer Nerven
   a) Ataxie wird meist durch starke Schwäche überschattet.
   b) Verminderte Spinalreflexe werden ebenfalls beobachtet.
   c) Bei einigen Erkrankungen bestehen zusätzlich Hirnnervenausfälle.

2. Motorische Ataxie ist das Hauptcharakteristikum einer zerebellären Erkrankung.

A. Klinisch ist diese Störung mit auffälligen Anomalien des Ganges verbunden.

1) Breitbeiniger Gang

2) Unregelmäßiger, abweichender Gang

3) Ataxie, die durch Kreisbewegungen oder Drehen verstärkt wird.

4) Ein ataktischer Gang ist durch Schwankungen gekennzeichnet, genau auf einer geraden Linie zu gehen.

B. Ataxie von Kopf und Stamm

C. Normale Stärke und normale Reflexe

D. Normale Stellreflexe

E. Betroffene Tiere können auch vestibuläre Symptome zeigen (z. B. Schiefhalten des Kopfes, pathologischer Nystagmus, Kreisbewegungen).

• Schwäche

1. Ein anomaler, durch Schwäche gekennzeichneter Gang fällt auf durch verringerte Kraft und verminderte Ausdauerleistung der Muskeln, die für die Fortbewe-

gung verantwortlich sind. Neurologische Ursachen der Schwäche können mit zwei Gruppen klinischer Symptome assoziiert sein. Es kann der Verlust der willkürlichen Aktivität mit Bewahrung der Reflexaktivität (UMN-Läsionen) oder ein Verlust sowohl der Reflex- als auch der willkürlichen Aktivität auftreten (LMN-Läsionen).

A. *UMN-Dysfunktion*

1) Ein UMN wird hier definiert als jedes motorische Neuron, das seinen Ursprung im Gehirn und in Synapsen auf einem unteren LMN hat, um willkürliche oder reflektorische motorische Aktivitäten auszulösen.

2) Symptome einer Dysfunktion der oberen motorischen Neuronen:

a) Schwäche

b) Verlust der willkürlichen Funktion (partiell bis total)

c) Bewahrung der Reflexfunktion mit Verstärkung der Reflexe

d) Erhöhter Tonus der innervierten Muskeln

e) Verringerte Fähigkeit, die Gliedmaßen zu beugen

f) Auftreten anomaler Reflexe (d. h. Babinski-Reflex oder gekreuzter Streckreflex)

B. *LMN-Dysfunktion*

1) Ein LMN ist definiert als motorisches Neuron, das ein Axon aussendet, das direkt auf einer Muskelfaser endet. Untere motorische Neuronen sind damit verantwortlich sowohl für willkürliche Aktivität als auch für Reflexaktivität.

2) Klinische Symptome einer Dysfunktion der unteren motorischen Neuronen:

a) Schwäche

b) Verlust der willkürlichen Aktivität

c) Verlust der Reflexaktivität

d) Verringerter Muskeltonus

e) Verringerte Fähigkeit, die Gliedmaßen zu strecken

f) Muskelatrophie

2. Neuroanatomische Läsionen – Läsionen an bestimmten neuroanatomischen Stellen können Verletzungen der motorischen Leitungsbahnen verursachen, die zu Schwäche führen.

A. Großhirn

1) Charakter der motorischen Ausfälle

a) Alle motorischen Ausfälle der Gliedmaßen sind UMN-Läsionen.

b) Die Schwäche ist meist gering.

c) Die Defizite sind entweder kontralaterale *Hemiparese* (Schwäche eine Vorderbeins und eines Hinterbeins auf derselben Seite) oder *Tetraparese* (Schwäche aller vier Gliedmaßen).

2) Zusätzliche Symptome

a) Krämpfe

b) Wesensveränderungen

c) Sehverlust

d) Endokrine Anomalien

B. Hirnstamm

1) Motorische Ausfälle

a) Alle motorischen Ausfälle der Gliedmaßen sind UMN bedingt.

b) Die Schwäche kann ausgeprägt sein.

c) Die Schwäche kann sich als Hemiparese oder Tetraparese manifestieren.

2) Andere Defizite
   a) Multiple Hirnnervensymptome
   b) Bewußtseinsveränderungen
   c) Veränderungen der Herz- und Atemfrequenz
   d) Schiefhalten des Kopfes und Gleichgewichtsstörungen
   e) Ataxie

C. Rückenmark

1) Verletzungen des Rückenmarks können Tetraparese oder Hemiparese verursachen.

a) Kaudal zervikal: Wenn sich die Verletzung im kaudalen Zervikalmark befindet, hat das Tier LMN-Reflexveränderungen in den Vorderbeinen und Symptome eines Horner-Syndroms im ipsilateralen Auge.

b) Kranial zervikal: Wenn sich die Verletzung im kranialen Zervikalmark befindet, zeigt das Tier UMN-Symptome sowohl in den Vorder- als auch in den Hinterextremitäten.

2) Tiere mit thorakolumbalen Erkrankungen zeigen eine kaudale Parese (Schwäche beider Hintergliedmaßen) oder Monoparese (Schwäche einer Hintergliedmaße).

a) Erkrankungen des thorakalen oder kranialen Lumbalmarks sind assoziiert mit UMN-Symptomen in den beteiligten Gliedmaßen.

b) Erkrankungen des Lumbosakralmarks sind durch LMN-Symptome in den betroffenen Gliedmaßen gekennzeichnet.

c) Andere Symptome, die bei Erkrankungen des Thorakal- und Lumbalmarks häufig beobachtet werden: Harninkontinenz, Darminkontinenz und verringerte Funktion des Schwanzes. Wenn sich die Läsion im Thorakal- oder Lumbalmark befindet, besteht Inkontinenz mit normalem Analreflex. Liegt die Erkrankung im kaudalen Lumbal- oder Sakralmark, besteht Inkontinenz mit Verlust des Analtonus und -reflexes.

3) Wenn die Schwäche ihren Ursprung nur in Schädigungen des Rückenmarks hat, sollte es keine anamnestischen Hinweise auf Veränderungen im Kopfbereich geben.

4) Tiere mit Erkrankungen des Rückenmarks leiden meist eher an einer Kombination aus Schwäche und Ataxie als an reiner Schwäche oder reiner Ataxie.

D. Periphere Nerven

1) Schwäche, die mit Verletzungen der peripheren Nerven verbunden ist, kann aus fokalen oder diffusen Neuropathien resultieren.

a) Wenn die Schädigung fokal ist, werden meist alle Beine betroffen; häufig sind die Hintergliedmaßen schwerer betroffen als die Vordergliedmaßen.

2) Schwäche, die durch Anomalie eines peripheren Nerven verursacht wird, ist gekennzeichnet durch:
   a) Verlust des Muskeltonus,
   b) verminderte oder fehlende Reflexe.

3) In den meisten Fällen werden bei einem Krankheitsprozeß, bei dem spinale Nerven involviert sind, keine Hirnnervensymptome beobachtet. Ausnahmen sind:
   a) Polyradikuloneuritis
   b) Myasthenia gravis
   c) Botulismus

Anamnestische Hinweise und besondere klinische Befunde

- **Schmerzen**

1. Schmerzen als Symptom einer neurologischen Erkrankung können sich äußern als Automutilation (z. B. in den Schwanz beißen), Hochtragen eines Beines, gekrümmter Rücken, Nackensteifigkeit oder Schreien, Knurren oder Versuch zu beißen, wenn das Tier bewegt wird.
2. Schmerzen, die ihren Ursprung im Nervensystem haben, können bei bestimmten zerebralen Erkrankungen und bei Läsionen, welche die Meningen oder Nervenwurzeln betreffen, beobachtet werden (Abb. 17-4 und 17-6).
   A. Zerebrale Erkrankungen
      1) Bleivergiftung, einige Formen der Enzephalitis und selten Läsionen durch Raumforderungen, die den Thalamus oder Hypothalamus einbeziehen, können Schmerzen verursachen.
      2) Betroffene Tiere haben häufig nicht lokalisierbare Schmerzen und schreien bei jeder Bewegung. Sie zeigen in der Regel auch andere Symptome, z. B. Krämpfe, Veränderungen des Sehvermögens, Kreisbewegungen, Wesensveränderungen).
   B. Meningeale Schmerzen und Nervenwurzelschmerzen
      1) Entzündliche Erkrankungen der Meningen (Meningitis, Menigoenzephalitis) und kompressive, traumatische oder entzündliche Läsionen der Nervenwurzeln können schwere Rücken- oder Nackenschmerzen verursachen.
      2) Diese Tiere zeigen aufgekrümmten Rücken oder Nackensteifigkeit. Sie bewegen sich nur widerwillig, schreien bei plötzlicher Bewegung häufig auf oder schnappen.
      3) Sie neigen zur Automutilation des Körperteils, der durch den erkrankten Nerven oder die Nervenwurzel innerviert ist.
      4) Sie können häufig lahmgehen und versuchen, das betroffene Bein hoch zu tragen.
      5) Diese Symptome können durch jede Erkrankung, die die Meningen betrifft, und jeden extramedullären Prozeß, der das Rückenmark erfaßt, verursacht werden.
      6) Wenn auch das Rückenmark involviert ist, werden zusätzliche Symptome (Schwäche oder Ataxie) beobachtet.
      7) Ist die Krankheit rein meningeal oder radikulär, werden meist keine anderen klinischen Symptome beobachtet.
   C. Bei Hunden, die Schmerzen ohne andere neurologische Symptome zeigen, müssen immer nicht-neurologische Ursachen ausgeschlossen werden:
      1) Erkrankungen des Stütz- und Bewegungsapparates
      2) Pankreatitis
      3) Steatitis bei Katzen
      4) Pyelonephritis
      5) Kolik

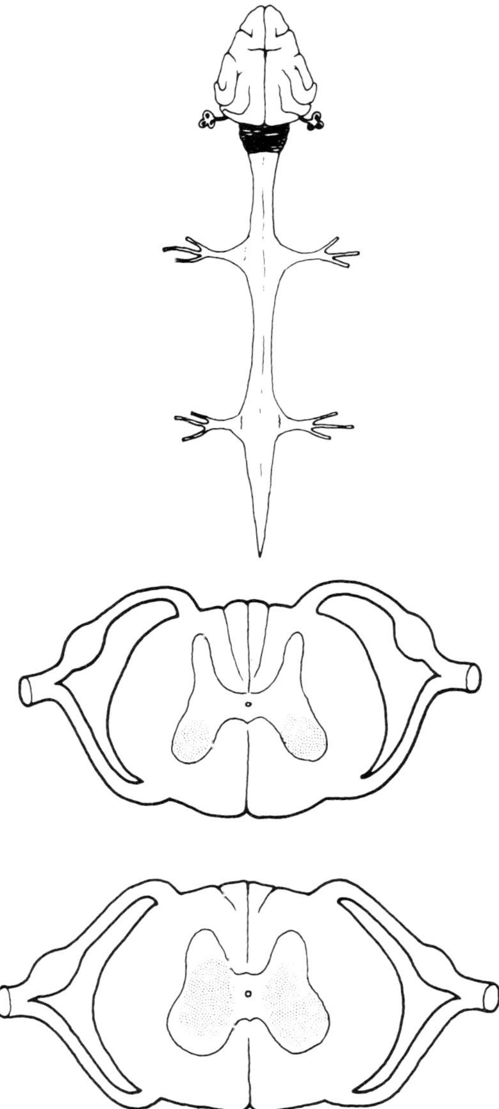

Abb. 17-4 Bei Meningitis bestehen diffuse Schmerzen und Fieber, bei Myelitis Schwäche, diffuse Schmerzen und Fieber (z. B. Feline infektiöse Peritonitis und Hundestaupe).

- **Harn- und Darminkontinenz**

1. Komplexe Reflexe kontrollieren sowohl den Harnabsatz als auch die Defäkation. Diese Reflexe erfordern die Integration von Großhirn, Hirnstamm, Rückenmark und peripheren Nerven und eine gesunde Blasen- und Kolonmuskulatur, um ordnungsgemäß zu funktionieren.

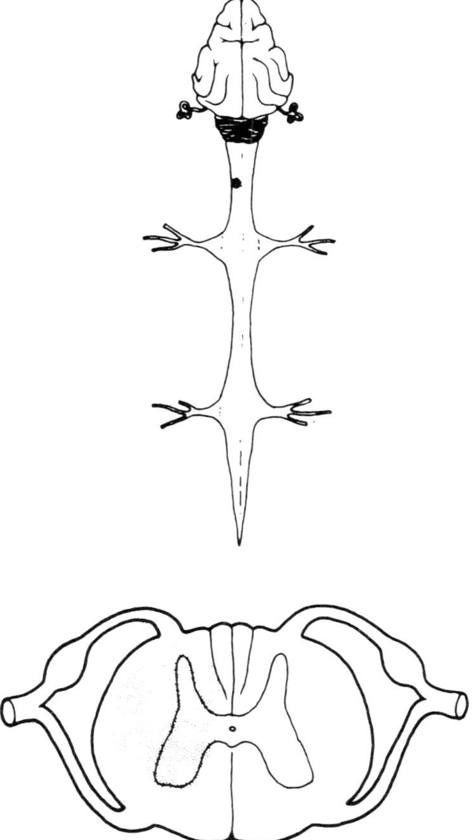

Abb. 17-5 Chronische Schmerzen, die mit dem Nervensystem assoziiert sind, zeigen meist eine Entzündung der Nervenwurzeln oder Meningen an. Fokale zervikale Erkrankungen umfassen Erkrankungen der Disci intervertebrales, Tumoren, Infektionen und Wirbelfrakturen; weitere Symptome, die mit diesen Störungen einhergehen, sind Schwäche und Ataxie.

2. *Inkontinenz* ist ein Terminus, der verwendet wird, um die Unfähigkeit, Harn oder Kot zu speichern bzw. abzusetzen, zu beschreiben.
3. Symptome der Inkontinenz können sein: konstantes Tröpfeln von Harn und Kot, unwillkürlicher spontaner Harn- oder Kotabsatz zu nicht normalen Zeiten oder an unpassenden Orten oder wiederholte Versuche, Harn abzusetzen, mit Absatz nur geringer Mengen und Retention großer Restmengen.

A. Zerebrale Erkrankungen

1) Inkontinenz manifestiert sich meist als Verlust einer normalen Harn/Kot-Kontrolle bei normalem Restvolumen.

2) Oft assoziiert mit anderen klinischen Symptomen einer zerebralen Erkrankung.

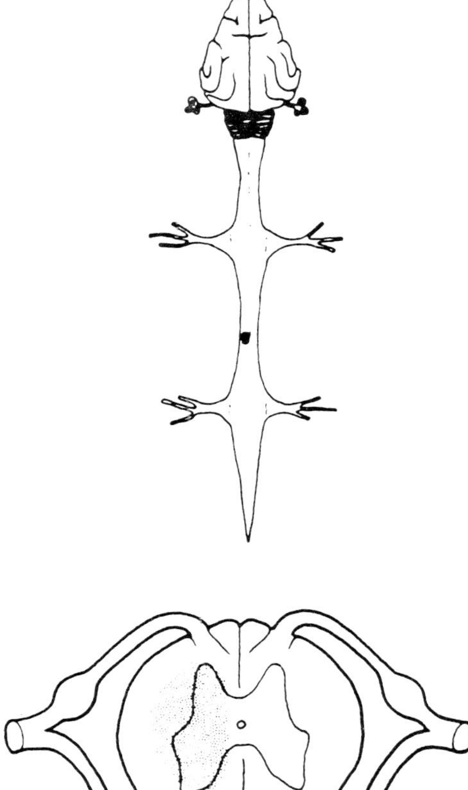

Abb. 17-6 Bei fokalen thorakalen oder lumbalen Erkrankungen sind die Begleitsymptome Schwäche, Schmerzen und Ataxie. Die Störungen werden durch Erkrankungen der Zwischenwirbelscheiben, Tumoren, Infektionen und Wirbelfrakturen verursacht.

B. Erkrankungen des Hirnstammes und Rückenmarks (ohne Sakralsegmente)

– Inkontinenz bei solchen Zuständen involviert spontane Defäkation oder Harnabsatz, die reflektorisch ausgelöst werden, wenn sich Harnblase oder Kolon füllen, bei Unfähigkeit den Sphinkter zu entspannen. Das Absetzen von Spontanharn erfolgt unvollständig, ist durch manuelles Ausmassieren schwierig auszulösen und ist mit einem großen Residualvolumen verbunden. Andere Symptome von UMN-Erkrankungen des Rückenmarks oder Hirnstammes werden ebenfalls gesehen.

C. Erkrankungen des Sakralmarks und der peripheren Nerven

1) Es gibt keine Versuche zum Harn- oder Kotabsatz bei betroffenen Tieren. Blase und Kolon sind dauernd überdehnt, der Sphinktertonus fehlt. Dies verursacht dauerndes Kot- und Harnträufeln. Die Blase kann manuell leicht ausgedrückt werden.

2) Andere Symptome sind Schwanzlähmung und LMN-Veränderungen der Hintergliedmaßen.

D. Nicht-neurologische Ursachen der Inkontinenz müssen ausgeschlossen werden; diese umfassen chronische Zystitis, Prostataerkrankungen und Überdehnung der Blase nach Obstruktion.

• Visuelle Ausfälle

Visuelle Ausfälle (Blindheit) können unilateral oder bilateral sein. Der Verlust des Sehvermögens kann ophthalmologisch oder neurologisch bedingt sein. Häufig können diese Fälle durch sorgfältige neurologische und ophthalmologische Untersuchung differenziert werden. In anderen Fällen können spezielle diagnostische Tests (Elektroretinographie) erforderlich sein. Hier werden nur neurologisch bedingte Fälle von Blindheit diskutiert.

1. Unilaterale Blindheit

A. Sehverlust in einem Auge oder in einem Gesichtsfeld kann aus einer unilateralen Läsion, welche die Retina, den N. opticus, den Tractus opticus, die Radiatio optica oder die Hirnrinde betrifft, resultieren.

1) Haben die Ausfälle ihren Ursprung im N. opticus, bestehen eine einseitige Blindheit und der Verlust der Pupillenreaktion auf Lichteinfall in beiden Augen, wenn das erblindete Auge beleuchtet wird. Es sind normale Pupillenreaktionen vorhanden, wenn das normale (sehende) Auge beleuchtet wird. Es kann sein, daß keine anderen Symptome einer neurologischen Erkrankung bestehen. Die Pupillen können symmetrisch sein, oder die Pupille in dem blinden Auge kann minimal größer sein als die Pupille im sehenden Auge.

2) Besteht die Läsion im Tractus opticus, der Radiatio optica oder der Hirnrinde, liegt ein Ausfall des Gesichtsfeldes (offensichtliche Blindheit auf einem Auge) mit normalen Pupillenreaktionen vor. Es bestehen außerdem andere Symptome einer zerebralen Erkrankung in Verbindung mit den Läsionen in diesem Gebiet. Der Sehverlust besteht auf der der Erkrankung gegenüberliegenden (kontralateralen) Seite. Die Pupillen haben die gleiche Größe.

2. Bilateraler Sehverlust

A. Wenn sich die Läsion in der Retina, im N. opticus oder Tractus opticus befindet, besteht vollkommene Blindheit mit Pupillen, die maximal dilatiert sind und auf Lichteinfall nicht reagieren. Es gibt keine anderen Symptome einer neurologischen Erkrankung.

B. Liegt die Läsion in beiden Radiationes opticae oder in der Sehrinde, besteht völliger Sehverlust, aber die Pupillen haben normale Größe und reagieren auf eine Lichtstimulation normal. Der Grund dafür ist, daß sich die visuellen Leitungsbahnen und die Lichtreflexwege am Corpus geniculatum laterale trennen. Eine Läsion rostral davon verursacht sowohl Sehstörungen als auch anomale Pupillenreaktionen auf Lichteinfall. Eine fokale Läsion kaudal davon verursacht nur visuelle Ausfälle und Veränderungen der Pupillenreaktionen.

Spezielle Befunde bei der neurologischen Untersuchung

- **Hirnnervensymptome**

– *Pupillenanomalien*

1. Anomale Pupillengröße

A. Die Pupillengröße wird durch den relativen Tonus von zwei antagonistischen Muskeln reguliert.

1) Der M. sphincter pupillae wird durch den III. Hirnnerven innerviert. Ein erhöhter Tonus des M. sphincter pupillae ist die Basis der Pupillenreaktion auf Lichteinfall.

2) Der M. dilatator pupillae wird durch den N. sympathikus kontrolliert. Der Tonus im M. dilatator pupillae wird durch schädliche Stimuli erhöht (Schmerz, Angst usw.).

B. Anomal große Pupillen können verursacht sein durch:

1) Verlust der Funktion des III. Hirnnerven

a) Meist assoziiert mit Verlust der Augenbewegung

b) Ausfall der Pupillenreaktionen auf Lichteinfall

c) Einen pathologischen Prozeß oder durch Pharmaka (z. B. Atropin)

2) Lichtverlust (was eine bilaterale Läsion der Retina oder des N. opticus erfordern würde, so daß das Tier auch blind sein würde)

3) Erhöhter Sympathikotonus

a) Wird bei ängstlichen Tieren oder Tieren, die Schmerzen haben, beobachtet; die Dilatation kann durch eine helle Lichtquelle verschwinden.

b) Kann durch Pharmaka bedingt sein, z. B. Neosynephrin, die in das Auge instilliert wurden.

C. Anomal kleine Pupillen können verursacht sein durch:

1) Starkes Licht

2) Verlust der sympathischen Funktion

a) andere damit verbundene Symptome sind:

– Enophthalmus

– Vorfall des dritten Augenlides

b) kann im Hirnstamm, Rückenmark oder durch Verletzungen der peripheren Nerven entstehen

3) Übermäßiger Tonus des III. Hirnnerven

a) durch helles Licht

b) Parasympathomimetika (z. B. Organophosphate)

2. Ungleiche Pupillengröße

A. Vereinfacht gesagt, zeigt eine ungleiche Pupillengröße eine asymmetrische Läsion entweder der sympathischen oder parasympathischen Innervation eines Auges an. Um dies zu unterscheiden, wird ein Test der Pupillenreaktionen auf Lichteinfall durchgeführt.

B. Wenn sich die Läsion im dritten Hirnnerven (parasympathisch) befindet, ist die große Pupille die anomale Pupille; sie reagiert nicht auf Lichtstimulation, unabhängig davon, welches Auge beleuchtet wird. Die kleine (normale) Pupille reagiert angemessen, unabhängig davon, welches Auge beleuchtet wird.

C. Wenn die Läsion einen sympathischen Nerven betrifft (Horner-Syndrom), ist die kleinere Pupille anomal, und sowohl sie als auch die größere (normale) Pupille reagieren auf die Lichtstimulation, wenn jedes Auge beleuchtet wird. Es gibt in keinem der oben genannten Fälle visuelle Ausfälle.

1) Eine Läsion des III. Hirnnerven kann bedingt sein durch:

a) Verletzungen des Hirnstammes
- Andere Hirnnervenausfälle
- Bewußtseinsstörungen
- Schwäche
- Ataxie

b) Verletzungen peripherer Nerven und des Sinus cavernosus
- Kombinierte Paralyse der Hirnnerven III, IV, V, VI und Horner-Syndrom des betroffenen Auges
- Es werden keine anderen Symptome beobachtet.

c) Isolierte Läsion des III. Hirnnerven
- Ist bei Katzen (mündliche Mitteilung) beschrieben worden, die Felines Leukose-Virus (FeLV), aber keine anderen Symptome haben.
- Idiopathische interne Ophthalmoplegie kann beobachtet werden, häufiger bei Katzen als bei Hunden. Die Tiere haben keine anderen Symptome und können spontane Besserung zeigen.
- Kann aus einer unachtsamen Medikation des Auges mit Parasympatholytika resultieren.

2) Horner-Syndrom – Eine Läsion der sympathischen Versorgung des Auges kann resultieren aus:

a) Verletzungen des Hirnstamms
- Treten selten auf.
- Es bestehen dann auch andere Hirnstammsymptome.

b) Symptome des kranialen Rückenmarks
- Treten selten auf.
- Begleitende UMN-Schwäche und Ataxie aller vier Gliedmaßen.

c) Kaudales Zervikalmark, Nervenwurzelläsionen
- Begleitend LMN-Schädigungen der Vordergliedmaßen auf derselben Seite (Abriß des Plexus brachialis).
- Wenn sich die Läsion im Rückenmark befindet, bestehen gleichzeitig eine UMN-Schwäche und Ataxie der Hintergliedmaßen.

d) Peripherer Nerv
- Mittelohr – als Begleiterscheinungen vestibuläre Paralyse und Fazialislähmung auf derselben Seite.
- Isolierte Paralyse – keine anderen damit verbundenen Symptome.
- Sinus cavernosus und ipsilaterale Hirnnerven III, IV, V, VI.

3. Anomale Pupillenreaktionen

A. Eine anomale Pupillenreaktion auf Lichteinfall kann durch Läsionen in der Retina, dem N. opticus oder durch eine Läsion des III. Hirnnerven entstehen.

B. Wenn sich die Läsion in einem N. opticus befindet:

1) sind die Pupillen in Ruhe gleichgroß (oder das erkrankte Auge kann eine leicht vergrößerte Pupille aufweisen).

2) Wenn das erkrankte Auge beleuchtet wird, reagiert das erkrankte Auge nicht.

3) Wenn die Lichtquelle das normale Auge bestrahlt, verengen sich beide Pupillen.

4) Wenn die Lichtquelle wieder auf das erkrankte Auge gehalten wird, erweitern sich beide Pupillen. Dieses Vorgehen wird „Test mit der schwingenden Taschenlampe“ genannt.

5) Zusätzlich zu den anomalen Pupillenreaktionen auf Lichteinfall besteht ein visueller Ausfall.

C. Wenn die Läsion beide Nn. optici involviert, sind die Pupillen gleichgroß, das Tier ist vollkommen blind, und es bestehen keine Pupillenreaktionen auf Lichteinfall.

D. Wenn die Läsion den III. Hirnnerven auf einer Seite betrifft, sind die Pupillen in Ruhe ungleichgroß.

1) Wenn die große (erkrankte) Pupille beleuchtet wird, reagiert nur die kleine (normale) Pupille.

2) Wenn die Lichtquelle in die normale Pupille gerichtet wird, reagiert nur diese Pupille.

3) Die große (erkrankte) Pupille ist refraktär gegen die Lichtstimulation, unabhängig davon, welches Auge beleuchtet wird. Die kleine (normale) Pupille reagiert normal, unabhängig davon, welches Auge beleuchtet wird.

4) Es werden keine visuellen Ausfälle beobachtet.

E. Wenn der III. Hirnnerv bilateral involviert ist, sind die Pupillen dilatiert und gleichgroß. Es bestehen keine Pupillenreflexe auf Lichtreize, egal, welches Auge beleuchtet wird, aber es werden keine visuellen Defizite beobachtet.

F. Läsionen des dritten Hirnnerven können durch Verletzungen folgender Strukturen entstehen.

1) Hirnstamm – andere Symptome der ZNS-Beteiligung

2) periphere Nerven, Sinus cavernosus

a) Begleitende ipsilaterale Lähmung der IV., V. und VI. Hirnnerven und Horner-Syndrom im betroffenen Auge

b) keine anderen Symptome

3) Isolierte Läsion des III. Hirnnerven

a) keine anderen Symptome

b) kann als Teil einer mit FeLV verbundenen Erkrankung gesehen werden

c) kann durch eine Medikation des Auges entstehen

d) kann idiopathisch sein

– *Anomale Augenbewegungen*

Eine anomale Augenbewegung kann sich auf zwei Arten manifestieren: Es können eine Paralyse und Unfähigkeit, das Auge (die Augen) zu bewegen, bestehen oder spontane anomale Augenbewegungen auftreten (pathologischer Nystagmus).

1. Strabismus ist die Abweichung der Augenachsen von ihrer Parallelstellung beim Blick in die Ferne.

A. Strabismus kann aus einer Lähmung des II., IV., VI. oder VIII. Hirnnerven resultieren.

B. Ventrolaterale Abweichung des Auges

1) Kann aus einer Paralyse des III. oder VIII. Hirnnerven resultieren.

2) Wenn die Läsion den III. Hirnnerven involviert, ist das Auge in seiner Posi-

tion fixiert, so daß bei Bewegung des Kopfes keine Augenbewegung auftritt. Zusätzlich besteht meist eine Pupillenlähmung.

3) Läsionen des III. Hirnnerven können resultieren aus:

a) Hirnstammläsionen
- Bewußtseinsveränderungen
- Schwäche der Gliedmaßen
- Ataxie
- anderen Ausfällen des ZNS

b) Peripheren Läsionen
- Sinus cavernosus mit begleitender Lähmung der Hirnnerven IV, V und VI und der sympathischen Innervation zu diesem Auge.

4) Wenn sich die Läsion im VIII. Hirnnerven befindet, reagieren die Augen auf eine Kopfbewegung in den meisten Fällen mit einem normalen physiologischen Nystagmus (Puppenaugen-Reaktion).

5) Läsionen des VIII. Hirnnerven verursachen Schiefhalten des Kopfes, pathologischen Nystagmus, Kreisbewegungen und Strabismus.

6) Diese Läsionen können resultieren aus:

a) Anomalien des Hirnstammes
- Bewußtseinsveränderungen
- Schwäche
- Verlust der Propriozeption
- Andere Hirnnervenausfälle

b) Peripheren Läsionen
- Damit assoziiert sein kann eine Paralyse des VII. Hirnnerven und des sympathischen Nerven derselben Seite, oder es treten keine anderen Symptome auf.

C. Mediale Abweichung des Auges

1) Resultiert aus einer Lähmung des VI. Hirnnerven. Das Auge behält seine fixierte Position während der Kopfbewegung.

2) Läsionen des VI. Hirnnerven können resultieren aus:

a) Hirnstammläsionen
- Bewußtseinsstörungen
- Begleitende Hirnnervenparalyse
- Schwäche
- Ataxie
- Verlust der Propriozeption

b) Periphere Läsionen
- Isoliert; extrem selten, nicht mit anderen Symptomen verbunden
- Sinus cavernosus mit Involvierung der Hirnnerven III, IV und V und der sympathischen Innervierung des Auges.

D. Verschiedene Formen des Strabismus können bei kongenitalen Anomalien der extraokulären Muskeln beobachtet werden. Die betroffenen Tiere zeigen meist normale Augenbewegungen und keine weiteren klinischen Symptome.

2. „Puppenauge“ (physiologischer Nystagmus)

A. Prinzipien des „Puppenauges“ (doll’s eye): Die Augenbewegung während der Kopfdrehung wird in den Bogengängen ausgelöst. Die Bogengänge wandeln die Beschleunigung in ein zur Geschwindigkeit des Kopfes proportionales Signal um.

Diese Information wird zu den Vestibularkernen in der Formatio reticularis weitergeleitet. Die Geschwindigkeitsinformation wird in ein positionales Signal umgewandelt und zu den okulären motorischen Neuronen über den Fasciculus longitudinalis medialis projiziert, um die endgültige Augenposition zu bestimmen. Die Reaktion der Augen auf die vestibuläre Reizung besteht in einer langsamen tonischen Abweichung der Augen weg vom stimulierten Vestibularapparat. Wenn entweder der Stimulus entfernt wird oder die Augenabweichung den maximalen Grad erreicht hat, kehren die Augen schnell wieder in ihre normale Position zurück. Hält der Stimulus an, oder wird er wieder ausgelöst, wird die langsame tonische Abweichung der Augen wiederholt. Wird ein Tier gedreht, wird der Vestibularapparat der Seite, zu der das Tier gedreht wird, stimuliert. Drehen des Tieres von links nach rechts stimuliert den rechten Vestibularapparat und verursacht eine langsame und tonische Abweichung der Augen nach links. Wenn die Augen ihren maximalen Grad der Abweichung nach links erreicht haben, erfolgt eine schnelle Korrekturphase, und die Augen richten sich nach rechts. Stimulation des rechten Vestibularapparates durch Drehen des Kopfes verursacht einen physiologischen Nystagmus mit einer langsamen tonischen Abweichung nach links und in einem schnellen Zurückschnellen nach rechts (schnelle Phase erfolgt in Richtung der Bewegung).

B. Eine anomale „Puppenaugen"-Reaktion auf das Kopfdrehen kann die Insuffizienz eines Auges oder beider Augen sein.

1) Insuffizienz eines Auges zeigt die Lähmung eines oder mehrerer extraokulärer Muskeln an. Dies kann durch eine Läsion des III. oder VI. Hirnnerven verursacht sein.

2) Läsion des III. Hirnnerven
   a) Damit verbunden ist eine Pupillenlähmung.
   b) Es besteht auch Strabismus.
   c) Lokalisation der Läsion
      – Hirnstamm
         • Bewußtseinsstörungen
         • Anomale Propriozeption
         • Schwäche
         • Andere Hirnnervensymptome
      – Peripher
         • Sinus cavernosus: begleitende Lähmung der Hirnnerven IV, V, VI und der sympathischen Nerven des betreffenden Auges; dilatierte Pupille
         • Isolierte periphere Läsion; dilatierte Pupille

3) Läsion des VI. Hirnnerven
   a) Es besteht ein Strabismus nach medial.
   b) Lokalisation der Läsion
      – Hirnstamm
         • Assoziiert sind andere Hirnnervensymptome
         • Veränderungen der Propriozeption
      – Periphere Nerven
         • Sinus cavernosus: begleitende Lähmung der Hirnnerven III, IV, V und der sympathischen Nerven des betreffenden Auges; keine anderen Symptome
         • Isoliert, keine anderen Symptome

4) Gestörte Bewegung beider Augen deutet auf eine Läsion des Vestibularissystems hin: entweder bilaterale periphere Verletzung oder Läsion im Hirnstamm.

a) Die damit verbundenen Symptome sind:

- Kopfschräghaltung
- Pathologischer Nystagmus
- Lähmung anderer Hirnnerven
- Schwäche
- Propriozeptive Ausfälle

3. Ein pathologischer Nystagmus ist ein Nystagmus, der auch ohne Kopfdrehen vorhanden ist; er ist Symptom einer vestibulären Erkrankung. Pathologischer Nystagmus ist sowohl bei peripheren als auch zentralen vestibulären Erkrankungen vorhanden. Wenn der Vestibularapparat geschädigt wird, tritt Nystagmus auf. Der Grund für den Nystagmus ist eine Asymmetrie des Muskeltonus der Extraokularmuskeln. Wenn der rechte Vestibularapparat entfernt wird, wird nur der linke Vestibularapparat stimuliert. Dies verursacht eine langsame tonische Abweichung der Augen nach rechts mit einem raschen Zurückgleiten (oder Korrekturphase) nach links und dann eine langsame tonische Abweichung der Augen nach rechts mit einem raschen Zurückschnellen nach links. So tritt bei vestibulären Erkrankungen Nystagmus auf, dessen schnelle Phase auf der von der Seite der Läsion abgewandten Seite auftritt. Der Ursprung der schnellkorrigierenden Phase liegt wahrscheinlich im Großhirn. Ein Charakteristikum des vestibulären Nystagmus ist, daß er nicht in Beziehung zum Sehvermögen steht und auch bei blinden Tieren vorhanden ist. Ein vestibulärer Nystagmus kann daher bei offenen und bei geschlossenen Augen vorhanden sein.

A. Ein pathologischer Nystagmus kann durch zwei Arten charakterisiert werden: durch seine Richtung und wie er induziert wird. Beides kann über die Lokalisierung der Störung Auskunft geben.

1) Der Nystagmus wird durch seine Richtung in Relation zur Ebene des Kopfes klassifiziert.

a) Horizontal: Ein Nystagmus von einer Seite zur anderen deutet meist auf eine periphere Erkrankung hin, die schnelle Komponente führt von der Seite der Läsion weg.

b) Rotatorisch: Das Auge rotiert im oder gegen den Uhrzeigersinn in der Orbita, was keine spezifische lokalisierende Bedeutung hat.

c) Vertikal: Die Augen bewegen sich ventral zur Ebene des Kopfes; das wird meist bei zentralen Erkrankungen beobachtet.

d) Veränderungen der Richtung: Wenn sich die Richtung des Nystagmus bei verschiedenen Kopfhaltungen ändert, zeigt dies eine zentrale Erkrankung an.

2) Art der Auslösung

a) Ein konstanter Nystagmus ist vorhanden, wenn sich der Kopf des Tieres in normaler Position befindet. Er wird meist bei peripheren Krankheiten beobachtet.

b) Ein positionsinduzierter Nystagmus ist vorhanden, wenn der Kopf nicht parallel zum Boden ist. Er hält länger als eine Minute an, nachdem die Kopfbewegung aufgehört hat. Ein positionaler Nystagmus wird bei zentralen Erkrankungen beobachtet.

B. Ein pathologischer Nystagmus zeigt eine vestibuläre Erkrankung an. Damit assoziierte Symptome sind Schiefhalten des Kopfes, Ataxie, Kreisbewegungen und Schwindel.

1) Peripher – Der pathologische Nystagmus einer peripheren vestibulären Erkrankung ist am ausgeprägtesten bei Beginn der Erkrankung und verringert sich im Verlauf der Erkrankung. Daher ist ein durch periphere vestibuläre Erkrankungen verursachter Nystagmus selten länger als einige Wochen zu beobachten.

a) Der Nystagmus bei einer peripheren vestibulären Erkrankung ist meist spontan und unabhängig von der Kopfposition immer vorhanden.

b) Er ist meist unidirektional und behält diese Richtung, unabhängig von der Kopfhaltung des Tieres.

c) Seine Richtung ist meist horizontal.

d) Wenn er durch Läsionen des Innenohrs verursacht wird, werden Lähmung des VII. Hirnnerven und Horner-Syndrom beobachtet; wenn die Läsion in den peripheren Nerven ist, bestehen keine anderen Symptome.

2) Zentral – Der pathologische Nystagmus zentralen Ursprungs neigt zur Persistenz. Solange das Tier die Krankheit hat, kann der Nystagmus induziert werden. Der Nystagmus bei zentralen vestibulären Erkrankungen ist häufig progressiv und wird mit der Zeit schwerer. Die Richtung des Nystagmus kann sich bei Änderung der Kopfhaltung ändern; er hat häufig eine vertikale Komponente. Zentrale vestibuläre Störungen können entstehen durch Läsionen des:

a) Hirnstammes
- Andere Hirnnervenausfälle
- Schwäche
- Propriozeptive Ausfälle

b) Kleinhirns
- Hypermetrie
- Tremor
- Fehlender Reflex bei Bedrohung trotz normalen Sehvermögens

– *Gesichtslähmung*

Paralyse der Muskeln, die für den Gesichtsausdruck zuständig sind (Augenlid, Lippen und Ohren), resultiert aus einer Verletzung des VII. Hirnnerven. Die Lähmung kann unilateral oder bilateral sein. Die klinischen Symptome umfassen: Unfähigkeit, mit dem Auge zu zwinkern, Herabhängen der Lippe, Schwäche des Ohres, starkes Absinken einer Mundseite, manchmal Kontraktur der Gesichtsmuskeln auf einer Seite. Diese Symptome können bei zerebralen Läsionen (supranukleär), Hirnstammläsionen (nukleär), oder peripheren Symptomen auftreten.

1. Bei einer einseitigen Gesichtslähmung, bei der nur eine Seite des Gesichtes von der Schwäche betroffen ist, kann die Läsion die folgenden Strukturen erfassen.

A. Periphere Nerven

1) Dies ist die häufigste Ursache einer Gesichtslähmung. Die Läsion ist meist vollständig (totale Lähmung), und die Reflexe sind verloren. Wenn sich die Läsion im Innen- oder Mittelohr befindet, können vestibuläre Symptome (Kopfschräghaltung, Nystagmus u. a.) und ein Horner-Syndrom des Auges der betroffenen Seite auftreten.

2) Bei den meisten Verletzungen des peripheren VII. HN bestehen keine anderen Symptome.

B. Hirnstamm

1) Verbunden mit anderen Hirnnervensymptomen, Schwäche, propriozeptiven Ausfällen usw.

2) Die Läsion kann vollständig oder unvollständig sein.

C. Großhirn

1) Die Symptome des VII. HN sind partiell (unvollständig). Es besteht Schwäche, aber keine Lähmung der beteiligten Muskeln. Die Gesichtsreflexe bleiben verschont.

2) Es bestehen andere Symptome einer zerebralen Dysfunktion (z. B. Krämpfe, Demenz, Schwäche, Veränderungen des Sehvermögens).

2. Beidseitige Gesichtslähmung

A. Die Symptome betreffen alle Gesichtsmuskeln.

B. Die Läsion ist gewöhnlich peripher.

1) Sie besteht meist isoliert ohne andere klinische Symptome.

2) Sie kann mit Otitis media interna verbunden sein (vestibuläre Symptome, Horner-Syndrom).

C. Wenn die Läsion den Hirnstamm involviert, zeigt das Tier andere Hirnnervensymptome (Krämpfe, Demenz, Sehstörungen u. a.).

– *Sensorischer Ausfall im Gesichtsbereich*

Anästhesie oder Analgesie des Kopfes deutet auf eine Läsion des Nervus trigeminus hin. Eine Läsion in dem peripheren Nerven, Hirnstamm oder Großhirn verursacht dieses Symptom.

1. Läsion des peripheren Nerven

A. Die Symptome können unilateral oder bilateral auftreten.

B. Vollständiger Verlust der Schmerzperzeption

C. Die Gesichtsreflexe sind aufgehoben.

D. Es bestehen meist keine weiteren Symptome.

2. Hirnstammläsion

A. Der sensorische Ausfall ist meist nur partiell.

B. Einige Gesichtsreflexe können vermindert sein.

C. Es werden andere Symptome einer Dysfunktion des Hirnstammes beobachtet.

1) Andere Hirnnervensymptome

2) Schwäche

3) Ataxie

3. Zerebrale Läsionen

A. Es besteht keine bewußte Perzeption eines Schmerzreizes, aber die Gesichtsreflexe sind erhalten.

B. Andere Symptome einer zerebralen Erkrankung treten auf (Krämpfe, Sehstörungen, Schwäche u. a.).

– *Kieferlähmung*

Eine Lähmung der motorischen Äste des V. Hirnnerven kann vorkommen. Die Paralyse des Kiefers ist mit der Unfähigkeit, den Mund zu schließen (herabhängender Unterkiefer) und der Unfähigkeit, Futter aufzunehmen, verbunden. Die Läsion kann entstehen im:

1. peripheren Nerven
   A. Es werden keine anderen neurologischen Symptome beobachtet.
   B. Atrophie der Mm. temporales kann auftreten.
2. Hirnstamm, wobei folgende andere neurologische Symptome auftreten können:
   A. Bewußtseinsstörungen
   B. Lähmung anderer Hirnnerven
   C. Schwäche
   D. Ataxie
   E. Verlust der Propriozeption

– *Schluckstörungen*

1. Die neurologische Ursache für eine Dysphagie ist die Lähmung der Hirnnerven IX und X. Die Tiere würgen, haben eine veränderte Stimme und können regurgitieren.
   A. Läsion der peripheren Nerven
      1) Isoliert; es werden keine anderen Symptome beobachtet.
      2) Kann mit Myasthenia gravis und generalisierter Schwäche verbunden sein.
   B. Hirnstammläsion
      1) Assoziiert mit anderen Hirnnervensymptomen
      2) Begleitet von Schwäche, Ataxie und propriozeptiven Ausfällen
2. Nicht-neurologische Formen von Schluckstörungen müssen ausgeschlossen werden (z. B. Fremdkörper im Mund oder im Ösophagus).

– *Zungenlähmung*

Paralyse der Zunge kann durch Schädigungen des XII. Hirnnerven entstehen. Die Symptome umfassen Atrophie, Abweichung der Zunge von der Mittellinie und Unfähigkeit, richtig zu essen und zu trinken. Läsionen, die Zungenlähmung verursachen, können entstehen im:

1. peripheren Nerven
   A. In der Regel keine anderen Symptome
   B. Ausgeprägter Funktionsverlust
   C. Atrophie der Zunge
2. Hirnstamm
   A. Verlust der Zungenfunktion ist nicht so ausgeprägt wie bei Läsionen an anderen Stellen.
   B. Es bestehen andere Hirnnervensymptome.
   C. Andere Symptome sind Schwäche, Ataxie und propriozeptive Ausfälle.
3. Großhirn
   A. Das primäre Zungensymptom besteht in der Unfähigkeit, die Zunge in den Mund zurückzuziehen.
   B. Eine Atrophie tritt nicht auf.
   C. Andere Symptome sind Sehstörungen, Krämpfe und Schwäche.

- **Gliedmaßensymptome**

– *Verlust der Propriozeption*

Verlust der Propriozeption verursacht anomales Setzen der Gliedmaßen in der Bewegung, anomale Ruhestellung der Gliedmaßen (Extremitäten überkreuzt, Nägel nach unten gebogen) und anomale Zehenhaltung. Verlust der Propriozeption ist ein unspezifisches Zeichen einer neurologischen Erkrankung. Alle Läsionen, die das Großhirn, den Hirnstamm, das Rückenmark und die peripheren Nerven betreffen, verursachen einen Verlust der Propriozeption. Das Muster des Verlustes der Propriozeption ist für die Lokalisierung des Krankheitsprozesses hilfreich.

1. Verlust der Propriozeption in allen vier Extremitäten kann beobachtet werden bei:

A. bilateralen Hirnkrankheiten: Andere Symptome sind Krämpfe, Bewußtseinsstörungen, multiple Hirnnervenausfälle und Schwäche.

B. Erkrankungen des Hirnstamms: Andere Symptome sind Bewußtseinsstörungen, multiple Hirnnervenausfälle und Schwäche.

C. Erkrankungen des Rückenmarks

1) Müssen im Zervikalmark sein.

2) Können mit Schwäche oder Horner-Syndrom assoziiert sein.

3) Es sollten keine anderen Hirnnervensymptome bestehen.

D. Erkrankungen peripherer Nerven

1) Begleitet von generalisierter Schwäche mit Atrophie und abgeschwächten Reflexen.

2) Gelegentlich werden Funktionsverluste im Gesichtsbereich und verminderte Schluckfähigkeit beobachtet.

2. Verlust der Propriozeption in einer Vorder- und einer Hintergliedmaße derselben Seite

A. Fokale zerebrale Störungen: Damit verbundene Symptome sind Schwäche, Kreisbewegungen, Sehstörungen usw.

B. Fokale Hirnstammerkrankungen: Die damit verbundenen Symptome sind multiple Hirnnervenausfälle auf der Seite, auf der die Propriozeption ausgefallen ist.

C. Fokale Erkrankungen des Rückenmarks

1) Die Läsion muß im Zervikalmark sein.

2) Damit kann Schwäche oder ein Horner-Syndrom auf derselben Seite wie der Ausfall der Propriozeption sein.

3) Es sollten keine anderen Hirnnervensymptome bestehen.

3. Auf die Hintergliedmaßen beschränkter Verlust der Propriozeption

A. Verlust der Propriozeption in beiden Hintergliedmaßen ist fast immer ein Zeichen für eine Rückenmarkläsion des Thorakal- oder Lumbalmarks.

B. Die damit verbundenen Symptome sind Schwäche, Harn- oder Darminkontinenz oder Schmerzen.

4. Auf eine Extremität beschränkter Verlust der Propriozeption

A. Vordergliedmaßen: Ein Verlust der Propriozeption, der auf eine Vordergliedmaße beschränkt ist, ist meist Symptom der Verletzung eines peripheren Nerven. Die damit einhergehenden Symptome sind fehlende Reflexe, sensorischer Ausfall, Atrophie und Verlust des Muskeltonus.

B. Hintergliedmaßen: Ein Verlust der Propriozeption, der auf eine Hintergliedmaße beschränkt ist, kann entweder aus einer unilateralen Läsion des Thorakolumbalmarks oder einer Schädigung der peripheren Nerven resultieren:

1) Läsionen des Rückenmarks: Die damit verbundenen Symptome sind Schwäche, spastische Zustände, Schmerzen und UMN-Reflexe.

2) Schädigungen peripherer Nerven: Begleitsymptome sind Schwäche, Atrophie, verringerte Reflexe und Verlust des Muskeltonus.

– *Parese oder Paralyse*

Paresen oder Paralysen zeigen an, daß eine verringerte willkürliche motorische Aktivität einer Extremität mit damit verbundener Schwäche besteht. Läsionen des Großhirns, Hirnstammes, Rückenmarks oder der peripheren Nerven können eine motorische Schwäche verursachen. Bei Läsionen des Großhirns und Hirnstammes betrifft die Parese in den betroffenen Extremitäten immer die UMN und ist so mit erhöhtem Tonus (Spastizität), Verlust der willkürlichen motorischen Aktivität und Schwäche, normalen oder erhöhten spinalen Reflexen oder anomalen Reflexen (z. B. Babinski-Reflex, gekreuzter Streckreflex) assoziiert. Bei Läsionen des peripheren Nervensystems sind die Symptome in den betroffenen Gliedmaßen immer LMN-bezogen und durch Verlust sowohl der willkürlichen Aktivität als auch der Reflexaktivität, durch Schwäche und Verringerung der Muskelmasse (Atrophie) gekennzeichnet. Bei Erkrankungen des Rückenmarks hängen die Reflexveränderungen von der Lokalisation der Läsion im Rückenmark ab.

1. *Tetraparese* (Schwäche aller vier Extremitäten) kann resultieren aus:

A. Großhirnläsionen (bei einem bilateralen oder diffusen Prozeß)

1) Die Extremitätensymptome sind meist gering.

2) Die Reflexe sind UMN-bezogen.

3) Begleitsymptome sind Krämpfe, visuelle Symptome, Wesensveränderungen und Demenz.

B. Hirnstammläsionen

1) Die Gliedmaßensymptome können ausgeprägt sein.

2) Die Reflexe sind UMN-bezogen.

3) Begleitsymptome sind Bewußtseinsstörungen, multiple Hirnnervenausfälle, anomale Stellreflexe und Ataxie.

C. Läsionen des Rückenmarks (die Läsion muß sich im Zervikalmark befinden)

1) Läsionen des kranialen Zervikalmarks (C1–C5)

a) Die Gliedmaßenreflexe sind alle UMN-bezogen.

b) Begleitsymptome sind Ataxie, anomale Stellreflexe oder Nackenschmerzen.

2) Läsionen des kaudalen Zervikalmarks (C6–Th2)

a) Alle Vordergliedmaßenreflexe sind LMN-bezogen.

b) Alle Hintergliedmaßenreflexe sind UMN-bezogen.

c) Begleitsymptome können Nackenschmerzen, Ataxie, anomale Stellreflexe oder Horner-Syndrom sein.

D. Läsionen peripherer Nerven

1) Bei einer diffusen Läsion eines peripheren Nerven sind die vorherrschenden Symptome: ausgeprägte Schwäche mit verstärkten oder fehlenden Spinalreflexen und verringertem Muskeltonus.

2) Begleitsymptome bei bestimmten diffusen Erkrankungen motorischer Einheiten können ebenso die Hirnnerven wie die Spinalnerven betreffen.

2. *Hemiparese* (Schwäche einer Vorder- und einer Hintergliedmaße derselben Seite) kann aus einer fokalen Läsion folgender Strukturen resultieren:

A. Großhirn

1) Die Symptome zeigen sich auf der der erkrankten Großhirnhemisphäre gegenüberliegenden Seite.

2) Begleitsymptome sind Krämpfe, Demenz und Wesensveränderungen, Sehstörungen, anomale Stellreflexe und sensorische Ausfälle ipsilateral zu den motorischen Symptomen.

3) Die Reflexe in den betroffenen Gliedmaßen sind UMN-bezogen.

B. Hirnstamm

1) Die Reflexe in den betroffenen Gliedmaßen sind UMN-bezogen.

2) Die damit verbundenen Symptome sind Bewußtseinsstörungen, Hirnnervenausfälle und verringerte Stellreflexe auf der Seite der betroffenen Gliedmaßen.

C. Rückenmark (für die oben aufgeführten Symptome, die aus einer fokalen Rückenmarkläsion entstehen, müßte die Läsion im Zervikalmark sein)

1) Läsionen des kranialen Zervikalmarks (C1–C5)

a) Es gibt keine Hirnnervenausfälle.

b) Ataxie und anomale Stellreflexe in den betroffenen Gliedmaßen können vorkommen.

c) Es können Nackenschmerzen bestehen.

d) Alle Gliedmaßenreflexe sind UMN-bezogen.

2) Läsionen des kaudalen Zervikalmarks

a) Es kann eine Anisokorie durch ein Horner-Syndrom auf der Seite der betroffenen Gliedmaße bestehen.

b) Die Vorderbeine zeigen LMN-Reflexe.

c) Die Hinterbeine zeigen UMN-Reflexe.

d) Aufhebung der Stellreflexe und Ataxie treten in den betroffenen Extremitäten auf.

e) Es können Nackenschmerzen vorhanden sein.

3. *Paraparese* (auf die Hintergliedmaßen beschränkte Schwäche) kann Resultat einer Schädigung des Thorakal- oder Lumbalmarks sein.

A. Es bestehen keine Hirnnervenausfälle.

B. Rückenschmerzen können vorhanden sein.

C. Begleitsymptome sind Ataxie und anomale Stellreflexe in den betroffenen Gliedmaßen.

D. Wenn sich die Läsion kranial des L3 befindet, sind die Hintergliedmaßenreflexe UMN-bezogen.

E. Wenn sich die Läsion kaudal des L3 befindet, sind die Hintergliedmaßenreflexe LMN-bezogen.

F. In beiden Fällen sind die Vordergliedmaßenreflexe normal.

4. *Monoparese* (Lähmung einer Extremität) ist immer ein Symptom einer LMN-Schädigung, wenn sie auf eine Vordergliedmaße beschränkt ist. Wenn eine Hintergliedmaße involviert ist, kann die Läsion entweder im Rückenmark oder peripher ihren Ursprung haben.

A. Vordergliedmaße

1) LMN-Reflexe
2) Weitere Symptome
a) Anomaler Stellreflex in der betroffenen Gliedmaße
b) Möglicherweise Schmerzen
c) Möglicherweise ein Horner-Syndrom im Auge der Seite, bei der die Lähmung besteht.

B. Hintergliedmaße
1) Rückenmarkläsionen in Th2–L3
a) Das betroffenen Bein hat UMN-Reflexe.
b) Begleitsymptome sind Ataxie und anomale Stellreflexe in der betroffenen Extremität.
2) Läsionen des Rückenmarks in L4–S3 oder Läsionen peripherer Nerven
a) Die Reflexe sind LMN-bezogen.
b) Die Symptome sind anomale Stellreflexe und Atrophie der betroffenen Extremität.

– *Veränderungen der Spinalreflexe*

Anomale Spinalreflexe gehören zu dem Teil der neurologischen Untersuchung, der am leichtesten über- oder fehlinterpretiert wird. Es ist zu bedenken, daß anomale Spinalreflexe einfach Indikatoren einer Verletzung einer motorischen Nervenbahn sind; sie sind ohne prognostische Bedeutung.
Stark asymmetrische Reflexe (Reflexe einer Extremität, die sich auffällig von der gegenüberliegenden Extremität unterscheiden) sind im allgemeinen signifikanter als eine leichte generalisierte Verstärkung oder Abschwächung der Reflexaktivität. Die Vordergliedmaßenreflexe sind meist weniger konsequent und schwerer zu demonstrieren als die Hintergliedmaßenreflexe und daher weniger verläßlich.
Die Beschreibung eines Reflexes ist stark subjektiv. Dies kann folgendermaßen erklärt werden: 1. was für den einen normal ist, ist für den anderen anomal; 2. der häufigste Weg, einen Fehler zu begehen, besteht darin, das Ergebnis einer neurologischen Untersuchung, die jemand anders durchgeführt hat, zu akzeptieren. Mit dieser Warnung im Gedächtnis, setzen wir unsere Diskussion fort.

1. Verstärkte Spinalreflexe

A. Eine Erhöhung der Stärke oder des Ausschlages der Sehnenreflexe (Bizeps, Trizeps, Patella) ist meist Symptom einer UMN-Schädigung in den motorischen Nervenbahnen, welche die geprüfte Gliedmaße versorgen. Ausgenommen davon sind vor allem Schädigungen des N. ischiadicus (wie bei Läsionen der Cauda equina zu sehen). Durch diese Art von Schädigung fällt der den M. quadriceps antagonisierende Muskel aus. Als Ergebnis ist der Patellarreflex künstlich übersteigert, wodurch ein „falsch lokalisierendes Zeichen“ oder der Anschein einer UMN-Erkrankung (Schädigung kranial des geprüften Reflexes) gegeben wird, wenn die Erkrankung tatsächlich kaudal des geprüften Reflexes liegt.

B. Eine Verstärkung der Flexorreflexe (spastischer Flexormuskel) ist stark subjektiv und seine Signifikanz fraglich.

2. Eine Abschwächung der Spinalreflexe, ob Flexorreflexe oder perineale Reflexe, ist Symptom einer Läsion im Reflexbogen.

A. Diese Läsionen können in dem sensorischen peripheren Nerven, der grauen Substanz des Rückenmarks oder den motorischen peripheren Nerven bestehen.

B. Abgeschwächte Reflexe sind von spezifischem lokalisierendem Wert.

3. Entwicklung anomaler Reflexe: Bei UMN-Schädigungen treten zwei Reflexe auf, die normalerweise nicht zu sehen sind: der Babinski-Reflex und der gekreuzte Streckreflex. Beide sind Indikatoren einer UMN-Schädigung motorischer Nervenbahnen und mehr nicht.

A. Babinski-Reflex: Strecken und Spreizen der Zehen der Hintergliedmaßen bei Bestreichen des plantaren Anteils des Metatarsus. Ist der Reflex beim Menschen positiv, ist es ein Symptom einer UMN-Erkrankung. Seine Bedeutung ist bei Nichtprimaten umstritten.

B. Gekreuzter Streckreflex: wenn ein Flexorreflex in einer Gliedmaße ausgelöst wird und sich die kontralaterale Gliedmaße unwillkürlich streckt. Dies kann bei den Vorder- oder Hintergliedmaßen auftreten und ist ein Symptom einer UMN-Störung zu der Gliedmaße, die sich streckt.

– *Schwanzlähmung*

Die Paralyse des Schwanzes kann aus einer Erkrankung des Thorakal- oder Lumbalmarks oder einer Erkrankung der peripheren Nerven resultieren.

1. Bei Erkrankungen des Rückenmarks tritt die Paralyse meist spät im Verlauf der Erkrankung auf. Die damit verbundenen Symptome sind Schwäche der Hintergliedmaßen, Harn- oder Darminkontinenz oder Schmerzen.

2. Bei Läsion eines peripheren Nerven besteht kein Muskeltonus im Schwanz und auch keine willkürliche Aktivität.

A. Bei diffusen Läsionen peripherer Nerven, wie sie bei Botulismus, Zeckenparalyse und Coonhound-Paralyse bestehen, sind die klinischen Symptome meist generalisierte Schwäche mit Verlust aller spinalen Reflexe.

B. Bei fokalen Schädigungen peripherer Nerven (Läsionen in der Cauda equina) sind die dabei auftretenden Symptome Schmerz, Harn- oder Darminkontinenz, Verlust der Propriozeption und Schwäche in den Hintergliedmaßen.

– *Sensorische Ausfälle*

Tiere können sensorische Ausfälle bei Läsionen des Großhirns, Rückenmarks oder peripherer Nerven entwickeln.

1. Sensorische Ausfälle, die auf eine Körperseite begrenzt sind, deuten auf eine Läsion im Großhirn hin, wobei die betroffene Hemisphäre kontralateral zu der Körperseite liegt, welche die sensorischen Ausfälle zeigt.

A. Ein sensorischer Ausfall ist eher durch die Unfähigkeit, einen Schmerzreiz lokalisieren zu können oder durch eine anomale Reaktion auf Stimuli gekennzeichnet als durch den Verlust der Fähigkeit, Reize überhaupt wahrnehmen zu können.

B. Die damit verbundenen Symptome sind Krämpfe, Schwäche, visuelle Ausfälle und Wesensveränderungen.

C. Alle Reflexe bleiben erhalten.

2. Ein sensorischer Ausfall, der auf beide Hintergliedmaßen beschränkt ist, ist Anzeichen für eine Erkrankung des Thorakal- oder Lumbalmarks. Es ist ebenso Aus-

druck eines schweren oder fortgeschrittenen pathologischen Prozesses. Die damit verbundenen Symptome sind Rückenschmerzen, Lähmung beider Hintergliedmaßen und Harn- oder Darminkontinenz.

3. Auf eine Extremität beschränkte sensorische Ausfälle sind Anzeichen einer Läsion eines peripheren Nerven oder der grauen Substanz. Begleitsymptome sind Lähmung der Gliedmaße mit Verlust der Sehnenreflexe und Atrophie der Extremität.

Spezifische neurologische Erkrankungen
(klassifiziert nach ihrer Lokalisation)

Erkrankungen der motorischen Einheiten

Die motorische Einheit besteht aus einem motorischen Neuron, seinem Axon und einem Muskel, den es innerviert; es stellt die funktionelle Grundeinheit des Nervensystems dar. Da motorische Einheiten aus allen motorischen Neuronen entspringen können, werden Symptome einer Erkrankung von motorischen Einheiten sowohl bei Muskeln, die von den Hirnnerven innerviert werden, als auch bei solchen, die von den Spinalnerven innerviert werden, beobachtet.

Um die klinischen Symptome, die mit Erkrankungen der motorischen Einheiten oder der unteren motorischen Neuronen verbunden sind, verstehen zu können, ist es wichtig, sich zwei Funktionen der motorischen Einheiten ins Gedächtnis zu rufen. Erstens ist die motorische Einheit die „endgültige allgemeine Nervenbahn" für die gesamte neurale Aktivität. Wenn das LMN ausgefallen ist, ist die Fähigkeit, sowohl die willkürliche als auch die Reflexaktivität auszuführen, erloschen. Zweitens hat das LMN eine trophische Funktion, welche die Integrität des Muskels aufrechterhält. Ohne diesen trophischen Einfluß würde eine Atrophie bzw. ein Verlust der Muskelmasse auftreten.

LMN-Erkrankungen sind durch Paralyse, Areflexie und Atrophie gekennzeichnet.

• Fokale Erkrankungen der motorischen Einheiten

– Läsionen der Hirnnerven

Wenn ein Tier mit Läsionen der Hirnnerven beurteilt wird, muß zuerst entschieden werden, ob sie Läsionen das ZNS oder PNS betreffen (Abb. 17-7). Dies geschieht am besten durch eine vollständige neurologische Untersuchung. Bei einer Läsion des PNS sind die Symptome gänzlich auf die betroffenen Nerven beschränkt. Bei Erkrankungen des ZNS bestehen neben den Hirnnervenausfällen noch andere Symptome.

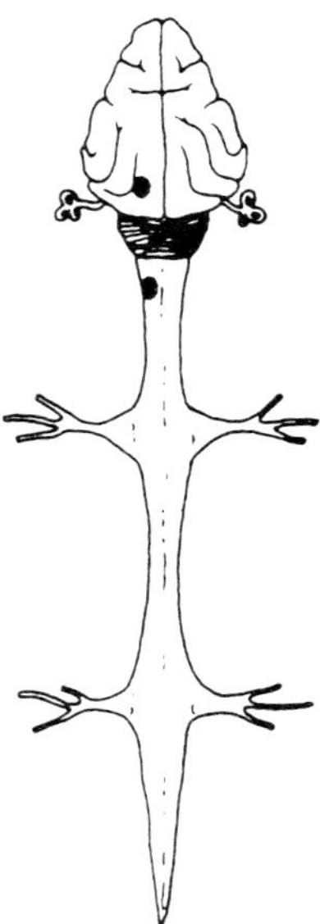

Abb. 17-7 Eine isolierte Hirnnervenparalyse kann aus Hirnstammschädigungen entstehen. Dann können Schwäche, Ataxie und getrübtes Sensorium gesehen werden. Hirnstammschädigungen jeder Ursache können zu Paralyse führen. Paralyse jedes beliebigen Nerven kann auch eine periphere Nervenschädigung darstellen, bei der sonstige klinische Symptome fehlen. In diesem Fall können die Ursachen idiopathisch sein und sind (meist) selbstlimitierend, wie bei Fazialislähmung und Schädigung des Trigeminus (manifestiert sich in herabhängendem Kiefer), Tumoren oder Trauma.

Läsionen des V. Hirnnerven

1. Idiopathische Trigeminusneuralgie („dropped jaw syndrome", Syndrom des herabhängenden Kiefers)

A. Dies ist ein Syndrom mit akutem Beginn, bei dem eine vorübergehende Lähmung der Kaumuskeln besteht. Die Erkrankung ist selbstlimitierend und kann entzündlicher Natur sein.

B. Klinisches Bild

1) Es besteht keine Rasse-, Alters- oder Geschlechtsprädisposition.

2) Die Hunde sind unfähig, ihren Mund zu schließen.

3) Der Besitzer berichtet über Dysphagie.

4) Meist bestehen keine weiteren Beschwerden.

C. Diagnose: Außer der Kieferlähmung bestehen keine besonderen Befunde.

D. Diagnostisches Vorgehen

1) Die Elektromyographie (EMG) kann Beweise für das Vorliegen einer Denervation erbringen.

2) Alle weiteren Tests sind ohne besondere Befunde.

E. Therapie

1) Dem Besitzer wird gezeigt, wie er den Hund füttern kann, indem er dessen Kopf erhöht hält.

2) Steroide sollten nicht verabreicht werden, da sie bei einem Tier, das nur erschwert Futter aufnehmen kann, den Appetit künstlich steigern.

F. Die Prognose ist sehr gut, bei allen betroffenen Tieren trat eine spontane Besserung innerhalb von zwei Monaten auf.

2. Andere Ursachen einer Paralyse des V. Hirnnerven

A. Die häufigsten Ursachen sind Tumoren, die den V. Hirnnerven betreffen, und Trauma.

B. Diese Prozesse sind meist unilateral.

C. Klinisches Bild

1) Meist wird das Tier wegen akuten Beginns einer unilateralen Atrophie des M. temporalis vorgestellt.

2) Tiere mit Neoplasien entwickeln in einem Zeitraum von Wochen oder Monaten Symptome, die auf Lähmungen anderer Hirnnerven (VII und VIII) hindeuten.

3) Die Raumforderung komprimiert möglicherweise den Hirnstamm und verursacht ZNS-Symptome.

D. Diagnostisches Vorgehen

1) Röntgenaufnahmen des Schädels können das Vorhandensein tumorbedingter Lyseprozesse belegen.

2) Ein EMG kann das Vorliegen einer Denervation bestätigen.

3) Eine Liquorpunktion bringt anomale Befunde, wenn der Tumor in die Schädelkapsel gewachsen ist.

a) Erhöhter Druck

b) Erhöhter Proteingehalt

c) Erhöhte Zellzahl, wenn eine Nekrose des Tumors besteht

E. Therapie: zur Zeit nicht möglich

F. Prognose

1) Tiere mit Verletzungen zeigen meist weder eine Progredienz noch eine Besserung der Symptome.

2) Bei Tieren mit Neoplasien entwickelt sich u. U. eine Hirnstammkompression mit Todesfolge.

Läsionen, die eine Gesichtslähmung verursachen

1. Entweder unilaterale oder bilaterale Lähmung der Gesichtsmuskeln (Auge, Lippe, Ohr) kann beobachtet werden.

2. Klinisches Bild

A. Akuter Beginn mit exzessiver Salivation, Herabhängen der Lippe, Unfähigkeit zu blinzeln oder anderen Hinweisen auf Gesichtslähmung.

B. Bei einigen Tieren bestanden vorher respiratorische Erkrankungen.

C. Es bestehen keine weiteren Symptome.

3. Diagnostische Überlegungen

A. Die meisten Fälle sind idiopathisch. Der Zustand ist auch bei endokrinen Dysfunktionen (Hypothyreose, Morbus Cushing), Gesichtstrauma oder Tumoren des V. Hirnnerven beobachtet worden.

B. Diagnostisches Vorgehen

1) EMG zeigt Denervierung.

2) Auf Röntgenaufnahmen des Schädels kann ein lytischer Prozeß sichtbar sein, wenn ein Tumor des peripheren Nerven besteht.

3) Prüfung der Schilddrüsen- und Nebennierenfunktion (Blutteste) sollte durchgeführt werden.

4. Therapie

A. Wenn die Ätiologie ermittelt werden kann, wird die Grundkrankheit entsprechend behandelt (z. B. Ersatz von Schilddrüsenhormonen bei Tieren mit Hypothyreose).

B. Wenn keine Ätiologie ausgemacht werden kann, ist keine Therapie erforderlich.

5. Prognose

– In den meisten idiopathischen Fällen ist eine allmähliche Wiederherstellung der Funktion innerhalb von einem oder zwei Monaten beobachtet worden. Bei einigen Tieren tritt eine Muskelkontraktur auf der betroffenen Seite auf. Wenn die Fähigkeit zu blinzeln nicht zurückkehrt, kann die Folge ein trockenes Auge sein.

Läsionen, die den II. Hirnnerven betreffen

1. Läsionen des Nervus opticus können eine akute Erblindung auf einem oder beiden Augen nach sich ziehen. Dies kann aus primären Augenkrankheiten oder primären Läsionen des N. opticus resultieren.
2. Diese Läsionen werden in Kapitel 18. erörtert.

Läsionen des Sympathikus, die das Auge betreffen

1. Wegen seiner Länge ist der Sympathikus für Verletzungen prädisponiert. Die meisten Fälle einer Dysfunktion des Sympathikus, die das Auge betreffen (Horner-Syndrom), resultieren aus Läsionen des Plexus brachialis, des Mittelohres oder des Sinus cavernosus und sind mit anderen klinischen Symptomen verbunden. Jedoch kann auch ein idiopathisches Horner-Syndrom beobachtet werden.
2. Klinisches Bild: Es sind anomal kleine Pupillen, die auf Licht reagieren, zusammen mit Vorfall des dritten Augenlides, Enophthalmus und einem verringerten intraokularen Druck vorhanden.
3. Diagnostik

A. Dieser Zustand kann nach Weichteilverletzungen von Kopf und Nacken, leichten Erkrankungen des oberen Respirationstraktes oder auch ohne Hinweise auf andere Erkrankungen bestehen.

B. Die Diagnose kann durch einen Test mit Sympathikomimetika am Auge bestätigt werden.

4. Therapie: nicht bekannt.
5. Prognose: Falls die Symptome idiopathisch sind oder mit einem Trauma in Verbindung stehen, kommt es meist zur Spontanremission.

Fokale Erkrankungen der Hirnnerven

1. Alle Hirnnerven sind für Verletzungen empfänglich. Die Regeln der Degeneration und Regeneration, die für periphere Nerven gelten, sind auch für die Hirnnerven gültig.

2. Alle Hirnnerven und Spinalnerven können in einen neoplastischen Prozeß einbezogen sein, z. B. können Neurofibrosarkome, Meningeome, Lymphome und spezifische Hirnnervensyndrome daraus resultieren.
3. An den Stellen, an denen die Hirnnerven aus den Foramina des Schädels austreten, besteht eine erhöhte Empfänglichkeit für die Schädigung durch Trauma, Tumoren oder Infektionen.

Läsionen, die multiple Hirnnervensymptome verursachen

1. Sinus-cavernosus-Syndrom
   A. Der Sinus cavernosus liegt lateral zur Hypophyse und sorgt für die venöse Drainage der Orbita.
   B. Der Sinus cavernosus enthält die Hirnnerven III, IV, V und VI und ist Sitz der sympathischen Innervation des Auges.
   C. Symptome
      1) Mittelweite Pupille: keine Reaktion auf Stimuli.
      2) Es sind bei dem betroffenen Auge keine Augenbewegungen vorhanden.
   D. Ätiologie
      1) Tumor des Sinus cavernosus: Hämangiosarkom; meist bestehen keine anderen Symptome.
      2) Hypophysentumor: u. U. Störungen des Sehvermögens
      3) Pilzinfektionen: diffuse Erkrankungen des ZNS.
   E. Diagnose: infraorbitale Venographie.
   F. Therapie: Es muß die Grundkrankheit behandelt werden.
2. Es gibt mehrere Erkrankungen die mit Hirnnervensymptomen einhergehen können.
   A. Akute Polyradikuloneuritis (Coonhound-Paralyse)
   B. Chronische Polyradikuloneuritis
   C. Zeckenparalyse
   D. Botulismus
   E. Myasthenia gravis
   F. Polymyositis
   G. Andere chronische Polymyopathien
   H. Die dabei am häufigsten auftretenden Hirnnervenkomplikationen sind:
      1) Lähmung des N. glossopharyngeus und N. vagus
         a) Dysphagie
         b) Aspirationspneumonie
      2) Gesichtslähmung
      3) Verringerter Tonus des Unterkiefers
      4) Pupillenlähmung (bei Botulismus)

Fokale Schädigungen der Spinalnerven

Fokale Schädigungen eines Spinalnerven resultieren meist aus einem Trauma oder aus einer Kompression. Sind sie Resultat eines Traumas, bestehen in der Regel anamnestische Hinweise. Wenn kompressive Läsionen die Ursache sind, sind die anamnestischen Hinweise meist undeutlicher. Die Hauptursachen von kompressiven Nervenschädigungen oder Nervenschädigungen durch Einklemmung sind Läsionen der Wirbelsäule und Nervenwurzeltumoren. Letztere neigen zu einer langsamen Progression und können sehr schmerzhaft sein. Außerdem kann die Stelle der Verletzung des Nerven Hinweise auf die Ätiologie geben. Tabelle 17-8 kann bei dieser Bestimmung helfen.

Neoplasien peripherer Nerven

1. Klinisches Bild
   A. Langsamer progressiver Nichtgebrauch der betroffenen Extremität im Verlauf von Wochen und Monaten
      1) Eine Vergrößerung an der betroffenen Stelle des Nerven kann palpierbar sein.
      2) Das Tumorgebiet kann durch die Reizung sensorischer Nervenfasern (Neurofibrosarkom) schmerzhaft sein.
   B. Symptome einer LMN-Dysfunktion (periphere Nerven)
      1) Funktionsverlust der denervierten Muskeln.
      2) Schwere Atrophie der Muskeln, die durch den erkrankten Nerven versorgt werden.
      3) Es treten gelegentlich faszikuläre Zuckungen der Muskeln auf, die durch den erkrankten Nerv versorgt werden.
      4) Die Symptome variieren, je nachdem, welcher Nerv und in welchem Ausmaß er betroffen ist.

Tabelle 17-8 Grundsätze zur Lokalisierung von Mononeuropathien

Merkmal	Rückenmark	Nervenwurzel	Nerv
Lokalisation der Schwäche	segmentale Muskeln, die durch mehrere betroffene Nerven innerviert werden	segmental	beschränkt auf Muskeln, die durch den betroffenen Nerv innerviert werden
Ausmaß der Schwäche in der betroffenen Gliedmaße	leichte Schwäche	leichte Schwäche	ausgeprägte Schwäche
kaudale Gliedmaßen sind mit betroffen	ja	zuerst nicht, später ja	nein
Muskeltonus	verringert	verringert	verringert
Reflexe	verringert	verringert	verringert
Atrophie	gesamte Gliedmaße, gering	gesamte Gliedmaße, gering	fokal, stark
EMG-Veränderungen	+	+	+
Nervenleitungsgeschwindigkeit	zuerst normal, später verringert	zuerst normal, später verringert	verringert oder fehlend

C. Symptome, die bei spezifischen Nervenschädigungen der Vordergliedmaßen auftreten

1) N. suprascapularis: Atrophie des M. supraspinatus und M. infraspinatus

2) N. radialis

a) Atrophie des M. triceps brachii, M. extensor carpi radialis und anderer Extensoren des Karpus und der Zehen

b) Unfähigkeit, die Gliedmaße zu belasten

c) Der Ellenbogen hängt.

3) N. musculocutaneus

a) Atrophie des M. biceps brachii und M. brachialis

b) Verminderte Beugefähigkeit des Ellenbogens

4) N. medialis und ulnaris: Atrophie der oberflächlichen und tiefen Flexoren der Zehen

D. Symptome, die mit spezifischen Nervenschädigungen der Hintergliedmaßen verbunden sind

1) N. obturatorius: Atrophie des M. obturatorius ext., M. pectineus, der Mm. adductores und des M. gracilis

2) N. femoralis

a) Unfähigkeit, die Gliedmaße zu belasten oder das Knie zu fixieren (strecken)

b) Atrophie des Quadriceps

3) N. ischiadicus

a) Atrophie des M. glutaeus, M. semimembranosus, M. semitendinosus, M. gastrocnemius und M. tibialis cranialis

b) Unfähigkeit, das Kniegelenk zu beugen

c) Propriozeptive Ausfälle

d) Kann mit einem hängenden Sprunggelenk assoziiert sein.

4) N. tibialis

a) Atrophie des M. gastrocnemius

b) Das Sprunggelenk bleibt gebeugt, wenn das Tier geht oder steht (hängendes Sprunggelenk).

2. Differentialdiagnostik

A. Neurofibrosarkom ist die häufigste Neoplasie bei ausgewachsenen Hunden.

B. Ein Lymphosarkom wird am häufigsten bei jungen Katzen beobachtet (1 bis 2 Jahre alt), kann aber bei Hunden und Katzen jeden Alters festgestellt werden.

C. Der Plexus brachialis ist bevorzugte Stelle für ein Neurofibrosarkom und Lymphosarkom.

D. Die Cauda equina (L6–S3) ist ebenfalls eine Prädilektionsstelle für ein Lymphosarkom.

E. Beide Tumoren können periphere Nerven erfassen.

3. Diagnostisches Vorgehen

A. Röntgenuntersuchung

1) Kann keine Anomalien oder eine Weichteilschwellung in dem Tumorgebiet zeigen.

2) Röntgenaufnahmen des Thorax können ohne besonderen Befund sein oder große Lymphknoten zeigen, die auf ein Lymphosarkom hindeuten.

B. EMG

1) Bestätigt, welche Nerven betroffen sind

2) Die Bestimmung der Erregungsleitung weist aus, ob die Nerven intakt sind.

C. Hämatologische Untersuchungen

1) Bluttests auf FeLV

2) Knochenmarkbiopsie, wenn Verdacht auf ein Lymphosarkom besteht

4. Therapie

A. Exploration, Entfernung des Tumors und Anastomose der Nerven, falls möglich.

B. Im Fall einer Beteiligung des Plexus brachialis muß die Gliedmaße meist amputiert werden.

C. Eine postoperative Bestrahlungstherapie kann die Wahrscheinlichkeit eines Rezidivs verringern.

5. Prognose

A. Neurofibrosarkom

1) Wenn die Läsion isoliert ist, kann der Tumor u. U. entfernt werden, wenn das Tier keine weiteren Beschwerden hat.

2) Es ist bekannt, daß ein Neurofibrosarkom multipel auftritt, daher muß beobachtet werden, ob das Tier neue Symptome entwickelt.

B. Lymphosarkom

1) von anderer Stelle metastasiert

2) Die Prognose bezüglich der Entfernung des Tumors ist infaust, aber das Leben des Tieres kann verlängert werden.

Cauda-equina-Syndrom

1. Allgemeine Prinzipien

A. Ein pathologischer Prozeß im L7–S1 Wirbelraum, der sowohl bei Hunden als auch bei Katzen klinische Symptome hervorruft.

B. Klinisches Bild

1) Betrifft meist ältere Hunde, Welpen der Manxkatze und der Englischen Bulldogge und junge, ausgewachsene Katzen.

2) Tritt bei beiden Geschlechtern auf.

C. Hauptbeschwerden

1) Schmerzen: Das Tier kann sich in den Schwanz oder die Flanke beißen.

2) Unfähigkeit, den Schwanz zu heben

3) Beschmutzter Schwanz

4) Harn- und Darminkontinenz

5) Meist langsam fortschreitend

D. Klinische Untersuchung

1) Das Tier ist unfähig, den Schwanz zu heben.

2) Atrophie des M. semimembranosus oder M. semitendinosus als Resultat einer partiellen Beteiligung des N. ischiadicus.

E. Neurologische Untersuchung

1) Verringerter Analtonus

2) Abgeschwächter Flexorreflex

3) Propriozeptive Ausfälle in den Hintergliedmaßen
4) Schmerzen im Intervertebralraum von L7–S1 bei Tieren mit erworbener Krankheit

2. Diagnostische Überlegungen
   A. Neoplasie der vertebralen oder peripheren Nerven
   B. Diskospondylitis (intradiskale Osteomyelitis)
   C. Ligamentöse Hypertrophie
   D. Mißbildungen
   E. Pilzinfektionen bei Katzen
   F. Lymphosarkom bei Katzen
   G. Trauma
   H. Lumbosakrale Stenose
   I. Erkrankungen der Disci invertebrales
3. Diagnostisches Vorgehen
   A. EMG
      1) Ergibt häufig normale Ergebnisse.
      2) Kann eine abgeschwächte oder fehlende Leitung im Kokzygealnerven zeigen.
      3) Kann die Denervation des Perineums verdeutlichen.
   B. Röntgenaufnahmen
      1) Leeraufnahmen
         a) Intradiskale Osteomyelitis
         b) Tumoren
         c) Frakturen oder Abrisse
      2) Kontrastaufnahmen
         a) Equidurale Myelogramme
         b) Sinusographie (die venösen Sinus im Gehirn sind ein Gebiet, in dem es schwierig ist, aussagekräftige Kontrastaufnahmen zu erstellen)
4. Therapie
   A. Eine chirurgische Dekompression ist bei komprimierenden Läsionen die Behandlung der Wahl.
   B. Infektionen werden medikamentös behandelt. Es kann jedoch sein, daß dies nicht die Symptome bessert, deshalb ist auch in diesen Fällen eine Operation erforderlich.
5. Prognose
   A. Wird durch die Ätiologie bestimmt.
   B. Tiere mit komprimierenden Läsionen (lumbosakrale Stenose) können eine sehr gute Prognose haben, wenn sie frühzeitig diagnostiziert und behandelt werden. Bei Neoplasien ist die Prognose ungünstig.

Abriß der Nervenwurzeln des Plexus brachialis

1. Dies geschieht durch eine Verletzung der Nervenwurzeln, die den Plexus brachialis bilden. Von der Verletzung können unterschiedliche Nervenwurzeln betroffen sein (sowohl dorsal als auch ventral), so daß die Tiere unterschiedliche Symptome zeigen. Das pathologische Bild kann Zerreißen der Nervenwurzeln, Kompression

der Nervenwurzeln durch Frakturen oder Hämatome und Zug an den Nervenwurzeln umfassen.

2. Klinisches Bild

A. Vorbericht von starkem Trauma mit nachfolgender Monoparese der Vordergliedmaßen.

B. Die klinischen Symptome sind meist auf den N. radialis zu beziehen und umfassen Unfähigkeit, die Gliedmaße zu belasten, Verlust der Propriozeption und Verlust der Schmerzperzeption in unterschiedlichem Ausmaß.

C. Sind die Nervenwurzeln von Th1 und Th2 betroffen, kann das Tier an einem ipsilateralen Horner-Syndrom leiden.

1) Miosis

2) Vorfall des dritten Augenlides

3) Enophthalmus

3. Diagnostisches Vorgehen

A. EMG: Ein Nadel-EMG zeigt positive scharfe Wellen, Fibrillationspotentiale und bizarre, hochfrequente Entladungen in den denervierten Muskeln.

B. Nervenerregungsleitung: Es kann keine Reaktion oder eine verlangsamte Erregungsleitung vorhanden sein, je nach Schwere der Verletzung.

4. Therapie

A. Chirurgisch

1) Exploration und Reparation zerrissener Nerven, wenn sich die Läsion im Plexus befindet.

2) Entfernung der Hämatome oder komprimierenden Läsionen im Plexus.

B. Nichtinvasiv

1) Physikalische Therapie, um Sehnenkontrakturen zu vermeiden.

2) Bandagieren oder Bedecken der Füße, um selbstzugefügte Verletzungen zu vermeiden.

5. Prognose

A. Die Prognose ist bei den meisten traumatischen Verletzungen des Plexus brachialis zweifelhaft.

B. Wenn nach einer angemessenen Zeit (zwei bis sechs Monate) keine Anzeichen für ein Wiederkehren der Funktion bestehen, ist die Amputation des Beines ratsam.

C. Während der Genesungszeit können Parästhesien zu Leckgranulomen führen.

• Diffuse Erkrankungen der motorischen Einheiten

Diffuse Erkrankungen der motorischen Einheiten sind solche Erkrankungen, die jede beliebige motorische Einheit des Tieres betreffen können (Abb. 17-8). Die Selektivität bei diesen Erkrankungen hängt von dem betroffenen Anteil der motorischen Einheit ab. Fokale Läsionen verursachen meist einen völligen Funktionsverlust, diffuse Erkrankungen eher Schwäche als Lähmung. Die letzteren führen zu einem Verlust des Muskeltonus und der Muskelmasse und sind daher durch Atrophie gekennzeichnet. Die meisten dieser Erkrankungen sind nicht schmerzhaft. Das Hauptsymptom einer diffusen Erkrankung der motorischen Einheiten ist Schwäche.

In frühen Stadien kann sich diese als Lahmheit manifestieren. In schweren Fällen kommt es zum Festliegen.

Die Erkrankung des Tieres muß von anderen Ursachen einer Tetraparese – besonders von Erkrankungen des Gehirns oder des Rückenmarks – durch Untersuchung der Reflexe differenziert werden. Tiere mit diffusen Erkrankungen der motorischen

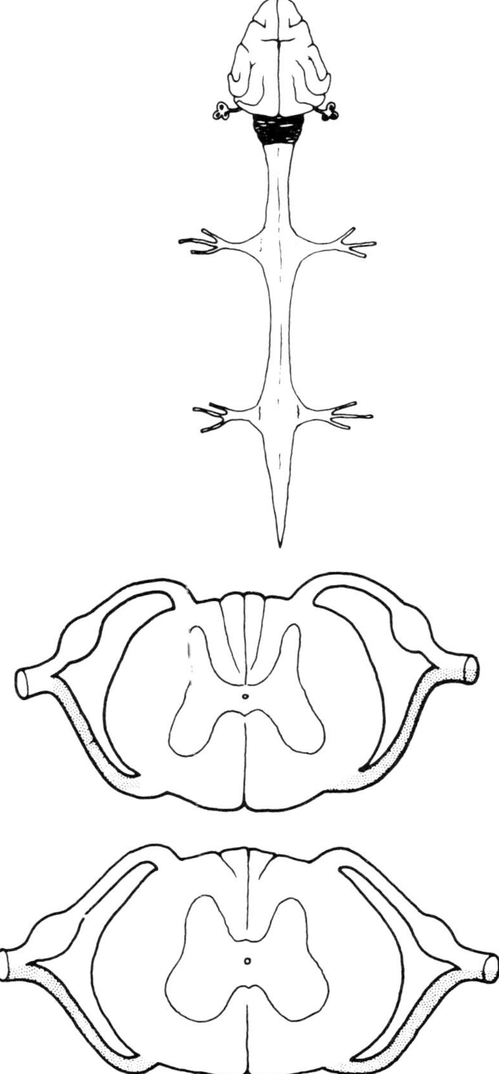

Abb. 17-8 Störungen der motorischen Einheiten können Gangstörungen verursachen. Die Symptome umfassen Schwäche, verlangsamte Reflexe und verminderten Muskeltonus. Diese Störungen können bei Myasthenia gravis, Coonhound-Paralyse, Polymyositis, Zeckenlähmung oder Botulismus entstehen.

Tabelle 17-9 Grundsätze zur Lokalisierung diffuser Erkrankungen der motorischen Einheit

Merkmal	Radikuloneuropathien	Motorische Einheit	Muskel
Lokalisation der Schwäche	diffus	diffus	diffus
Muskeltonus	verringert	normal	normal
Atrophie	ausgedehnt, akut	fehlt	zuerst fehlend, später mäßig
Reflexe	verringert oder fehlend	normal bis verringert	normal
EMG-Veränderungen	+	normal	+
Nervenleitungsgeschwindigkeit	normal oder verringert	normal	normal
Evozierte Potentiale	polyphasisch, „giant waves"	normal bis verringerte Amplitude	normal bis polyphasisch (verringerte Amplitude)
Wiederholte Nervenreizung	normal	bei Myasthenie verringert / bei Botulismus erhöht	normal

Einheiten zeigen meist eine verminderte Reflextätigkeit. In Tabelle 17-9 finden sich einige Richtlinien zur Lokalisierung dieser Läsionen.

– *Erkrankungen der Vorderhornzellen*

1. Entzündliche Erkrankungen oder diffuse Myelitis
   A. Entzündliche Erkrankungen wie Toxoplasmose, Hundestaupe und feline infektiöse Peritonitis (FIP) können die Vorderhornzellen diffus angreifen.
   B. Klinisches Bild
      1) Die Symptome sind meist akut.
      2) Die Symptome sind meist multifokal und uneinheitlich, verschonen einige Nerven und ziehen andere in Mitleidenschaft.
      3) Häufig haben die betroffenen Tiere Schmerzen.
      4) Oft gibt es keine signifikanten anamnestischen Hinweise.
      5) Neurologische Untersuchung
         a) Kombination von UMN- und LMN-Symptomen
         b) Sensorische Ausfälle
   C. Diagnostisches Vorgehen
      1) Anomale Ergebnisse der Liquoruntersuchung

a) Erhöhter Proteingehalt
b) Erhöhte Zellzahl
2) Anomales EMG
D. Prognose: infaust; die Therapie besteht nur in unterstützenden Maßnahmen.
2. Stoffwechselerkrankungen, z. B. Atrophie der Spinalmuskeln des Britanny Spaniels
A. Progressive Erkrankung von Brittany Spaniels (oder anderer reinrassiger Hunde)
B. Wird bei Tieren, die weniger als ein Jahr alt sind, beobachtet (kann schon mit sechs Monaten auftreten).
C. Klinisches Bild: progressive Atrophie der Spinalmuskeln durch Erkrankungen der motorischen Neuronen.
1) Schwäche der Hinterbeine, die auch auf die Vorderbeine übergreift
2) Schwere Muskelatrophie in den betroffenen Muskeln
3) Manchmal sind auch Hirnnerven involviert.
4) Die Propriozeption ist häufig normal.
5) Die Reflexe sind vermindert.
D. Diagnose
1) EMG, Denervationspotentiale
2) Bei Untersuchungen der Nervenerregungsleitung wurden normale Ergebnisse erzielt.
3) Bei der Untersuchung der Muskelbiopsieproben zeigt sich ein charakteristisches Muster.
E. Es steht keine Therapie zur Verfügung.
F. Ähnliche Erkrankungen werden bei anderen Rassen und Arten beschrieben.

– *Polyneuropathie und Polyradikulopathie*

1. Diffuse Beteiligung peripherer Nerven oder der Nervenwurzeln durch jede Erkrankung, die eine Waller-Degeneration oder Demyelinisierung verursacht, kann eine LMN-Schwäche hevorrufen.
A. Vergiftung durch Blei oder Pharmaka
B. Stoffwechselstörungen durch Diabetes mellitus, Hypothyreose, Urämie oder Tumoren
C. Ernährungsstörungen durch Thiaminmangel
D. Immunologische Erkrankungen durch Coonhound-Paralyse oder akute idiopathische Polyneuritis (s. Kapitel 7., intermittierende Schwäche).
2. Chronische Polyneuropathie
A. Eine chronische, progressive Erkrankung der peripheren Nerven, die möglicherweise auf immunologische, metabolische, toxische oder alimentäre Ursachen zurückzuführen ist. Oft ist die tatsächliche Ursache unbekannt.
B. Klinisches Bild
1) Hunde jeden Alters, Geschlechts und jeder Rasse können betroffen sein.
2) Langsame, progressive Schwäche, die über einen Zeitraum von mehreren Wochen oder Monaten fortschreitet.
3) Schwere Muskelatrophie aller Extremitäten und der paravertebralen Muskeln.

4) Verlust des Muskeltonus

5) Es kann eine Parese der Nn. intercostales und des N. phrenicus bestehen (Dyspnoe).

6) Es können Hirnnervensymptome bestehen.

C. Differentialdiagnose

1) Lysosomale Speicherkrankheiten

2) Stoffwechselstörungen durch Morbus Cushing, Hypothyreose, Insulinome, Urämie, Thiaminmangel

3) Vergiftungen durch Blei oder Organophosphate

D. Diagnostisches Vorgehen

1) Das EMG zeigt Züge positiver scharfer Wellen und Fibrillationen in allen paravertebralen Muskeln und den Muskeln der Gliedmaßen.

2) Langsame Nervenleitungsgeschwindigkeit

3) Nervenbiopsie des Ramus superficialis des N. radialis und des N. plantaris lateralis zeigt eine Axondegeneration/Axondemyelinisierung.

4) Die Liquorbefunde sind meist normal.

E. Therapie: Die Grundkrankheit muß erkannt und beseitigt werden.

F. Prognose

1) Hängt von der Ursache ab.

2) Häufig kann die Ursache nicht bestimmt werden, und die Symptome schreiten weiter fort.

3. Vererbbare canine hypertrophe Neuropathie: eine hereditäre, progressive, demyelinisierende Krankheit des Tibetanischen Mastiff. Die zugrunde liegende Störung scheint in den Schwann-Zellen aufzutreten.

A. Klinisches Bild

1) Die progressive Schwäche tritt zum ersten Mal im Alter von 7 bis 12 Wochen auf. Es besteht eine progressive Atrophie der Extremitäten mit Kontraktur der Gelenke.

2) Während früherer Stadien der Erkrankung scheint der N. tibialis am meisten betroffen zu sein, so daß die Tiere eine plantigrade Haltung einnehmen.

B. Diagnostisches Vorgehen

1) Die elektrodiagnostischen Tests zeigen eine leichte Denervierung mit deutlicher Verlangsamung der Nervenleitungsgeschwindigkeit.

2) Einige Patienten zeigen bei der Liquoranalyse ein verändertes Verhältnis zwischen Zellzahl und Albuminkonzentration.

3) Die definitive Diagnose basiert auf den Befunden der Biopsie des betroffenen Nerven.

C. Therapie: keine effektive Therapie.

D. Prognose: Der Ausgang ist immer letal.

4. Canine sensorische Neuropathie: Diese Neuropathie ist einzigartig darin, daß sie durch einen Verlust der nozizeptiven Fähigkeit ohne motorische oder propriozeptive Ausfälle gekennzeichnet ist. Als Folge der sensorischen Ausfälle können die Tiere ihre eigenen Füße annagen. Der Zustand ist bei Kurzhaar-Pointern, English Pointern und Langhaardackeln beschrieben worden.

A. Klinisches Bild

1) Die betroffenen Tiere erscheinen häufig kleiner als ihre Wurfgeschwister.

2) Ein Fehlen der Schmerzperzeption wird schon im Alter von 11 Wochen beobachtet.

3) Tiere kauen und beißen an ihren Extremitäten, wodurch sie eine schwere Automutilation verursachen. Trotz schwerer Entzündung und Ulzeration der Füße laufen die Tiere normal, da sie nicht fühlen können.

4) Die Sehnenreflexe sind erhalten, die Flexorreflexe verringert.

B. Diagnostisches Vorgehen: Mit Ausnahme der histopathologischen Befunde sind alle diagnostischen Tests normal. Die einzigen histopathologischen Veränderungen finden sich in den Dorsalwurzelganglien und im Lissauer-Randbündel des Rückenmarks.

C. Therapie: Zur Zeit ist keine Therapie verfügbar.

D. Prognose: Dieser Zustand führt immer zu einer Einschläferung des Tieres wegen der entstellenden Mutilation und Pododermatitis.

5. Progressive Axonopathie des Boxers: eine vererbbare axonale Erkrankung der Boxer, die sowohl das ZNS als auch das PNS betrifft. Klinisch sind die vorherrschenden Symptome durch das PNS verursacht. Der pathologische Prozeß scheint in einer Demyelinisierung und Remyelinisierung zu bestehen, aber die zugrunde liegenden Mechanismen der Schädigung müssen noch genauer untersucht werden.

A. Klinisches Bild

1) Die ersten Symptome treten meist im Alter von etwa 6 Monaten auf und beginnen mit Ataxie, die zur Schwäche fortschreitet. Die Hintergliedmaßen sind zuerst betroffen, danach erkranken die Vordergliedmaßen.

2) Die Sehnenreflexe und der Muskeltonus sind verringert.

3) Die Schmerzperzeption ist normal.

B. Diagnostisches Vorgehen

1) Es besteht eine mäßige Verlangsamung der Nervenerregungsleitung mit verringerter Amplitude. Auf der anderen Seite ist die elektrodiagnostische Untersuchung ohne besondere Befunde.

2) Die Nervenbiopsie zeigt ziemlich charakteristische Veränderungen.

C. Therapie: Zur Zeit ist keine Therapie verfügbar.

D. Prognose: Mit fortschreitender Progredienz der Krankheit entwickelt sich immer eine vollständige Lähmung.

6. Riesenaxon-Neuropathie („giant axonal neuropathy"): eine hereditäre Krankheit junger Deutscher Schäferhunde. Die Krankheit scheint durch einen ererbten Defekt im axonalen Transport verursacht zu sein. Als Ergebnis treten eine unzureichende Erhaltung des Myelins und Riesenaxone auf.

A. Klinisches Bild

1) Die Symptome beginnen meist im Alter von etwa 15 Monaten.

2) Die betroffenen Tiere zeigen häufig anomal lockiges Haar, es bestehen Ataxie und Schwäche der Hintergliedmaßen, die Sehnenreflexe der Hintergliedmaßen sind geschwächt, und die Extremitäten weisen einen verringerten Tonus auf. Es besteht ein Megaösophagus mit nachfolgender Regurgitation. Die Tiere zeigen meist verringerte Schmerzempfindung in den Beckengliedmaßen und Darminkontinenz.

3) Die Vordergliedmaßen sind meist nur geringgradig betroffen.

B. Diagnostisches Vorgehen

1) Die Nervenleitungsgeschwindigkeiten sind verlangsamt und die Amplituden im allgemeinen verringert.

2) Die Nervenbiopsie zeigt ein zwiebelähnliches Gebilde mit nodalen und paranodalen axonalen Schwellungen.

3) Es bestehen charakteristische filamentöse Ansammlungen in den nichtmyelinisierten Fasern, Schwann-Zellen, Astrozyten und endothelialen Zellen.

C. Therapie: Zur Zeit gibt es keine Therapie.

D. Prognose: Dieser Zustand führt immer zu einer Euthanasie des Tieres.

7. Verzögerte Neuropathie durch Organophosphate: Bestimmte Organophosphate beeinflussen nicht nur die Wirkung der Acetylcholinesterase, sondern phosphorylieren auch eine Proteinesterase im Nervensystem, die für den axonalen Transport essentiell ist. Exposition gegenüber diesen Organophosphaten kann zu einer verzögerten Polyneuropathie führen. Die Halbwertszeit dieser Phosphorylierung kann Monate betragen, weshalb die Genesung in den meisten Fällen länger dauert.

A. Klinisches Bild

1) Die Symptome setzen ein bis drei Wochen nach der Exposition ein. Es entwickelt sich eine progressive symmetrische, hauptsächlich motorische Neuropathie.

2) Viele der betroffenen Tiere zeigen Tremor mit sehr feinen oszillierenden Bewegungen des Kopfes und der Extremitäten.

3) Katzen scheinen für diese Erkrankung hochempfänglich zu sein.

B. Diagnostisches Vorgehen: Die elektrodiagnostische Untersuchung bringt Beweise für eine distale Denervation, die evozierten Potentiale sind in ihrer Amplitude häufig abgeschwächt; es besteht eine verzögerte terminale motorische Latenz, die motorische Nervenleitungsgeschwindigkeit ist aber normal.

C. Therapie: Zur Zeit ist keine Therapie verfügbar.

D. Prognose: Bei diesem Zustand kann eine Spontanremission auftreten, aber die Genesung dauert sehr lange.

8. Ganglioradikuloneuritis: entzündliche Erkrankung der Dorsalwurzeln und der Hirnnervenganglien, die eine progressive Ataxie hervorruft. Die Ursache der Entzündung ist unbekannt. Der Zustand ist bei Brittany Spaniels, Sibirischen Huskies und Welsh Corgis beschrieben worden.

A. Klinisches Bild

1) Die betroffenen Tiere leiden an Megaösophagus und Regurgitation. Es bestehen eine Atrophie der Kaumuskeln, Verlust der Schmerzempfindung im Gesicht, Verlust der Propriozeption der Gliedmaßen, Ataxie der Extremitäten und abgeschwächte Sehnenreflexe.

2) Der Zustand wird nur bei ausgewachsenen Tieren beobachtet; es ist aber kein auslösendes Ereignis festgestellt worden.

B. Diagnostisches Vorgehen

1) Es treten verminderte sensorische Nervenleitungsgeschwindigkeiten auf, ansonsten ist die elektrodiagnostische Untersuchung ohne besondere Befunde.

2) Nervenbiopsie zeigt eine axonale Degeneration. Die Biopsie eines dorsalen Ganglions zeigt eine nichteitrige Entzündung.

C. Therapie: Zur Zeit gibt es keine Therapiemöglichkeit, obwohl Steroide versucht werden.

D. Prognose: Dieser Zustand führt immer zur Euthanasie.

– *Erkrankungen der motorischen Endplatten*

1. Erkrankungen der motorischen Endplatten (s. Kapitel 7., intermittierende

Schwäche) sind toxische oder immunologische Prozesse, welche den normalen Übertritt von Acetylcholin zu den motorischen Endplatten beeinflussen.

A. Zeckenparalyse
B. Botulismus
C. Myasthenia gravis

– *Polymyopathien*

1. Entzündliche und degenerative Prozesse der Muskeln können verschiedene Ursachen haben:
   A. Ernährungsstörungen, Vitamin-E-Mangel
   B. Stoffwechselstörungen, Morbus Cushing, Hypothyreose
   C. Vergiftungen
   D. Entzündliche Erkrankungen (immunvermittelt oder infektiös)
   E. Erbkrankheiten, wie bei Irish Terriern und Golden Retrievern. Bei Golden Retrievern kennt man eine echte Muskeldystrophie.

– *Polymyositis*

1. Ein generalisierter entzündlicher Zustand der Skelettmuskeln, der Hunde jeden Geschlechts und jeder Rasse betrifft. Bei Katzen sind ebenfalls Fälle beschrieben worden.
2. Klinisches Bild
   A. Chronische progressive Schwäche in allen Extremitäten, die sich bei Bewegung verschlechtert.
   B. Vomitus kann als Folge eines Megaösophagus auftreten (dokumentiert durch Röntgenuntersuchung).
   C. Muskelatrophie
   D. Die Spinalreflexe sind häufig normal.
   E. Möglicherweise bestehen Muskelschmerzen.
3. Differentialdiagnosen
   A. Idiopathisch
   B. Erkrankungen des Immunsystems
      1) Systemischer Lupus erythematodes
      2) Rheumatoide Erkrankungen
   C. Infektiös
      1) Toxoplasmose
      2) Trichinellose
      3) Virusinfektionen
   D. Eosinophile Myositis
4. Diagnostisches Vorgehen
   A. Das EMG zeigt Züge positiver Wellen und Fibrillationen mit Aktionspotentialen der motorischen Einheiten von niedriger Amplitude in allen Muskeln der Extremitäten.
   B. Serummuskelenzyme: erhöhte Kreatinkinase (CK), Lactatdehydrogenase (LDH) und Aspartat-Aminotransferase (ASAT).
   C. Muskelbiopsie: Infiltration der Muskelfasern durch Lymphozyten und Plasmazellen bei Immunkrankheiten und durch Neutrophile bei infektiösen Erkrankungen.

D. Führe immunologische Tests durch (Lupus-erythematodes-Test und ANA-Test).
5. Kriterien für die Diagnose
A. Primäre Myopathie
1) Klinisch progredient
2) Diffuse Muskelbeteiligung
3) Muskelschmerzen
4) Bestätigung durch Laboruntersuchungen (Ergebnisse der Biopsie und CK-Werte)
B. Systemische Erkrankung
1) Anomale immunologische Befunde
2) Endokrine Störungen
6. Therapie: Corticosteroide, wenn die Krankheit immunologisch bedingt ist; Antibiotika, wenn sie infektiös bedingt ist.
7. Prognose: ungünstig. Der Zustand kann über einen gewissen Zeitraum kontrolliert werden, in einigen Fällen auch fortschreiten.

– *Metabolische Myopathien*

1. Metabolische Myopathien sind degenerative Erkrankungen des Muskels, die bei jeder Tierart sekundär als Folge primärer Stoffwechselerkrankungen (Tumoren, Hypothyreose oder Morbus Cushing) auftreten.
2. Klinisches Bild: Tiere werden häufig wegen eines generalisierten Schwächezustandes vorgestellt oder wegen Beschwerden, die sich um ein spezifisches Problem konzentrieren (Hauterkrankungen, Polydipsie), das zu der zugrunde liegenden Ätiologie in Beziehung steht.
3. Diagnose: Die Diagnose einer Myopathie wird beiläufig gestellt.
4. Therapie: Die Therapie besteht in der Behandlung der Grundkrankheit.

– *Feline hypokaliämische Polymyopathie*

Die feline hypokaliämische Polymyopathie ist eine entzündliche Polymyositis, die sich nach einer schweren (<2,8 mval/l) Hypokaliämie entwickelt. Die Ursache der Hypokaliämie bleibt umstritten. Manche Autoren glauben, daß sie alimentär bedingt ist (in Beziehung zu Diäten, die den Harn ansäuern sollen, wodurch eine starke renale Kaliumausscheidung gefördert wird), während andere meinen, daß sie nach einer Nierenerkrankung auftritt. Unabhängig von dem auslösenden Ereignis bewirkt die Hypokaliämie eine nekrotisierende Polymyopathie/Polymyositis.
1. Klinisches Bild
A. Es scheint keine Alters-, Rassen- oder Geschlechtsprädisposition zu bestehen.
B. Die betroffenen Tiere sind schwach, zeigen eine charakteristische Ventroflexion des Kopfes und leiden unter Gewichtsverlust, Anorexie, Dysphagie, Dyspnoe und Muskelschmerzen. Die Symptome entwickeln sich meist in einem Zeitraum von fünf Tagen oder weniger.
2. Diagnostisches Vorgehen
A. Die betroffenen Tiere zeigen eine betonte Hyperkaliämie im Serum und Erhöhungen der Muskelenzyme.

B. Die elektrodiagnostische Untersuchung ist im allgemeinen anomal, besonders das EMG.

C. Die Muskelbiopsie zeigt Unterschiede der Fasergröße und eine lymphozytäre Entzündung der betroffenen Muskeln.

3. Therapie

A. Am wichtigsten ist die Korrektur der Hypokaliämie. Wie dies geschehen soll, bleibt umstritten.

1) Einige Kliniker befürworten die intravenöse Korrektur der Kaliumverarmung über einen Zeitraum von 2 bis 3 Tagen. Der Nachteil dabei ist, daß dadurch die Anorexie offensichtlich nicht beeinflußt wird.

2) Andere ziehen die orale Überernährung vor, wodurch die Korrektur allmählicher erfolgt. Dies scheint die Anorexie zu korrigieren, aber das Tier bleibt länger krank.

3) Zusätzlich zur Korrektur der Kaliumverarmung befürworten manche Kliniker die Verwendung immunsuppressiver Dosen von Steroiden, um die Myositis zu kontrollieren. Nachdem die Erkrankung aber jetzt besser verstanden wird, wird diese Therapie kaum noch angewendet.

4) Prognose: Frühe Berichte zeigen, daß bei 75% der betroffenen Tiere eine Besserung einsetzt, daß aber 42% einen Rückfall haben. Wegen verbesserter Therapieverfahren scheint die Prognose günstiger zu werden. Die Rezidive nehmen ab. Der Prozentsatz der Fälle, die in der Klinik des Autors wieder genesen, beträgt mehr als 90%.

– *Myotonie*

Myotonie ist eine Störung des Elektrolyttransportes über die Muskelzellmembran. Der Hauptdefekt scheint im Chloridtransport zu liegen. Als Resultat der Erkrankung persistiert die Muskelkontraktion nach der Stimulation. Die Myotonie ist also ein Zustand, bei dem entweder eine Insuffizienz oder eine Verzögerung der Muskelrelaxation besteht. Myotonie ist bei Chow Chows, King Charles Spaniels, Irish Terriern, Staffordshire Terriern, Samoyeden und Dackeln als kongenitale Erkrankung beschrieben worden. Sie kann auch in Verbindung mit Morbus Cushing (spontan oder iatrogen) auftreten.

1. Klinisches Bild

A. Im Resultat einer verzögerten Muskelrelaxation erscheinen die Tiere steif oder spastisch; in schweren Fällen können sie sich nicht bewegen und leiden unter Muskelkrämpfen. Die Steifheit ist morgens oder nach einer Ruheperiode am schlimmsten. Die meisten betroffenen Tiere „laufen sich ein".

B. Neben dem anomalen Muskeltonus und den Gangabweichungen kann der betroffene Muskel bei Perkussion Grübchen bilden.

C. Ansonsten gibt es bei der körperlichen Untersuchung keine besonderen Befunde.

2. Diagnose

A. Auf dem EMG zeigen sich sehr charakteristische Veränderungen. Diese bestehen in an- und abschwellenden Zügen hochfrequenter Entladungen, die als myotonische Entladungen bekannt sind.

B. Die übrige elektrodiagnostische Untersuchung ist meist normal.

C. Bei einigen Patienten können Erhöhungen der Kreatinkinase(CK)-Spiegel bestehen, die aber meist nur geringfügig sind.

3. Therapie: Zur Zeit gibt es keine effektive Therapie. Membranstabilisierende Wirkstoffe wie Procainamid können von Nutzen sein, es gibt diesbezüglich jedoch noch keine Langzeitstudien.

4. Prognose

A. Obwohl es keine letale oder zu Invalidität führende Erkrankung ist, ist der Zustand für die meisten Besitzer nicht akzeptabel. Die betroffenen Tiere werden niemals wieder gesund und werden immer Symptome zeigen.

B. Da alles darauf hindeutet, daß die kongenitale Form der Erkrankung erblich ist, ist es ratsam, die betroffenen Tiere zu kastrieren und mit demselben genetischen Pool nicht weiterzuzüchten.

– *Muskeldystrophie*

Mehrere Hunderassen haben deutliche, möglicherweise erbliche Myopathien, die klinische und pathologische Merkmale aufweisen, welche den Muskeldystrophien zuzurechnen sind. Diese Rassen sind Labrador Retriever, Golden Retriever, Irish Terrier und Alaskan Malamut.

1. Klinisches Bild

A. Es kann entweder eine Muskelhypertrophie oder -atrophie bestehen, abhängig vom Stadium der Erkrankung. Die meisten betroffenen Tiere entwickeln im Alter von 8 Wochen die ersten Symptome.

B. Es tritt eine progressive Einschränkung der Gliedmaßenbewegung, der Abduktion der Gliedmaßen und eine Dysphagie auf.

2. Diagnose

A. Es besteht eine ausgeprägte Erhöhung der CK-Werte (sowohl in der Ruhe als auch nach Bewegung).

B. Bizarre, hochfrequente Entladungen werden auf dem EMG festgestellt.

C. Die Muskelbiopsie zeigt nekrotische Muskelfasern und verschiedene Stadien der Phagozytose von Muskelgewebe. Es gibt auch Anzeichen für eine Muskelregeneration.

3. Therapie: Bei diesen Erkrankungen gibt es keine effektive Therapie.

4. Prognose: Die Prognose ist ziemlich ungünstig; die meisten dieser Hunde sterben an respiratorischer Insuffizienz oder an Aspirationspneumonie.

– *Belastungsmyopathien*

Belastungsmyopathien werden bei Greyhounds, die Rennen laufen, beobachtet. Es handelt sich um eine akute Muskelnekrose, die auftritt, wenn eine Trainings- einer Ruheperiode folgt. Es wird angenommen, daß die Erkrankung mit einer Glykogenverarmung der Muskeln in Beziehung steht, woraus eine Milchsäureanreicherung im Muskel resultiert. Diese schädigt die Muskelzellmembranen und führt zu einer Freisetzung von Myoglobin, das nephrotoxisch wirkt. Das Endresultat kann eine Niereninsuffizienz sein.

1. Klinisches Bild

A. Die betroffenen Tiere zeigen eine auffällige Muskelsteifheit und -schmerzen während starker Bewegung. Wenn die Bewegung fortgesetzt wird, können schwere Muskelkrämpfe resultieren.

B. Es besteht profuses Schwitzen, die betroffenen Muskeln werden schmerzhaft und gespannt.

C. Innerhalb von 24 Stunden wird der Harn durch das Myoglobin dunkelbraun.

D. Nach einem schweren Anfall oder nach wiederholten leichten Anfällen kann sich eine Atrophie der betroffenen Muskeln – meist Kruppen- und Beckenmuskeln – entwickeln.

2. Diagnose

A. Es besteht eine ausgeprägte Erhöhung der Muskelenzyme in Verbindung mit einer Laktazidose.

B. Bei der Harnuntersuchung zeigt sich eine Myoglobinurie.

3. Therapie

A. Das Wichtigste ist Ruhe.

B. Die festgestellten Störungen des Elektrolyt- und Säure-Basen-Gleichgewichtes müssen korrigiert werden. Führe unterstützende Maßnahmen durch, besonders eine Flüssigkeitstherapie.

C. Corticosteroide scheinen kontraindiziert. Muskelrelaxantien können günstig sein, ebenso wie nichtsteroidale, entzündungshemmende Pharmaka, z. B. Acetylsalicylsäure oder Phenylbutazon.

4. Vorbeugung: regelmäßiges Training, angemessene Ernährung und angemessene Abkühlungsperioden können helfen, das Auftreten einer Myoglobinurie zu verhindern.

5. Prognose: In den meisten Fällen scheint die Prognose gut zu sein.

– *Typ-II-Myopathie der Labrador Retriever*

1. Erbliche Erkrankung der Labrador Retriever
2. Klinisches Bild

A. Generalisierte Muskelschwäche

1) Körperliche Bewegung wird nicht vertragen.

2) Kälteintoleranz

C. Die Symptome beginnen im Alter von drei bis fünf Monaten; sie zeigen langsame Progression, erreichen eine Spitze und stabilisieren sich, wenn das Tier ausgewachsen ist.

3. Diagnose

A. Ein EMG zeigt myotonische Entladungen.

B. Die CK-Werte sind normal, das Harnkreatin ist erhöht, das Verhältnis von Harnkreatin zu Harnkreatinin verringert.

C. Die histopathologische Untersuchung zeigt Abweichungen der Muskelfasergröße, Veränderungen der Muskelfaserkerne, besonders Veränderungen ihrer Lage, ferner eine generalisierte Atrophie und Verringerung der Anzahl der Typ-II-Fasern.

– *„Scotty Cramps"*

1. Es handelt sich um eine hereditäre Bewegungsstörung.
2. Bei Stimulation können sich die betroffenen Tiere anfangs noch normal bewe-

gen, dann tritt jedoch eine progressive Tonuserhöhung der Muskulatur auf, die zu folgenden Symptomen führt:
   A. aufgekrümmter Rücken
   B. Steifbeiniger Gang
   C. Völlige Bewegungsunfähigkeit
3. Wenn der Reiz aufhört, verschwinden alle Symptome.
   A. Nicht schmerzhaft
   B. Keine Auffälligkeiten in den Ruhephasen
   C. Neurologische Untersuchung o. b. B.
4. Tranquilizer bessern die klinischen Symptome.
5. Es werden keine pathologischen Veränderungen beobachtet. Man nimmt an, daß die Erkrankung mit Störungen des Serotoninstoffwechsels in Beziehung steht.

- **Zusammenfassung**

1. Fokale Erkrankungen der motorischen Einheiten sind häufig:
   A. unilateral,
   B. verbunden mit Symptomen, die auf einen einzigen Nerven (oder auf wenige Nerven) beschränkt sind,
   C. verbunden sowohl mit motorischen als auch sensorischen Symptomen.
2. Diffuse Erkrankungen der motorischen Einheiten
   A. Betreffen häufig alle Rückenmark- und einige Hirnnerven.
   B. Sind nur durch motorische Symptome gekennzeichnet.
3. Beide Gruppen sind charakterisiert durch:
   A. fehlende Funktion,
   B. fehlende Reflexe,
   C. fehlenden Tonus,
   D. Atrophie.
4. Anomale Befunde beim EMG bei Erkrankungen der motorischen Einheiten
   A. Veränderte Entladungsmuster bei Willkürinnervation
      1) Neuropathien
      2) Myopathien
      3) Myotonie
      4) Krämpfe
   B. Spontanaktivität
      1) Myopathien
      2) Neuropathien
   C. Veränderungen bei evozierten Potentialen
      1) Bei Myopathien wird eine Größenabnahme beobachtet.
      2) Eine Größenzunahme ist für eine Reinnervation charakteristisch.
   D. Bei Neuropathien wird eine verringerte Anzahl von evozierten Potentialen beobachtet.
   E. Spezielle Phänomene, z. B. myotonische Entladungen, werden bei Myotonie, einigen endokrinen Myopathien und auch bei einigen gesunden Tieren beobachtet.

Erkrankungen des Rückenmarks

• Allgemeines Vorgehen

– *Lokalisation und Schweregrad der Läsion*

Bei Erkrankungen des Rückenmarks reflektieren die klinischen Symptome sowohl die anatomische Lokalisation als auch die Schwere der Erkrankung (Abb. 17-9–17-12; Tabelle 17-10). Anatomisch müssen drei Faktoren berücksichtigt werden: Ort der Schädigung (verletztes Rückenmarksegment); Seite der Schädigung (linke oder rechte Seite) und Art der Schädigung (graue oder weiße Substanz). Eine Schädigung der grauen Substanz verursacht eine LMN-Dysfunktion in solchen Muskeln, die durch die Zellkörper, die an der Stelle der Schädigung liegen, innerviert werden. Eine Schädigung der weißen Substanz verursacht eine Ataxie durch Unterbrechung der propriozeptiven Leitungsbahnen und eine UMN-Schwäche in den Extremitäten an oder kaudal der Stelle, wo die weiße Substanz geschädigt ist.
Die Seite der Schädigung ist wichtig, da die meisten Faserzüge im Rückenmark ipsilateral verlaufen. Damit bewirkt eine Schädigung der linken Seite des Rückenmarks vorwiegend linksseitige klinische Symptome, eine Verletzung der rechten Seite des Rückenmarks vor allem rechtsseitige klinische Symptome. Die Höhe der Läsion ist wichtig, da sie die Stelle einer Schädigung der grauen Substanz bestimmt. Eine Schädigung der grauen Substanz im Spinalsegment einer Gliedmaße verursacht eine LMN-Dysfunktion in dem betreffenden Bein. Die Prognose ist dann häufig ungünstiger als bei einer ähnlichen UMN-Rückenmarkverletzung.

Tabelle 17-10 Lokalisation von Rückenmarkerkrankungen

Betroffen sind Vorder- und Hintergliedmaßen	Betroffen sind nur Hintergliedmaßen
• **Reflexe der Vordergliedmaßen**	• **Reflexe der Hintergliedmaßen**
UMN	*UMN*
Läsion bei C1–C5, oder die Substantia alba ist geschädigt	Läsion bei Th2–L3
LMN	*LMN*
Reflexe der Hinterextremitäten – UMN: Läsion bei C6–Th2	Läsion bei L4–S3
Reflexe der Hinterextremitäten – LMN: multifokale Erkrankungen, die entweder Rückenmark oder die peripheren Nerven erfassen.	
Normale Befunde, aber offenbar erhöhter Tonus	
Mögliches Schiff-Sherrington-Syndrom, Läsion bei Th2–L7	

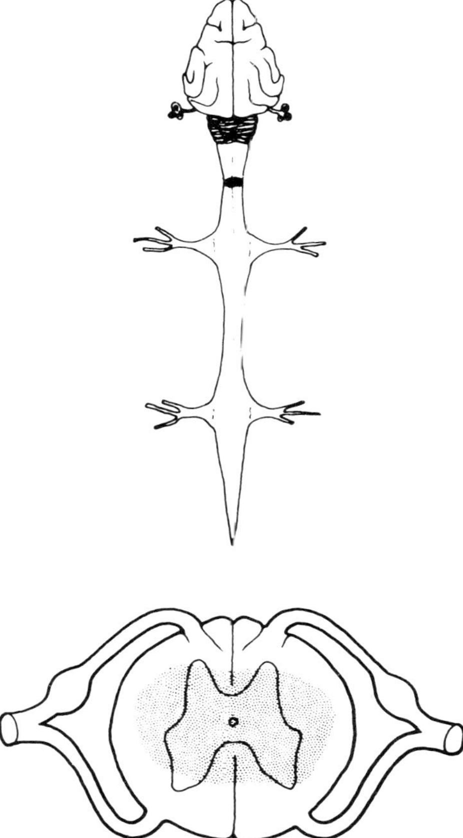

Abb. 17-9 Bilaterale Schädigung des Zervikalmarks kann Gangabweichungen mit kombinierter Ataxie und Schwäche hervorrufen. Die Begleitsymptome sind Tetraparese und Schmerzen, wobei die Hirnnervenuntersuchung ohne besondere Befunde ist (außer einem möglichen Horner-Syndrom). Der Krankheitsprozeß schließt Erkrankungen der Zwischenwirbelscheiben, externes Trauma, Instabilität der Halswirbelsäule, atlanto-axiale Luxation, Tumoren (z. B. Lymphosarkom), Entzündungen und Gefäßerkrankungen, z. B. fibrokartilaginösen Infarkt, ein.

Die Schwere der Schädigung hilft wegen der unterschiedlichen Verletzbarkeit der Nervenfasertypen des Rückenmarks die klinischen Symptome zu bestimmen. Je größer eine Faser ist und je mehr Myelin sie enthält, desto empfänglicher ist sie für Verletzungen. Die propriozeptiven Fasern sind für Verletzungen am empfänglichsten, danach folgen die motorischen Fasern, und am wenigsten empfänglich für Verletzungen sind die Schmerzfasern. Tiere, die nur Ataxie oder Symptome zeigen, die auf Schädigungen der propriozeptiven Fasern zurückzuführen sind, haben nur eine leichte Rückenmarkschädigung. Tiere mit einer Kombination von Ataxie und Schwäche (sowohl propriozeptive als auch motorische Ausfälle) weisen eine mittelgradige Rückenmarkverletzung auf. Patienten mit Ausfällen aller drei Funktionen (Propriozeption, Motorik, Schmerzperzeption) haben grundsätzlich schwere Rückenmarkverletzungen.

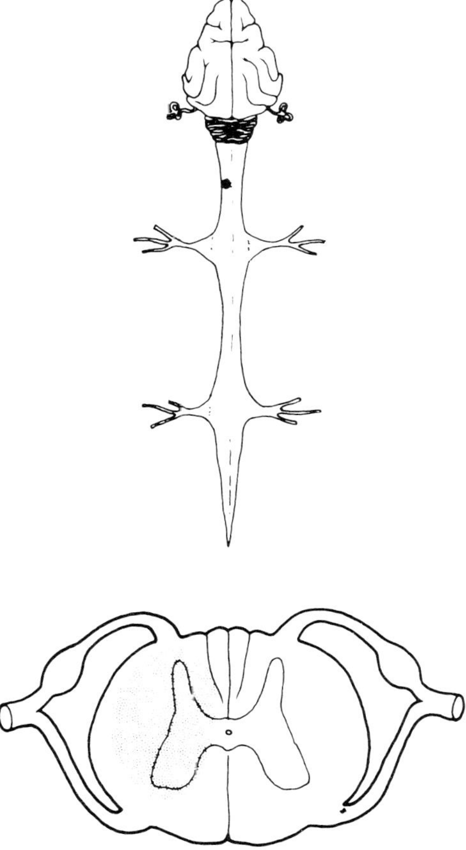

Abb. 17-10 Unilaterale Schädigung des Zervikalmarks kann Gangabweichungen mit kombinierter Ataxie und Schwäche hervorrufen. Die Schädigung geht mit folgenden Symptomen einher: Hemiparese und Schmerzen, wobei die Hirnnervenuntersuchung ohne besonderen Befund ist. Der Krankheitsprozeß umfaßt Erkrankungen der Zwischenwirbelscheiben, externes Trauma, Instabilität der Halswirbelsäule, atlanto-axiale Luxation, Tumoren (z. B. Lymphosarkom), Entzündungen und Gefäßerkrankungen, wie z. B. fibrokartilaginösen Infarkt.

– *Prognose*

Zusätzlich zu den allgemeinen Konzepten, die der Diagnose von Rückenmarkerkrankungen zugrunde liegen, sollten einige allgemeine Konzepte hinsichtlich der Prognose bei Tieren mit Rückenmarkerkrankungen in Betracht gezogen werden. Die Prognose bei neurologischen Erkrankungen erfordert sowohl Kenntnisse der neurologischen Symptome als auch Kenntnisse ihrer Ätiologie (Tabelle 17-11). Je weniger schwer die Rückenmarkerkrankung ist, desto wahrscheinlicher ist eine Genesung. Die Progression der Symptome zeigt eine Zunahme der Schwere der Symptome an. Wenn jedes dieser Anzeichen sichtbar wird, deutet dies auf eine längere

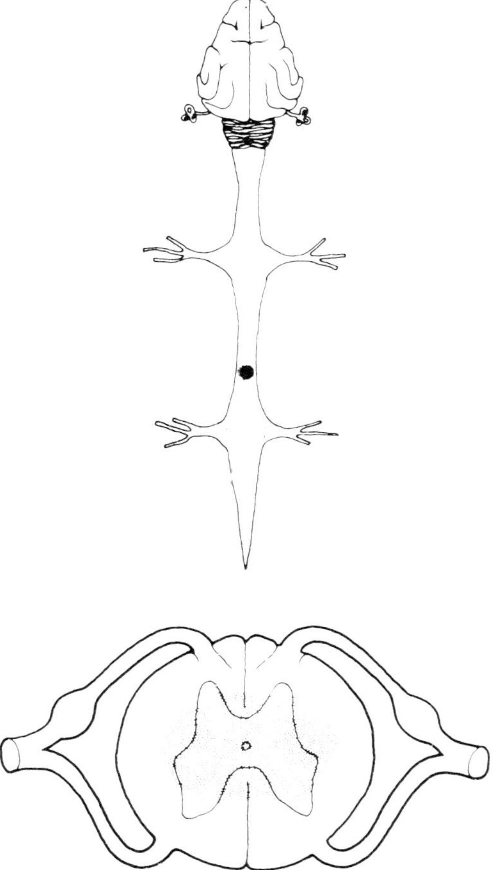

Abb. 17-11 Bilaterale Schädigung des Thorakal- oder Lumbalmarks kann Gangabweichungen mit kombinierter Ataxie und Schwäche hervorrufen. Die Schädigung ist mit Schmerzen verbunden und betrifft nur die Hinterbeine. Erkrankungen der Zwischenwirbelscheiben oder externes Trauma, Diskospondylitis, degenerative Prozesse, wie Myelopathie der Afghanen und degenerative Myelopathie, Gefäßerkrankungen, Neoplasien, Entzündungen und Mißbildungen können die zugrunde liegenden Krankheitsprozesse sein.

Genesungsdauer und eine schlechtere Prognose für eine völlige Wiederherstellung hin.

Das erste Symptom, das bei einer Dysfunktion des Rückenmarks beobachtet wird, ist ein Ausfall der Propriozeption. Da die willkürlichen und unwillkürlichen propriozeptiven Fasern eng verbunden sind, ist ein Ausfall der bewußten und unbewußten Propriozeption bei Rückenmarkerkrankungen häufig. Dies hilft, Erkrankungen des hohen Zervikalmarks von den zerebellären Erkrankungen, die durch ausschließlichen Ausfall der unbewußten Propriozeption gekennzeichnet sind, oder zerebralen Erkrankungen, die mit ausschließlichem Verlust der bewußten Propriozeption einhergehen, zu unterscheiden. Damit deuten Ausfälle, die ihren Ursprung im Rücken-

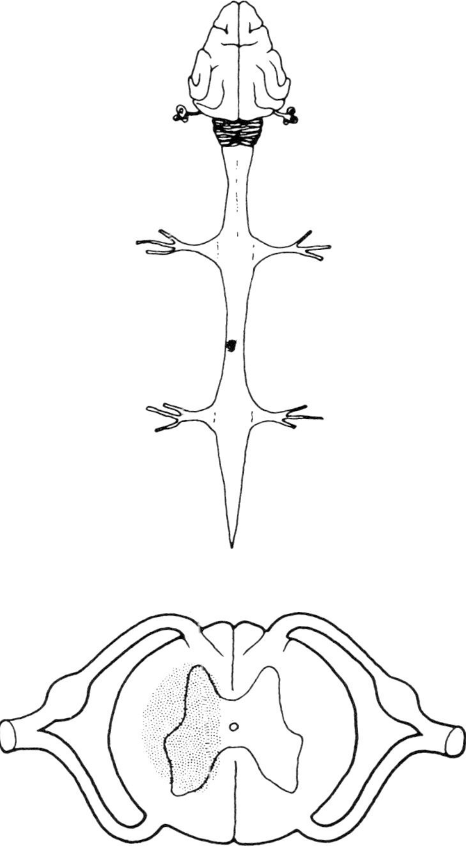

Abb. 17-12 Unilaterale Schädigung des Thorakal- oder Lumbalmarks verursacht Gangstörungen mit Ataxie und Schwäche und ist mit Lähmung eines Hinterbeines und Schmerzen verbunden. Erkrankungen der Zwischenwirbelscheiben oder externes Trauma, Diskospondylitis, Gefäßschädigungen, Neoplasien, Entzündung und Mißbildungen können die zugrunde liegenden Krankheitsprozesse sein.

mark haben und nicht von anderen Symptomen begleitet sind, auf eine leichte Rükkenmarkerkrankung hin und auf eine gute Prognose, wenn die Krankheit reversibel ist. Propriozeptive Ausfälle werden von einer Parese gefolgt. Eine Parese deutet auf eine Beteiligung des motorischen Traktes hin und ist durch Schwäche gekennzeichnet. Außerdem können bei einer Parese Reflexveränderungen auftreten. Als nächstschweres Symptom entsteht eine Paralyse oder der totale Ausfall willkürlicher Bewegungen. Dies weist auf eine schwere Dysfunktion des Rückenmarks hin und ist mit Spinalreflexveränderungen verbunden. Das schwerste Symptom ist ein Verlust der Schmerzperzeption, der auf eine schwere bilaterale Dysfunktion des Rückenmarks hindeutet und ein ungünstiges prognostisches Zeichen ist. Viele Kliniker nehmen an, daß bei akuten Rückenmarkverletzungen eine fehlende Schmerzempfin-

Tabelle 17-11 Ätiologie von Rückenmarkerkrankungen

Fokal		Diffus	
Intramedullär	**Extramedullär**	**Intramedullär**	**Extramedullär**
Gefäßkrankheiten Fibrokartilaginöser Infarkt Trauma Neoplasie Astrozytom Oligodendrogliom	Neoplasie Meningeom Lymphosarkom Neurofibrom Knochentumoren Erkrankungen der Disci intervertebrales Trauma Infektionen Intradiskale Osteomyelitis Mißbildungen der Wirbel oder Gelenke Zervikale Spondylopathie Atlantoaxiale Luxation Hemivertebrae Spina bifida	Degeneration Myelopathie der Deutschen Schäferhunde Myelopathie der Afghanen Lysosomale Speicherkrankheiten Spinalmuskelatrophie der Brittany Spaniels Neoplasie Entzündungen/Infektionen FIP Hundestaupe Toxoplasmose Mykosen Mißbildungen Spinale Dysraphie	Entzündungen / Infektionen FIP Hundestaupe Systemmykosen Meningitis Trauma

dung für mehr als 48 Stunden eine totale, irreversible Rückenmarkdysfunktion anzeigt. Hat das Tier eine therapierbare Erkrankung, deutet ein propriozeptiver Ausfall auf eine leichte Dysfunktion und eine reversible Läsion hin, die mit einer kurzen Erholungsdauer verbunden ist; eine Parese bedeutet eine mittelgradige Dysfunktion und ist eine reversible Läsion, die mit einer mäßig langen Erholungsdauer verbunden ist. Eine Paralyse bedeutet eine mäßige bis schwere Rückenmarkdysfunktion und ist eine reversible Läsion, die durch eine prolongierte Erholungsdauer gekennzeichnet ist. Fehlende Schmerzperzeption deutet auf eine bilaterale Zerstörung des Rückenmarks hin und ist eine irreversible Läsion mit infauster Prognose.

Ein anderer Faktor, der bei der Prognose einer Rückenmarkerkrankung zu berücksichtigen ist, ist die Tatsache, daß Verletzungen der grauen Substanz in der Regel länger bestehen als Verletzungen der weißen Substanz. Verletzungen der weißen Substanz reflektieren häufiger eine Demyelinisierung als eine Durchtrennung der Axone. Läsionen der grauen Substanz bedeuten im allgemeinen einen Ausfall von Neuronen mit irreversibler Dysfunktion. Bei fokalen Rückenmarkerkrankungen deutet das Vorhandensein von LMN-Zeichen eine schlechtere Prognose an als der gleiche Grad klinischer Symptome bei einer reinen UMN-Läsion.

– *Therapiegrundsätze*

Unabhängig von der Ursache der Rückenmarkverletzung und ihrer Reversibilität, wird das langfristige Ergebnis häufig durch pflegerische Maßnahmen bestimmt. Tiere mit Rückenmarkerkrankungen haben eine hohe Inzidenz von Kot- und Harnverhaltung. Die Retention von Faeces führt zu Konstipation oder Obstipation. Tiere, die nicht aufstehen können, müssen beobachtet werden, damit sicher gesagt werden kann, ob sie Kot absetzen. Erkrankungen des Harntraktes sind komplizierter. Tiere mit Rückenmarkerkrankungen zeigen entweder eine Unfähigkeit, den Harn zu retinieren oder ihn abzusetzen, abhängig von der Lokalisation der Erkrankung. Wenn das Tier den Harn nicht zurückhalten kann, besteht ein ständiges Harnträufeln, wodurch die betroffenen Hautbezirke ständig stark gereizt werden. Wegen der fehlenden Sphinkterfunktion ist das Tier auch häufig an Zystitis erkrankt und hat möglicherweise auch eine Pyelonephritis. Die Harnretention kann zu einer Überdehnung der Blase und einer permanenten Blasendysfunktion führen, die auch dann noch besteht, wenn sich die Rückenmarkfunktion verbessert hat. Bei diesen Tieren muß die Blase entweder durch Ausdrücken oder durch sterile, intermittierende Katheterisierung entleert werden. Alle Tiere, die nicht aufstehen können, müssen sorgfältig gepflegt werden, um Dekubitalulzera zu vermeiden; sie sollten häufig gebadet werden, um Hautschädigungen durch Harn und Kot zu verhindern und mit physikalischer Therapie behandelt werden, um eine Atrophie der Muskulatur zu vermeiden.

– *Diagnostische Prinzipien*

Die wichtigste diagnostische Methode bei Rückenmarkerkrankungen ist die Röntgenuntersuchung. Das Rückenmark ist vollkommen von knöchernen Strukturen, den Rückenwirbeln, umschlossen. Die Wirbel haben multiple Gelenke und spezielle unterstützende Strukturen (Zwischenwirbelscheiben), die für Verletzungen anfällig sind. Die meisten Fälle einer Rückenmarkdysfunktion in der Veterinärmedizin entstehen in Verbindung mit kompressiven Verletzungen durch die Rückenwirbel oder ihre unterstützenden Strukturen. Die Röntgenuntersuchung ist die erste und wichtigste diagnostische Hilfe bei Erkrankungen der Rückenwirbel. Die Liquoruntersuchung ist zur Diagnose von entzündlichen oder neoplastischen Erkrankungen essentiell.
Eine weitere diagnostische Hilfe bei Rückenmarkerkrankungen ist die Elektromyographie. Obwohl einige Tierärzte das EMG zur Diagnose von Rückenmarkerkrankungen für sehr wertvoll halten, ist es nach Erfahrung des Autors bei fokalen Rükkenmarkerkrankungen nur von begrenztem Wert, bei diffusen Rückenmarkerkrankungen und Erkrankungen der motorischen Einheiten jedoch unerläßlich.

– *Klinische Symptome*

Die klinischen Symptome bei Rückenmarkerkrankungen umfassen Schwäche, Schmerzen, Ataxie, Verlust der propriozeptiven Funktion und Harn- oder Darminkontinenz.
Die Angabe, welche Extremitäten von der Erkrankung betroffen sind, und die Reflexveränderungen in diesen Extremitäten ermöglichen eine weitere Lokalisation der Erkrankung.

Pathologisch-anatomische Lokalisation der Symptome

1. Verletzungen des Zervikalmarks können eine Tetraparese (Schwäche in allen vier Extremitäten) oder Hemiparese (Schwäche in einer Vorder- und einer Hintergliedmaße auf derselben Seite wie die Rückenmarkverletzung) verursachen (s. Abb. 17-9 und 17-10).

A. Kaudales Zervikalmark: Wenn sich die Verletzung im kaudalen Zervikalmark befindet, hat das Tier LMN-Reflexveränderungen in einer Vordergliedmaße und kann ein Horner-Syndrom im ipsilateralen Auge aufweisen.

B. Kraniales Zervikalmark: Wenn sich die Verletzung im kranialen Zervikalmark befindet, sollte das Tier UMN-Symptome sowohl in den Vorder- als auch in den Hintergliedmaßen zeigen.

2. Tiere mit Erkrankungen des Thorakolumbalmarks lassen entweder eine kaudale Parese (Schwäche beider Hintergliedmaßen) oder Monoparese (Schwäche einer Hintergliedmaße) erkennen (s. Abb. 17-11 und 17-12).

A. Erkrankungen des Thorakal- und kranialen Lumbalmarks zeigen sich mit UMN-Zeichen in den betroffenen Extremitäten.

B. Erkrankungen des Lumbosakralmarks stellen sich mit den Symptomen einer LMN-Erkrankung in den betroffenen Gliedmaßen dar.

C. Andere Symptome, die häufig bei Erkrankungen des Thorakal- und Lumbalmarks beobachtet werden, sind: Harn- und Darminkontinenz und verminderte Funktion des Schwanzes. Wenn sich die Läsion im Thorakal- oder kranialen Lumbalmark befindet, ist die Inkontinenz mit einem normalen Analreflex verbunden. Ist die Erkrankung im kaudalen Lumbal- oder Sakralmark lokalisiert, ist die Inkontinenz mit Verlust des Analtonus und -reflexes verbunden.

• Fokale Verletzungen des Rückenmarks

– *Fehlbildungen der Wirbel*

1. Fehlbildungen der Wirbel sind Hemivertebrae, Spina bifida und atlantoaxiale Mißbildungen mit Subluxationen.

2. Sie treten im allgemeinen bei jungen Tieren auf, häufig bei Zwerghunden und Manxkatzen. Die klinischen Symptome sind typisch für eine langsam fortschreitende, fokale neurologische Erkrankung.

A. Atlantoaxiale Luxation, UMN-Tetraparese; meist symmetrisch; kann akut einsetzen.

B. Die Spina bifida betrifft häufig das Kreuzbein, die klinischen Symptome sind meist Harn- und Darminkontinenz.

C. Hemivertebrae können an jeder Stelle der Wirbelsäule vorkommen, am häufigsten sind die Thorakal- oder Lumbalwirbel betroffen (meist kaudale UMN-Parese).

3. Die Diagnose basiert auf der röntgenologischen Untersuchung der Wirbelmißbildung.

A. Myelographische Untersuchungen sind häufig erforderlich, um zu bestätigen, daß die Wirbelmißbildung mit klinischen Symptomen assoziiert ist.

B. Bei älteren Tieren ohne anamnestische Hinweise auf eine neurologische Erkrankung ist der Befund einer Wirbelmißbildung meist zufällig und nicht mit klinischen Symptomen verbunden.

4. Therapie

A. Wenn es röntgenologische Beweise gibt, daß die Läsion die Ursache der neurologischen Erkrankung ist, besteht die Therapie in einer chirurgischen Dekompression und Stabilisierung.

B. Kann eine Operation nicht durchgeführt werden, wird eine Behandlung mit Corticosteroiden empfohlen.

5. Die Prognose ist abhängig von der Reaktion auf den chirurgischen Eingriff und davon, wie lange die Symptome vor der Diagnosestellung schon bestanden haben.

– *Erkrankungen der Zwischenwirbelscheiben (Disci intervertebrales)*

1. Erkrankungen der zervikalen Zwischenwirbelscheiben

A. Klinisches Bild

1) Die vorherrschenden Symptome sind meist Nackenschmerzen und Parese.

2) Betrifft im allgemeinen adipöse, chondrodystrophische Tiere mittleren Alters (Beagle, Dackel, Pudel).

3) Betrifft gelegentlich ausgewachsene Hunde großwüchsiger Rassen mit einer Instabilität der Halswirbelsäule.

4) Aus dem Vorbericht ergibt sich meist, daß die Erkrankung akut eingesetzt hat und die Symptome u. U. stärker und wieder schwächer werden.

B. Zur Diagnosestellung ist eine Röntgenuntersuchung erforderlich; eine Myelographie kann erforderlich sein, um die Läsion zu lokalisieren.

C. Therapie

1) Die nichtchirurgische Therapie besteht in Boxenruhe und entzündungshemmenden Pharmaka. Diese Therapie ist für Hunde reserviert, die Schmerzen haben, bei denen aber keine Anzeichen für eine Paralyse oder Parese bestehen.

2) Die chirurgische Therapie besteht in einer Dekompression und ist im allgemeinen bei Tieren mit Parese oder Paralyse indiziert.

D. Prognose: Bei schnellem Therapiebeginn ist die Prognose meist gut.

2. Erkrankungen der thorakolumbalen Zwischenwirbelscheiben

A. Klinisches Bild

1) Das häufigste Symptom ist eine Schwäche der Hintergliedmaßen, mit oder ohne Schmerzen.

2) Betrifft im allgemeinen Hunde chondrodystrophischer Rassen mittleren Alters oder kleinwüchsige Hunde (Dackel, Pekinese, Lhasa Apso, Pudel).

3) Die initialen Beschwerden umfassen meist eine Weigerung, Treppen auf- und abzusteigen, Schmerzen beim Hochgehobenwerden und Schwäche oder Paralyse.

4) Der Vorbericht ergibt im allgemeinen, daß die Symptome ziemlich schnell eingesetzt haben; die Symptome können bei langsamem Diskusvorfall stärker und wieder schwächer werden.

B. Zur Diagnosestellung ist eine Röntgenuntersuchung erforderlich; es kann eine Myelographie erforderlich sein, um die Lokalisation der Läsion zu bestätigen.

C. Die Behandlung besteht in einer konservativen Therapie bei Tieren ohne Anzeichen einer Paralyse und einer chirurgischen Therapie für solche mit Paralyse.

D. Die Prognose ist abhängig von der Schwere der Erkrankung und der Dauer der Symptome vor Beginn der Therapie. Tiere mit Paralyse haben eine schlechtere Prognose als solche mit Schmerzen und einem anomalen Gang. Tiere ohne Tiefensensibilität haben eine zweifelhafte bis ungünstige Prognose, der Funktionsverlust kann dauerhaft sein.

– *Zervikale Subluxation und Spondylolisthesis*

1. Auch bekannt als Instabilität der Halswirbelsäule oder Wobbler-Syndrom.
2. Die Krankheit betrifft Hunde großwüchsiger Rassen und wird in zwei Altersklassen beobachtet: Tiere, die jünger als 18 Monate sind (Doggen), und Tiere mittleren Alters oder ältere Tiere von 4 bis 6 Jahren (Dobermannpinscher, Rottweiler, Mastiff).
3. Die Läsion ist durch eine Gelenkmißbildung der Halswirbel und eine damit verbundene Wirbelmißbildung verursacht. Die Veränderungen umfassen:
   A. Wirbelmißbildungen mit einem stenotischen Wirbelkanal
   B. Instabilitäten der Halswirbelsäule durch Fehlbildungen der Processus articulares mit sekundärer Wirbeldegeneration
   C. Subluxation der Wirbel bei Bewegung des Nackens durch Fehlbildungen der Processus articulares
   D. Degeneration und Vorfall der Disci intervertebrales
   E. Hypertrophie der Ligamenta mit Kompression des Rückenmarks
4. Klinisches Bild
   A. Langsam progressive, meist symmetrische Ataxie, wobei die Hintergliedmaßen meist schlimmer betroffen sind als die Vordergliedmaßen.
   B. Die klinischen Symptome spiegeln meist eine UMN-Erkrankung der Hintergliedmaßen wider.
   C. Es kann eine LMN-Beteiligung der Vordergliedmaßen bestehen, besonders des N. musculocutaneus.
5. Diagnose
   A. Eine Röntgenuntersuchung ist erforderlich.
   B. Im allgemeinen ist auch eine Myeolographie notwendig, um zu bestätigen, daß die Rückenmarkverletzung durch die Gelenkmißbildung verursacht ist. Eine Operation sollte erst vorgenommen werden, nachdem ein Myelogramm erstellt worden ist. Bei den meisten Tieren werden Aufnahmen mit gebeugtem und mit gestrecktem Hals erforderlich sein.
6. Therapie
   A. Zur Zeit besteht die Therapie in erster Linie in einer Immobilisierung des Nackens, in Ruhe und Corticosteroidgabe. Dies ist nur eine symptomatische, palliative Behandlung.
   B. Der chirurgische Erfolg ist in den meisten Fällen begrenzt.
7. Die Langzeitprognose bei diesen Tieren ist zweifelhaft, mit konservativer Therapie kann es ihnen aber über Jahre gutgehen. In bestimmten Fällen kann eine Operation von großem Nutzen sein.

– *Vaskuläre Erkrankungen des Rückenmarks*

Vaskuläre Erkrankungen des Rückenmarks können bei jeder Tierart auftreten. Sie sind durch akuten Beginn einer fokalen neurologischen Erkrankung gekennzeichnet.

Häufig gibt es keine anamnestischen Hinweise auf Rücken- oder Nackenschmerzen. Die Ursachen umfassen Koagulopathien, Hypothyreose und fibrokartilaginöse Infarkte bei Hunden und Lymphosarkome sowie fibrokartilaginöse Infarkte bei Katzen. Fibrokartilaginöse Infarkte werden hier diskutiert, weil sie für das Syndrom charakteristisch sind.

1. Klinisches Bild
   A. Der Vorbericht gibt Hinweise auf eine perakute Tetraparese oder kaudale Parese.
   B. Häufig bestehen LMN-Zeichen der Extremitäten, besonders bei sehr großwüchsigen Rassen.
   C. Bei einer zervikalen Infarzierung wird häufig ein ipsilaterales Horner-Syndrom festgestellt.
   D. Die betroffenen Tiere scheinen meist keine Schmerzen zu haben.
2. Diagnostisches Vorgehen
   A. Ausschlußdiagnose
   B. Bei der Röntgenuntersuchung gibt es keine besonderen Befunde.
   C. Die Liquoranalyse ergibt leicht erhöhte Proteinspiegel.
   D. Die Ergebnisse der Myelographie sind meist normal, obwohl eine intramedulläre Schwellung der Wirbelsäule in Höhe der Infarzierung bestehen kann.
3. Therapie: Die Behandlung besteht in physikalischer Therapie und Langzeitapplikation von Corticosteroiden.
4. Die Prognose ist zweifelhaft bei Tieren, die LMN-Symptome der Gliedmaßen zeigen. Wenn nur UMN-Symptome der Gliedmaßen vorhanden sind, ist die Prognose günstig bis gut.

– *Tumoren*

1. Klinisches Bild
   A. Hunde
      1) Betrifft im allgemeinen Hunde mittleren Alters oder ältere Hunde.
      2) Extramedulläre Tumoren
         a) Langsame Progression
         b) Asymmetrische Ataxie und Schwäche
         c) Häufig schmerzhaft
      3) Intramedulläre Tumoren
         a) Schnelle Progression
         b) Nicht schmerzhaft
         c) Initial asymmetrisch, mit fortschreitender Progression symmetrisch.
   B. Katzen
      1) Betrifft meist 2 bis 3 Jahre alte Katzen.
      2) Ein Lymphosarkom ist der häufigste Tumor des Rückenmarks.
         a) Variables Einsetzen der kaudalen Parese
         b) Anfänglich kann nach einer Erkrankung der Nervenwurzeln eine Extremität betroffen sein. Es tritt eine LMN-Monoparese auf.
2. Diagnostisches Vorgehen
   A. Die Diagnose hängt von den Befunden der Myelographie und der Liquoranalyse ab.

B. Röntgenuntersuchung

1) Leeraufnahmen können bei Tieren mit metastatischen Tumoren Schädigungen des Knochens zeigen.

2) Bei Tieren mit Lymphosarkom und metastatischen Tumoren werden häufig sublumbale Raumforderungen beobachtet.

3) In den meisten Fällen sind Myelogramme erforderlich.

C. Liquoranalyse

1) Erhöhter Druck (selten).

2) In einigen Fällen sind die Proteinwerte erhöht.

3. Therapie

A. Die Therapie bei extramedullären Tumoren besteht in der chirurgischen Entfernung. Da sie meist nur partiell exzidiert werden können, ist nach der Operation eine Strahlentherapie indiziert.

B. Bei intramedullären Tumoren kann eine Strahlentherapie und/oder Chemotherapie zu einer zeitweiligen klinischen Besserung führen.

4. Die Prognose ist bei allen Rückenmarktumoren zweifelhaft, jedoch können Tiere mit extramedullären Tumoren, die chirurgisch exzidiert werden, eine monatelang klinische Besserung zeigen.

– *Intradiskale Osteomyelitis (Diskospondylitis)*

1. Es handelt sich um eine bakterielle oder mykotische Infektion einer Zwischenwirbelscheibe und der angrenzenden Wirbelkörper. Dieser Zustand ist bei Katzen selten. Wenn er auftritt, wird er in derselben Weise wie beim Hund beurteilt.

2. Klinisches Bild

A. Schmerz ist durch eine Entzündung des Periosts, der Nervenwurzeln und der Meningen das häufigste Symptom.

B. Eine Parese oder Paralyse kann als Ergebnis einer Knochenproliferation oder pathologischer Frakturen der Wirbel auftreten.

C. Fieber, Depression und andere Symptome systemischer Erkrankungen können vorhanden sein.

D. Wenn die Erkrankung durch Infektionen mit *Brucella canis* verursacht ist, gibt es anamnestische Hinweise auf Orchitis bei männlichen Tieren oder Sterilität und Aborte bei weiblichen Tieren.

3. Diagnostisches Vorgehen

A. Röntgenaufnahmen der Wirbelsäule zeigen eine Lyse und damit verbundene Proliferation der knöchernen Endplatten der Wirbel.

B. Es können mehrere Zwischenwirbelräume beteiligt sein.

4. Mikrobiologische Untersuchung

A. Bei Hunden mit intradiskaler Osteomyelitis sollten routinemäßig Blut- und Urinkulturen angelegt werden.

B. Ist eine chirurgische Therapie indiziert, wird von der Läsion ebenfalls eine Kultur angelegt.

C. Serologische Untersuchung auf *B. canis.*

D. Liquorpunktionen sind meist von geringem Nutzen.

5. Therapie

A. Bei Tieren ohne Parese ist nur eine Antibiotikatherapie erforderlich.

B. Bei Tieren mit Parese muß eine chirurgische Dekompression erwogen werden, an die sich eine Therapie mit geeigneten Antibiotika anschließt.
6. Die Prognose ist günstig bis gut bei Hunden, bei denen eine frühzeitige Diagnose gestellt und eine angemessene Behandlung durchgeführt worden ist.

– *Traumatische Schäden*

Verletzungen des Rückenmarks werden in einem eigenen Abschnitt über Schädel- und Wirbelsäulentrauma diskutiert (s. S. 681).

• Diffuse Wirbelsäulenerkrankungen

– *Entzündungen*

1. Allgemeine Prinzipien
   A. Entzündliche Erkrankungen verursachen multifokale ZNS-Symptome.
   B. Entzündliche Prozesse können die Meningen und Dorsalwurzeln betreffen und Schmerzen verursachen.
   C. Die graue Substanz und die Ventralwurzeln können betroffen sein und eine LMN-Dysfunktion verursachen, ebenso wie die weiße Substanz, woraus eine UMN-Dysfunktion resultiert. Häufig betreffen Entzündungen das Gehirn ebenso wie das Rückenmark.
2. Klinisches Bild
   A. Schneller Beginn einer multifokalen neurologischen Erkrankung
   B. Können bei Tieren jeden Alters beobachtet werden.
   C. Die Erkrankungen sind progredient.
   D. Die Symptome treten meist asymmetrisch auf.
3. Differentialdiagnosen
   A. Hunde
      1) Hundestaupe
      2) Systemische Pilzinfektionen
      3) Toxoplasmose und *Neosporum-caninum*-Infektion
      4) Granulomatöse Meningoenzephalitis
      5) Wandernde Parasiten
   B. Katzen
      1) FIP
      2) Toxoplasmose
      3) Systemische Pilzinfektionen
      4) Wandernde Parasiten
4. Diagnostisches Vorgehen
   A. Augenuntersuchung
      1) Bei allen entzündlichen Erkrankungen kann eine Chorioretinitis auftreten.
      2) Kornea-Präzipitate können bei Tieren mit FIP beobachtet werden.
      3) Granulomatöse Uveitis
         a) Mykosen

b) Erkrankungen durch Protozoen

B. Liquoranalyse: Es können Erhöhungen des Liquordruckes (selten) und des Protein- und Zellgehaltes beobachtet werden.

1) Protein

a) Die stärksten Erhöhungen können bei an FIP erkrankten Katzen und bei granulomatösen Erkrankungen bei Hunden beobachtet werden.

b) Die geringsten Erhöhungen treten bei Hundestaupe auf.

2) Zellen

a) Gemischte Neutrophile und Lymphozyten werden bei FIP-Fällen festgestellt.

b) Eosinophile können bei Tieren mit Mykosen und Parasitosen vorhanden sein.

c) Bei Hundestaupe gibt es diesbezüglich häufig keine besonderen Befunde.

C. Normale Befunde auf Röntgenaufnahmen.

D. Serologische Tests auf Mykosen und Erkrankungen durch Protozoen, Rickettsien und Viren.

E. Infektionen mit Bakterien müssen durch zytologische und kulturelle Untersuchung von Liquor ausgeschlossen werden.

5. Therapie

A. Wenn die Erkrankung durch Bakterien verursacht ist, wird mit Antibiotika behandelt.

B. Mykosen werden mit Amphotericin B und Ketokonazol behandelt.

C. Toxplasmose kann mit Sulfonamiden und Folsäurehemmern (Pyrimethamin) behandelt werden.

6. Die Prognosen für alle nichtbakteriellen entzündlichen Erkrankungen des ZNS sind zweifelhaft bis infaust.

– *Degenerative Prozesse*

1. Degenerative Myelopathie älterer Hunde

A. Eine langsam progressive Erkrankung der myelinisierten Fasern bei älteren Hunden großwüchsiger Rassen, besonders beim Deutschen Schäferhund.

B. Klinisches Bild

1) Das Hauptsymptom ist Ataxie, die sich zu Schwäche entwickelt.

2) Die Patienten scheinen selten Schmerzen zu haben.

3) Die betroffenen Tiere zeigen in der Regel keine Darm- und Harninkontinenz.

4) Die Patienten haben einen schwachen oder fehlenden Patellarreflex (ein Symptom einer LMN-Dysfunktion) mit positivem Streckreflex (ein Symptom einer UMN-Dysfunktion) in derselben Gliedmaße.

5) Die Besitzer denken häufig, daß das Tier an Hüftgelenkdysplasie leidet.

C. Diagnostische Überlegungen

1) Ausschlußdiagnose

2) Keine besonderen Befunde bei Röntgenuntersuchungen, einschließlich Myelographie

3) Normale Liquorbefunde

4) Normale EMG-Befunde

5) Normale Befunde bei der Augenuntersuchung

D. Therapie: Für diesen Zustand hat sich keine Therapie als wirksam erwiesen. Die Wirkung einer Multivitamintherapie und von Aminocapronsäure wird zur Zeit untersucht.

E. Prognose

1) Eine langsam progressive, unheilbare Erkrankung.

2) Die betroffenen Tiere können noch für Wochen und Monate umgängliche Hausgenossen sein.

2. Demyelinisierende Myelopathie der Afghanen

A. Eine offensichtlich erbliche, progressive und letale demyelinisierende Erkrankung, die junge Afghanen betrifft.

B. Klinisches Bild

1) Die schnelle Progression der Ataxie führt zur Paralyse der Hintergliedmaßen bei jungen reinrassigen Afghanen.

2) Die Vordergliedmaßen sind bei fortschreitender Progression der Erkrankung ebenfalls betroffen.

3) Wird meist bei Tieren im Alter von 2 bis 3 Monaten beobachtet.

4) Die Tiere sterben an Atemlähmung.

C. Diagnostische Überlegungen

1) Ausschlußdiagnose

2) Alle diagnostischen Tests sind o. b. B.

D. Therapie: unbekannt.

E. Prognose: infaust.

3. Lysosomale Speicherkrankheiten

A. Autosomal-rezessive degenerative Erbkrankheit, die sowohl Hunde als auch Katzen betrifft.

B. Klinisches Bild

1) Progressive multifokale Erkrankung junger reinrassiger Tiere.

2) Alle Teile des ZNS können involviert sein; die betroffenen Tiere können jede Kombination von Symptomen zeigen einschließlich:

a) Ataxie

b) Wesensveränderungen

c) Harninkontinenz

d) Paralyse

3) Die Erkrankung verläuft immer letal.

C. Diagnostisches Vorgehen

1) Im allgemeinen ergeben die Labortests normale Befunde.

2) Bei einigen Erkrankungen können die Speicherprodukte in Leukozyten und bei einer Haut- und Leberbiopsie entdeckt werden.

3) Die Diagnose wird durch die Sektion bestätigt.

D. Therapie: Zur Zeit gibt es keine Therapie.

E. Prognose: infaust.

Erkrankungen des Hirnstammes

1. Krankheitsprozesse, die den Hirnstamm betreffen, können verschiedene Symptome verursachen (Abb. 17-13).
   A. Hirnnervenausfälle
      1) Die Hirnnerven III bis XII entspringen aus dem Hirnstamm.
      2) Meist sind bei Hirnstammläsionen mehrere Nerven involviert.
   B. Vestibuläre Symptome
   C. Ataxie
      1) Durch Involvierung der propriozeptiven Nervenbahnen
      2) Durch vestibuläre Beteiligung
   D. Schwäche durch Verletzungen der motorischen Nervenbahnen
   E. Bewußtseinsstörungen durch Verletzungen des aufsteigenden retikulären aktivierenden Systems (ARAS)
   F. Bei schweren Verletzungen:
      1) Veränderungen von Herzfrequenz und -rhythmus
      2) Veränderte Atmung
   G. Hauptstörungen, die den Hirnstamm betreffen können, und einheitliche Merkmale einer Hirnstammerkrankung

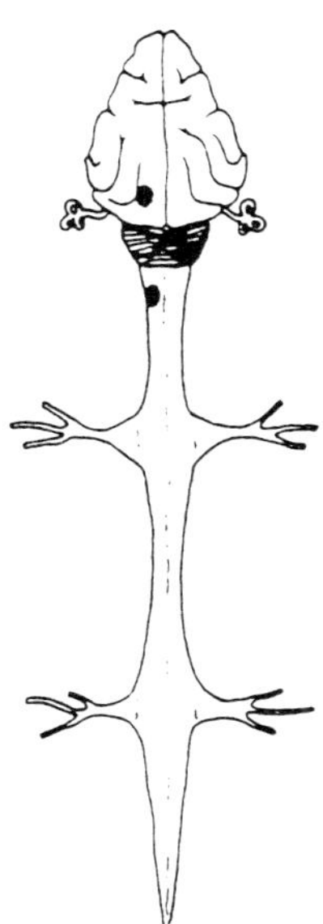

Abb. 17-13 Erkrankungen des Hirnstammes können zu Gangabweichungen mit kombinierter Ataxie und Schwäche führen. Die Begleitsymptome sind vestibuläre Dysfunktion, Trübungen des Sensoriums und Hirnnervensymptome. Bei fokalen Erkrankungen können die Ursachen Tumoren, Trauma oder Gefäßerkrankungen sein. Diffuse Erkrankungen können durch Entzündungen, wie FIP, Hundestaupe, Toxoplasmose, systemische Mykosen oder granulomatöse Meningoenzephalitis, oder durch degenerative Prozesse, wie lysosomale Speicherkrankheiten und Thiaminmangel, verursacht sein.

1) Vestibuläre Symptome
   a) Pathologischer positionaler Nystagmus
   b) Anomales „Puppenauge“ (doll’s eye)
   c) Kreisbewegungen
   d) Kopfschiefhaltung
   e) Ataxie
2) Andere neurologische Hirnnervensymptome
   a) Strabismus
   b) Anomalien der Hirnnerven V, VI, VII, IX, X und XII
   c) Parese oder Paralyse der Extremitäten mit UMN-Reflexveränderungen
   d) Propriozeptive Ausfälle in den Extremitäten

2. Erkrankungen, die den Hirnstamm betreffen, können in zwei Hauptgruppen eingeteilt werden: fokale und diffuse.

- **Fokale Hirnstammerkrankungen**

– *Tumoren*

1. Klinisches Bild
   A. Werden am häufigsten bei Hunden mittleren Alters und bei älteren Hunden gesehen.
   B. Die vestibulären Symptome setzen akut ein; die anderen Symptome zeigen eine langsame Progredienz.
   C. Später kann eine Parese hinzukommen.
2. Differentialdiagnose
   A. Katzen
      1) Meningeom
      2) Lymphosarkom
      3) Knochentumoren
   B. Hunde
      1) Tumoren des Plexus chorioideus
      2) Meningeome
      3) Retikulose (primäres ZNS-Lymphom)
      4) Astrozytom
      5) Oligodendrogliom
      6) Metastatische Tumoren
3. Klinischer Verlauf
   A. Langsame, anhaltende Störung mit Progression der Hirnnervenausfälle und Parese.
   B. Die späten Krankheitsstadien sind häufig durch Stupor oder Koma charakterisiert.
   C. Die Erkrankung kann anfänglich auf Steroide ansprechen.
   D. Der Tod kann durch plötzliche Atemlähmung eintreten.
4. Diagnostisches Vorgehen
   A. Eine Liquorpunktion ist die Methode der Wahl.
      1) Erhöhter Druck

2) Erhöhte Proteinspiegel, besonders bei Tieren mit Tumoren des Plexus chorioideus und Retikulose, wobei bei der letzten hauptsächlich Globulin vorhanden ist.

3) Es können bei Retikulose erhöhte Leukozytenzahlen (Lymphozyten und Makrophagen) beobachtet werden.

4) Polymorphkernige neutrophile Lymphozyten können bei Meningeomen beobachtet werden, wenn eine Nekrose vorliegt.

B. Röntgenaufnahmen des Schädels können wertvoll sein, wenn Meningeome oder Knochentumoren vorhanden sind.

C. Bei der Augenuntersuchung kann sich bei Tieren mit Retikulose oder Astrozytom eine Läsion des N. opticus zeigen.

D. Durch eine Computer- oder Magnetresonanztomographie kann das Vorhandensein einer Raumforderung bestätigt und in einigen Fällen eine Biopsie ermöglicht werden.

5. Therapie

A. Eine palliative Therapie ist zur Zeit die Basistherapie.

B. Corticosteroide

1) Verringern das Ödem

2) Reduzieren den intrakranialen Druck

C. Eine Strahlentherapie verkleinert den Tumor und bessert die Symptome.

D. Eine Chemotherapie kann in Fällen von Retikulose oder felinem Lymphosarkom günstig sein.

6. Prognose: infaust. Die Therapie kann zu einer zufriedenstellenden Besserung für wenige Wochen oder Monate führen. Plötzliche Verringerung der Corticosteroiddosis kann ein Ödem mit Todesfolge auslösen.

– *Gefäßkrankheiten*

1. Klinisches Bild

A. Akuter Beginn schwerer Hirnstammsymptome.

B. Die Symptome stabilisieren sich schnell und bessern sich langsam.

C. Häufig mit einer systemischen Gerinnungsstörung, Sepsis oder anderen systemischen Stoffwechselerkrankungen verbunden, besonders mit disseminierter intravasaler Gerinnung (DIC).

D. Kann bei Hunden jeden Alters beobachtet werden, ist aber selten bei Katzen.

2. Diagnostisches Vorgehen

A. Ausschlußdiagnose

B. Die Liquoranalyse kann ohne besondere Befunde sein.

C. Manchmal werden Liquorveränderungen beobachtet.

1) Erhöhtes Protein (leicht erhöht)

2) Erhöhte Zellzahl

3) Nichteitrige Entzündung und Erythrophagozytose

D. Bei einer Computer- oder Magnetresonanztomographie zeigt sich ein Gebiet, das weniger durchblutet wird, wenn eine Thrombozytose vorhanden ist.

3. Therapie

A. Corticosteroide gegen das Ödem und die Entzündung.

B. Behandlung der systemischen Grundkrankheit.
4. Prognose: günstig bis gut, wenn die Erkrankung idiopathisch ist. In anderen Fällen hängt die Prognose von der Grundkrankheit ab.

– *Gehirnabszeß*

Gehirnabszesse sind herdförmige Ansammlungen von Eiter im ZNS mit den klinischen Symptomen einer Raumforderung und schneller Progression. Sie sind bei allen Tierarten beobachtet worden.
1. Klinisches Bild
A. Schneller Beginn einer fokalen neurologischen Erkrankung. Die Symptome richten sich danach, welcher Teil des Nervensystems betroffen ist.
B. Aus dem Vorbericht kann sich ergeben, daß respiratorische oder orale Infektionen bestanden haben.
C. Häufig ist eine Mittelohrinfektion vorausgegangen.
D. Diese Zustände zeigen im allgemeinen eine schnelle Progression.
2. Diagnose
A. Fokale ZNS-Erkrankung mit schneller Progression, die in enger Verbindung mit vorhergehenden Erkrankungen steht.
B. Liquoranalyse
1) Erhöhter Proteingehalt
2) Erhöhte Zellzahl: meist polymorphkernige neutrophile Lymphozyten.
C. Die Computer- oder Magnetresonanztomographie kann das Vorhandensein einer Raumforderung bestätigen.
3. Therapie
A. Hochdosierte Antibiotikatherapie
B. Bei Kleintieren kann eine chirurgische Drainage möglich werden.
4. Prognose: infaust.

– *Trauma*

1. Klinisches Bild
A. Akuter Beginn vestibulärer Symptome, die mit einem Trauma in Verbindung stehen.
B. Ist der Hirnstamm betroffen, ist die Verletzung meist ziemlich schwer und die Prognose zweifelhaft.
2. Diagnostisches Vorgehen
A. Röntgenaufnahmen des Schädels werden erstellt, um die Fraktur(en) auszuschließen oder zu bestätigen.
B. Eine Liquorpunktion ist meist nicht erforderlich und kann dem posttraumatischen Patienten schaden.
3. Therapie
A. Ruhe und unterstützende Maßnahmen.
B. Eine Sedation kann erforderlich sein, um Automutilationen zu verhindern.
C. Corticosteroide
4. Die Prognose ist bei jedem Tier, das ein Hirnstammtrauma erlitten hat, zweifelhaft.

- **Diffuse Hirnstammerkrankungen**

– *Entzündungen*

1. Klinisches Bild
   A. Subakuter Beginn multifokaler Erkrankungen des Nervensystems
   B. Die Symptome sind meist progressiv, zeigen aber keine systematische Progredienz.
2. Differentialdiagnosen
   A. Katzen
      1) FIP
      2) Toxoplasmose
      3) Systemische Mykosen, besonders Kryptokokkose
      4) Verirrte wandernde Parasiten
   B. Hunde
      1) Hundestaupe
      2) Granulomatöse Meningoenzephalitis
      3) Toxoplasmose/*Neosporum-caninum*-Infektion
      4) Systemische Mykosen
      5) Rocky Mountain spotted fever
      6) Verirrte wandernde Parasiten
3. Diagnostisches Vorgehen
   A. Liquorpunktion
      1) Erhöhungen der Leukozytenzahl
      2) Enzephalitis
         a) Bei Katzen wird die höchste Leukozytenzahl bei an FIP erkrankten Tieren beobachtet.
         b) Bei Hunden wird die höchste Leukozytenzahl bei solchen Tieren beobachtet, die an granulomatöser Meningoenzephalitis erkrankt sind.
         c) Mikroorganismen oder Eosinophile können bei Tieren mit Systemmykosen festgestellt werden.
         d) Die Proteinerhöhung ist bei Hundestaupe häufig minimal.
   B. Augenuntersuchung
      1) Chorioretinitis
         a) Mykose
         b) Toxoplasmose
         c) FIP
         d) Hundestaupe
      2) Präzipitate in der Kornea von Katzen mit FIP.
      3) Eine granulomatöse Uveitis tritt bei Mykosen auf.
   C. Serologische Tests mit Blut oder Liquor, wenn solche Tests verfügbar sind.
   D. Eine Computer- oder Magnetresonanztomographie kann jedes Granulom oder andere Raumforderungen identifizieren.
4. Therapie
   A. Allgemeine unterstützende Maßnahmen
   B. Mykosen: Amphotericin B und Ketokonazol
   C. Toxoplasmose: Sulfisoxazol und Folsäurehemmer; auf Zoonosencharakter achten.

– *Granulomatöse Meningoenzephalitis*

Die granulomatöse Meningoenzephalitis, eine ZNS-Erkrankung bei Hunden, ist mit einer ausgeprägten perivaskulären Proliferation der retikuloendothelialen Zellen verbunden. Sie ist auch bei Katzen beschrieben worden.

1. Klinisches Bild
   A. Kann in jedem Teil des ZNS auftreten, stellt sich als fokale oder multifokale Raumforderung dar.
   B. Als Prädilektionsstelle wurden Großhirn und Kleinhirnbrückenwinkel beschrieben.
   C. Lymphozyten, Plasmazellen und Neutrophile ohne mitotische Aktivität stellen die Hauptbestandteile der Läsion.
   D. Es besteht keine Rasse- oder Geschlechtsprädisposition; tritt bei Tieren, die älter als ein Jahr sind, auf.
   E. Die Symptome richten sich nach dem betroffenen Gebiet.
      1) Vorherrschend Großhirn- oder Kleinhirnsymptome
      2) Visuell (Neuritis optica)
2. Diagnose
   A. Liquoranalyse: erhöhte Zellzahl, vorherrschend mononukleäre Zellen
      1) Erhöhter Proteingehalt (leicht bis mäßig), besonders Globuline.
      2) Es können anaplastische retikuläre Zellen vorhanden sein.
   B. Durch eine Computer- oder Magnetresonanztomographie kann jede Raumforderung identifiziert werden.
3. Therapie: Die Erkrankung kann auf eine Steroid- oder Strahlentherapie ansprechen.
4. Prognose: ungünstig.

Störungen des Vestibularissystems

Das Vestibularissystem ist für die Aufrechterhaltung der Körperhaltung, Regulation des Muskeltonus und Korrektur der Körperhaltung zuständig. Es ist ebenfalls verantwortlich für die Kontrolle der unwillkürlichen Augenbewegungen und die korrigierenden Augenbewegungen bei Veränderungen der Kopfhaltung. Das Vestibularissystem umfaßt das Innenohr, den peripheren VIII. Hirnnerven, der das Innenohr mit dem Hirnstamm verbindet, die Vestibulärkerne im Hirnstamm und die zerebellären Kerne, welche die vestibulären motorischen Reaktionen koordinieren. Eine Schädigung eines dieser Teile verursacht vestibuläre Symptome, die sich hauptsächlich als Gleichgewichtsstörung manifestieren.

• Klinisches Bild

Tiere mit vestibulären Erkrankungen zeigen meist ähnliche Symptome, unabhängig von der Lokalisation des pathologischen Prozesses. Eine Aufzählung dieser klinischen Symptome folgt. Zusätzliche Symptome sind in dem Abschnitt über Gleichgewichtsstörungen aufgeführt.

– *Kreisbewegungen*

Tiere mit vestibulärer Dysfunktion laufen in engen Kreisen, meist in Richtung der betroffenen Seite.

– *Kopfschiefhaltung*

Eine vestibuläre Dysfunktion ruft eine Schiefhaltung des Kopfes hervor, wobei die betroffene Seite meist tiefer als die normale Seite gehalten wird.

– *Rollen oder Fallen*

Bei einer vestibulären Dysfunktion fallen die Tiere auf die betroffene Seite. Häufig können diese Tiere nach dem Fallen nicht anhalten, und sie rollen weiter.

– *Schwindel*

Tiere, die den Gleichgewichtssinn verloren haben, erscheinen als Resultat der vestibulären Dysfunktion orientierungslos, verwirrt, aufgeregt oder ruhelos.

– *Hypotonie der Gliedmaßen*

Tiere mit vestibulären Schädigungen zeigen einen verringerten Tonus der Streckmuskeln auf der Seite der Schädigung. Dies führt dazu, daß sie sich zu dieser Seite neigen und läßt diese Tiere schwach erscheinen.

– *Nystagmus*

Die betroffenen Tiere zeigen unwillkürliche, rhythmische, oszillierende Augenbewegungen, die aus einer Störung im Muskeltonus der extraokulären Muskeln in der Ruhe resultieren. Der Ruhetonus wird durch den Vestibularapparat bestimmt. Damit ist in den meisten klinischen Fällen der Nystagmus ein Symptom vestibulärer Dysfunktion. Ein Nystagmus wird klassifiziert nach der Richtung der Augenbewegung und der Zeit, während der der Nystagmus vorhanden ist.

- **Allgemeines diagnostisches Vorgehen**

Gleichgewichtsstörungen sind im allgemeinen ein Symptom einer vestibulären Dysfunktion. Der erste Schritt in Richtung Diagnose ist es, zu entscheiden, ob sich die Läsion im Innenohr, in peripheren Nerven, im Hirnstamm oder Kleinhirn befindet. Da die vestibulären Symptome unabhängig von der Lokalisation der Krankheit die gleichen sind, werden die zusätzlich bestehenden Symptome herangezogen, um die Läsion zu lokalisieren (Tabelle 17-12).
Nachdem die Schädigung lokalisiert ist, müssen geeignete diagnostische Methoden ausgewählt werden. Spezifische Tests für Tiere mit vestibulärer Dysfunktion sind:
1. ophthalmoskopische Untersuchung

Tabelle 17-12 Vestibuläre Erkrankungen

	Peripher		**Zentral**
Innenohr	**HN VIII**	**Hirnstamm**	**Kleinhirn**
Ausfall des HN VIII Horner-Syndrom	Keine anderen Symptome	Multiple Hirnnervenausfälle	Dysmetrie Tremor
Möglicherweise entzündete Membrana tympani	Horizontaler Nystagmus	Störungen des Sensoriums	Fehlender Reflex bei Bedrohung
Horizontaler Nystagmus		Reflexveränderungen – UMN	Positionaler vertikaler Nystagmus
		Ausfall der Propriozeption	Normale Stärke
		Positionaler vertikaler Nystagmus	Normale Reflexe

2. Röntgenaufnahmen des Schädels
3. Liquorpunktionen, wenn Schädigungen des Hirnstammes oder Zerebellums vermutet werden.
4. Computer- oder Magnetresonanztomographie, wenn Verdacht auf eine Raumforderung besteht.

- **Häufige Erkrankungen (periphere Lösungen), eingeteilt nach ihrer Lokalisation**

– *Innen- oder Mittelohr*

1. Infektionen des Innen- oder Mittelohrs (Tabellen 17-13 und 17-14, Abb. 17-14)
   A. Klinisches Bild
      1) Betrifft alle Tierarten in jedem Stadium.
      2) Langsame progressive Symptome
      3) Häufigste Vestibulariserkrankung bei Hunden
   B. Körperliche Untersuchung
      1) Anomalien des HN VII und ein Horner-Syndrom können vorhanden sein.
      2) Ansonsten gibt es bei der körperlichen Untersuchung keine besonderen Befunde.
   C. Diagnostisches Vorgehen
      1) Bei der otoskopischen Untersuchung ergeben sich anomale Befunde.
      2) Röntgenaufnahmen des Schädels können eine Läsion der Bulla tympanica zeigen.
   D. Therapie
      1) Systemische Antibiotika
      2) Es kann eine Operation erforderlich werden, wenn die Reaktion auf eine Antibiotikatherapie schwach ist.

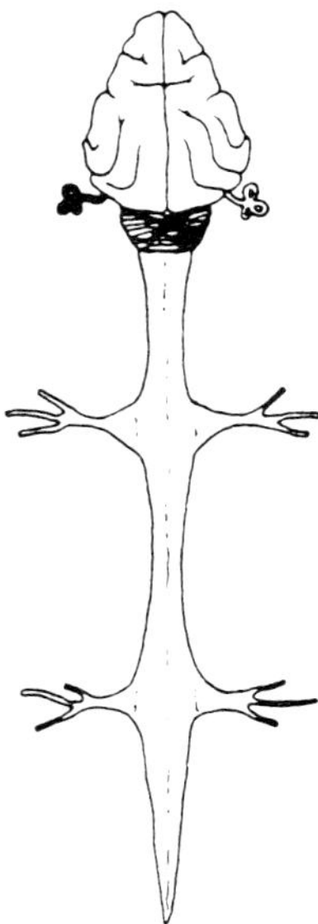

Abb. 17-14 Periphere vestibuläre Läsionen können Gangstörungen verursachen (nur Ataxie). Die Begleitsymptome sind Tortikollis, Nystagmus, Kreisbewegungen, Desorientiertheit, Fazialislähmung und Horner-Syndrom. Diese Läsionen können aus Infektionen resultieren (z. B. eitrige Otitis) oder aus einem Trauma, welches das Innenohr mit erfaßt, oder aus vestibulärer Neuronitis, Neoplasie oder metabolischen Neuropathien des Nervus vestibulocochlearis.

E. Prognose

1) Günstig, wenn die Erkrankung frühzeitig diagnostiziert wird. Es können Dauerschäden wie Kopfschiefhaltung und trockenes Auge zurückbleiben.

2) Wird die Erkrankung nicht behandelt, kann sich die Infektion auf den Hirnstamm ausbreiten und eine letale eitrige Enzephalitis verursachen.

2. Trauma des Innen- oder Mittelohrs: alle Tierarten jeden Alters, eine der häufigsten Folgen eines Schädeltraumas.

A. Vorbericht: erhebliches Trauma mit akutem Einsetzen der Symptome.

B. Körperliche Untersuchung: Die Symptome einer vestibulären Erkrankung können anfangs durch die zentrale Erkrankung maskiert sein; sie können in Erscheinung treten, wenn sich die Bewußtseinsstörung bessert.

C. Diagnostisches Vorgehen

1) Auf Röntgenaufnahmen des Schädels können Frakturen erkennbar sein.

2) Bei der otoskopischen Untersuchung kann sich eine Hämorrhagie im Innenohr zeigen.

D. Therapie

1) Erforderlichenfalls Sedativa (Phenothiazin-Tranquilizer oder Diazepam), um Automutilationen zu vermeiden

2) Steroide, niedrig dosiert

E. Die Prognose ist gut, wenn die Läsion eine isolierte Schädigung des VIII. Hirnnerven ist.

Tabelle 17-13 Erkrankungen des Vestibularissystems

(nach Baloh R. H., and Honrubia V.: Clinical Neurophysiology of the Vestibular System. Contemporary Neurology Series **18**, 1–230, F. A. Davis, Philadelphia 1979)

Ursache	Innenohr	VIII. Hirnnerv	Hirnstamm	Kleinhirn
Entzündung	Otitis interna	Idiopathische vestibuläre Erkrankung	Granulomatöse Meningoenzephalitis Systemmykosen Virusenzephalitis	Wie bei Hirnstamm
Gefäßerkrankungen			Durch Hypothyreose Durch Koagulopathien Spontane Blutung	Wie bei Hirnstamm
Neoplasie	Knochentumoren	Knochentumoren Meningeom Neurofibrom	Meningeom Neuroektodermale Tumoren	Wie bei Hirnstamm
Trauma	Knochenfrakturen Ruptur der Bulla tympanica Hämorrhagien	Frakturen	Kontusion	Kontusion
Stoffwechselstörungen		Endokrinopathien	Thiaminmangel	

3. Tumoren der Pars petrosa des Os temporale
   A. Klinisches Bild
      1) Langsam fortschreitende Erkrankung
      2) Betrifft ältere Hunde und Katzen
   B. Physikalische Untersuchung: Paralyse des VII. Hirnnerven und Horner-Syndrom nach Beginn der vestibulären Symptome.
   C. Diagnostisches Vorgehen: Die Röntgenbefunde am Schädel können normal sein.
   D. Mittels Computertomographie kann die Raumforderung identifiziert werden.
   E. Therapie
      1) Es gibt keine effektive Therapie.
      2) Ein operativer Eingriff kann versucht werden.
   F. Prognose: zweifelhaft bis infaust

– *Periphere Nerven*

1. Neoplasien (s. Tabellen 17-13 und 17-14, Abb. 17-14)
   A. Klinisches Bild: betrifft meist alte Tiere.
   B. Körperliche Untersuchung

Tabelle 17-14 Klinische Befunde bei vestibulären Erkrankungen

(nach Baloh R. H., and Honrubia V.: Clinical Neurophysiology of the Vestibular System. Contemporary Neurology Series **18**, 1–230, F. A. Davis, Philadelphia 1979)

Getesteter Parameter	Endorgan Innenohr	Peripherer Nerv	Kleinhirnbrückenwinkel	Hirnstamm	Kleinhirn
Untersuchung des Ohres	Kann normal sein	Normal	Normal	Normal	Normal
Andere Hirnnerven	Horner-Syndrom, HN VII	VII	V, VI, VII	V, VI, VII, IX, X	Keine
Gleichgewicht	Anomal	Anomal	Anomal	Kann normal sein	Kann normal sein
Ataxie	Ja	Ja	Ja	Ja	Ja
Pathologischer Nystagmus	Horizontal oder rotatorisch, konstant	Horizontal oder rotatorisch, konstant	Horizontal oder rotatorisch, konstant	Vertikal oder rotatorisch, positional	Vertikal oder rotatorisch, positional
Puppenaugen-Reaktion	Normal	Normal	Anomal	Anomal	Normal oder anomal
Parese	Nein	Nein	Nein/Ja	Ja	Nein
Ausfall der Propriozeption	Nein	Nein	Nein/Ja	Ja	Nein
Tremor	Nein	Nein	Nein/Ja	Nein	Ja

1) Häufig bestehen andere Hirnnervenausfälle, die besonders den VII. Hirnnerven und manchmal den V. oder VI. Hirnnerven betreffen.

2) Mit fortschreitender Progression wird meist der Hirnstamm betroffen, und es zeigen sich Parese und Schwäche.

C. Diagnose: basiert auf dem Vorbericht einer progressiven peripheren vestibulären Erkrankung.

1) Röntgenaufnahmen des Schädels können hilfreich sein.

2) Die otoskopische Untersuchung ergibt keine besonderen Befunde.

3) Die Liquoranalyse ist im frühen Verlauf der Erkrankung normal. In späteren Stadien können erhöhter Druck und erhöhte Proteinwerte festgestellt werden.

4) Eine Computertomographie kann helfen, die Raumforderung zu identifizieren.

D. Therapie: eine Operation und/oder eine Strahlentherapie sind zu erwägen.

E. Prognose: ungünstig.

2. Trauma

A. Vorbericht: meist bestehen anamnestische Hinweise auf ein Schädeltrauma.

B. Körperliche Untersuchung: Paralyse des VII. Hirnnerven und Horner-Syndrom sind häufige Komplikationen.

C. Diagnostisches Vorgehen: Röntgenaufnahmen können abklären, ob eine Schädelfraktur vorliegt.

D. Therapie: Es kann eine Sedation erforderlich sein, um zu verhindern, daß die betroffenen Tiere sich selbst verletzen.

E. Prognose: Wenn keine anderen neurologischen Schädigungen bestehen, ist die Prognose günstig.

3. Metabolische Erkrankungen (endokrine Neuropathien)

A. Hypothyreose, Morbus Cushing und möglicherweise andere endokrine Erkrankungen

B. Klinisches Bild

1) Meist akuter Beginn der Symptome.

2) Meist gibt es Anzeichen für eine langbestehende endokrine Störung (z. B. Hautkrankheit).

C. Körperliche Untersuchung

1) Es kann eine Paralyse des HN VII bestehen.

2) Die Diagnose hängt vom Ausschluß anderer Ursachen für die Symptome und von der Verifizierung einer endokrinen Erkrankung ab.

D. Diagnostisches Vorgehen: spezifischer biochemischer Test auf Endokrinopathien.

E. Therapie: Die Grundkrankheit muß behandelt werden.

F. Prognose: unterschiedliche Rekonvaleszenz.

4. Idiopathische vestibuläre Erkrankung

A. Klinisches Bild

1) Wird bei allen Tierarten beobachtet.

2) Häufigste vestibuläre Krankheit von Katzen, zweithäufigste bei Hunden.

3) Akuter Beginn; Frühling, Sommer, Frühherbst.

4) Tritt bei Katzen jeden Alters auf; bei Hunden sind meist Tiere mittleren Alters oder ältere Tiere betroffen.

B. Körperliche Untersuchung: Es werden keine anderen Symptome beobachtet.

C. Diagnostische Tests: alle normal.

D. Therapie: keine.

E. Prognose: gut, da es sich um eine selbstlimitierende Erkrankung handelt. Das Tier kann Kopfschiefhaltung zurückbehalten.

– *Zerebelläre vestibuläre Dysfunktion*

1. Körperliche Untersuchung (Abb. 17-15; Tabellen 17-13 und 17-14)

A. Vestibuläre Symptome

1) Pathologischer positionaler Nystagmus

2) Normales „Puppenauge“

3) Kopfschiefhaltung

4) Kreisbewegungen

5) Ataxie

B. Andere neurologische Symptome

1) Zittern von Kopf und Stamm

2) Fehlende Reflexe bei Bedrohung (manchmal)

3) Normale Reflexe

2. Siehe Abschnitt über Erkrankungen des Zerebellums (S. 634 ff.).

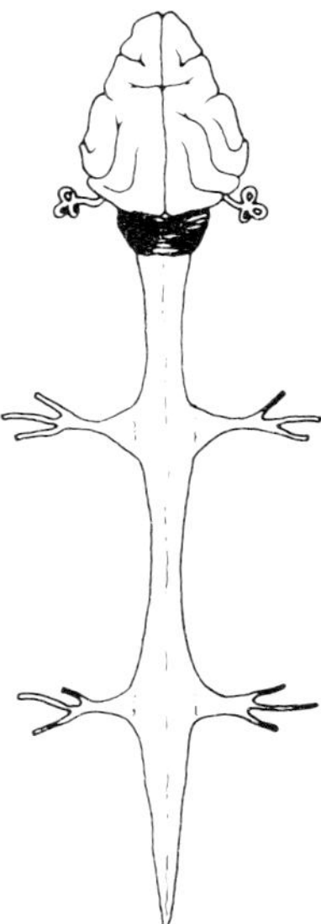

Abb. 17-15 Zerebelläre Läsionen können Gangstörungen verursachen (nur Ataxie). Begleitsymptome sind Kreisbewegungen, Tortikollis, Nystagmus und Tremor. Fokale Erkrankungen wie Neoplasien, vaskuläre oder durch Trauma induzierte Erkrankungen, zerebelläre Hypoplasie oder zerebelläre Abiotrophie können hinzukommen. Diese Läsionen können auch aus diffusen Erkrankungen resultieren: entweder aus Entzündungen, wie FIP, Hundestaupe, granulomatöser Meningoenzephalitis, Toxoplasmose, Infektionen mit *Neosporum caninum* und systemischen Mykosen, oder aus lysosomalen Degenerationsprozessen.

– *Vestibuläre Erkrankungen des Hirnstammes*

1. Körperliche Untersuchung (s. Tabellen 17-13 und 17-14, Abb. 17-13)
   A. Vestibuläre Symptome
      1) Pathologischer positionaler Nystagmus
      2) Anomales „Puppenauge"
      3) Kreisbewegungen
      4) Kopfschiefhaltung
      5) Ataxie
   B. Andere neurologische Symptome
      1) Andere Hirnnervensymptome
         a) Strabismus
         b) Anomalien der Hirnnerven V, VI, VII, IX, X und XII
      2) Parese oder Paralyse der ipsilateralen Gliedmaßen, die von UMN-Reflexveränderungen begleitet werden.
      3) Propriozeptive Ausfälle in den Gliedmaßen
2. Siehe den vorhergehenden Abschnitt über Erkrankungen, die den Hirnstamm betreffen, bezüglich einer Diskussion der einzelnen Krankheiten.

Erkrankungen des Kleinhirns

Das Kleinhirn (Zerebellum) ist der Teil des Nervensystems, der für die Integration und Koordination der Bewegungen verantwortlich ist. Aus diesem Grund sind Ataxie, Inkoordination und Tremor die Hauptsymptome, die bei zerebellären Erkrankungen beobachtet werden.

• Allgemeines klinisches Bild

1. Klinische Gangabweichungen (s. Abb. 17-15) sind charakterisiert durch:
   A. einen breitbeinigen Gang,
   B. unregelmäßige, abweichende, unbeholfene Bewegungen der Hintergliedmaßen,
   C. Ataxie, die bei Kreisbewegungen oder Wendungen verstärkt wird,
   D. Herumschwenken beim Versuch, auf einer geraden Linie zu laufen,
   E. Hypermetrie.
2. Ataxie von Kopf und Stamm
3. Normale Stärke und normale Reflexe
4. Normale Haltungs- und Stellreaktionen
5. Möglicherweise mit vestibulären Symptomen verbunden (Kopfschiefhaltung, pathologischer Nystagmus, Kreisbewegungen)
6. Möglicherweise Ausfall der Reflexe bei Bedrohung, mit normalem Sehvermögen und normaler Funktion des VII. Hirnnerven (N. facialis)
7. Intentionstremor: Wenn das Tier eine Bewegung macht, kann sich in dem Teil, der sich bewegt, ein kurzer, feinschlägiger Tremor entwickeln (Intentionstremor). Dies fällt besonders bei komplex kontrollierten Bewegungsabläufen, z. B. beim Fressen, auf.

• Diagnostisches Vorgehen

1. Liquorpunktion
2. Ophthalmoskopische Untersuchung
3. Röntgenaufnahmen des Schädels
4. Magnetresonanz- oder Computertomographie

• Spezifische Erkrankungen

– *Erkrankungen des Neugeborenen*

1. Zerebelläre Hypoplasie
   A. Fehlende Entwicklung oder Schädigungen des Zerebellums in utero.
      1) Kann genetisch bedingt sein.
      2) Kann das Resultat einer viralen oder toxischen Schädigung in utero sein.
   B. Klinisches Bild

1) Es sind nicht notwendigerweise alle Wurfgeschwister betroffen.
2) Die klinischen Symptome bestehen schon bei der Geburt.
3) Statische, nicht progressive Erkrankung.
4) Betrifft sowohl Hunde als auch Katzen.

C. Diagnostisches Vorgehen
1) Ausschlußdiagnose
2) Die meisten diagnostischen Tests sind positiv.
3) Eine Magnetresonanz- oder Computertomographie zeigt das verkleinerte Zerebellum.

D. Therapie: unbekannt.

E. Prognose
1) Viele betroffene Tiere können durchaus als Heimtiere gehalten werden.
2) Im allgemeinen tritt keine auffällige klinische Besserung ein.

2. Zerebelläre Abiotrophie

A. Ist im allgemeinen eine ererbte, langsam fortschreitende Erkrankung des Kleinhirns. Sie ist bei vielen Hunderassen beschrieben worden: Kerry Blue Terrier, Gordon Setter, Labrador Retriever, Golden Retriever, Cocker Spaniel, Cairn Terrier, Doggen, Airdale Terrier und Finnish Harrier.

B. Klinisches Bild
1) Die Symptome treten meist im Alter von 2 Monaten oder später auf.
2) Die betroffenen Tiere zeigen im allgemeinen nur zerebelläre Symptome.
3) Die Symptome zeigen meist eine langsame Progression.

C. Diagnostisches Vorgehen
1) Ausschlußdiagnose
2) Die diagnostischen Testergebnisse sind normal.

D. Therapie: z. Z. unbekannt.

E. Prognose: Es ist meist keine letal endende Krankheit, aber der Zustand des Tieres kann im Verlauf der Erkrankung eine Euthanasie erforderlich machen.

3. Lysosomale Speicherkrankheiten (Lipidspeicherkrankheit, Leukodystrophie)

A. Autosomal-rezessiv vererbbare Krankheit, die enzymatische Defekte verursacht

B. Klinisches Bild
1) Von der Krankheit sind junge, reinrassige Tiere betroffen.
2) Unaufhaltsam progrediente, multifokale, immer letale Krankheit; daher ist sie nicht nur durch rein zerebelläre Symptome gekennzeichnet.
3) Bei Hunden und Katzen beschrieben.
4) Die Symptome beginnen meist im Alter von 4 bis 6 Monaten. Der Tod tritt innerhalb eines Jahres nach Beginn der Symptome ein.

C. Diagnostisches Vorgehen
1) Die diagnostischen Testergebnisse sind meist normal.
2) Einige Tiere zeigen Einschlußkörper in Neutrophilen, Haut oder Leber.

D. Therapie: z. Z. unbekannt.

E. Prognose: Ausgang immer letal.

4. Hypomyelinogenese (Dysmyelinogenese)

A. Eine Gruppe diffuser Erkrankungen, die vorzugsweise die Faserzüge des allgemeinen propriozeptiven Systems betrifft. Daher ähneln die klinischen Symptome denen einer zerebellären Erkrankung. Diese Zustände treten nur bei Neugeborenen auf.

B. Klinisches Bild

1) Bei der Geburt oder wenn die Tiere zum ersten Mal laufen, tritt Tremor (Myoklonie) der Extremitäten und des Kopfes auf.

2) Die neurologischen Symptome umfassen eine breitbeinige Stellung und einen „Schaukelpferd-Gang“.

3) Die Ataxie ist auffällig, aber es besteht keine Schwäche.

4) Tremor tritt bei Erregung und Bewegung auf, verschwindet aber meist in Ruhe und im Schlaf.

5) Einige Wurfgeschwister scheinen stärker ataktisch als andere.

6) Anders als bei der zerebellären Hypoplasie sind immer mehrere Wurfgeschwister betroffen.

7) Die Symptome sind meist nicht progressiv. Tatsächlich bessert sich der Zustand vieler Patienten innerhalb von mehreren Wochen oder Monaten und normalisiert sich sogar in einigen Fällen.

8) Wenn das Neugeborene trinken kann, ist die klinische Untersuchung meist ohne besondere Befunde; wenn es nicht trinken kann, wird Kachexie gesehen.

C. Bei Hunden scheint der Zustand erblich zu sein. Er ist beim Chow Chow, Schnauzer, Australischen Silky Terrier und Dalmatiner beschrieben worden.

D. Diagnose

1) Die Diagnose kann nur durch die Sektion bestätigt werden.

2) Daher basiert die klinische Diagnose auf dem Vorbericht und der Bestätigung durch histologische und histochemische Untersuchung, die die anomale Myelinzusammensetzung zeigt.

E. Therapie: Zur Zeit gibt es keine Therapie, aber bei vielen Patienten bessert sich der Zustand spontan.

F. Prognose: Viele Tiere genesen im Laufe der Zeit.

– *Erkrankungen ausgewachsener Tiere*

1. Entzündliche Erkrankungen

A. Viele entzündliche Erkrankungen, die das Kleinhirn betreffen, sind beschrieben worden: Hundestaupe, FIP, Toxoplasmose, Systemmykosen und Infektionen mit *Neosporum caninum.*

B. Klinisches Bild

1) Entzündliche Erkrankungen sind charakterisiert durch subakuten Beginn und Progredienz.

2) Die Symptome sind meist multifokal und deuten darauf hin, daß nicht nur das Zerebellum betroffen ist.

3) Die betroffenen Tiere zeigen Symptome, die auf eine systemische Erkrankung hindeuten, und Augenveränderungen.

4) Entzündungen können in jedem Alter auftreten.

C. Diagnostisches Vorgehen

1) Die diagnostische Methode der Wahl ist die Liquoranalyse.

a) Erhöhte Proteinwerte

b) Erhöhte Leukozytenzahl im Liquor

c) Möglicherweise positive Ergebnisse bei Anlegen einer Kultur

d) Es kann sein, daß Pilze gesehen werden.

2) Anomalien der Augen können auftreten.

D. Therapie

1) Antibiotika

2) Wenn die Kulturergebnisse negativ sind und es Beweise für eine Virusinfektion gibt, kann die Verwendung von Steroiden erwogen werden.

3) Valium ist ein zentral wirkendes Muskelrelaxans; es kann den Tremor bessern.

E. Prognose: Die Prognose ist bei den meisten entzündlichen Erkrankungen zweifelhaft.

2. Neoplastische Erkrankungen

A. Raumforderungen verursachen klinische Symptome durch Verlagerung und Kompression von Nervengewebe. Viele klinische Symptome sind durch ein Ödem bedingt.

B. Klinisches Bild

1) Im allgemeinen sind ältere Tiere betroffen.

2) Die Symptome zeigen eine langsame Progression.

3) Anfangs sind die Symptome rein zerebellär; wenn sich die Raumforderung vergrößert, können sekundäre Hirnstammsymptome (Hirnnervenausfälle, Bewußtseinsstörungen, Veränderungen der Atmung) auftreten.

4) Der Tod ist meist durch eine Hirnstammkompression infolge Hernienbildung bedingt.

C. Diagnostisches Vorgehen

1) Liquorpunktion

a) Erhöhter Liquordruck

b) Erhöhte Proteinwerte im Liquor

c) Im allgemeinen treten keine anomalen Zellen auf.

2) Die Röntgenaufnahmen des Schädels sind meist ohne besonderen Befund, außer bei Tieren mit kalzifizierenden Tumoren (z. B. Meningeom bei Katzen).

3) Durch Computer- oder Magnetresonanztomographie kann die Raumforderung identifiziert werden.

4) Eine Gehirnbiopsie ist im Kleinhirn durchführbar.

D. Therapie

1) Die Applikation von Corticosteroiden ist nur eine palliative Therapie.

a) Verringert das Ödem.

b) Reduziert die Entzündung.

2) Operation: Kann die Raumforderung lokalisiert werden, kann eine chirurgische Exzision erwogen werden.

3) Eine Strahlentherapie hat durch Verlängerung des Lebens und Verbesserung der Lebensqualität der betroffenen Tiere Hoffnungen geweckt.

E. Die Prognose ist zweifelhaft bis infaust.

3. Traumatische zerebelläre Verletzungen

A. Kopfverletzungen resultieren in ZNS-Symptomen als Ergebnis einer direkten Verletzung des Nervengewebes, einer Fraktur oder einer Verletzung der Gefäße.

B. Traumatische Schädigungen des Zerebellums sind eine häufige Folge eines Schädel-Hirn-Traumas.

C. Klinisches Bild

1) Es bestehen meist anamnestische Hinweise auf ein Trauma.

2) Die meisten betroffenen Tiere haben eine multifokale Erkrankung.

3) Viele Tiere entwickeln klinische Symptome einer zerebellären Ataxie mehrere Tage nach der Schädigung, wenn ihre anderen Verletzungen sich genügend gebessert haben; dann treten die zerebellären Symptome hervor.

D. Diagnostisches Vorgehen

1) Es werden Röntgenaufnahmen des Schädels durchgeführt, um Frakturen auszuschließen.

2) Eine Magnetresonanz- oder Computertomographie kann helfen festzustellen, ob eine Blutung aufgetreten ist.

E. Therapie: Boxenruhe, Vermeidung von Sedativa, Applikation von Corticosteroiden.

F. Prognose

1) Bezüglich der Genesung von den zerebellären Schädigungen ist die Prognose meist gut.

2) Die Prognose ist durch das Ausmaß der anderen neuralen Schädigungen bestimmt.

4. Zerebellitis („white dog shaker syndrome")

A. Eine Erkrankung mit akutem Beginn, die hauptsächlich bei Hunden auftritt.

B. Die Ätiologie ist unbekannt.

C. Betrifft junge Hunde und Hunde mittleren Alters, besonders solche mit weißem Haarkleid.

D. Klinisches Bild: perakutes Einsetzen eines diffusen Tremors; keine anamnestischen Hinweise von Bedeutung.

E. Körperliche Untersuchung: Die betroffenen Tiere haben durch den Tremor häufig eine erhöhte Körpertemperatur.

F. Neurologische Untersuchung: chaotische, zufällige Augenbewegungen, schwerer, bewegungsunfähig machender Tremor.

G. Die Ergebnisse der diagnostischen Tests sind normal.

H. Therapie: Steroide, Valium.

I. Prognose: Fast alle Hunde genesen völlig, wenn sie frühzeitig behandelt werden.

Erkrankungen des Großhirns

Erkrankungen des Großhirns, gleich welcher Ätiologie, zeigen ähnliche Symptome (Abbildung 17-16):

1. Krämpfe
2. Wesensveränderungen
3. Mentale Funktionseinbußen
4. Sehstörungen mit normalen Lichtreaktionen der Pupillen
5. Kreisbewegungen
6. Propriozeptive Ausfälle
7. Manchmal Schwäche des VII. Halsnerven
8. Sensorische Ausfälle

Diese Symptome können in jeder Kombination auftreten, und nicht alle aufgeführten

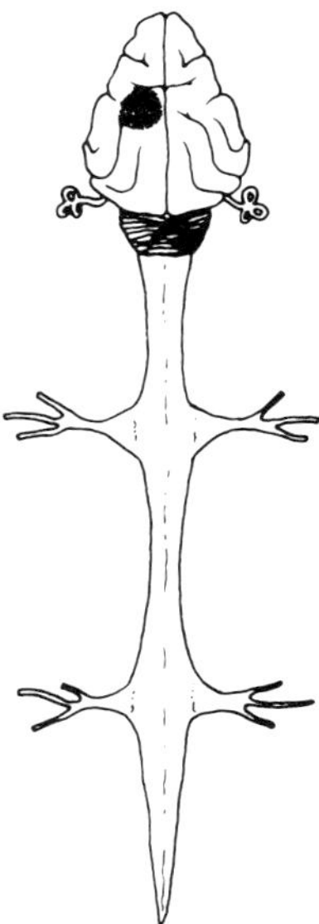

Abb. 17-16 Erkrankungen des Großhirns verursachen nur selten Gangabweichung mit Ataxie und Schwäche. Die üblichen Symptome sind Krampfanfälle, Demenz, Kreisbewegungen, Hemiparese und Sehstörungen. Fokale Erkrankungen werden durch Neoplasien, Gefäßerkrankungen, Trauma und Mißbildungen verursacht. Diffuse Erkrankungen umfassen metabolische Erkrankungen, Entzündungen wie FIP, Hundestaupe, Toxoplasmose, systemische Mykosen und granulomatöse Meningoenzephalitis, außerdem degenerative Prozesse und Intoxikationen.

Symptome müssen in allen Fällen einer zerebralen Erkrankung vorhanden sein. Ein ätiologisches Klassifikationssystem für zerebrale Erkrankungen, das bei der weiteren klinischen Beurteilung dieser Patienten helfen kann, folgt.

• Hirnerkrankungen extrakranialen Ursprungs

1. Hirnerkrankungen extrakranialen Ursprungs resultieren aus systemischen metabolischen und toxischen Prozessen, die sekundäre zerebrale Symptome verursachen.
2. Die vorherrschenden klinischen Symptome sind Wesensveränderungen, stärker und wieder schwächer werdende Demenz und Krämpfe.
3. Die allgemeine klinische Untersuchung (nicht die neurologische Untersuchung) ist bei diesen Patienten häufig normal.
4. Die neurologische Untersuchung dieser Patienten ergibt häufig keine besonderen Befunde.
5. Diese Krankheitsprozesse werden aufgrund der Laboruntersuchungsbefunde von Blut, Harn oder Körpergewebe und aufgrund der Röntgenuntersuchung diagnostiziert.

• Hirnerkrankungen intrakranialen Ursprungs

Hirnerkrankungen intrakranialen Ursprungs sind neurologische Erkrankungen, die aus einer ZNS-Dysfunktion resultieren und weiter wie folgt unterteilt werden können.
1. Strukturelle (organische) Hirnkrankheiten
A. Die betroffenen Tiere haben eine anatomische Läsion des ZNS.
B. Vorherrschende Symptome: Krämpfe, Verlust des Sehvermögens, Kreisbewegungen, Schwäche, Wesensveränderungen und andere neurale Ausfälle.
C. Die allgemeine klinische Untersuchung bei diesen Patienten ist meist ohne besondere Befunde.
D. Bei der neurologischen Untersuchung können meist Anomalien festgestellt werden, sogar zwischen den Krämpfen.
E. Die Diagnose wird in diesen Fällen mittels spezifischer neurologischer Tests, wie Liquoranalyse, EEG, Röntgenaufnahmen des Schädels, Computer- und Magnetresonanztomographie usw. gestellt.
2. Funktionelle Hirnkrankheiten (idiopathische Epilepsie) – Bei idiopathischer Epilepsie sind die Krämpfe die einzige klinische Auffälligkeit (s. S. 672).
A. Außer während eines Krampfanfalles und in der postiktalen Periode ist das Tier normal.
B. Alle Ergebnisse der Laboruntersuchungen sind normal.
C. Ausschlußdiagnose

• Extrakraniale Störungen

– *Hypoglykämie*

Das Großhirn bezieht die benötigte Energie hauptsächlich durch aeroben Stoffwechsel. Glucosemangel verursacht eine neuronale Energieverarmung und eine Milchsäureazidose des Liquors, woraus neurologische Symptome resultieren (s. Kapitel 22.).
1. Klinisches Bild
A. Hypoglykämische Tiere zeigen neurologische Symptome in unterschiedlicher Kombination
1) Blindheit
2) Schwäche
3) Ataxie
4) Krämpfe
5) Koma
B. Die Hypoglykämie sollte einer der ersten Krankheitsprozesse sein, an die gedacht wird, wenn Tiere aus den folgenden Gruppen betroffen sind.
1) Junge Welpen
a) Kleinwüchsige Rassen
b) Kranke oder abgemagerte Welpen
2) Jagdhunde, die nur bei der Arbeit Symptome zeigen
3) Hunde mittleren Alters und ältere Hunde mit Krämpfen, die erst kurz zuvor begonnen haben

4) Diabetische Tiere mit anamnestischen Hinweisen auf einen akuten Beginn neurologischer Symptome (Insulinüberdosierung)

2. Diagnostisches Vorgehen

A. Vor der Behandlung des Hundes wird der Blutglucosewert bestimmt.

B. Bei ausgewachsenen Tieren besteht bei einem 48-Stunden-Nüchternwert von weniger als 60 mg/dl starker Verdacht auf einen insulin-sezernierenden Tumor.

C. Wenn in Betracht kommt, daß der Hund einen insulin-sezernierenden Tumor hat, wird das Insulin-Glucose-Verhältnis bestimmt.

D. Gleichzeitig werden junge Welpen mit Hypoglykämie auf Parasiten, Hundestaupe, Glykogenspeicherkrankheiten, Hydrozephalus, Bleivergiftung und Hepatoenzephalopathie untersucht.

3. Therapie

A. Welpen

1) Begleitsymptome behandeln

2) Thiamin applizieren, gefolgt von Dextrose (1 g/kg KG), wenn das Tier einen Krampfanfall hat

3) Gute pflegerische Maßnahmen

B. Insulin-sezernierende Tumoren

1) 1 g/kg KG Dextrose i. v. applizieren, wenn das Tier Krampfanfälle bekommt; die Dextrose-Supplementation wird aufrechterhalten.

2) Wenn möglich, wird der Tumor chirurgisch exzidiert.

a) Meistens handelt es sich um Karzinome.

b) Viele Tumoren sind bei einer Operation mit unbewaffnetem Auge nicht sichtbar.

c) Die meisten Tumoren sind zum Zeitpunkt der Diagnosestellung schon metastasiert.

3) Die orale Applikation von Diazoxid (Hemmer der Insulinfreisetzung) kann hilfreich sein.

4. Prognose

A. Gut, wenn die Erkrankung ein isoliertes, mit Streß in Verbindung stehendes Ereignis darstellt.

B. Zweifelhaft

1) Bei Hunden mit insulin-sezernierenden Tumoren

2) Bei Welpen mit Hundestaupe oder Hydrozephalus

– *Thiaminmangel*

1. Thiaminmangel ist ein klinisches Syndrom, das mit Gefäßschädigungen und neuronalen Schädigungen der grauen Substanz verbunden ist und durch Vitamin B_1-Mangel verursacht wird.

A. Bei Hunden verursacht es eine diffuse Nekrose der Hirnrinde.

B. Bei Katzen verursacht es Mikrohämorrhagien und Nekrose im Mittelhirn.

2. Thiamin ist essentiell für die oxydative Energiegewinnung des ZNS.

3. Klinisches Bild

A. Bei Hunden werden fortschreitende Krämpfe und Demenz beobachtet, häufig verbunden mit Blindheit (aber normalen Pupillen). Bei Katzen treten folgende stereotype Symptome auf:

1) fixierte, dilatierte Pupillen,

2) Paralyse der extraokulären Muskeln,

3) streß-induzierte „Krämpfe“ mit starrer Streckung aller Extremitäten, wobei Hals und Kopf nach ventral zwischen die Vorderbeine gebeugt sind. Diese Krämpfe sind wahrscheinlich eher eine Manifestation der vestibulären Dysfunktion als echte Krampfanfälle.

4) Akuter Beginn der Symptome

5) Häufig ergibt sich aus dem Vorbericht, daß der Hund mit rohem Fisch gefüttert wurde oder der Hund in letzter Zeit an totalem Appetitmangel litt.

4. Diagnostisches Vorgehen

A. Die Diagnose basiert auf den klinischen Symptomen und dem Vorbericht.

B. Alle routinemäßigen Laboruntersuchungen sind ohne besondere Befunde.

5. Therapie

A. Zu Anfang injizierbares Thiaminhydrochlorid.

B. Eine Erhaltungstherapie mit Thiaminhydrochlorid für ein bis drei Wochen kann von Nutzen sein.

C. Eine angemessene Fütterung ist essentiell.

D. Die intravenöse Applikation von Dextrose vor der Anwendung von Thiamin kann eine Verschlimmerung der Symptome verursachen.

6. Prognose: sehr gut, wenn die Erkrankung frühzeitig behandelt und die Fütterung verbessert wird.

– *Hepatoenzephalopathie*

Hepatoenzephalopathie ist ein neurologischer Zustand, der entweder mit einem portosystemischen Shunt oder mit einer Insuffizienz der Leber, Toxine und Stoffwechselnebenprodukte zu entfernen, verbunden ist. Ursachen für die klinischen Symptome sind erhöhte Ammoniakwerte im Blut, eine veränderte Permeabilität der Blut-Hirn-Schranke und anomale (oder falsche) Neurotransmitter im Blut. „Falsche“ Neurotransmitter sind chemische Moleküle, die biogenen Aminen ähneln. Sie verursachen die Symptome durch Besetzen der Rezeptoren für Neurotransmitter.

1. Klinisches Bild

A. Tiere mit Hepatoenzephalopathie zeigen im allgemeinen schwankende Bewußtseinsveränderungen und Krämpfe. Andere neurale Symptome sind Sehstörungen, Kreisbewegungen, Ataxie und Schwäche.

B. Die Symptome sind häufig mit der Futteraufnahme verbunden.

C. Die Tiere zeigen offenkundige Symptome einer Leberinsuffizienz.

1) Kachexie

2) Aszites

3) Hypalbuminämie

D. Aus dem Vorbericht kann sich ergeben, daß das Tier Polydipsie und Polyurie zeigt.

E. Hunde mit kongenitalen portosystemischen Shunts haben häufig eine chronische Diarrhoe.

F. Die Ausbildung der ZNS-Symptome kann durch Tranquilizer und Diuretika beschleunigt werden.

2. Diagnostische Überlegungen

A. Junge Hunde: kongenitale portosystemische Anomalien, besonders beim Deutschen Schäferhund und Schnauzer.

B. Alte Hunde: durch eine Leberzirrhose bedingt

C. Enzymmangel im Harnstoffzyklus

D. Letztere Diagnose muß bei jedem Hund in Betracht gezogen werden, der eine allgemeine systemische Erkrankung und neurologische Symptome hat, ebenso wie bei Hunden, die Überempfindlichkeitsreaktionen auf Pharmaka zeigen oder unfähig sind, Pharmaka zu metabolisieren.

3. Diagnostisches Vorgehen

A. Biochemische Beurteilung

1) Die Bestimmung der Gallensäurewerte ist die Methode der Wahl. Die postprandialen Gallensäurewerte sind bei Hepatoenzephalopathie auffällig erhöht.

2) Die Leberenzymwerte können normal sein.

3) Ein Bromsulfophthalein(BSP)-Test zeigt eine erhöhte Retention.

4) Die Ergebnisse des Ammoniumtoleranztests sind erhöht.

5) Niedrige Albuminwerte.

B. Harnuntersuchung: Suche nach Ammoniumbiuratkristallen (diese werden bei einigen Hunden als normal angesehen).

C. Röntgenuntersuchungen

1) Auf Leeraufnahmen zeigt sich eine kleine Leber.

2) Eine Splenoportographie oder mesenteriale Angiographie kann Shunts demonstrieren.

D. Leberbiopsie bei Hunden mit Leberzirrhose.

4. Therapie

A. Konservativ

1) Diätetisch

a) Diät mit niedrigem Protein- und hohem Kohlenhydratgehalt.

b) Die Portionen sollten auf mehrere Fütterungen pro Tag aufgeteilt werden.

2) Orale Applikation von Antibiotika (Neomycin oder Kanamycin) kann die Anzahl der ammoniakspaltenden Bakterien verringern.

3) Lactulose verändert den pH-Wert im Darm und verringert damit die Entstehung von Ammoniak.

4) Antikonvulsiva vermeiden.

5) Auch andere Pharmaka, besonders Tranquilizer, vermeiden.

6) Allgemeine unterstützende Maßnahmen (z. B. Flüssigkeiten, Dextrose).

B. Wird ein einzelner Shunt festgestellt, kann er chirurgisch ligiert werden.

C. Ist das Tier komatös, muß es angemessen behandelt werden (wie jeder komatöse Patient).

5. Prognose

A. Viele Tiere können über Wochen bis Monate klinische Besserung zeigen; ist es jedoch nicht möglich, den Shunt chirurgisch zu korrigieren, ist die Langzeitprognose infaust.

B. Bei den betroffenen Tieren kann eine plötzliche gastrointestinale Blutung den Eintritt eines Komas beschleunigen.

C. Einige Hunde entwickeln nach der Ligatur des Shunts unbeeinflußbare Krämpfe.

– *Bleivergiftung*

Die Intoxikation mit Blei verändert den Hirnstoffwechsel und führt zu Ödem, hypoxischen Veränderungen und – unbehandelt – zu einer Hirnrindennekrose.

1. Klinisches Bild
   A. Betrifft meist junge Tiere.
   B. Häufig gibt es anamnestische Hinweise auf eine Bleivergiftung, die die Exposition an folgende Materialien einschließen.
      1) Material zum Kalfatern (Bootsbau, Schiffsindustrie)
      2) Batterien, Motorenöl, Schmierfette
      3) Alte Gebäude mit Bleianstrichen
   C. Akuter Beginn der Symptome
      1) Gastrointestinale Symptome
         a) Diarrhoe, manchmal Konstipation
         b) Kolik
      2) ZNS-Symptome
         a) Demenz
         b) Blindheit
         c) Hysterie
         d) Krämpfe
2. Diagnostisches Vorgehen: Staupe ist bei Hunden eine Differentialdiagnose.
   A. Hämatologische Untersuchung: Viele kernhaltige Erythrozyten sind im peripheren Blut vorhanden, es besteht eine leichte Anämie.
   B. Röntgenuntersuchung: Metall oder dichtes Material ist im Gastrointestinaltrakt sichtbar.
   C. Bleiwerte im Blut
      1) Ungeronnenes Blut verwenden
      2) Keine EDTA-Röhrchen verwenden, da es zu einer Chelatbindung des Bleis führt und die gemessenen Werte dann zu niedrig sind.
      3) Bei klinischen Symptomen und Blutbleiwerten >40 µg/dl besteht ein starker Verdacht auf eine Intoxikation; Werte >60 µg/dl sind diagnostisch beweisend.
3. Therapie
   A. Calcium-EDTA, 100 mg/kg KG/Tag
      1) 4 Dosen pro Tag
      2) Auf 10%ige Lösung in 2,5% Dextrose mit Wasser verdünnen
      3) Subkutan applizieren
      4) Therapie über 5 Tage fortsetzen (insgesamt 20 Behandlungen).
   B. Vor Beginn der Therapie werden Röntgenaufnahmen des Abdomens erstellt. Wenn sich Blei im Gastrointestinaltrakt befindet, muß es vor der EDTA-Therapie mit Abführmitteln oder Einläufen entfernt werden.
   C. Halten die Krämpfe während der Therapie an, muß eine Therapie mit Antikonvulsiva begonnen werden.
   D. Wenn sich nach Beginn der Therapie eine fortschreitende Besserung der Bewußtseinsstörungen zeigt, kann eine Erhaltungsdosis von Dexamethason (0,2 mg/kg KG/Tag) appliziert werden, um das Hirnödem zu verringern.
4. Prognose: gut, wenn der Zustand frühzeitig diagnostiziert und ausreichend behandelt wird.

– *Hypokalzämie*

Calcium ist für die Funktion der Zellmembranen und die neuromuskulären Funktionen essentiell (s. Kapitel 25.). Verringerungen der Calciumwerte rufen ausgeprägte neurologische Symptome hervor.

1. Klinisches Bild
   A. Tritt meist postpartal bei kleinwüchsigen Hunderassen auf.
   B. Kann in Verbindung mit Hypoparathyreoidismus vorkommen (betrifft jedes Alter und jede Rasse).
   C. Hauptsymptome:
      1) Ruhelosigkeit und Furchtsamkeit
      2) Muskelzittern und faszikuläre Zuckungen
      3) Hyperthermie durch die Muskelaktivität
      4) Bei leichten Fällen kann nur Schwäche vorhanden sein.
      5) In schweren Fällen können generalisierte Krämpfe auftreten.
2. Diagnostisches Vorgehen
   A. Bei weiblichen Tieren im Puerperium wird Calciumgluconat i. v. appliziert und die Reaktion überwacht.
   B. Serum-Ca^{++}-Werte: Hypalbuminämie kann zu fälschlicherweise niedrigen Ca^{++}-Werten führen.
   C. Messung der Serumparathormonwerte
   D. Biopsie der Parathyreoidea
3. Therapie
   A. Calciumgluconat i. v. bei Krämpfen oder schwerem Tremor
   B. Hündinnen im Puerperium werden von ihren Welpen getrennt, um die Laktation zu unterbrechen.
   C. Bei Hunden mit Hypoparathyreoidismus:
      1) Calciumlactat per os
      2) Vitamin D_2 (Dihydrotachysterol) per os
4. Prognose
   A. Sehr gut für Hündinnen im Puerperium.
   B. Gut für Hunde mit Hypoparathyreoidismus, wenn die Ca^{++}-Werte sorgfältig überwacht und korrigiert werden.

– *Diverse Vergiftungen*

Vergiftungen mit Ethylenglycol, Organophosphaten, Strychnin, Amphetaminen oder Metaldehyd verursachen Krämpfe, die Zeichen primärer Manifestation der Intoxikation sind. Detaillierte Ausführungen finden sich im Kapitel 28.

- **Intrakraniale Erkrankungen**

– *Strukturelle Hirnkrankheiten*

Herdförmige Erkrankungen

1. Tumoren
   A. Häufigste Tumorarten

1) Bei der Katze:
   a) Meningeom
   b) Lymphosarkom
   c) Knochentumoren
2) Beim Hund:
   a) Astrozytom
   b) Oligodendrogliom
   c) Meningeom
   d) Lymphom
   e) Tumormetastasen
   f) Hypophysentumor

B. Klinisches Bild

1) Die Symptome setzen wegen der assoziierten Krämpfe nach Meinung des Besitzers häufig plötzlich und dramatisch ein.
2) Anamnestische Hinweise auf Wesensveränderungen, Lernunfähigkeit usw.
3) Allgemeine Symptome einer zerebralen Dysfunktion
4) Betrifft meist ältere Tiere.
5) Die klinischen Symptome sprechen häufig vorübergehend auf Steroide an, ansonsten verläuft die Erkrankung progredient.
6) Die Tiere können endokrine Symptome zeigen.
   a) Polydipsie oder Polyurie
   b) Ausgeprägte Atrophie der Gonaden
   c) Adipositas ungeklärter Ursache
   d) Anomales Haarkleid

C. Diagnostisches Vorgehen

1) Liquorpunktion
   a) Erhöhter Liquordruck
   b) Erhöhte Proteinwerte im Liquor: kein übereinstimmender Befund
   c) Normale oder leicht erhöhte Zellzahl
2) EEG
   a) Fokale spikes, sharp waves oder slow waves können auftreten.
   b) Bei einem Ödem kann eine generalisierte Slow-wave-Aktivität festgestellt werden.
3) Augenuntersuchung: Ein Ödem des Nervus opticus kann vorhanden sein.
4) Die Röntgenbefunde sind meist normal; Ausnahmen:
   a) Knochentumoren
   b) Meningeome
5) Mittels Computer- oder Magnetresonanztomographie können die Tumoren identifiziert werden.
6) Eine Hirnbiopsie kann den Tumortyp identifizieren.

D. Therapie

1) Therapie mit Antikonvulsiva, wenn das Tier Krämpfe zeigt.
2) Steroide
   a) Zur Verringerung des erhöhten intrakranialen Drucks.
   b) Zur Verringerung des Hirnödems
3) Chemotherapeutika haben sich in Fällen von Lymphosarkom als günstig erwiesen; bei anderen Tumortypen ist eine Chemotherapie weniger wirksam.

4) Eine chirurgische Therapie hat sich bei Tieren mit Knochentumoren oder Meningeomen als erfolgreich erwiesen. Bei Verbesserungen der Technik wird ebenso eine chirurgische Entfernung intramedullärer Tumoren durchführbar.

5) Mit einer Strahlentherapie kann die Lebensdauer des Patienten in den meisten Fällen eines Hirntumors signifikant verlängert werden.

E. Prognose

1) Günstig hinsichtlich einer klinischen Besserung, die bis zu einem Jahr anhalten kann.

2) Zweifelhaft bezüglich Heilung oder Besserung auf lange Sicht.

2. Gefäßerkrankungen

A. Meist verbunden mit systemischen Erkrankungen wie Hypothyreose, Gerinnungsstörungen oder Septikämie.

B. Kann ohne Beziehung zu irgendeiner bekannten Erkrankung sein, wie z. B. feline ischämische Enzephalopathie.

C. Klinisches Bild

1) Die Symptome setzen akut bis perakut ein, wobei die Symptome bei Beginn der Erkrankung am ausgeprägtesten sind.

2) Feline ischämische Enzephalopathie tritt saisonal auf und kommt besonders häufig im Spätsommer vor.

3) Die Symptome sind die einer fokalen zerebralen Erkrankung.

a) Krämpfe
b) Wesensveränderungen
c) Demenz
d) Parese
e) Sehstörungen

D. Diagnostische Überlegungen

1) Bei Hunden muß sorgfältig nch einer möglichen endokrinen Dysfunktion, besonders Hypothyreose, gesucht werden.

2) Andere Ursachen einer neurovaskulären Erkrankung sind:

a) Polyzythämie
b) Hyperviskositätssyndrom
   - Plasmazellneoplasien (Plasmozytom)
   - Makroglobulinämie
c) Gerinnungsstörungen
d) Vaskulitis
   - Immunopathien
   - Sepsis
   - Rocky Mountain spotted fever
e) Arteriovenöse Mißbildungen
f) DIC
g) Gefäßtumoren
h) Kardiomyopathie

E. Diagnostisches Vorgehen

1) Bestimmung der Triiodthyronin(T3)- und Thyroxin(T4)-Spiegel
2) Nach einer mit FeLV verbundenen Erkrankung bei Katzen suchen
3) Nach möglichen Koagulopathien fahnden
4) Bestimmung der Serumproteine (Elektrophorese)

5) EKG zur Aufdeckung von Myokarderkrankungen
6) Augenuntersuchung
a) Chorioretinitis
b) Blutungen
c) Gefäßveränderungen
7) Liquorpunktion
a) Leichte Erhöhungen des Liquordrucks
b) Manchmal werden Zellen festgestellt: Erythrophagozytose
8) Mittels Computer- oder Magnetresonanztomographie kann zwischen Hämorrhagien und Infarkten unterschieden werden.
F. Therapie
1) Wenn eine Grundkrankheit festgestellt wird, muß sie angemessen behandelt werden.
2) Corticosteroide verringern die Entzündung und das Ödem.
3) Antikonvulsiva werden appliziert, wenn das Tier einen akuten Krampfanfall hat oder häufig darunter leidet.
G. Prognose
1) Wird durch die Ätiologie bestimmt.
2) Ist die Erkrankung idiopathisch, ist die Prognose bezüglich Wiederkehr der Funktion meist günstig bis gut.
3) Es können Ausfälle bestehenbleiben.
3. Hydrozephalus
A. Es handelt sich um eine pathologische Ansammlung von Flüssigkeit im ventrikulären System des Gehirns. Es kann sich um einen primären oder sekundären Zustand handeln, der mit klinischen Symptomen verbunden sein kann.
B. Klinisches Bild – primärer (kongenitaler) Hydrozephalus
1) Krämpfe, Sehstörungen und Demenz sind häufige Beschwerden bei Tieren mit Hydrozephalus.
a) Manche Tiere haben eine offene Fontanelle; jedoch ist dies nicht pathognomonisch für Hydrozephalus, da sie auch als normale Variante bei ansonsten gesunden Hunden vorkommt.
b) Die betroffenen Tiere haben eine kuppelförmige Schädeldecke.
c) Ein bilateral divergenter Strabismus kann vorhanden sein („Sonnenuntergangsphänomen").
2) Ein sekundärer Hydrozephalus resultiert aus der Obstruktion des ventrikulären Systems. Häufig gibt es anamnestische Hinweise auf eine entzündliche ZNS-Erkrankung oder traumatische Kopfverletzungen. Ein sekundärer Hydrozephalus zeigt häufig eine schnelle Progression.
C. Diagnostisches Vorgehen
1) Röntgenaufnahmen des Schädels
a) Zeigen eine Verdünnung der Schädeldecke
b) Eine Kontrastventrikulographie bringt den diagnostischen Beweis.
2) Ultraschalluntersuchung: Ist die Fontanelle offen, ist eine Ultraschalluntersuchung des Gehirns durchführbar.
3) Liquorpunktion: Erhöhter Liquordruck ist ein nicht immer vorhandener Befund.
4) Biochemische Serumuntersuchungen: Viele Hunde mit Hydrozephalus

sind marginal hypoglykämisch. Wenn bei einem Hund fortgesetzte Anomalien bestehen, sollte wegen Hypoglykämie behandelt werden, aber ein Hydrozephalus ist in Betracht zu ziehen.

5) Eine Computer- oder Magnetresonanztomographie bestätigt die Diagnose.

D. Therapie

1) Steroide

a) Ein gewisser Erfolg ist mit einer Langzeitbehandlung mit Prednison erreicht worden.

b) Der Wirkungsmechanismus scheint eine erhöhte Liquorbildung zu sein.

2) Eine niedrigdosierte Langzeitbehandlung mit Furosemid verringert die Liquorproduktion.

3) Chirurgische Drainage

a) Eine chirurgische Drainage hat sich in einigen Fällen als günstig erwiesen.

b) Dies erfordert eine permanente Plazierung eines ventrikulovenösen Shunts.

E. Prognose

1) Günstig, wenn der Zustand frühzeitig erkannt und behandelt wird.

2) Die betroffenen Tiere können für immer stumpfsinnig bleiben und eine nur begrenzte Lernfähigkeit haben.

Diffuse Erkrankungen

1. Entzündungen

A. Multifokale Prozesse, die alle Gebiete des Nervensystems betreffen. Obwohl das Tier mit anamnestischen Symptomen vorgestellt werden kann, die auf einen bestimmten Abschnitt des Nervensystem zurückzuführen sind (z. B. Krämpfe), kann eine sorgfältige neurologische Untersuchung Symptome ergeben, die mit anderen Gebieten des Nervensystems in Verbindung stehen.

B. Klinisches Bild

1) Subakuter Beginn einer multifokalen neurologischen Erkrankung

a) Zerebrale Symptome

- Krämpfe
- Demenz
- Sehstörungen
- Parese

b) Symptome einer Erkrankung des Vestibularissystems, Großhirns, Hirnstammes oder des Rückenmarks können ebenso vorhanden sein.

2) Eine Entzündung kann in jedem Alter, bei allen Rassen und beiden Geschlechtern auftreten.

3) Es besteht häufig gleichzeitig eine systemische Erkrankung, verbunden mit einer respiratorischen Erkrankung.

4) Die klinischen Symptome sind im allgemeinen progressiv.

C. Diagnostische Überlegungen

1) Hunde

a) Staupe

b) Granulomatöse Meningoenzephalitis
c) Toxoplasmose (Infektionen mit *Neosporum caninum*)
d) Systemmykosen
e) Pseudowut
f) Tollwut
g) Parasitenwanderungen

2) Katzen
a) FIP
b) Toxoplasmose
c) Systemmykosen
d) Tollwut
e) Parasitenwanderungen

D. Diagnostisches Vorgehen
1) Augenuntersuchung
a) Eine Chorioretinitis kann bei jeder dieser Erkrankungen auftreten.
b) Eine granulomatöse Uveitis kann Erkrankungen durch Pilze oder Protozoen begleiten.
c) Veränderungen der Retinagefäße werden bei FIP beobachtet.

2) Liquoruntersuchung
a) Erhöhte Proteinwerte (besonders Globuline) können bei jeder dieser Erkrankungen auftreten.
– Bei granulomatösen Erkrankungen sind sie häufig sehr ausgeprägt.
– Bei Hundestaupe sind sie oft minimal.
b) Zytologische Untersuchung
– FIP: erhöhte Anzahl gemischter neutrophiler Granulozyten und mononukleärer Zellen.
– Erkrankungen durch Protozoen oder Pilze: Es können Eosinophile auftreten; vorherrschend ist ein nichteitriges Zellbild, unabhängig von der speziellen Ätiologie.

3) Hämatologische Beurteilung
a) Hundestaupe: Neutrophile Granulozyten mit Einschlußkörperchen können beobachtet werden.
b) Eine ausgeprägte polyklonale Erhöhung der Serumproteinwerte tritt in einigen Fälle von FIP auf.
c) Serologische Untersuchungen zur Bestätigung der spezifischen Diagnose

E. Therapie
1) Bei Viruskrankheiten
a) Unterstützende Maßnahmen
b) Antikonvulsiva

2) Bei Mykosen
a) Antikonvulsiva
b) Kombination von Amphotericin B und Ketokonazol

F. Prognose: In allen diesen Fällen ist die Prognose ziemlich zweifelhaft.

2. Granulomatöse Meningoenzephalitis
A. Es handelt sich um eine granulomatöse Erkrankung unbekannter Ätiologie des ZNS bei Hunden.

B. Klinisches Bild
1) Erkrankung mit akutem Beginn bei Hunden
2) Zerebrale Symptome
a) Krämpfe
b) Demenz
c) Wesensveränderungen
3) Hirnstammsymptome
a) Gleichgewichtsstörungen
b) Hirnnervenlähmung
c) Hemiparese oder Tetraparese
d) Bewußtseinsveränderungen
4) Die Krankheit verläuft progredient.
5) Manche der betroffenen Tiere haben intermittierendes Fieber.
C. Diagnostisches Vorgehen
1) Liquorpunktion
a) Erhöhte Leukozytenzahl, vorherrschend mononukleäre Zellen
b) Erhöhte Proteinwerte
2) EEG: hinweisend auf eine diffuse kortikale Erkrankung
D. Therapie: keine bekannte Therapie ist erfolgreich, aber Corticosteroide können eine kurzfristige Besserung bewirken.
E. Prognose: infaust.
3. Tollwut-Enzephalitis
A. Virusinfektion des ZNS warmblütiger Tiere mit letalem Ausgang. Die Erkrankung ist auf den Menschen übertragbar.
B. Klinisches Bild: Auf eine Tröpfcheninfektion oder Inokulation durch den Biß tollwütiger Tiere folgt eine unterschiedlich lange Inkubationszeit.
1) Initiale exzitatorische Phase
a) Ruhelosigkeit
b) Aggressivität
c) Wesensveränderungen
2) Klinische Phase
a) Schnell fortschreitende Wesensveränderungen
b) Ausgeprägte Aggressivität
3) Paralytische Form: progressive Hirnstammparalyse und Atemlähmung. Der Tod tritt etwa zwei Wochen nach Beginn der Symptome ein.
C. Diagnose: postmortal.
1) Test des Gehirngewebes mit fluoreszierenden Antikörpern
2) Mäuseinokulationstest
D. Therapie: nicht vorhanden.
E. Prognose: infaust. Die meisten erkrankten Tiere überleben nicht. Das Virus kann im Speichel drei Tage vor Auftreten der klinischen Symptome vorhanden sein.
4. Postvakzinale Tollwut
A. Die Erkrankung beginnt 12 bis 14 Tage nach der Schutzimpfung.
B. Die Symptome umfassen LMN-Paralyse der geimpften Gliedmaße.
C. Die Symptome können fortschreiten oder auf die betroffene Gliedmaße beschränkt bleiben.
5. Pseudowut (Aujeszkysche Krankheit)

A. Herpesvirusinfektion
B. Klinisches Bild
1) Plötzlicher Tod
2) Schwere Demenz, Schmerzen, Krämpfe, Automutilation usw. mit schneller Progredienz bis zum letalen Ausgang
C. Diagnostisches Vorgehen
1) Liquoranalyse: erhöhte Zellzahl (mononukleäre Zellen)
2) Inokulation von Mäusen
D. Therapie: nicht vorhanden.
E. Prognose: Die Krankheit endet immer letal.
6. Lissenzephalie
A. Eine Erkrankung, die bei Lhasa Apsos und einer Katze beschrieben worden ist; möglicherweise erblich.
B. Die Symptome beginnen im Alter von ein bis zwei Monaten und bestehen aus leichten motorischen Symptomen, geringgradigen propriozeptiven Ausfällen, schweren Verhaltensänderungen, Sehstörungen und Krämpfen.
C. Diagnose
1) EEG: hohe Spannung, niedrige Frequenz, asynchron
2) Pathologische Untersuchung: Fehlen der Gyri und Sulci im Neocortex; sehr dünne periventrikuläre weiße Substanz
D. Therapie: Die Progression der Krankheit läßt sich durch keine bekannte Therapie aufhalten.

– *Funktionelle Hirnkrankheiten*

1. Epilepsie (s. Abschnitt über Krämpfe, S. 672 ff.).
2. Narkolepsie – Kataplexie.
Schlaferscheinungen sind sowohl bei Hunden als auch bei Katzen beschrieben worden. Viele reinrassige Hunde leiden unter Narkolepsie: Beagle, Cocker Spaniel, Dackel, Dobermann, Irish Setter, Labrador und Pudel. Genetische Studien an Labrador- und Dobermann-Hunden belegen einen rezessiven Erbgang mit vollständiger Penetranz. Bei der erblichen Form dieser Erkrankung erscheinen die Symptome meist im Alter zwischen ein und sechs Monaten. Es gibt auch erworbene Formen der Schlaferscheinungen, bei denen die Symptome erst ab einem Alter von sieben Jahren auftreten.
2. Pathophysiologie: Es wird angenommen, daß sowohl Narkolepsie als auch Kataplexie Störungen des Neurotransmitter-Gleichgewichtes sind. Störungen in der Freisetzung und im Turnover von Serotonin könnten bei beiden Fällen die Symptome hervorrufen.
4. Klinisches Bild
A. **Kataplexie:** Eine Erkrankung, die durch kurze Episoden einer Muskelparalyse mit Ausfall der Sehnenreflexe durch motorische Hemmung charakterisiert ist. Das Tier kann während dieser Episode wach und fähig sein, Objekten mit den Augen zu folgen. Die Symptome sind von kurzer Dauer und vollständig reversibel. Die Episoden werden durch Erregungsphasen, wie sie beim Essen, Spielen, bei sexueller Erregung und ähnlichem auftreten, ausgelöst.
B. **Narkolepsie:** eine Erkrankung, die durch intervallmäßige Schlaferscheinun-

gen am Tage charakterisiert ist. Wenn sie nicht mit kataplektischen Attacken verbunden ist, kann diese Erkrankung schwierig zu diagnostizieren sein.

C. Klinische Symptome: Die klinische Untersuchung einschließlich der neurologischen Untersuchung ist, abgesehen von den Attacken, meist ohne besondere Befunde. Die Symptome setzen schnell ein und können Sekunden bis zu 30 Minuten andauern. Während der Attacken sind die Muskeln hypoton. Partielle Attacken können nur die Becken- oder Brustgliedmaßen betreffen. Die Symptome sind meist durch Erregung, Aktivität oder den Arousal-Status induziert. Tiere können aus einem solchen Zustand meist durch laute Geräusche oder andere äußere Reize aufgeweckt werden. Häufig sieht der Beobachter ein Verhalten, das mit Rapid-eye-movement-Schlaf (REM-Schlaf) während der Episoden verbunden ist, d. h. Augenbewegungen, Zucken der Gesichtsmuskeln, Jaulen. Die betroffenen Tiere können im Verlauf eines Tages viele Anfälle haben.

5. Differentialdiagnose: Eine Vielzahl anderer sowohl neurologischer als auch nichtneurologischer Zustände müssen als Differentialdiagnosen bei Schlafstörungen in Erwägung gezogen werden.

A. Kataplexie: Myasthenia gravis, Hypoglykämie, Hypokalzämie, Nebenniereninsuffizienz, Polymyositis, nichtmotorische Epilepsie, Synkope.

B. Narkolepsie: Hypothyreose, chronische Hypoxie, Adipositas, andere metabolische Erkrankungen.

6. Diagnostisches Vorgehen

A. Kataplexie: Provokationstest mit Futter; 10 Futterstücke, jedes etwa 1 cm^3 groß, werden in einer Reihe plaziert. Die Stücke liegen im Abstand von 30,5 cm. Gestoppt wird die Zeit, die das Tier braucht, um alle Stücke zu fressen, bestimmt werden Anzahl, Art und Dauer jeder kataplektischen Attacke. Bei einer vollständigen Attacke fällt der Patient völlig zu Boden, wobei auch sein Kopf auf dem Boden liegt. Eine partielle Attacke liegt vor, wenn Hinterteil oder Vorderteil des Patienten zu Boden fällt, aber nicht sein Kopf.

1) Ein normaler Hund frißt das gesamte Futter in weniger als 45 Sekunden und hat keine Anfälle.

2) Ein kataplektischer Hund braucht mehr als 2 Minuten, um das Futter zu fressen und hat zwischen zwei und zwanzig Attacken.

B. Pharmakologische Tests

1) Physostigmin-Provokationstest: Zuerst werden 0,025 mg/kg KG Physostigminsalicylat i. v. appliziert; dann wird der Kataplexie-Provokationstest mit Futter 5 bis 15 Minuten nach jeder Injektion wiederholt. Der Test kann mit erhöhten Dosen von Physostigmin wiederholt werden (0,05 mg/kg KG, dann 0,075 mg/kg KG und schließlich 0,1 mg/kg KG). Dieser Test wird bei kranken Tieren immer Symptome hervorrufen bei einer bis zu 300%igen Zunahme von Anzahl und Dauer der Episoden. Schwere und Dauer der Symptome steigen mit der Dosis. Die Wirkung jeder Dosis hält 15 bis 45 Minuten an.

2) Arecolin-Provokationstest: Für diesen Test werden 0,15 mg/kg KG Arecolinhydrochlorid s. c. appliziert; der Kataplexie-Provokationstest mit Futter schließt sich dann wie beim Physostigmin-Provokationstest an. Die Ereignisse sollten ähnlich sein wie beim Physostigmin-Provokationstest, wobei die Wirkungen bis zu einer Stunde anhalten.

3) Atropin-Reaktion: 0,1 mg/kg KG Atropinsulfat i. v., dann den Kataplexie-

Provokationstest mit Futter anschließen, wie beim Physostigmin-Provokationstest. Eine auffällige Verringerung der Anzahl der kataplektischen Attacken sollte das Ergebnis sein.

7. Therapie: Das Hauptziel der Therapie bei Hunden ist, Schwere und Häufigkeit der kataplektischen Attacken zu verringern. Die verstärkte Schläfrigkeit ist meist von geringerer Bedeutung für den Patientenbesitzer, daher ist die Behandlung der Schläfrigkeit kein primäres therapeutisches Ziel.

A. Aufklärung des Patientenbesitzers: Erkläre, daß es sich nicht um eine zum Tode führende Erkrankung handelt. Ebenso wird der Patientenbesitzer informiert, daß Ersticken durch Futter und Obstruktion der Atemwege noch nicht beschrieben worden sind. Es sind Situationen zu meiden, in denen Attacken den Patienten gefährden könnten, z. B. den Patienten nicht jagen oder schwimmen lassen, und ihn nur an der Leine ausführen.

B. Pharmakotherapie: Pharmaka, welche die Serotoninaufnahme blockieren, die Konzentration von Dopamin verringern, das Turnover von Noradrenalin verringern oder anticholinerge Eigenschaften haben, kommen zum Einsatz. Zusätzlich müssen die ausgewählten Pharmaka die Blut-Hirn-Schranke passieren können. Monoaminooxidasehemmer (MAO-Hemmer) sind bei Hunden relativ kontraindiziert, da sie toxische kardiovaskuläre Nebenwirkungen haben können.

1) Imipramin: ein antikataplektisches Pharmakon. Appliziere 0,5 bis 1,0 mg/kg KG 3× täglich oral, und verringere die Dosis je nach klinischer Wirkung.

2) Methylphenidat: Appliziere 5 bis 10 mg täglich oral und verringere die Dosis langsam. Der Wirkstoff wird in erster Linie ergänzend zu Imipramin verwendet.

3) Dextroamphetamin: Appliziere 5 bis 10 mg/kg/Tag oral; dann verringere die Dosis je nach klinischer Wirkung. Der Wirkstoff wird ebenfalls verwendet, um den Imipramineffekt zu ergänzen.

8. Prognose

A. Die Erkrankung ist nicht letal, so daß die Prognose quoad vitam gut ist. Bei vielen Tieren (Dobermann, Labrador), die von der erblichen Form betroffen sind, bessert sich der Zustand mit zunehmendem Alter.

B. Die Einschätzung, inwieweit der Patientenbesitzer zufriedengestellt werden kann, fällt unterschiedlich aus, da die Krankheit nicht heilbar ist und viele Patienten auch bei forcierter Therapie Symptome zeigen. Zusätzlich entwickeln viele Tiere eine Arzneimittelresistenz, so daß der Therapiemodus geändert werden muß. Viele Patientenbesitzer haben auch Bedenken, daß die Therapie zu teuer wird.

Diffuse Erkrankungen des ZNS

Es gibt Gruppen von Krankheiten, die alle Teile des ZNS und auch das PNS betreffen. Obwohl es anamnestische Hinweise gibt, daß das Tier an einer fokalen Erkrankung leidet, fördert eine sorgfältige neurologische Untersuchung Symptome zutage, die durch eine herdförmige Läsion nicht erklärt werden können (Abb. 17-17). Es gibt zwei Hauptgruppen diffuser Erkrankungen, die das ZNS betreffen: entzündliche Erkrankungen und degenerative Erkrankungen.

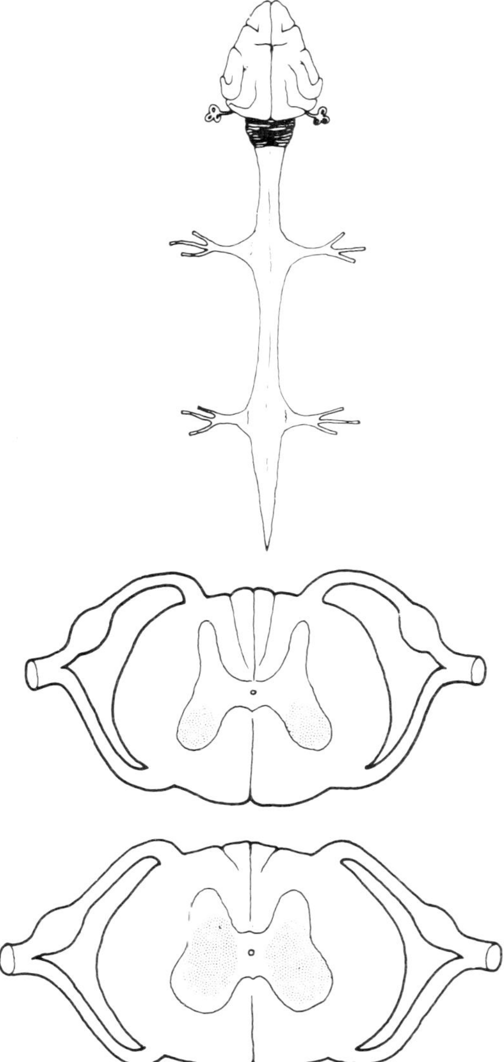

Abb. 17-17 Diffuse Erkrankungen betreffen alle Teile des Nervensystems und können sich in Gangstörungen mit kombinierter Ataxie und Schwäche manifestieren. Zusätzlich können Symptome festgestellt werden, die anderen fokalen Regionen des Nervensystems zuzuschreiben sind.

• Entzündliche Erkrankungen

– *Infektionen*

1. Infektionen des Gehirns mit resultierenden zerebralen Symptomen können viral, bakteriell oder durch Protozoen bedingt sein. Die häufigsten Erkrankungen sind im folgenden aufgeführt.

A. Virusinfektionen: Hundestaupe, Tollwut, canine Herpesvirusinfektionen, Hepatitis contagiosa canis, Pseudowut, FIP, Parainfluenza, postvakzinale Tollwut und postvakzinale Hundestaupe.

1) Staupe bei Hunden
2) FIP bei Katzen
3) Toxoplasmose bei Katzen und Hunden
4) Pseudowut bei Hunden und Katzen
5) Tollwut bei Hunden und Katzen

B. Durch Protozoen bedingte Infektionen (viele unterschiedliche Erreger).

C. Bakterielle Infektionen des ZNS können durch viele Bakterienarten hervorgerufen werden, auch durch *Nocardia.*

D. Mykotische Infektionen: *Cryptococcus neoformans*, *Coccidioides immitis*, *Blastomyces dermatitidis*, *Histoplasma capsulatum*, *Paecilomyces*-Arten.

F. Parasitosen: Nematodose, Cuterebriasis, verirrte Filarien.

Hundestaupe

1. Es handelt sich um eine Paramyxovirusinfektion. Sie gehört zu den häufigsten Ursachen für ZNS-Symptome beim Hund. Die Erkrankung kann bei Welpen systemisch sein und zusätzlich zu den neurologischen Symptomen respiratorische, gastrointestinale und andere Symptome hervorrufen. Die Erkrankung erfaßt auch die Meningen und die Neuraxis; die Läsionen betreffen die graue und die weiße Substanz.

2. Hunde jeden Alters, jeder Rasse und beiden Geschlechts können betroffen sein. Die Erkrankung manifestiert sich häufig in den verschiedenen Altersgruppen unterschiedlich.

3. Nicht ausgewachsene Tiere

A. Systemische Erkrankung

1) Gastrointestinale Symptome, respiratorische Erkrankungen
2) Läsionen der Retina

B. Die neurologischen Symptome sind multifokal, häufig treten zuerst zerebelläre Symptome auf.

1) Eine Myoklonie betrifft hauptsächlich die Gliedmaßenbeugung, kann aber in jeder Muskelgruppe auftreten. Dies geschieht unwillkürlich und während des Schlafes.

2) Die Befunde der Liquoranalyse sind häufig normal.

a) Die Zellzahl kann leicht erhöht sein (15 bis 60 mononukleäre Zellen).
b) Der Proteinwert kann leicht erhöht sein.

3) Pathologische Veränderungen des ZNS: mononukleäre perivaskuläre Leukozytenansammlung, Gliose, mikrogliale Proliferation, entzündliche Zellinfiltration der Pia mater.

a) Häufig sind die Läsionen in der periventrikulären grauen Substanz am stärksten.
b) Intranukleäre oder intrazytoplasmatische Einschlußkörper können vorhanden sein.
c) Eine schwere Demyelinisierung der weißen Substanz kann vorkommen.

4. Ausgewachsene Hunde

A. Multifokale Enzephalitis

1) Chronische progressive, multifokale neurologische Erkrankung, die nicht mit systemischen Erkrankungen verbunden ist.

2) Kann bei vakzinierten Tieren beobachtet werden; die Läsionen betreffen in erster Linie den Hirnstamm und das Zerebellum, so daß die Symptome für diese anatomischen Lokalisationen typisch sind.

a) Die Befunde der Liquoranalyse sind ähnlich denen bei jungen Hunden.

b) Pathologische Veränderungen: multifokale Nekrose und perivaskuläre Leukozytenansammlungen.

c) Selten werden Einschlüsse beobachtet.

d) Selten werden zerebrale Läsionen beobachtet.

B. „Old Dog Encephalitis"

1) Betrifft ausgewachsene Hunde.

2) Keine systemischen Symptome.

3) Die ophthalmologischen und zerebralen Symptome herrschen vor.

4) Liquoranalyse: normale Befunde.

5) Das EEG zeigt eine Enzephalitis an.

6) Pathologie: perivaskuläre Leukozytenansammlungen und Demyelinisierung im Gehirn.

5. Postvakzinale Staupe-Enzephalitis

A. Wird nur bei jungen Hunden beobachtet (im allgemeinen jünger als 6 Monate).

B. Die Symptome treten ein bis zwei Wochen nach Beginn der Erkrankung auf.

C. Keine systemische Erkrankung.

D. Wird häufig von starken Wesensveränderungen begleitet.

6. Klinische Untersuchung

A. Hypoplasie des Zahnschmelzes, alle Formen

B. Pyodermie, juvenile Form

C. Konjunktivitis mit Augenausfluß, juvenile Form

D. Chronischer Husten mit Nasenausfluß, juvenile Form

E. Rauhe Lungengeräusche, juvenile Form

F. Eine Untersuchung des Augenhintergrundes kann eine Chorioretinitis zeigen, alle Formen.

7. Neurologische Untersuchung: multifokale Erkrankung mit Beteiligung des Hirnstammes, Klein- und Großhirns.

A. Rückenmark: Parese. Es kann Myoklonie auftreten (rhythmische Kontraktion einer Muskelgruppe).

B. Hirnstamm: Hirnnervenausfälle.

C. Kleinhirn: Dysmetrie, Tremor.

8. Diagnose

A. Basiert auf der Anamnese sowie den Befunden der allgemeinen und neurologischen Untersuchung.

B. Das EEG deutet auf eine Enzephalitis hin; diese Untersuchung ist jedoch bei Hunden, die jünger als fünf Monate sind, nicht zuverlässig.

C. Liquoranalyse: vermehrt Zellen, meist Lymphozyten (manchmal Neutrophile); erhöhte Proteinwerte. Der Liquorbefund kann auch normal sein. Die serologische Untersuchung des Liquors kann sich als pathognomonisch erweisen.

D. Die zytologische Untersuchung von Augenbindehaut, Präputium oder Vagina kann zytoplasmatische Einschlußkörperchen zeigen.

E. Färbung zytologischer Präparate mit fluoreszierenden Antikörpern kann bei der juvenilen Form durchgeführt werden.

9. Therapie
   A. Corticosteroide und Antibiotika
   B. Wenn eine Pneumonie vorliegt, sind Corticosteroide kontraindiziert.
   C. Unterstützende Maßnahmen
   D. Antikonvulsiva werden appliziert, wenn Krämpfe auftreten.

10. Prognose
   A. Zweifelhaft; die Myoklonie ist meist dauerhaft.
   B. Die Krämpfe können bei einigen Patienten kontrolliert werden.
   C. Die anderen neurologischen Ausfälle können sich mit Rückgang der Entzündung bessern. Bei einigen Tieren jedoch verschlechtert sich der Zustand unabhängig von der Therapie. Zur Zeit gibt es keine spezifischen antiviralen Pharmaka gegen diese Erkrankung.

Canine Herpesvirusinfektion

1. Canine Herpesvirusinfektion führt zu einer Enzephalitis bei Saugwelpen, die häufig letal endet.
2. Es wird angenommen, daß sie auch eine nichteitrige Meningoenzephalitis bei ausgewachsenen Hunden verursacht.

Feline infektiöse Peritonitis (FIP)

1. FIP ist eine durch ein Coronavirus verursachte Erkrankung von Katzen, die eine Polyserositis und Ergüsse in Bauch- und Brusthöhle verursacht. Das Virus ruft auch eine nichteitrige Meningoenzephalitis in etwa 63% der betroffenen Katzen hervor.
2. Klinisches Bild
   A. Katzen jeder Rasse, jeden Alters und Geschlechts sind betroffen.
   B. Anamnese
      1) Die neurologischen Symptome beginnen akut, sind multifokal und zeigen langsame Progression.
      2) Das Tier kann anorektisch, febril, anämisch und in schlechtem Allgemeinzustand sein.
   C. Körperliche Untersuchung
      1) Fieber
      2) Läsionen am Auge, Chorioretinitis, Korneapräzipitate, Uveitis
      3) Meist bestehen bei Tieren mit ZNS-Symptomen keine Pleura- oder Peritonealergüsse.
      4) Möglicherweise sind die Nieren unregelmäßig groß.
   D. Neurologische Untersuchung: multifokale Erkrankung.
      1) Ataxie, Parese oder Paralyse der Hinter- und u. U. der Vordergliedmaßen.
      2) Krämpfe

3) Demenz, Blindheit, Kreisbewegungen, Paßgang
4) Vestibuläre Symptome sind häufig.
3. Diagnose
A. Klinisches Bild
B. EEG: diffuse slow waves von hoher Amplitude
C. Die Liquoranalyse zeigt meist erhöhte Lymphozyten oder Neutrophile und erhöhte Proteinwerte.
D. Erhöhte Serumglobulinwerte
E. Die serologischen Untersuchungen sind von begrenztem Wert.
4. Therapie
A. Zur Zeit gibt es keine Therapie.
B. Corticosteroide und Antibiotika sind ohne Erfolg verwendet worden.
5. Prognose: infaust.

Toxoplasmose

1. Infektionen mit den Sporozoen *Toxoplasma gondii* und *Neosporum caninum* können manchmal neurologische Symptome hervorrufen. Die meisten Fälle verlaufen subklinisch, aber Toxoplasmose kann respiratorische Erkrankungen, Erkrankungen des Gastrointestinaltraktes, Augenerkrankungen und Aborte zusätzlich zu den neurologischen Symptomen hervorrufen.
2. Klinisches Bild
A. Es gibt keine Alters-, Rasse- oder Geschlechtsprädisposition; Toxoplasmose tritt bei vielen Spezies auf, aber *Neosporum*-Infektionen sind nur bei Hunden dokumentiert worden.
B. Vorbericht
1) Das Tier kann vorher eine Erkrankung des Atmungsapparates gehabt haben oder chronisch krank sein.
2) Es kann gleichzeitig eine Erkrankung bestehen, die zu einer Immunsuppression führt, z. B. Tumoren, Virusinfektionen.
C. Klinische Untersuchung
1) Erkrankung des Atmungsapparates: röntgenologische Dokumentation einer granulomatösen Pneumonie
2) Ikterus als Resultat einer Leberbeteiligung
3) Muskelschmerzen, wenn eine Myositis besteht
4) Uveitis und Chorioretinitis
D. Neurologische Untersuchung: multifokale Erkrankung
1) Demenz, Krämpfe und andere zerebrale Symptome
2) Ataxie oder Parese
3) Vestibuläre Symptome
4) Tremor und andere zerebelläre Symptome
5) Hunde, die jünger als 6 Monate sind, zeigen eine Radikulitis/Myositis. Extreme Rigidität der Extremitäten wird bei Welpen beobachtet.
3. Diagnose
A. Klinisches Bild
B. Kotuntersuchung bei Katzen

C. Liquoranalyse: vermehrt Zellen und erhöhte Proteinwerte, wenn eine aktive Entzündung besteht.

D. Serologische Tests: Die Tests auf Toxoplasmose sind der Sabin-Feldman-Test, die indirekte Immunfluoreszenz, indirekte Hämagglutination und Komplementbindung. Zur Zeit gibt es keine Tests auf *Neosporum*-Infektionen.

E. Veränderungen der Titer, besonders steigende Titer, sind signifikanter als ein isolierter Titer. Steigende Titer zeigen eine aktive Infektion an, dies ist aber nicht immer gleichbedeutend mit einer klinischen Erkrankung.

4. Therapie

A. Sulfonamide und Pyrimethamin können verwendet werden.

B. Clindamycin ist wirksam bei der Toxoplasma-Polymyositis.

C. Eine Kontrolle der Infektion ohne Heilung kann erreicht werden.

Mykotische Enzephalitis

1. Bisher beschriebene Mykosen des Nervensystems:

A. Kryptokokkose als häufigste Ursache

B. Kokzidioidomykose

C. Histoplasmose

D. Blastomykose

E. Aspergillose

F. Mucor-Mykose

2. Eine Kryptokokkose ist die häufigste mykotische Enzephalitis. Sie kann in jedem Alter auftreten. Keine Rasseprädilektion.

A. Eine chronische Rhinitis ist häufig. Die Pilze können bei der zytologischen Untersuchung gesehen werden. Erhöhte Zellzahlen und erhöhte Proteinwerte können beobachtet werden.

B. Die neurologischen Symptome umfassen Depression, Demenz, Ataxie, Schwäche, Hirnnervenausfälle und LMN-Paralyse der Extremitäten.

C. Liquoranalyse: Die Mikroorganismen können bei einer zytologischen Untersuchung gesehen werden. Erhöhte Zellen und erhöhte Proteinspiegel können festgestellt werden.

D. Therapie: Amphotericin B und Ketokonazol (in Kombination) werden verwendet, um die meisten Systemmykosen zu behandeln. Der Erfolg der Therapie ist begrenzt.

E. Prognose: meist infaust.

Postvakzinale Hundestaupe

1. Tritt ein bis zwei Wochen nach der Schutzimpfung auf.

2. Anorexie und Fieber

A. Führen zu den neuralen Symptomen

B. Keine Anzeichen einer systemischen Erkrankung

C. Hauptsächlich zerebrale Symptome und Störungen der Haltungs- und Stellreaktionen.

D. Schnelle Progression

Postvakzinale Tollwut

1. Die Symptome treten 12 bis 14 Tage nach der Schutzimpfung auf.
2. Sie sind meist mit einer aufsteigenden LMN-Parese verbunden.
3. Die betroffenen Tiere erholen sich meist innerhalb von ein bis zwei Monaten.

– *Nichtinfektiöse Entzündungen*

Granulomatöse Meningoenzephalitis

1. Granulomatöse Meningoenzephalitis ist eine Proliferation der Adventitiazellen der Blutgefäße des Gehirns mit einer Akkumulation von Lymphoidzellen, mononukleären Zellen, Plasmazellen, Polymorphkerniger und Riesenzellen.
2. Klinisches Bild
   A. In erster Linie Hirnstamm und zerebelläre Symptome.
   B. Zerebrale, meningeale und Rückenmark-Symptome können ebenfalls vorhanden sein.
   C. Akuter Beginn; intermittierendes Fieber (und häufig heftige Nackenschmerzen) sind das erste Symptom. Der Krankheitsverlauf ist immer progressiv.
3. Diagnose
   A. Liquoruntersuchung: 100+ Leukozyten (bis zu 1000/mm^3), in erster Linie mononukleäre Zellen. Die Proteinwerte zeigen Erhöhungen (bis zu 1 g/dl).
   B. Das EEG deutet auf eine Enzephalitis hin.
   C. Biopsie des Gehirns: perivaskuläre Infiltrate von mononukleären Zellen, Lymphoidzellen, Plasmazellen und retikuloendothelialen Zellen. Nekrose und Hämorrhagien können sekundär als Folge der Entzündung auftreten.
4. Therapie: Dieser Zustand kann vorübergehend auf Steroide ansprechen. Es wurde beschrieben, daß eine Kombination von Chemotherapie und/oder Strahlentherapie diese Krankheit günstig beeinflussen kann.

Polioenzephalomyelitis der Katze

1. Langsam fortschreitende, chronische Erkrankung bei Katzen
2. Keine Altersprädilektion
3. Rückenmarksymptome, zerebelläre Symptome und selten Hirnstamm- oder Großhirnsymptome.
4. Die betroffenen Tiere haben eine nichtregenerative Anämie.
5. Unspezifische entzündliche Erkrankung
6. Die Erkrankung ist nicht assoziiert mit Meningitis oder Ependymitis, wodurch sie sich von FIP unterscheidet.

• **Degenerative Erkrankungen**

– *Lysosomale Speicherkrankheiten*

1. Allgemeines
   A. Lysosomen sind von einer einfachen Membran umgebene, zytoplasmatische

Partikel, die in allen Zellen, die hydrolytische Enzyme enthalten, vorkommen. Sie sind verantwortlich für den Abbau von Proteinen, Polysacchariden und Nukleinsäuren. Sie haben zwei Funktionen:

1) intrazellulär: Sie fusionieren mit Vakuolen, die abzubauendes Zellmaterial oder aufgenommenes Fremdmaterial enthalten. Es handelt sich um sekundäre Lysosomen, und die enzymatische Verdauung erfolgt hier.

2) Extrazellulär: Die Lysosomen fusionieren mit Zellmembranen, um Enzyme freizusetzen. Genetische Defekte, die einen lysosomalen Mangel verursachen, führen zu einer sekundären lysosomalen Vergrößerung durch unabgebautes Material; die Zellfunktion ist wegen der lysosomalen Hypertrophie behindert. Sphingolipoide, Mukopolysaccharide und Glykoproteine machen den größten Teil des Substrates aus, das sich anreichert. Ähnliche Zellen sind mit Speichermaterial gefüllt, das in Abhängigkeit von seiner Löslichkeit in der Lösung, die zur Präparation des Materials verwendet wird, dargestellt werden kann. Ultrastrukturell ist das Material in membranbegrenzten Strukturen enthalten.

B. Klinisches Bild

1) Alle Formen lysosomaler Speicherkrankheiten sind selten.

2) Die betroffenen Tiere sind bei ihrer Geburt gesund.

3) Die kranken Tiere entwickeln sich jedoch nicht so wie ihre Wurfgeschwister.

4) Meist ist nur ein Tier des Wurfes betroffen.

5) Vorkommen meist bei bestimmten Rassen.

6) Anamnestische Hinweise auf Inzucht

7) Immer letal, immer progredient

8) Das Alter bei Beginn der Erkrankung und die Geschwindigkeit der Progression variieren.

9) Es kann mehr als ein Organsystem betroffen sein.

C. Diagnose

1) Untersuchung von Blut, Knochenmark, Liquor; Biopsie von Lymphknoten, Nerven, glatter Rektummuskulatur, Gehirn.

2) Wenn das Tier einer bestimmten Rasse angehört und anamnestische Hinweise bestehen, besteht Verdacht auf eine lysosomale Speicherkrankheit.

3) Ergebnisse der Sektion

D. Prävention und Kontrolle: Sektionsbefund dokumentieren. Zuchtkontrollen vornehmen!

2. Gangliosidose

A. Gangliosid GM_1

1) Felines GM_1 – Siamkatzen, Koratkatzen und Mischlinge

2) Canines GM_1 – Beagles, Mischlinge

B. Gangliosid GM_2

1) Felines GM_2 – Mischlinge

2) Canines GM_2 – Deutscher Kurzhaar-Pointer

C. Bei allen Formen der Erkrankung sind Anomalien des lysosomalen Systems beteiligt. Das lysosomale System ist die Hauptstelle der intrazellulären Verdauung. Blockierung der lympholytischen Aktivität führt zu einer verringerten katabolen Aktivität mit resultierender intralysosomaler Akkumulation von komplexen Makromolekülen (z. B. Glykolipide, Proteoglykane). Dies führt möglicherweise zu einer metabolischen Insuffizienz (wahrscheinlich durch Ansammlung der Substanzen) und Zelltod.

D. Alle Formen der Erkrankung sind charakterisiert durch:

1) progressive Zerstörung des ZNS, die im frühen Leben beginnt und zum Tod führt,

2) autosomal-rezessives Vererbungsmuster,

3) lysosomale Hypertrophie von Neuronen,

4) Ablagerung von komplexen Makromolekülen in Lysosomen von Hepatozyten, Makrophagen und anderen Zellen,

5) spezifische Enzymdefizite.

E. GM_1

1) Katzen: Die Symptome beginnen im Alter von 4 bis 6 Monaten und zeigen 6 bis 10 Monate lang eine Progression.

a) Ataxie, Tremor, Parese, Erblindung, Krämpfe, Wesensveränderungen

b) Manchmal treten auch Läsionen von Retina und Kornea auf.

c) Die Zellen in ZNS und Leber und die Azinuszellen des Pankreas sind betroffen.

2) Hunde: Die Symptome erscheinen im Alter von 2 bis 4 Monaten, zeigen Progression und führen meist im Alter von acht Monaten zum Tod.

a) Sehstörungen, Tremor, Dysmetrie, Parese, Verhaltensänderungen

b) Pathologische Läsionen in Nervensystem, Leber, Niere, Milz und Lymphknoten

F. GM_2

1) Katzen: Die Symptome beginnen im Alter von 4 bis 10 Wochen.

a) Tremor, Dysmetrie, Ataxie, Parese

b) Zwergwuchs

c) Korneatrübungen

d) Die Läsionen können Nervensystem, Leber, Nieren, Knochenmark, Milz und Leber betreffen.

G. Die Sphingomyelin-Lipidose betrifft Katzen (Siamkatzen und kurzhaarige Hauskatzen).

1) Die Symptome beginnen im Alter von 3 bis 6 Monaten.

2) Der Tod tritt im Alter von 9 Monaten ein.

3) Wachstumsstörungen, Ataxie, Dysmetrie und Tremor

4) Die Läsionen erfassen Nervensystem, Leber, Lunge, Milz, Lymphknoten, Niere, Knochenmark, Nebennieren.

H. Glukozerebrosidose

1) Hunde: Silky Terrier

a) Die Symptome beginnen im Alter von 7 Monaten.

b) Der Tod tritt meist innerhalb eines Monats nach Einsetzen der Symptome ein.

c) In der einzigen verfügbaren Publikation sind die Symptome nicht beschrieben.

d) Die Läsionen erstrecken sich auf das Nervensystem und die Leber.

I. Neuronale Ceroidlipofuszinose

1) Hunde: English Setter

2) Katzen

3) Die Symptome beginnen im Alter von 14 bis 18 Monaten und umfassen

Sehstörungen, zerebelläre Symptome und Krämpfe; der Tod tritt im Alter von 24 bis 26 Monaten ein.

4) Die Läsionen erfassen das Nervensystem, die Lymphknoten, Speicheldrüsen, Prostata und Nieren.

3. Leukodystrophie

A. Gekennzeichnet durch eine gestörte Myelinbildung oder -erhaltung.

B. Die Läsionen herrschen häufig in der weißen Substanz des Groß- und Kleinhirns vor.

C. Die Symptome sind meist symmetrisch.

D. Globoidzellige Leukodystrophie

1) Hunde: Cairn Terrier und West Highland White Terrier

2) Tremor, Dysmetrie, Parese, Muskelatrophie, Sehstörungen, mentale Veränderungen

3) Beginn im Alter von 11 bis 30 Wochen

4) Die durchschnittliche Krankheitsdauer beträgt 2 bis 3 Monate.

5) Die Läsionen betreffen nur das Nervensystem.

6) Wird auch selten beim Beagle, Blue Tick Hound, Pudel und bei Katzen beobachtet.

Erkrankungen, die Bewußtseinsstörungen verursachen

1. *Stupor* ist ein Stadium extremer Depression oder Somnolenz, aus dem das Tier durch einen starken Reiz geweckt werden kann. Wenn der Stimulus beseitigt wird, fällt das Tier wieder in das Stadium der Teilnahmslosigkeit zurück.

2. *Koma* ist der Zustand dauernder Teilnahmslosigkeit, aus dem das Tier nicht geweckt werden kann.

• Allgemeine Grundsätze

1. Ein normales Bewußtsein umfaßt einen bestimmten Bewußtseinsumfang und einen angemessenen Wachheitsgrad.

A. Störungen des Bewußtseinsumfangs betreffen Funktionen, wie die mentalen Funktionen des Tieres, die Fähigkeit, sich an Befehle zu erinnern, und das Wesen des Tieres, die alle unter Kontrolle des Großhirns stehen.

1) Anomalien der mentalen Funktion (Bewußtseinsumfang)

a) Führen zu Demenz.

b) Deuten auf eine zerebrale Erkrankung hin.

c) Können aus jedem Krankheitsprozeß, der das Großhirn betrifft, entstehen.

2) Beispiele für Erkrankungen, die Demenz verursachen

a) Funktionelle zerebrale Erkrankungen (z. B. idiopathische Epilepsie)

– Die Demenz ist eine Manifestation des postiktalen Verhaltens.

– Sie wird nur in Verbindung mit oder sofort nach einem Krampfanfall beobachtet.

b) Metabolische Erkrankungen, die das Großhirn betreffen
- Demenz kann die einzige klinische Auffälligkeit sein.
- Demenz bei metabolischen Prozessen wechselt in ihrer Intensität.
- Bei Lebererkrankungen tritt die Demenz häufig in Verbindung mit der Futteraufnahme auf.

c) Strukturelle Hirnkrankheiten
- Demenz ist im allgemeinen ein konstanter Befund.
- Außer der Demenz werden meist neurologische Ausfälle beobachtet.

3) Klinische Manifestationen der Demenz
a) Ungewöhnliches oder aggressives Verhalten
b) Das Tier läuft vor Gegenstände.
c) Inkontinenz
d) Unfähigkeit, Personen zu erkennen
e) Anomale Durchführung erlernter oder willkürlicher Aktivitäten kann die Manifestation einer Demenz infolge einer Hirnkrankheit sein.

B. Erkrankungen, die den Wachheitsgrad betreffen, rufen ein schlafähnliches Stadium mit Neigung zur Progredienz hervor.

1) In ihrer leichtesten Form verursacht dies eine Depression oder Lethargie; ein Tier in diesem Zustand kann leicht geweckt werden.

2) Wenn erst ein Schmerzreiz erforderlich ist, um Aufmerksamkeit hervorzurufen, wird der Zustand als stuporös bezeichnet.

3) Wenn das Tier nicht mehr aufgeweckt werden kann, wird der klinische Zustand als Koma beschrieben.

C. Veränderungen des Wachheitsgrades können durch Läsionen in zwei Bereichen des Nervensystems entstehen:

1) Die Schlaf-Wach-Zyklen werden durch das aufsteigende retikuläre aktivierende System (ARAS) kontrolliert.
a) Das ARAS ist im rostralen Hirnstamm lokalisiert.
b) Fokale Schädigungen des Hirnstammes können das ARAS aufheben und zu einem Krankheitsprozeß führen, der durch Koma gekennzeichnet ist.

2) Erkrankungen, die Veränderungen des Bewußtseins hervorrufen, können in drei Grundgruppen unterteilt werden: strukturelle Läsionen durch Raumforderungen, strukturelle generalisierte Läsionen und metabolische Erkrankungen. Jede von diesen Krankheiten weist bestimmte Merkmale auf, die eine Verdachtsdiagnose – basierend auf der klinischen Untersuchung – ermöglichen (Tabelle 17-15).

• Diagnostische Prinzipien

1. Untersuche den Patienten auf asymmetrische neurologische Ausfälle.

A. Asymmetrische Ausfälle werden *Seitensymptome* („lateralizing signs") genannt.

B. Sie deuten in aller Regel auf eine strukturelle und fokale neurologische Erkrankung hin.

2. Beurteile die Pupillenreaktionen auf Lichteinfall und die Pupillengröße. Die Pupillengröße und die Pupillenreaktion werden vom Mittelhirn gesteuert.

3. Untersuche sowohl die willkürlichen als auch die unwillkürlichen Augenbewegun-

Tabelle 17-15 Klassifizierung des Komas

- **Fokale oder lateralisierende neurologische Symptome** [1])

Neurologische Befunde	Ätiologie
Asymmetrische motorische Symptome	ZNS-Hämorrhagien nach systemischen Koagulopathien
Anomale Pupillen	ZNS-Infarzierung nach Thrombose oder Embolie (Hypothyreose, feline ischämische Enzephalopathie)
Anomale Augenbewegungen	Epidurale und subdurale Hämorrhagien nach Schädel-Hirn-Trauma, Neoplasie des ZNS
Symptome, die eine regelmäßige Progression zeigen	Fokale Enzephalomyelitis
Liquor ist häufig anomal	Granulomatöse Erkrankung (granulomatöse Meningoenzephalitis, Mykosen, wandernde Parasiten)

- **Meningeale Reizung** [2])

Neurologische Befunde	Ätiologie
Nackenschmerzen	Enzephalitis
Anomaler Liquor	Toxoplasmose
Anomale Reflexe	Kryptokokkose
	FIP
	Hundestaupe
	Andere Infektionen
	Meningitis
	Subarachnoidale Blutungen

- **Keine fokalen oder lateralisierenden Symptome** [3])

Neurologische Befunde	Ätiologie
Meist normale Reflexe	Intoxikation
Normale Pupillen	Stoffwechselstörungen (diabetische Azidose, Urämie, Addison-Krise, hepatisches Koma, Hypoglykämie, Hypoxie)
Normaler Liquor	Schwere systemische Infektionen
	Kreislaufkollaps (Schock), gleich welcher Ursache
	Epilepsie (postiktales Verhalten)
	Hyperthermie oder Hypothermie

[1]) Mit oder ohne Liquorveränderungen.
[2]) Mit Erythrozyten oder sehr vielen Leukozyten im Liquor; meist ohne fokale oder lateralisierende Symptome.
[3]) Keine Veränderung der Zellzahl des Liquors.
Nach: Admas, R. D.: In: Harrison's Principles of Internal Medicine. Wintrube, M. M. (Ed.), 7. Ed. McGraw-Hill, New York.

gen des Tieres. Der Vestibularapparat ist für die Kontrolle der Augenbewegungen verantwortlich und im Hirnstamm lokalisiert.

4. Beurteile die Haltung des Tieres und den Tonus der Extremitäten.
5. Beurteile den Atmungstyp.

– *Seitensymptome*

1. Tiere mit Seitensymptomen haben fast immer eine strukturelle Erkrankung.
2. Die Seitensymptome können sich manifestieren als:
   A. Asymmetrie der Reflexaktivität zwischen den Körperseiten.
   B. Veränderungen der Schmerzperzeption zwischen rechter und linker Seite.
   C. Vorhandensein oder Fehlen willkürlicher Bewegung auf einer Seite im Gegensatz zur anderen.
3. Bei metabolischen Erkrankungen (besonders Hypoglykämie und Nierenkrankheiten) tritt mitunter eine Asymmetrie auf, jedoch ändert sich die Asymmetrie häufig.

– *Pupillenreaktionen auf Lichteinfall und Pupillengröße*

1. Die sympathische Innervation der Augen entspringt im Dienzephalon, unmittelbar rostral des Mittelhirns. Eine Läsion in diesem Bereich führt zu kleinen reaktiven Pupillen des Patienten.
2. Läsionen im Mittelhirn verursachen einen Ausfall sowohl der sympathischen als auch der parasympathischen Fasern. Die Befunde umfassen mittelweite und nichtreaktive Pupillen.
3. Eine Läsion außerhalb des Hirnstammes in Höhe des dritten Hirnnerven betrifft nur die parasympathische Innervation des Auges. Eine fixierte und dilatierte Pupille ist das Resultat einer solchen Läsion.
4. Läsionen im Pons sind häufig verbunden mit stecknadelkopfgroßen, starren Pupillen, die auf Lichteinfall nicht reagieren.
5. Bei metabolischen Erkrankungen bestehen meist mittelweite oder kleine Pupillen, die auf Licht reagieren.

– *Augenbewegungen*

1. Die Augenbewegungen bei Hunden und Katzen stehen in erster Linie unter vestibulärer Kontolle.
   A. Überprüfe, ob ein physiologischer Nystagmus („Puppenaugen"-Reaktion) vorliegt.
   B. Überprüfe, ob ein pathologischer oder spontaner Nystagmus vorliegt.
2. Bei allen Tieren mit Hirnkrankheiten:
   A. Die „Puppenaugen"-Reaktion ist normal.
   B. Es ist kein pathologischer Nystagmus vorhanden.
3. Bei Tieren mit strukturellen Erkrankungen des Zwischen- oder Mittelhirns:
   A. möglicherweise ein anomaler oder fehlender physiologischer Nystagmus,
   B. möglicherweise ein positionaler pathologischer Nystagmus,
   C. im allgemeinen keine normalen spontanen Augenbewegungen,
   D. u. U. externe Ophthalmoplegie (Lähmung der Augenmuskeln).

4. Tiere mit Erkrankungen, die den Pons betreffen, zeigen:
   A. spontanen pathologischen Nystagmus,
   B. positionalen pathologischen Nystagmus,
   C. anomalen physiologischen Nystagmus.

– *Körperhaltung und Muskeltonus*

1. Koma ist im allgemeinen mit einem erhöhten Muskeltonus als Ergebnis einer UMN-Erkrankung verbunden.
2. Wenn das rostrale Mittelhirn durch die Erkrankung betroffen ist, kann folgendes beobachtet werden:
   A. dezerebrierte Körperhaltung, die durch Opisthotonus charakterisiert ist.
      1) Der Kopf ist gestreckt.
      2) Schwere Rigidität der Extensoren in allen Extremitäten.
   B. Trotz der Läsionen besteht eine normale Haltung, solange das Tier nicht stimuliert wird. Bei einer Stimulation tritt eine vorübergehende dezerebrierte Körperhaltung auf.
3. Tiere mit selektiven Läsionen, die die Pons involvieren und zu einer Zerstörung des Vestibularapparates führen, können folgendes zeigen:
   A. Schlaffheit oder verringerten Tonus der Muskulatur
   B. Normale oder gesteigerte Reflexe

– *Atmungstyp*

1. Das Atemmuster ist für die Diagnose eines Komas in der Veterinärmedizin von großer Bedeutung, außer bei metabolischen Ursachen (Tabelle 17-16).
2. Tiere mit Erkrankungen des Großhirns haben meist eine normale Atmung.
3. Tiere mit Erkrankungen des Hirnstammes können unregelmäßige Atmung zeigen.

• Diagnostisches Vorgehen

Wenn ein Patient mit Koma vorgestellt wird, muß dieser zunächst stabilisiert werden. Dies umfaßt Freihalten der Atemwege (Legen eines Endotrachealtubus); Sicherstellen, daß keine Herzarrhythmien oder Atemlähmung bestehen, Flüssigkeitsinfusion und allgemeine unterstützende Maßnahmen. Wenn dies durchgeführt ist, können diagnostische Verfahren durchgeführt werden.

1. Zur Diagnose sind erforderlich:
   A. ein umfassender Vorbericht,
   B. eine angemessene körperliche und neurologische Untersuchung,
   C. Anwendung geeigneter Labortests.
2. Vorbericht
   A. Ein akuter Beginn deutet auf traumatische, vaskuläre oder infektiöse Erkrankungen hin.
   B. Ein langsamer Beginn mit Progredienz läßt degenerative, metabolische oder neoplastische Erkrankungen vermuten.

Tabelle 17-16 Respiratorische Veränderungen und Säure-Basen-Status bei metabolischem Koma

(nach Plum, F., and Posner, J. B.: The Diagnosis of Stupor and Coma, 3. Ed., F. A. Davis, Philadelphia, 1980)

• **Hyperventilation**	
Metabolische Azidose	**Respiratorische Alkalose**
Ethylenglycol	Hepatisches Koma
Diabetisches Koma	Pulmonale Thrombose
Nierenerkrankung im Endstadium	Dirofilariose
Postiktale Laktazidose	Nephrotisches Syndrom
Toxine	Lungenkrankheiten
	Pneumonie
	Lungenödem
	Sepsis
	Aspirin-Intoxikation
• **Hypoventilation**	
Respiratorische Azidose	**Metabolische Alkalose**
Atemlähmung	Selten
Coonhound-Paralyse	Persistierende hypokaliämische Zustände, (z. B.
Myasthenia gravis	übermäßige Gabe von Furosemid oder
Arzneimittelvergiftung	Morbus Cushing)

C. Der Besitzer muß nach einer möglichen Asymmetrie der Symptome gefragt werden, die den Verdacht auf eine fokale neurologische Erkrankung begründen würden.

D. Ebenso wird nach jedem möglichen Verhältnis der Symptome zu Mahlzeiten oder einer Toxinexposition gefragt; wenn ein solches Verhältnis vorhanden ist, deutet dies auf einen metabolischen oder toxischen Krankheitsprozeß hin.

3. Die neurologische Untersuchung muß vollständig sein, mit besonderer Betonung auf:
   A. Asymmetrie der Symptome
   B. Pupillenreaktionen auf Lichteinfall
   C. Augenbewegungen
   D. Körperhaltung und Muskeltonus
   E. Atemmuster

– *Labordiagnose*

1. Biochemische Untersuchungen des Serums werden durchgeführt, um metabolische Erkrankungen auszuschließen.
2. Die Liquoranalyse schließt Primärerkrankungen des ZNS aus.

– *Differentialdiagnose*

1. Strukturelle Läsionen durch Raumforderungen, die zu einem Koma führen (s. Tabelle 17-15).
   A. Rufen asymmetrische motorische Symptome hervor.
   B. Verursachen im allgemeinen anomale Pupillen.
   C. Verursachen meist anomale Augenbewegungen.
   D. Die Symptome schreiten im allgemeinen mit bestimmter Regelmäßigkeit fort.
   E. Die Tiere zeigen häufig Anomalien, die bei der Liquoranalyse festgestellt werden.
   F. Erkrankungen
      1) Tumoren des ZNS
         a) Langsam fortschreitend
         b) Betrifft Tiere mittleren Alters oder ältere Tiere
         c) Erhöhter Liquordruck
         d) Erhöhte Proteinwerte im Liquor
         e) Möglicherweise anomale Befunde bei der Untersuchung des Fundus.
         f) Sprechen häufig auf Steroide an.
      2) Vaskuläre Erkrankungen des ZNS
         a) Akuter Beginn
         b) Stabilisieren sich schnell
         c) Erhöhter Liquordruck und erhöhte Proteinwerte im Liquor
         d) Es kann sich eine erhöhte Anzahl von Zellen im Liquor befinden.
         e) Sprechen auf Steroide an.
      3) ZNS-Trauma
         a) Akuter Beginn
         b) Der Vorbericht ist meist diagnostisch beweisend.
         c) Liquorpunktionen sind bei ZNS-Trauma kontraindiziert.
      4) Fokale entzündliche Erkrankungen (z. B. granulomatöse Enzephalomyelitis)
         a) Langsam bis schnell fortschreitende Erkrankung
         b) Erhöhte Proteinwerte und Zellzahl im Liquor
         c) Häufig besteht eine multifokale ZNS-Beteiligung (Kleinhirn, Rückenmark, periphere Nerven, Hirnstamm, Großhirn).
         d) Die Untersuchung des Fundus kann ohne besondere Befunde sein.
      5) Granulomatöse Enzephalomyelitis
         a) Akuter Beginn mit rascher Progredienz
         b) Erhöhte Proteinwerte im Liquor
         c) Erhöhte Zellzahl im Liquor
         d) Bei einer rezidivierenden Erkrankung sprechen die Tiere anfangs auf Steroide an.
         e) Häufig bestehen multifokale Symptome.
2. Strukturelle Läsionen, die nicht durch Raumforderungen bedingt sind, und Koma verursachen
   A. Zeigen im allgemeinen eine diffuse Erkrankung an.
   B. Symmetrische motorische Symptome
   C. Normale Pupillenreaktionen auf Lichteinfall
   D. Möglicherweise bestehen anomale Augenbewegungen.

E. Die Symptome sind häufig progredient.
F. Möglicherweise bestehen Nackenschmerzen.
G. Im allgemeinen bestehen besondere Befunde bei der Liquoranalyse.
H. Krankheiten
1) Enzephalitis (Toxoplasmose, Infektionen mit *Neosporum caninum*, Kryptokokkose, andere systemische Pilzerkrankungen, FIP, Virusenzephalitis bei Hundestaupe, andere Infektionen und entzündliche Erkrankungen)
a) Im allgemeinen akuter Beginn der Symptome
b) Progressiver Verlauf der Erkrankung
c) Evtl. Anzeichen einer allgemeinen systemischen Krankheit
d) Für eine spezifische Diagnose sind serologische und andere spezifische labordiagnostische Tests erforderlich.
e) Die Ergebnisse einer Fundusuntersuchung sind häufig anomal.
f) Erhöhungen der Proteinwerte und der Zellzahl im Liquor
2) Meningitis
a) Im allgemeinen mit schweren Nackenschmerzen verbunden
b) Vorbericht: Trauma
c) Möglicherweise mit systemischen Koagulopathien verbunden
3. Metabolische Krankheiten, die Koma verursachen
A. Es bestehen meist keine besonderen Befunde bei der neurologischen Untersuchung.
B. Normale Befunde bei der Liquoranalyse
C. Die folgenden Zustände müssen in Betracht gezogen werden.
1) Hypoxische Erkrankungen
2) Hypoglykämie
3) Erkrankungen durch Thiaminmangel
4) Lebererkrankungen
5) Toxine
6) Arzneimittelvergiftung
7) Störungen des Säure-Basen-Gleichgewichtes
D. Zur Diagnose ist eine biochemische Analyse des Serums erforderlich.

• Management des komatösen Patienten

Das Langzeit-Management des komatösen Patienten besteht in erster Linie in pflegerischen Maßnahmen.
1. Freihalten der Luftwege und ausreichende Sauerstoffzufuhr. Wenn Paralyse der Atemmuskeln auftritt, wird das Tier künstlich beatmet.
2. Tiere mit Bewußtseinsstörungen können eine Fehlfunktion des Thermoregulationszentrums aufweisen.
A. Es können extreme Körpertemperaturen auftreten.
B. Die Körpertemperatur des Tieres ist regelmäßig zu überwachen und zu versuchen, sie zu stabilisieren.
3. Es ist sorgfältig auf Erhaltung der Blasen- und Darmfunktion zu achten.
4. Prävention von Sekundärinfektionen
– Bei komatösen Patienten besteht die Gefahr einer Aspiration.

– *Zusammenfassung des Managements komatöser Patienten*

1. Stabilisierung
   Freihalten der Luftwege
   Überwachung der Herztätigkeit
   Intravenöse Flüssigkeitsinfusion
2. Diagnose
   Neurologische Untersuchung
   Laboruntersuchungen
   Bluttest
   Glucose-, Säure-Basen- und Elektrolytbestimmung
   Leberfunktionsproben
   Liquoranalyse
   Röntgenuntersuchung
3. Therapie
   Unterstützende pflegerische Maßnahmen
   Verletzungen ist vorzubeugen, wenn das Tier delirant ist.
   Das Tier ist häufig zu drehen.
   Hautreizungen durch Harn sind zu verhindern.
   Harnblase und Kolon des Tieres sind in Abständen zu entleeren, falls erforderlich.
   Die Atmung ist aufrechtzuerhalten.
   Für eine ausreichende Elektrolytsupplementation ist zu sorgen.
   Flüssigkeitstherapie
   Supplementation von Nährstoffen
   Einer Aspirationspneumonie, die durch normale orale und pharyngeale Sekretionen und auch durch Erbrechen entstehen kann, ist durch Überwachung vorzubeugen.
4. Das Tier ist häufig zu wenden, um Dekubitalgeschwüre zu verhindern.
5. Das Tier ist häufig zu baden und trockenzuhalten, um Hautreizungen durch Harn zu verhindern.
6. Wenn das Tier delirant ist oder wild um sich schlägt, muß es entweder physikalisch oder chemisch ruhiggestellt werden, um Selbstverletzungen vorzubeugen.
7. Viele Erkrankungen, die mit Koma verbunden sind, verursachen auch Epilepsie; wenn Krämpfe auftreten, müssen diese behandelt werden.
8. Tiere mit Erkrankungen, die das ZNS betreffen und Koma verursachen, leiden häufig an signifikanten Störungen des Säure-Basen- oder Elektrolythaushaltes, besonders Störungen der Wasser- und Natriumbilanz. Überprüfe die Elektrolyte des Tieres regelmäßig und sorge für die Aufrechterhaltung eines adäquaten Elektrolytgleichgewichtes. Wenn dies nicht geschieht, können sich die sekundären Komplikationen in ansonsten behandelbaren Krankheiten als letal erweisen.

Krampfanfälle

Ein Krampfanfall ist eine Phase anomalen Verhaltens, die durch eine plötzliche, anomale, exzessive elektrische Entladung des Gehirns verursacht wird. Jeder Zustand, bei dem die Krampfanfälle wieder auftreten, wird **Epilepsie** genannt, und jeder Zustand, der die zerebrale Funktion verändert, kann potentiell Epilepsie verursachen.

• Klinisches Bild

Die klinischen Befunde bei Epilepsie lassen Schlüsse auf das Gebiet der Entladung im Gehirn und nicht auf die Ursache der Entladung zu.

1. Motorische Krämpfe: Der klinische Krampfanfall manifestiert sich als unwillkürliche, unkontrollierte motorische Aktivität.
   A. Generalisierte motorische Krämpfe
      1) Klassische Grand-mal-Anfälle
      2) Kein zu lokalisierender Ursprung
      3) Meist von Bewußtseinsverlust begleitet.
      4) Der ganze Körper ist beteiligt.
   B. Partielle motorische Krämpfe (einfach)
      1) Herdförmige motorische Krämpfe
      2) Nur isolierte Muskelgruppen sind beteiligt.
      3) Sind selten mit Bewußtseinsverlust verbunden.
      4) Zeigen fokale Verletzungen des Gehirns an.
   C. Partielle motorische Krämpfe (komplex)
      1) Herdförmige Krämpfe, die generalisieren
      2) Häufig sind auch Verhaltensanomalien vorhanden (Fliegen jagen, Erdboden lecken, eigenem Schwanz nachjagen).
      3) Werden oft psychomotorische oder Lobus-temporalis-Krampfanfälle genannt.
      4) Möglicherweise tritt ein Verlust des Bewußtseins auf.
2. Nichtmotorische Krämpfe: Diese Krämpfe sind mit Bewußtseinsverlust und vorübergehendem Kollaps verbunden, aber nicht mit unwillkürlicher Bewegung. Sie werden Petit-mal-Anfälle genannt und müssen von einer Synkope (s. Kapitel 9.) und Narkolepsie differenziert werden.

• Ätiologische Klassifizierung

1. Extrakraniale Ursachen (Tabelle 17-17)
   A. Umfassen Krankheitsprozesse (wie Hypoglykämie, Bleivergiftung, Hepatoenzephalopathie), die systemische oder metabolische Anomalien verursachen, die zu Krämpfen führen.
   B. Können jeden klinischen Typ von Krämpfen verursachen.
   C. Sind häufig mit wechselnder Demenz zwischen den Krämpfen verbunden.
   D. Sind meist durch normale neurologische Untersuchungsbefunde zwischen den Krämpfen charakterisiert (außer bei Demenz).
   E. Bei der körperlichen Untersuchung bestehen meist besondere Befunde.
2. Intrakraniale Ursachen
   A. Strukturelle Erkrankungen: Der Krankheitsprozeß ist mit primären Verletzungen des Gehirns und Schädigung oder Zerstörung des Gewebes verbunden (z. B. Enzephalitis oder Tumoren).
      1) Die körperliche Untersuchung ist, abgesehen von der neurologischen Untersuchung, ohne besondere Befunde.
      2) Können jede Art von Epilepsie verursachen; gehen hauptsächlich mit partiellen oder fokalen Krämpfen einher.
      3) Neurologische Ausfälle persistieren häufig zwischen den Krämpfen.

Tabelle 17-17 Epilepsie [1])

Funktionelle Epilepsie	Strukturelle Epilepsie		Metabolische Epilepsie
Körperliche Untersuchung o. b. B.	Körperliche Untersuchung o. b. B.		Körperliche Untersuchung ergibt besondere Befunde
Neurologische Untersuchung o. b. B.	Neurologische Untersuchung ergibt besondere Befunde		Neurologische Untersuchung o. b. B. (es kann Demenz vorhanden sein)
Blutuntersuchung o. b. B.	Blutuntersuchung o. b. B.		Blutuntersuchung ergibt besondere Befunde
Liquoranalyse o. b. B.	Liquoranalyse ergibt besondere Befunde (nicht immer vorhanden).		Liquoranalyse o. b. B. Hypoglykämie Blei Hepatoenzephalopathie
	Fokal Vaskulär Hypothyreose Koagulopathien Arteriovenöse Mißbildungen Neoplasie Trauma Fokale Entzündungen	**Diffus** Degenerationen Lysosomale Speicherkrankheiten Hydrozephalus Entzündungen Hundestaupe FIP Granulomatöse Enzephalomyelitis	Ethylenglycol Thiaminmangel Andere Toxine Hypokalzämie Störungen des Säure-Basen-Gleichgewichtes Urämie

[1]) Spontane, paroxysmale Anfälle zerebralen Ursprungs, die durch eine Periode klinischer Abnormalität charakterisiert sind.

4) Die Liquoruntersuchung und das EEG ergeben häufig besondere Befunde.

5) Möglicherweise bestehen besondere Befunde bei der Augenuntersuchung.

B. Funktionelle Epilepsie

1) Primäre funktionelle Erkrankung des Großhirns (idiopathische Epilepsie)

2) Es kann keine pathologische Ursache für den Prozeß festgestellt werden.

3) Bei Untersuchungen zwischen den Krämpfen ergeben sich keine besonderen Befunde.

4) Die körperliche Untersuchung ist ohne besondere Befunde.

- **Diagnostisches Vorgehen**

– *Vorbericht und Erkrankungstyp*

1. Alter (Abb. 17-18)

A. Bei jungen Tieren handelt es sich meist um eine ererbte oder kongenitale Erkrankung.

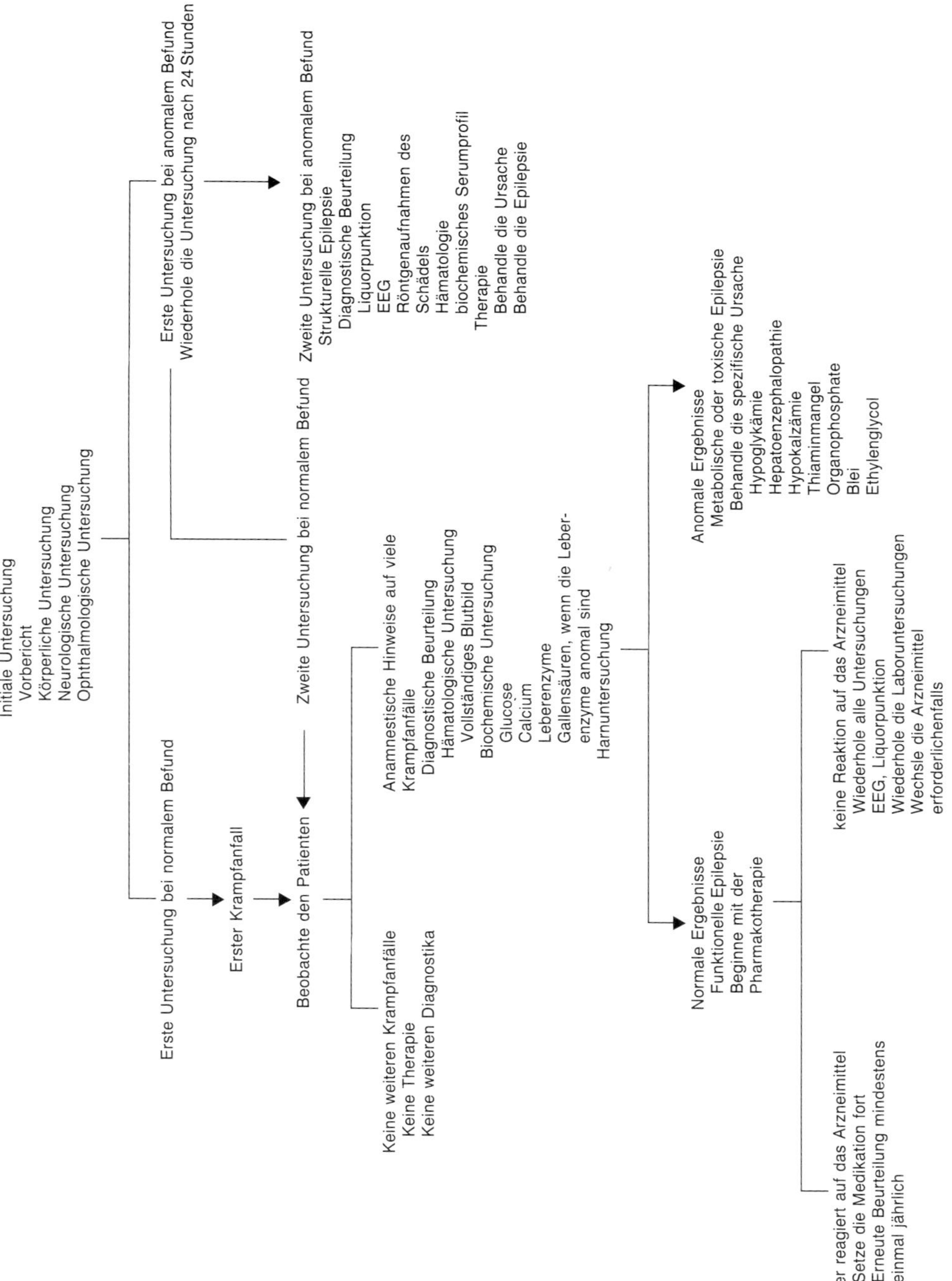

Abb. 17-18 Dignostische Beurteilung eines Tieres, bei dem der Vorbericht ergibt, daß es an Krampfanfällen leidet (nach Fenner, W. R.: Seizures and head trauma. Vet. Clin. North Am. **11**, 31, 1981).

B. Bei älteren Tieren sind meist neoplastische oder degenerative Erkrankungen beteiligt.
2. Faktoren in der Umgebung (Toxine, wie z. B. Blei)
3. Futter (Fischfütterung an Katzen für Thiaminmangel)
4. Chronologie des Problems. Je länger das Tier an Epilepsie leidet, desto wahrscheinlicher ist es, daß die Ätiologie „gutartig" ist.

– *Körperliche und neurologische Untersuchung*

1. Besondere Befunde bei der allgemeinen körperlichen Untersuchung – Suche nach metabolischen und toxischen Ursachen.
2. Besondere Befunde bei der neurologischen Untersuchung – Suche nach strukturellen intrakranialen Ursachen.
3. Wenn sowohl die körperliche als auch die neurologische Untersuchung ohne besondere Befunde sind, muß nach funktionellen Ursachen gesucht werden.

– *Diagnostische Methoden*

1. Kernhaltige Erythrozyten, die im Blutbild entdeckt werden, lassen auf eine Bleivergiftung schließen. Dies kann durch Bestimmung der Blutbleispiegel bestätigt werden.
2. Die biochemische Untersuchung des Serums kann zur Diagnose von metabolischen Krankheiten und bei der Beurteilung von Leberschädigungen nach Antikonvulsiva wichtig sein. Bestimmung von Blutglucose, Leberenzymen und Serumcalcium bilden die Basisinformation, die zur Diagnosestellung bei einem Tier mit Krämpfen benötigt wird.
3. Liquoranalyse
A. Bei einer Druckerhöhung besteht der Verdacht auf eine Raumforderung (>170 mm H_2O beim Hund; >100 mm H_2O bei der Katze).
1) Tumoren
2) Hirnödem
3) Gefäßläsionen
4) Enzephalitis (selten)
B. Leukozytenzahl als Indikator einer Entzündung (>10 Leukozyten/mm^3)
1) Enzephalitis
2) Gefäßerkrankungen
3) Granulomatöse Erkrankungen
4) Selten Tumoren
C. Erythrozytenzahl (>5 Erythrozyten/mm^3)
1) Gefäßerkrankungen
2) Tumoren (selten)
3) Trauma
D. Erhöhungen des Proteinspiegels (>25 mg/dl)
1) Entzündliche Erkrankungen
2) Gefäßerkrankungen
3) Neoplastische Erkrankungen
4) Trauma

4. Eine Augenuntersuchung ist sehr wertvoll für die Diagnose entzündlicher Erkrankungen, die das ZNS betreffen.
5. Röntgenaufnahmen des Schädels sind von geringem Wert, außer in Fällen von Schädel-Hirn-Trauma und Hydrozephalus und manchmal auch bei Neoplasien.
6. Eine Enzephalographie, wo möglich, bietet häufig wertvolle Informationen. Sie ist von größtem Wert für die Diagnose struktureller Erkrankungen des ZNS.
7. Eine Magnetresonanz- oder Computertomographie sollte bei allen Patienten mit fokalen Krämpfen oder besonderen Befunden bei der neurologischen Untersuchung durchgeführt werden.

- **Therapie**

1. Wenn eine Grundkrankheit vorhanden ist, muß diese behandelt werden.
2. Wenn dies die Epilepsie nicht beseitigt, muß eine spezifische antikonvulsive Therapie erwogen werden.
3. Verfügbare Pharmaka
   A. Phenobarbital
      1) Dieses Pharmakon wirkt bei allen Tieren sicher.
      2) Beginn mit einer Dosis von 2 bis 4 mg/kg KG/Tag, verteilt auf mehrere Dosen.
      3) Dies ist für die initiale Behandlung das Mittel der Wahl.
      4) Der therapeutische Serumspiegel beträgt 15 bis 45 mg/l.
   B. Kaliumbromid
      1) Nicht für den Gebrauch zugelassen.
      2) Die initiale Dosis beträgt 20 mg/kg KG/Tag.
      3) Wirkt vorwiegend sedierend.
      4) Ist meist nur in Kombination mit Phenobarbital wirksam.
   C. Diazepam
      1) Wirkt sicher bei allen Tieren.
      2) Beginn mit einer Dosis von 1 bis 3 mg/kg KG, verteilt auf drei Dosen pro Tag.
      3) Hunde entwickeln schnell Resistenz.
      4) Ist häufig der beste Wirkstoff bei Katzen.
   D. Clorazepat
      1) Ein Benzodiazepin
      2) Beginn mit einer Dosis von 2 mg/kg KG/Tag.
      3) Ist meist nicht wirksam, wenn es nicht mit Phenobarbital kombiniert wird.
      4) Ziemlich teuer
   E. Primidon
      1) Dieses Pharmakon ist nur für die Verwendung bei Hunden zugelassen, wird aber häufig bei Katzen verwendet.
      2) 50 mg/kg KG/Tag, verteilt auf mehrere Dosen bei Hunden; 40 mg/kg KG/Tag bei Katzen.
      3) Wesensveränderungen nach Primidon werden bei einigen Tieren beobachtet.
      4) Hepatotoxisch bei Hunden

5) Der therapeutische Serumspiegel ist der gleiche wie der für Phenobarbital.

F. Dilantin

1) Nicht indiziert für den Gebrauch bei Katzen.
2) 35 mg/kg KG, verteilt auf drei Dosen pro Tag.
3) Darf nicht bei Tieren, die Chloramphenicol erhalten, verwendet werden.
4) Hepatotoxisch bei Hunden

– *Therapieziele*

1. Verringerung der Schwere der Krämpfe
2. Verringerung der Häufigkeit der Krämpfe
3. Verringerung der Schwere des postiktalen Verhaltens
4. Versuche, diese Ziele durch Verwendung der niedrigstmöglichen Dosis und mit der niedrigsten Anzahl von Medikationen und den geringsten Nebenwirkungen zu erreichen.

– *Erhaltungstherapie*

1. Beginne mit nur einem Wirkstoff und ermögliche einen ausreichenden Wirkungszeitraum, bevor die Therapie geändert wird. Überwache die Serumwerte, bevor die Therapie angeglichen wird.
2. Beginne eine Therapie bei jedem Tier, das öfter als einmal im Monat Krämpfe hat, oder bei jedem Tier, das unter schweren und protrahierten Krämpfen leidet. Abb. 17-19 skizziert das Vorgehen bei einer antikonvulsiven Langzeiterhaltungstherapie.
3. Verändere die Pharmaka niemals ohne Überwachung der Serumspiegel.
4. Zu den Hauptursachen für das Versagen einer Therapie gehört die Ungeduld von seiten des Klinikers. Die meisten Epileptiker können mit ausreichend Zeit, Geduld, guter Kommunikation mit dem Besitzer und angemessener Überwachung der Serumspiegel des Pharmakons kontrolliert werden.

– *Behandlung der Krampfanfälle*

Stoppe die Krämpfe (ohne dem Patienten Schaden zuzufügen), dann diagnostiziere das Problem. Bestätige das Vorhandensein von Krämpfen. Schließe aus:
akute vestibuläre Erkrankungen,
Narkolepsie,
Tetanus,
Hypokalzämie.
Dann:
Lege einen intravenösen Zugang.
Führe Blutuntersuchungen durch:
Glucosebestimmungen bei allen Hunden
Ca^{++}-Spiegel bei Hündinnen im Puerperium
Säure-Basen-Bestimmungen, wenn die Krämpfe länger dauerten.

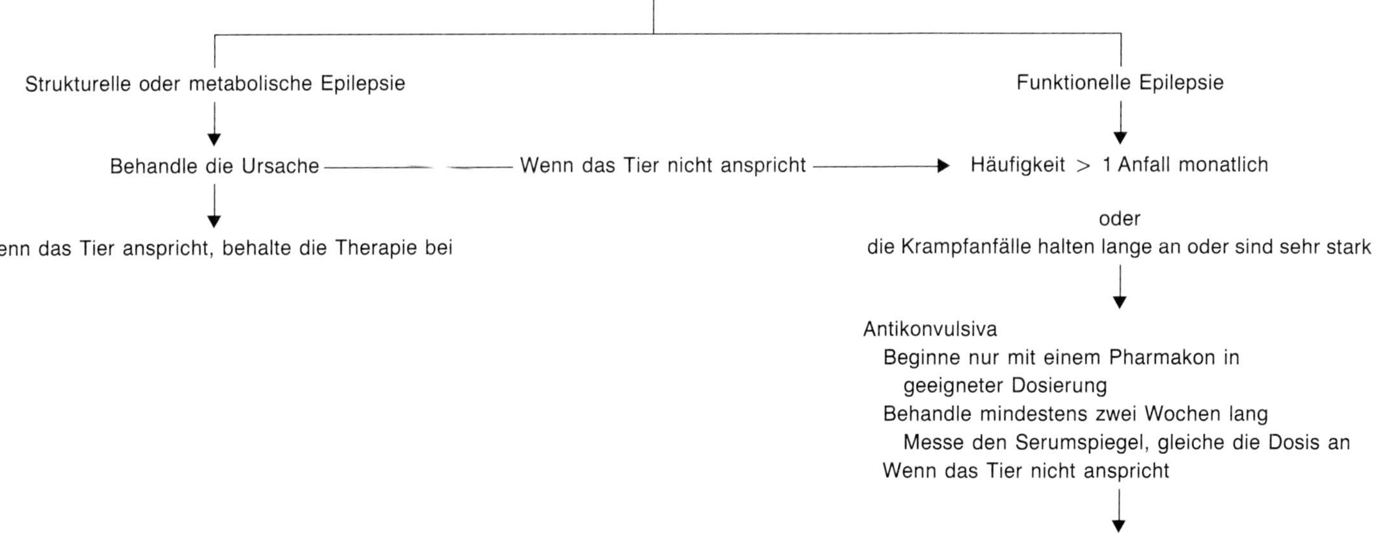

Abb. 17-19 Medikamentöse Langzeitbehandlung bei Epilepsie (nach Fenner, W. R.: Seizures and head trauma. Vet. Clin. North Am. **11**, 31, 1981).

Dann:

Appliziere Thiamin i. v., gefolgt von Dextrose (1 g/kg KG) in einem langsamen i. v. Tropf. Wenn das Tier reagiert, wird ein 5%iger Dextrosetropf aufrechterhalten und die Untersuchung vervollständigt.

Wenn keine Reaktion auftritt, dann halte die Atemwege frei und appliziere i. v. Antikonvulsiva. Beginne mit Valium (langsamer i. v. Tropf) je nach Wirkung 0,7 bis 2,0 mg/kg KG, plus eine Dosis Phenobarbital. Wenn ein Patient behandelt wird, der keine Antikonvulsiva bekommt, appliziere langsam 20 mg/kg.

Wenn das Tier anspricht:

Halte die unterstützende intravenöse Therapie (Flüssigkeiten) aufrecht. Vervollständige die diagnostische Beurteilung.

Wenn innerhalb von 15 Minuten keine Reaktion auftritt:

Wiederhole die Applikation von Valium (insgesamt dürfen nicht mehr als drei Dosen verabreicht werden).

Wenn keine Wirkung erreicht wird:

Anästhesiere das Tier mit Phenobarbital.

Nachdem sich das Tier von den Wirkungen der Krämpfe und der Pharmaka erholt hat, wird die diagnostische Untersuchung vervollständigt.

Ein Patient mit Krampfanfällen stellt einen echten medizinischen Notfall dar. Werden die Krämpfe nicht gestoppt, kann die Kombination von Veränderungen im Gehirn, Liquor und systemischen Stoffwechsel letal sein. Die Behandlung solcher Fälle besteht darin, genügend Antikonvulsiva zu applizieren, um die Krämpfe schnell genug zu stoppen, ohne dem Patienten Schaden zuzufügen. Das therapeutische Vorgehen kann wie folgt zusammengefaßt werden:

1. Appliziere alle Substanzen intravenös.
2. Behandle potentiell reversible Stoffwechselstörungen zuerst.
   - Hypoglykämie
   - Hypokalzämie
3. Es wird immer von einem kurzwirkenden Antikonvulsivum auf ein langwirkendes Antikonvulsivum übergegangen; Allgemeinanästhetika sind als ultima ratio zu betrachten.
4. Verwende so wenig Pharmakakombinationen wie möglich.
5. Halte die Atemwege frei und führe unterstützende Maßnahmen nach Bedarf durch.

Prognose

Die Prognose für Tiere, die in einem Status epilepticus vorgestellt werden, ist zweifelhaft. Bei diesen Tieren ist immer eine vollständige neurologische Untersuchung gerechtfertigt, wenn die Krämpfe unter Kontrolle sind und sie sich von den Nebenwirkungen einer antikonvulsiven Medikation erholt haben.

• Zusammenfassung

1. Jede Erkrankung, die das Großhirn betrifft, kann Epilepsie verursachen.
2. Ätiologie

A. Extrakraniale Epilepsie
1) Metabolisch
2) Toxisch
3) Die Diagnose basiert auf den Ergebnissen der Laboruntersuchung.
B. Intrakraniale Epilepsie
1) Strukturell
a) Fokale Raumforderung
b) Diffus
- Enzephalitis
- Degenerative Prozesse
2) Funktionell
3. Therapeutische Richtlinien
A. Stelle eine adäquate Diagnose für extrakraniale Ursachen und strukturelle intrakraniale Ursachen. Behandle das Tier aufgrund der Ätiologie. Wenn dies fehlschlägt, behandle die Krämpfe selbst.
B. Bei funktioneller intrakranialer Epilepsie behandle die Krämpfe.

Verletzungen des Nervensystems

• Kopfverletzungen

Definitionen und Ätiologie

1. Schädel-Hirn-Trauma: Viele traumatisierte Patienten haben Kopfverletzungen, aber die meisten erleiden dabei keine ZNS-Schädigungen. Jene Patienten, die ZNS-Schädigungen erleiden, werden wie solche betrachtet, die ein Schädel-Hirn-Trauma haben, unabhängig von der genauen Lokalisation der Schädigung.
2. Ätiologie: Häufigste Ursache eines Schädel-Hirn-Traumas ist ein Unfall mit einem motorisierten Fahrzeug. Andere Ursachen bei Tieren sind stumpfes Trauma (Schlageinwirkungen, wenn Kinder auf sie fallen usw.), Kämpfe mit anderen Tieren, Stürze und Schußwunden.

– *Pathogenese*

Traumatische Schädigungen des Nervensystems führen nicht nur zu sofortigen und direkten Verletzungen des Nervengewebes, sie lösen auch eine Kaskade sekundärer metabolischer Ereignisse aus, die zu einer Verschlechterung der neurologischen Erkrankung führen, ebenso wie zu systemischen und metabolischen Störungen (Abb. 17-20). Erhöhter intrakranialer Druck, systemische Hypertonie, Myokardnekrose, Herzarrhythmien, Lungenödem und erhöhter Nährstoffbedarf können die Folgen sein.
1. Abgeleitete Folgen
A. Druckveränderungen: Die meisten Patienten mit ZNS-Trauma haben einen erhöhten intrakranialen Druck, meist als Resultat eines Ödems und von Hämorrhagien.

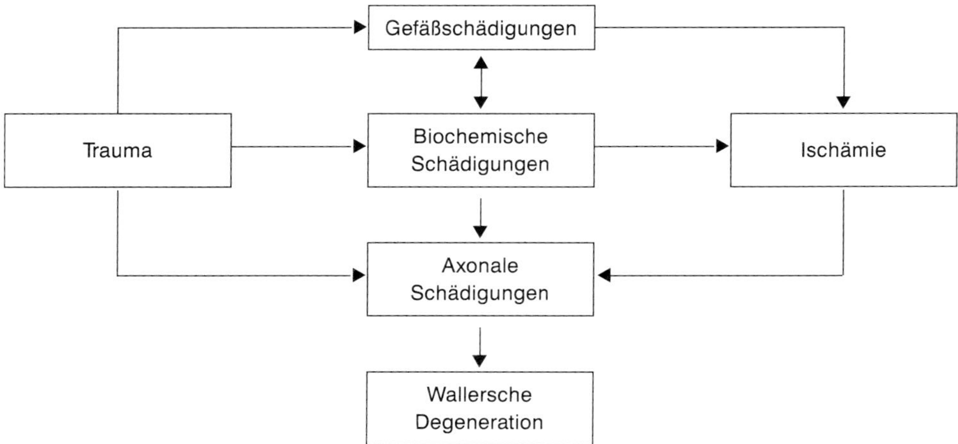

Abb. 17-20 Pathogenese der Schädigungen bei ZNS-Trauma.

B. Ödem: Das Ödem kann sowohl intrazellulär als auch extrazellulär sein. Intrazelluläre Ödeme entstehen durch Hypoxie, die eine Azidose des ZNS hervorruft. Ein extrazelluläres Ödem entsteht durch einen Durchtritt von Flüssigkeit durch die Blut-Hirn-Schranke.

C. Hypoxie: Eine Hypoxie resultiert aus einer verminderten Gewebsperfusion.

D. Hyperkapnie (erhöhte CO_2-Spannung im arteriellen Blut): Eine systemische Hyperkapnie führt zur Venendilatation, wodurch der zerebrale Perfusionsdruck und die zerebrale Sauerstoffversorgung verringert und das Hirnödem weiter verschlimmert werden.

E. Gefäßveränderungen: Die Venenerweiterung, die aus einer Hyperkapnie resultiert, ist schon genannt worden. Zusätzlich entwickeln einige Patienten arterielle Spasmen.

2. Direkte Folgen

A. Nekrose/Zerreißungen: Die Hauptfolgen, die zur Zeit der Verletzung auftreten, sind größtenteils mechanischer Natur: mechanische Zerreißung der Faserzüge und mechanische Schädigung der Zellmembranen. Diese Zerreißungen können irreparabel sein. Diese sofortige Schädigung wird *Hirnprellung* (*Contusio cerebri*) genannt.

B. Vorübergehende neuronale Dysfunktion: Zur Zeit der Schädigung setzt die Funktion einiger Zellen aus. Dies kann durch Hypoxie, Azidose oder aus unbekannter Ursache entstehen. Diese Dysfunktion basiert nicht auf einer anatomischen Schädigung und ist vollständig reversibel. Eine solche Schädigung ist als *Gehirnerschütterung* (*Commotio cerebri*) bekannt, ein Terminus, um vorübergehende Ausfälle der ZNS-Funktionen nach einem Trauma ohne strukturelle Verletzungen zu beschreiben.

3. Krampfanfälle

A. Krampfanfälle können zu jedem Zeitpunkt der Verletzung oder zu jeder Zeit danach auftreten. Sie verstärken alle schädigenden Ereignisse, die in der Schädelkapsel auftreten, einschließlich Erhöhung des intrakranialen Drucks, Hypoxie, Azidose, Ödem und ähnliches.

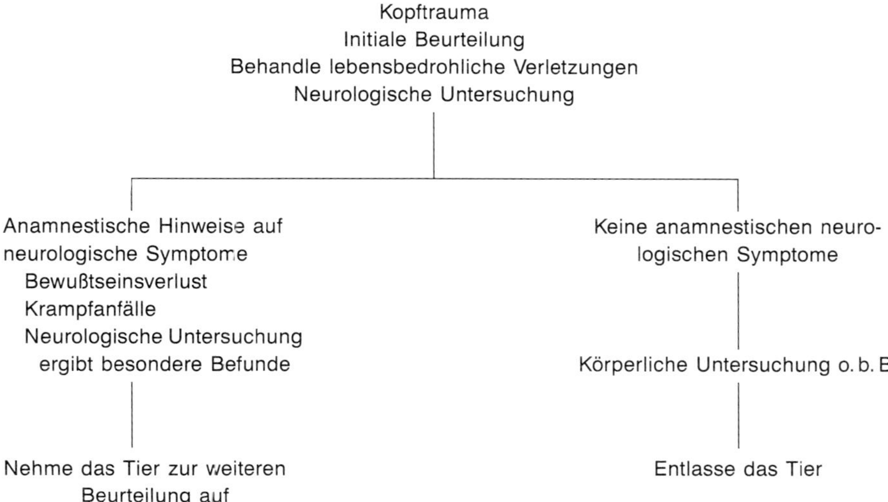

Abb. 17-21 Fließdiagramm zum Vorgehen bei Kopf-Trauma (nach Fenner, W. R.: Seizures and head trauma. Vet. Clin. North Am. **11**, 31, 1981).

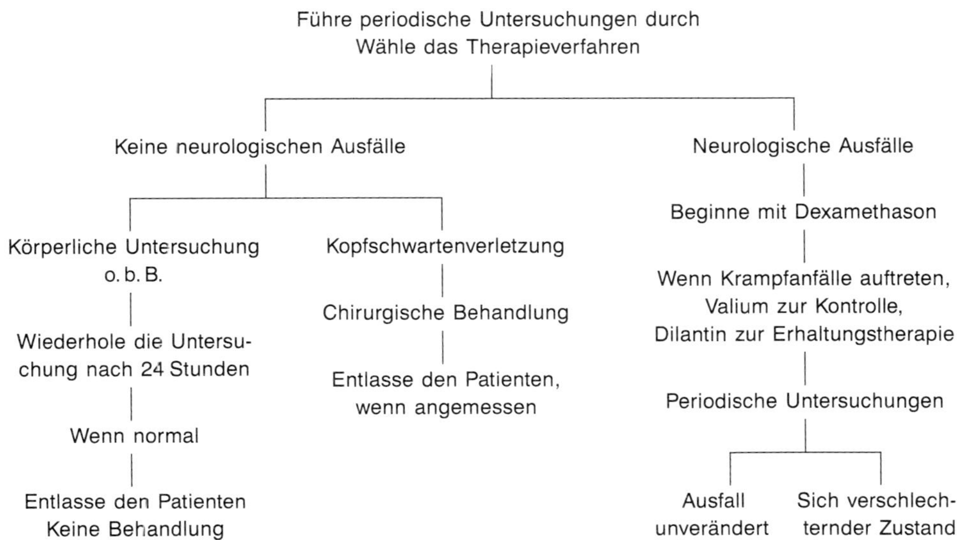

Abb. 17-22 Fließdiagramm für den zwecks vertiefter Untersuchung aufgenommenen Patienten (nach Fenner, W. R.: Seizures and head trauma. Vet. Clin. North Am. **11**, 31, 1981).

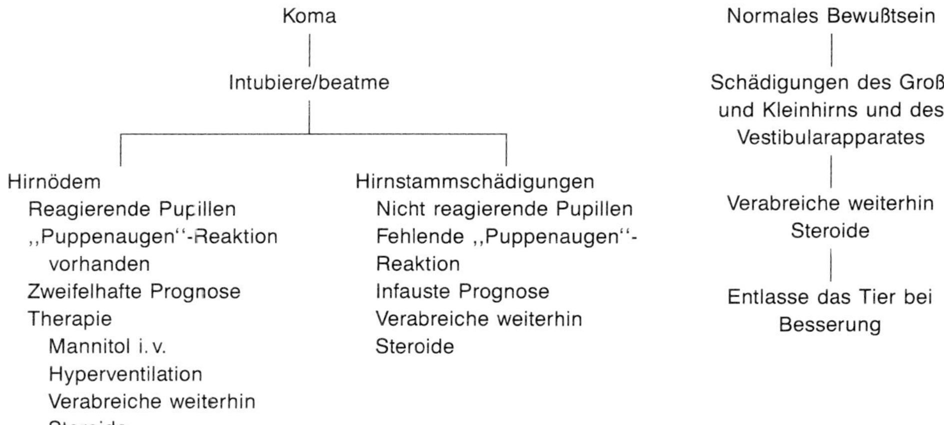

Abb. 17-23 Fließdiagramm für Patienten mit Langzeitausfällen (nach Fenner, W. R.: Seizures and head trauma. Vet. Clin. North Am. **11**, 31, 1981).

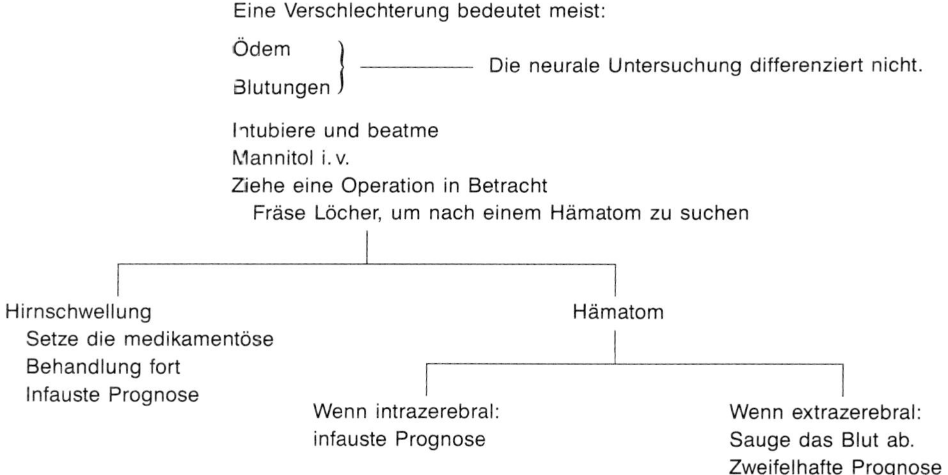

Abb. 17-24 Fließdiagramm für einen Patienten, dessen Zustand sich zunehmend verschlechtert (nach Fenner, W. R.: Seizures and head trauma. Vet. Clin. North Am. **11**, 31, 1981).

B. Wegen dieser Tatsache sollten Krampfanfälle bei Patienten mit Kopftrauma behandelt werden. Kurzwirkende Pharmaka sollten als erstes ausgewählt werden, z. B. Diazepam.

– *Klinisches Vorgehen*

1. Behandle alle lebensbedrohlichen nicht neuralen Verletzungen zuerst (Abb. 17-21–17-24).

A. Bringe alle Blutungen zum Stillstand.
B. Stelle die Durchgängigkeit der Atemwege sicher.
1) Intubiere das Tier erforderlichenfalls.
2) Untersuche es auf Hämothorax oder Pyothorax.
C. Behandle den Schock.
2. Untersuche das Nervensystem.
3. Lokalisiere die Läsion(en).
A. Bedeutung der Lokalisierung
1) Unterschiede im therapeutischen Vorgehen
a) Verletzungen des PNS erfordern meist keine Therapie.
b) Verletzungen des ZNS erfordern häufig eine forcierte Therapie.
2) Unterschiede in der Prognose
a) PNS-Verletzungen: Meist überlebt der Patient ohne ernste Folgen und nur mit einigen isolierten Hirnnervenausfällen.
b) ZNS-Verletzungen: Viele Patienten überleben nicht; bei denen, die überleben, können die Schädigungen schwere Folgen haben, einschließlich Epilepsie, Wesensveränderungen und Lähmungen.
B. ZNS- oder PNS-Läsion
1) Neurologische Untersuchung
a) Untersuchung des mentalen Status: Die Beurteilung des Bewußtseins ist eines der besten Werkzeuge, die für die Lokalisierung einer Läsion und zur Erstellung einer Prognose für einen Patienten mit Schädel-Hirn-Trauma verfügbar ist. Ein sofortiger und anhaltender Bewußtseinsverlust deutet im allgemeinen auf eine Schädigung des Hirnstammes hin. Eine sofortige und persistierende Demenz spiegelt im allgemeinen eine zerebrale Schädigung wider. Patienten mit normalem Bewußtseinsgrad sofort nach dem Trauma, deren Zustand sich aber später verschlechtert, entwickeln häufig eine Enzephalozele, entweder durch ein Hirnödem oder durch intrakraniale Blutungen. Bei diesen Patienten ist eine sofortige Intervention erforderlich, wenn sie gerettet werden sollen.
– Normales Bewußtsein: PNS- oder Kleinhirn-Läsionen
– Stupor/Koma: Diffuse Schädigungen des Großhirns oder Hirnstammschädigungen
• Normale Pupillenreaktionen auf Lichteinfall: diffuse Hirnschädigung
• Normales „Puppenauge“: diffuse Schädigungen des Großhirns
• Anomale Pupillenreaktionen auf Lichteinfall: Hirnstammschädigungen
• Anomales „Puppenauge“: Hirnstammschädigungen
– Demenz: Schädigungen des Großhirns
2) Kopfhaltung
– Opisthotonus: zerebelläre Verletzungen oder Hirnstammverletzungen
– Normale mentale Funktion: zerebelläre Schädigungen
– Normale Pupillenreaktionen auf Lichteinfall: zerebelläre Schädigungen
– Stupor/Koma: Schädigungen des Mittelhirns
– Anomale Pupillenreaktionen auf Lichteinfall: Schädigungen des Mittelhirns

3) Hirnnervenuntersuchung

a) Kleine, reaktive Pupillen: Schädigungen des Großhirns, Auges oder Innenohrs

b) Kleine, nichtreaktive Pupillen: Schädigungen des Pons (Hirnstammschädigungen)

c) Große Pupillen: Angst/Streß

d) Große, nichtreaktive Pupillen: Schädigungen des Mittelhirns (Hirnstamm), bilaterale Schädigungen des II. oder III. Hirnnerven.

4) „Puppenaugen"-Reaktion

a) Sie ist ein Maß für den vestibulären Input und die Hirnstammverbindungen für unwillkürliche Augenbewegungen.

b) Von größtem Wert bei der Unterscheidung, ob die Ursachen des Komas im Hirnstamm oder im Großhirn liegen.

c) Eine normale „Puppenaugen"-Reaktion zeigt einen intakten Hirnstamm an, deutet auf ein Koma mit Ursprung im Großhirn hin und beinhaltet eine günstige Prognose.

d) Eine fehlende „Puppenaugen"-Reaktion zeigt ein Koma, das hirnstammbedingt ist und eine infauste Prognose hat.

5) Körperhaltung

a) Die Tiere können eine generalisierte Rigidität der Extensoren zeigen (Opisthotonus). Eine normale „Puppenaugen"-Reaktion und ein normales Bewußtsein verweisen auf eine zerebelläre Schädigung mit günstiger Prognose.

b) Dezerebrierte Haltung, Opisthotonus und Koma sind assoziiert mit fehlender „Puppenaugen"-Reaktion, Hirnstammschädigungen und infauster Prognose.

6) Spinalreflexe: Fehlende oder verringerte Reflexe zeigen Verletzungen des Rückenmarks sowie des Kopfes an. Dies kann die Prognose verändern.

– *Therapeutisches Vorgehen*

1. Klinisches Bild

A. Es bestehen nur anamnestische Hinweise.

1) Beobachte das Tier.

2) Keine Therapie

B. Es liegen besondere Untersuchungsbefunde vor.

1) ZNS-Schädigungen

a) Chirurgische Therapie: Eine Operation ist meist nicht erforderlich, falls der Patient nicht eine eingedrückte Schädelfraktur aufweist, die Nervengewebe komprimiert, oder eine offene Wunde, die eine Infektionsquelle sein kann.

b) Konservative Therapie

– Hochlagerung des Kopfes: Dies erleichtert die passive Entleerung der venösen Sinus, hilft, den intrakranialen Druck zu verringern, verstärkt die Resorption der Spinalflüssigkeit und hilft, den zerebralen Blutfluß aufrechtzuerhalten.

– Sauerstoffversorgung: Sauerstoff hilft, das Hirnödem rückgängig zu machen.

– Steroidtherapie: Es wird angenommen, daß Steroide das Ödem verringern. Dies beweist sich meist bei Schädel-Hirn-Traumen und beruht auf der bekannten antiödematösen Wirkung der Steroide bei Hirntumoren. Die Initialdosis der

Steroide sollte i. v. appliziert werden. Der Autor empfiehlt Dexamethason, 1,0 mg/kg KG, gefolgt von einer Dexamethason-Erhaltungsdosis von 0,2 bis 0,4 mg/kg KG täglich über 5 bis 7 Tage nach der Verletzung.

– Hyperventilation: Bei einem Tier mit Stupor oder Koma sind eine Intubation und Hyperventilation der schnellste Weg, um sowohl die Hyperkapnie als auch die Hypoxie zu beseitigen. Dadurch kann ein Hirnödem verhindert oder aufgehoben werden.

– Diuretika: Es ist bekannt, daß einige Diuretika eine Wirkung auf das ZNS ausüben, wodurch das Hirnödem beseitigt wird. Der Autor verwendet Furosemid, 2 bis 4 mg/kg KG, verteilt auf 3 oder 4 Tagesdosen. Furosemid scheint die Produktion von Liquor zu verringern. Wenn sich der Zustand des Patienten schnell verschlechtert, kann zusätzlich Mannitol verabfolgt werden (1,25 mg/kg i. v. als Einzeldosis).

– Wiederherstellung der Durchblutung: Calciumkanal-Blocker, Vasodilatatoren, Narkose-Antagonisten, Prostaglandine und Acetylsalicylsäure verhindern eine posttraumatische Infarzierung. Die Calciumkanal-Blocker und Vasodilatatoren scheinen dies durch Verhinderung von Gefäßspasmen zu bewirken. Der Mechanismus der anderen Pharmaka scheint die Verhinderung einer Mikrothrombenbildung in den Arteriolen des ZNS zu sein.

– Schmerzlinderung: Analgetika werden in allen Fällen von Schädel-Hirn-Trauma befürwortet. Die Verwendung von Sedativa sollte vermieden werden, da dadurch die Ergebnisse der neurologischen Untersuchung verändert werden.

– Antikonvulsiva: Bei Patienten mit Krampfanfällen sollten Benzodiazepine, wie Diazepam oder Lorazepam, i. v. appliziert werden, um die Attacken zu beherrschen. Diese Patienten sollten dann orale Antikonvulsiva erhalten. Bleiben die Patienten anfallsfrei, schleicht man sich mit den Antikonvulsiva aus; die Behandlung wird dann 6 Monate ausgesetzt.

c) Unterstützende Maßnahmen: Ohne ausreichende unterstützende Maßnahmen haben die Patienten keine oder nur eine geringe Überlebenschance. Diese Maßnahmen umfassen Flüssigkeitstherapie, häufiges Wenden, um Dekubitus zu verhindern, und sorgfältige Überwachung des Elektrolythaushaltes. Patienten mit Schädel-Hirn-Trauma neigen zur Hypernatriämie; dies muß unbedingt vermieden werden. Falls der Patient nicht fressen kann, muß er künstlich ernährt werden.

2) PNS-Schädigungen: unterstützende Maßnahmen.

– *Prognose*

1. PNS-Schädigungen: recht günstig.
2. ZNS-Schädigungen

A. Ein Versuch, eine klinische Bewertungsskala zu entwickeln, die zur Prognosestellung herangezogen werden kann, wird zur Zeit unternommen. Eine solche Skala existiert schon für den Menschen (Glasgow-Koma-Skala). Dr. A. Shores aus Michigan (USA) hat eine solche Skala für den Gebrauch in der Veterinärmedizin erstellt (Tabelle 17-18).

B. In aller Regel genesen Patienten mit länger als 48 Stunden dauerndem Koma nicht wieder.

C. Nach dieser Verallgemeinerung richtet sich die Prognose am besten danach, ob die Symptome stabil sind oder sich verschlimmern, sowie nach der Lage der Schädigung im ZNS.

1. Stabil bleibende Schädigung

Tabelle 17-18 Klinische Bewertungsskala zur Beurteilung von Patienten mit Schädel-Hirn-Trauma [1])

Kriterien	Punkte
• **Motorische Aktivität**	
Normaler Gang, normale Reflexe	6
Hemiparese oder Tetraparese	5
Liegend, intermittierende Rigidität der Extensoren	4
Liegend, konstante Rigidität der Extensoren	3
Liegend, intermittierende Rigidität der Extensoren/Opisthotonus	2
Liegend, Hypotonus der Muskeln, gedämpfte oder fehlende Spinalreflexe	1
• **Hirnstammreflexe**	
Normale Pupillenreaktionen auf Lichtreize (PLR) und okulovestibuläre Reflexe (OVRs)	6
Langsame PLR und normale bis reduzierte OVRs	5
Bilaterale/nicht reagierende Miosis und normale bis reduzierte OVRs	4
Stecknadelkopfgroße Pupillen und reduzierte bis fehlende OVRs	3
Unilaterale/nicht reagierende Mydriasis und reduzierte bis fehlende OVRs	2
Bilaterale/nicht reagierende Mydriasis und reduzierte bis fehlende OVRs	1
• **Wachheitsgrad**	
Manchmal munter und reagierend	6
Gedämpft/deliriös, aber fähig, auf Reize zu reagieren	5
Abgestumpft/stuporös, reagiert auf visuelle Stimuli	4
Abgestumpft/stuporös, reagiert auf auditive Stimuli	3
Abgestumpft/stuporös, reagiert auf schädigende Stimuli	2
Koma, reagiert nicht auf schädigende Stimuli	1
• **Gesamtpunkte**	**Wahrscheinliche Prognose**
3–8	infaust
9–14	ungünstig bis zweifelhaft
15–18	gut

[1]) Mit Erlaubnis von Shores, A.: Craniocerebral trauma: Emergency management and prognosis. Proceedings ACVIM 6, 3–5 (1988).

a) Schädigungen des Großhirns haben meist eine zweifelhafte Prognose. Die klinischen Merkmale einer solchen Schädigung umfassen Demenz, Krampfanfälle, Schwäche, Sehstörungen, sensorische Ausfälle und subtile Hirnnervenausfälle.

b) Hirnstammschädigungen haben meist eine ungünstige Prognose. Die klinischen Merkmale einer Hirnstammschädigung umfassen Stupor, Koma, anomale „Puppenaugen"-Reaktion, multiple Hirnnervenausfälle, Tetraparese und anomale Pupillengröße und Augenstellung.

c) Schädigungen des Kleinhirns haben meist eine zweifelhafte Prognose. Die klinischen Merkmale einer zerebellären Schädigung sind Tremor, Opisthotonus, normale mentale Funktionen und, wenn das Tier gehfähig ist, ein ataktischer Gang.

2. Schlimmer werdende Schädigungen

– Die klinischen Merkmale eines sich verschlimmernden Schädel-Hirn-Traumas sind rasch fortschreitende Trübung des Sensoriums, dilatierte Pupillen, progressive Parese, Bradykardie und/oder Ausfall eines okulovestibulären Nystagmus. Solche Symptome zeigen meist eine Enzephalozele an, wodurch die Prognose infaust wird. Sehr wenige dieser Patienten können gerettet werden.

• Rückenmarkschädigungen

Rückenmarkschädigungen können bei jedem von außen einwirkenden Trauma vorkommen. Sie können ohne gleichzeitige Schädigung unterstützender Strukturen oder in Verbindung mit Erkrankungen der Zwischenwirbelscheiben oder bei Frakturen und Luxationen der Wirbel auftreten.

1. Ödem und Druck auf das Gehirn sind die beiden Faktoren, die sofort kontrolliert werden müssen.

A. Das Ödem wird durch Anwendung von Steroiden beherrscht.

B. Die Kompression wird durch Stabilisierung oder Reposition von Frakturen oder Luxationen kontrolliert.

2. Tiere mit Thoraxverletzungen können ein Schiff-Sherrington-Syndrom aufweisen.

A. Vordergliedmaßen: Aufhebung der lumbalen Hemmung

1) Erhöhter Tonus mit Rigidität der Vordergliedmaßen

2) Normale Reflexe vorn

3) Normale willkürliche Bewegungen vorn

B. Kann zu einer unkorrekten Zuordnung der Symptome zum Zervikalmark oder zu einer falschen Diagose einer zervikalen bzw. thorakalen Schädigung führen.

– *Klinisches Management*

1. Der Patient muß stabilisiert und lebensbedrohliche nichtneurale Verletzungen müssen behandelt werden.

2. Neurologische Untersuchung (Tabelle 17-19)

A. Überprüfung der Spinalreflexe, um die Läsion zu lokalisieren.

B. Sensorische Untersuchung, um eine Prognose abgeben zu können.

3. Röntgenaufnahmen der Wirbelsäule

A. Um die Art der Verletzung zu bestimmen.

Tabelle 17-19 Beurteilung der Spinalreflexe bei Schädigungen des Rückenmarks

Stelle der Schädigung	Reflexe	Symptome
C1–C4, Wirbel C1–C5, Spinalsegmente	UMN, alle vier Gliedmaßen	Tetraparese
C5–Th1, Wirbel C6–Th1, Spinalsegmente	LMN vorn UMN hinten	Tetraparese Mögliches Horner-Syndrom
Th2–L2, Wirbel Th2–L2, Spinalsegmente	Normal vorn UMN hinten	Lähmung der Hintergliedmaßen
L3–L6, Wirbel L3–L6, Spinalsegmente	Normal vorn LMN hinten	Lähmung der Hintergliedmaßen Ausfall des Analreflexes
L7–S2, Wirbel Cauda equina	Normal vorn Normaler Patellarreflex LMN ischiatisch LMN perineal	 Verringerter Flexorreflex Verminderter Analtonus

B. Wenn das Lumbal- oder Sakralmark geschädigt ist, muß überprüft werden, ob eine Blasenruptur vorliegt.

4. Immobilisation
   A. Externe Unterstützung.
   B. Wenn keine Kopfverletzungen vorliegen, werden, falls erforderlich, leichte Sedativa gegeben.
5. Entzündungshemmende Therapie: Dexamethason, 0,2 bis 2 mg/kg KG/Tag.
6. Hyperosmolare Wirkstoffe: Mannitol. Kontraindiziert, wenn der Hund sofort operiert werden soll.
7. Pflegerische Maßnahmen
   A. Die Blasenfunktion muß aufrechterhalten werden.
      1) Harnblase mindestens viermal täglich entleeren.
      2) Harnwegsantibiotika
   B. Es muß für eine leichte Defäkation gesorgt werden.
      1) Glycerinzäpfchen, falls erforderlich
      2) Quellstoffe oder koterweichende Mittel
      3) Weiches Lager
      4) Häufiges Wenden
8. Chirurgische Therapie: Eine Diskussion spezifischer chirurgischer Techniken würde den Rahmen dieses Kapitels sprengen. Die allgemeinen Prinzipien bei der Entscheidung für chirurgisches oder konservatives Management sind:
   A. Der Zustand des Tieres darf sich nicht verschlimmern.
   B. Eine nicht stabile Läsion muß stabilisiert werden.
   C. Eine Kompression des Rückenmarks muß beseitigt werden.

– *Prognose*

1. Die Prognose bei Rückenmarkschädigungen hängt von der Lokalisation und von der Schwere der Schädigung ab.

A. Lokalisation

1) Schädigungen des Zervikalmarks reagieren häufig besser als Schädigungen des Lumbalmarks.

2) Schädigungen der grauen Substanz, die eine Gliedmaße innerviert, werden häufiger beobachtet als Schädigungen, die nur die Faserzüge der zu einer Gliedmaße führenden weißen Substanz betreffen.

B. Schweregrad

1) Das Tier ist gehfähig und die willkürliche Bewegung erhalten.

a) Leichte Schädigung

b) Gute Prognose

2) Das Tier ist nicht gehfähig, zeigt aber noch Sinneswahrnehmungen; willkürliche Bewegungen sind erhalten.

a) Mäßige Schädigung

b) Günstige Prognose

3) Das Tier ist gelähmt, zeigt keine willkürlichen Bewegungen, aber die Schmerzempfindung ist intakt.

a) Größere Schädigung

b) Zweifelhafte Prognose

4) Das Tier hat eine motorische Lähmung der Gliedmaßen; die Schmerzempfindung ist aufgehoben.

a) Hochgradige Schädigung

b) Infauste Prognose

Einer der häufigsten Gründe, daß bei Tieren mit Rückenmarkschädigungen keine genaue Prognose gestellt werden kann, ist die Tendenz, die Prognose auf Röntgenaufnahmen aufzubauen. Für eine adäquate Prognose sind eine vollständige neurologische Untersuchung und Verständnis der Lokalisation und der Schwere der Verletzung vonnöten. Die Therapie schlägt fehl, wenn Rückenmarkschädigungen als rein orthopädische Fälle behandelt werden. Eine unnötige Reposition der Frakturen kann die Rückenmarkschädigung verschlechtern.

– *Zusammenfassung*

1. Das Tier, das ein Rückenmarktrauma erleidet, weist zwei Arten von Schädigungen auf:

A. orthopädisch – Schädigungen der Wirbel,

B. neurologisch – Schädigungen des Rückenmarks.

2. Für eine angemessene Therapie ist das Verfahren erforderlich, das bei beiden Verletzungsarten am besten hilft.

Literatur

Adams, R. D., and Victor, M.: Principles of Neurology. McGraw-Hill, New York 1978.

Braund, K. G.: Clinical Syndromes in Veterinary Neurology. Williams and Wilkins, Baltimore 1986.

Chrisman, C. L. (Ed.): Problems in Small Animal Neurology. Lea & Febiger, Philadelphia 1991.

DeJong, R. N.: The Neurologic Examination, 4. Ed. Harper & Row, Hagerstown 1979.

deLahunta, A.: Veterinary Neuroanatomy and Clinical Neurology, 2. Ed. W. B. Saunders, Philadelphia 1983.

Ettinger, A. J.: Textbook of Veterinary Internal Medicine. 3. Ed. W. B. Saunders, Philadelphia 1989.

Fishman, R. A.: Cerebrospinal fluid. In: Diseases of the Nervous System. W. B. Saunders, Philadelphia 1980.

Greene, C. E.: Infections of the central nervous system. In: Greene, C. E. (Ed.): Clinical Microbiology and Infectious Disease of the Dog and Cat. W. B. Saunders, Philadelphia 1984.

Kornegay, J. N.: Cerebrospinal fluid collection, examination, and interpretation in dogs and cats. Compend. Contin. Educ. Prct. Vet. **3**, 85–94 (1981).

Lorenz, M. D., Cork, L. C., Griffith, J. W., et al.: Hereditary spinal muscular atrophy in Brittany Spaniels: Clinical manifestations. J. Amer. Vet. Med. Assoc. **175**, 833–839 (1979).

Meric, J. M.: Canine meningitis: A changing emphasis. J. Vet. Intern Med. **2**, 26–35 (1988).

Oliver, J. E., Hoerlien, B. F., und Mayhew, I. G.: Veterinary Neurology. W. B. Saunders, Philadelphia 1987.

Palmer, A. C.: Introduction to Animal Neurology, 2. Ed. Blackwell Scientific Publications, Oxford 1976.

Pearlman, A. L., and Collins, R. C.: Neurologic Pathophysiology, 3. Ed. Oxford University Press, New York 1984.

Plum, F., and Posner, J. B.: The Diagnosis of Stupor and Coma, 3. Ed. F. A. Davis, Philadelphia 1980.

Vandevelde, M., und Fankhauser, R.: Einführung in die veterinärmedizinische Neurologie. Parey, Berlin–Hamburg 1987.

Kapitel 18. **Augenkrankheiten**

(Susan Winston und Keith W. Prasse)

Häufige Augenbeschwerden

Die folgenden Abschnitte bieten eher einen Überblick über das Vorgehen bei der Diagnose von häufigen Beschwerden als von spezifischen Erkrankungen. Die Autoren möchten an dieser Stelle Dr. Gretchen Schmidt als der eigentlichen Urheberin des problemorientierten Vorgehens bei der Diagnose von Augenkrankheiten ihre Anerkennung ausdrücken. Es wird deutlich werden, daß es zahlreiche Überschneidungen bei den klinischen Bildern und dem diagnostischen Vorgehen in diesen Abschnitten gibt. Die meisten dieser Tests sind schnell durchführbar und preiswert und ihre Ergebnisse sofort verfügbar. Wenn ein Praktiker ein bestimmtes Gerät (z. B. ein Tonometer) nicht besitzt, sollte diese Beurteilung (z. B. „Ist der Augeninnendruck erhöht?") trotzdem Teil einer „geistigen" Checkliste sein. Da sich dieses Kapitel hauptsächlich mit der Diagnose befassen wird, wird nur wenig zur Therapie gesagt. Dafür sei der Leser auf Lehrbücher der Augenheilkunde verwiesen.

- **Gerötete Augen**

1. Differentialdiagnosen
   A. Konjunktivitis
   B. Uveitis
   C. Akutes Glaukom
   D. Ulzerative Keratitis
   E. Keratoconjunctivitis sicca
   F. Retrobulbäre Erkrankungen
   G. Subkonjunktivale Blutungen
   H. Hyphaema
   I. Rötung des dritten Augenlides
   J. Raumforderungen der Kornea, Konjunktiva oder des Limbus
2. Diagnoseprogramm – das folgende Vorgehen führt den Kliniker zu der passenden Erkrankung aus der obigen Liste.
   A. Schirmer-Tränentest
      1) Dieser Test sollte vor Einträufelung von Lokalanästhetika oder anderen ophthalmologischen Lösungen durchgeführt werden.
      2) Normalwerte: >15 mm/min.
      3) Niedrige Werte zeigen eine Keratoconjunctivitis sicca an.

B. Eine Fluorescein-Lösung wird verwendet, um das Vorliegen einer ulzerativen Keratitis zu bestätigen.

C. Tonometrie

1) Der normale intraokuläre Druck beträgt 15 bis 30 mm Hg.

2) Definitionsgemäß entspricht ein erhöhter intraokulärer Druck einem Glaukom.

3) Erhöhter intraokulärer Druck begleitet eine Uveitis, Phthisis oder Perforation des Augapfels.

D. Untersuchung der Anhangsgebilde des Auges

1) Untersuche die Augenlider auf eine Fehlstellung der Wimpern – Entropium, Distichiasis, Trichiasis, ektopische Wimpern – und auf hervorstehende Nasenfalten. Es gibt Rasseprädispositionen für vererbbare Erkrankungen der Augenlider.

– Entropium – Chow Chow, Chinesischer Shar-Pei, Englische Bulldogge, Golden Retriever, Labrador Retriever, Rottweiler, Bernhardiner, Irish-, Gordon- und English Setter

– Distichiasis – Cocker Spaniel, Golden Retriever, Schottischer Schäferhund, Shi Tzu, Pudel

2) Raumforderungen – Tumoren, Abszesse, Granulome

3) Generalisierte Schwellung – Blepharitis, Entzündung der Meibom-Drüsen

4) Untersuche auch die Hinterseite des 3. Augenlides.

E. Untersuchung der vorderen Augenkammer

1) Bei einem roten Auge deutet eine klare vordere Augenkammer meist auf extraokuläre Erkrankungen hin (Konjunktivitis, Keratoconjunctivitis sicca, ulzerative Keratitis), wenn kein Sehverlust vorhanden ist.

2) Eine wolkige vordere Augenkammer zeigt meist schwere intraokuläre Erkrankungen oder Erkrankungen der Kornea an (Uveitis, Glaukom).

3) Pupillengröße

a) Miosis deutet auf eine Uveitis oder schwere ulzerative Keratitis hin.

b) Mydriasis läßt ein Glaukom oder eine retrobulbäre Erkrankung vermuten.

F. Größe und Lage des Augapfels

1) Ein vergrößerter Augapfel (Buphthalmus) in einer normalen Lage in der Orbita deutet auf ein Glaukom hin.

2) Ein normal großer Bulbus, der aus der Orbita vorverlagert ist (Exophthalmus) und einer Retropulsion in die Augenhöhle Widerstand entgegensetzt, deutet auf eine retrobulbäre Erkrankung hin.

G. Lokalisation des geröteten Teiles am Auge

1) Strukturen des Auges, die physiologischerweise rot sind:

a) Die palpebrale Konjunktiva ist normalerweise rot, wobei die obere palpebrale Konjunktiva eine stärkere Tönung hat als der untere Teil.

b) Ein einzelnes prominentes Gefäß kann in der dorsalen bulbären Konjunktiva vorhanden sein.

c) Die palpebrale Oberfläche des dritten Augenlides ist normalerweise rosa. Sie kann rot erscheinen, wenn der freie Rand des dritten Augenlides nicht pigmentiert ist.

2) Die konjunktivalen, episkleralen und perilimbalen Gefäße des Auges treten

bei vermehrter Kongestion hervor. Das Einsprossen neuer Gefäße kann über die Kornea geschehen.

3) Oberflächliche Hyperämie der Kornea

a) Wenn die angefüllten Gefäße beweglich sind, liegen sie innerhalb der bulbären Konjunktiva.

b) Wenn die Gefäße nach lokaler Instillation von 10%igem Phenylephrin oder 0,1%igem Adrenalin heller werden, liegen sie innerhalb der bulbären Konjunktiva.

c) Diese Befunde deuten auf eine extraokuläre Reizung, wie sie bei Konjunktivitis, ulzerativer Keratitis und Keratoconjunctivitis sicca beobachtet wird.

4) Tiefe episklerale Hyperämie

a) Hyperämische Gefäße, die sich nicht mit der Konjunktiva bewegen, liegen innerhalb der Sklera oder Episklera.

b) Diese Gefäße hellen sich nach lokaler Instillation von Phenylephrin oder Adrenalin nicht auf.

c) Diese Befunde deuten auf eine schwere intraokuläre Erkrankung oder eine Erkrankung der Kornea hin (Uveitis, Glaukom).

5) Gefäße des Ziliarkörpers (tiefe perilimbale Gefäße)

a) Diese zeigen sich als zahlreiche kurze, parallele Gefäße, die sich senkrecht zum Limbus und perikorneal ausdehnen.

b) Eine Hyperämie der Gefäße des Ziliarkörpers zeigt immer eine Uveitis an. Fehlen dieses Zeichens schließt eine Uveitis jedoch nicht aus.

6) Eine Vaskularisierung der Kornea deutet auf eine Erkrankung der Kornea hin, die primärer (ulzerative Keratitis) oder sekundärer (gleichzeitig bestehend bei Keratoconjunctivitis sicca, Glaukom oder Uveitis) Natur sein kann.

7) Hämorrhagien

a) Subkonjunktivale Blutungen können petechial, ekchymotisch oder diffus sein.

b) Ein Hyphaema ist eine Blutung in die vordere Augenkammer.

c) Hämorrhagien können eine systemische Gerinnungsstörung, Neoplasie, Trauma, Uveitis, Rickettsieninfektion oder Hypertonie anzeigen.

8) Rötung des dritten Augenlides

a) Prolaps des dritten Augenlides
- Horner-Syndrom
- Reaktion auf Schmerzen
- Mikrophthalmus
- Phthisis
- Symblepharon
- Plasmazellinfiltration des dritten Augenlides
- Neoplasie
- Retrobulbäre Raumforderung
- Sedierung
- Tetanus
- Dehydratation/Abmagerung

b) Raumforderungen auf dem dritten Augenlid (bulbär oder palpebral)

c) Nicht pigmentierter freier Rand des normalen dritten Augenlides

d) „Cherry eye“
e) Eversion des Knorpels des dritten Augenlides

– *Konjunktivitis*

1. Eine Konjunktivitis ist durch diffuse Rötung aller Konjunktivalgefäße gekennzeichnet. Die Rötung ist am ausgeprägtesten auf der palpebralen Oberfläche und in Richtung auf den Fornix conjunctivae.
2. Bei der unkomplizierten Konjunktivitis sind die Kornea oder die inneren Strukturen des Auges nicht beteiligt. Eine chronische Konjunktivitis kann jedoch sekundär zu einer Trockenheit des Auges, die auch die Kornea betrifft, und zu einer Einschränkung des Sehvermögens führen.
3. Ursachen
   A. Bakterien
   B. Katzenherpesviren
   C. Chlamydien
   D. Hundestaupe
   E. Mykoplasmen, Reoviren, Caliciviren (von fraglicher klinischer Bedeutung)
   F. Allergie
   G. Feline eosinophile Konjunktivitis
   H. Immunvermittelte Erkrankungen der Haut und Schleimhäute
   I. Parasiten
   J. Nach externen (Augenlid-) Irritationen
   K. Chemische Irritationen durch Bäder, Shampoos, Ophthalmika (Pilocarpin und andere Pharmaka gegen Glaukom, antivirale Pharmaka, Neomycin, Sulfonamide)
   L. Trauma
   M. Neoplasie
   N. Dakryozystitis
   O. Durch intraokuläre Erkrankung: Uveitis, Chorioretinitis, Glaukom
4. Ergebnisse aus dem Vorbericht und körperliche Befunde, die für die Diagnose einer Konjunktivitis relevant sind:
   A. Schutzimpfungen gegen Hundestaupe, Katzenschnupfen
   B. Der Besitzer ist zu fragen, ob das Tier Kontakt mit anderen Tieren hatte, die an infektiöser Konjunktivitis erkrankt waren (Tierschauen, Zwinger, neu erworbener Hund oder Katze – besonders junge – im Haushalt).
   C. Ebenso sollte nach einem körperlichen Streß gefragt werden, der eine latente Infektion, besonders Katzenherpes, aktiviert haben könnte.
   D. Das Tier wird auf gleichzeitig bestehende Dermatitis oder Otitis untersucht.
   E. Körperliche Untersuchung: Es muß auf Fieber, Niesen, Nasenausfluß, Diarrhoe, Lymphadenopathie oder Depigmentierungen von Haut und Schleimhäuten geachtet werden.
5. Untersuchung des Auges
   A. Schirmer-Tränentest: Der normale Wert beträgt 15 mm/min (ohne vorherige Einträufelung eines Lokalanästhetikums). Chronische Konjunktivitis kann eine Prädisposition für die Entwicklung einer Keratoconjunctivitis sicca darstellen.
   B. Untersuchung der Konjunktiva
      1) Eine Färbung mit fluoreszierenden Antikörpern ist für Katzenherpes, Chla-

mydien und Hundestaupe erhältlich. Negative Ergebnisse bei einer Färbung mit fluoreszierenden Antikörpern schließen diese Erkrankungen jedoch nicht aus.

2) Zytologische Untersuchung

a) Das Vorliegen von Staupeeinschlußkörpern, Chlamydien oder Mykoplasmen ist für diese Infektionen diagnostisch beweisend. Staupeeinschlußkörper und Chlamydien sind meist nur während der ersten 7 bis 10 Tage einer Infektion vorhanden, während Mykoplasmen auch noch in späteren Stadien der Erkrankung persistieren können. Eine Färbung mit fluoreszierenden Antikörpern ist der zytologischen Untersuchung bei der Diagnose der Hundestaupe überlegen.

b) Häufige Einschlüsse im Zytoplasma, die keine infektiösen Organismen darstellen, sind Melaningranula, Kerntrümmer und dichte, homogene, basophile Einschlüsse, die durch vorherige Behandlung mit ophthalmologischen Salben entstanden sind.

c) Charakterisierung des Exsudats

– Ein neutrophiles Exsudat ist unabhängig von der Ätiologie der am häufigsten auftretende Typ bei Hunden und Katzen. Es tritt bei Hundestaupe, Herpes, Chlamydien, Bakterien, Mykoplasmen, Keratoconjunctivitis sicca und bei Allergien auf.

– Ein lymphozytäres, plasmazytäres Exsudat kann virale und allergische Erkrankungen begleiten.

– Eosinophile können bei eosinophiler Konjunktivitis und/oder Keratitis (ein spezifisches Syndrom bei Katzen), Allergien und Parasiten beobachtet werden.

– Bakterien – Kokken (am häufigsten *Staphylococcus* – seltener *Streptococcus*-Arten) begleiten häufig unabhängig von der Primärursache neutrophile Exsudate bei Hunden und können eine opportunistische Infektion darstellen. Auch stäbchenförmige Bakterien bei Hunden stellen sehr wahrscheinlich pathogene Organismen dar. Das Vorhandensein von Bakterien (Stäbchen oder Kokken) wird bei Katzen als klinisch signifikant angesehen.

d) Neoplasien – Mastzelltumor, Lymphosarkom, Plattenepithelzellkarzinom.

C. Kulturen – Bei vorhergehend behandelten, schweren oder therapierefraktären Fällen sollte eine Kultur durchgeführt werden. Die Proben müssen vor der Einträufelung von Lokalanästhetika gewonnen werden.

D. Fluorescein-Färbung – Wenn sich positive Resultate ergeben, siehe folgenden Abschnitt über ulzeröse Keratitis.

E. Untersuchung des Augenlides

1) Suche nach Fehlstellungen der Haare – Distichiasis, Trichiasis, Entropium, ektopische Zilien, Reizung durch Nasenfalten, Dermoid, Agenesie des Augenlides.

2) Suche nach Raumforderungen, die die Kornea oder Konjunktiva berühren könnten.

F. Untersuchung des Lidreflexes auf anomales Schließen der Lider

1) Prädisposition für Lagophthalmus, Exophthalmus, Ektropium

2) Paralyse des Nervus facialis

G. Untersuchung hinter dem dritten Augenlid auf Fremdkörper

H. Spülung der Tränenpünktchen – Exsudat sammelt sich immer an, besonders bei Keratoconjunctivitis sicca. Auffällig flockiges Material deutet auf Keratoconjunctivitis sicca hin (s. S. 704).

I. Ophthalmoskopische Untersuchung zum Ausschluß von Chorioretinitis oder systemischen Erkrankungen.

6. Therapie

A. Bakterielle Konjunktivitis beim Hund wird am häufigsten durch *Staphylococcus*-Arten verursacht und (in der Reihenfolge abnehmender Häufigkeit) von *Streptococcus*-Arten und *Pseudomonas*. Die Behandlung mit einer kommerziellen Kombination von Neomycin, Bacitracin und Polymyxin B ist effektiv.

B. Akute Konjunktivitis durch Infektionen mit felinem Herpesvirus werden lokal mit Breitspektrumantibiotika behandelt. Lokale antivirale Pharmaka werden bei chronischen oder schweren Infektionen verwendet. Derzeit geläufig sind Trifluridin, Idoxuridin und Adenin-Arabinosid. Es ist nicht dokumentiert, daß diese Wirkstoffe wie bei durch Herpesvirus hervorgerufenen Ulzera auch bei der Behandlung von Herpesvirus-Konjunktivitis wirksam sind.

C. Chlamydien oder Mykoplasmen werden durch lokale und/oder orale Applikation von Tetracyclinen behandelt.

D. Lokale Steroide sind bei feliner Konjunktivitis zu vermeiden, bis infektiöse Ursachen ausgeschlossen worden sind.

E. Eine allergische Konjunktivitis wird durch lokale Applikation von Steroiden behandelt.

F. Die eosinophile Konjunktivitis bei Katzen wird durch lokale Applikation von Steroiden behandelt.

G. Bei Keratoconjunctivitis sicca wird eine lokale Behandlung mit 2%igen Cyclosporin-Augentropfen, künstlicher Tränenflüssigkeit oder oralen Lakrimomimetika (Pilocarpin) durchgeführt.

H. Die Behandlung bei sekundärer Konjunktivitis richtet sich auf das Ausschalten der Grundkrankheit.

– *Uveitis anterior*

1. Uveitis anterior ist eine Entzündung der Iris oder des Ziliarkörpers und stellt sich als rotes, schmerzhaftes Auge dar.

2. Klinische Befunde

A. Untersuchung mit der Augenlampe

1) Es liegt eine Hyperämie der Konjunktiva vor.

2) Eine Rötung des Ziliarkörpers kann vorhanden sein.

3) Die Kornea kann klar oder ödematös sein.

4) Die Iris kann dunkler, hyperämisch, geschwollen und vaskularisiert sein.

5) Das Kammerwasser kann Hyphaema, Hypopyon (nicht synonym mit einer Infektion), Keratinpräzipitate (Leukozyten, die sich an das Korneaepithel anheften), Erhöhungen des Proteingehaltes, was sich als verstärkte Trübung der vorderen Augenkammer darstellt, Lipid oder Fibrin zeigen.

6) Die Pupille kann verengt sein und sich nach Applikation von Mydriatika nur wenig weiten; eine posteriore Synechie kann auftreten, wenn die Uveitis chronisch ist.

7) Die Linse ist klar oder trüb (eine Katarakt kann eine Uveitis verursachen oder daraus resultieren). Pigmentablagerungen auf der Linsenkapsel können auf eine vorhergehende Uveitis deuten.

B. Fluorescein-Färbung – Wenn die Ergebnisse positiv sind, kann die Uveitis das Ergebnis einer schweren ulzerativen Keratitis sein.

C. Tonometrie – Der intraokuläre Druck ist verringert, solange kein sekundäres Glaukom vorliegt.

D. Untersuche die Linse darauf, ob ein sich schnell entwickelnder reifer Star vorhanden ist, der eine linseneiweiß-induzierte Uveitis hervorrufen kann.

E. Untersuchung des Augenhintergrundes – Dies ist wegen Wolkigkeit der Augenmitte und einer geringen Pupillendilatation nach Mydriatika nicht immer möglich. Beteiligung der hinteren Augenhälfte (Glaskörper, Chorioidea, Retina, Nervus opticus) deutet auf eine systemische Erkrankung hin. Jedoch schließt eine fehlende Beteiligung der hinteren Augenhälfte eine systemische Erkrankung nicht aus. Bezüglich der Befunde bei akuter Chorioretinitis siehe Abschnitt über akute Blindheit, S. 715.

F. Untersuche das andere Auge, einschließlich opthalmoskopischer Untersuchung, auf weitere Anzeichen einer systemischen Erkrankung.

3. Die Ursachen einer Uveitis anterior sind okuläre und systemische Erkrankungen. Krankheiten aus der folgenden Übersicht müssen ausgeschlossen werden. In vielen Fällen kann die Ursache nicht bestimmt werden.

A. Infektiöse Ursachen

1) Systemische Mykosen
2) Felines Leukosevirus (FeLV)
3) Feline infektiöse Peritonitis (FIP)
4) Brucellose
5) Hepatitis contagiosa canis
6) Leptospirose
7) Felines Immunschwächesyndrom (FIV)

B. Parasitäre Ursachen

1) Erkrankungen durch Rickettsien (Rocky Mountain spotted fever, *Ehrlichia-canis-* und *E.-platys*-Infektionen)
2) Toxoplasmose
3) Dirofilariose
4) Larva migrans
5) Leishmaniose

C. Immunvermittelte Ursachen

1) Eine Reaktion („blue eye") auf Schutzimpfungen gegen Hepatitis contagiosa canis tritt meist 7 bis 10 Tage nach der Vakzination auf, wenn ein Adenovirus-Typ-1-Produkt verwendet wird.
2) Austritt von Linsenprotein
   a) Schnell reifende Katarakt
   b) Traumatisch bedingter Riß der vorderen Linsenkapsel
   c) Folgen einer Katarakt-Operation
3) Uveodermatologisches Syndrom, Vogt-Koyanagi-Harada-Syndrom (Akitas, Samoyeden, Sibirische Huskies)
4) Uvea-Erguß-Syndrom
5) Veränderungen der Uvea (auslösendes Antigen unbekannt)
6) Hepatitis contagiosa canis, die klinische oder subklinische Erkrankungen hervorruft.

D. Trauma
E. Ulzerative Keratitis
F. Neoplasie
G. *Prototheca*-Infektion
H. Ethylenglycolvergiftung
I. Idiopathisch

4. Diagnostisches Vorgehen

A. Fieber, Gewichtsverlust, Husten, vergrößerte Lymphknoten, Petechien, Lahmheit, fistelnde Hautläsionen und depigmentierte Schleimhäute können eine systemische Erkrankung anzeigen.

B. Die Laboruntersuchungen werden nach den besonderen körperlichen Befunden ausgewählt. Die Tests werden aus der folgenden Übersicht ausgewählt:

1) vollständiges Blutbild, biochemisches Serumprofil, Harnuntersuchung.

2) Serologische Untersuchungen sind bei FeLV, FIP, FIV, Rickettsien (Rocky Mounatin spotted fever, *Ehrlichia canis* und *E. platys*), systemischen Mykosen, Brucellose und Dirofilariose durchführbar.

3) Die okuläre Form der FIP verläuft meist trocken, daher liegen keine Ergüsse aus den Körperhöhlen für die Analyse vor. Die Diagnose beim lebenden Tier ist daher vorläufig und basiert auf den Laboruntersuchungen und dem Ausschluß anderer Erkrankungen. Typisch ist eine junge Katze mit bilateraler Uveitis anterior, die dauernd fiebrig und FeLV-negativ ist und kaum auf eine Therapie gegen Uveitis anspricht. Gleichzeitig können Gewichtsverlust, Anämie, Hyperproteinämie und retinale Vaskulitis bestehen.

4) Lymphknotenaspirat, wenn die Lymphknoten vergrößert sind.

5) Röntgenaufnahmen des Thorax sind bei Tieren mit Verdacht auf systemische Mykosen oder Neoplasien indiziert.

6) Eine Punktion des Kammerwassers ist von geringem diagnostischem Wert außer in Fällen von Lymphosarkom, anderen Neoplasien, Toxoplasmose und Sepsis.

7) Punktion des Glaskörpers für zytologische und kulturelle Untersuchungen wird empfohlen, wenn ein Exsudat in der hinteren Augenhälfte vorliegt.

8) Eine Hautbiopsie mit Untersuchung auf Vogt-Koyanagi-Harada-Syndrom ist gerechtfertigt, wenn eine Depigmentierung der Haut und Schleimhäute vorliegt.

5. Therapie

A. Lokale Applikation von Steroiden (die Kornea muß fluorescein-negativ sein): 1%iges Prednisolonacetat, 0,1%iges Dexamethason o. ä. Lokale Anwendung von Hydrocortison ist im allgemeinen nicht ausreichend.

B. Subkonjunktivale Steroidgaben sind für Tiere reserviert, die auf lokale Steroide nicht ansprechen.

C. Systemische Steroide werden nur verwendet, wenn keine Infektionskrankheit vorliegt. Diese Wirkstoffe kommen zum Einsatz, wenn die Reaktion auf lokale oder subkonjunktivale Applikation von Steroiden nicht hinreichend ist. Systemische Steroide sind, außer bei Vorliegen von Infektionskrankheiten, bei gleichzeitiger Beteiligung der hinteren Augenhälfte indiziert.

D. Lokale Anwendung von Atropin wird für Mydriasis und Zykloplegie (Akkommodationslähmung) verwendet.

E. Zur Mydriasis kann lokal appliziertes Phenylephrin mit Atropin kombiniert werden.

F. Systemische Antiprostaglandine (nicht für Katzen) – Flunixin-Meglumin, 0,5 bis 1 mg/kg KG i. v. oder Actylsalicylsäure, 10 bis 20 mg/kg KG 2mal täglich.

G. Azathioprin kann bei Tieren mit immunvermittelter Uveitis verabreicht werden, die refraktär gegen systemische Steroide ist. Die Anfangsdosis beträgt 2 mg/kg KG 2mal täglich für eine Woche, die Erhaltungsdosis 1 mg/kg KG jeden 2. Tag für zwei Wochen.

– *Glaukom*

1. Glaukom ist eine Erhöhung des intraokularen Drucks über den Wert, der mit normaler Funktion des N. opticus und normalem Sehvermögen noch kompatibel ist.
2. Klinische Befunde

A. Definitionsgemäß ist der intraokuläre Druck erhöht. Der normale intraokulare Druck bei Hunden und Katzen liegt zwischen 15 und 30 mm Hg.

B. Die Progression bei Glaukom kann schleichend oder akut sein; die klinischen Symptome werden durch den Verlauf der Erkrankung bestimmt.

C. Die Tiere werden mit roten, schmerzhaften Augen und verringertem oder fehlendem Sehvermögen vorgestellt.

D. Das Aussehen der Kornea variiert von leichter Quellung bis zu starker Ödematisierung.

E. Es besteht eine episklerale Kongestion.

F. Die Pupille ist mittel- bis hochgradig erweitert und reagiert auf Licht nicht.

G. Das Auge kann vergrößert sein (Buphthalmus).

H. Individuelle klinische Symptome (dilatierte Pupillen, Korneaödem) sind nicht pathognomonisch für ein Glaukom, wenn nicht gleichzeitig ein erhöhter intraokularer Druck besteht.

I. Ziehe eine Glaukom als Ursache von ständig roten Augen bei Rassen mit familiärer Prädisposition für vererbbares Glaukom in Betracht (s. u. Übersicht der entsprechenden Rassen).

3. Diagnose

A. Bestätigung eines Glaukoms erfordert die Durchführung eines der folgenden tonometrischen Verfahren:

1) Digital
2) Schiötz-Tonometer
3) Applanation

B. Die digitale Tonometrie kann helfen, zwischen einem extrem festen und einem extrem weichen Bulbus zu unterscheiden. Eine Langzeitbehandlung des Glaukoms erfordert jedoch eine genaue Messung des intraokularen Drucks.

C. Gonioskopie ist die Untersuchung des Augenkammerwinkels mit einer Spaltlampe. Obwohl sie für einen Spezialisten hilfreich ist, ist sie für eine Diagnose oder Behandlung des Glaukoms nicht unbedingt erforderlich.

D. Untersuche das andere Auge auf eine Prädisposition für ein Glaukom und die Notwendigkeit für eine prophylaktische Therapie.

4. Arten des Glaukoms

A. Ein primäres Glaukom stellt eine erbliche Prädisposition für ein Glaukom ohne vorhergehende Augenerkrankung dar. Häufig betroffene, empfängliche Rassen sind Cocker Spaniel, Pudel, Norwegischer Elchhund, Beagle, Basset, Chow Chow und Terrier-Rassen.

B. Ein primäres (erbliches) Glaukom ist bei Katzen seltener. Daher sollte nach einer Grundkrankheit gesucht werden (sekundäres Glaukom).

C. Sekundäres Glaukom

1) Uveitis

2) Trauma

3) Geschwollene Linse durch schnelle Kataraktbildung

4) Folgen einer posterioren Synechie

5) Linsenluxation (siehe wegen Rasseprädispositionen Abschnitt über Notfälle am Auge)

6) Intraokulare Neoplasie

5. Therapie

A. Die drei Klassen von Wirkstoffen, die bei akutem primärem Glaukom verwendet werden, sind osmotische Diuretika, Carboanhydrasehemmer und lokale Wirkstoffe, die das autonome Nervensystem beeinflussen.

B. Wenn das Glaukom akut entsteht und noch Sehpotential vorhanden ist, wird wie folgt vorgegangen:

1) Die Anfangsbehandlung besteht in 20%iger Mannitollösung i. v., 1 bis 2 g/kg KG (2–5 ml/kg KG), appliziert über einen Zeitraum von 15 bis 20 Minuten, oder Glycerol p. o., 1 bis 2 g/kg KG (1–2 ml/kg KG). Damit jeder der beiden Stoffe wirksam ist, muß der Patient für ein bis zwei Stunden dürsten. Beide Pharmaka bewirken eine dramatische Abnahme des intraokularen Drucks innerhalb von 30 bis 45 Minuten.

2) Appliziere einen der folgenden Carboanhydrasehemmer p. o.: Dichlorphenamid, 2 mg/kg KG (2- oder 3mal/Tag), Methazolamid, 2 mg/kg KG 2- oder 3mal/Tag; Acetazolamid, 10 mg/kg KG 2- oder 3mal/Tag.

a) Dichlorphenamid und Methazolamid werden bei Hunden und Katzen wegen ihrer guten Wirksamkeit und der fehlenden systematischen Nebenwirkungen bevorzugt.

b) Acetazolamid ist schneller verfügbar, verursacht aber häufiger systemische Nebenwirkungen (Erbrechen, Diarrhoe, metabolische Azidose).

c) Furosemid sollte nicht verwendet werden. Es ist weder ein osmotisches Diuretikum noch ein Carboanhydrasehemmer und erniedrigt den intraokularen Druck nicht, obwohl es eine Diurese hervorruft.

3) Beginne eine lokale Therapie vorzugsweise mit 2%igem Pilocarpin 3mal/Tag und/oder einem β-Sympatholytikum.

4) Das Befolgen der gerade beschriebenen Notfalltherapie, Kryochirurgie, Zyklodialyse durch Laserstrahlen und Iridektomie mit filterndem Effekt sind für eine erfolgreiche Langzeitbehandlung des Glaukoms unumgänglich.

5) Das noch nicht betroffene, aber prädisponierte Auge wird mit einem niedrigdosierten prophylaktisch wirkenden Medikament lokal behandelt.

6) Nachdem diese Therapie in die Wege geleitet worden ist, wird das Auge wieder auf sein Sehvermögen untersucht. Wenn das Auge sehen kann, wird die lokale Glaukomtherapie vorgenommen. Wenn das Auge blind ist (es sollen mindestens 4 bis 6 Wochen abgewartet werden, ob das Sehvermögen wiederkehrt) und das Glaukom noch besteht, ziehe man eine der verschiedenen chirurgischen Möglichkeiten in Betracht: Kryochirurgie, Laserchirurgie, intraokulare Prothese, Enukleation oder Injektion von Gentocin in den Glaskörper.

C. Wenn das Glaukom chronisch und das Auge schon bei der ersten Vorstellung des Tieres unwiderruflich erblindet ist (die meisten Fälle von Buphthalmus, Retinaatrophie und „cupped optic disk"), ist eine Notfalltherapie nicht gerechtfertigt. Carboanhydrasehemmer können verwendet werden, bis die Beschwerden, die durch das Glaukom entstehen, durch eines der oben genannten chirurgischen Verfahren beseitigt werden.

– *Keratitis ulcerosa*

1. Diagnoseplan

A. Fluorescein-Färbung – Eine grüne Färbung ist diagnostisch beweisend. Falsch-positive (nicht-ulzeröse) Färbung kann auftreten, wenn die Oberfläche der Kornea erhaben, angerauht, trocken oder vaskularisiert ist. Fluorescein kann sich in einer Vertiefung der Kornea, die durch Epithelisierung eines früheren Geschwürs ohne vollständige Wiederherstellung des Korneastromas entstanden ist, ansammeln. Solche abgeheilten Ulzera können von aktiven Ulzera durch ihre glatten und abgerundeten Ränder unterschieden werden. Reichliche Spülung kann helfen, eine falsche von einer echten Fluoresceinretention zu unterscheiden. In Fällen von tiefen Ulzera, die sich nicht färben, sollte man bedenken, daß die Descemet-Membran kein Fluorescein bindet.

B. Untersuchung des oberen, unteren und dritten Augenlides auf Ursachen für eine mechanische Irritation.

C. Schirmer-Tränentest – Bei gesunden Tieren beträgt der Wert 15 mm oder mehr.

D. Lidreflex – Rassezugehörigkeit (relativer Lagophthalmus) oder Paralyse des N. facialis kann ein Tier für eine Geschwürbildung prädisponieren.

E. Färbung mit fluoreszierenden Antikörpern zum Nachweis des felinen Herpesvirus in Konjunktivalabstrichen.

F. Bakterien- oder Pilzkultur bei schweren oder therapierefraktären Fällen.

G. Zytologische Untersuchung, wenn eine Keratomalazie besteht.

H. Untersuchung der Kornea auf nicht angeheftetes Epithel; dies deutet auf eine oberflächliche, chronische ulzerierende Keratitis (indolente korneale Ulzeration) hin.

1) Visualisierung

2) Fluorescein-Färbung unter dem Wundrand

3) Schäle den Rand des Geschwürs mit einem Wattestäbchen nach Instillation eines Lokalänasthetikums ab.

I. Untersuche, ob ein Korneaödem besteht. Verlust des Korneaepithels ruft ein lokales Ödem hervor. Ein diffuses Ödem läßt eine zugrunde liegende endotheliale oder intraokuläre Erkrankung vermuten.

J. Untersuche die vordere Augenkammer. Schwere Ulzera können Hypopyon, Miosis oder Hyphaema verursachen.

2. Therapie

A. Bakteriell bedingte Ulzera können mit einer Kombination von Neomycin, Polymyxin und Bacitracin oder Chloramphenicol behandelt werden.

B. Gentamicin und Tobramycin sind hilfreich gegen Pseudomonasinfektionen oder gegen andere Keime, die für diese Antibiotika spezifisch sensibel sind. Verdacht auf eine Pseudomonasinfektion besteht, wenn eine ausgeprägte Keratomalazie vorliegt.

C. Viral (felines Herpesvirus) bedingte Ulzera werden mit einem antiviralen Wirkstoff lokal behandelt. Man kann zwischen Trifluridin, Idoxuridin oder Adenin-Arabinosid wählen.

D. 7%ige Jod-Lösung (Lugolsche Lösung) wird lokal mit einem Tupfer aufgetragen; sie wirkt viruzid, bakterizid und fungizid. Bei indolenter kornealer Ulzeration sorgt sie für eine chemische Wundtoilette.

E. Gabe von 10%igem Acetylcystein oder autogenem Serum ist bei Keratomalazie indiziert.

F. Atropin wird zur Auslösung einer Mydriasis lokal verabreicht, um eine posteriore Synechie zu verhindern und wegen der Schmerzen eine Akkommodationslähmung hervorzurufen. Nicht alle superfiziellen Ulzera erfordern Atropin, im Zweifelsfall sollte man es jedoch verwenden.

G. Systemische Antiprostaglandine (Flunixin-Meglumin, 0,5 bis 1 mg/kg KG i. v.) oder Acetylsalicylsäure (10 bis 20 mg/kg KG 2mal/Tag) sind wirksam gegen Schmerzen.

H. Lokale Steroide sind bei Hornhautgeschwüren kontraindiziert.

I. Cyclosporin kann außer bei Katzenherpes verwendet werden.

K. Bindehautplastik oder eine Lappenplastik aus dem dritten Augenlid ist bei tiefen Ulzera indiziert, wenn eine Perforation droht.

– *Keratoconjunctivitis sicca*

1. Bei Keratoconjunctivitis sicca fehlt die normale Tränenproduktion, und das Auge ist trocken. Der Name weist auf eine Beteiligung sowohl der Kornea als auch der Konjunktiva hin. Die Erkrankung kann sich also auf verschiedene Weise manifestieren, z. B. durch Ulzera, Rötung, dickflüssigen Augenausfluß, gleichzeitige trockene, schmerzende Nase oder Verlust des Sehvermögens.
2. Ursachen
   A. Verlust des Tränendrüsengewebes
      1) Angeborenes Fehlen
      2) Immunvermittelte Zerstörung der Tränendrüse
      3) Senile Atrophie
      4) Iatrogen (Entfernung der Drüse des dritten Augenlides)
   B. Folge chronischer Konjunktivitis
   C. Folge systemischer Krankheiten (die häufigsten sind Hundestaupe und Katzenherpes)
   D. Folge von Medikamenten
      1) Atropin oder ähnliche Derivate, die lokal oder systemisch appliziert werden
      2) Sulfonamide (Sulfasalazin, Sulfadiazin, Phenazopyridin, Sulfisoxazol)
   E. Verlust der Innervation
      1) Trauma
      2) Chirurgische Eingriffe am Kopf
      3) Folge von Otitis
      4) Schlag
      4) Idiopathisch
   F. Vorübergehend nach einer Allgemeinanästhesie
   G. Nach einer Bestrahlungstherapie

3. Diagnoseplan

A. Schirmer-Tränentest – Vor dem Test dürfen keine Lokalanästhetika oder Augentropfen eingeträufelt werden. Die Normalwerte betragen mehr als 15 mm/min.

B. Fluorescein-Färbung – Trockene Augen neigen zur Entwicklung von Hornhautgeschwüren. Verwechsle die Retention des Farbstoffes auf einer rauhen rauhen Oberfläche nicht mit echten Ulzera.

C. Zytologische Befunde bei der Konjunktivauntersuchung. In der Regel ist ein eitriges Exsudat zu erwarten. Bakterien (Kokken) sind häufig vorhanden.

D. Eine kulturelle Untersuchung ist selten indiziert.

E. Lidreflex – Überprüfe das Tier auf einen Ausfall des N. facialis oder prüfe, ob das Tier einer Rasse angehört, die eine Prädisposition für Exophthalmus/Lagophthalmus hat.

F. Färbung mit fluoreszierenden Antikörpern auf Hundestaupevirus kann bei Welpen mit schwerer Keratoconjunctivitis sicca oder bei atypischen Rassen mit akuter Keratoconjunctivitis sicca durchgeführt werden.

G. Färbung mit fluoreszierenden Antikörpern auf Katzenherpesvirus.

H. Rassen mit Prädisposition für Keratoconjunctivitis sicca: Cocker Spaniel, Englische Bulldogge, West Highland White Terrier, brachyzephale Rassen.

4. Therapie

A. Lokal 2%iges Cyclosporin (1- oder 2mal/Tag).

B. Künstliche Tränenflüssigkeit oder Gleitmittel (Lubrikantien).

C. Pilocarpin p. o. als Lakrimomimetikum

D. Lokale Mukolytika

E. Lokale Antibiotika/Steroid-Präparate (wenn kein Korneageschwür besteht)

F. Verlagerung des Ductus parotideus in refraktären Fällen

– *Retrobulbäre Erkrankungen/akuter Exophthalmus*

1. Klinische Befunde

A. Bei einem Exophthalmus ist der Bulbus anomal vorverlagert.

B. Das Auge kann wegen des Hervortretens des dritten Augenlides oder wegen der Keratitis und Konjunktivitis, die diesen Zustand begleiten, rot erscheinen.

2. Ursachen

A. Abszeß der Orbita oder Zellulitis

B. Ausdehnung eines Zahnwurzelabszesses

C. Entzündung, Infektion, Zyste oder Neoplasie der Gl. zygomatica oder Gl. lacrimalis

D. Ausbreitung einer Infektion, Neoplasie, Entzündung oder Zyste der Nasenhöhlen

E. Metastasierende Neoplasie der Orbita

F. Traumatischer Vorfall des Bulbus

G. Myositis der extraokularen oder temporalen Muskeln

3. Diagnostisches Vorgehen

A. Vorbericht – Allgemein neigen retrobulbäre Abszesse zur Schmerzhaftigkeit und sind meist akut, wohingegen retrobulbäre Tumoren mehr chronischer Natur und weniger schmerzhaft sind.

B. Retrobulbäre Abszesse können Fieber und eine Linksverschiebung hervorrufen.

C. Röntgenaufnahmen des Schädels sind hilfreich bei der Bestimmung, ob eine Knochenauflösung stattgefunden hat und bei der Beurteilung der Zahnwurzeln.

D. Bei der oralen Untersuchung kann eine Sedierung erforderlich sein oder eine Lokalanästhesie, wenn die Läsion schmerzhaft ist. Suche nach Raumforderungen oder Schwellungen hinter dem letzten Molar.

E. Wenn eine Raumforderung besteht, wird eine Feinnadelbiopsie mit nachfolgender zytologischer und kultureller Untersuchung durchgeführt.

1) Eine Allgemeinanästhesie ist erforderlich.

2) Im Mund wird die Feinnadelbiopsie hinter dem letzten Molaren durchgeführt.

3) Gewinne ein Feinnadelbioptat der Orbita für eine zytologische und kulturelle Untersuchung. Führe die Kanüle auf der der Abweichung des Augapfels gegenüberliegenden Seite ein. Vermeide eine Perforation des Bulbus oder des N. opticus. Es sind Proben von mehreren Stellen der Orbita zu gewinnen.

F. Ein traumatischer Vorfall des Bulbus kann mittels Vorbericht und Beobachtung des Tieres diagnostiziert werden.

G. Liegt ein bilateraler Exophthalmus bei klaren, sehfähigen Augen vor, die auf eine Retropulsion in die Orbita reagieren, wird eine Myositis der extraokularen Muskeln in Betracht gezogen. Dies kann durch Biopsie bestätigt werden.

4. Therapie

A. Drainiere den Abszeß aus dem Mund oder aus der Orbita. Die meisten Abszesse, die über den Mund drainieren, sind mit einer Schwellung hinter dem letzten Molar verbunden.

B. Systemische Applikation von Antibiotika

C. Systemische Prostaglandine

D. Lubrikantien zum Schutz der Kornea

E. Exenteration der Orbita bei retrobulbären Neoplasien

F. Eine chirurgische Entfernung einer retrobulbären Neoplasie mit Erhaltung des Bulbus wird nur in ausgewählten Fällen versucht.

G. Systemische Steroide bei Exophthalmus durch Myositis der extraokulären Muskeln.

H. Temporäre Tarsorrhaphie bei traumatischem Vorfall des Bulbus (siehe Abschnitt über Notfälle am Auge).

– *Subkonjunktivale Blutung*

1. Klinische Befunde

A. Die subkonjunktivale Blutung kann petechial, ekchymotisch oder diffus sein.

B. Bei systemischen Krankheiten bestehen Blutungen auch an anderen Schleimhäuten.

2. Ätiologie

A. Trauma

B. Koagulopathien (s. Kapitel 4.)

C. Erkrankungen durch Rickettsien

D. Septikämie

3. Diagnostisches Vorgehen

A. Anamnese

1) Vorhergegangene Fellpflege, Punktion der V. jugularis, starke Einschnürung mit einem Band um den Hals, besonders bei Rassen mit Exophthalmus-Neigung

2) Trauma

3) Möglichkeit des Kontakts mit Rattengift oder Zecken (Überträger für Rikkettsien)

4) Rassen, bei denen häufig hereditäre Koagulopathien auftreten

B. Vollständiges Blutbild

C. Zählung der Thrombozyten im Blutausstrich

D. Serologische Tests auf Rickettsien

E. Gerinnungsstatus

4. Therapie

A. Subkonjunktivale Hämorrhagien erfordern keine Behandlung. Unkomplizierte Fälle heilen ohne Behandlung.

B. Wenn die Ursache der subkonjunktivalen Blutung mit einer Entzündung verbunden ist, werden lokal Steroide appliziert, falls kein Korneageschwür vorliegt.

C. Behandlung der zugrunde liegenden systemischen Erkrankung.

– *Hyphaema*

1. Klinische Befunde

A. Ein Hyphaema ist eine Blutansammlung in der vorderen Augenkammer.

B. Der Ursprung der Blutung liegt in der Iris, dem Ziliarkörper, der Chorioidea oder den Gefäßen der Retina, wenn eine Ablösung auftritt.

2. Ursachen

A. Trauma

1) Vorfall des Bulbus

2) Stumpfes Trauma ohne Ruptur des Bulbus

3) Penetrierende Augenverletzung

B. Gerinnungsstörungen

C. Uveitis anterior

D. Erkrankungen durch Rickettsien

E. FeLV

F. FIP

G. Netzhautablösung

1) Hereditäre Retinopathien

2) Nach Buphthalmus

H. Intraokulare Neoplasie

I. Hypertonie durch chronische Nierenerkrankungen, Hyperthyreose bei Katzen, Kardiomyopathie

J. FIV

3. Diagnostisches Vorgehen

A. Vollständiges Blutbild, biochemisches Serumprofil und Thyroxin (T4)-Spiegel bei Katzen

B. Gerinnungsstatus (s. Kapitel 4.)

C. Thrombozytenzählung

D. Untersuchung der Schleimhäute auf andere Anzeichen einer Blutung

E. Serologische Tests auf Infektionen mit Rickettsien

F. Siehe vorhergehenden Abschnitt über Uveitis anterior im Hinblick auf das systematische Work-up (S. 698).

G. Information über die Rassen, die für erbliche Retinopathien, die zu Netzhautablösung und Hämorrhagien führen können, prädisponiert sind. Da erbliche Retinopathien bilateral auftreten und der Augenfundus bei einem Hyphaema nicht zu sehen sein kann, untersucht man das andere (nicht-hämorrhagische) Auge auf Veränderungen des Fundus, die bei hereditären Retinopathien auftreten.

H. Klinische Untersuchung auf andere Störungen: Fieber, Vergrößerung der Lymphknoten.

I. Blutdruckmessung

J. Eine Punktion des Kammerwassers ist selten günstig.

K. Sonographie des Bulbus, um Ablösungen oder intraokulare Raumforderungen zu entdecken

L. Untersuche das nicht betroffene Auge mit der Augenlampe und einem Ophthalmoskop, um evtl. weitere Beweise für eine systemische Krankheit zu finden.

4. Therapie

A. Behandlung der spezifischen systemischen Erkrankungen.

B. Wenn ein Hyphaema mit einem Trauma oder einer Uveitis in Verbindung steht, appliziere lokal Steroide und Atropin wie bei Uveitis anterior.

C. Einschränkung der Aktivität des Tieres hilft, eine erneute Blutung zu verhindern, ist jedoch häufig nicht durchführbar.

D. Eine Enucleatio bulbi ist erforderlich, wenn ein Verdacht auf einen intraokularen Tumor besteht.

• Augenschmerzen

1. Die klinischen Symptome des Schmerzes sind Epiphora, Blepharospasmus, Rötung, Enophthalmus und Vorfall des dritten Augenlides.

2. Ätiologie

A. Superfizielle Irritation der Kornea (N. trigeminus)

1) Superfizielle Ulzerierung der Kornea – Es sollte bedacht werden, daß chronische Ulzera, die zur Gruppe der superfiziellen Ulzera gehören, nicht immer schmerzhaft sind.

2) Keratoconjunctivitis sicca – Akute, schwere Keratoconjunctivitis sicca (Schirmer-Tränentest mit Werten <5 mm) ist wesentlich schmerzhafter als eine chronische Keratoconjunctivitis sicca.

3) Entropium

4) Trichiasis

5) Distichiasis

6) Ektopische Wimpern

7) Nicht penetrierender Fremdkörper in der Hornhaut

8) Lidtumoren oder Schwellungen

B. Uveitis

C. Akutes Glaukom

D. Linsenluxation

E. Akuter Exophthalmus

1) Abszeß oder Zellulitis

2) Traumatischer Vorfall

F. Akute Konjunktivitis

G. Irisvorfall

H. Akute Entzündungen des Augenlides

1) Blepharitis

2) Hordeolum

3) Lidödem

3. Diagnoseplan

A. Schirmer-Tränentest (ohne Lokalanästhetikum)

1) Normalwerte: >15 mm/min.

2) Der Test wird ausgelassen, wenn eine offensichtliche Epiphora besteht.

3) Keratoconjunctivitis sicca besteht bei Werten <10 bis 15 mm/min.

B. Applikation eines Lokalanästhetikums

1) Appliziere ein Lokalanästhetikum nach dem Schirmer-Tränentest, um die Untersuchung zu erleichtern.

2) Wenn die Augenschmerzen durch das Lokalanästhetikum gelindert werden, deutet dies auf eine Irritation des N. trigeminus als Schmerzquelle hin. Suche nach Ursachen einer oberflächlichen Irritation der Kornea.

3) Lokalanästhetika verringern die Schmerzen, die mit intraokularen oder retrobulbären Erkrankungen verbunden sind, nicht.

4) Lokalanästhetika dürfen niemals zur Therapie verwendet werden, obwohl sie eine vorübergehende Linderung der Schmerzen herbeiführen können.

C. Fluorescein-Färbung

1) Oberflächliche Ulzera oder Abschabungen der Kornea sind schmerzhafter als tiefe Ulzera, da die Nervenendigungen des N. trigeminus in den epithelialen und vorderen Schichten des Stromas liegen.

2) Ist ein Geschwür vorhanden, müssen das obere, untere und das dritte Augenlid nach Ursachen für mechanische Irritationen (z. B. Entropium, ektopische Wimpern, Distichiasis, Fremdkörper) untersucht werden. Beachte, daß viele Rassen (ein klassisches Beispiel ist der Cocker Spaniel) sehr häufig eine Distichiasis ohne klinische Probleme aufweisen. Erst wenn alle anderen Differentialdiagnosen ausgeschlossen worden sind, sollte man eine Distichiasis als Ursache des Schmerzes ansehen.

D. Tonometrie

1) Der normale intraokulare Druck beträgt 15 bis 30 mm Hg.

2) Eine Erhöhung des intraokularen Drucks zeigt ein Glaukom an.

3) Eine Verminderung des intraokularen Drucks wird bei Uveitis oder Perforation der Kornea beobachtet.

E. Untersuchung der Pupillen und ihrer Reaktionen auf Licht.

1) Miosis wird bei Uveitis oder Keratitis ulcerosa beobachtet.

2) Eine mittelweite bis dilatierte Pupille wird bei Glaukom oder retrobulbären Erkrankungen beobachtet.

F. Untersuche die vordere Augenkammer. Wolkigkeit deutet auf eine schwere externe oder intraokulare Erkrankung hin.

G. Jede Rötung muß lokalisiert werden (s. Abschnitt über Augenrötungen). Dies kann klären helfen, ob die Schmerzen durch eine intraokulare Erkrankung (Uveitis, Glaukom) oder extraokulare Erkrankungen (Korneageschwür, Keratoconjunctivitis sicca) bedingt sind.

H. Untersuche das Verhältnis von Bulbus zu Orbita.

1) Exophthalmus (s. Abschnitt über Exophthalmus unter dem Abschnitt Augenrötungen; S. 705).

a) Differenziere Exophthalmus von Buphthalmus. Ein exophthalmischer Bulbus (anders als der bei bestimmten Rassen auftretende) leistet einer Retropulsion in die Orbita Widerstand. Ein buphthalmischer Bulbus kann in die Orbita zurückgeschoben werden.

b) Akuter Exophthalmus (Abszeß, Zellulitis, traumatischer Vorfall) ist weitaus schmerzhafter als chronischer Exophthalmus.

2) Enophthalmus ist ein klinisches Symptom für Schmerzen. Das dritte Augenlid tritt häufig hervor. Bei fehlenden Schmerzen und Vorfall des dritten Augenlides gibt es eine Reihe von Differentialdiagnosen (s. S. 695).

• Augenausfluß

1. *Seröser Augenausfluß* – Ein seröser Augenausfluß kann aus einer erhöhten Tränenproduktion, die auf Schmerzen oder eine Entzündung hindeutet, oder aus einer normalen Tränenproduktion mit einer Obstruktion des Tränennasenganges resultieren.

A. Diagnoseplan

1) Wenn das Auge rot und schmerzhaft ist, siehe vorhergehenden Abschnitt über schmerzhafte Augen.

2) Sind Kornea und vordere Augenkammer klar, wird untersucht, ob eine Konjunktivitis vorliegt (Wenn sie vorliegt, siehe Abschnitt über Konjunktivitis unter „gerötete Augen"; S. 696).

3) Ist das Auge nicht entzündet, wird nach Ursachen gesucht, die mit Anomalien des Tränennasenganges in Verbindung stehen.

a) Untersuche die Durchgängigkeit des Tränennasenganges. Spüle mit einer Sonde durch den oberen Tränenpunkt und beobachte, ob Flüssigkeit aus dem unteren Punkt austritt. Verschließe den unteren Punkt; die Flüssigkeit läuft aus der Nase, oder das Tier schluckt ab. Dies kann bei fügsamen Hunden und manchen Katzen leicht unter Verwendung eines Lokalanästhetikums durchgeführt werden. Eine Sedierung kann bei Katzen und leicht erregbaren Hunden erforderlich sein.

b) Fluorescein-Färbung – Die Durchgängigkeit der Tränenpünktchen wird demonstriert, wenn der Farbstoff am Nasenloch oder im Mund vorhanden ist. Ein negatives Farbstofftestergebnis beweist nicht, daß die Tränenpünktchen nicht durchgängig sind. Dies kann nur bestätigt werden, wenn keine Sonde eingeführt oder der Kanal nicht gespült werden kann.

B. Ätiologie

1) Fehlende Öffnung des (unteren) Tränenpunktes – Dieser Zustand ist verhältnismäßig häufig. Da er angeboren ist, werden die betroffenen Tiere jung vorgestellt. Es gibt eine Rasseprädisposition beim Cocker Spaniel.

2) Stenose

a) Kongenital

b) Erworben – Katzenschnupfen bei Katzen, Dakryozystitis, chirurgisches Trauma, Fremdkörper, Neoplasie.

3) Durchgängige, aber falsch liegende oder funktionseingeschränkte Tränenpünktchen werden bei Rassen beobachtet, deren Gesichtsform eine Prädisposition für mediales Entropium, Exophthalmus oder idiopathische Epiphora darstellt (Pudel und Malteser).

4) Atresie des Tränennasenganges (selten)

C. Therapie

1) Fehlende Öffnung des Tränenpunktes – Eine 22- bis 25-Gauge-Tränennasengangsonde wird in den oberen Tränenpunkt eingeführt. Achte auf ein Bläschen über dem nicht geöffneten Tränenpünktchen. Die Membran wird mit einem Skalpell No. 11 inzidiert.

2) Stenose – Einige Punkte, die durch Adhäsionen verschlossen sind, können chirurgisch wieder geöffnet werden.

3) Tetracycline (5 bis 10 mg/kg KG/Tag) über zwei Wochen) verringern die Verfärbung der Haare. Die Verfärbung kehrt meist wieder, wenn die Tetracycline abgesetzt werden. Diese Therapie wird diskontinuierlich fortgeführt, wenn ein übermäßiger Geruch oder eine feuchte Dermatitis besteht.

4) Die Drüse des dritten Augenlides darf zur Behandlung der Epiphora niemals exzidiert werden. Diese Drüse trägt in bedeutender Weise zur Produktion des Tränenfilms bei. Eine Exzision kann zur Entstehung eines trockenen Auges führen.

5) Epiphora durch intraokulare Schmerzen oder extraokulare Reizung wird durch Beseitigung der Primärursache behandelt.

2. *Mukopurulenter Augenausfluß*

A. Charakteristika

1) Eitriger Ausfluß, der bei grobsinnlicher Untersuchung gelb oder grün erscheint und vorwiegend aus polymorphkernigen Neutrophilen zusammengesetzt ist.

2) Das mukoide Exsudat ist grauweiß und befindet sich vornehmlich im unteren Blindsack oder in der Umgebung der Lider.

B. Ätiologie

1) Erkrankungen der Augenlider, Kornea, Konjunktiva, Orbita, Sinus oder des Tränennasenganges

2) Systemische Erkrankungen (z. B. Hundestaupe)

3) Gleichzeitig bestehende dermatologische Erkrankungen

4) Allergische Erkrankungen

5) Rassen mit Neigung zu Enophthalmus (Dobermann, Setter, Collie, Weimaraner)

6) Ophthalmia neonatorum

a) 2 bis 6 Wochen alte Katzenwelpen (Herpesviren, Chlamydien)

b) 7 bis 10 Tage alte Hundewelpen mit noch geschlossenen Augenlidern (Staphylokokken)

7) Mikrophthalmus

8) Phthisis

C. Diagnoseplan

1) Untersuche das Tier auf Fieber, Nasenausfluß, Beteiligung der Atemwege,

Otitis externa; überprüfe, welche Schutzimpfungen durchgeführt worden sind (Hundestaupe oder Katzenschnupfen).

2) Schirmer-Tränentest

a) Dieser Test wird vor Einträufelung eines Lokalanästhetikums durchgeführt.

b) Wenn der Wert kleiner als 15 mm ist, siehe unter dem Abschnitt Keratoconjunctivitis sicca; S. 704.

3) Fluorescein-Färbung

4) Zytologische Untersuchung der Kornea: siehe Abschnitt über Konjunktivitis unter „Gerötete Augen" (S. 696).

5) Färbung der Konjunktiva mit fluoreszierenden Antikörpern auf Katzenherpes oder Hundestaupe

6) Fertige eine Bakterienkultur an (vor Enträufelung eines Lokalanästhetikums), wenn der Ausfluß nicht auf Breitspektrumantibiotika anspricht. Eine kulturelle Untersuchung ist erforderlich, wenn eine Keratoconjunctivitis sicca vorliegt.

7) Spüle den Tränennasengang aus – Purulentes Exsudat aus dem Tränennasengang zeigt eine Dakryozystitis an. Eine rezidivierende Dakryozystitis kann auf einen Fremdkörper oder einen Tumor innerhalb des Tränennasenganges hindeuten.

a) Kulturelle Untersuchung

b) Röntgen: Überblick- und Kontrastaufnahmen des Tränennasenganges

c) Spülung des Tränennasenganges mit einer viskösen Flüssigkeit (z. B. Paraffinöl), um das Fremdmaterial auszutreiben. Anschließend wird mit Betadin gespült.

8) Stellung der Augen in bezug auf die Orbita

a) Enophthalmus – Wenn das Auge gerötet ist, schließe Ursachen für Augenschmerzen aus (s. S. 708). Ist das Auge nicht entzündet, ziehe rassebedingte (tiefliegende Augen), Ansammlung von Exsudat, Mikrophthalmie oder Phthisis in Betracht.

b) Exophthalmus – Untersuche auf retrobulbäre Erkrankungen (siehe obigen Abschnitt über gerötete Augen; S. 705).

9) Untersuchung der Anhangsgebilde des Auges auf Anzeichen einer mechanischen Irritation. Untersuche beide Oberflächen der oberen, unteren und dritten Augenlider auf eine mechanische Irritation.

D. Therapie: siehe bei den spezifischen Erkrankungen (z. B. Keratoconjunctivitis sicca, bakterielle Konjunktivitis, Ophthalmia neonatorum).

• Akute Blindheit

Akute Blindheit kann mit oder ohne Anzeichen einer systemischen Erkrankung auftreten. Bestimmte Typen der akuten Blindheit sind reversibel, wenn sie sofort behandelt werden. Die Betonung dieses Abschnittes liegt auf Erkrankungen der vorderen Augenhälfte (Glaskörper, Chorioidea, Retina, N. opticus).

1. Untersuchung mit der Augenlampe

A. Wolkige vordere Augenhälfte (Kornea, Kammerwasser, Iris, Linse)

1) Bilaterale Uveitis, Glaukom und Katarakt können akute Blindheit verursachen (s. S. 698, 701 und 718).

2) Eine vollständige Übersicht der Erkrankungen, die wolkiges Aussehen der vorderen Augenhälfte verursachen können, befindet sich im Abschnitt „Allmählicher Verlust des Sehvermögens“ (S. 713).

3) Die Besitzer können den Verlust des Sehvermögens als akut bezeichnen, wenn Tiere, nachdem sie sich adaptiert haben, in eine ungewohnte Umgebung gebracht werden.

B. Klare vordere Augenhälfte: siehe unter dem folgenden Abschnitt über Lichtreaktionen der Pupillen.

2. Lichtreaktionen der Pupillen

A. Um Schlüsse aus den Lichtreaktionen der Pupillen ziehen zu können, müssen die direkten und konsensuellen Reaktionen in jedem Auge bestimmt werden. Ebenso muß jedes Auge auf sein Sehvermögen untersucht werden.

B. Es muß immer eine helle Lichtquelle verwendet werden, um irrtümliche Schlüsse am Anfang der Untersuchung zu vermeiden.

C. Mit den Lichtreaktionen der Pupillen lassen sich periphere Läsionen (z. B. solche, die die Retina oder den N. opticus betreffen) von Läsionen des ZNS (z. B. solchen, die den Tractus opticus oder die Sehrinde betreffen) unterscheiden.

D. Blinde Tiere mit anomalen Lichtreaktionen der Pupillen (dilatierte Pupillen und kaum bis gar nicht reagierend) leiden an einer Unterbrechung der Nervenbahnen für Pupillenreaktionen und Visus. Dies deutet auf eine Läsion kranial des Chiasma opticum hin, an der entweder beide Nn. optici oder beide Retinae beteiligt sind.

E. Blinde Tiere mit normalen Pupillenreflexen auf Lichtreize haben eine Läsion kaudal der Stelle, an der die Nervenbahnen für Pupillenreaktionen und die Nervenbahnen für das Sehvermögen auseinanderlaufen. Dies deutet auf eine Läsion der Sehrinde hin und wird *Rindenblindheit* genannt (siehe Kapitel 17.).

F. Ausnahmen der obenstehenden Verallgemeinerungen können auftreten, wenn die Läsionen der Retina zur Erblindung führen und die Lichtreaktionen der Pupillen dennoch erhalten bleiben bzw. in frühen Stadien einer plötzlich erworbenen Netzhautdegeneration. Eine Untersuchung des Augenhintergrundes und/oder eine Elektroretinographie (ERG) können in diesen Fällen von Wert sein.

3. Ophthalmoskopische Untersuchung – dilatierte Pupillen

A. Normaler Augenhintergrund (keine sichtbaren Läsionen)

1) Plötzlich erworbene Netzhautdegeneration

Bei Hunden ist die akute erworbene Netzhautdegeneration für die Mehrzahl der Fälle von akuter Blindheit mit klaren Augen die Ursache.

- Betrifft Hunde mittleren Alters und älter
- Eine vorübergehende Periode von Polyphagie, Polyurie und Polydipsie tritt häufig vorher oder begleitend auf.
- Die Ursache ist unbekannt.
- Diagnostisches Vorgehen

  A. Vollständiges Blutbild, biochemisches Serumprofil, Harnuntersuchung

  B. Untersuchung auf Morbus Cushing

  C. Die Laboruntersuchungen sind meist ohne besondere Befunde.

  D. Elektroretinographie ist negativ. Dies bestätigt die Diagnose.
- Therapie

A. Keine Behandlung schlägt an: Die Erblindung ist dauerhaft.

B. Polyphagie und Polydipsie verringern sich schließlich. Diese Tiere entwickeln keine anderen systemischen Störungen.

2) Neuritis optica retrobulbaris

a) Eine Neuritis optica ist die Entzündung des N. opticus. Der Untersuchungsbefund des Augenhintergrundes ist normal, wenn der sichtbare Teil des N. opticus (Papille) nicht betroffen ist und nicht gleichzeitig Chorioretinitis besteht.

b) Eine Neuritis optica retrobulbaris wird von der plötzlich erworbenen Netzhautdegeneration durch ein ERG unterschieden, da dieses bei Neuritis optica normal ist.

c) Tiere mit Neuritis optica sprechen in manchen Fällen auf systemische Steroide an.

d) Siehe unter dem folgenden Abschnitt über Neuritis optica wegen Differentialdiagnosen, Diagnoseplan und Therapie.

B. Anomaler Fundus

1) Neuritis optica

a) Der Sehnervenkopf ist geschwollen und hat undeutliche Ränder (Papillitis). Blutungen auf dem oder um den Sehnervenkopf können vorhanden sein. Begleitend kann eine Chorioretinitis vorkommen.

b) Erkrankungen – Hundestaupe, granulomatöse Meningoenzephalomyelitis, Retikulose, Systemmykosen, FIP, FeLV, Erkrankungen durch Rickettsien, Toxoplasmose, *Prototheca*-Infektion, Proptosis, stumpfes Trauma, retrobulbäre (orbitale) Raumforderungen (Abszesse, Zellulitis, Hämatom, Zyste, Neoplasie), Lymphosarkom oder andere Neoplasmen, Bleivergiftung, gleichzeitig bestehende Chorioretinitis und Neuritis optica idiopathica.

c) Diagnostisches Vorgehen

– Vollständiges Blutbild, biochemisches Serumprofil, Harnuntersuchung

– Serologische Untersuchungen sind möglich für FIP, FeLV, Rocky Mountain spotted fever, *Ehrlichia canis* und *E. platys*, Toxoplasmose und Systemmykosen. Beachte, daß die okuläre Form der FIP häufig die trockene Form ist und Ergüsse in den Körperhöhlen für eine Analyse nicht vorhanden sind. Die Diagnose am lebenden Tier ist daher häufig vorläufig und basiert auf dem Ausschluß anderer Erkrankungen.

– Färbungen von Konjunktivalzellen mit fluoreszierenden Antikörpern gegen Hundestaupe

– Analyse des Liquor cerebrospinalis auf neoplastische, entzündliche, infektiöse und parasitäre Erkrankungen, wenn die Blindheit mit anderen neurologischen Symptomen (Krämpfe, Ataxie, Schräghalten des Kopfes, Nackenschmerzen) einhergeht.

– Punktion des Glaskörpers für eine zytologische und kulturelle Untersuchung, wenn sich in der hinteren Augenhälfte ein Exsudat befindet.

d) Therapie

– Bei Fehlen einer Infektion wird die Neuritis optica mit Prednisolon p.o., 1 mg/kg KG (2mal/Tag) über 14 Tage behandelt, um eine Demyelinisierung der Nn. optici zu verhindern. Ist nach einer Woche eine günstige Reaktion eingetreten (wie Wiederkehren eines Restes von Sehvermögen und der Lichtreaktionen der

Pupillen), werden die systemischen Steroide über einen Zeitraum von 2 bis 3 Wochen allmählich verringert, bis die Erhaltungsdosis jeden zweiten Tag gegeben wird. Wenn auf systemische Steroide in einer Dosis von 1 mg/kg KG (2mal/Tag) nach zwei Wochen keine Reaktion erfolgt ist, ist eine weitere Therapie mit Steroiden hinsichtlich einer Rückkehr des Sehvermögens wahrscheinlich ohne Wert.

– Vermeide den Gebrauch systemischer Steroide bei Tieren mit Systemmykosen und *Prototheca*-Infektion.

– Toxoplasmose kann mit Clindamycin, 25–50 mg/kg KG, verteilt auf 2 bis 3 Tagesdosen, behandelt werden. Eine gleichzeitige Kurzzeittherapie mit Steroiden kann durchgeführt werden, wenn Erblindung besteht.

– Erkrankungen durch Rickettsien werden mit Tetracyclinen (20 mg/kg KG p. o., 3mal täglich) behandelt.

– Eine unbehandelte Neuritis optica führt zu einer irreversiblen Optikuslähmung. Bei bestimmten Ursachen der Neuritis optica neigt die Krankheit zur Progression, sogar unter Steroidtherapie. Der Besitzer muß aufgeklärt werden, daß eine erneute Erblindung auftreten kann und sich auch andere neurologische Symptome entwickeln können.

2) Retinitis/Chorioretinitis

a) Bei der Untersuchung des Augenhintergrundes zeigen matte, erhabene Foci mit undeutlichen Rändern, die im Tapetum grau erscheinen, eine aktive Entzündung der Retina oder Chorioidea an. Inaktive Stellen sind häufig flach, dunkel pigmentiert oder hyperreflektierend und schärfer begrenzt. Die Ursachen überschneiden sich mit denen, die in den Abschnitten über Neuritis optica, Netzhautablösung und Retinablutungen aufgeführt sind.

b) Erkrankungen – Systemmykosen, FeLV, FIP, Toxoplasmose, Erkrankungen durch Rickettsien, Hundestaupe, Protothekose, Lymphosarkom, Septikämie und Tumoren.

c) Diagnostisches Vorgehen

– Das Vorgehen ist das gleiche wie unter „Anomaler Augenhintergrund/Neuritis optica" beschrieben.

– Eine Punktion des Glaskörpers für eine zytologische und kulturelle Untersuchung ist besonders hilfreich bei Blastomykose, bakteriellen Infektionen, Lymphosarkom und anderen Neoplasien.

d) Therapie

– Behandle die spezifische systemische Grundkrankheit.

– Vermeide den Gebrauch systemischer Steroide bei Tieren mit Infektionskrankheiten.

3) Netzhautablösung

a) Graue, erhabene Gebiete, die bei der Untersuchung des Augenhintergrundes entdeckt werden, zeigen eine Netzhautablösung an. Ausgedehntere Ablösungen können besser mit einer Stablampe untersucht werden. Man kann sehen, wie die abgelöste Retina und ihre Blutgefäße direkt hinter der Linse liegen. Bei einer totalen Netzhautablösung hängt die gesamte Netzhaut nach ventral und ist nur noch um den Sehnervenkopf angeheftet.

b) Ätiologie

– Siehe den Abschnitt über Ätiologie, der in der vorhergehenden Diskussion der Retinitis/Chorioretinitis aufgeführt ist.

– Hypertonie – Niereninsuffizienz, Hyperthyreose, Kardiomyopathie

– Jede Ursache einer Hypalbuminämie, die ein Tier für ein seröses Exsudat prädisponieren kann.

– Uvea-Erguß-Syndrom (immunvermittelt)

– Chronische oder schwere Uveitis (besonders linseneiweiß-induzierte Uveitis)

– Trauma

– Intraokulare Chirurgie

– Erbliche Retinopathien

– Hyperviskositätssyndrom

– Neoplasie

– Vogt-Koyanagi-Harada-Syndrom

– Ethylenglycolvergiftung

c) Diagnostisches Vorgehen

– Das Vorgehen ist ähnlich dem vorher bei Neuritis optica und Retinitis/oder Chorioretinitis beschriebenen.

– Schilddrüsenfunktionstest bei Katzen

– Blutdruckmessung

– Ziehe die bekannten Rasseprädispositionen für vererbbare Retinopathien in Erwägung: Springer Spaniel, Labrador Retriever, Sealyham Terrier (Retinadysplasie), Collie (Collie eye anomaly), Pudel, Lhasa Apso, Shih Tzu (totale Netzhautablösung) und Rottweiler (Netzhautablösung).

– Beim Uvea-Erguß-Syndrom ist die Flüssigkeit hinter der Retina klar, Symptome einer systemischen Erkrankung fehlen, gleichzeitig kann Uveitis vorhanden sein.

d) Therapie

– Bei Ablösungen, die mit Infektionskrankheiten in Zusammenhang stehen, wird die systemische Erkrankung behandelt. Es gibt keine spezifische Behandlung für die Netzhautablösung, und die Prognose für das Sehvermögen ist ungünstig.

– Bei Ablösungen, die in Zusammenhang mit Hypertonie stehen, wird mit Propranolol oder Captopril und einem Spironolacton/Thiazid-Diuretikum behandelt. Die Prognose für das Sehvermögen ist zweifelhaft.

– Beim Uvea-Erguß-Syndrom werden 1,1 mg/kg KG Prednisolon (2mal/Tag) 14 Tage lang appliziert; die Dosis wird über mehrere Wochen verringert. Die Prognose für das Sehvermögen ist gut, wenn der Zustand sofort behandelt wird.

– Verfahren für eine chirurgische Wiederanheftung werden erforscht.

4) Netzhautblutungen – Runde, lineare, globuläre und kielförmige hämorrhagische Gebiete bei der Untersuchung des Augenhintergrundes stellen Blutungen innerhalb und vor der Retina dar. Beachte, daß gerade, parallele und regelmäßige rote Linien im Tapetum oder Fundus normale chorioidale Blutgefäße sind und keine Blutungen darstellen. Sie sind bei Fehlen von Pigmenten in Tapetum oder Retina sichtbar und können bei Tieren mit leicht pigmentierter Iris erwartet werden.

a) Ätiologie

– Siehe obigen Abschnitt über Ätiologie unter Neuritis optica und Retinitis/Chorioretinitis

- Erkrankungen durch Rickettsien
- Koagulopathien
- Hypertonie
- Anämie
- Trauma
- Thiaminmangel
- Hyperviskositätssyndrom
- Neoplasie
- Kongenitale Gefäßanomalien (Fallot-Tetralogie)

b) Diagnostisches Vorgehen
- Vollständiges Blutbild, biochemisches Serumprofil, Harnuntersuchung
- Beurteilung der Thrombozyten beim Blutausstrich und Zählung der Thrombozyten
- Serologische Untersuchung auf Rickettsien (Rocky Mountain spotted fever, *Ehrlichia canis* und *E. platys*), FeLV, FIP, Toxoplasmose
- Blutdruckmessung
- Gerinnungsstatus

c) Therapie – Behandlung der systemischen Grundkrankheit

- **Allmählicher Verlust des Sehvermögens**

Durch die Anamnese wird allmählicher Verlust des Sehvermögens von akutem unterschieden. Ein allmählicher Verlust des Sehvermögens kann für den Besitzer akut erscheinen, da das Tier versagt, wenn es in eine nicht vertraute Umgebung gebracht wird. Beurteile das Sehvermögen durch die Reaktion auf eine Bedrohung, durch die Fähigkeit des Tieres, ein Hindernis zu überwinden oder einen geworfenen Ball zu fangen.

1. Untersuchung mit einer Stablampe

A. Wolkige vordere Augenhälfte (Kornea, Kammerwasser, Linse)

1) Trübungen der Kornea

a) Keratitis pigmentosa
- Schirmer-Tränentest zum Ausschluß von Keratoconjunctivitis sicca
- Rasseprädisposition für Exophthalmus/Lagophthalmus
- Irritation der Anhangsgebilde des Auges – Entropium des Unterlides, mediales Entropium, Trichiasis, Ektropium, Distichiasis, ektopische Wimpern, hervorstehende Nasenfalten
- Degenerativer Hornhautpannus – Rasseprädisposition bei Deutschem Schäferhund, Dackel, Greyhound, Sibirischem Husky

b) Lipid-Keratopathie
- Ernährungsbedingt
- Hypothyreose
- Erbliche Dystrophie – Sibirischer Husky, Airedale-Terrier, Samoyede, Beagle, Sheltie, Afghane, Collie, Golden Retriever
- Folgen einer Entzündung der Kornea und Neuvaskularisation

c) Ödem der Kornea
- Glaukom (Tonometrie!)
- Anteriore Luxation der Linse
- Endotheliale Dystrophie – Erbleiden beim Boston Terrier, Basset, Chihuahua
- Uveitis anterior
- Interstitielle Keratitis – Reaktion auf eine Hepatitisimpfung, Hepatitis contagiosa canis, entzündlich
- Ulzerative Keratitis (positive Fluorescein-Färbung)
- Persistierende Pupillarmembranen
- Verheilte Ulzera

d) Vaskularisierte Kornea
- Keratoconjunctivitis sicca
- Irritation der Anhangsgebilde des Auges
- Ulzerative und interstitielle Keratitis
- blutige Verfärbung bei Hyphaema
- Eosinophile Keratitis
- Degenerativer Hornhautpannus

e) Mineralstoff(Calcium)-Keratopathie als Folge von:
- Keratitis ulcerosa
- Urämie
- Lipid-Keratopathie
- Morbus Cushing

2) Trübungen des Kammerwassers

a) Erhöhter Proteingehalt – siehe Abschnitt über Uveitis anterior (S. 698)

b) Keratin-Präzipitate – siehe Abschnitt über Uveitis anterior (S. 698)

c) Hyphaema – siehe Abschnitt über Hyphaema unter „Gerötete Augen" (S. 707)

d) Hypopyon – siehe Abschnitt über Keratitis ulcerosa und Uveitis anterior (S. 703 und 698)

e) Erhöhter Lipidgehalt
- Diät
- Diabetes
- Pankreatitis
- Syndrom der primären Hyperlipidämie des Schnauzers
- Morbus Cushing

3) Linsentrübungen

a) Katarakt
- Hereditär bei Toy-, Zwerg- und Standardpudel, Cocker Spaniel, Zwergschnauzer, Boston Terrier, Altenglischem Schäferhund, Golden und Labrador Retriever, Afghanen, Irish Setter, Beagle, Springer Spaniel, Sibirischem Husky, Chesapeake Bay Retriever, Australischem Schäferhund, Pointer, Deutschem Schäferhund, Bedlington Terrier, Collie, Bichon frisé; Cavalier King Charles Spaniel und bei Himalayakatzen
- Diabetes mellitus
- Ruptur der Linsenkapsel durch Trauma
- Folgen von Uveitis anterior

- Chédiak-Higashi-Syndrom bei Katzen
- Dimethylsulfoxid
- Strahleneinwirkung im Kopfbereich
- Folgen von Elektroschock

b) Nukleäre Sklerose

- Wolkiges Aussehen der Linse (gutartig) bei Tieren, die älter als 6 Jahre sind
- Verursacht keinen Visusverlust

B. Klare vordere Augenhälfte

1) Untersuche die Pupillenreaktionen

a) Normale Lichtreaktionen der Pupille

- Rindenblindheit: s. Kapitel 17.
- Retinopathien im Frühstadium. Bestätigung durch ophthalmoskopische Untersuchung oder ERG
- Stoffwechselkrankheiten (s. Kapitel 17.)

b) Anomale Lichtreaktionen der Pupille (beide Pupillen sind dilatiert und reagieren kaum)

- Glaukom

A. Tonometrie – intraokularer Druck >30 mm Hg

B. Rasseprädisposition – Cocker Spaniel, Pudel, Norwegischer Elchhund, Beagle, Basset, Jack Russel Terrier, Drahthaarterrier, Manchester Terrier, Chow Chow

- Retinaatrophie oder -degeneration
- Atrophie des Nervus opticus
- Hypoplasie des Nervus opticus

c) Anomale Lichtreaktionen der Pupille (Anisokorie, s. S. 721)

2) Beurteile das posteriore Segment durch ophthalmoskopische Untersuchung und ERG.

2. Ophthalmoskopische Untersuchung

A. Normal

1) Plötzlich erworbene Retinadegeneration (s. S. 713)

2) Erbliche Retinadegeneration im Frühstadium

B. Anomaler Fundus

1) Anomalien der Retina

a) Eine Retinaatrophie stellt sich durch fokale bis diffuse Hyperreflexion des Tapetums, allgemein verminderte Durchblutung und Blässe des Sehnervenkopfes dar.

- Erbliche progressive Retinaatrophie – Pudel, Cocker Spaniel, Irish Setter, Collie, Zwergschnauzer, Tibetanischer Terrier, Norwegischer Elchhund, Gordon Setter, Samoyede, Labrador Retriever, Springer Spaniel, Australischer Schäferhund, Abessinierkatze
- Zentrale progressive Retinaatrophie im Endstadium – Labrador Retriever, Golden Retriever, Border Collie, Shetländischer Schäferhund (anomaler Augenfundus mit zahlreichen Pigmentklümpchen im Tapetum)
- Generalisierte Retinaatrophie

A. Taurinmangel

B. Idiopathisch

– Folgen einer Chorioretinitis
– Folgen eines Glaukoms (mit gleichzeitiger Atrophie des Nervus opticus)

b) Eine Retinadysplasie stellt sich durch lineare oder sich verzweigende Falten mit fokalen hyperreflektierenden Gebieten des Tapetums dar.

– Erblich bei Springer Spaniel, Labrador Retriever, Cocker Spaniel, Sealyham Terrier, Bedlington Terrier, Beagle und Ausstralischem Schäferhund
– Canine Herpesvirusinfektion
– Canine Adenovirusinfektion
– Feline Parvovirose

2) Anomalien des Nervus opticus

a) Ein mattweißer oder grauer, zirkulärer oder eingedrückter Sehnervenkopf mit Ausdünnung der Gefäße kennzeichnet die Atrophie des Nervus opticus. Es kann gleichzeitig eine Retinaatrophie bestehen.

– Neuritis optica
– Trauma
– Retinadegeneration
– Glaukom

b) Ein kleiner Sehnervenkopf mit normalen retinalen Gefäßen kennzeichnet die Hypoplasie des Nervus opticus.

– Hereditär (Pudel)
– Gleichzeitig mit Mikrophthalmus und multiplen okularen Defekten

c) Als Grube oder fokale Eindellung des Sehnervenkopfes zeigt sich das Papillenkolobom.

– Erblich bei der Collie-Eye-Anomalie
– Verursacht gewöhnlich keinen Visusverlust

3) Anomalien des Glaskörpers

a) Die meisten Anomalien sind eng mit Veränderungen der Retina verbunden (s. S. 713).

b) Persistierender hyperplastischer primärer Glaskörper

– Kongenital
– Fokale bis ausgedehnte retrolentale Membran
– Erblich beim Dobermann

c) Erbliche Dysplasie des Glaskörpers und der Retina

d) Bei Hunden stellen multiple kleine, weißliche Trübungen eine asteroide Hyalose dar. Diese Ablagerungen sind gutartig und verursachen keine Visusminderung.

3. ERG – Es mißt die Funktion der Photorezeptoren.

A. Anomales ERG (verringerte bis keine Reaktion)

1) Plötzlich erworbene Retinadegeneration
2) Progressive Retinadegeneration
3) Generalisierte Retinaatrophie
4) Spätes Glaukom mit gleichzeitig bestehender Retinaatrophie

B. Normales ERG

1) Fokale Retinadegeneration
2) Fokale erbliche Retinopathie
3) Hypoplasie des Nervus opticus

4) Atrophie des Nervus opticus (wenn keine gleichzeitige Retinaatrophie besteht)

5) Rindenblindheit

• Anisokorie

Bei einer Anisokorie liegt eine ungleiche Pupillenweite vor, obwohl die Pupillen gleich beleuchtet werden. Die afferenten (sensorischen) Nerven, die für Lichtreaktionen der Pupillen verantwortlich sind, führen von der Retina über den Nervus opticus zum Hirnstamm. Die efferenten (motorischen) Nervenbahnen reichen vom Nucleus parasympathicus des 3. Hirnnerven (Mittelhirn) über das Ganglion ciliare (innerhalb der Orbita) zum Irissphinkter. Da es sich um einen Hirnstammreflex handelt, an dem die Sehrinde nicht beteiligt ist, zeigen die Lichtreaktionen der Pupillen nicht, ob das Tier sehen kann. Sobald die Reaktion ausgelöst ist, hängt eine frei bewegliche Pupille auch vom funktionierenden M. sphincter pupillae und M. dilatator pupillae ab, ebenso wie von einer intakten parasympathischen und sympathischen Innervation dieser Muskeln.

1. Diagnostisches Vorgehen

A. Entscheide, welche Pupille anomal reagiert.

1) Bestimme die direkten und konsensuellen Lichtreaktionen beider Pupillen.

a) Verwende ein ausreichend helles Licht.

b) Die temporale Retina ist die empfänglichste Zone für eine Stimulation durch Licht.

c) Wenn eine Pupille nicht auf Licht reagiert, befindet sich die Läsion wahrscheinlich in dem nicht reagierenden Auge.

2) Bestimme das Sehvermögen jedes Auges.

a) Teste die Reaktion auf Bedrohung oder verwende einen Patch-Test zur Untersuchung jedes Auges.

b) Visusverlust mit Anisokorie kennzeichnet das anomale Auge.

B. Differenziere afferente von efferenten Läsionen (Tabelle 18-1).

1) Wenn die Läsion die efferenten Nervenbahnen betrifft, wird sich nur die normale Pupille kontrahieren, ohne Rücksicht darauf, welches Auge stimuliert wird.

2) Bei einem afferenten Pupillendefekt reagiert keine der beiden Pupillen, wenn Licht in das betroffene Auge fällt.

3) Untersuche die Pupillen im Dämmerlicht aus einer Entfernung von etwa 1 m. Die Reflexion des Tapetums hilft bei der Bestimmung ihrer Größe. Beide Pupillen sollten sich gleichmäßig erweitern. Wenn die Anisokorie anhält, liegt ein efferenter Defekt vor.

4) Führe einen Test mit einer „schwingenden" Taschenlampe durch.

a) Richte das Licht für einige Sekunden in das normale Auge und dann für einige Sekunden in das andere Auge. Wiederhole dies mehrere Male.

b) Jede Pupille sollte kontrahiert sein, egal ob gerade Licht in sie fällt oder nicht, da der afferente Reiz entweder direkt oder konsensuell kommt (Bahnenkreuzung der Nervenfasern des Nervus opticus am Chiasma opticum).

c) Ein Test mit „schwingender" Taschenlampe zeigt folgende Ergebnisse, wenn er positiv ausfällt:

– Beide Pupillen kontrahieren sich, wenn Licht in das normale Auge fällt.

– Beim Herüberschwenken der Taschenlampe zu dem betroffenen Auge ist die Pupille ebenfalls kontrahiert.

– Während das Licht noch in das betroffene Auge scheint, beginnen sich beide Pupillen zu dilatieren, da bei einer Läsion der afferenten Nervenbahnen das betroffene Auge das Licht nicht „sieht".

– Diese Reaktion (Marcus-Gunn-Pupille) ist pathognomonisch für einen afferenten Pupillendefekt.

5) Untersuche jedes Auge auf sein Sehvermögen.
   a) Afferente Läsionen bewirken Visusverlust.
   b) Efferente Läsionen führen nicht zu einem Visusverlust, falls sie nicht mit einem Glaukom oder Exophthalmus verbunden sind.

2. Die anomale Pupille ist dilatiert.
   A. Ätiologie
      1) Afferente Läsionen
         a) Retinaatrophie
         b) Netzhautablösung
         c) Schwere Chorioretinitis
         d) Neuritis optica
         e) Optikusatrophie
         f) Hypoplasie des Nervus opticus
         g) Chronisches Glaukom (Optikusatrophie)

Tabelle 18-1 Differenzierung zwischen afferenten und efferenten Läsionen in einer dilatierten Pupille

	Afferente Läsion (Retina, N. opticus)		Efferente Läsion (Leitungsbahnen zur Pupillenkonstriktion [1])	
	Normales Auge	**Betroffenes Auge**	**Normales Auge**	**Betroffenes Auge**
Reaktion auf Bedrohung	vorhanden	fehlend	vorhanden	vorhanden
Lichtreaktionen der Pupillen				
Lichteinfall in das normale Auge	normal direkt [2])	normal konsensuell [3])	nicht direkt	nicht konsensuell
Lichteinfall in das anomale Auge	nicht konsensuell	nicht direkt	normal konsensuell	nicht direkt

[1]) z. B. III. Hirnnerv und Irissphinkter,

[2]) Die direkte Lichtreaktion der Pupille ist der Reflex, der in dem durch Licht stimulierten Auge hervorgerufen werden kann.

[3]) Die konsensuelle Lichtreaktion der Pupille besteht in dem Auge, das nicht mit Licht gereizt wird.

2) Efferente Läsionen

a) N. oculomotorius vom Mittelhirn zur Orbita und zum M. sphincter pupillae

- Traumatischer Vorfall des Bulbus
- FeLV
- Schädel-Hirn-Trauma
- Key-Gaskell-Syndrom bei Katzen
- Raumforderungen in der Orbita/Exophthalmus
- Idiopathisch (besonders bei älteren Hunden nicht selten)

b) Atrophie des M. sphincter pupillae (senile Irisatrophie)

c) Lokale Parasympatholytika

- Atropin, Tropicamid
- Systemisch appliziertes Atropin verursacht keine Dilatation der Pupille (oder Anisokorie)

d) Posteriore Synechie

e) Glaukom (Hypoxie des M. sphincter pupillae)

B. Diagnoseplan

1) Frage den Besitzer nach vorherigem Gebrauch von Augentropfen, die ein Mydriatikum oder Zykloplegikum enthielten.

2) Führe eine Tonometrie durch, um zu überprüfen, ob ein Glaukom vorliegt.

3) Führe eine fokale Beleuchtung der Iris durch.

a) Atrophie

- Löcher oder eine Verdünnung des Irisstromas, die eine normale Kontraktion verhindern
- Schließe alle anderen Ursachen aus, bevor die Anisokorie auf eine Irisatrophie zurückgeführt wird.

b) Posteriore Synechie

4) Untersuche das Sehvermögen des Tieres – Nur Glaukom, traumatischer Vorfall des Bulbus, Exophthalmus oder afferente Pupillenläsionen rufen einen Visusausfall hervor.

5) FeLV-Test

6) Das Key-Gaskell-Syndrom tritt selten bei Katzen auf und ist begleitet von Keratoconjunctivitis sicca, Prolaps des dritten Augenlides, Bradykardie, Megaösophagus, Konstipation und Harninkontinenz.

7) Untersuche den Augenhintergrund, um schwere Erkrankungen der Retina oder des Nervus opticus auszuschließen.

8) Neurologische Untersuchung (s. Kapitel 17.), wenn Ausfälle anderer Hirnnerven oder andere neurologische Symptome vorhanden sind.

3. Die anomale Pupille ist kontrahiert.

A. Ätiologie

1) Anteriore Uveitis

2) Ulzerative Keratitis kann den okulopupillaren Reflex (V. bis III. Hirnnerv) auslösen.

3) Posteriore Synechie

4) Horner-Syndrom (Ausfall der sympathischen Innervation)

5) Erhöhter Parasympathikotonus (Schädeltrauma)

6) Augentropfen (Miotika)

B. Diagnoseplan

1) Fluorescein-Färbung zur Abklärung einer ulzerativen Keratitis

2) Optische Untersuchung auf Veränderungen im anterioren Segment, die auf eine Uveitis anterior hindeuten (s. S. 698).

3) Horner-Syndrom

a) Neben der Miosis sind die anderen Symptome des Horner-Syndroms: Vorfall des dritten Augenlides, Ptosis und Enophthalmus.

b) Läsion eines Neurons erster Ordnung

– Hypothalamus bis Rückenmark an Th1–Th3

– Zusätzliche Symptome: Ataxie, Parese, Krämpfe und Verhaltensänderungen

– Trauma, Neoplasie

c) Läsion eines Neurons zweiter Ordnung

– Thorakaler Truncus sympathicus bis zum kranialen zervikalen Ganglion, das kaudomedial zur Bulla tympanica liegt

– Gleichzeitig kann eine Paralyse der Vorderbeine bestehen.

– Abriß des Plexus brachialis, Neoplasie, Trauma, Operation

d) Läsion eines Neurons dritter Ordnung

– Das Neuron dritter Ordnung verläuft durch das Mittelohr und verbindet sich mit einem Zweig des V. Hirnnerven hinter dem Bulbus. Der Nerv endet am M. sphincter pupillae.

– Es können gleichzeitig periphere vestibuläre Symptome bestehen (Nystagmus).

– Schädel- oder Nackentrauma oder Operationen, Otitis, Ohrensäuberung, idiopathische Erkrankung

e) Pharmakologischer Test (Tabelle 18-2)

– Bei der Prüfung wird häufig ein Horner-Syndrom festgestellt.

– Durch den pharmakologischen Test soll die Läsion lokalisiert werden. Wenn das Tier nicht systemisch krank ist oder andere neurologische Ausfälle hat, kann man meist annehmen, daß es sich um ein Horner-Syndrom dritter Ordnung handelt.

– Ein Tropfen von 10%igem Phenylephrin hilft, dem Besitzer zu versichern, daß das Auge selbst normal ist, jedoch an einem Verlust des Sympathikotonus leidet.

f) Röntgenaufnahmen des Thorax und/oder Schädels, wenn andere Symptome vorhanden sind

g) Tests auf FeLV bei Katzen

C. Therapie

1) Bei Uveitis anterior werden lokal Atropin und Steroide appliziert, falls diese nicht wegen Ulzera der Kornea kontraindiziert sind.

2) Bei schwerer Keratitis ulcerosa wird eine lokale Therapie mit Atropin und Antibiotika und einem Antikollagenase-Agens durchgeführt (s. Diskussion über Acetylcystein unter Descemetozele im folgenden Abschnitt über Notfälle am Auge; S. 730).

3) Synechie – Lokal applizierte Mydriatika (Atropin) können die Synechie, abhängig von ihrem Ausmaß und der Dauer, beseitigen.

4) Bei Tieren mit Horner-Syndrom muß die Grundkrankheit behandelt werden. Gegen die Miosis ist keine Behandlung erforderlich.

5) Schädel-Hirn-Trauma (s. Kapitel 17.)

Tabelle 18-2 Pharmakologischer Test auf Horner-Syndrom

	Normales Auge	Horner-Syndrom I. Grades	Horner-Syndrom II. Grades	Horner-Syndrom III. Grades
Erster Test: 1%iges Hydroxyamphetamin-Hydrobromid	normale Dilatation	normale Dilatation	normale Dilatation	unvollständige oder keine Dilatation
Gefolgt von 10%igem Phenylephrin	normale Dilatation	keine Dilatation	keine Dilatation	normale Dilatation (schneller als in dem nicht betroffenen Auge wegen der Denervierungshyperästhesie)

Notfälle durch Läsionen des Auges

1. Augenbeschwerden, werden dann als Notfall angesehen, wenn eine Verzögerung der Behandlung zur Erblindung führen könnte oder starke Schmerzen damit verbunden sind.
2. Notfälle durch Erkrankungen des Auges:
   A. Vorfall
   B. Zerreißung oder Perforation der Kornea
   C. Fremdkörper im Auge
   D. Anteriore Linsenluxation
   E. Descemetozele
   F. Chemisch bedingte Keratitis
   G. Akutes Glaukom
   H. Akute Uveitis anterior
   I. Akute Erblindung
3. Auch wenn es sich hierbei nicht um Notfälle handelt, sind folgende Erkrankungen auch in diesem Abschnitt aufgeführt, denn sie treten häufig in Verbindung mit traumatischen Verletzungen des Auges auf:
   A. Zerreißungen des Lides
   B. Subkonjunktivale Blutungen
   C. Hyphaema

• Vorfall des Auges

Bei einem Vorfall befindet sich das Auge nicht in seiner normalen Lage in der Orbita, sondern steht hervor.

Klinisches Vorgehen

1. Das Auge muß so schnell wie möglich reponiert werden.
2. Entscheide, ob der Bulbus oculi reponiert oder eine Enukleation des Auges durchgeführt werden soll. Die Entscheidung basiert auf dem Ausmaß der Schädigung der Augenmuskeln und des N. opticus, nicht auf dem Aussehen des Auges, da die meisten Augen bei einem Vorfall sehr mitgenommen aussehen. Ist der Augapfel vorgelagert, aber noch gut an die Orbita angeheftet, sollte er reponiert werden. Wenn die Verletzungen der Augenmuskeln so groß sind, daß der Augapfel lose hängt, oder wenn der Nervus opticus offensichtlich verletzt ist, sollte eine Enukleation erfolgen.
3. Die Reposition und die vollständige Untersuchung erfordern eine Allgemeinanästhesie.
4. Vor der Allgemeinanästhesie wird eine Untersuchung mit einer einfachen Stablampe durchgeführt, um den Status der Pupille und die Lichtreaktionen beider Pupillen zu beurteilen. Ein vorgefallenes Auge mit einer miotischen Pupille oder einer Pupille, die bei der Reposition miotisch wird, hat eine bessere Prognose als ein Auge mit einer dilatierten Pupille. Miosis ist die normale Reaktion des Irissphinkters auf Trauma. Eine dilatierte, nicht reagierende Pupille zeigt eine schwere Schädigung entweder des Nervus opticus, der Retina oder der parasympathischen Innervation der Iris (Ganglion ciliare) an. Es ist nicht ratsam, irgendeine Prognose bezüglich des Sehvermögens abzugeben, wenn ein Tier mit einem Vorfall des Augapfels vorgestellt wird. Diese Einschätzung wird am besten vorgenommen, wenn die temporäre Tarsorrhaphie entfernt wird.
5. Nach Einleitung einer Allgemeinanästhesie:

   A. Färbe die Kornea mit Fluorescein.

   B. Untersuche die Vorderkammer auf ein Hyphaema, um den Schweregrad zu bestimmen.

   C. Reinige die Kornea und die Anhangsgebilde des Auges mit einer Augenspülflüssigkeit oder Kochsalzlösung. Das Operationsgebiet sollte nur wenig oder gar nicht vorbereitet werden, um Verletzungen des exponierten Augapfels oder weitere Traumata der schon geschwollenen und gequetschten Gewebe zu vermeiden.
6. Reposition des Augapfels

   A. Verwende zwei Schielhaken oder Hefte, um die Lider nach oben und außen zu ziehen, wobei auf den Bulbus leichter Druck ausgeübt wird.

   B. Führe eine temporäre Tarsorrhaphie durch. Verwende Stents, um übermäßigen Druck auf die Lider zu vermeiden. Die Tarsorrhaphie beugt einer Exposition und Austrocknung der Kornea vor, während sich die retrobulbäre Schwellung auflöst (Abb. 18-1).
7. Vorsichtsmaßnahmen

   A. Appliziere kein Mannitol i. v. Der Druck im Auge ist nicht erhöht; tatsächlich ist er durch die Uveitis, die mit dem Trauma verbunden ist, eher niedriger als normal. Der Vorfall des Auges wurde durch die Kontraktionskraft der Lider erzeugt und aufrechterhalten.

   B. Führe keine Punktion des Auges durch. Dies kann eine Prädisposition für eine intraokulare Blutung und Netzhautablösung schaffen.

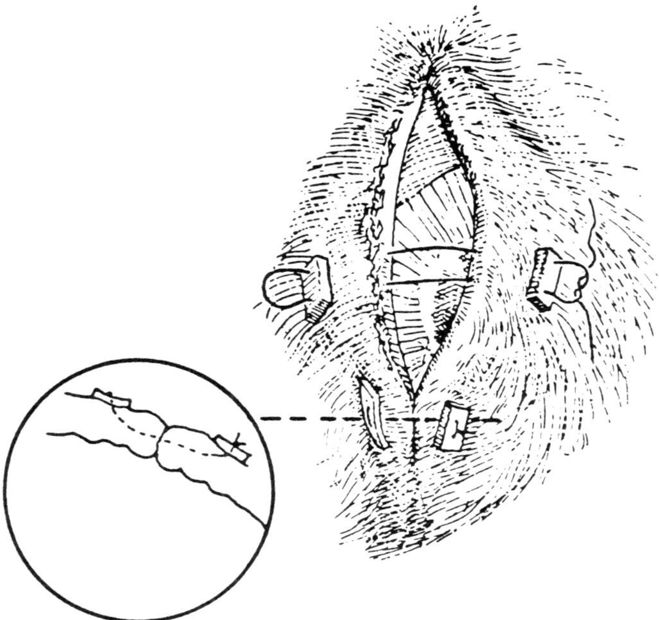

Abb. 18-1 Eine temporäre Tarsorrhaphie (Lidrandnaht) wird mit nicht resorbierbarem Nahtmaterial der Stärke 4–0 durchgeführt, das durch Stents und durch die Lidränder geführt wird (nach Winston, S. M.: Ocular Emergencies. Vet. Clin. North Am. **11**(1), 59–76, 1980).

C. Erwäge bei der Lagekorrektur des Bulbus eine laterale Kanthotomie nur als letztes Mittel.

8. Postoperative Nachsorge

A. Lokal: Atropin und Steroidsalben gegen die Uveitis anterior, die mit dem Trauma verbunden ist; verwende ein lokales Antibiotikum anstelle eines Steroids, wenn die Kornea ulzeriert ist.

B. Systemische Steroide – Appliziere Prednisolon p. o. (1 mg/kg KG 2mal/Tag) über 5 Tage; verringere die Dosis dann über den gleichen Zeitraum.

C. Systemische Prostaglandine – Flunixin-Meglumin, 0,5 bis 1 mg/kg KG i. v.

D. Systemische Antibiotika über eine Woche

E. Heiße Umschläge können bei Schwellung der Anhangsgebilde des Auges aufgelegt werden.

F. Die Tarsorrhaphie wird nach 7 bis 14 Tagen entfernt, wenn sich die retrobulbäre Schwellung aufgelöst hat. Ist noch ein Lagophthalmus (Unfähigkeit, die Lider zu schließen) vorhanden, muß das Tier sorgfältig auf eine Ulzeration der Kornea untersucht werden. Wenn der Lagophthalmus andauert und sich der Zustand der Kornea verschlimmert, muß die Lidrandnaht möglicherweise wieder angelegt werden.

9. Mögliche ungünstige Folgen

A. Erblindung

B. Häufig tritt eine Verschiebung des Bulbus nach aufwärts und lateral auf – ein

Ergebnis des Abrisses der Insertionsstellen des M. rectus medialis und M. obliquus ventralis. Das Ausmaß der Verschiebung nimmt innerhalb von 6 bis 8 Wochen nach Entfernung der Tarsorrhaphie ab. Wenn die Verschiebung Beschwerden verursacht, wird zu einem späteren Zeitpunkt eine operative Korrektur vorgenommen.

C. Atrophia bulbi ist am häufigsten bei Augen mit schwerem Hyphaema.

D. Keratoconjunctivitis sicca

E. Lagophthalmus

• Zerreißungen der Kornea

Klinisches Vorgehen

1. Eine Zerreißung der Kornea, die nicht über die gesamte Tiefe geht, wird wie ein tiefes Geschwür behandelt.
2. Eine Zerreißung der Kornea über die gesamte Tiefe erfordert eine chirurgische Korrektur.

Chirurgische Prinzipien

1. Eine Wundtoilette, wenn erforderlich, muß mit Bedacht durchgeführt werden.
2. Irisgewebe, das länger als zwei Stunden vorgefallen war, sollte exzidiert werden.

   A. Wegen der starken Vaskularisierung dieses Gewebes im Tierauge wird eine Kauterisierung zur Entfernung empfohlen.

   B. Nach der Kauterisierung wird der verbleibende gesunde Teil der Iris in die Vorderkammer des Auges reponiert.
3. Verwende Nahtmaterial, das nicht stärker als 6–0 ist.
4. Nähe durch zwei Drittel des Stromas. Nähte durch die gesamte Dicke der Kornea schaffen einen Herd für das Eindringen von Bakterien in die vordere Augenkammer.
5. Ist der Verschluß der Kornea abgeschlossen, ist es notwendig, die Vorderkammer zu remodellieren. Dies geschieht durch Injektion von Ringerlactatlösung in den Limbus, gefolgt von Luftblasen unter Verwendung einer 25-Gauge-Kanüle und Spritze. Dadurch wird die Integrität des Wundverschlusses überprüft und eine Synechie zwischen Iris und Kornea verhindert.
6. Postoperative Nachsorge

   A. Das Auge wird postoperativ lokal mit Atropin sowie lokal und systemisch mit Antibiotika versorgt.

   B. Appliziere systemische Antiprostaglandine (Flunixin-Meglumin, 0,5 bis 1 mg/kg KG i. v. oder Acetylsalicylsäure, 10 bis 20 mg/kg KG, 2mal täglich).

Zerreißungen des Limbus corneae

1. Zerreißungen der Kornea, die an den Limbus grenzen, sind als komplizierte Wunden anzusehen, solange nicht das Gegenteil bewiesen ist. Der Defekt kann sich über den Limbus corneae ausdehnen und die Sklera einbeziehen, sogar wenn die darüberliegende Konjunktiva intakt ist.

2. Inzidiere die Konjunktiva, die an die Korneawunde angrenzt, damit die Sklera am Limbus zu sehen ist. Falls eine Ruptur der Sklera und ein Prolaps der Uvea bestehen, wird die Uvea reponiert und die Sklera mit absorbierbarem Faden, der nicht stärker als 6–0 ist, geschlossen.
3. Die Zerreißung der Kornea wird wie oben beschrieben versorgt.
4. Die postoperative Nachsorge ist gleich der bei Uveitis anterior und umfaßt die lokale Applikation von Atropin, lokalen und systemischen Antibiotika und systemischen Antiprostaglandinen.

• Fremdkörper im Auge

1. Fremdkörper im Auge können nicht penetrierend (Kornea, Konjunktiva) oder penetrierend sein.
2. Durch die Schmerzen des Tieres kann die Applikation von Tranquilizern oder eine Allgemeinanästhesie erforderlich sein, damit eine vollständige Untersuchung durchgeführt werden kann.

Therapie

1. Oberflächliche korneale oder konjunktivale Fremdkörper
   A. Diese können häufig nach Applikation eines Tranquilizers und eines Lokalanästhetikums entfernt werden.
   B. Durch Spülungen können kleine, nicht feststeckende Fremdkörper entfernt werden.
   C. Verwende ein Lokalanästhetikum und eine 25-Gauge-Kanüle, um Material, das oberflächlich in der Kornea steckt, zu entfernen.
2. Penetrierende Fremdkörper
   A. Schußwunden
      1) Das Vorhandensein eines Hornhautödems und Hyphaemas kann die Augenuntersuchung unmöglich machen, ein Fremdkörper aus Metall kann bei Röntgenaufnahmen des Schädels bestätigt werden.
      2) Es ist selten durchführbar oder gewinnbringend, eine Schrotkugel aus dem Auge zu entfernen.
      3) Der Eintrittspunkt kann sich wieder verschließen oder muß genäht werden.
      4) Da das Auftreten intraokularer Infektionen nach Schußverletzungen niedrig ist, können die meisten Fälle nachdrücklich als Panuveitis behandelt werden und lokal mit Atropin und Corticosteroiden und systemisch mit Steroiden oder Antiprostaglandinen und Antibiotika behandelt werden.
   B. Andere penetrierende Fremdkörper
      1) Die Entfernung eines Fremdkörpers, der das Auge mit geringerer Geschwindigkeit penetriert als ein Geschoß, hängt von der Lage und der Zusammensetzung des betreffenden Materials ab.
      2) Ein Fremdkörper, der in der vorderen Augenkammer liegt, kann durch eine Inzision im Limbus oder an der Eintrittsstelle entfernt werden.
      3) Die am stärksten innerhalb des Auges reizenden Materialien sind Metalle, die oxydieren können (wie Kupfer und Eisen), Holz und Pflanzenteile. Neben dem

Verursachen einer intraokularen Entzündung können Holz und Pflanzenteile eine Bakterien- oder Pilzinfektion in das Auge einbringen.

4) Edelmetalle, Blei, Glas und Gummi reagieren nicht chemisch; das Ausmaß der Entzündung wird davon beeinflußt, welche Strukturen geschädigt worden sind.

5) Wenn der Fremdkörper aus einem nichtreaktiven (inerten) Material besteht, die penetrierten Gewebe des Auges nicht auf die Verletzung reagieren oder ein chirurgischer Eingriff ein größeres Trauma verursachen würde als der Fremdkörper selbst, ist eine Entfernung kontraindiziert.

• Anteriore Linsenluxation (Linsenektopie)

1. Die Linse kann aus zahlreichen Gründen nach anterior oder posterior luxieren oder subluxieren.

A. Rasseprädisposition – Drahthaar-, Fox-, Sealyham-, Welsh-, Manchester-, Jack Russel- oder Tibet Terrier, Beagle, Basset, Brittany Spaniel, Norwegischer Elchhund

B. Trauma

C. Als Folge von Buphthalmus (vergrößerter Bulbus durch erhöhten intraokularen Druck)

D. Als Folge von chronischer Uveitis anterior (besonders bei Katzen)

2. Anteriore Linsenluxation

A. Eine anteriore Linsenluxation stellt sich als gerötetes, schmerzhaftes Auge mit unterschiedlich ausgeprägtem Korneaödem dar. Bei einem diffusen Korneaödem kann es sogar schwierig sein, die Linse zu sehen, wenn die Vorderkammer nicht schräg vom Limbus aus beleuchtet wird.

B. Eine anteriore Linsenluxation kann durch Blockierung des Pupillarraumes oder Obstruktion des Abflusses des Kammerwassers aus der Augenvorderkammer ein sekundäres Glaukom verursachen.

C. Dieser Typ eines sekundären Glaukoms erfordert eine chirurgische Entfernung der Linse.

D. Bei einer anterioren Linsenluxation besteht eine kompliziertere chirurgische Situation als bei einer elektiven Linsenextraktion und sollte daher nur von einem Kliniker, der mit intraokularen chirurgischen Techniken vertraut ist, durchgeführt werden.

3. Posteriore Linsenluxation oder -subluxation

Eine posteriore Linsenluxation verursacht nicht die obstruktiven Beschwerden, die von einer anterioren Linsenluxation ausgehen und ist nicht notwendigerweise ein Notfall oder chirurgisches Problem, wenn der intraokulare Druck nicht erhöht ist.

• Descemetozele (Keratozele)

Eine Descemetozele ist die Vorwölbung der Descemet-Membran durch den Boden eines Hornhautgeschwürs, die durch den Druck des Kammerwassers verursacht wird. Der Terminus wird auch verwendet, um ein Geschwür zu beschreiben, das sich bis zur Descemet-Membran ohne Vorwölbung der Membran ausgedehnt hat.

Klinisches Vorgehen

1. Eine Descemetozele kann als Aufhellung am Boden eines tiefen Hornhautgeschwürs erkannt werden. Die Descemet-Membran nimmt keine Fluorescein-Färbung an, wohingegen sich jedes tiefe Geschwür des Stromas anfärbt.
2. Medikamentöse Therapie
   A. Ein kleines Geschwür, das bis zur Descemet-Membran reicht, wird lokal mit Antibiotika und Atropin behandelt.
   B. Wenn Einschmelzungsvorgänge an der Hornhaut bestehen, werden zusätzlich Antikollagenase-Agentien (10%iges Acetylcystein oder lokal Serum) gegeben.
   C. Lokale Adhäsiva
   D. Kollagenlinsen
   E. Ein Tier mit einer Descemetozele, die medikamentös behandelt wird, muß stationär aufgenommen und streng überwacht werden, besonders wenn es sich um brachyzephale Rassen mit einer Prädisposition für axiale Geschwüre, die sich rasch vertiefen, handelt.
3. Chirurgisches Vorgehen
   A. Erwäge das Anlegen einer Konjunktivaschürze bei großen Descemetozelen oder bei solchen, die sich unter medikamentöser Therapie nicht bessern.
   B. Eine Lappenplastik aus dem dritten Augenlid dient eher als Bandage denn als Abdichtung. Ihr größter Vorteil ist ihre technische Einfachheit.
   C. Postoperativ wird das Geschwür mit Antibiotika und Atropin behandelt. Antikollagenase-Agentien sind nach einer Operation meist nicht erforderlich.

• Keratitis durch chemische Einwirkung

1. Keratitis ist eine Entzündung der Kornea, die mit gleichzeitiger Geschwürbildung auf der Kornea einhergehen kann.
2. Der versehentliche Kontakt der Kornea mit Seife ist eine häufige Ursache für eine chemisch bedingte Keratitis. Die Seife kann Keratitis ulcerosa und Uveitis anterior verursachen, die mit einem lokal applizierten Antibiotikum und Atropin behandelt werden sollten.
3. Kontakt von Säuren oder Basen mit dem Auge ist der häufigste Grund einer schweren chemisch bedingten Keratitis.
   A. Basen
      1) Basen sind für das Auge potentiell weitaus gefährlicher als Säuren.
      2) Basen setzen Hydroxylionen in das Gewebe frei, so daß die anfängliche Ulzerierung durch das Stroma fortschreitet.
      3) Zusätzlich zu den direkten Schäden, die durch Basen verursacht werden, setzen die geschädigten Korneazellen und die polymorphkernigen Neutrophilen, die in dieses Gebiet einwandern, eine Kollagenase frei, die ihrerseits das Korneastroma auflöst.
   B. Säuren
      1) Säuren werden durch die Gewebe des Auges gepuffert und bei Kontakt mit den Proteinen von Kornea und Konjunktiva ausgefällt.
      2) Anders als beim Kontakt mit Basen ist der Schaden, der beim Kontakt mit Säuren auftritt, in aller Regel selbstlimitierend.

Therapie

1. Gelangt eine bekannte Chemikalie (besonders eine Base) in das Auge eines Tieres, ist eine sofortige reichliche Spülung erforderlich, um die Chemikalie zu verdünnen.
2. In den meisten Situationen ist Leitungswasser verfügbar, das für die ausgedehnte Spülung (bis zu 30 Minuten im Fall von Verätzungen durch Basen) geeignet ist.
3. Verwende örtlich ein Antibiotikum und Atropin gegen die begleitende ulzerative Keratitis und Uveitis anterior.
4. Gegen die Schmerzen werden systemisch Antiprostaglandine verabreicht.
5. Appliziere lokal Antikollagenase-Agentien (Acetylcystein oder Serum), wenn Einschmelzungsvorgänge an der Hornhaut (Keratomalazie) bestehen.
6. Corticosteroide sind kontraindiziert, bevor das Geschwür nicht epithelisiert ist, da sie das Potential der Kollagenasen drastisch vergrößern.

Prognose

Die Prognose für die meisten Verätzungen durch Seife ist günstig, für ausgedehnte Verätzungen durch Basen aber zweifelhaft.

- **Akutes Glaukom**

Der Leser sei auf die Diskussion über das akute Glaukom, die in dem Abschnitt über „Gerötete Augen" zu finden ist, verwiesen (s. S. 701 ff.).

- **Akute Uveitis**

Akute Uveitis wird ebenfalls in dem Abschnitt über „Gerötete Augen" diskutiert (s. S. 698).

- **Akute Erblindung**

Für eine Diskussion wird auf den Abschnitt „Akute Blindheit" unter „Häufige Augenbeschwerden" verwiesen (s. S. 712).

- **Zerreißungen des Augenlides**

1. Eine Zerreißung des Lides muß so schnell wie möglich genäht werden, da so die bestmögliche Heilung erzielt werden kann. Diese Art von Augenverletzung hat nicht die gleiche Dringlichkeitsstufe wie die vorher diskutierten Fälle.
2. Die Gefäßversorgung der Lider ist so gut, daß eine kosmetische Primärversorgung auch noch einige Tage nach der Verletzung ausgeführt werden kann.

Chirurgische Grundsätze

1. Wie bei jeder Operation am Lid sollten das Scheren der Haare und die Vorbereitung so vorsichtig wie möglich durchgeführt werden, um Lidschwellungen zu vermeiden.

2. Spüle kontaminierte Lidzerreißungen mit Augenspülflüssigkeit oder Kochsalzlösung.
3. Wenn die Lidzerreißung nicht frisch ist, führe nur eine minimale Wundtoilette der Ränder durch.
4. Die Lidzerreißung wird in zwei Schichten genäht.
5. Die konjunktivale Schicht wird mit einem Faden, der nicht stärker als 6–0 ist, genäht.
6. Es wird eine fortlaufende Matratzennaht gelegt, die an der Spitze der Zerreißung begonnen und in Richtung auf den freien Lidrand genäht wird, wobei die Naht in der fibroelastischen Schicht der Konjunktiva verläuft.
7. Die palpebrale Seite der Konjunktiva darf durch die Konjunktivanaht nicht penetriert werden, da dadurch ein Herd für ein Hornhautgeschwür geschaffen werden kann.
8. Schließe die Haut mit einem Faden, der nicht stärker als 4–0 ist.
9. Es ist auf sorgfältige Adaptation des freien Lidrandes und der Augenlidplatte mittels einer Matratzennaht zu achten.
10. Schließe die verbleibende Haut mit einfachen Einzelheften.
11. Postoperativ wird das Tier mit systemischen Antibiotika und wahlweise mit warmen Packungen behandelt.

- **Subkonjunktivale Hämorrhagie**

Der Leser wird auf die Diskussion über „Subkonjunktivale Blutung“ im Abschnitt über „Gerötete Augen“ verwiesen (s. S. 706).

- **Hyphaema**

Im Abschnitt „Gerötete Augen“ (s. S. 707) wird das Hyphaema diskutiert.

Literatur

Blogg, R. J.: The Eye in Veterinary Practice. V. S. Supplies Limited, North Melbourne 1975.
Gelatt, K. N.: (Ed.): Veterinary Ophthalmology. 2nd ed. Lea & Febiger, Philadelphia 1991.
Helper, L. C.: Magrane's Canine Opthalmology. 4th ed. Lea & Febiger, Philadelphia 1989.
Ketring, K. L.: in: Seminars in Veterinary Medicine and Surgery. Arnoczky, S. P. (Ed.): Vol. III. Harcourt Brace Jovanovich, Philadelphia 1988.
Pfeiffer, R. L.: Ophthalmologie bei Kleintieren. Schattauer, Stuttgart 1991.
Rubin, L.: Inherited Eye Diseases in Purebred Dogs. Williams & Wilkins, Philadelphia 1989.
Rubin, L.: Atlas of Veterinary Ophthalmology. Lea & Febiger, Philadelphia 1974.
Schmidt, V.: Augenkrankheiten der Haustiere. 2. Aufl. Gustav Fischer Verlag, Jena 1988.
Slatter, D. H.: Fundamentals of Veterinary Ophthalmology. 2nd ed. W. B. Saunders, Philadelphia 1990.
Szymanski, C.: The Eye. In: Holzworth, J. (Ed.): Diseases of the Cat. Vol. 1. W. B. Saunders, Philadelphia 1987.
Walde, I., Schäffer, E. H., und Köstlin, R. G.: Farbatlas der Augenerkrankungen bei Hund und Katze. Schattauer, Stuttgart 1989.
Wyman, M.: Manual of Small Animal Ophthalmology. Churchill Livingstone, New York 1986.

Teil III: Abweichungen der Laborwerte und Grundsätze der Flüssigkeitstherapie

Kapitel 19. **Anämie**

(Justin H. Straus)

Grundlagen

1. Eine Anämie entsteht durch Verlust von Erythrozyten, übermäßigen Abbau der Erythrozyten oder verringerte Bildung von Erythrozyten.
2. Eine Anämie ist Symptom eines zugrunde liegenden Krankheitsprozesses.
   A. Liegt eine ausgeprägte Anämie vor, muß diese sofort behandelt werden.
   B. Die Reaktion auf die Therapie ist nur transitorisch, wenn die Ursache nicht behandelt wird.
3. Klassifizierung
   A. Regenerative Anämie (Retikulose, Polychromasie), Verlust von Erythrozyten, übermäßige Zerstörung von Erythrozyten
   B. Nicht-regenerative Anämie (Fehlen einer Retikulose) – verringerte Bildung von Erythrozyten
   C. Akut oder chronisch
   D. Mikrozytäre, normozytäre oder makrozytäre Form
   E. Hypochrom oder normochrom
4. Lebensdauer der Erythrozyten
   A. Hund: 100–120 Tage
   B. Katze: 66–78 Tage
5. Lebensdauer der Neutrophilen: 8 Stunden
6. Lebensdauer der Thrombozyten: 8 Tage
7. Regenerative Anämie
   A. Verlust oder übermäßige Zerstörung der Erythrozyten führt zu einer regenerativen Anämie, die durch Retikulozytose und erhöhte Polychromasie und Anisozytose gekennzeichnet ist.
   B. Eine Zunahme der Retikulozyten wird nicht früher als 72 Stunden vor Beginn der Anämie beobachtet; es dauert 5 bis 7 Tage, bis die Retikulozytose am ausgeprägtesten ist. Dies kann bei Tieren mit multiplen Erkrankungen länger dauern.
   C. Eine Hämolyse führt meist zu einer stärker ausgeprägten Retikulose als eine Hämorrhagie, da das Eisen, das aus den zerstörten Erythrozyten stammt, für das Knochenmark schnell verfügbar ist.
   D. Kernhaltige Erythrozyten ohne Vorliegen einer Retikulose sind kein Anzeichen für eine Regeneration.

Ätiologie

- **Nicht-regenerative Anämie**

1. Ernährungsstörungen – Eisenmangel, Vitamin-B_{12}-Mangel, Folsäuremangel
2. Hypoplastische Anämie, selektive Depression der Erythropoese
   A. Chronische Nierenerkrankungen
   B. Chronischer Morbus Addison
   C. Hypothyreose
   D. Chronische Lebererkrankungen
   E. Chronische Infektionen (Bakterien, Viren, Pilze)
3. Aplastische Anämie (Thrombozytopenie, Granulozytopenie, Anämie)
   A. Chemikalien (Benzen-Derivate, zyklische Kohlenwasserstoffe, Östrogene, Chloramphenicol, Phenylbutazon, Trimethroprim-Sulfonamid plus Fenbendazol)
   B. Ionisierende Strahlung
   C. Neoplasie
   D. Ehrlichiose
   E. Myelophthise (Leukose, leukämisches Lymphom, Plasmazytom)
   F. Idiopathische Erkrankung
   G. Felines myeloproliferatives Syndrom
   H. Parvovirose
   I. Myelofibrose
   J. Myelodysplasie
4. Aplasie der Erythrozyten
   A. Felines Leukose-Virus (FeLV)
   B. Immunvermittelte Mechanismen
   C. Idiopathische Erkrankung
   D. Pharmaka-induzierte Störungen (z. B. nach Caparsolat)
5. Kongenitale Makrozytose beim Pudel

- **Regenerative Anämie**

– *Nach Blutverlust*

1. Trauma
   A. Inneres Trauma – Kontusion, Fraktur
   B. Äußeres Trauma – Rißwunden
2. Parasiten des Gastrointestinaltraktes
3. Neoplasmen, die in Körperhöhlen oder nach außen bluten (z. B. Hämangiosarkom)
4. Gerinnungsstörungen (disseminierte intravasale Gerinnung [DIC], Faktoren-Mängel, Vitamin-K-Antagonisten, Thrombozytopenie)
5. Ruptur einer Hämatozyste
6. Läsionen des Gastrointestinaltraktes (z. B. ulzerierte Tumoren)
7. Läsionen der Harnwege (z. B. schwere hämorrhagische Zystitis, Neoplasie)

– *Nach Hämolyse*

1. Hämolytische Anämie durch intrakorpuskuläre Anomalien
   A. Pyruvatkinase-Mangel des Basenji und Beagle
   B. Bleivergiftung (ruft meist milde Anämie hervor)
2. Isoimmunes hämolytisches Syndrom der Neugeborenen
3. Hämolyse bei Befall mit Blutparasiten
   A. *Haemobartonella felis*
   B. *Haemobartonella canis*
   C. Babesiose
4. Immunvermittelte hämolytische Anämie
   A. Primär (idiopathisch) – ohne Verbindung zu einer anderen Erkrankung
   B. Sekundär – in Verbindung mit einem anderen Krankheitsprozeß (systemischer Lupus erythematodes [SLE], Lymphosarkom, lymphozytäre Leukose, bakterielle Infektionen, granulomatöse Erkrankung, Virusinfektionen, immunvermittelte Thrombozytopenie)
   C. Nach Applikation von Pharmaka (beim Menschen nach Applikation von Cephalotin, Penicillin, Diphenylhydantoin, Chlorpromazin, Phenylbutazon, Sulfonamid und Dipyron, bei der Katze nach Applikation von Propylthiouracil beschrieben)
5. Heinzkörper-Anämien
   A. Acetaminophen (Katze)
   B. Harnantiseptika, die Methylenblau enthalten
   C. Phenazopyridin (Harnantiseptikum)
   D. Benzocain (lokal appliziert)
   E. Zwiebelvergiftung
6. Reaktionen auf eine Transfusion

Anamnese

1. Eine vollständige Anamnese ist für die Diagnose der Anämie sehr wichtig, da die Primärursache bestimmt werden muß.
2. Die Dauer der Symptome kann anzeigen, ob der Zustand akut oder chronisch ist.
3. Der Besitzer kann bei akuter Anämie plötzliche Schwäche, akuten Kollaps, Tachypnoe, Dyspnoe oder Blässe der Schleimhäute bemerken. Die Ursache ist in diesen Fällen meist Blutverlust oder beschleunigte Zerstörung der Erythrozyten.
4. Die Merkmale einer chronischen Anämie sind häufig vage (Lethargie, Störung des Allgemeinbefindens, Anorexie), es können aber auch blasse Schleimhäute, Schwäche und Dyspnoe festgestellt werden. Diese Symptome scheinen für den Besitzer jedoch plötzlich einzusetzen. Chronische Anämien, die durch einen langsameren Beginn der Symptome gekennzeichnet sind, sind meist nicht-regenerativ und auf eine verringerte Produktion von Erythrozyten zurückzuführen. Die Patienten können stark anämisch, aber dennoch munter sein.
5. Schließe in allen Fällen traumatische Ursachen aus.
6. Unbedingt muß nach vorhergehenden Medikationen (z. B. Antibiotika) oder Kontakt mit Giften (z. B. Warfarin) gefragt werden.

Klinische Untersuchung

1. Die Befunde der körperlichen Untersuchung werden häufig durch die Dauer der Erkrankung, das Ausmaß des Blutverlustes und die Grundkrankheit bestimmt. Ausgeprägte Blässe bei relativ kräftigen Tieren deutet auf eine langsam fortschreitende Anämie hin und ist meist nicht-regenerativ.
2. Die körperliche Untersuchung kann ergeben:
   A. Blässe der Schleimhäute
   B. Erhöhte Herz- und Atemfrequenz
   C. Herzgeräusche (als Folge einer erhöhten Viskosität des Blutes und verstärkter Turbulenzen; meist systolisch; Intensität meist I/VI bis III/VI). Bei Tieren ohne Erkrankungen der Herzklappen ist das Geräusch meist ein Ejektionsgeräusch (Aorta/Pulmonalis); bei einer Erkrankung der Mitralklappe kann eine Akzentuierung des präexistenten Geräusches auftreten.
   D. Schwäche
   E. Schock bei akuter Hämorrhagie
   F. Petechiale oder ekchymotische Blutungen der Haut oder der Schleimhäute von Mund, Penis, Vulva, die eine Thrombozytopenie vermuten lassen.
   G. Ikterus und blasse Schleimhäute deuten auf einen hämolytischen Prozeß hin.
   H. Dunkle, teerige Stühle zeigen erheblichen intestinalen Blutverlust an.
   I. Hämorrhagien der Retina können bei Untersuchung des Augenhintergrundes bei jedem anämischen Patienten gefunden werden; sie sind für keinen Krankheitsprozeß spezifisch.
   J. Splenomegalie kann bei immunvermittelten hämolytischen Anämien oder bei Hypersplenismus festgestellt werden.

Diagnostisches Vorgehen

1. Die Erstellung eines vollständigen Blutbildes ist bei jedem anämischen Patienten angezeigt.
   A. Eine Verringerung des Hämatokritwertes und des Gesamtproteins und das Vorliegen einer Retikulozytose deuten auf einen externen Blutverlust hin.
   B. Das mittlere Blutkörperchenvolumen (mean corpuscular volume = MCV) ist ein Maß für die Gesamtgröße des Erythrozyten.
      1) Das MCV ist bei regenerativen Anämien erhöht.
      2) Das MCV kann bei Eisenmangelzuständen erniedrigt sein.
   C. Die mittlere Hämoglobinkonzentration der Erythrozyten (MCHC) zeigt die Konzentration von Hämoglobin pro Volumeneinheit Erythrozyten an.
      1) Ein erniedrigter MCHC-Wert, der eine Mikrozytose begleitet, zeigt einen Eisenmangel an.
      2) Ein erniedrigter MCHC-Wert, der eine Makrozytose und Symptome einer Regeneration begleitet, tritt bei regenerativer Anämie auf.
      3) Ein erhöhter MCHC-Wert zeigt eine Hämolyse an, oder es handelt sich um einen Irrtum des Labors.

D. Die Zählung der Retikulozyten gibt Hinweise auf das Ausmaß der Regeneration und muß bei jedem Patienten im Zusammenhang mit dem Hämatokritwert interpretiert werden. Wird die Vitalfärbung mit neuem Methylenblau benutzt, sind die im peripheren Blutausstrich beobachteten polychromatischen Zellen Retikulozyten. Bei einer nicht-regenerativen Anämie fehlt eine signifikante Retikulozytose.

1) Eine Retikulozytose wird zum ersten Mal 72 Stunden nach dem starken Blutverlust oder nach der Hämolyse beobachtet.

2) Die am stärksten ausgeprägte Retikulozytose tritt innerhalb von 5 bis 7 Tagen auf.

3) Reaktionen der Retikulozyten bei Hund und Katze sind in Tabelle 19-1 aufgeführt.

4) Katzen bilden aggregierte und getüpfelte Retikulozyten. Der aggregierte Typ stellt sich bei der Färbung nach Wright als polychromatische Zellen dar; nur diese werden gezählt, wenn die Retikulozytenzahl bestimmt wird.

5) Der Retikulozytenindex zeigt nur annähernd an, ob die Retikulozytenreaktion dem Grad der Anämie angemessen ist:

$$\frac{\text{Hämatokrit des Patienten}}{\text{normaler Hämatokrit}} \times \%\ \text{Retikulozyten} = \textit{Retikulozytenindex}$$

Ein Wert, der größer ist als eins, zeigt eine angemessene Reaktion an.

Tabelle 19-1 Reaktionen der Retikulozyten bei Hund und Katze (%)

	Hund	Katze
Normal	1,0	0–0,4
Leicht	1–4	0–5,2
Mäßig	5–20	3–4
Ausgeprägt	21–50	5,0

E. Untersuchung peripherer Blutausstriche auf morphologische Charakteristika der Erythrozyten ist zur Gewinnung von Informationen, die die Regeneration und Ätiologie betreffen, essentiell.

1) Basophile Tüpfelung und kernhaltige Erythrozyten – Bleivergiftung

2) Sphärozyten – immunvermittelte hämolytische Anämie

3) Heinzsche Innenkörper – Heinzkörper-Anämie (bis zu 10% der Erythrozyten bei Katzen können normalerweise Heinzsche Innenkörper enthalten.

4) Schistozyten – DIC und andere Stadien einer mikroangiopathischen hämolytischen Anämie

5) Erythrozytenagglutination – immunvermittelte hämolytische Anämie

6) Kernhaltige Erythrozyten mit Symptomen einer Regeneration zeigen eine regenerative Anämie an.

7) Kernhaltige Erythrozyten ohne Retikulose deuten häufig auf eine Erkrankung des Knochenmarks oder der Milz hin.

8) Polychromatische Zellen sind Retikulozyten und werden in regenerativen Stadien festgestellt.

9) Es können möglicherweise Blutparasiten beobachtet werden.

10) Bei der Katze ist eine basophile Tüpfelung häufig mit einer Regeneration verbunden.

F. Neutrophilie und Thrombozytose treten häufig bei regenerativen Anämien auf. Es wird angenommen, daß diese Veränderungen das Resultat einer gleichzeitigen Stimulation der Vorläuferzellen im Knochenmark sind.

2. Die Anamnese, die Befunde der körperlichen Untersuchung und die Retikulozytenzählung sollten den Kliniker befähigen zu entscheiden, ob die Anämie durch den Blutverlust (regenerative Anämie), vermehrte Zerstörung der Erythrozyten (regenerative Anämie) oder verminderte Bildung von Erythrozyten (nicht-regenerative Anämie) bedingt ist.

• Diagnostische Tests bei Blutverlust

1. Kotuntersuchung
2. Harnuntersuchung
3. Röntgenaufnahmen des Thorax
4. Röntgenaufnahmen des Abdomens
5. Biochemisches Blutprofil
6. Zählung der Thrombozyten
7. Gerinnungsstatus
8. Gastrointestinale Untersuchungen
9. Intravenöse Pyelographie
10. Zystographie
11. Ultraschalldiagnostik

• Diagnostische Tests bei vermehrter Zerstörung der Erythrozyten

1. Untersuchung von Blutausstrichen auf Erythrozytendefekte und Parasiten
2. Harnuntersuchung
3. Biochemisches Blutprofil, direkte und indirekte Bilirubinbestimmung
4. Coombs-Test
5. Röntgenaufnahmen des Thorax
6. Röntgenaufnahmen des Abdomens
7. FeLV-Test
8. ANA-Test und Lupus-erythematodes-Test
9. Knochenmarkbiopsie
10. Histoplasmose- oder Blastomykose-Titer
11. Blutkultur
12. Untersuchung spezifischer Organe
13. Ultraschalldiagnostik

- **Diagnostische Tests bei verringerter Bildung von Erythrozyten**

1. Biochemisches Blutprofil
2. Kotuntersuchung
3. Harnuntersuchung
4. Knochenmarkbiopsie
5. Röntgenaufnahmen des Thorax
6. Röntgenaufnahmen des Abdomens
7. Ultraschalldiagnostik
8. FeLV-Test, Test auf felines Immunschwäche-Virus (FIV)
9. Coombs-Test, ANA-Test und Lupus-erythematodes-Test
10. Histoplasmose- oder Blastomykose-Titer
11. Blutkultur
12. Untersuchung spezifischer Organe
    A. Bestimmungen von Triiodthyronin und Thyroxin (T3, T4)
    B. ACTH-Stimulationstest
    C. Bromsulphalein-Test, Gallensäurenstimulationstest
    D. Leberbiopsie
    E. Intravenöse Pyelographie

- **Knochenmarkbiopsie**

1. Eine Knochenmarkbiopsie ist indiziert, wenn mehr als eine Zellinie anomal ist, eine selektive Depression der Erythrozyten vorliegt und andere Ursachen als das Knochenmark ausgeschlossen worden sind und keine Zeichen einer Regeneration vorliegen.
2. Bei einer nicht-regenerativen Anämie ist meist die Anzahl der erythroiden Vorläuferzellen verringert; selten wird ein normales Zellmuster im Knochenmark gefunden.
3. Bei einer regenerativen Anämie ist die Anzahl der erythroiden Vorläuferzellen erhöht.
4. Es kann eine Infiltration des Knochenmarks mit neoplastischen Zellen (Lymphosarkom, Plasmozytom) auftreten.
5. Eine Phagozytose der Vorläuferzellen der Erythrozyten kann eine Immunopathie, die sich auf die Vorläuferzellen der Erythrozyten bezieht, anzeigen.
6. Eine vermehrte Anzahl von Plasmazellen kann bei Ehrlichiose beobachtet werden.

Ausgewählte nicht-regenerative Anämien

- **Ernährungsbedingte Anämien**

1. Ernährungsbedingte Anämien sind mit Ausnahme des Eisenmangels, der Ergebnis chronischen Blutverlustes ist, selten.
2. Eisenmangel

A. Wird am häufigsten bei jungen Tieren, deren Eisenspeicherkapazität gering ist, in Verbindung mit Hakenwurmbefall oder manchmal mit Kokzidiose gesehen.

B. Eine Neoplasie des Darms, die resultierende Ulzeration und der chronische Blutverlust können bei älteren Tieren zu Eisenmangel führen.

C. Eine mikrozytäre hypochrome Anämie wird in einem späten Krankheitsstadium beobachtet, aber eine regenerative Reaktion kann frühzeitig beobachtet werden, da die Eisenspeicher nicht entleert sind und eine Reaktion auf den Blutverlust eintritt.

D. Die Therapie des Eisenmangels besteht in Transfusionen, wenn notwendig in der Behandlung des Hakenwurmbefalls bei jungen Tieren, angemessener Fütterung und Auffüllung der Eisenspeicher.

E. Bei Tieren mit intestinaler Neoplasie sind unterstützende Maßnahmen und eine Entfernung des Tumors erforderlich.

- **Knochenmarkinsuffizienz**

1. Eine aplastische Anämie ist durch Thrombozytopenie, Granulozytopenie und Anämie, die eine generalisierte Knochenmarkdepression anzeigen, gekennzeichnet.
2. Wegen der wesentlich längeren Halbwertszeiten der Erythrozyten zeigt ein Tier mit akuter aplastischer Anämie Symptome, die auf eine Thrombozytopenie (Blutungen) oder Leukopenie (Infektionen) zurückzuführen sind. Ein Tier mit einem mehr chronischen Krankheitsprozeß zeigt Symptome, die für eine Anämie charakteristisch sind.
3. Die zahlreichen möglichen Ursachen einer Anämie dieses Typs sind am Anfang dieses Kapitels aufgeführt.
4. Reine Aplasie der Erythrozyten ist ein Terminus, der für solche Fälle verwendet wird, bei denen nur die Erythrozyten und ihre Vorläufer betroffen sind. Die Anämie ist fast immer hochgradig (Hämatokrit: 5 bis 17) und die Serumeisenkonzentration normal oder erhöht (150 bis 400 µg/ml).
5. Eine reine Aplasie der Erythrozyten ist meist idiopathisch, kann aber auch bei FeLV beobachtet werden. Es gibt Anzeichen, daß Immunstörungen, die sich gegen die Erythroblasten richten, bei Hund und Katze zu diesem Zustand führen.
6. Bei myelodysplastischen Syndromen besteht eine Zytopenie im peripheren Blut zusammen mit morphologischen Anomalien der Zellen.

   A. Die Knochenmarkbiopsie zeigt meist eine Hyperplasie mit zahlreichen Erythroblasten, es können aber auch normale Mengen an Zellen gefunden werden.

   B. Dieses Syndrom ist bei Katzen mit FeLV-Infektionen in Verbindung gebracht worden. Beim Hund ist die Ursache unbekannt.

   C. Ob eine Transfusion erforderlich ist, hängt von dem aktuellen Hämatokrit und der Ätiologie und davon ab, wie schnell sich die Anämie entwickelt hat.
7. Die Behandlung bei aplastischer Anämie und Aplasie der Erythrozyten ist symptomatisch, in der Hoffnung, daß eine Remission eintritt.

   A. Auffinden und Beseitigen der Ursache können zur Remission führen. Suche nach anamnestischen Hinweisen auf eine Pharmaka- oder Toxinexposition.

   B. Wenn eine spezifische Ätiologie gefunden worden ist (z. B. Sertolizelltumor oder leukämisches Lymphom), wird eine geeignete Therapie begonnen.

C. Transfusionen sind meist nicht erforderlich, wenn der Hämatokrit nicht unter 12% bis 15% beim Hund und 9% bis 12% bei der Katze fällt. Tiere, besonders Katzen, tolerieren chronische Anämien gut. Bei Hunden ist möglichst Typ-A-negatives Blut (DEA 1,1, DEA 1,2) zu verwenden. Eine Kreuzprobe nach der ersten Transfusion wird sowohl für Hunde als auch für Katzen sehr empfohlen. Um Thrombozyten zu ersetzen, wird Frischblut in einem Plastikcontainer gewonnen; die Sammlung in Glasflaschen führt zur Thrombozytenaktivierung. Appliziere Vollblut (10 bis 20 mg/kg KG) in einer Geschwindigkeit von weniger als 10 ml/kg KG/Std. Diarrhoe oder Vomitus kann auftreten, wenn das Blut zu schnell infundiert wird. Wenn sich eine Urtikaria entwickelt, wird die Infusion unterbrochen. Transfundierte Erythrozyten überleben unter optimalen Bedingungen etwa drei Wochen.

D. Corticosteroide induzieren beim Menschen gewöhnlich keine Remission bei einer aplastischen Anämie. Wenn sich jedoch keine Ursache nachweisen läßt, kann man Prednisolon, 2 mg/kg KG, verteilt auf zwei Dosen pro Tag, für 3 bis 4 Wochen verabreichen. Corticosteroide können helfen, die Blutung zu verringern, wenn eine Thrombozytopenie vorliegt, und sie können die Überlebenszeit der transfundierten Erythrozyten verlängern.

E. Anabole Steroide sind unspezifische Stimulantien der Erythropoese. 30 Tage sind meist nötig, bevor eine Zunahme der Erythrozytenzahl beobachtet werden kann. Die Dosierung beträgt 1 bis 5 mg/kg KG i. m. einmal wöchentlich (200 mg nicht überschreiten).

F. Die kombinierte Applikation von Corticosteroiden und anabolen Steroiden kann die Bildung von Blutkörperchen verbessern, wenn die getrennte Applikation erfolglos war.

G. Behandle eine Infektion mit geeigneten bakteriziden Antibiotika. Appliziere prophylaktisch Antibiotika bei Patienten mit einem Neutrophilengehalt unter 1 000/ml.

H. Blutungen, meist als Folge einer Thrombozytopenie, können ein Problem darstellen. Niedrigdosierte Corticosteroide (z. B. Prednisolon, 0,5 mg/kg KG/Tag) helfen häufig, Kapillarblutungen zu verhindern. Thrombozytenreiches Plasma oder frisches Vollblut kann in Fällen ernsthafter Blutungen notwendig sein.

I. Immunsuppressiva können in ausgewählten Fällen von reiner Aplasie der Erythrozyten eine Remission bewirken. Versuche Cyclophosphamid p. o. (50 mg/m^2 Körperoberfläche über 4 Tage, dann eine dreitägige Unterbrechung) oder Azathioprin (2,0 mg/kg KG/Tag).

8. Chloramphenicol soll eine reversible, nicht-regenerative Anämie verursachen, wenn es Katzen in therapeutischen Dosen verabreicht wird. Das ist ein ungewöhnlicher Zustand, der sich bessert, wenn das Mittel abgesetzt wird.

9. Östrogen-induzierte aplastische Anämie bei Hunden kann aus einer übermäßigen Östrogenapplikation (z. B. Diethylstilbestrol, Östradiol) oder aus einer erhöhten endogenen Produktion (z. B. Sertolizelltumor, Granulosazelltumor) resultieren. Reaktionen auf eine exogene Östrogenapplikation kann eine Idiosynkrasie zugrunde liegen. Die Prognose ist in allen Fällen äußerst zweifelhaft.

A. Eine Leukozytose kann ein bis zwei Wochen nach einer Östrogenapplikation beobachtet werden, abrupt gefolgt von einer Leukopenie oder einer normalen Leukozytenzahl nach 20 bis 25 Tagen.

B. Eine Thrombozytopenie entwickelt sich ebenfalls in dieser Zeit; eine Anämie tritt wegen der längeren Lebensspanne der Erythrozyten später auf.

C. Wenn subletale Östrogendosen appliziert werden, kann sich das Knochenmark wieder regenerieren.

D. Die Therapie besteht im Ersatz von Thrombozyten und Erythrozyten und in der Gabe von Antibiotika, wenn die Leukopenie ausgeprägt ist. Lithium p. o. (25 mg/kg KG, 2mal/Tag) hat sich bei einem Hund mit Östrogenvergiftung als wirksam erwiesen.

E. Dieser Typ der Anämie kann meist vermieden werden, wenn Diethylstilbestrol (DES) in einer Dosis von 2 mg/kg KG appliziert wird und 20 mg/Hund nicht überschritten werden. Für mindestens zwei Monate dürfen gleichhohe Dosen nicht verabreicht werden.

F. Östradiol ist ein wesentlich potenteres Östrogen; es wird nur in einem 1/10 der DES-Dosis verabreicht.

10. Ehrlichiose wird durch eine Infektion mit *Ehrlichia canis* verursacht.

A. Die meisten betroffenen Tiere erfahren nur eine akute Krankheitsphase, die durch Fieber, Lethargie, Anorexie und vorübergehende Panzytopenie von 2- bis 4wöchiger Dauer gekennzeichnet ist.

B. Bei einigen Hunderassen, besonders beim Deutschen Schäferhund, beginnt einige Monate später eine chronische Phase. Eine schwere Panzytopenie tritt auf und führt häufig entweder zu einer terminalen Blutung oder einer Infektion.

C. Eine Diagnose wird entweder durch Nachweis der charakteristischen intrazytoplasmatischen Morulae in mononukleären Zellen (was in der chronischen Phase der Erkrankung schwierig sein kann) oder durch Bestimmung von Antikörpern gegen *E. canis* mit einer indirekten Immunfluoreszenz-Färbung gestellt.

D. Die Therapie besteht in Tetracyclinen, 22 mg/kg KG (3mal/Tag) für 14 Tage. In schweren chronischen Fällen können unterstützende Maßnahmen einschließlich Transfusionen und Antibiotikaeinsatz erforderlich sein.

E. Die Prognose ist in chronischen Fällen äußerst zweifelhaft.

F. *E. equi* ist als Verursacher einer Anämie und Thrombozytopenie gefunden worden.

11. Infektionen mit FeLV können zu einer normozytären, normochromen, nicht-regenerativen Anämie, einem panleukopenie-ähnlichen Syndrom oder einer megaloblastischen, nicht-regenerativen Anämie führen.

A. Das panleukopenie-ähnliche Syndrom kann während des virämischen Stadiums auftreten und ähnelt stark der echten felinen Parvovirose, bei der eine starke Neutropenie und leichte Anämie auftreten, während eine Thrombozytopenie selten beobachtet wird. Ein Teil dieser FeLV-positiven Katzen gesunden spontan, werden FeLV-negativ, entwickeln ein normales Blutbild und zeigen klinische Besserung.

B. Das panleukopenie-ähnliche Syndrom, das bei chronischer FeLV-Infektion beobachtet wird, ist durch Neutropenie, Thrombozytopenie und mäßige bis schwere Anämie gekennzeichnet.

C. Nur bei der nicht-regenerativen Anämie zeigt die Knochenmarkbiopsie ein erhöhtes Verhältnis von myeloiden zu erythroiden Zellen; beim panleukopenie-ähnlichen Syndrom sind alle Vorläufer der Blutzellen verringert.

D. Bei der megaloblastischen Anämie ist der Hämatokritwert höher, als für die Menge der gezählten Erythrozyten erwartet wird. Dies ist darauf zurückzuführen, daß die Erythrozyten größer als normal sind. Das MCV ist in diesen Fällen erhöht.

E. Eine Therapie besteht hauptsächlich aus Transfusionen. In einigen Fällen können anabole Steroide helfen.

F. Es wird vermutet, daß Immunmechanismen die Ursache der nicht-regenerativen Anämie sind. Die Anhänger dieser Theorie befürworten die Applikation immunsuppressiver Dosen von Prednisolon (1 mg/kg KG 2mal/Tag) oder Cyclophosphamid (500 mg/m^2 Körperoberfläche i. v. einmal alle zwei Wochen).

G. Wenn die Neutropenie ausgeprägt ist, sollten Antibiotika verabreicht werden.

12. Die Anämie, die bei einer chronischen Krankheit, d. h. in Verbindung mit einer Leber- oder Nierenerkrankung, Hypothyreose, Morbus Addison, chronischen Infektion, Entzündung oder Neoplasie, vorkommt, ist normozytär, normochrom und nicht-regenerativ. Sie kann sich schon zwei Wochen nach Beginn der Erkrankung entwikkeln.

A. Die Konzentration an Eisen im Serum ist verringert (30 bis 80 µg/ml), und es liegt eine leichte bis mäßige Anämie vor (Hämatokrit: 18 bis 35).

B. Die Anämie ist wahrscheinlich auf eine Kombination folgender Faktoren zurückzuführen:

1) Speicherung von Eisen im retikuloendothelialen Makrophagensystem, die zu einer verringerten Eisenversorgung des Knochenmarks führt.

2) Verringerung der Erythropoetinsynthese

3) Verkürzte Lebensdauer der Erythrozyten

C. Die Therapie richtet sich auf die Beseitigung der Grundkrankheit.

1) Hypothyreose und chronischer Morbus Addison – Ersatz von Schilddrüsenhormonen bzw. Glucocorticosteroiden

2) Chronische Nierenerkrankungen – Applikation von anabolen Steroiden und Bluttransfusionen, durch die eine kurzzeitige Verbesserung entsteht.

3) Neuerdings ist Human Recombinant Erythropoietin (r-HUEPO) in Fällen von Niereninsuffizienz bei Hunden und Katzen verwendet worden; es hat wirksam und sicher die Anämie korrigiert, obwohl ein Potential für Reaktionen gegen die Carrierproteine besteht. Beim Menschen hat es sich bei bestimmten Neoplasien ebenfalls als wirksam erwiesen.

Regenerative Anämien

- **Blutverlust**

1. Blutverlust kann perakut, akut oder chronisch sein; die ausgelösten Symptome hängen von der Schnelligkeit der Volumenminderung ab.

2. Endo- und Ektoparasiten (Hakenwürmer, Kokzidien, Flöhe u. a.) sind besonders bei Hunde- und Katzenwelpen als mögliche Ursache von Anämie mit nachfolgendem Tod von Bedeutung.

A. Die direkte Behandlung richtet sich auf die Beseitigung der Parasiten und die Wiederauffüllung der Erythrozytenmenge.

B. Appliziere Transfusionen durch den Trochanter major, wenn eine periphere Vene nicht katheterisiert werden kann.

C. Bei intraperitonealen Transfusionen können große Mengen an Erythrozyten zerstört werden, was zu einem langsameren Anstieg des Hämatokrits führt.

D. Eine begleitende Hypoglykämie ist häufig vorhanden und muß behandelt werden.

E. Empfohlen wird Eisendextran, 10 mg/kg KG i. m., gefolgt von Eisensulfat, 100 bis 300 mg/Tag p. o. über ein bis zwei Monate. Einige Kliniker ziehen die tägliche Applikation von injizierbarem Eisen vor, wobei die Dosis 25 mg bei kleinen Hunden und 50 mg bei großen Hunden nicht überschreiten sollte.

F. Unterstützende Maßnahmen sind die Verwendung von Heizkissen, ausreichende Kalorienzufuhr und Flüssigkeitsersatz.

3. Ulzerationen der Magen- oder Darmschleimhaut können anfänglich zu einer regenerativen Anämie führen, während in späten Stadien des Krankheitsprozesses eine nicht-regenerative Anämie beobachtet werden kann.

A. Invasives Tumorwachstum und Tumorulzeration, peptische Ulzera, die bei einer Lebererkrankung auftreten, Mastzelltumoren und idiopathische Ursachen können zu erheblichem Blutverlust führen.

B. Die Therapie richtet sich auf die Beseitigung der Grundkrankheit.

4. Durch den Blutverlust, der durch Neoplasien, die in Körperhöhlen bluten, oder durch eine äußere Blutung entsteht, kann eine perakute Anämie auftreten.

A. Neoplasien der Gefäße, besonders das Hämangiosarkom, neigen zu Blutungen.

B. Es ist bezeichnend, wenn ein Schäferhund mittleren Alters oder älter wegen perakuter Schwäche, Anämie und eines flüssigkeitsgefüllten Abdomens vorgestellt wird. Bei einer Laparotomie zeigt sich ein rupturiertes Hämangiosarkom der Milz oder der Leber.

C. Periodische Schübe einer Anämie können durch Rupturen von Tumoren und den daraus resultierenden geringen Blutverlust bedingt sein. In diesen Fällen ist eine Retikulozytose vorhanden, da eine für die Regeneration ausreichende Zeit verstrichen ist.

D. Sehr häufig können kernhaltige Erythrozyten beobachtet werden, wenn ein Hämangiosarkom der Milz vorhanden ist. Dies kann das Ergebnis einer verringerten Funktion der Milz sein.

E. Bei perakuten Blutungen besteht die Therapie in Erythrozyten- und Volumenersatz, der von einem chirurgischen Eingriff zur Entfernung des blutenden Tumors gefolgt wird.

F. Bei abdominellen Blutungen müssen immer auch Röntgenaufnahmen des Thorax erstellt werden, um zu überprüfen, ob Metastasen vorhanden sind.

5. Ein Tier mit einer rupturierten Hämatozyste kann genau wie eines mit einem rupturierten Tumor erscheinen. Diagnose und Therapie werden in solchen Fällen durch eine Probelaparotomie, Resektion und histopathologische Untersuchung vorgenommen.

6. Trauma kann zu äußeren oder inneren Blutungen führen.

A. Im Fall eines erheblichen perakuten Blutverlustes sind die Hämatokrit- und Gesamtproteinwerte anfangs normal. Die Umverteilung der Körperflüssigkeiten geschieht innerhalb von 4 bis 6 Stunden; nach dieser Zeit sinken die Werte.

B. Blutungen in das Abdomen oder in den Thorax werden möglicherweise vom Körper „autotransfundiert“. Eine sehr starke Blutung in den Pleuraraum kann jedoch die Atmung behindern, so daß das Blut entfernt werden muß.

C. Gewebeverletzungen mit Extravasation von Blut und Hämorrhagien nach Frakturen können sehr stark sein; es wird nur wenig Blut vom Körper reabsorbiert.

D. Die Behandlung hängt vom Ausmaß und von der Lokalisation der Blutung ab.

Zunächst werden Hämatokrit und Gesamtprotein bestimmt und ein Volumenersatz mit isotonen Flüssigkeiten eingeleitet. Transfusionen von Vollblut können erforderlich sein. In besonderen Fällen sind Probethorakotomie und Probelaparotomie vorzunehmen.

7. Koagulopathien können zu perakutem, akutem oder chronischem Blutverlust führen. Sie werden in Kapitel 4. diskutiert.

8. Bei starken Blutungen in Körperhöhlen kann das Blut gesammelt und eine autologe Transfusion vorgenommen werden. Komplikationen wie Hämolyse, Mikroembolisierung, Sepsis, Metastasierung von Tumoren und Koagulopathien können auftreten.

- **Übermäßige Zerstörung der Erythrozyten**

1. Hämolytische Anämien können extravaskulär (Phagozytose der Erythrozyten durch das mononukleäre Phagozytensystem, Hyperbilirubinämie, Bilirubinurie) oder intravaskulär (Hämoglobulinämie, mögliche Hämoglobinurie und Ikterus) bedingt sein.

2. Direkte und indirekte Bilirubinbestimmungen sind bei hämolytischen Erkrankungen nicht sehr hilfreich.

A. Im frühen Stadium einer hämolytischen Erkrankung kann ein größerer Prozentsatz indirekten Bilirubins festgestellt werden.

B. Ein hoher direkter Bilirubinspiegel bei einer hämolytischen Erkrankung und Anämie deutet entweder auf eine schwere Hämolyse oder eine Fehlfunktion der Leber hin, da die Leber normalerweise große Mengen von Bilirubin konjugieren und ausscheiden kann.

3. Eine hämolytische Anämie kann in Verbindung mit anderen Krankheitsprozessen (Thrombozytopenie, Glomerulonephritis) beobachtet werden; in diesen Fällen kann sie auf immunvermittelte Erkrankungen zurückzuführen sein.

– *Intrakorpuskuläre Anomalien*

1. Der Pyruvatkinase-Mangel des Basenjis und Beagles führt zu einer chronischen hämolytischen Anämie.

A. Pyruvatkinase ist ein essentielles Enzym bei der Glykolyse, die Energie für den Stoffwechsel der Erythrozyten liefert.

B. Als Ergebnis einer verringerten Zellenergie treten Membranveränderungen auf; die Erythrozyten werden vorzeitig durch die Milz entfernt.

C. Diese Erkrankung wird als autosomal-rezessive Anlage vererbt. Sie kann durch Bestimmung der Pyruvatkinase-Aktivität dokumentiert werden. Trägertiere können durch Bestimmung der Enzymaktivität aufgespürt werden.

D. Die Retikulose ist ausgeprägt, Sphärozyten fehlen, die Anämie ist makrozytär-hypochrom.

E. Im späten Stadium der Krankheit zeigen sich bei einer Knochenmarkbiopsie eine Myelofibrose und Osteosklerose, die zu verringerter Erythropoese, nicht-regenerativer Anämie und letalem Ausgang führen.

F. Die durchschnittliche Überlebensdauer beträgt zwei bis drei Jahre.

G. Es gibt keine bestimmte Therapie. Bei von dieser Krankheit betroffenen Kindern hat eine Splenektomie günstige Wirkung gezeigt und kann auch bei Hunden helfen, wenn sie frühzeitig durchgeführt wird. In späten Krankheitsstadien kann die Milz jedoch ein wichtiger Ort der Erythropoese werden.

2. Chronische Bleivergiftung kann eine schwache bis mäßige, hypochrome, regenerative Anämie verursachen.

A. Blei hemmt die Erythropoese durch Unterdrückung der Häm-Synthese. Es führt außerdem zu einer verringerten Lebensdauer der Erythrozyten.

B. Es sind vermehrt kernhaltige Erythrozyten, basophile Tüpfelung und Polychromasie vorhanden.

C. Eine Anamnese mit Symptomen des Gastrointestinaltraktes und ZNS, zusammen mit den gerade genannten Laborbefunden, deutet sehr auf eine Bleivergiftung hin.

D. Eine endgültige Diagnose wird durch Bestimmung der Bleispiegel im Blut gestellt.

E. Die Behandlung besteht in der Eliminierung von Blei aus dem Gastrointestinaltrakt, in der Applikation von Corticosteroiden gegen das Gehirnödem, wenn die Krämpfe sehr stark sind, und von Calcium-EDTA zur Bindung von Blei im Blut und Ausscheidung über die Nieren.

F. Calcium-EDTA in einer Dosis von 100 mg/kg KG/Tag, verdünnt auf 10 mg/10 ml 5%ige Dextrose, wird subkutan appliziert, verteilt auf 4 Dosen pro Tag über 5 Tage.

G. Die Symptome können sich nach Behandlungsbeginn anfänglich verschlimmern, da mehr Blei aus den Knochen in den Blutstrom gelangt.

– *Extrakorpuskuläre Anomalien*

1. Eine immunvermittelte hämolytische Anämie tritt bei Hund und Katze auf und ist durch eine regenerative Anämie, Sphärozytose (Hund) und häufig durch Autoantikörper gegen Erythrozyten (positiver direkter Coombs-Test) gekennzeichnet.

A. Eine primäre (idiopathische) immunvermittelte hämolytische Anämie betrifft nur die Erythrozyten selbst und macht 60% bis 70% der Fälle beim Hund aus. Hohe Konzentrationen von Antikörpern im Serum gegen virale Antigene bei Hunden mit primärer immunvermittelter hämolytischer Anämie deuten darauf hin, daß die idiopathische Erkrankung auf Virusinfektionen folgt.

B. Eine sekundäre immunvermittelte hämolytische Anämie kann bei zahlreichen Grundkrankheiten auftreten, einschließlich Lymphosarkom, lymphozytärer Leukose, Retikulumzellsarkom, SLE, immunvermittelter Thrombozytopenie, schwerer bakterieller Infektionen wie subakuter bakterieller Endokarditis, granulomatöser Erkrankungen wie Histoplasmose, Viruserkrankungen, schließlich auch nach Applikation von Pharmaka. Cephalothin, Penicillin, Phenytoin, Chlorpromazin, Phenylbutazon, Sulfonamid und Dipyron werden beim Menschen als auslösende Ursache angesehen.

C. Zur Zeit gibt es zwei Theorien über die Ursache der immunvermittelten hämolytischen Anämie:

1) Es tritt eine pathologische Zellwandalteration der Erythrozyten auf, die zur Bildung eines neuen Antigens und einer darauffolgenden Immunantwort führt.

2) Das Immunsystem ist unfähig, körpereigene Bestandteile als solche zu erkennen und produziert daher Autoantikörper.

D. Die bei caniner immunvermittelter hämolytischer Anämie beteiligten Antikörper sind Immunglobulin G (IgG) und IgM.

E. IgM und einige Untergruppen von IgG können Komplement aktivieren.

F. Die Anheftung der Antikörper an die Erythrozytenmembran kann zur phagozytären Fragmentation der Membran und damit zur Bildung von Sphärozyten führen. Diese Zellen sind weniger deformierbar und stärker empfänglich für eine beschleunigte Zerstörung durch das mononukleäre Phagozytosesystem.

G. Es setzt eine extravaskuläre Hämolyse mit erhöhter Bildung unkonjugierten Bilirubins ein. Diese Verbindung wird dann zur Leber transportiert, wo sie konjugiert und in das Gallensystem ausgeschieden wird, wenn keine Lebererkrankung oder schwere Hämolyse besteht. Hyperbilirubinämie und Bilirubinurie können beobachtet werden.

H. Eine intravaskuläre Hämolyse kann auftreten, wenn eine Komplementbindungsreaktion eintritt.

I. Die klinischen Symptome sind je nach Art der Hämolyse und Beginn der Erkrankung unterschiedlich.

1) Eine komplementvermittelte intravaskuläre Hämolyse kann zu einer perakuten Erkrankung, plötzlichen Schwäche und Kollaps, Schock, schwerer Anämie, Hämoglobinämie und Hämoglobinurie führen.

2) Tiere mit einer akuten Erkrankung, die eine extravaskuläre Hämolyse nach sich gezogen hat, zeigen Schwäche, Anämie, Fieber und möglicherweise Ikterus.

J. Die meisten Hunde weisen eine Splenomegalie auf, obgleich auch eine Hepatomegalie auftreten kann, wenn IgM-Antikörper vorhanden sind.

K. Dem Besitzer können dunkel gefärbter Harn oder Kot auffallen.

L. Bei Kältehämagglutination sind Antikörper beteiligt, die bei niedrigen Temperaturen am aktivsten sind; die Erkrankung ist häufig chronisch und durch Nekrose der Gliedmaßen gekennzeichnet. Wenn eine Anämie besteht, ist diese nur leicht ausgeprägt. Die klinischen Symptome treten auf, wenn das Tier niedrigen Temperaturen ausgesetzt ist.

M. Die Laborbefunde variieren mit dem Ausmaß und der Art der Zerstörung der Erythrozyten. In perakuten Fällen fehlt eine Retikulozytose. Später tritt jedoch eine ausgeprägte retikulozytäre Reaktion auf. Sphärozyten können beim Hund meist beobachtet werden. Eine gleichzeitige Stimulierung des Knochenmarks führt gewöhnlich zu einer Neutrophilen-Leukose mit Linksverschiebung. Hyperbilirubinämie und Bilirubinurie können vorkommen.

N. In einigen Fällen agglutiniert das Blut, nachdem es in Sammelröhrchen gefüllt wurde, die ein Antikoagulans enthielten. Bestätige die Agglutination durch mikroskopische Untersuchung, nachdem ein Bluttropfen mit 0,9%iger Kochsalzlösung auf einem Objektträger vermischt wurde. Das Phänomen muß von der Geldrollenbildung der Erythrozyten unterschieden werden. Manchmal tritt eine Autoagglutination spontan ohne Vorliegen einer hämolytischen Erkrankung auf.

O. Bei Katzen kann eine Sphärozytose wegen der normalerweise geringen Größe der Erythrozyten nicht beobachtet werden. Eine regenerative Anämie kann festgestellt werden, der Coombs-Test ist bei Gebrauch von antifelinem Globulin positiv.

P. Die Diagnose der immunvermittelten hämolytischen Anämie wird durch eine positive direkte Coombs-Reaktion bei akuter hämolytischer Anämie bestätigt. Es treten jedoch sowohl falsch-positive als auch falsch-negative Coombs-Reaktionen auf. Aus diesem Grund kann die Diagnose auch auf der Basis einer akuten Anämie, die von einer ausgeprägten Autoagglutination oder einem positiven osmotischen Resistenztest begleitet wird, gestellt werden.

Q. Antiglobulintest (Coombs-Test)

1) Mit einem Antiglobulintest (Coombs-Test) können Antikörper, die der Oberfläche der Erythrozyten anhaften, entdeckt werden, wobei Antikörper gegen canine oder feline Antikörper verwendet werden.

2) Der direkte Test wird vorgezogen. Der indirekte Test ist in weniger als 40% der Fälle positiv.

3) Mögliche Ursachen eines falsch-negativen Tests:

a) Die Anti-C3-Aktivität kommerzieller caniner Antiseren ist häufig gering.

b) Keine korrekte Verdünnung von Antiglobulin bei der Kälteagglutininkrankheit.

c) Ungeeignete Waschung der Erythrozyten

d) Keine speziesspezifische Antiseren

e) Fehlen von Anti-IgG- oder C3-Antiglobulinen

f) Selten ist IgA das Hüllantigen

g) Manchmal ist die Menge der an die Erythrozyten gebundenen Antikörper zu klein, um bei konventionellen Tests entdeckt zu werden.

h) Applikation von Corticosteroiden vor dem Test

i) Anwendung anderer Immunsuppressiva vor dem Test

j) Pharmaka-induzierte immunvermittelte hämolytische Anämie (die Antikörper richten sich gegen das Pharmakon; keine pharmaka-induzierte chemische Veränderung der Erythrozytenmembran)

4) Mögliche Ursachen eines falsch-positiven Tests:

a) Reaktion gegen Albumin oder Transferrin

b) Anheften zirkulierender Immunkomplexe an die Erythrozyten

R. Erythrozyten, die mit Antikörpern beladen sind, haben eine erniedrigte osmotische Resistenz.

1) Bei höher konzentrierter Kochsalzlösung nehmen sie Wasser auf und können, verglichen mit normalen Erythrozyten, die Integrität der Zellmembran nicht aufrechterhalten.

2) Eine anomale osmotische Resistenz kann in 85% aller Fälle von caniner immunvermittelter hämolytischer Anämie demonstriert werden.

3) Methodik beim Hund

a) Normale canine Erythrozyten behalten ihre osmotische Resistenz bei Kochsalzkonzentrationen von mehr als 0,54%.

b) Technik

– Eine 0,54%ige Kochsalzlösung kann durch Mischen von 3 Teilen 0,9%iger Kochsalzlösung mit 2 Teilen Wasser hergestellt werden.

– Dann werden 5 Tropfen Blut zu 5 ml der verdünnten Kochsalzlösung gegeben.

– Diese Lösung wird 5 Minuten lang inkubiert, zentrifugiert und das Ergebnis abgelesen.

A. Normal: Intakte Erythrozyten sind am Boden des Röhrchens vorhanden, und der Überstand ist klar.

B. Anomale Ergebnisse: Der Überstand ist durch freies Hämoglobin leicht gefärbt.

4) Methodik bei der Katze

a) Normale feline Erythrozyten behalten ihre normale osmotische Resistenz bei Kochsalzkonzentrationen von mehr als 0,64%.

b) Technik

– Eine 0,64%ige Kochsalzlösung kann durch Mischen von 5 Teilen 0,9%iger Kochsalzlösung mit 2 Teilen Wasser hergestellt werden. Von hier ab läuft das Verfahren ebenso wie die Interpretation des Ergebnisses genau wie beim Hund.

5) Sowohl beim Hund als auch bei der Katze sollte eine negative und positive Kontrolle mitgeführt werden, d. h. einmal Blut des Patienten plus 0,9%ige Kochsalzlösung und einmal Blut des Patienten plus Wasser.

S. Die Behandlung der primären immunvermittelten Anämie zielt darauf, die Zerstörung der Erythrozyten durch das mononukleäre Phagozytosesystem zum Stillstand zu bringen.

1) Prednisolon oder Prednison, 2,2 mg/kg KG, anfangs verteilt auf zwei Dosen täglich.

2) Manche Autoren ziehen die Applikation von Dexamethason vor (0,3 mg/kg KG/Tag).

3) Corticosteroide sind bei IgG-vermittelten Erkrankungen wirksamer.

4) Die Mehrheit der Fälle spricht gut an, obwohl in einigen Fällen höhere Dosen erforderlich sein können. Die Sphärozytose bleibt bestehen, aber es werden weniger Zellen zerstört.

5) Die Prednisolondosis von 2,2 mg/kg KG wird beibehalten, bis der Hämatokrit auf 30 steigt; dann wird die Dosis über einen Zeitraum von 6 bis 8 Wochen verringert.

6) Rezidive sind selten, aber wenn sie auftreten, heftig.

7) Selten benötigen einige Tiere lebenslang eine niedrigdosierte, medikamentöse Behandlung.

T. Wenn Corticosteroide die Hämolyse nicht verhindern können, sollten andere Immunsuppressiva wie Cyclophosphamid (50 mg/m^2 Körperoberfläche über 4 Tage, dann Absetzen für 3 Tage) oder Azathioprin (2,0 mg/kg KG über 7 Tage und dann jeden zweiten Tag) verwendet werden. Die Corticosteroiddosis kann häufig verringert werden, wenn das Präparat zusammen mit Azathioprin oder Cyclophosphamid verabreicht wird.

1) Zusätzlich zur Unterdrückung des mononukleären Phagozytosesystems zerstören diese Pharmaka schnell T- und B-Lymphozyten und verringern dadurch die Antikörperproduktion.

2) Diese Pharmaka sind ebenfalls indiziert, wenn eine ausgeprägte Autoagglutination vorhanden ist, eine schwere Anämie vorliegt, eine Transfusion ansteht, mäßiger bis schwerer Ikterus festgestellt wird oder unerwünschte Reaktionen auf Corticosteroide bemerkt werden.

U. Bluttransfusionen sind zu vermeiden. Wenn sie durchgeführt werden, ist eine Kreuzprobe unerläßlich, und die Reaktionen des Patienten müssen genau überwacht werden. Die positive Wirkung kann vorübergehend sein, wenn die übertragenen Blutzellen schnell zerstört werden.

V. Führe eine Splenektomie durch, wenn eine medikamentöse Therapie nicht erfolgreich ist, oder auch in Fällen einer rezidivierenden immunvermittelten hämolytischen Anämie.

1) Mit IgG überzogene Erythrozyten werden durch die Milz entfernt, wohingegen mit IgM-beladene Erythrozyten durch die Leber eliminiert werden. Die Entfernung der mit IgM überzogenen Erythrozyten durch die Leber wird ebenfalls signifikant, wenn eine große Anzahl von Antikörpermolekülen vorhanden ist.

2) Die Milz ist eine Hauptquelle der IgG-Antikörperproduktion.

3) Nach Splenektomie kann das mononukleäre Phagozytosesystem der Leber die mit IgG-beschichteten Erythrozyten entfernen.

W. Eine Wiederzuführung von Blut nach Waschung in physiologischer Kochsalzlösung unter Abscheiden des Blutplasmas kann ein wirksames Verfahren für Notfälle sein, wenn eine zytotoxische Therapie noch keine positive Wirkung zeigen konnte; jedoch gehört zu der Technik eine spezielle Ausrüstung.

1) Mit der Methode werden Anti-Erythrozyten-Antikörper aus dem Plasma entfernt.

2) Andere Zellen (Erythrozyten, Leukozyten) werden ebenfalls entfernt, wodurch eine Transfusion erforderlich wird.

3) Zur Zeit kann das Verfahren nur bei Hunden, die mehr als 20 Kilo wiegen, durchgeführt werden.

X. Ein mäßiger bis schwerer Ikterus und immunvermittelte hämolytische Anämie zeigen eine schnelle, schwere Hämolyse oder eine gleichzeitig bestehende Lebererkrankung an. Diese klinischen Symptome rechtfertigen eine aggressive Therapie. Die Prognose ist zweifelhaft.

Y. Einige Fälle waren durch eine nicht-regenerative Anämie, erythroide Hypoplasie des Knochenmarks und einen positiven Coombs-Test gekennzeichnet. Tiere mit diesen Symptomen sprechen auf Corticosteroide an. Solche Fälle spiegeln eine immunvermittelte Zerstörung der Erythroblasten wider.

Z. Eine primäre immunvermittelte hämolytische Anämie muß von einer sekundären immunvermittelten hämolytischen Anämie unterschieden werden, denn dadurch wird die Behandlung des Patienten beeinflußt.

1) Bei der sekundären immunvermittelten hämolytischen Anämie ist die Behandlung der Grundkrankheit wesentlich. Ebenso kann eine Therapie gegen die primäre immunvermittelte hämolytische Anämie erforderlich sein.

2) Eine sekundäre immunvermittelte hämolytische Anämie ist häufig mit SLE verbunden. In diesen Fällen können Thrombozytopenie, Polyarthropathie und Glomerulonephritis beobachtet werden. Führe zur Bestätigung der Diagnose einen ANA-Test oder LE-Test durch.

2. Das isoimmune hämolytische Syndrom der Neugeborenen tritt auf, wenn der Fetus einen Bluttyp hat, der mit dem der Mutter, die vorher mit Erythrozytenprodukten sensibilisiert wurde und Isoantikörper produziert, inkompatibel ist. Das neugeborene Tier nimmt die Antikörper mit dem Kolostrum auf.

3. Eine pharmaka-induzierte, immunvermittelte Hämolyse kommt wahrscheinlich bei Hund und Katze vor.

A. Die Erythrozyten selbst sind normal. Das Pharmakon verändert das Erythrozytenantigen, oder die Erythrozyten können „unschuldig Beteiligte" sein.

B. Die Behandlung besteht im Absetzen aller Pharmaka.

C. Corticosteroide können notwendig sein, um eine weitere Zerstörung der Erythrozyten zu verhindern.

D. Der direkte Coombs-Test kann zu einem positiven Ergebnis führen.

4. *Haemobartonella felis* verursacht bei der Katze eine extravaskuläre Hämolyse.

A. Die Erythrozyten mit *H. felis* auf ihrer Oberfläche werden durch das mononukleäre Phagozytosesystem als anomal erkannt und vorzeitig entfernt. Da zahlreiche Katzen mit *H.-felis*-induzierter Anämie bei einem Coombs-Test positive Resultate haben, kann es sein, daß Antikörper gegen den *H.-felis*-Erythrozyten-Komplex vorhanden sind.

B. Bei der körperlichen Untersuchung sind Ikterus und Splenomegalie häufige Befunde.

C. Eine Infektion mit *H. felis* ist selten die Primärkrankheit und häufig mit physischem Streß, gleichzeitig bestehenden Erkrankungen oder Immunsuppression (Abszesse durch Katzenkämpfe, FeLV- oder FIV-Infektion, Neoplasie) verknüpft.

D. Die Diagnose basiert auf dem Vorhandensein der Organismen und einer hämolytischen Anämie.

E. Wiederholte Untersuchung des Blutausstriches kann erforderlich sein, da sich die Erreger häufig in einer Übergangsphase befinden und die Unterscheidung von einem durch die Färbung entstehenden Artefakt schwierig sein kann. Verwende entweder eine Färbung nach Wright oder Giemsa. Luftgetrocknete Blutproben werden für die Laboruntersuchung vorgezogen, da sich die Erreger von den Blutzellen trennen, wenn diese für mehrere Stunden mit EDTA aufbewahrt werden.

F. Untersuche einen Patienten mit *H. felis* und nicht-regenerativer Anämie auf Ursachen für die letztere. Bei diesen Tieren sind die Erreger als sekundäre Ursache der Anämie anzusehen; die Behandlung ist meist ineffektiv, bis die Primärursache beseitigt ist.

G. Die Behandlung besteht in der Beseitigung der Stressoren, der Behandlung der gleichzeitig bestehenden Erkrankung und in der Applikation von Pharmaka zur Beseitigung von *H. felis.* Tetracycline in einer Dosis von 22 mg/kg KG (3mal/Tag) oral für 2 bis 3 Wochen sind wirksam. Ein arzneimittel-induziertes Fieber kann bei Katzen, die Tetracyclinhydrochlorid erhalten, auftreten. Chloramphenicol kann ebenfalls eingesetzt werden.

H. Die Applikation von 1%igem Thiacetarsamid-Natrium (5 ml/5 kg KG i. v., zweimal jeden zweiten Tag) ist ebenfalls wirksam.

I. Neben einer anderen Therapie applizieren einige Kliniker für ein oder zwei Tage immunsuppressive Dosen von Corticosteroiden, um die weitere Zerstörung von Erythrozyten so gering wie möglich zu halten.

J. In Fällen von lebensbedrohender Anämie können Bluttransfusionen notwendig sein.

5. *H. canis* verursacht selten eine Anämie bei Hunden, die nicht splenektomiert sind. Diese Tiere können beim Coombs-Test positiv reagieren. Die Behandlung mit Tetracyclinen (22 mg/kg KG 3mal/Tag für 2 bis 3 Wochen) ist effektiv.

6. *Babesia canis* kann beim Hund intravaskuläre Hämolyse verursachen.

A. Die Babesien werden durch die Braune Hundezecke *Rhipicephalus sanguineus* und durch *Haemaphysalis leachi* übertragen; sie dringen in canine Erythrozyten ein und vermehren sich dort.

B. Die Infektion kann als akute intravaskuläre hämolytische Episode oder als subakute Erkrankung mit Anämie, Ikterus und Bilirubinurie auftreten; andererseits kann sie so mild verlaufen, daß sie unbemerkt bleibt.

C. Streß, Splenektomie oder eine gleichzeitig bestehende Erkrankung kann zur Vermehrung der Parasiten und zu klinischen Symptomen führen.

D. Die Diagnose basiert auf dem Auffinden der charakteristischen tränen- oder birnenförmigen Erreger innerhalb der infizierten Erythrozyten. Ovale, runde oder ringförmige Körper werden ebenfalls häufig gefunden. Oft kann eine Erythrophagozytose sowohl normaler als auch von Parasiten befallener Erythrozyten durch mononukleäre Zellen beobachtet werden. In akuten Stadien können Neutropenie und Thrombozytopenie vorkommen. Der Coombs-Test kann positiv sein.

E. Gleichzeitig bestehende Infektionen mit *Ehrlichia canis* oder *Haemobartonella canis* können Infektionen mit *Babesia canis* komplizieren. Immer wenn Babesien gefunden werden, muß der Blutausstrich gründlich auf Morulae von *E. canis* im Zytoplasma mononukleärer Zellen untersucht werden.

F. Diminazen-Aceturat (3,5 mg/kg KG i. m.) und Phenamidin (15 mg/kg KG s. c.) sind die am häufigsten für die Therapie verwendeten Pharmaka. Weitere unterstützende Maßnahmen können erforderlich sein.

G. Hunde, die mit Babesien infiziert sind, können Träger werden.

7. Es ist beschrieben worden, daß Ehrlichiose zu einer Coombs-positiven Anämie führt. Immunvermittelte Phänomene scheinen an der Zerstörung der Erythrozyten durch diese Erreger beteiligt zu sein. Die Anämie ist nicht-regenerativ wegen der Wirkung der Erreger auf die erythroiden Vorläuferzellen im Knochenmark.

8. Eine Heinzkörper-Anämie ist bei Hund und Katze beschrieben worden.

A. Oxydantien, welche die Zellschutzmechanismen überlasten, führen zur Methämoglobinbildung. Dieses wird weiter oxydiert und bildet Globulinpräzipitate (Heinzsche Innenkörper).

B. Eine kleine Anzahl Heinzscher Innenkörper im peripheren Blutausstrich von Katzen ist normal.

C. Erythrozyten, die Heinzsche Innenkörper enthalten, können vorzeitig durch die Milz entfernt oder für die intravaskuläre Hämolyse zunehmend empfänglich werden.

D. Katzen, die Acetaminophen, methylenblauhaltige Harnantiseptika oder Phenazopyridin erhalten hatten, entwickelten eine hämolytische Anämie mit einer erhöhten Anzahl von Heinzschen Innenkörpern. Ikterus, Hämoglobinurie und Methämoglobinämie sind ebenfalls beobachtet worden.

E. Es wird angenommen, daß die lokale Anwendung von Benzocain eine Ursache der Heinzkörper-Anämie beim Hund ist.

F. Zwiebelvergiftung kann beim Hund wie auch beim Rind auftreten.

G. Die Therapie umfaßt das Absetzen des oxydierenden Wirkstoffs, die Entfernung des restlichen Wirkstoffs aus dem Gastrointestinaltrakt und unterstützende Maßnahmen. In schweren Fällen können Bluttransfusionen erforderlich sein.

H. Die Acetaminophen-Intoxikation der Katze wird durch Applikation von N-Acetylcystin behandelt. Die Anfangsdosis beträgt 140 mg/kg KG p. o., gefolgt von 70 mg/kg KG p. o. alle 6 bis 8 Stunden über 4 bis 5 Tage.

1) Beim Menschen werden Ascorbinsäure und neues Methylenblau verwendet, um Methämoglobin in funktionelles Hämoglobin umzuwandeln.

2) Die Wirksamkeit von Ascorbinsäure bei Hunden ist nicht bekannt; neues Methylenblau kann das Problem komplizieren.

9. Eine zink-induzierte Hämolyse ist bei Hunden nach Aufnahme zinkhaltiger Schraubenmuttern oder Riegel, die bei Tragekäfigen verwendet werden, beobachtet worden. Die Behandlung besteht in der Entfernung der Zinkquelle. Unterstützende therapeutische Maßnahmen können Bluttransfusionen und Corticosteroide sein.

10. Hämolyse ist auch mit der Verbrauchskoagulopathie (DIC) assoziiert worden (s. Kapitel 4.).

A. Es wird angenommen, daß der Mechanismus in der mechanischen Fragmentierung von Erythrozyten an intraluminalen Fibrinsträngen besteht.

B. Die Anämie kann mild oder schwer sein und ist auch mikroangiopathische hämolytische Anämie genannt worden.

C. Einige Krankheitszustände, bei denen eine mikroangiopathische hämolytische Anämie beobachtet worden ist, sind DIC in Verbindung mit Hitzschlag, Schock, Transfusionsreaktionen, das postcavale Syndrom und neoplastische Erkrankungen.

D. Die Therapie richtet sich auf die Grundkrankheit, welche die DIC verursacht.

11. Eine schwere Hypophosphatämie (möglicherweise $<1{,}0$ mg/dl) kann zu einer schweren Hämolyse führen mit daraus resultierender Hämoglobinämie und Hämoglobinurie. Dies kann, obwohl extrem selten, bei Tieren mit Diabetes mellitus beobachtet werden. Die Ursache der Hypophosphatämie muß beseitigt und Phosphor ergänzt werden.

12. Inkompatible Bluttransfusionen können zu immunvermittelter hämolytischer Anämie mit Hämoglobinämie und Hämoglobinurie führen.

A. Frühe Symptome einer Transfusionsreaktion sind Ruhelosigkeit, Nausea und Vomitus. Später treten Anzeichen einer Hämolyse auf, und ein Schock kann sich entwickeln.

B. Unterbreche die Transfusion, wenn sich Symptome entwickeln, die auf Hämolyse oder Herz-Kreislauf-Kollaps hindeuten.

C. Unterstützende Maßnahmen sind erforderlich.

13. Hämolyse kann mit bakteriellen oder viralen Infektionen verbunden sein.

A. Mögliche Mechanismen sind Adhärenz an Erythrozyten und direkte Hämolyse, Sekretion von Substanzen, die direkt zur Lyse der Erythrozyten führen, Antikörperproduktion gegen Erythrozyten und Endotoxinfreisetzung, die zu sekundärer DIC führt.

B. Die Therapie umfaßt die Behandlung der zugrunde liegenden Infektion und unterstützende Maßnahmen. Tieren, bei denen die Entfernung der Erythrozyten durch das mononukleäre Phagozytosesystem so stark ist, daß die Anämie lebensbedrohend wird, werden Corticosteroide appliziert.

14. Hypersplenismus ist bei Menschen ein Syndrom, das aus Splenomegalie, Anämie, Leukopenie und/oder Thrombozytopenie besteht und mit einem normalen oder hyperzellulären Knochenmark verbunden ist. Nach Splenektomie kommt es zur Verbesserung des Blutbildes.

A. Erhöhte Mengen von Erythrozyten, Thrombozyten oder Neutrophilen werden in der Milz abgebaut.

B. Hypersplenismus ist ein primärer Krankheitsprozeß, wenn eine zugrunde liegende Ursache nicht gefunden werden kann. Er kann sekundär nach vielen Krankheiten auftreten (myeloproliferative Erkrankungen, LSA, subakute bakterielle Endokarditis, Erkrankungen des Bindegewebes).

C. Dieses Syndrom ist bei Tieren nicht nachgewiesen worden. Jedoch sind Fälle von chronischer hämolytischer Anämie bei Vorliegen einer Splenomegalie berichtet worden, die auf eine Splenektomie angesprochen haben.

Literatur

Alsaker, R. D., Laber, J., Stevens, J., and Perman, V.: A comparison of polychromasia and reticulocyte count in assessing erythrocyte regenerative response in the cat. J. Amer. Vet. Med. Assoc. **170** (1), 39–41 (1977).

Cowgill, L. D.: Efficacy of recumbunant human erythropoietin (r-HUEPO) for anemia in dogs and cats with renal failure. Research Abstracts, Proceedings, Forum of the American College of Veterinary Internal Medicine, 1990.

Dodds, W. J.: Autoimmune hemolytic disease and other causes of immune-mediated anemia: An overview. J. Am. Anim. Hosp. Assoc. **13**, 427–442, July/Aug. (1977).

English, R. V., Breitschwerdt, E. B., Grindem, C. B., et al.: Zollinger-Ellison syndrome and myelofibrosis in a dog. J. Amer. Vet. Med. Assoc. **192** (10), 1430–1434 (1988).

Ettinger, S. J.: Veterinary Internal Medicine. W. B. Saunders, Philadelphia 1983.

Finco, D. R., Barsanti, J. A., and Adams, D. D.: Effects of an anabolic steroid on acute uremia in the dog. Am. J. Vet. Res. **145**, 2285 (1984).

Fitchen, J., and Cline, M.: Recent developments in understanding the pathogenesis of aplastic anemia. Am. J. Hematol. **5**, 365–372 (1978).

Greene, C. E., Kristensen, F., Hoff, E. J., and Wiggins, M. D.: Cold hemagglutinin disease in a dog. J. Amer. Vet. Med. Assoc. **170** (5), 505–510 (1977).

Hardy, W. J. Jr.: Feline leukemia virus non-neoplastic diseases. J. Am. Anim. Hosp. Assoc. **17**, 941 (1981).

Harvey, J., Sameck, J., and Burgard, F.: Benzocaine-induced methemoglobinemia in dogs. J. Amer. Vet. Med. Assoc. **175** (11), 1171–1175 (1979).

Harvey, J. W., and Gaskin, J. M.: Feline hemobartonellosis. 1978 Proceedings of the American Animal Hospital Association, pp. 117–124. South Bend, Indiana, American Animal Hospital Association, 1980.

Jain, N. C., and Finkl, J. G. (Eds.): Symposium on clinical hematology. Vet. Clin. North. Am. **11**, 2 (1981).

Keller, P., und Freudiger, U.: Atlas zur Hämatologie von Hund und Katze. Parey, Berlin–Hamburg 1983.

Killingsworth, C. R.: Use of blood and blood components for feline and canine patients. J. Amer. Vet. Med. Assoc. **185** (11) 1452–1454 (1984).

Kirk, R. W. (Ed.): Current Veterinary Therapy VII. W. B. Saunders, Philadelphia 1980.

Kirk, R. W. (Ed.): Current Veterinary Therapy VIII. W. B. Saunders, Philadelphia 1983.

Kirk, R. W. (Ed.): Current Veterinary Therapy IX. W. B. Saunders, Philadelphia 1986.

Krantz, S.: Pure red-cell aplasia. N. Engl. J. Med. **291** (7), 345–350 (1974).

Lees, G. E., Polzin, D. J., Perman, V., Hammer, R., and Smith, J.: Idiopathic Heinz-body hemolytic anemia in three dogs. J. Am. Anim. Hosp. Assoc. **15**, 143–151 (1979).

Maddux, J. M., and Shaw, E. E.: Possible beneficial effect of lithium therapy in a case of estrogen-induced bone marrow hypoplasia in a dog: A case report. J. Am. Anim. Hosp. Assoc. **19**, 242 (1983).

Madewell, B. R., and Feldman, B. F.: Characterization of anemias associated with neoplasia in small animals. J. Amer. Vet. Med. Assoc. **176** (5), 419–422 (1980).

Maggio, L.: Anemia in the cat. Compend. Contin Educ. Vet. Pract. **1** (2), 114–122, Feb. (1979).

Niepage, H.: Methoden der praktischen Hämatologie für Tierärzte. 2. Aufl. Parey, Berlin–Hamburg 1989.

Penny, R. H. C., Carlisle, C. H., Prescott, C. W., and Davidson, H. A.: Effects of chloramphenicol on the haemopoietic system of the cat. Br. Vet. J. **123**, 145–152 (1967).

Perman, V.: The anemic dog. Scientific Proceedings of the American Animal Hospital Association, pp. 13–20. South Bend, Indiana, American Animal Hospital Association, 1980.

Prasse, K. W., Crouse, D., Beutler, E., Walker, M., and Schall, W. D.: Pyruvate kinase deficiency anemia with terminal myelofibrosis and osteosclerosis in a beagle. J. Amer. Vet. Med. Assoc. **166** (12), 1170–1175 (1975).

Schalm, O. W., Jain, N. C., and Carroll, E. J.: Veterinary Hematology, 3rd ed. Lea & Febiger, Philadelphia 1975.

St. Omer, V. V., and McKnight, E. D. III: Acetylcysteine for treatment of acetaminophen toxicosis in the cat. J. Amer. Vet. Med. Assoc. **176**, 911 (1980).

Switzer, J. W., and Jain, N. C.: Autoimmune hemolytic anemia in dogs and cats. Vet. Clin. North. Am. [Small Anim Pract] **11**, 405 (1981).

Weiss, D. J., and Armstrong, P. J.: Non-regenerative anemias in the dog. Compend. Contin. Educ. Vet. Pract. **6**, 452 (1984).

Weiss, D. J., Miller, M. L., Crawford, M. A., et al.: Primary acquired red cell aplasia: Response to glucocorticoid and cyclophosphamide therapy. J. Am. Anim. Hosp. Assoc. **20**, 951 (1984).

Werner, L. L.: Coomb's-positive anemias in the dog and cat. Compend. Contin. Educ. Vet. Pract. **2**, 96–101, Feb. (1980).

Zenoble, R. D., and Stone, E. A.: Autotransfusion in the dog. J. Amer. Vet. Med. Assoc. **172** (12), 1411–1414 (1978).

Kapitel 20. **Leukozytopathien**

(Marcia Carothers und C. Guillermo Couto)

Die Beurteilung des weißen Blutbildes gehört zu einem vollständigen Blutbild und umfaßt die quantitative Bestimmung der Leukozyten ebenso wie die qualitative Information über die Differentialzählung der Leukozyten. Obwohl selten eine spezifische Erkrankung durch die Beurteilung der Leukozyten diagnostiziert werden kann, kann die aus einem vollständigen Blutbild erhaltene Information bei der Einengung der Differentialdiagnosen hilfreich sein, ebenso wie beim Einschätzen der Schwere der Erkrankung und der Prognose. Ebenso können in Abständen erstellte vollständige Blutbilder zur Therapieüberwachung dienen.
Es gibt mehrere Methoden der Leukozytenzählung. Wenn eine Zählkammer verwendet wird, beträgt die Fehlerhäufigkeit 20%, auch wenn die Technik genau durchgeführt wird. Es sind verschiedene automatische Zellzählgeräte erhältlich, und bei ordnungsgemäßer Standardisierung beträgt die Fehlerhäufigkeit bei Verwendung dieser Techniken 5%. Es werden alle kernhaltigen Zellen gezählt, einschließlich kernhaltiger Erythrozyten. Um eine korrekte Leukozytenzahl zu erhalten, wird folgende Formel verwendet:

$$\text{Korrigierte Leukozytenzahl} = \text{anfängliche Leukozytenzahl} \times \frac{100}{100 + n\ (\text{Erythrozyten})/100\ (\text{Leukozyten})}$$

Leukozytose ist der Terminus, der verwendet wird, wenn die Leukozytenzahl die obere noch normale Grenze für die fragliche Spezies überschreitet. Eine Leukope-

Tabelle 20-1 Normalwerte des Differentialblutbildes (pro µl Blut) [1])

	Hund	Katze
Leukozyten	6 500–19 000	4 500–16 500
Neutrophile Granulozyten:		
Stabkernige	0–300	0–300
Segmentkernige	3 000–11 500	3 000–13 000
Lymphozyten	1 200–5 200	1 200–9 000
Monozyten	200–1 300	0–700
Eosinophile Granulozyten	0–1 200	0–1 200
Basophile Granulozyten	selten	selten

[1]) Aus dem Ohio State University Veterinary Teaching Hospital, Februar 1988

nie tritt auf, wenn die Leukozytenzahl die untere noch normale Grenze unterschreitet.
Abhängig von dem Untersuchungslabor, kann die Leukozytenzahl in relativen Zahlen (Prozent) oder absoluten Zahlen (Anzahl pro Mikroliter) ausgedrückt werden. Die Interpretation sollte auf der *absoluten* Leukozytenzahl basieren und nicht auf Prozentzahlen, da Prozentzahlen irreführend sein können, wenn die Leukozytenzahl sehr hoch oder sehr niedrig ist. In Tabelle 20-1 sind die Normalwerte für Hund und Katze angegeben.

Neutrophile

- **Funktion**

1. Die Hauptfunktionen der Leukozyten sind Aufnahme und Abtötung von Bakterien und Pilzen. Viele Prozesse einschließlich Entzündungsmarkierung, Emigration, Adhäsion, Chemotaxis, Phagozytose, Degranulation und bakterizide Aktionen sind dabei von großer Bedeutung.
2. Endogene Pyrogene, z. B. Interleukin-2, können von den Neutrophilen sezerniert werden.
3. Von den Leukozyten abgegebene Mediatoren, z. B. Proteasen, Elastasen, Kollagenasen, Leukotriene, spielen bei Entzündungen und Verletzungen der Gewebe ebenfalls eine wichtige Rolle.

- **Kinetik**

1. Neutrophile stammen ebenso wie andere Blutzellen (Erythrozyten, Megakaryozyten, Lymphozyten, Eosinophile, Basophile, Monozyten) von pluripotenten hämatopoetischen Stammzellen ab. Die Differenzierung in die Blutzellinien wird durch spezifische Proteinfaktoren (colony stimulating factors) gesteuert. Der Granulozyten-Colony Stimulating Factor (G-CSF) stimuliert die Proliferation Neutrophiler aus den späten Vorläuferzellstadien. Der Makrophagen-Colony Stimulating Factor (M-CSF) stimuliert die Proliferation von Monozyten. Andere Faktoren (Granulocyte-Makrophage-Colony Stimulating Factor [GM-CSF], Interleukin-3 [Il-3] und Interleukin-2 [Il-2]) stimulieren die Proliferation in zahlreichen Stadien der Reifung (Abb. 20-1).
2. Neutrophile werden im Knochenmark produziert. Es gibt drei Neutrophilen-Kompartimente. Das *Proliferationskompartiment* ist aus Myeloblasten, Progranulozyten und Myelozyten zusammengesetzt. Die Reifungszeit vom Myeloblasten zum Metamyelozyten beträgt ungefähr 48 bis 60 Stunden. Das *Reifungskompartiment* besteht aus Metamyeolozyten und stabkernigen Neutrophilen. Die Durchgangszeit durch dieses Kompartiment beträgt 46 bis 70 Stunden. Das *Speicherkompartiment* setzt sich aus reifen Neutrophilen zusammen. Die Transitzeit in diesem Kompartiment beträgt etwa 50 Stunden. In diesem Kompartiment befindet sich ein Vorrat von Neutrophilen für etwa 5 Tage. Reife Neutrophile verlassen das Knochenmark in einem zufälligen Prozeß, der Veränderungen der Zellverformbarkeit und -adhäsivität umfaßt.

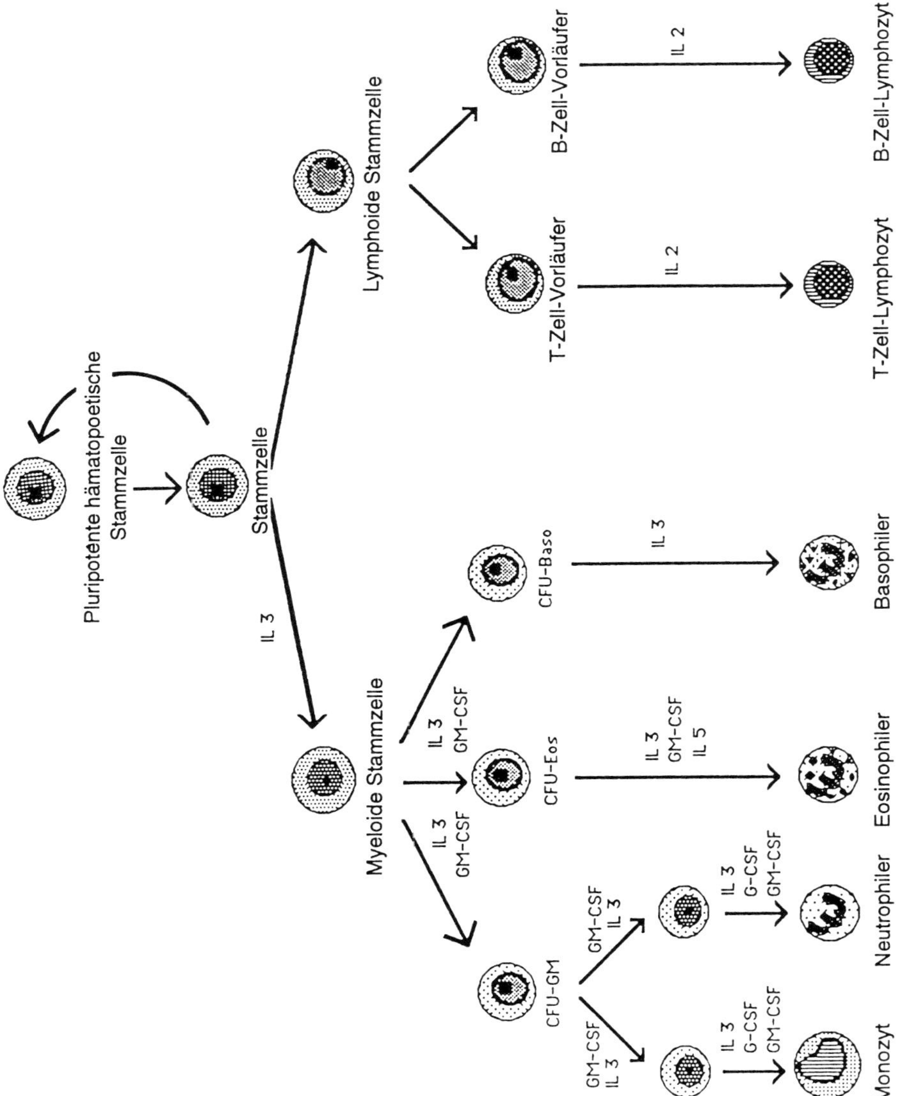

Abb. 20-1 Differenzierung der Blutzellen aus pluripotenten hämatopoetischen Stammzellen und Interaktionsstellen von Regulatorproteinen. G-CSF, granulocyte-colony stimulating factor; GM-CSF, granulocyte-macrophage colony stimulating factor; M-CSF, macrophage colony stimulating factor; IL-2, Interleukin-2; IL-3, Interleukin-3; IL-5, Interleukin-5; CFU-GM, colony forming units-granulocyte-macrophage; CFU-Eos, colony forming units-eosinophils; CFU-Baso, colony forming units-basophils.

3. Im vaskulären Kompartiment befinden sich zwei Neutrophilenpools. Der *marginale Neutrophilenpool* (MNP) besteht aus Neutrophilen, die am Gefäßendothel haften. Der *zirkulierende Neutrophilenpool* (CNP) besteht aus den im Blut zirkulierenden Neutrophilen. Der *totale Blutneutrophilenpool* (TBNP) umfaßt MNP und CNP. Die Leukozytenzahl und die Differentialzählung der Leukozyten sind Bestimmungen der Leukozytenzahl im CNP. Beim Hund gleicht die Größe des CNP etwa der des MNP. Bei der Katze jedoch ist der MNP etwa zwei- bis dreimal so groß wie der CNP. Der Neutrophile hat eine durchschnittliche Bluttransitzeit von etwa 6 bis 14 Stunden. Alle Blutneutrophilen werden alle 2 bis $2^1/_2$ Tage ersetzt. Sobald der Neutrophile ein Blutgefäß verlassen hat, kehrt er normalerweise nicht mehr in den Blutkreislauf zurück, sondern geht über Lunge, Darm, Harn oder Speichel verloren.
4. Neutrophile gelangen durch Diadepese über interzelluläre Verbindungen zwischen den Endothelzellen in die Gewebe. Ausmaß und Dauer einer Entzündung beeinflussen die Migration der Neutrophilen in das Gewebe.

- **Morphologische Charakteristika**

1. Normale Neutrophile enthalten bei Färbung nach Wright oder Romanowsky ein klares Zytoplasma mit Granula, die sich neutral bis blaßrosa färben und einen polymorphen segmentierten Nukleus mit dichtem Chromatin erkennen lassen.
2. Unreife Neutrophile weisen ein charakteristisches nukleäres und zytoplasmatisches Bild auf, das sie von reifen Zellen unterscheidet. Segmentkernige Neutrophile haben ein reifes Zytoplasma mit einem segmentierten Kern. Metamyelozyten enthalten ein basophiles Zytoplasma mit einem länglichen, leicht gebogenen Kern. Myelozyten besitzen einen runden Kern mit einem feinen Chromatinmuster. Promyelozyten sind geringfügig größere Zellen mit feinen azurophilen Granula und einem exzentrischen, runden Kern mit auffallendem Nukleolus.
3. Toxische Neutrophile weisen zytoplasmatische Veränderungen auf. Doehle-Körperchen sind kleine, bläuliche Zytoplasmaeinschlüsse, die aus Zusammenballungen von endoplasmatischem Retikulum bestehen; sie treten häufig bei kranken Katzen auf. Diffuse Zytoplasmaveränderungen umfassen Basophilie und Vakuolisierung, wodurch eine stärkere Veränderung angezeigt wird. Eine toxische Granulation besteht aus violetten zytoplasmatischen Granula und stellt die schwerste toxische Veränderung dar. Riesenneutrophile (Stabkernige und Metamyelozyten) sind große und polyploide Zellen, die aus einer übersprungenen Zellteilung resultieren können. Diese Zellen sind selbst eine andere Manifestation toxischer Veränderungen und bei der Katze häufiger als beim Hund.
4. Pelger-Hüet Kernanomalien treten auf, wenn der Kern sich nicht teilt, aber die Reifung des Kernchromatins und Zytoplasmas vollständig ist (d. h. der Nukleus hat ein segmentiertes Aussehen mit reifem, dichtem Chromatin). Solche Veränderungen können ebenso bei Eosinophilen und Basophilen auftreten. Diese Anomalie kann erworben oder ererbt (autosomal dominant) sein, wird aber im allgemeinen für benigne gehalten.
5. Das Chediak-Higashi Syndrom ist durch anomale Granulation der Leukozyten gekennzeichnet. Andere damit verbundene Anomalien sind partieller Albinismus, Photophobie, erhöhte Empfänglichkeit für Infektionen, Blutungsneigung und Melano-

zytenanomalien. Dieser letale, autosomal rezessiv vererbbare Zustand ist bei Perserkatzen mit rauchfarbenem Fell und gelben Augen dokumentiert worden.

6. Nukleäre Hypersegmentation (d. h. vier oder mehr deutliche Kernlappen) können aus einer prolongierten Transitzeit resultieren. Hyperadrenokortizismus, Kortikosteroidtherapie und die späten Stadien einer chronischen Krankheit sind mit dieser Veränderung assoziiert. Diese Veränderung kann auch bei Pudeln mit Makrozytose festgestellt werden.

- **Veränderungen der Neutrophilen bei Krankheit**

– *Neutropenie*

1. Neutropenie ist eine absolute Verringerung der Neutrophilenanzahl.
2. Ätiologie
   A. Verringerte oder ungenügende Produktion von Zellen im proliferierenden Pool
      1) Myelophthise (neoplastische Infiltration des Knochenmarks)
         a) Myeloproliferative Erkrankungen
         b) Lymphoproliferative Erkrankungen
         c) Systemische Mastzellerkrankungen
         d) Myelofibrose
         e) Metastatisches Karzinom (bei Kleintieren selten)
      2) Pharmaka-induziert
         a) Zytostatika und andere Immunsuppressiva
         b) Chloramphenicol
         c) Griseofulvin
         d) Sulfonamid-Trimethoprim-Kombinationen
         e) Östrogene
         f) Phenylbutazon
         g) Phenothiazin-Derivate
         h) Sonstige Pharmaka
      3) Toxine
         a) Industrielle chemische Verbindungen (anorganische Lösungsmittel, Benzen)
         b) Fusarium-sporotrichioides-Toxin
      4) Infektionskrankheiten
         a) Parvovirusinfektion
         b) Retrovirusinfektion (felines Leukose Virus [FeLV] und felines Immunschwäche-Virus [FIV])
            – Myelodysplastische oder präleukämische Syndrome
            – Zyklische Neutropenie
            – Panleukopenie-ähnliches Syndrom
         c) Histoplasmose
         d) Ehrlichiose
         e) Toxoplasmose
         f) Hundestaupe im frühen Stadium
         g) Hepatitis contagiosa canis im frühen Stadium

5) Idiopathische Hypoplasie/Aplasie des Knochenmarks
6) Zyklische Neutropenie des Silbergrauen Collie
7) Erworbene zyklische Neutropenie
B. Sequestration von Neutrophilen im marginalen Pool
1) Endotoxinschock
2) Anaphylaktischer Schock
3) Anästhesie
C. Plötzlicher exzessiver Bedarf des Gewebes oder erhöhter Verbrauch
1) Infektionskrankheiten
a) Perakute bakterielle Infektionen (z. B. Peritonitis, Aspirationspneumonie, Salmonellose, Metritis)
b) Virusinfektionen (z. B. Hundestaupe und H. c. c., präklinische Stadien)
2) Pharmaka-induziert
3) Immunvermittelt
4) Paraneoplastisch
5) „Hypersplenismus"

– *Neutrophilie*

1. Neutrophilie ist definiert als absolute Zunahme der Neutrophilenzahl. Sie ist die häufigste Ursache für eine Leukozytose.
A. Reife Neutrophilie – Anstieg an Neutrophilen ohne Anstieg an unreifen Formen (z. B. Stabkernige).
B. Neutrophilie mit Linksverschiebung – Zunahme der Anzahl von sowohl reifen als auch unreifen Neutrophilen (Stabkernige $>300/\mu l$).
C. Regenerative Linksverschiebung – eine Form der Neutrophilie, die mit einer erhöhten Anzahl unreifer Neutrophiler verbunden ist und bei der die Anzahl der unreifen Formen die der reifen Formen nicht übersteigt.
D. Degenerative Linksverschiebung tritt auf, wenn die Zahl der unreifen Neutrophilen die Zahl der reifen Neutrophilen überschreitet. Neutrophilie kann vorhanden sein. Degenerative Linksverschiebung hat meist eine schlechte Prognose.
E. Leukämoide Reaktion – ausgeprägte Neutrophilie mit starker Linksverschiebung, die Metamyelozyten und Myelozyten einschließt. Eine solche Reaktion zeigt eine schwere Entzündung an und kann von einer chronischen granulozytären Leukämie schwierig zu unterscheiden sein.
F. Granulozytäre Leukämie – eine myeloproliferative Erkrankung, die hauptsächlich die Neutrophilen betrifft und eine ausgeprägte Leukozytose mit einer großen Anzahl unreifer Formen verursacht. Es tritt eine asynchrone nukleozytoplasmatische Reifung auf, die durch Riesenformen, Nukleoli in reifer erscheinenden Zellen und vorzeitige Segmentierung gekennzeichnet ist.
2. Ätiologie
A. Physiologische (adrenalin-induzierte) Neutrophilie
1) Verbunden mit Freisetzung von Neutrophilen aus dem marginalen Neutrophilenpool (MNP). Diese vorübergehende Reaktion dauert 20 bis 30 Minuten nach der endogenen Freisetzung von Catecholaminen. Sie tritt nur bei gesunden Tieren auf und ist am häufigsten bei der Katze.

2) Andere Veränderungen des vollständigen Blutbildes sind Erythrozytose und Lymphozytose (hauptsächlich bei Katzen).

3) Ursachen
   a) Angst
   b) Erregung
   c) Körperliche Anstrengung
   d) Krämpfe
   e) Partus
   f) Hypertonie

B. Streß- oder corticosteroid-induzierte Neutrophilie

1) Verbunden mit verlängerter Transitzeit im Blutkreislauf und einer verstärkten Freisetzung von Speicherpool-Neutrophilen aus dem Knochenmark, die durch endogene oder exogene Corticosteroide verursacht wird.

2) Andere Veränderungen des Gesamtblutbildes sind Lymphopenie, Eosinopenie und Monozytose (letztere tritt nur beim Hund auf).

3) Ursachen
   a) Schmerzen
   b) Anästhesie
   c) Trauma
   d) Neoplasie
   e) Hyperadrenokortizismus
   f) Stoffwechselstörungen
   g) Konsumierende Krankheiten

C. Entzündung oder erhöhter Bedarf der Gewebe

1) Das Ausmaß der Reaktion wird vom Gleichgewicht zwischen der Frequenz der Freisetzung aus dem Knochenmark und der Gewebsemigration bestimmt und kann je nach Spezies, Lokalisation der Entzündung, Virulenz des Erregers und Art der auslösenden Entzündungursache variieren.

2) Ursachen
   a) Infektionen (Bakterien, Viren, Pilze, Parasiten)
   b) Trauma und/oder Nekrose des Gewebes
   c) Immunvermittelte Erkrankungen
   d) Neoplasie
   e) Metabolische Ursachen (Urämie, diabetische Ketoazidose)
   f) Verbrennungen
   g) Anomalien der Neutrophilenfunktion
   h) Sonstige Ursachen (akute Blutungen, Hämolyse)

Lymphozyten

- **Funktion**

1. Es gibt zwei Arten von Lymphozyten, die morphologisch nicht zu unterscheiden sind. T-Lymphozyten (thymus-derived) sind bei der zellvermittelten Immunität beteiligt, während B-Lymphozyten (bursa-derived) mit der humoralen Immunität verbun-

den sind. Nur etwa 10% des gesamten Leukozytenpools zirkulieren im peripheren Blut.
2. Bei gesunden Tieren sind 70% der Blutlymphozyten T-Lymphozyten.

- **Kinetik**

1. Anders als andere Leukozyten sind Lymphozyten langlebig und zur Transformation in funktionsaktivere Formen imstande. Unreife lymphoide Vorläuferzellen sind im primären oder zentralen Kompartiment enthalten (d. h. Thymus, Knochenmark und Bursaäquivalent). Diese Lymphoblasten können sich differenzieren oder das sekundäre oder periphere Kompartiment (d. h. Lymphknoten, Milz, Peyersche Platten) mit Vorläuferzellen versorgen. Die Lymphoblasten des peripheren Kompartiments reagieren auf antigene Stimulation und entwickeln sich zu T- oder B-Lymphozyten.
2. Lymphozyten rezirkulieren via efferente Lymphgefäße und Ductus thoracicus in die Blutgefäße. Diese Rezirkulation ermöglicht eine generalisierte Verteilung immunkompetenter Zellen, Exposition von Lymphozyten gegenüber Gewebsantigenen und eine Immunüberwachung.
3. Die Zahl der zirkulierenden Lymphozyten nimmt mit dem Alter ab.

- **Morphologische Charakteristika**

1. Normale Lymphozyten enthalten wenig Zytoplasma mit einem runden Nukleus und dichtem Chromatin. Der Nukleus kann leicht eingekerbt sein, aber Nukleoli sind meist nicht vorhanden. Einige Lymphozyten enthalten azurophile zytoplasmatische Granula und werden große granuläre Leukozyten oder Globoidleukozyten genannt.
2. Reaktive Lymphozyten sind etwas größere Lymphozyten mit faltigem Kern, intensiver Basophilie des Zytoplasmas mit an einigen Stellen blassen Zonen (Golgi-Apparat) und/oder azurophilen Granula. Diese Lymphozyten erscheinen als Antwort auf eine Stimulation durch ein Antigen oder seltener im Fall eines lymphoiden Neoplasmas.
3. Eine lymphozytäre Leukämie führt zu hohen Zahlen zirkulierender Leukozyten (meist $>50\,000/\mu l$). Eine chronische lymphozytäre Leukämie ist durch Vorherrschen normal erscheinender Leukozyten gekennzeichnet. Eine akute lymphoide Leukämie ist durch zirkulierende Lymphoblasten gekennzeichnet. Die Beteiligung von Milz, Leber, Knochenmark und Lymphknoten ist in diesen Fällen häufig.

- **Veränderungen der Lymphozyten bei Krankheit**

– *Lymphopenie*

1. Lymphopenie ist als absolute Verringerung der Leukozytenzahl definiert.
2. Ätiologie
   A. Corticosteroid- oder streß-induziert (s. Abschnitt über Neutrophile)
   B. Verlust von Lymphe

1) Lymphangiektasie
2) Chylothorax (besonders bei wiederholter Drainage)

C. Gestörte Lymphopoese
1) Chemotherapie
2) Strahleneinwirkung
3) Protrahierte Corticosteroid-Anwendung

D. Viruskrankheiten (Zellyse, Hemmung der Zellproduktion und Verlust von Lymphozyten durch die gastrointestinale Mukosa)
1) Parvovirose
2) Feline infektiöse Peritonitis (FIP)
3) FeLV
4) FIV
5) Hundestaupe
6) Hepatitis contagiosa canis

– *Lymphozytose*

1. Lymphozytose ist ein absoluter Anstieg der Lymphozytenzahl.
2. Ätiologie

A. Physiologisch oder adrenalin-induziert (s. Abschnitt über Neutrophile)

B. Langdauernde Antigenstimulation (zieht gewöhnlich eine leichte Erhöhung der Leukozytenzahl nach sich)
1) Chronische Infektionen
– Ehrlichiose (Hunde): Die Lymphozytenzahl kann bei Hunden mit Ehrlichiose 10 000/µl überschreiten und eine lymphozytäre Leukämie vortäuschen.
2) Allergische Syndrome
3) Autoimmunkrankheiten
4) Reaktionen auf eine Schutzimpfung

C. Leukämie
1) Lymphozytär (chronisch)
2) Lymphoblastisch (akut)

D. Hypoadrenokortizismus

Eosinophile

- **Funktion**

1. Obwohl sie im Vergleich zu Neutrophilen weniger effektiv sind, besitzen Eosinophile phagozytäre und bakterizide Eigenschaften.
2. Die parasitizide Aktivität, die wahrscheinlich von Antikörpern oder Komplement oder beidem abhängt, ist eine wichtige Funktion der Eosinophilen.
3. Eosinophile sind bei der allergischen Reaktion vom Soforttyp (Typ I) beteiligt. Sie besitzen Substanzen, die den von den Mastzellen freigesetzten Mediatoren entgegenwirken: ein wichtiger Mechanismus für die Regulation der allergischen Reaktion vom Soforttyp.

4. Eosinophile Granula können Plasminogen aktivieren, wodurch es zur Thrombose kommt.

- **Kinetik**

1. Eosinophile werden hauptsächlich vom Knochenmark als Reaktion auf GM-CSF, multi-CSF (IL-3) und IL-5 gebildet. Gespeichert werden die Eosinophilen im Knochenmark. Normalerweise befindet sich nur eine kleine Anzahl von Eosinophilen in der peripheren Zirkulation. Eosinophile wandern in Gewebe, die in enger Interaktion mit Fremdmaterial stehen (d. h. Darm, Haut und Atmungsapparat). Wie Neutrophile treten Eosinophile nicht wieder in den Blutkreislauf ein.
2. Die Transitzeit im Blut beträgt etwa 24 bis 35 Stunden.
3. Der Eosinophilen-Pool im Gewebe ist signifikant größer als der in der Zirkulation. Eosinophile herrschen in Schleimhäuten vor.

- **Morphologische Charakteristika**

1. Eosinophile haben deutliche, rosa bis orange gefärbte zytoplasmatische Granula und einen segmentierten Zellkern. Bei Hunden finden sich im Vergleich zu Katzen, deren Eosinophile kleine und stabförmige Granula aufweisen, unterschiedlich große Granula.
2. Eine eosinophile Leukämie kann durch große Zahlen zirkulierender Eosinophiler mit unreifen Formen, asynchroner Reifung und Kernveränderungen (z. B. prominente Nukleoli, Chromatinverklumpung) gekennzeichnet sein.

Veränderungen der Eosinophilen bei Krankheit

– *Eosinopenie*

1. Eosinopenie ist als absolute Abnahme der Eosinophilenzahl definiert.
2. Ätiologie
   A. Streß- oder corticosteroid-induziert (s. Abschnitt über Neutrophile)
   B. Akute Entzündungen und Infektionen
      1) Nach endogener Corticosteroid-Freisetzung
      2) Entzündung des Gewebes mit Bildung von eosinophilen chemotaktischen Substanzen kann zu Eosinopenie führen.

– *Eosinophilie*

1. Eosinophilie ist eine absolute Zunahme der Eosinophilenzahl.
2. Ätiologie
   A. Parasitosen
      1) Ankylostomatidose
      2) Dirofilariose

3) Hundeflohbefall
4) Filaroidose
5) Aelurostrongylose
6) Askaridose (Larva migrans)
7) Paragonimose
8) Demodikose (in seltenen Fällen)

B. Allergische Erkrankungen
1) Atopie
2) Dermatitis durch Flohallergie

C. Eosinophile infiltrative Erkrankungen
1) Eosinophiler Granulom-Komplex
2) Felines Bronchialasthma
3) Canine PIE (pulmonary infiltrates with eosinophilis)
4) Eosinophile Gastroenteritis/Kolitis
5) Felines hypereosinophiles Syndrom

D. Infektionskrankheiten
1) Viruserkrankungen der oberen Atemwege
2) Feline Parvovirose
3) FIP
4) Toxoplasmose
5) Eitrige Prozesse

E. Neoplasien
1) Mastzelltumoren (systemisch und in der Haut)
2) Lymphome
3) Myeloproliferative Erkrankungen (z. B. eosinophile Leukämie)
4) Solide Tumoren

F. Verschiedenes
1) Weichteiltrauma
2) Felines urologisches Syndrom
3) Kardiomyopathie
4) Niereninsuffizienz
5) Feline Hyperthyreose
6) Östrus beim Hund

Basophile

- **Funktion**

1. Die Funktion der Basophilen ist nicht vollständig bekannt, aber es wird angenommen, daß sie ähnlich der der Gewebsmastzellen ist. Beide degranulieren, wenn sich Antigenkomplexe mit Immunglobulin E (IgE) auf ihrer Oberfläche befinden, und beide sind an allergischen und entzündlichen Reaktionen beteiligt.
2. Basophile haben eine begrenzte Fähigkeit zur Phagozytose.
3. Basophile enthalten Histamin und andere vasoaktive Substanzen, dazu noch einen eosinophilen chemotaktischen Faktor.
4. Basophile fördern den Triglyceridstoffwechsel.

- **Kinetik**

1. Basophile stammen aus dem Knochenmark. Die Produktion Basophiler scheint antigenspezifisch zu sein und ist ähnlich der von Eosinophilen und Neutrophilen.
2. Basophile wandern in Gewebe und überleben dort für kurze Zeit (10 bis 12 Tage).

- **Morphologische Charakteristika**

1. Normale Basophile sind durch ihre rötlich-violetten Granula im Zytoplasma gekennzeichnet, die den gelappten Kern verdecken können. Die Basophilen beim Hund haben weniger, aber größere Granula im Vergleich zu den Basophilen der Katze, die orange-graue Granula vor einem leicht grauen Hintergrund aufweisen.

- **Veränderungen der Basophilen bei Krankheit**

– *Basopenie*

Basopenie ist die absolute Verringerung der Basophilenzahl. Da Basophile in der Zirkulation selten sind, ist eine Basopenie nicht erheblich.

– *Basophilie*

1. Basophilie ist definiert als absolute Zunahme der Basophilenzahl und meist mit einer Eosinophilie verbunden.
   A. Assoziiert mit der IgE-Produktion
      1) Dirofilariose
      2) Allergische Hauterkrankungen (Typ-I-Allergie)
   B. Entzündliche Erkrankungen
      1) Erkrankungen des Gastrointestinaltraktes
      2) Erkrankungen des Respirationstraktes
      3) Neoplasmen
         a) Mastzelltumor
         b) Lymphomatoide Granulomatose
         c) Basophile Leukämie
   C. In Verbindung mit Hyperlipoproteinämie
      1) Hyperadrenokortizismus
      2) Hypothyreose

Monozyten

- **Funktion**

1. Monozyten können sich in Gewebsmakrophagen umbilden, die ortsständig sind oder sich frei bewegen. Diese Makrophagen phagozytieren Mikroorganismen, alternde Zellen oder Zelltrümmer.

2. Makrophagen spielen eine bedeutende Rolle bei der Regulation der Immunantwort durch Präsentation des Antigens für die Lymphozyten. Außerdem sezernieren die Makrophagen Monokine, die andere Immunzellen aktivieren, d. h. Lymphozyten und Neutrophile.
3. Makrophagen können zytotoxische Wirkungen, z. B. gegen Tumorzellen, ausüben.
4. Produkte, die von den Makrophagen sezerniert werden, sind Monokine, endogene Pyrogene (IL-1), lysosomale Hydrolasen, Prostaglandine, Komplement-Komponenten u. a. Diese Substanzen sind für die Phagozytose, Immunaktivierung und Zellaktivität wichtig.

- **Kinetik**

1. Monozyten stammen aus dem Knochenmark, wo sie wahrscheinlich eine kurze Zeit verbringen, bevor sie in die periphere Zirkulation eintreten. Die Halbwertszeit der zirkulierenden Monozyten beträgt beim Rind etwa 20 Stunden, ist bei Hund und Katze jedoch noch nicht genau bekannt.
2. Obwohl viele Faktoren die Produktion von Monozyten stimulieren, die Freisetzung der Monozyten in den Blutkreislauf regulieren, die Migration der Monozyten in die Gewebe beeinflussen und eine Wirkung auf das Turnover der Monozyten haben, sind diese Faktoren noch nicht vollständig identifiziert.

- **Morphologische Charakteristika**

1. Monozyten sind etwas größer als Neutrophile. Das Zytoplasma färbt sich blaugrau und kann ein schaumiges Aussehen haben. Feine azurophile Granula können vorhanden sein. Der Nukleus ist polymorph mit einer undeutlichen Membran und feinem, retikulären Chromatin.
2. Monozytäre und myelomonozytäre Leukämien können durch eine erhöhte Anzahl reifer oder unreifer Monozyten in der Zirkulation gekennzeichnet sein. Promonozyten haben einen großen Nukleus mit einem feinen Chromatinmuster und Nukleoli. Monoblasten können den Myeloblasten ähnlich sein und ein mittel- bis tiefblaues Zytoplasma und einen runden oder ovalen Nukleus mit prominentem Nukleolus aufweisen. Anders als die Myeloblasten können Monoblasten einen eingebuchteten oder wellenförmigen Kernumriß zeigen. Diese Zellen können durch zytochemische Färbungen differenziert werden (Tabelle 20-2).

- **Veränderungen der Monozyten bei Krankheit**

– *Monozytopenie*

1. Monozytopenie ist die absolute Verringerung der Monozytenzahl.
2. Monozytopenie ist klinisch nicht bedeutsam.

Tabelle 20-2 Typische zytochemische Reaktionen in leukämischen Zellen

Zytochemischer Marker	Lymphozytäre Leukämie	Myeloische Leukämie	Myelomonozytäre Leukämie	Monozytäre Leukämie
Peroxidase	negativ	positiv	positiv	negativ
Saure Phosphatase	negativ	positiv	positiv	negativ
Sudanschwarz B	negativ	positiv	positiv	negativ
Chloracetat-Esterase	negativ	positiv	schwach positiv	negativ
unspezifische Esterase	negativ	negativ	schwach positiv	positiv

– *Monozytose*

1. Monozytose ist definiert als absolute Zunahme der Monozytenzahl.
2. Ätiologie
   A. Chronische Entzündungen
      1) Infektiös
         a) Bakteriell (eitrig)
            – Pyometra
            – Abszeß
            – Peritonitis
            – Pyothorax
            – Osteomyelitis
            – Prostatitis
            – *Nocardia*
            – *Actinomyces*
            – Mykobakterien
         b) Intrazelluläre Parasiten
            – *Ehrlichia*
            – *Haemobartonella*
         c) Dirofilariose
      2) Immunvermittelt
         a) Hämolytische Anämie
         b) Hauterkrankungen (z. B. Pemphigus, Nocardiose, systemischer Lupus erythematodes u. a.)
      3) Granulomatöse Erkrankungen
         a) Systemische Mykosen
            – Blastomykose
            – Histoplasmose
            – Kryptokokkose
            – Coccidioidomykose
         b) Tuberkulose
   B. Trauma mit starken Quetschungen
   C. Hämorrhagien in Gewebe oder Körperhöhlen
   D. Streß- oder corticosteroid-induziert (beim Hund)

E. Neoplasie
   1) In Verbindung mit Nekrose des Tumors
   2) Myelodysplastische Erkrankungen
   3) Leukämie
      a) Myelomonozytäre Leukämie
      c) Myeloische Leukämie

Neoplasien der weißen Blutzellen

- **Akute Leukämien**

Akute Leukämien sind bei Kleintieren ungewöhnlich. Diese Neoplasien sind durch Knochenmarkinfiltration von unreifen Zellen myeloiden, monozytoiden oder lymphoiden Ursprungs gekennzeichnet. Die klinischen Symptome sind häufig vage und können Fieber, Lethargie, Anorexie, Lymphadenopathie, Hepatosplenomegalie, Atemnot, Vomitus und Diarrhoe umfassen. Die hämatologischen Veränderungen können Leukozytose, Anämie, Thrombozytopenie und das Vorhandensein von Blasten einschließen. Begleitende biochemische Veränderungen sind Azotämie, erhöhte Aktivität der Leberenzyme, Hyperkalzämie, Hyperphosphatämie und Hyperproteinämie. Die Diagnose basiert auf morphologischen und zytochemischen Charakteristika des peripheren Blutes und des Knochenmarks. Verschiedene chemotherapeutische Verfahren sind bei der Behandlung der akuten Leukämie angewendet worden, aber das Ergebnis war nicht ermutigend. Die Überlebensdauer beträgt meist weniger als 65 Monate mit einem Durchschnitt von einem Monat.

– *Akute lymphoblastische Leukämie*

1. Akute lymphoblastische Leukämie ist eine progressive maligne Erkrankung der Lymphoblasten im Knochenmark und in anderen lymphoiden Geweben. Die zytologischen Charakteristika umfassen runde Zellen mit einem schmalen Zytoplasmarand und einem großen, runden Nukleus mit einem fein bis grob getüpfelten Chromatinmuster. Im Nukleus ist meist ein einzelner Nukleolus vorhanden. Manchmal können große, azurophile Granula im Zytoplasma vorhanden sein. Die meisten zytochemischen Färbungen ergeben in der Regel negative Ergebnisse (s. Tabelle 20-2).
2. Signalement
   A. Hund: Die Altersgrenzen liegen zwischen 1 und 12 Jahren, mit einem durchschnittlichen Alter von etwa 6 Jahren. Das Verhältnis von männlichen zu weiblichen Tieren ist mit 3:2 angegeben worden. Die Erkrankung wurde häufig bei großen Rassen beschrieben (besonders Deutscher Schäferhund).
   B. Katze: Akute lymphoblastische Leukämie ist bei der Katze ungewöhnlich.
3. Klinische Symptome: Die klinischen Symptome sind meist unspezifisch und umfassen Anorexie, Lethargie, Vomitus, Diarrhoe, Dyspnoe, Lahmheit, Polydipsie, Polyurie und Gewichtsverlust. Bei der körperlichen Untersuchung können Blässe der Schleimhäute, Hepatomegalie, Splenomegalie, manchmal leichte Lymphadenopathie und Fieber auffallen. Neurologische Anomalien können vorhanden sein.

4. Veränderungen der Laborwerte

A. Meist ist eine ausgeprägte Leukozytose vorhanden (Leukozytenzahl >100 000/µl), begleitet von zirkulierenden Blasten, einer leichten Anämie (Hämatokrit >25%) und Thrombozytopenie (Thrombozytenzahl < 100 000/µl).

B. Erhöhte Aktivität der Leberenzyme, leichte Azotämie und Hyperkalzämie können beim biochemischen Profil festgestellt werden.

C. Bei einer Knochenmarkbiopsie zeigt sich meist eine monomorphe Population von Lymphoblasten mit einer verringerten Anzahl normaler Vorläuferzellen.

5. Therapie

A. Folgende Therapien sind beschrieben worden: Chemotherapie (Einzel- und kombinierte Wirkstoffe) und Plasma-Vollbluttransfusionen. Pharmaka: Prednison, Vincristin, Cyclophosphamid, Cytosin-Arabinosid, L-Asparaginase und Chlorambucil.

B. Die Hauptprobleme, die bei der Behandlung dieser Erkrankung auftreten, sind Neutropenie und Thrombozytopenie, die meist zu Sepsis und besonders zu Blutungen führen.

6. Prognose: Die Reaktion auf die Therapie ist schwach, die durchschnittliche Überlebensdauer beträgt vier bis sechs Wochen. Der Tod tritt meist durch Sepsis, Blutungen oder neurologische Komplikationen ein. Ohne Therapie beträgt die Überlebensdauer ein bis zwei Wochen.

– *Akute myeloische Leukämie*

1. Akute myeloische Leukämie ist eine neoplastische Erkrankung der granulozytären Zellinie. Das periphere Blutbild zeigt meist eine Neutropenie mit einer Linksverschiebung zu Myeloblasten. Neoplastische myeloide Zellen sind empfänglich für degenerative Veränderungen und können eine Vakuolisierung des Zytoplasmas und Zellschrumpfung zeigen. Myeloblasten sind durch einen unregelmäßig geformten, leicht exzentrischen Nukleus mit feingetüpfeltem Chromatin, Nukleoli und reichlich basophilem Zytoplasma mit gelegentlich auftretenden kleinen, azurophilen Granula gekennzeichnet. Granulozytäre Marker sind Peroxidase, saure Phosphatase, Chloracetatesterase und Sudanschwanz B (s. Tabelle 20-2).

2. Signalement

A. Hund: Akute myeloische Leukämie betrifft meist junge Hunde im Alter zwischen 1,5 und 12 Jahren und einem Mittel von 4 Jahren. Es ist keine Geschlechts- oder Rassedisposition festgestellt worden, aber viele der beschriebenen Fälle treten bei Tieren großer Rassen auf.

B. Katze: Die meisten Katzen mit akuter myeloischer Leukämie sind FeLV-positiv. Es ist keine Gechlechts- oder Rassedisposition festgestellt worden.

3. Klinische Symptome: Die klinischen Symptome und die Befunde bei der körperlichen Untersuchung sind ähnlich wie die bei akuter lymphoblastischer Leukose. Veränderungen der Augen (Hyphaema, Glaukom und Netzhautablösung) sind ebenfalls festgestellt worden.

4. Veränderungen der Laborwerte

A. Die Leukozytenzahl ist normal bis leicht gestiegen. Eine schwere bis mäßige Anämie und Thrombozytopenie können vorhanden sein. Eine asynchrone Linksverschiebung mit Myeloblasten ist meist vorhanden.

B. Die biochemischen Veränderungen im Serum umfassen eine erhöhte Aktivität der Leberenzyme und eine leichte Azotämie.

C. Bei der Untersuchung des Knochenmarks zeigt sich, daß das Knochenmark durch neoplastische Granulozyten mit einer gestörten Reifung verdrängt wird. Die Zahl der normalen Knochenmarkvorläuferzellen kann durch diese neoplastische Infiltration deutlich erniedrigt sein.

5. Therapie: Eine Chemotherapie mit Vincristin, Cyclophosphamid und 6-Thioguanin ist versucht worden, der Erfolg war jedoch minimal. Pharmaka, die eine Zelldifferenzierung induzieren, z. B. Cytosin-Arabinosid, haben dagegen schon vielversprechende Ergebnisse gezeigt.

6. Prognose: Die Prognose bei akuter myeloischer Leukämie ist sehr ungünstig. Die Überlebensdauer beträgt mit oder ohne Therapie weniger als 4 Monate.

– *Akute myelomonozytäre Leukämie*

1. Die akute myelomonozytäre Leukämie entwickelt sich aus den gewöhnlichen granulozytär-monozytären Vorläuferzellen. Sie ist die häufigste nicht-lymphoide Leukämie, die bei Hunden auftritt. Die Blasten sind durch einen ovalen bis unregelmäßigen Nukleus mit einem feinen Chormatinmuster und gelegentlich auftretenden Nukleoli gekennzeichnet. Das Zytoplasma kann Vakuolen oder azurophile Granula enthalten und Pseudopodien bilden. Spezielle zytochemische Färbungen (s. Tabelle 20-2), die positive Ergebnisse bringen, umfassen die Granulozytenmarker (Chloracetatesterase, Sudanschwarz B, Peroxidase und saure Phosphatase) und Monozytenmarker (unspezifische Esterase).

2. Signalement

A. Hund: Die akute myelomonozytäre Leukämie ist eine Krankheit jüngerer Hunde (die betroffenen Altersklassen reichen von 1 bis 12 Jahren, mit einem Mittel von etwa 6 Jahren). Hündinnen scheinen ein erhöhtes Risiko zu haben. Es ist keine Rassedisposition beschrieben worden.

B. Katze: Die akute myelomonozytäre Leukämie ist bei dieser Tierart eine seltene Erkrankung.

3. Klinische Symptome: Die klinischen Symptome und die Befunde der körperlichen Untersuchung sind denen bei der akuten myeloischen Leukämie ähnlich.

4. Veränderungen der Laborwerte

A. Die Leukozytenzahl kann normal oder leicht erhöht sein (Durchschnitt: 50 000/µl). Eine leichte bis mäßige Anämie und Thrombozytopenie sind ebenfalls meist vorhanden.

B. Eine Erhöhung der Leberenzyme, Azotämie, leicht verringerte Albuminkonzentration und Hypoglykämie sind beschrieben worden.

C. Bei der Knochenmarkbiopsie zeigen sich meist zahlreiche Blasten mit myeloiden und monozytoiden Charakteristika. Meist fällt eine verminderte Anzahl normaler Vorläuferzellen auf.

5. Therapie: Eine Chemotherapie mit Prednison, Cytosin-Arabinosid, 6-Thioguanin, Vinblastin und Cyclophosphamid mit und ohne Wiederzuführung von Blut nach Waschung in physiologischer Kochsalzlösung und Ausscheiden des Blutplasmas ist mit begrenztem Erfolg durchgeführt worden.

6. Prognose: Die Prognose ist ungünstig, sogar mit Therapie. Die Überlebensdauer reicht von einem Tag bis zu 6 Wochen (mit einer mittleren Überlebensdauer von etwa 3 Wochen).

– *Akute monozytäre Leukämie*

1. Akute monozytäre Leukämie ist durch monozytoide Blastzellen, die das Knochenmark infiltrieren, gekennzeichnet. Diese Zellen sind groß, haben einen unregelmäßigen, eckigen bis ovalen Nukleus mit fein getüpfeltem Chromatin und einem gelegentlich auftretenden Nukleolus. Das Zytoplasma erscheint in der Färbung blaugrau und kann manchmal Vakuolen aufweisen. Zytoplasmatische Pseudopodien können ebenfalls vorhanden sein. Monozytenmarker umfassen Alpha-naphthylbutyrase-Esterase und Alpha-naphthylacetat-Esterase.
2. Signalement
   A. Hund: Die akute monozytäre Leukämie ist bei Hunden im Alter von 2 bis 12 Jahren (Mittel etwa 6 Jahre) beschrieben worden. Es wurde keine Geschlechts- oder Rassedisposition festgestellt, aber in vielen Berichten werden häufig Hunde großer Rassen beschrieben.
   B. Katze: Das Durchschnittsalter der beschriebenen Katzen beträgt 4 Jahre. Es ist keine Geschlechts- oder Rassedisposition ermittelt worden.
3. Klinische Symptome: Die klinischen Symptome und körperlichen Befunde sind denen bei akuter myelomonozytärer Leukämie ähnlich, wobei Fieber und Gewichtsverlust bei akuter monozytärer Leukämie seltener ist.
4. Veränderungen der Laborwerte
   A. Die Leukozytenzahl ist meist auffällig erhöht (>90 000/µl). Anämie und Thrombozytopenie sind meist leicht ausgeprägt, wenn sie überhaupt vorhanden sind. Eine Monozytose kann vorhanden sein.
   B. Die biochemischen Veränderungen im Serum umfassen Azotämie, erhöhte Aktivität der Leberenzyme und Hyperphosphatämie.
   C. Die Untersuchung des Knochenmarks kann eine monomorphe Population von Monoblasten mit oder ohne Differenzierung ergeben.
5. Therapie: Die Chemotherapeutika umfassen Prednison, Cytosin-Arabinosid, 6-Thioguanin und Vincristin.
6. Prognose: Trotz Chemotherapie hat die durchschnittliche Überlebensdauer die von unbehandelten Tieren nicht überschritten.

– *Andere akute Leukämien*

Eosinophile Leukämien und Mastzelleukämien werden in der Veterinärmedizin selten beschrieben. Die Mastzellenleukämie ist meist mit einer systemischen Mastozytose verbunden. Klinische Symptome, körperliche Untersuchung und Veränderungen der Laborwerte können ähnlich denen bei anderen akuten Leukämien sein. Im peripheren Kreislauf und im Knochenmark sind neoplastische eosinophile oder mastozytäre Zellen vorhanden. Die Prognose ist ungünstig, sogar mit Chemotherapie.

• Chronische Leukämie

Chronische Leukämien sind durch erhöhte Zahlen gut differenzierter Zellen in Blut und Knochenmark gekennzeichnet. Der Verlauf ist länger und die Progression langsamer als bei akuten Leukämien. Blastkrisen können bei chronischer myeloischer Leukämie auftreten, wodurch die Diagnose erschwert wird. Das Ansprechen auf die Therapie und die Prognose sind meist besser als bei akuter Leukämie außer bei Patienten mit einer Blastkrise.

– *Chronische lymphozytäre Leukämie*

1. Chronische lymphozytäre Leukämie ist durch eine Proliferation kleiner, funktionsloser Lymphozyten (meist aus der B-Zellinie) im peripheren Blut und in hämatopoetischen Geweben gekennzeichnet. Die Lymphozyten sind im Durchmesser meist 7 bis 9 µm groß und haben einen großen, runden Nukleus mit dichtem Chromatin. Manchmal sind große, azurophile Granula im Zytoplasma vorhanden. Es wird angenommen, daß diese Zellen eine Untergruppe von T-Lymphozyten (natürliche Killerzellen) sind. Alle zytochemischen Färbungen ergeben im allgemeinen negative Ergebnisse.
2. Signalement
   A. Hund: Chronische lymphozytäre Leukämie tritt bei mittelalten bis älteren Hunden auf. Das Verhältnis erkrankter Rüden zu Hündinnen beträgt 2 : 1. Es ist keine Rassedisposition festgestellt worden, obwohl in vielen Berichten die Englische Bulldogge genannt wird.
   B. Katze: Chronische lymphozytäre Leukämie ist bei älteren Katzen selten beobachtet worden. Der FeLV-Status der betroffenen Tiere war unterschiedlich.
3. Klinische Symptome: Die klinischen Symptome sind meist vage und umfassen Lethargie, Depression, Anorexie, Vomitus, Diarrhoe, Fieber und intermittierende Lahmheit. Die Dauer dieser Symptome kann von einigen Wochen bis zu Monaten reichen. Bei der körperlichen Untersuchung können sich keine besonderen Befunde ergeben, oder es können eine leichte bis mäßige periphere Lymphadenopathie, Hepatosplenomegalie oder manchmal Blässe der Schleimhäute auffallen. Viele Hunde mit chronischer lymphozytärer Leukämie sind symptomlos, und es wird bei ihnen daher nur durch Zufall diese Diagnose gestellt.
4. Veränderungen der Laborwerte
   A. Die Leukozytenzahl ist als Ergebnis einer absoluten Lymphozytose meist erhöht; die Leukozytenzahl kann von 5 000 bis > 100 000/µl variieren. Eine leichte bis mäßige normozytäre, normochrome Anämie kann ebenfalls vorhanden sein. Die Thrombozytenzahl kann normal oder leicht erniedrigt sein.
   B. Bei der Untersuchung des Knochenmarks zeigt sich gewöhnlich eine exzessive Zahl kleiner Lymphozyten, deren Anzahl mit der Progredienz der Erkrankung steigen kann.
   C. Die Serumwerte sind in aller Regel normal außer einer Erhöhung der alkalischen Phosphatase-Aktivität und/oder einer Hypergammaglobulinämie.
   D. Manchmal ist bei der Eiweißelektrophorese in der β-γ-Region ein monoklonaler Gipfel vorhanden. Dieses Paraprotein ist meist IgM. Eine Bence-Jones-Proteinurie ist in etwa der Hälfte dieser Fälle vorhanden.

5. Therapie: Die Therapie der chronischen lymphozytären Leukämie ist umstritten, da viele Fälle symptomlos verlaufen und nur zufällig entdeckt werden. Chemotherapien, die mit Erfolg durchgeführt worden sind, umfaßten einen alkylierenden Wirkstoff wie Chlorambucil, ein Corticosteroid wie Prednison und manchmal ein Vinca-Alkaloid wie Vincristin. Es sind kontinuierliche und intermittierende Therapiekonzepte vorgeschlagen worden. Die Patienten sollten nur behandelt werden, wenn Symptome oder eine Zytopenie (d. h. Anämie, Thrombozytopenie) vorhanden sind.
6. Prognose: Die Prognose bei chronischer lymphozytärer Leukämie ist bedeutend besser als bei akuter lymphozytärer Leukämie. Mit oder ohne Chemotherapie beträgt die Überlebensdauer meist mehr als ein bis zwei Jahre.

– *Chronische myeloische Leukämie*

Chronische myeloische Leukämie ist eine ungewöhnliche Erkrankung bei Hund und Katze und durch erhöhte Granulozytenzahlen mit zahlreichen reifen und unreifen Formen gekennzeichnet. Die Leukozytenzahl ist häufig größer als 100 000/µl. Eine mäßige Anämie kann ebenfalls vorhanden sein. Die Differenzierung von anderen Erkrankungen, wie schweren Infektionen, Immunkrankheiten und anderen neoplastischen Prozessen, kann schwierig sein. Eine Untersuchung des Knochenmarks zeigt eine Hyperplasie der granulozytären Zellinie. Die klinischen Symptome sind unspezifisch und können in Lethargie, Anorexie und Schwäche bestehen. Bei der körperlichen Untersuchung können Hepatosplenomegalie, ulzerative oder noduläre Dermatitis, Gewichtsverlust und/oder Blässe auffallen. Als terminales Ereignis können bei fortschreitender Progression der Krankheit unreife Formen auftreten (sog. Blastkrise). Eine Therapie mit Hydroxyharnstoff ist für die Verlängerung der Überlebensdauer hilfreich, Blastkrisen haben sich aber bei mehreren Hunden während dieser Therapie entwickelt. Die Prognose ist zweifelhaft, die Überlebensdauer beträgt mehr als ein Jahr.

- **Chemotherapieprogramme für Patienten mit leukozytären Neoplasien**

1. Lymphom
   A. Auslösen einer Remission
      1) „COAP"-Programm.
         a) **C**yclophosphamid – 50 mg/m^2 Körperoberfläche p. o., an 4 Tagen einer Woche oder jeden zweiten Tag 8 Wochen lang
         b) Vincristin (**O**ncovin) – 0,5 mg/m^2 Körperoberfläche i. v., einmal wöchentlich für 8 Wochen
         c) Cytosin-**A**rabinosid – 100 mg/m^2 Körperoberfläche i. v. oder s. c., verteilt auf täglich 2 Dosen, 4 Tage lang.
         d) **P**rednison – 40 bis 50 mg/m^2 Körperoberfläche p. o., 1mal/Tag für eine Woche, dann 20 bis 25 mg/m^2 Körperoberfläche p. o. jeden zweiten Tag für 7 Wochen
         e) *Beachte:* Bei Katzen wird Cytosin-Arabinosid nur für zwei Tage verabreicht, dann werden die restlichen drei Mittel (Cyclophosphamid, Vincristin und Prednison) nur 6 Wochen lang gegeben.

2) „COP"-Programm

a) **C**yclophosphamid – 50 mg/m^2 Körperoberfläche p. o., an 4 Tagen einer Woche oder 300 mg/m^2 Körperoberfläche p. o. für 3 Wochen

b) Vincristin (**O**ncovin) – 0,5 mg/m^2 Körperoberfläche i. v., einmal wöchentlich (die Dauer der Chemotherapie ist bei diesem Programm variabel).

c) **P**rednison – 40 bis 50 mg/m^2 Körperoberfläche p. o., 1mal/Tag für eine Woche, dann 20 bis 25 mg/m^2 Körperoberfläche p. o. jeden zweiten Tag

3) „CLOP"-Programm – wie das „COP"-Programm, aber mit Zugabe von L-Asparaginase in einer Dosierung von 10 000 bis 20 000 E/m^2 Körperoberfläche s. c., einmal alle 4 bis 6 Wochen.

4) „CHOP"-Programm (21-Tage-Zyklus)

a) **C**yclophosphamid – 100 bis 150 mg/m^2 Körperoberfläche i. v. am ersten Tag

b) Doxorubicin – 30 mg/m^2 Körperoberfläche i. v. am ersten Tag

c) Vincristin – 0,75 mg/m^2 Körperoberfläche i. v., einmal wöchentlich am 8. und 15. Tag

d) Prednison – 40 bis 50 mg/m^2 Körperoberfläche p. o., 1mal/Tag für eine Woche, dann 20 bis 25 mg/m^2 Körperoberfläche vom 8. bis 21. Tag

e) Trimethoprim-Sulfadiazin – 14 mg/kg KG p. o., 2mal/Tag.

5) AMC-Programm

a) 1. Woche – Vincristin (0,025 mg/kg KG i. v.) und L-Asparaginase (400 E/kg KG i. p.)

b) 2. Woche – Cyclophosphamid (10 mg/kg KG i. v.)

c) 3. Woche – Vincristin (0,025 mg/kg KG i. v.) und L-Asparaginase (400 E/kg KG i. p.)

d) 4. Woche – Doxorubicin (30 mg/m^2 Körperoberfläche i. v.)

B. Erhaltungstherapie

1) Chlorambucil, 20 mg/m^2 Körperoberfläche jede zweite Woche und Prednison, 20 bis 25 mg/m^2 Körperoberfläche p. o. jeden zweiten Tag

2) LMP-Programm – Chlorambucil und Prednison wie oben plus Methotrexat (2,5 bis 5 mg/m^2 Körperoberfläche p. o., 2- oder 3mal wöchentlich).

3) COP-Programm – wird jede 2. Woche für 6 Zyklen, dann jede 3. Woche für 6 Zyklen und danach einmal monatlich angewendet.

4) AMC-Programm – Dieses Programm wird als Einleitungs- und Erhaltungstherapie eingesetzt.

C. „Notfall"-Therapie

1) Das COAP-Programm wird begonnen, wenn das erste Rezidiv auftritt, während das Tier Chlorambucil und Prednison oder Chlorambucil, Prednison und Methotrexat erhält.

2) ADIC-Programm

a) Doxorubicin – 30 mg/m^2 Körperoberfläche i. v. alle drei Wochen

b) DTIC – 1 000 mg/m^2 Körperoberfläche i. v. (Tropf für 6 bis 8 Stunden einmal wöchentlich).

3) L-Asparaginase – 10 000 bis 30 000 E/m^2 Körperoberfläche alle zwei oder drei Wochen.

4) Das CHOP-Programm wird angewendet, wenn während einer Behandlung mit dem COAP-Programm der zweite Rückfall auftritt, oder wenn der Patient früher auf Doxorubicin gut reagiert hat.

5) Bleomycin, 2 bis 10 E/m^2 Körperoberfläche i. v., Dauertropf für drei bis fünf Tage; Cytosin-Arabinosid – 100 mg/m^2 Körperoberfläche i. v. (Dauertropf) und Prednison 50 mg/m^2 Körperoberfläche p. o. (1mal/Tag) oder Dexamethason 4 bis 6 mg/m^2 Körperoberfläche p. o. (1mal/Tag).

6) Bleomycin, Cytosin-Arabinosid und Prednison plus Doxorubicin, 30 mg/m^2 Körperoberfläche i. v., alle drei Wochen.

2. Akute lymphoblastische Leukämie

A. „COAP“-, „CLOP“- oder „COP“-Programme

B. Vincristin – 0,5 mg/m^2 Körperoberfläche i. v., einmal wöchentlich; L-Asparaginase – 10000 bis 20000 E/m^2 Körperoberfläche s. c., einmal alle vier Wochen; Prednison – 40 bis 50 mg/m^2 Körperoberfläche, p. o. (1mal/Tag) für eine Woche, dann 20 bis 25 mg/m^2 Körperoberfläche p. o. (4mal täglich).

3. Chronische lymphozytäre Leukämie

A. Chlorambucil – 20 mg/m^2 Körperoberfläche p. o., jede 2. Woche; Prednison – 20 mg/m^2 Körperoberfläche p. o., jeden 2. Tag.

B. Cyclophosphamid – 50 mg/m^2 Körperoberfläche p. o., 4 Tage in der Woche; Prednison – 20 mg/m^2 Körperoberfläche p. o., jeden zweiten Tag.

4. Akute myeloische Leukämie

A. Cytosin-Arabinosid – 100 mg/m^2 Körperoberfläche i. v. (Tropf) oder s. c., verteilt auf 2 Tagesdosen für 4 Tage; 6-Thioguanin – 40 bis 50 mg/m^2 Körperoberfläche p. o. (1mal oder 4mal/Tag).

B. Cytosin-Arabinosid und 6-Thioguanin plus Doxorubicin (10 mg/m^2 Körperoberfläche i. v., am 2. und 4. Tag des Therapiezyklus).

C. Cytosin-Arabinosid, 10 mg/m^2 Köperoberfläche s. c., 2mal täglich zwei Wochen lang, dann jede zweite Woche.

5. Chronische myeloische Leukämie

A. Hydroxyharnstoff – 50 mg/kg KG p. o., verteilt auf 2 oder 4 Tagesdosen, bis sich das weiße Blutbild normalisiert hat.

6. Plasmozytom

– Melphelan – 2 mg/m^2 Körperoberfläche p. o., 1mal täglich eine Woche lang, dann 4mal/Tag; Prednisolon – 40 bis 50 mg/m^2 Körperoberfläche p. o., 1mal täglich eine Woche lang, dann 20 mg/m^2 Körperoberfläche p. o., 4mal täglich.

• Diagnostisches und therapeutisches Vorgehen

Um die Ätiologie des Krankheitsprozesses bei dem jeweiligen Patienten aufdecken zu können, müssen eine vollständige Anamnese und körperliche Untersuchung durchgeführt werden. Sobald die Probleme definiert sind, kann ein systematischer Diagnoseplan formuliert werden. Das Serumprofil kann zur Identifizierung einer Stoffwechselerkrankung von Wert sein. Eine Harnuntersuchung kann weitere Informationen über die Harnwege liefern. Röntgenuntersuchungen können Läsionen durch Raumforderungen, Organvergrößerungen, Lymphadenopathie, Knochenveränderungen oder Flüssigkeitsansammlungen in Körperhöhlen zeigen. Mit einer Knochenmarkbiopsie können Anomalien bestimmter Zellinien oder Vorläuferzellen festgestellt werden. Eine Feinnadelbiopsie von Raumforderungen oder Lymphknoten kann Tumorzellen erkennen lassen. Kulturen, Serumtiter und Biopsien für histopa-

thologische und Immunfluoreszenz-Untersuchungen können ebenfalls hilfreich sein.
Bis der Krankheitsprozeß identifiziert worden ist, richtet sich die Therapie auf unterstützende Maßnahmen: Infusionstherapie, Transfusion von Blutprodukten und Applikation von Antibiotika. Sobald die Diagnose gestellt ist, sollte eine spezifische Therapie begonnen werden.

Literatur

Couto, G. C.: Oncology. In: Sherding, R. G. (Ed.): The Cat – Diseases and Clinical Management, pp. 589–647, Churchill Livingstone, New York 1989.

Couto, G. C., and Jacobs, R. M.: Disorders of leukocytes and leukopoesis. In: Sherding, R. G. (Ed.): The Cat – Diseases and Clinical Management, pp. 557–572, Churchill Livingstone, New York 1989.

Duncan, J. R., and Prasse, K. W.: Veterinary Laboratory Medicine Clinical Pathology, pp. 30–67. Iowa State University Press, Ames, Iowa 1977.

Freudiger, U., Grünbaum, E.-G., und Schimke, E. (Hrsg.): Klinik der Hundekrankheiten. 2. Aufl. Gustav Fischer Verlag, Jena–Stuttgart 1993.

Hall, R. L.: Leukocyte responses and abnormalities. In: Fenner, W. R. (Ed.): Quick Reference to Veterinary Medicine. 1. Ed., pp. 369–382. J. B. Lippincott, Philadelphia 1982.

Jain, N. C.: Schalm's Veterinary Hematology, 4. Ed., pp. 103–139, 676–939, Lea & Febiger, Philadelphia 1986.

Prasse, K. W.: White blood cell disorders. In: Ettinger, S. J. (Ed.): Textbook of Veterinary Internal Medicine, pp. 2001–2045, W. B. Saunders, Philadelphia 1983.

Kapitel 21. **Interpretation von Laborwerten**

(M. Judith Radin)

Allgemeines Vorgehen

1. Wegen der Leichtigkeit, mit der Proben zu gewinnen sind, sind biochemische Profile, die meist 10 oder mehr Serumbestandteile umfassen, routinemäßige Bestandteile der Basisdaten von Patienten. Während das Blut im Körper zirkuliert, besteht ein kontinuierlicher Austausch von Ionen, Metaboliten und Proteinen zwischen Intrazellular- und Extrazellularflüssigkeit. Daher spiegelt die Zusammensetzung des Serums, obwohl sie kein direktes Maß für die intrazelluläre Umgebung ist, häufig die Integrität der Zell- und Organfunktionen wider. Als Ergebnis der Zellschädigung oder Organdysfunktion können bei biochemischen Profilen verschiedene Veränderungen erwartet werden. Diese Veränderungen reflektieren einen Austritt des Zellinhalts in das Serum ebenso wie den Verlust der Regulation von Absorption, Produktion oder Exkretion der Serumbestandteile.
2. Das biochemische Profil erbringt die meisten Informationen, wenn es im Zusammenhang mit anderen Basisdaten des Patienten interpretiert wird einschließlich Anamnese, körperlicher Untersuchung, Differentialblutbild, Kot- und Harnuntersuchung.
3. Es ist häufig erforderlich, die Laboruntersuchungen in Abständen zu wiederholen und die auftretenden Veränderungen zu bewerten.

A. Da der Krankheitsstatus dynamisch ist, können mit zunehmender Dauer und Schwere des Krankheitsprozesses Veränderungen des biochemischen Profils erwartet werden. Veränderungen einiger Parameter nehmen mit der Progredienz der Erkrankung mehr oder weniger zu.

B. Das wiederholte Erstellen von Profilen kann bei der Überwachung der Effizienz oder – in einigen Fällen – möglicher toxischer Wirkungen der Therapie hilfreich sein.

C. Manchmal ist es erforderlich, nur einen oder alle Parameter des Profils mehrfach zu bestimmen, um nachzuweisen, ob die Veränderung eines Serumbestandteils echt und folgerichtig ist oder, bedingt durch einen Irrtum des Labors oder Fehler bei der Behandlung der Proben, ein falsches Ergebnis darstellt.

4. Normalwerte

A. Für die Bestimmung eines biochemischen Profils sollte eine Serumprobe verwendet werden. Antikoagulantien wie Na/K-EDTA können, ebenso wie das Hinzufügen von Natrium- oder Kaliumionen zu der Probe, die Enzymversuche hemmen.

B. Da je nach Methode, Ausstattung oder Technik unterschiedliche Werte auftreten können, muß jedes Labor seine eigenen Grenzbereiche der Normwerte für jede Spezies festsetzen. Es ist besonders wichtig zu wissen, ob dies geschehen ist, wenn die Probe in einem Labor untersucht worden ist, das hauptsächlich Humanproben bearbeitet.

C. Einige Substanzen können die akkurate Messung der Serumbestandteile je nach verwendeter Methode stören. Diese einzelnen Laboratorien sollten Informationen über ihre spezifischen Methoden liefern. Probleme können häufig durch Hämolyse oder Lipämie verursacht sein.

1) Der korrekte Umgang mit der Probe einschließlich vorsichtiger Punktion der Vene und rechtzeitiger Entfernung des Serums von dem Koagulum kann die Hämolyse minimieren.

2) Wenn möglich, sollten die Proben erst genommen werden, nachdem das Tier 24 Stunden gefastet hat, um eine postprandiale Lipämie auszuschließen. Es kann jedoch in Verbindung mit Trächtigkeit und einigen Erkrankungen wie Pankreatitis, nephrotischem Syndrom, Hypothyreose, Diabetes mellitus, Hyperadrenokortizismus und Lebererkrankungen eine Lipämie auftreten, die nur wenig auf Fasten reagiert. Bei einigen Zwergschnauzern tritt auch eine idiopathische Hyperlipämie auf.

D. Das Alter des Tieres muß in Betracht gezogen werden, wenn bestimmt wird, ob ein Wert normal ist.

1) Die alkalische Phosphatase kann bei einem jungen Tier wegen des Wachstums und der Remodellierung des Knochens zwei- bis dreimal so hoch sein wie bei einem gesunden ausgewachsenen Tier.

2) Die Gesamtproteinwerte sind bei jüngeren Tieren wegen der im Vergleich zu ausgewachsenen Tieren geringeren Globulinkonzentrationen niedriger.

Bestandteile eines biochemischen Profils

- **Harnstoff-Stickstoff**

1. Harnstoff wird aus Ammoniak ausschließlich in der Leber produziert. Ammoniak wird im Aminosäurenkatabolismus durch die Körperzellen und die Darmflora erzeugt.
2. Harnstoff wird hauptsächlich über die Nieren ausgeschieden.
3. Erhöhungen des Blutharnstoff-Stickstoff(BUN)-Wertes (Azotämie)

A. Eine Behinderung der Zirkulation kann die glomeruläre Filtration von Harnstoff verringern (prärenale Azotämie). Dies kann bei Dehydratation, Herzerkrankungen oder Schock vorkommen.

1) Eine Harnuntersuchung zeigt einen konzentrierten Harn mit einem spezifischen Gewicht über 1 030 an.

2) Hämatokrit- und Gesamtproteinwerte können ebenfalls erhöht sein.

B. Eine Nierenerkrankung, bei der mehr als 75% der Nephrone untergegangen sind, führt zu einer Verringerung der Fähigkeit, Harnstoff auszuscheiden (renale Azotämie). Ein niedriges spezifisches Gewicht des Harns (um 1 010) zusammen mit Hinweisen auf eine Dehydratation (Gesamtprotein und Hämatokrit sind erhöht) zeigt Konzentrierungsinsuffizienz und andere Nierenfunktionsstörungen an.

C. Eine postrenale Azotämie entsteht durch Obstruktion der Harnwege in Höhe der Ureteren, Blase oder Urethra.

1) Mit zunehmendem Ausmaß und einer längeren Dauer der Obstruktion kann der erhöhte Druck in den Harnwegen zur Schädigung des Nierenparenchyms führen, woraus eine sekundäre Niereninsuffizienz resultiert.

2) Anurie, entweder durch Obstruktion oder primäre Niereninsuffizienz, kann von anderen Veränderungen im biochemischen Profil, wie Hyperkaliämie, Hyperphosphatämie, Hypokalzämie, Hyponatriämie und Hypochlorämie unterschiedlichen Ausmaßes und Hyperproteinämie, begleitet sein.

D. Leichter Anstieg des BUN kann bei erhöhtem Proteinkatabolismus (z. B. Fieber, körperliche Bewegung, Hungern, Verbrennungen, Corticosteroidgaben) beobachtet werden.

4. Erhöhungen des Blutharnstoff-Stickstoffes können auftreten bei:

A. Anorexie

B. Lebererkrankungen, bei denen die Kapazität, Ammoniak in Harnstoff umzuwandeln, verringert ist, z. B. bei:

1) portosystemischen venösen Anomalien,

2) Lebererkrankungen im Endstadium oder bei Leberzirrhose.

• Kreatinin

1. Das Serumkreatinin stammt aus dem Abbau von Kreatinphosphat, einem Molekül, das Energie speichert und im Skelettmuskel vorkommt. Kleine Mengen von Kreatinin können auch aus dem Fleisch im Futter resorbiert werden.

2. Die primäre Exkretionsroute ist die über die Leber, es können jedoch auch kleine Mengen über den Gastrointestinaltrakt ausgeschieden werden. Letzterer Weg kann bei Nierenerkrankungen mit hohen Serumkreatininkonzentrationen wichtig werden. Folglich steigen die Serumkreatininwerte nicht proportional zum Harnstoff-Stickstoff bei Patienten mit Nierenerkrankungen.

3. Die Kreatininkonzentration steigt:

A. bei Nierenerkrankungen, bei denen mehr als 75% der Nephrone untergegangen sind;

B. bei Dehydratation und anderen Ursachen einer prärenalen Azotämie;

C. nach einer Mahlzeit, besonders einem Fleischgericht;

D. geringfügig bei körperlicher Bewegung;

E. geringfügig bei Muskelschwund durch erhöhten Katabolismus.

• Glucose

1. Quellen für die Serumglucose sind aufgenommene Nahrung und die Glukoneogenese oder die Glykogenolyse in der Leber. Die Blutwerte und die zelluläre Aufnahme werden durch Insulin und Glucagon, die vom Pankreas freigesetzt werden, reguliert (s. auch Kapitel 22.).

2. *Hyperglykämie* tritt auf bei:

A. Diabetes mellitus.

B. Erhöhung der endogenen oder exogenen Glucocorticosteroide, was zu einer Insulinresistenz und verstärkter Glukoneogenese führt.

1) Hyperadrenokortizismus
2) Streß (z. B. nach Operationen)
3) Exogen zugeführte Corticosteroide

C. Erregung, die zu Catecholamin-Freisetzung führt. Dies wird besonders bei Katzen beobachtet.
D. Nach einer Mahlzeit
E. Konvulsionen
F. Pharmaka, wie Xylazin, ACTH, Morphium
G. Östrus oder Applikation von Progesteron bei manchen älteren Hündinnen.

3. *Hypoglykämie* tritt auf bei
A. zu langer Berührung des Serums mit dem Koagulum im Probenröhrchen, was zum Verbrauch der Glucose durch die Blutzellen führt. Natriumfluorid kann als Antikoagulans verwendet werden, um die Glucoseoxydation zu hemmen. Da Natriumfluorid aber andere Tests stört, darf Plasma aus diesem Röhrchen nicht dazu verwendet werden, den Rest des biochemischen Profils zu bestimmen.
B. Sepsis (variabel)
C. Lebererkrankung, die zu verringerter Insulinclearance und Glukoneogenesekapazität führt
D. Hypoadrenokortizismus
E. Hungern
F. Intestinaler Malabsorption
G. Insulinom (Neoplasie der Betazellen des Pankreas)
H. Neoplasie, bei der der Glucoseverbrauch hoch ist
I. Glykogenspeicherkrankheit

- **Natrium**

1. Natrium ist das wichtigste Kation des Extrazellularraumes. Die Exkretion erfolgt hauptsächlich über die Nieren; die Blutspiegel werden durch das Renin-Angiotensin-Aldosteron-System reguliert. Aldosteron fördert die Resorption von Natrium aus den Nierentubuli im Austausch gegen Kalium.
2. Hypernatriämie kommt vor bei:
A. Dehydratation
B. Hyperaldosteronismus (selten)
3. Hyponatriämie kommt vor bei:
A. Anorexie oder Mangelernährung
B. Diarrhoe
C. Vomitus
D. Nierenerkrankung
E. Diabetes mellitus
F. Hypoadrenokortizismus
G. Blasenruptur

- **Kalium**

1. Kalium kommt hauptsächlich im Intrazellularraum vor. Daher ist seine Konzentration im Serum niedrig, und sie kann den Kaliumstatus des Körpers nicht reflektieren.

2. Die Exkretion erfolgt über die Nieren im Austausch gegen Natrium oder Wasserstoffionen.
3. Die Serumkonzentrationen reagieren auf das Säure-Basen-Gleichgewicht.
A. Wenn das Tier eine Azidose hat, bewegen sich Hydrogenionen in die Zellen, während Kalium in den Extrazellularraum wandert.
1) Die Serumkaliumwerte werden weiter durch renale Exkretion reguliert, was zu einer Verarmung der Kaliumspeicher im Körper führt. Dieser Kaliummangel kann jedoch maskiert sein, da die Serumkonzentrationen innerhalb normaler Grenzen bleiben.
2) Daher muß bei der Korrektur einer Azidose durch Infusionstherapie vorsichtig vorgegangen werden, weil sonst eine schwere Hypokaliämie auftreten kann, wenn nicht gleichzeitig eine Kaliumsupplementierung vorgenommen wird.
B. Eine Hypokaliämie kann während einer Alkalose auftreten, da die zelluläre Aufnahme von Kalium im Austausch gegen Wasserstoffionen gefördert wird.
4. Hyperkaliämie kommt vor bei:
A. Niereninsuffizienz
B. Harnwegsobstruktion
C. Hypoadrenokortizismus
D. Dehydratation
E. Azidose
5. Hypokaliämie kommt vor bei:
A. Vomitus
B. Diarrhoe
C. Hyperadrenokortizismus
D. Alkalose
E. Insulintherapie. Hypokaliämie kann im Zusammenhang mit einem Einstrom von Glucose in die Zellen nach einer Insulintherapie auftreten. Dies ist eine potentielle Komplikation, wenn eine diabetische Ketoazidose behandelt wird.
F. Therapie mit Schleifendiuretika (z. B. Furosemid)
G. Fanconi-Syndrom
H. Anorexie
I. Primärem Hyperaldosteronismus
J. Renaler distaler und manchmal proximaler tubulärer Azidose
K. Sich entwickelnder Nierenerkrankung bei der Katze

• Chlorid

1. Chlorid wird in hohen Konzentrationen in der Extrazellularflüssigkeit gefunden. Seine Konzentration wird durch die Niere reguliert. Während der tubulären Reabsorption wird ein Hydrogencarbonat-Ion initial mit Natrium gepaart, um die elektrische Neutralität aufrechtzuerhalten.
2. Erhöhte Spiegel (Hyperchlorämie) treten auf bei:
A. einer metabolischen Azidose, da mehr Chlorid resorbiert wird, wenn die Konzentration des filtrierten Hydrogencarbonats niedrig ist.
B. Renaler tubulärer Azidose

3. Erniedrigte Spiegel (Hypochlorämie) treten auf bei:
   A. Erbrechen, da Chlorid zur Sekretion der Magensäure mit einem Wasserstoffion gepaart wird
   B. Anorexie oder Mangelernährung
   C. Sekretorischer Diarrhoe durch bakterielle Endotoxine
   D. Diabetes insipidus
   E. Hypochlorämie ist häufig mit Hypokaliämie verbunden.

• Calcium

1. Die Serumcalciumspiegel werden durch die Interaktion von Parathormon, Calcitonin und Vitamin D reguliert.
2. Die Quellen für Serumcalcium sind Absorption aus dem Gastrointestinaltrakt als Reaktion auf Vitamin D und Mobilisierung aus dem Knochen als Reaktion auf Parathormon.
3. Die Exkretion erfolgt hauptsächlich über die Nieren.
4. Calcium wird als Reaktion auf Calcitonin im Knochen abgelagert.
5. Calcium liegt im Blut in zwei Formen vor:
   A. ionisierte Form, die metabolisch aktiv ist und hormonal reguliert wird;
   B. inaktive, nichtionisierte Form, die an Albumin gebunden ist.
   C. Daher schwanken die Calciumspiegel mit den Serumprotein- oder Albuminspiegeln. Außerdem können Wasserstoffionen an Albumin gebundenes Calcium verdrängen, was zu einem größeren Anteil an Calcium in der ionisierten Form und einer niedrigeren Gesamtcalciumkonzentration führt. Dies kann bei mit Azidose assoziierten Zuständen beobachtet werden.
6. Hyperkalzämie kommt vor bei:
   A. Primärem Hyperparathyreoidismus
   B. Pseudohyperparathyreoidismus
      1) Lymphosarkom
      2) Karzinom der apokrinen Drüsen des Analbeutels
   C. Hypervitaminose D
   D. Osteolytischen Prozessen einschließlich primärer und metastatischer Tumoren und septischer Osteomyelitis
   E. Plasmozytom
   F. Hypoadrenokortizismus
   G. Osteoporose bei fehlender Bewegung
   H. Niereninsuffizienz (selten)
7. Hypokalzämie kommt vor bei:
   A. Nekrotisierender Pankreatitis – Es werden Calciumseifen gebildet, wenn eine Nekrose des das Pankreas umgebenden Fettes nach Enzymfreisetzung durch geschädigte Azinuszellen auftritt.
   B. Hypoproteinämie
      1) Um zu bestimmen, ob eine Hypokalzämie durch Hypoproteinämie verursacht ist, kann folgende Formel verwendet werden:

korrigiertes Calcium = gegenwärtige Serumcalciumkonzentration – gegenwärtige Serumalbuminkonzentration + 3,5

a) Wenn das korrigierte Calcium im normalen Grenzbereich liegt, ist die Hypokalzämie wahrscheinlich durch eine Hypoproteinämie verursacht.

b) Wenn das korrigierte Calcium immer noch niedrig ist, muß nach anderen Ursachen der Hypokalzämie gesucht werden

C. Puerperaltetanie (Eklampsie)
D. Hypoparathyreoidismus
E. Hypercalcitonismus, durch einen C-Zelltumor der Thyreoidea verursacht.
F. Calcium kann bei renalem sekundärem Hyperparathyreoidismus oder ernährungsbedingtem sekundärem Hyperparathyreoidismus normal bis erniedrigt sein.
G. Franconi-Syndrom
H. Renaler tubulärer Azidose

- **Phosphat**

1. Phosphat kommt wie Kalium in erster Linie in Zellen und Knochen vor. Daher spiegelt die Konzentration im Serum nicht notwendigerweise die Körperspeicher wider.
2. Parathormon reguliert die Serumphosphatspiegel durch Verminderung der tubulären Reabsorption in der Niere.
3. Phosphat wandert im Austausch gegen Wasserstoffionen in die Zellen und in Verbindung mit dem Glucoseinstrom als Reaktion auf eine Insulintherapie. Daher folgen die Phosphatkonzentrationen häufig dem für Kalium beschriebenen Muster.
4. Hyperphosphatämie kommt vor bei:
   A. Ernährungsbedingtem sekundärem Hyperparathyreoidismus
   B. Renalem sekundärem Hyperparathyreoidismus
   C. Anurie
   D. Hypoparathyreoidismus
   E. Frakturheilung (leichte Erhöhung)
   F. Ethylenglycolvergiftung durch Phosphatzusätze, die in kommerziellen Frostschutzmitteln vorhanden sind.
5. Hypophosphatämie kommt vor bei:
   A. Primärem Hyperparathyreoidismus
   B. Pseudohyperparathyreoidismus
   C. Hypercalcitonismus (C-Zelltumor der Thyreoidea)
   D. Insulintherapie bei diabetischer Ketoazidose
   E. Franconi-Syndrom
   F. Renaler tubulärer Azidose
   G. Hyperadrenokortizismus

- **Gesamtprotein**

1. Das Gesamtprotein besteht aus Albumin- und Globulinfraktionen.
2. Gesamtprotein und Albumin werden meist im Serum gemessen. Die Globulinkonzentration erhält man durch Subtraktion der Albuminkonzentration von der Gesamtproteinkonzentration.

3. Veränderungen im Gesamtprotein können Veränderungen in der Albuminkonzentration, Globulinkonzentration oder in beiden widerspiegeln.

– *Albumin*

1. Albumin wird in der Leber synthetisiert. Es wird in peripheren Geweben katabolisiert und hat eine Halbwertszeit von sieben bis zehn Tagen.
2. Hauptfunktionen des Albumins:
   A. Aufrechterhaltung des osmotischen Drucks des Plasmas
   B. Carrier zum Transport verschiedener Hormone, Ionen und Pharmaka
3. Erhöhte Konzentrationen (Hyperproteinämie) treten bei Dehydratation auf. Gleichzeitige Erhöhungen des Gesamtproteins, Globulins und Hämatokrits (wenn der Patient nicht anämisch ist) kommen vor.
4. Hypoproteinämie kommt vor bei:
   A. Exsudativer Glomerulonephropathie (nephrotisches Syndrom)
   B. Exsudativer Enteropathie
   C. Intestinaler Malabsorption
   D. Insuffizienz des exokrinen Pankreas
   E. Parasiten
   F. Hungern
   G. Lebererkrankungen mit verringerter Albuminsynthese
   H. Erhöhter Katabolismus mit Hyperadrenokortizismus
   I. Hypergammaglobulinämische Zustände (Albuminsynthese in der Leber ist erhöht)
   J. Fanconi-Syndrom
   K. Verbrennungen und anderen exsudativen Hautläsionen

– *Globulin*

1. Diese Fraktion der Serumproteine umfaßt Immunglobuline und verschiedene Transportproteine.
2. Erhöhungen können bei Entzündung, Infektionen, antigener Stimulation, Neoplasie oder abnormaler Immunglobulinproduktion (Plasmozytom) festgestellt werden.
3. Leichte Erhöhungen können bei Immunschwächezuständen und bei jungen Tieren beobachtet werden.
4. Die Fraktionierung in den Alpha-, Beta- und Gammabereich kann mittels Elektrophorese vorgenommen, aber nicht routinemäßig bei einem biochemischen Profil durchgeführt werden.
   A. Alphaglobuline (reaktive Proteine der akuten Phase) können bei Entzündungen oder Lebererkrankungen vermehrt sein.
   B. Eine polyklonale Hypergammaglobulinämie kann bei chronischer antigener Stimulation auftreten (z. B. canine Ehrlichiose, feline infektiöse Peritonitis).
   C. Monoklonale Gammopathien sind meist mit normaler Globulinproduktion bei Plasmazelldysfunktionen verbunden.
   D. Selten kann eine monoklonale Gammopathie bei feliner infektiöser Peritonitis oder caniner Ehrlichiose auftreten.

E. Eine Hypogammaglobulinämie kann bei Immunschwächezuständen mit behinderter Antikörperproduktion vorkommen (z. B. kombinierte Immunschwäche beim Basset und Weimaraner).

- **Bilirubin**

1. Bilirubin entsteht beim Abbau von Häm durch das mononukleäre Phagozytensystem (MPS). Hämoglobin aus den Erthrozyten ist die Hauptquelle für Häm, aber Myoglobin und einige Enzyme, die Häm enthalten, tragen auch dazu bei.
2. Prähepatisches Bilirubin (auch indirektes, freies oder nichtkonjugiertes Bilirubin genannt) wird in die Zirkulation freigesetzt, wo es sich an Albumin für den Transport in die Leber bindet.
3. Die Leber entfernt das nichtkonjugierte Bilirubin aus der Zirkulation, konjugiert es mit Glucuronsäure (dann konjugiertes, direktes oder posthepatisches Bilirubin genannt) und scheidet es in die Galle aus.
4. Die Bestimmung des Gesamtbilirubins umfaßt beide Formen von Bilirubin. Eine Hyperbilirubinämie entsteht durch Zunahme einer oder beider Formen, abhängig von der Ursache. Die biochemische Differenzierung von konjugiertem und nichtkonjugiertem Bilirubin erfordert ein zusätzliches Verfahren, den sogenannten Van-den-Bergh-Test. Der Ursprung der Hyperbilirubinämie kann jedoch häufig durch Anamnese, körperliche Untersuchung und andere Laborbefunde festgestellt werden.
5. Eine Hyperbilirubinämie – nichtkonjugiertes Bilirubin – kommt vor bei:
   A. Mäßiger bis starker Hämolyse
      1) Der Hämatokrit sollte verringert sein.
      2) Untersuchung des Blutfilms hilft bei der Ursachenfindung.
   B. Leichter Hämolyse, wenn die Leberfunktion eingeschränkt ist.
6. Eine Hyperbilirubinämie – konjugiertes Bilirubin – kommt vor bei:
   A. Cholestase
      1) Eine extrahepatische Obstruktion bewirkt einen stärkeren Bilirubinanstieg als eine intrahepatische Obstruktion.
      2) Die alkalische Phosphatase sollte bei Cholestase erhöht sein.
   B. Schwerer hepatozellulärer Erkrankung, die zur behinderten Sekretion von Bilirubin führt.
7. Eine gemischte Hyperbilirubinämie – konjugiertes und unkonjugiertes Bilirubin – kommt vor:
   A. in den meisten Fällen
   B. Bei Hämolyse in Verbindung mit sekundärer hepatozellulärer Schädigung durch Hypoxie
   C. Bei hepatozellulärer Schädigung bei obstruktiven Erkrankungen, welche die Fähigkeit der Leber, Bilirubin aufzunehmen und zu konjugieren, einschränken.
   D. Eine Daumenregel besagt, daß, wenn mehr als 50% des Gesamtbilirubins unkonjugiertes Bilirubin sind, Anzeichen einer Hämolyse bestehen. Wenn mehr als 50% konjugiertes Bilirubin sind, deutet dies auf eine Cholestase oder hepatozelluläre Erkrankung hin. Diese Aussagen sind in Verbindung mit anderen klinischen Befunden und Laborwerten zu bewerten.

- **Cholesterol**

1. Hauptquelle des Serumcholesterols ist die Lebersynthese. Es wird auch einiges aus der Nahrung im Dünndarm absorbiert.
2. Cholesterol wird für die Steroidhormonproduktion gebraucht. Der Hauptausscheidungsweg läuft über die Galle.
3. Erhöhte Konzentrationen treten auf bei:
   A. Nephrotischem Syndrom. Der zugrunde liegende Mechanismus ist noch unklar.
   B. Hypothyreose. Zwei Drittel der Fälle bei einer Untersuchungsreihe hatten eine Hypercholesterolämie.
   C. Cholestase. Retention oder Reflux des biliären Cholesterols tritt ebenso wie eine erhöhte hepatische Cholesterolproduktion auf.
   D. Hyperadrenokortizismus
   E. Exsudativer Enteropathie
   F. Postprandialer Lipämie
   G. Lipämie in Verbindung mit Diabetes mellitus, Hungern, akuter nekrotisierender Pankreatitis und Steatitis (bei der Katze)
   H. Idiopathischer Hyperlipoproteinämie beim Zwergschnauzer
      1) Cholesterol ist mäßig erhöht.
      2) Triglyceride sind auffällig erhöht.
4. Erniedrigte Konzentrationen treten auf bei:
   A. Maldigestion von Fett
   B. Portosystemischen Gefäßanomalien, bei denen eine erhöhte Konversion in Gallensäuren stattfindet.

- **Gallensäuren**

1. Dieser Leberfunktionstest hat in den letzten Jahren zunehmende Verbreitung erfahren.
2. Gallensäuren werden durch Konjugation von Cholesterol mit Aminosäuren wie Taurin oder Glycin in den Hepatozyten gebildet. Anschließend werden die Gallensäuren in die Galle sezerniert und zwischen den Mahlzeiten in der Gallenblase gespeichert.
3. Während einer Mahlzeit werden die Gallensäuren in den Darmtrakt sezerniert, um bei der Fettabsorption zu helfen. Gallensäuren werden im Ileum reabsorbiert, durch die Leber aus dem Blut gefiltert und wiederverwertet.
4. Bei einem gesunden nüchternen Tier sind Gallensäuren im Blut fast nicht vorhanden. Die Werte steigen zwei Stunden nach der Mahlzeit normalerweise um das Vierfache an.
5. Die Gallensäurenkonzentrationen sind bei allen Formen von Lebererkrankungen durch die verringerte Fähigkeit der Leber, das Blut während des enterohepatischen Kreislaufs von den Gallensäuren zu befreien, erhöht. In einigen Fällen portosystemischer Gefäßanomalien und von Zirrhose können die Nüchtern-Gallensäurenkonzentrationen nur leicht erhöht sein oder innerhalb des Normbereiches liegen. Die Erhöhungen sind ausgeprägter, wenn die Probe zwei Stunden nach einer Mahlzeit gewonnen wird.

6. Dies kann der einzige anomale Parameter einer Lebererkrankung sein, der bei Tieren mit portosystemischen Shunts beobachtet wird.

- **Alanin-Aminotransferase (ALAT)**

1. Es handelt sich um ein leberspezifisches Enzym bei Hunden und Katzen, das bei hepatozellulärer Schädigung ansteigt.
2. Erhöhungen können bei Lebernekrose oder bei leichteren, reversiblen Schädigungen auftreten, bei denen die Hepatozyten „undicht" werden, aber nicht zugrunde gehen.
3. Zustände, bei denen die Alanin-Aminotransferase (ALAT, früher SGPT) erhöht sein kann, sind:
   A. Hepatitis
   B. Neoplasie
   C. Hepatische Lipidose durch Stoffwechselstörungen
      1) Diabetes mellitus
      2) Megestrol-Therapie bei Katzen
   D. Steroidhepatopathie durch Hyperadrenokortizismus oder Applikation von Glucocorticosteroiden
   E. Hypoxie
   F. Verschiedene Toxine
   G. Cholestase, wenn sekundäre Schädigungen der Hepatozyten auftreten.
4. Ein einzelner Insult führt zu Erhöhungen der ALAT, die im Laufe der Zeit zurückgehen. Ein vorbestehender Insult führt zu anhaltenden oder steigenden Spiegeln.
5. ALAT kann bei Patienten mit portosystemischen Shunts oder fortgeschrittener Zirrhose innerhalb der normalen Grenzwerte liegen.
6. Einige Pharmaka, z. B. Antikonvulsiva, können eine erhöhte Enzymproduktion beim Hund induzieren. Dies scheint für die Katze nicht zu gelten.

- **Aspartat-Aminotransferase (ASAT)**

1. Dies Enzym ist in vielen Geweben (Leber, Skelettmuskel, Herzmuskel, Erythrozyten) vorhanden.
2. Bei Lebererkrankungen folgen die Asparat-Aminotransferase (ASAT)-Spiegel den ALAT-Werten.
3. Anstiege können auch bei Skelettmuskelnekrose beobachtet werden.
4. Dieses Enzym sollte in Verbindung mit ALAT bewertet werden.
   A. Erhöhte ALAT mit normalen bis leichten Erhöhungen an ASAT kann eine reversible, leichtere Leberschädigung anzeigen.
   B. Ausgeprägte Erhöhungen von ASAT und und von ALAT können eine hepatozelluläre Nekrose anzeigen.
   C. Erhöhte ASAT bei normaler ALAT weist darauf hin, daß die Quelle für ASAT nicht die Leber war.

- **Alkalische Phosphatase (AP)**

1. Alkalische Phosphatase (AP) ist in vielen Geweben (Leber, Knochen, Darm, Nieren, Plazenta, einige Leukozyten) vorhanden. Nur die durch die Leber, Knochen

oder als Reaktion auf Corticosteroide produzierten Isoenzyme haben Serumhalbwertszeiten, die lang genug sind, um klinisch bemerkt werden zu können.

2. Es ist möglich, AP-Isoenzyme mittels elektrophoretischer Techniken zu trennen, aber diese Technik ist noch nicht weit verbreitet. Neuerdings ist ein einfacher Versuch zur Differenzierung der Leber- und steroid-induzierten Isoenzyme beschrieben worden, der mit Hundeserum durchgeführt werden kann. Die Methode basiert auf der stärkeren Hemmung der Aktivität der Leberisoenzyme durch Levamisol im Vergleich zu den steroid-induzierten Isoenzymen. Die Methode ist schnell an automatische chemische Analysegeräte adaptierbar und wird in zunehmendem Maße in den klinisch-pathologischen Laboratorien angewandt. Ein Nachteil ist, daß sie nicht die Differenzierung zwischen Leber- und Knochenisoenzymen erlaubt. Mit oder ohne Verfügbarkeit einer Methode zur Unterscheidung der AP-Isoenzyme hilft die Bewertung der AP-Konzentrationen in Verbindung mit den übrigen Basisdaten des Patienten, die klinische Situation zu klären.

3. Die Leberisoenzyme von AP steigen bei:

A. Cholestase, Gallengangsobstruktion oder wenn die hepatozelluläre Schwellung ausreichend groß ist, um eine intrahepatische Cholestase zu verursachen.

1) Hyperbilirubinämie kann auftreten.

2) Wegen der kürzeren Serumhalbwertszeit und der niedrigeren Gewebskonzentrationen von AP zeigen Katzen eine unterschiedliche Reaktion von AP auf eine Cholestase. Daher werden selbst geringe Erhöhungen der AP (zwei- bis dreifach) als signifikant angesehen.

B. Antikonvulsiva bei Hunden

4. Das Isoenzym von AP aus dem Knochen steigt bei

A. Wachstum und Remodellierung der Knochen bei jungen Tieren. Im Vergleich zu ausgewachsenen Tieren kann eine zwei- bis dreifach höhere Konzentration erwartet werden.

B. Jede Erkrankung, bei der eine Remodellierung des Knochens oder eine Osteolyse auftritt, wie bei:

1) Panostitis

2) Frakturen

3) Osteolytischen Neoplasmen

4) Sekundärem Hyperparathyreoidismus

5) Osteomyelitis

Bei erhöhten endogen (Hyperadrenokortizismus) oder exogen zugeführten Glucocorticosteroiden produziert die Leber ein spezifisches steroid-induziertes Isoenzym. Die Spiegel dieses Isoenzyms können ansteigen und für einen längeren Zeitraum erhöht bleiben. Dies scheint für die Katze nicht zu gelten.

- **Lactat-Dehydrogenase (LDH)**

1. Lactat-Dehydrogenase ist ein Enzym, das in den meisten Geweben einschließlich Leber, Muskel und Erythrozyten gefunden wird.

2. Daher sind Erhöhungen unspezifisch.

- **Gamma-Glutamyltransferase**

1. Gamma-Glutamyltransferase (GGT) wird in Leber, Pankreas und Niere gefunden, jedoch sind Erhöhungen der Serumkonzentrationen meist durch das Leberenzym verursacht.
2. Bei Kleintieren reflektieren Erhöhungen der GGT eine Cholestase und laufen parallel zur Erhöhung der AP.
3. Die GGT kann bei Therapie mit Glucocorticoiden oder Antikonvulsiva ansteigen.
4. Leichte Erhöhungen treten bei portosystemischen Gefäßanomalien auf.

- **Amylase**

1. Amylase ist ein Enzym des exokrinen Pankreas, das in die Zirkulation und in die Peritonealhöhle nach einer Pankreasnekrose freigesetzt wird. Andere Gewebe, die Amylase enthalten, sind Leber und Darmschleimhaut.
2. Ursachen für erhöhte Serumamylasekonzentrationen sind:
   A. Akute Pankreatitis
      1) Die Amylasekonzentrationen sind meist mehr als zweimal so hoch wie die normale Konzentration.
      2) Bei chronischer Pankreatitis mit Fibrose können die Serumenzymspiegel normal sein.
   B. Niereninsuffizienz – Die Amylasekonzentrationen können durch die verringerte renale Exkretion und den verringerten Metabolismus das 2,5fache des Normwertes betragen.
   C. Hyperadrenokortizismus
   D. Lebererkrankungen
   E. Entzündungen oder Obstruktionen des oberen Gastrointestinaltraktes.
3. Es muß sichergestellt sein, daß das Labor die Stärkespaltungsmethode benutzt und nicht die Saccharogen-Amylase bestimmt, da dies bei Hunden erhöhte Werte nur vortäuscht.
4. Die Bestimmung der Amylasekonzentration ist bei Katzen nicht hilfreich.

- **Lipase**

1. Lipase ist ein Verdauungsenzym, das vom Pankreas und von der Magenschleimhaut gebildet wird. Es hat eine Halbwertszeit von 2 Stunden. Die Spiegel verlaufen meist parallel zu denen der Serumamylase.
2. Erhöhte Lipasespiegel kommen vor bei:
   A. Akuter Pankreatitis, was zu 3- bis 4facher Erhöhungen führt.
      1) Die Lipasebestimmung gilt für die Beurteilung, ob eine Pankreatitis vorliegt, als ein besserer Test als der Amylasetest. Die Lipase-Aktivität bleibt länger erhöht als die der Amylase.
      2) Bei chronischer Pankreasfibrose können die Spiegel normal sein.
      3) Einige Katzen mit Pankreatitis können bei Beurteilung der Lipasewerte nicht diagnostisch erfaßt werden.

B. Niereninsuffizienz. Die Lipasekonzentrationen können das 3- bis 4fache der normalen Konzentrationen erreichen.

C. Hyperadrenokortizismus

D. Therapie mit Dexamethason

E. Erkrankungen des Gallentraktes und Zirrhose

- **Kreatininkinase**

1. Die Isoenzyme der Kreatinkinase (CK, alte Bezeichnung CPK) kommen im Skelettmuskel, Herzmuskel und Gehirn vor.
2. CK kann aus dem Muskel durch reversible Zellschädigung oder durch Nekrose freigesetzt werden.

A. Wegen seiner kurzen Halbwertszeit sinkt der CK-Spiegel innerhalb von ein bis zwei Tagen nach Beendigung der zellulären Undichtigkeit. Die CK-Konzentrationen sinken schneller als die von ASAT.

B. Wenn die CK-Spiegel erhöht bleiben, besteht die Muskelschädigung fort.

3. Körperliche Anstrengungen können die CK-Konzentrationen leicht erhöhen.
4. Obwohl die Konzentrationen des CK-Isoenzyms im Gehirn bei einigen Krankheiten des Zentralnervensystems in der Zerebrospinalflüssigkeit ansteigen, überschreitet die CK die Blut-Hirn-Schranke selten in solcher Menge, daß sie im Serum nachzuweisen ist.

Diagnostisches Vorgehen

1. Bei Krankheiten der verschiedenen Organsysteme sind bestimmte Muster von Veränderungen der Serumbestandteile zu erwarten. Daher ist es für die Interpretation des biochemischen Profils hilfreicher, die Bestandteile nach Organsystemen zu ordnen als zu versuchen, die Schwankungen der einzelnen Werte einzeln zu deuten.

A. Nierenerkrankungen (BUN, Kreatinin, Elektrolyte)

1) Achte auf Erhöhungen des BUN und Kreatinins, die durch Hemmung der glomerulären Filtration verursacht sind.

2) Die Kalium- und Phosphatkonzentrationen können durch die verminderte renale Exkretion erhöht sein.

3) Hyponatriämie durch Natriumverlust kann vorhanden sein.

4) Hypokalzämie durch behinderte renale Retention, verminderte Vitamin-D-Synthese mit nachfolgender verringerter intestinaler Resorption von Kalzium und erhöhte Phosphatwerte können vorhanden sein.

B. Lebererkrankungen (ALAT, ASAT, AP, GGT, Bilirubin, Gallensäuren, Glucose, Cholesterol).

1) Schädigungen oder Zelltod der Leberzellen führen zu Erhöhungen der ALAT, ASAT und Gallensäuren im Serum und zu einer Verminderung der Glucose (durch behinderte Glukoneogenese).

2) Cholestase ist mit erhöhten Werten von AP, GGT, Bilirubin, Gallensäuren und Cholesterol verbunden.

3) Kombinationen von hepatozellulärer Schädigung und Cholestase können alle der oben genannten Veränderungen hervorrufen.

4) Portosystemische Gefäßanomalien oder eine Zirrhose im Endstadium können mit geringer Veränderung des biochemischen Serumprofils verbunden sein.

C. Erkrankungen der Nebennieren

1) Die Nebennieren produzieren mehrere wichtige Steroidhormone, die den Stoffwechsel (Glucocorticoide) und das Wasser- und Elektrolytgleichgewicht (Aldosteron und Glucocorticoide) regulieren. Eine unzureichende oder exzessive Produktion dieser Hormone resultiert in Veränderungen derjenigen biochemischen Serumbestandteile, die durch die Zielorgane dieser Hormone reguliert werden. Das sind im wesentlichen die Leber (Glucocorticoide) und die Nieren (Aldosteron, Glucocorticoide).

2) Bei Hyperadrenokortizismus ist die AP-Konzentration erhöht, da die hepatische Synthese des steroidspezifischen Isoenzyms gesteigert ist. Andere Leberenzyme wie ALAT und ASAT können mit fortschreitender Progression der Krankheit erhöht sein, da sich eine „Steroidhepatopathie“ entwickelt. Andere Stoffwechselveränderungen sind leichte Hyperglykämie und Hypercholesterolämie. Veränderungen der Serumelektrolyte als Folge der Effekte der Mineralo- und Glucocorticoide auf die Niere ziehen bei manchen Patienten eine leichte Hypernatriämie, Hypokaliämie und Hypophosphatämie nach sich.

3) Bei Hypoadrenokortizismus sind die herausragenden Veränderungen Hyponatriämie und Hyperkaliämie (Na : K-Verhältnis $< 20:1$), die durch den Aldosteronmangel verursacht sind. Manchmal tritt eine leichte Hyperkalzämie auf. Eine prärenale Azotämie (erhöhter BUN und vermehrtes Kreatinin) kann sich infolge einer Hypovolämie, Hypotonie und inadäquater Gewebsperfusion entwickeln. Erscheint eine Hypoxie der Leber, können Erhöhungen der ALAT und ASAT beobachtet werden. Manchmal produzieren Hunde mit Morbus Addison noch ausreichende Mengen von Mineralcorticoiden, so daß Elektrolytveränderungen nicht beobachtet werden. In diesen Fällen muß die ungenügende Glucocorticoidproduktion unter Verwendung anderer Tests (z. B. ACTH-Stimulationstest) nachgewiesen werden. Selten zeigen sich bei Hunden mit gastrointestinalen Erkrankungen oder Diarrhoe eine Hyponatriämie und Hyperkaliämie. Diese Fälle müssen von jenen mit echtem Hypoadrenokortizismus auf der Basis eines ACTH-Stimulationstests differenziert werden.

2. Durch multiple Probleme des Patienten können sich Veränderungen der Serumbestandteile überlagern, wodurch atypische biochemische Profile entstehen.

A. Anorexie

1) Bei anorektischen Patienten mit Nierenerkrankungen können die Erhöhungen von Kalium und Phosphor im Serum als Resultat einer verminderten Aufnahme weniger auffallen.

2) Anorexie verschlimmert auch jede Tendenz zu einer Hypoglykämie oder Hypokalzämie.

B. Vomitus und Diarrhoe können ausgeprägte Veränderungen des Säure-Basen-Status und der Elektrolytkonzentrationen durch Ionenverluste und insuffiziente Absorption verursachen.

3. Wenn biochemische Profile serienmäßig erstellt werden, kann die Progredienz der Krankheiten anhand der Veränderungen der Serumbestandteile verfolgt werden.

Literatur

Bush, B. M.: Interpretation of Laboratory Results for Small Animal Clinicians. Blackwell, Oxford 1991.

Center, S. A.: Biochemical evaluation of hepatic function in the dog and cat. In: Kirk, R. W. (Ed.): Current Veterinary Therapy IX: Small Anim. Pract., pp. 924–963. W. B. Saunders, Philadelphia 1986.

Ettinger, S. J.: Textbook of Veterinary Internal Medicine: Diseases of the Dog and Cat. 2 Ed. W. B. Saunders, Philadelphia 1983.

Feldman, E. C., and Peterson, M. E.: Hypoadrenocorticism. Vet. Clin. North Am.: Small Anim. Prac., pp. 751–766, W. B. Saunders, Philadelphia 1984.

Kaneko, J. J.: Clinical Biochemistry of Domestic Animals, 4 Ed., Academic Press, New York 1989.

Peterson, M. E.: Hyperadrenocorticism. Vet. Clin. North Am.: Small Anim. Prac., pp. 731–749, W. B. Saunders, Philadelphia 1984.

Strombeck, D. R., Fraver, T., and Kaneko, J. J.: Serum amylase and lipase activities in the diagnosis of pancreatitis in dogs. Am. J. Vet. Res. **42**, 1966–1970 (1981).

Willard, M. D.: Small Animal Clinical Diagnosis by Laboratory Methods. W. B. Saunders, Philadelphia 1989.

Kapitel 22. **Hypoglykämie und Hyperglykämie**

(Deborah J. Davenport und Dennis J. Chew)

Abweichungen der Glucosewerte

1. Plasmaglucosewerte zwischen 70 und 120 mg/dl (mit einigen Abweichungen, die von der Labormethode abhängen) werden als normal (euglykämisch) angesehen. In Fällen, in denen Verdacht auf Abweichungen der Glucosewerte besteht, werden Blutglucosewerte während einer 24stündigen Nahrungskarenz untersucht, da postprandiale Anstiege der Blutglucose erwartet werden können.
2. Der bestehende Blutglucosewert ist eine Funktion der intestinalen Absorption von Glucose, der hepatischen Synthese von Glucose und der metabolisierten oder von peripheren Geweben aufgenommenen Glucose (Abb. 22-1).

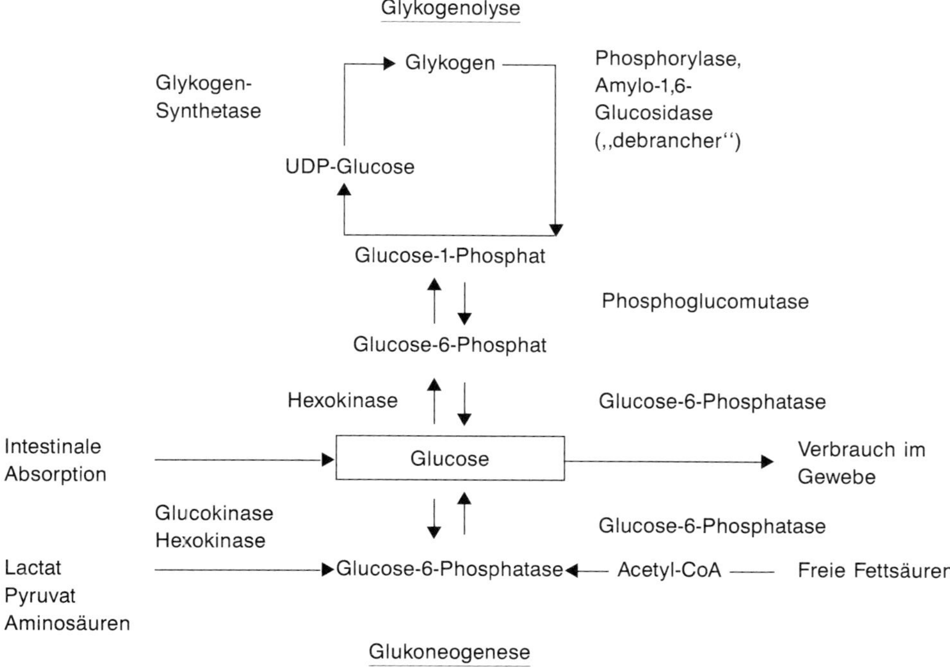

Abb. 22-1 Der Blutglucosewert hängt vom Gleichgewicht zwischen Glukoneogenese, Glykogenolyse, intestinaler Absorption und Glucoseverbrauch im Gewebe ab.

3. Das Gleichgewicht zwischen Leberproduktion und peripherer Aufnahme von Glucose wird stark durch die Hormone Insulin, Glucagon, Cortisol, ACTH, Somatotropin, Adrenalin und Noradrenalin beeinflußt.

- **Glukoneogenese**

1. Glucose wird aus Lactat, Pyruvat, Carbonsäuren und den glukoplastischen Aminosäuren synthetisiert.
2. Aminosäuren sind quantitativ am bedeutendsten, wobei Alanin den größten Anteil hat.
3. Glucocorticoide, Catecholamine und Glucagon stimulieren die Glukoneogenese und heben die Nüchternwerte der Blutglucose.
4. Insulin hemmt die Glukoneogenese und senkt die Nüchternwerte der Blutglucose.
5. Während längerdauernder Nahrungskarenz produzieren die Nieren die Hälfte der synthetisierten Glucose.
6. Die Glukoneogenese ist nach 24stündiger Nahrungskarenz die Hauptquelle von Glucose.
7. Glucose-6-Phosphat wird in Glucose durch die Glucose-6-Phosphatase umgewandelt.

- **Glykogenolyse**

1. Der Abbau von Glycogen und die daraus folgende Produktion von Glucose tritt hauptsächlich in der Leber auf.
2. Andere Gewebe (Gehirn, Muskel, Herz) enthalten ebenfalls Glycogen.
3. Glucose-6-Phosphatase ist das für die Bildung von freier Glucose notwendige Enzym.
4. Nur die Leber enthält genügend Glucose-6-Phosphatase und bildet mehr Glucose, als sie verbrauchen kann, was zu einer exzessiven Freisetzung von Glucose in die Blutbahn führt.
5. Glucagon und Adrenalin stimulieren die Glykogenolyse. Glucagon wirkt nur in der Leber, während Adrenalin sowohl in der Muskulatur als auch in der Leber wirkt.
6. Die Glykogenolyse und Glukoneogenese tragen zu mehr als 90% der gesamten endogenen Produktion von Glucose bei.

- **Physiologie des Insulins**

1. Proinsulin, ein großes, einkettiges Polypeptid, wird in den Beta-Zellen des Pankreas synthetisiert.
2. Proinsulin spaltet sich in ein Molekül C-Peptid und in das kleinere doppelkettige Insulinmolekül.
3. Diese Moleküle werden in den Zellen unter Beteiligung des Golgi-Apparates in Granula gepackt, die ihren Inhalt bei Stimulation freisetzen.

4. Die Glucosekonzentration im das Pankreas durchstömenden Blut ist die wichtigste Determinante zur Insulinfreisetzung. Oral verabreichte Glucose führt wegen der Freisetzung von gastrointestinalen Hormonen bei Kontakt von Glucose mit der intestinalen Mukosa zu einer höheren Insulinkonzentration im Blut als eine äquivalente intravenös applizierte Dosis (Gastric Inhibitory Polypeptide [GIP] hat dabei die größte Bedeutung).
5. Aminosäuren, besonders Leucin und Arginin, stimulieren ebenfalls die Insulinsekretion.
6. Somatotropin und Glucocorticoide verursachen einen primären Anstieg des zirkulierenden Insulins. Sie verursachen ebenfalls Hyperglykämie, die zu einem sekundären Anstieg der Insulinsekretion führt.
7. Es besteht auch eine konstante Sekretion des Insulins, wenn kein anderer Stimulus vorhanden ist (0,5 bis 1,0 E/Std. beim Menschen), die sich direkt proportional zur Glucosekonzentration im Serum verhalten sollte.
8. Der genaue Wirkungsmechanismus des Insulins ist unbekannt.
9. Es ist nachgewiesen, daß sich die Gewebe in ihrer Empfindlichkeit und Reaktion auf Insulin unterschiedlich verhalten. Im Muskel- und Fettgewebe beeinflußt Insulin wahrscheinlich die Permeabilität der Zellmembranen, wodurch der Eintritt von Glucose in diese Zellen erleichtert wird. Die Leber zeigt normalerweise keine Permeabilitätsbarriere gegenüber Glucose. Die Wirkung von Insulin in der Leber richtet sich auf die Hemmung der Glykogenolyse und die Förderung der Glykogensynthese. Die Leber enthält zwei Enzyme für die Phosphorylierung: eine Hexokinase, die nicht insulinabhängig ist, und eine Glucokinase, die insulinabhängig ist (Tabelle 22-1).
10. Insulin fördert die Aufnahme, die Verwertung und die Speicherung von Glucose, Fett und Aminosäuren. Insulinmangel führt zur Mobilisierung der Energiespeicher im Körpergewebe und zur Reduzierung der Nährstoffaufnahme durch die Gewebe. Leber, Muskulatur und Fettgewebe sind die in erster Linie betroffenen Gewebe (s. Tabelle 22-1).

– *Insulinwirkungen auf den Kohlenhydratstoffwechsel*

1. Die Leber ist der wichtigste Ort der Insulinwirkung auf Kohlenhydrate.
2. Die Leber ist empfindlicher gegenüber geringen Anstiegen der Plasmainsulinwerte als Fettgewebe oder Muskulatur.

Tabelle 22-1 Wirkungen des Insulins

	Leber	**Fettgewebe**	**Muskel**
Antikatabole Wirkungen	Glykogenolyse Glukoneogenese Ketogenese	Lipolyse	Proteinkatabolismus Aminosäuren-Output
Anabole Wirkungen	Glykogensynthese Lipolysehemmung	Glycerolsynthese Lipolysehemmung	Aminosäurenaufnahme Proteinsynthese Glykogensynthese

3. Die Insulinsekretion nach einer kohlenhydrathaltigen Mahlzeit fördert die Glucoseaufnahme und -speicherung in der Leber.
4. Insulin hemmt die Glukoneogenese auch durch Hemmung der Aufnahme von Alanin, dem wichtigsten Vorläufer der Glukoneogenese durch die Leber. Diese Hemmung der Glukoneogenese erfordert größere Insulinkonzentrationen als die Hemmung der Glykogenolyse.
5. Der stimulierende Effekt von Glucagon auf die Glykogenolyse und Glukoneogenese wird durch Insulin minimiert.
6. Die in der Leber retinierte Glucose wird zur Glykogensynthese und Triglyceridsynthese verwendet.

– *Insulinwirkungen auf den Proteinstoffwechsel*

1. Insulin erleichtert den Transfer von Aminosäuren aus dem Darm in die Muskulatur nach einer proteinhaltigen Mahlzeit. Diese Wirkung ist am ausgeprägtesten bei den verzweigtkettigen Aminosäuren Valin, Isoleucin und Leucin. Diese Aminosäuren besitzen die einzigartige Fähigkeit, nach der intestinalen Absorption dem Metabolismus der Leber zu entgehen. Mehr als 60% der gesamten Aminosäuren, die nach einer Fleischmahlzeit in die Zirkulation eintreten, werden in der Leber metabolisiert.
2. Insulin erhöht die Geschwindigkeit der Proteinsynthese im Muskel und hemmt den Proteinkatabolismus. Dadurch wird das Stickstoff-Gleichgewicht in den Intervallen zwischen den Fütterungen aufrechterhalten. Ferner wird ein direkter inhibitorischer Effekt auf die hepatische Glukoneogenese ausgeübt, da weniger Aminosäurenvorläufer verfügbar sind.

– *Insulinwirkungen auf den Fettstoffwechsel*

1. Insulin stimuliert die Lipoproteinlipase, welche die Aufnahme von endogenen Triglyceriden durch das Fettgewebe erhöht.
2. Insulin hemmt eine hormonsensitive Lipase in den Fettzellen, welche die Hydrolyse der gespeicherten Triglyceride und die Freisetzung von freien Fettsäuren katalysiert. Es wird eine geringere Insulinkonzentration gebraucht, um die Lipolyse zu hemmen, als den Glucosetransport zu beeinflussen.
3. Der Hauptort der insulinvermittelten Fettsynthese ist die Leber.
4. Eine größere Menge der durch die Insulinvermittlung aufgenommenen Glucose wird in den Fettzellen für die Bildung von α-Glycerophosphat verwendet, das für die Veresterung der freien Fettsäuren bei der Bildung von Triglyceriden notwendig ist. Diese Glucose wird auch für die Fettsäurensynthese verwendet.

– *Ketonkörper*

1. Die Bildung von Ketonkörpern (β-Hydroxybuttersäure, Acetessigsäure, Aceton) tritt auf, wenn Fettsäuren aus dem Fettgewebe mobilisiert und zur Leber transportiert werden, wo ihre Oxydation zu Acetyl-CoA stattfindet. Acetyl-CoA wird weiter zu Ketonkörpern metabolisiert.
2. Acetyl-CoA ist im Blut normalerweise in niedriger Konzentration vorhanden, abhängig vom Gleichgewicht zwischen Produktion, Verbrauch und Exkretion.

3. Insulin hat eine suppressive Wirkung auf die im Blut zirkulierenden Ketonkörper.

A. Insulin reduziert die Ketonkörperbildung durch seine antilipolytische Wirkung und die Stimulation der Fettsäurensynthese.

B. Insulin verringert ebenfalls die Fähigkeit der Leber, freie Fettsäuren zu oxydieren. Dies wird durch die Verringerung der Carnitin-Spiegel in der Leber erreicht. Carnitin ist wichtig für die Bildung der Acyl-Carnitin-Transferase, eines Enzyms, das beim Transfer der Fettsäuren über die Mitochondrienmembran zum Sitz der betaoxydativen Enzyme erforderlich ist. Die Acyl-Carnitin-Transferase wird außerdem durch Malonyl-CoA gehemmt, das erste Zwischenprodukt bei der Synthese von Fettsäuren aus Acetyl-CoA; es ist ein Prozeß, der durch Insulin verstärkt wird.

4. Bei Anwesenheit von Insulin finden eine vermehrte Aufnahme und Oxydation von Ketonen durch die Muskelzellen statt.

- **Physiologie des Glucagons**

1. Glucagon wird durch die Alphazellen der Langerhansschen Inseln sezerniert. Es wird außerdem angenommen, daß ein dem pankreatischen Glucagon ähnliches Glucagon von den Alphazellen des Magenfundus und des Duodenums abgegeben wird.

2. Glucagon wird sezerniert als Reaktion auf:

   A. Insulin-induzierte Hypoglykämie
   B. Hungern
   C. Aufnahme proteinhaltiger Nahrung
   D. Intravenöse oder orale Applikation bestimmter Aminosäuren (Arginin, Alanin)
   E. Pankreozymin
   F. Gastroinhibitorische Polypeptide
   G. Körperliche Bewegung und Streß

3. Glucagon stimuliert die Glykogenolyse in der Leber durch Vermehrung des zyklischen 3′5′-Adenosinmonophosphats (AMP), das zu einer erhöhten Phosphorylaseaktivität führt. Glucagon hemmt über das zyklische AMP ebenfalls die Glykogensynthetase der Leber. Beide Wirkungen erhöhen die Plasmaglucosekonzentration.

4. Glucagon stimuliert die Glukoneogenese durch Förderung der Aufnahme von Aminosäuren in die Leber.

5. Die Inkorporation von Aminosäuren in Leberprotein wird durch Glucagon gehemmt. Dies führt zu einer erhöhten Exkretion von Stickstoff über den Harn.

6. Die Lipolyse in der Leber und im Fettgewebe wird durch das Vorhandensein von Glucagon durch Aktivierung des Adenylatcyclase-Systems stimuliert. Die resultierende erhöhte Leberkonzentration freier Fettsäuren stimuliert die Glukoneogenese und die Ketogenese in der Leber.

7. Ein schneller Anstieg der Blutglucose hemmt die Sekretion von Glucagon.

8. Glucagon verhindert eine Hypoglykämie während der nicht durch Glucose (z. B. durch Protein) stimulierten Insulinsekretion.

9. Glucagon antagonisiert die inhibitorische Wirkung der basalen Spiegel von Insulin auf die Glucoseproduktion der Leber in der postabsorptiven Phase.

Hypoglykämie

1. Eine Hypoglykämie besteht, wenn die gemessenen Blutglucosewerte 50 mg/dl oder weniger betragen.
2. Eine Hypoglykämie ist keine Krankheit, aber ein sekundäres Zeichen einer Grundkrankheit, die zu einer gestörten Glucosehomöostase führt.
3. Die Glykogenspeicher in der Leber beginnen sich nach 24stündigem Hungern zu erschöpfen. Es ist eine adäquate Glukoneogenese notwendig, um die erforderliche Glucose zu liefern.
4. Die nachteiligste Wirkung hat eine Hypoglykämie auf das Gehirn.

A. Das ZNS hängt fast ausschließlich von Glucose als Energiesubstrat ab.

B. Der Glucoseeintritt in das Neuron geschieht in erster Linie durch Diffusion und ist nicht insulinabhängig.

C. Die Gehirnzellen haben begrenzte Glykogenspeicher und eine begrenzte Kapazität, um Protein- und Aminosäuren-Pools zur Energiegewinnung zu nutzen.

D. Die klinischen Merkmale einer Hypoglykämie gleichen denen, die bei zerebraler Hypoxie beobachtet werden, obwohl einige histologische und physiologische Unterschiede bestehen.

1) Die zerebrale Störung reflektiert wahrscheinlich eine Abnahme der energiereichen phosphorylierten Verbindungen, hauptsächlich Adenosintriphosphat (ATP), durch die verminderte Verfügbarkeit von Glucose für die Oxydation.

2) Die akuten Veränderungen bei Hypoglykämie im Gehirn können zu zellulärer Hypoxie und erhöhter Gefäßpermeabilität, Gefäßspasmus und vaskulärer Dilatation führen. Schließlich folgt der Zelltod der Neuronen durch Anoxie.

3) Akute histologische Veränderungen umfassen disseminierte Petechien, Kongestion und Nervenschwellungen; diese Läsionen sind mit denen durch Anoxie identisch. In fortgeschrittenen Fällen weist das Gehirn eine ischämische Nekrose mit geschrumpften Neuronen und pyknotischen Nuklei auf. Der Perineuralraum ist durch eine Demyelinisierung vergrößert. Diese Reaktionen sind in der Hirnrinde, den Basalganglien, im Hippocampus und in den vasomotorischen Zentren am stärksten ausgeprägt. Die meisten bei einer Hypoglykämie auftretenden Schäden betreffen das Gehirn, manchmal tritt aber auch eine Degeneration und Demyelinisierung der peripheren Nerven auf.

4) Eine längerdauernde schwere Hypoglykämie führt zu irreversibelen Gehirnschädigungen.

a) Die hypoxischen Schäden treten durch den verringerten Stoffwechsel und die daraus folgende Sauerstoffunterversorgung der Neurone auf.

b) Es tritt ein Gehirnödem auf.

c) Histologisch kann eine laminäre Nekrose festgestellt werden.

Symptome der Hypoglykämie

1. Die klinischen Symptome stehen in Beziehung zum Grad der Hypoglykämie, zur Geschwindigkeit des Blutglucoseabfalls und zur Dauer der Hypoglykämie. Die Symptome der Hypoglykämie sind weitgehend unabhängig von der Grundkrankheit.

2. Meist entwickeln sich keine Symptome, bevor nicht der Blutglucosewert unter 45 mg/dl sinkt. Es ist von Fällen berichtet worden, nach denen klinisch offensichtlich gesunde Hunde wesentlich niedrigere Blutglucosewerte aufwiesen.
3. Leichte Symptome
   A. Koordinationsstörungen
   B. Schwäche der Hinterextremitäten
   C. Exzessiver Appetit
   D. Generalisierte Schwäche
4. Mittelschwere Symptome
   A. Amaurose
   B. Wesensveränderungen
   C. Somnolenz
   D. Verwirrtheitszustände
   E. Abnormes Verhalten (z. B. Herumrennen, Kopfstoßen, Bellen, Hysterie)
   F. Muskelzuckungen
5. Schwere Symptome
   A. Krämpfe
   B. Koma
6. Symptome, die mit einer schnellen Abnahme der Blutglucosewerte verbunden sind, beruhen teilweise auf der Aktivierung des autonomen Nervensystems und der Adrenalinfreisetzung.
   A. Schütteln
   B. Zittern
   C. Tachykardie
   D. Vomitus
   E. Schwäche
   F. Hunger
   G. Nervosität
7. Symptome, die mit einem langsameren Sinken der Blutglucosewerte assoziiert sind, sind hauptsächlich auf die Depression der ZNS-Funktionen zurückzuführen.
8. Die Symptome der Hypoglykämie erscheinen meist intermittierend; daher sollte in jedem Fall von episodischer Schwäche (s. Kapitel 7.) eine Hypoglykämie in Betracht gezogen werden. Die Symptome können in Abhängigkeit von der Grundkrankheit progressiv sein oder auch nicht.
9. Whipple-Trias
   A. Es sind Symptome einer Hypoglykämie vorhanden, der Blutglucosewert ist niedrig, und der Patient reagiert auf die Applikation von Glucose.
   B. Die oben genannten Kriterien bestätigen, daß die Symptome von der Hypoglykämie herrühren.
   C. Es wird jedoch nichts über die Ursache ausgesagt.

Ursachen der Hypoglykämie

Unsachgemäßer Umgang mit der Blutprobe
Laborfehler

- Funktionelle Hypoglykämie
  - Idiopathische Hypoglykämie der Welpen[1])
  - Bei Arbeitshunden, schwerer körperlicher Arbeit
  - Nährstoffmangel
    - Hungern
    - Parasiten
  - Glucagon- oder Adrenalinmangel
- Glykogenspeicherkrankheiten
  - von Gierke-Krankheit
  - Cori-Krankheit
- Exogene Wirkstoffe (iatrogen)
  - Insulinüberschuß[1])
  - Sulfonylharnstoff, Salicylat, Ethanol (Mensch)
- Insulinom (funktioneller Betazell-Pankreastumor)[1])
- Extrapankreatische, tumor-induzierte Erkrankungen
  - Hepatom[1])
  - Lungenkarzinom
  - Metastasierendes Mammakarzinom
  - Melanom
  - Speicheldrüsenkarzinom
  - Hämangiosarkom
  - Metastasierender Lebertumor
  - Polycythaemia vera
- Schwere Lebererkrankung oder portovaskuläre Anomalien
- Nebennierenrindeninsuffizienz[1])
- Endotoxine[1])
- Hypopituitarismus
- Renale Glukosurie
- Trächtigkeit

1. Unsachgemäßer Umgang mit den Blutproben kann zu einer fehlerhaften Diagnose führen.

A. In bei Zimmertemperatur gehaltenem Blut können die Glucosekonzentrationen wegen des fortbestehenden Stoffwechsels der Zellen um 10 mg/Std. abnehmen.

B. In Vollblut, das bei 4 °C für 24 Stunden in einem Kühlschrank aufbewahrt wird, sinkt der Glucosewert um fast 20 mg/dl.

C. Vollblut kann zur Glucosebestimmung herangezogen werden, wenn es in Röhrchen mit Fluorid-Antikoagulans gewonnen wird. Das Fluorid vergiftet jedoch die Enzymsysteme der Zellen, die für die Verstoffwechslung von Glucose erforderlich sind. Proben, die in Fluoridröhrchen gewonnen werden, sollten nicht für eine Glucosebestimmung mit einem Dipstick verwendet werden.

D. Separiertes Plasma, das bei Zimmertemperatur 24 Stunden lang gelagert wird, bleibt für Glucosebestimmungen akzeptabel, längeres Aufbewahren führt aber zu wesentlich niedrigeren Glucosewerten.

[1]) bei Kleintieren am wichtigsten

E. Separiertes, gekühltes Plasma ergibt verläßliche Glucosebestimmungen noch nach 48 Stunden; eine Abnahme des Glucosewertes um 10 mg/dl ist bei Plasmaproben, die für 72 Stunden gekühlt werden, zu erwarten.

F. Eine leichte Abnahme des Glucosewertes kann bei hämolysiertem Blut wegen methodischer Probleme bei der Laborbestimmung beobachtet werden.

2. Laborfehler sind zu berücksichtigen. Überprüfe, ob der initial niedrige Glucosewert reproduziert werden kann.

3. Funktionelle Hypoglykämie

A. Vorübergehende idiopathische neonatale Hypoglykämie

1) Tritt bei Toy- und Zwerghunden auf, die jünger als 6 Monate sind.

2) Erhöhtes Auftreten bei Pudeln, Yorkshire-Terriern und Chihuahuas

3) Unbekannte Ursachen

a) Eventuell Streß (Kälte), Hungern, Störungen des Gastrointestinaltraktes.

b) Suche gründlich nach Parasiten (einschließlich Protozoen).

c) Eine Enzymunreife der Leber kann vorliegen.

d) Ein Pyruvat- oder Alanin-Mangel (Glucose-Vorläufer) kann vorhanden sein.

e) Mit zunehmendem Alter kann das Problem verschwinden.

4) Symptome

a) Schwäche, Kollaps

b) Starke Beeinträchtigung des Allgemeinbefindens

c) Koma

d) Hypothermie

e) Krämpfe

5) Diagnose

a) Vorbericht (Streß, Anorexie, gastrointestinale Symptome)

b) Typische Symptome bei Welpen

c) Fehlen einer Hepatomegalie

d) Niedrige Blutglucosewerte oder Reaktion auf Dextrose

e) Reaktion auf Glucagon i. v.

6) Therapie

a) 50%ige Dextrose i. v., 1 ml/kg KG

– wird jedem Welpen, der die oben genannten Symptome zeigt, appliziert

– *Warte nicht* auf die Ergebnisse der Glucosebestimmung!

b) Reaktion tritt sofort ein (1 bis 2 Minuten)

c) Wenn die Vene zu klein ist,

– wird Glucose oral verabreicht, falls das Tier schlucken kann.

– Einmassieren in das Zahnfleisch, eine gewisse Menge wird über die Mundschleimhaut absorbiert.

– Verwende den intramedullären Kanal des Femurs.

d) Halte das Tier warm.

e) Untersuche die Faeces auf Parasiten; behandle auf Rundwürmer, auch wenn keine Eier nachgewiesen werden können.

f) Halte den Besitzer an, das Tier häufig zu füttern; es wird Sirup verabreicht, wenn eine erneute Episode auftritt.

g) Wenn die Beschwerden rezidivieren, keine Grundkrankheit gefunden wird und der Besitzer häufig füttert, sollten Corticosteroide versucht werden, um die Freisetzung von Alanin aus der Skelettmuskulatur zu steigern.

B. Hypoglykämie der Jagdhunde

1) Wird bei Arbeits- und Jagdhunden beobachtet (Coonhound, Labrador, Setter)

2) Unbekannte Ursache

3) Dem Vorbericht nach wird das Tier regelmäßig in der Nacht vor und nicht am Tag der Arbeit gefüttert.

4) Das Tier arbeitet gut in den ersten ein bis drei Stunden, wird dann schwach, taumelt und kann Krämpfe haben. Schnelle Erholung ist die Regel.

5) Diagnose

a) Vorbericht, Rasse

b) Klinische Untersuchung ohne besondere Befunde

c) Normale Blutglucosewerte im Untersuchungsraum

d) Blutglucose <50 mg/dl während körperlicher Arbeit

6) Behandlung

a) Häufige Fütterungen

b) Kohlenhydrathaltige Bissen während der Jagd

c) Proteinreiche Mahlzeit eine Stunde vor der Jagd

d) Hauptmahlzeit am Ende des Tages

e) Sirup (5 bis 10 Eßlöffel voll) während der Jagd

f) Manche Tierärzte befürworten Corticosteroide und Tranquilizer.

4. Glykogenspeicherkrankheiten sind hereditäre Zustände, bei denen Enzyme, die zur Glykolyse notwendig sind, fehlen oder in ihrer Funktion gestört sind. In einigen Fällen ist das gleiche Enzym auch für die Glukoneogenese erforderlich (z. B. Glucose-6-Phosphatase).

A. von Gierke-Krankheit

1) Typ-1-Glykogenose

2) Toy- und Zwergrassen

3) Autosomal-rezessiv vererbte Krankheit

4) Seltene Krankheit, in der Veterinärmedizin nicht ausreichend dokumentiert.

5) Glucose-6-Phosphatase-Mangel von Leber, Niere und Darm

a) Verringerung des Leberglykogens und Glukoneogenese sind nicht vorhanden.

b) Ausgeprägte Hepatomegalie und Nephromegalie durch Glykogenansammlung; keine funktionelle Behinderung.

c) Diarrhoe kann bestehen.

d) Bei Kindern sind Ketonämie, Hypercholesterolämie und Hyperlipidämie vorhanden.

6) Keine Reaktion auf eine exogene Glucagon- oder Adrenalinapplikation

7) Klinische Symptome

a) Gestörtes Allgemeinbefinden

b) Inkoordination

c) Krämpfe

d) Koma

e) Hypothermie

8) Die Diagnose basiert auf Alter, Vorbericht und klinischen Symptomen

a) Rezidivierende Episoden bei jungen Hunden

b) Niedrige Blutglucosewerte

c) Eine Hepatomegalie hilft, die Krankheit von der idiopathischen neonatalen Hypoglykämie abzugrenzen.

d) Bei einer Leberbiopsie wird übermäßig Glycogen gefunden.

e) Eine Enzymbestimmung ist möglich.

9) Therapie

a) Die Prognose in bezug auf Wiederherstellung des Normalzustandes ist zweifelhaft.

b) Wenn die Tiere mit Krämpfen oder starker Schwäche vorgestellt werden, wird 50%ige Dextrose i. v. (1 ml/kg KG) appliziert.

c) Man kann 2,5% Dextrose in 0,45%iger Kochsalzlösung s.c. nach initialer intravenöser Bolusinjektion injizieren.

d) Gute pflegerische Maßnahmen (z. B. Erhöhen der Körpertemperatur)

e) Häufige Fütterungen zu Hause sind erforderlich.

f) Eine Zugabe von Glucose zum Futter hilft.

g) Nichtbasische Zucker und Fette, die dem Futter zugefügt werden, sind wenig hilfreich.

h) Wenn alles andere nicht anschlägt, werden Glucocorticosteroide verabreicht.

B. Cori-Krankheit

1) Typ-III-Glykogenose

2) Mangel an Amylo-1,6-Glucosidase

a) Dieses Enzym wird für die Produktion eines „kleineren" Glucosemoleküls gebraucht, so daß die Phosphorylase wirken kann.

b) Abnorme Glykogenmoleküle sammeln sich in Leber und Nieren an.

3) Die Symptome ähneln denen der von Gierke-Krankheit, aber weniger schwer.

4) Diagnose und Therapie sind ähnlich wie bei der von Gierke-Krankheit.

5. Bei jedem diabetischen Patienten, der mit einer Hypoglykämie vorgestellt wird, besteht Verdacht auf eine Überdosis an Insulin.

6. Hyperinsulinismus durch Betazelltumoren.

A. Adenome, Karzinome, Hyperplasie, Mikroadenomatose

1) Adenome treten häufiger beim Menschen auf (90%).

2) Karzinome sind häufiger bei Hunden (>75%).

3) Die mikroskopische Unterscheidung eines Adenokarzinoms von einem Adenom ist unzuverlässig. Die Differenzierung basiert am besten auf dem klinischen Stadium (TNM-Klassifikation; Tabelle 22-2) und dem Krankheitsverlauf.

4) Das klinische Stadium der Betazelltumoren ist wichtig für die Prognose. Endokrine Pankreastumoren werden entsprechend der TNM-Klassifikation eingestuft.

5) Der rechte und der linke Lobus pancreaticus sind gleichermaßen betroffen.

B. Alter: Es sind ältere Hunde betroffen (3,5 bis 13 Jahre).

C. Es besteht keine Rassenprädisposition, aber erhöhtes Auftreten bei Hunden großer Rassen.

Tabelle 22-2 Klinische Stadien bei Pankreastumoren

T	Primärtumor
	T0: keine Anzeichen eines Tumors
	T1: Tumor vorhanden
N	Regionäre Lymphknoten (RLK)
	N0: keine RLK beteiligt
	N1: RLK beteiligt
	N2: entfernte LK beteiligt
M	Entfernte Metastasen
	M0: keine Anzeichen entfernter Metastasen
	M1: entfernte Metastasen vorhanden

D. Keine Geschlechtsprädisposition.

E. Bei Katzen und Frettchen beschrieben.

F. Dauer der Symptome

1) Wochen oder Monate

2) intermittierende Symptome

G. Die Hypoglykämie entsteht durch exzessive, unangemessene Insulinproduktion. Die negativen Insulinwirkungen umfassen:

1) Interferenz mit Mechanismen, die den Glucose-Output der Leber erhöhen.

a) Verringerte Mobilisierung von Aminosäuren aus dem Muskel und von Glycerol aus dem Fettgewebe, was dazu führt, daß weniger Substrat die Leber für die Glukoneogenese erreicht.

b) Verminderte Aufnahme von Aminosäuren in die Leber

c) Verminderte Aktivität von Leberenzymen, welche die Glukoneogenese fördern

d) Verringerte Glykogenolyse

2) Insulin erhöht die Aufnahme und den Verbrauch von Glucose in Muskel, Leber und Fettgewebe.

3) Insulin erhöht die Aufnahme von Aminosäuren in die Muskeln und verringert dadurch die Bereitstellung von Aminosäuren für die Glukoneogenese in der Leber.

H. Symptome

1) episodisch und intermittierend

2) mit der Zeit an Schwere zunehmend

3) kein konstanter Bezug zu Nahrungsaufnahme, Fasten oder körperlicher Arbeit.

4) Tiere zeigen meist keine plötzlichen Anfälle, sondern folgende Symptome:

a) Schwäche, Lethargie, Kollaps

b) Parese der Hinterhand

c) Muskelzucken

d) Amaurose

e) Wesensveränderungen
f) Verhaltensänderungen
g) Inkoordination, Desorientiertheit, Ataxie
h) Krämpfe
i) Koma

I. Die körperliche Untersuchung ergibt meist keine besonderen Befunde.
1) Adipositas kann bestehen.
2) Insulinome sind bei der körperlichen Untersuchung nicht palpierbar.

J. Laborbefunde
1) Das Differentialblutbild kann ein „Streßbild" zeigen.
2) Chemisches Profil
a) Niedrige Blutglucosewerte
b) Eine Hyperkaliämie kann wegen des Hyperinsulinismus vorhanden sein.
c) Lebermetastasen können zu leichten Erhöhungen der Leberenzyme führen.
3) Die Röntgenbefunde sind unauffällig.

K. Diagnostische Tests
1) Blutglucose
a) Kann bei einer randomisierten Probe normal sein
b) Unter 60 mg/dl ist fraglich, unter 50 mg/dl beweisend
c) Wenn ein starker Verdacht besteht, wird ein 24stündiger Futterentzug durchgeführt.
d) Besteht immer noch keine Hypoglykämie, wird das Futter für 48 bis 72 Stunden entzogen.
e) Wenn auch ein 72stündiger Futterentzug keine Hypoglykämie hervorruft, wird das Tier körperlich belastet und dann die Serumglucose bestimmt.
f) Der Futterentzug muß überwacht werden.
2) Immunreaktives Insulin (IRI)
a) Der normale Nüchternwert bei Hunden beträgt etwa 20 μE/ml.
b) Werte >54 μE/ml sind deutlich abnormal.
c) Bestimme den begleitenden Glucosewert (Verhältnis von immunreaktivem Insulin zu Glucose s. unten).
d) Bei Insulinomen meist erhöht, bei anderen Ursachen der Hypoglykämie normal oder subnormal.
e) Bei Insulinomen kann der Nüchternwert des IRI normal sein, da die Leber das sezernierte Insulin entfernt, bevor es im peripheren Blut erscheinen kann.
3) Verhältnis von Glucose zu immunreaktivem Insulin (G : IRI)
a) Zunächst wird die Technik geprüft, die für die Diagnose von insulinproduzierenden Tumoren beschrieben wurde.
b) Normalwerte: 3,5 bis 12,5 mg/μU
c) Werte $<2{,}5$ mg/μU werden als diagnostisch beweisend angesehen.
d) Falsch-negative G : IRI-Werte können auftreten.
4) Verhältnis von immunreaktivem Insulin zu Glucose (IRI : G)
a) Eine Erhöhung bestätigt die Diagnose Insulinom verläßlich.
b) Untersuche, ob eine für den Blutglucosewert unangemessene Insulinsekretion vorliegt.

c) Der Insulin (µE/ml) : Blutglucose (mg/dl)-Quotient beträgt normalerweise 0,30 oder weniger.

d) Bei Patienten mit einer Hypoglykämie, die nicht durch einen Pankreastumor verursacht ist, ist das IRI : G-Verhältnis normal.

e) Eine unangemessene Erhöhung des Plasmainsulins bei Vorhandensein einer Hypoglykämie bleibt der Schlüssel für die Diagnose einer Erkrankung des pankreatischen Inselorgans.

f) Falsch-negative IRI : G-Werte können sogar bei einer ausgeprägten Hypoglykämie auftreten.

5) Berichtigtes Insulin/Glucose-Verhältnis (BIGV)

a) Die Wertung dieses Verhältnisses ist umstritten.

b) Formel: $\frac{\text{Seruminsulin } (\mu E/ml) \times 100}{\text{Plasmaglucose } (mg/dl) - 30}$

c) Werte >30 werden für ein Insulinom als pathognomisch angesehen.

d) Falsch-positive und falsch-negative Ergebnisse sind beschrieben worden.

L. Provokationstest

1) Selten erforderlich

2) Wird in schwierig zu beweisenden Fällen gebraucht (d. h. 72stündiger Futterentzug; IRI; IRI : G normal).

3) Erklärung des Tests

a) Normalerweise wird Insulin als Reaktion auf die Blutglucosekonzentration sezerniert.

b) Bei Insulinomen wird Insulin intermittierend oder kontinuierlich zu unpassenden Zeiten und in ungeeigneten Konzentrationen für die zu dieser Zeit bestehenden Blutglucosewerte freigesetzt.

c) Glucose, Tolbutamid, Glucagon und Leucin stimulieren die Freisetzung von Insulin.

d) Die Provokationstests sind so angelegt, daß sie die Freisetzung von Insulin aus anomalem Betazellgewebe stimulieren.

e) Die normalen Betazellen reagieren in abnehmender Reihenfolge auf Glucose, Tolbutamid, Glucagon und Leucin, die neoplastischen Betazellen in der Reihenfolge Glucagon, Tolbutamid, Leucin und Glucose.

f) Der Patient muß vor dem Test immer nüchtern sein.

g) Es wird ein intravenöser Verweilkatheter gelegt.

h) Für den Fall, daß sich während des Tests eine Hypoglykämie entwikkelt, muß Glucose bereitstehen.

i) *Beachte:* Lasse den Patienten niemals unbeaufsichtigt!

4) Intravenöser Glucosetoleranztest

a) Gebe 1,0 g Dextrose/kg KG i. v.

b) Proben werden zu Beginn sowie nach 15, 30, 45, 60, 90 und 120 Minuten genommen.

c) Normal:

– Spitzen-Blutglucosewerte >300 nach 15 Minuten mit allmählicher Rückkehr zu Normalwerten nach 60 Minuten

– Die Plasma-IRI-Spiegel steigen begleitend, kehren aber nach 60 Minuten zum Ruhewert zurück.

d) Die Diagnose bestätigende Testergebnisse:
- Niedrigere und flachere Kurve
- Rückkehr zu Glucose-Ruhewerten früher als erwartet
- Unangemessene Insulinsekretion

e) Vorteil: leicht durchführbarer Test

f) Nachteil: in manchen Fällen nicht spezifisch

5) Glucagontoleranztest

a) Vorgehen

– Appliziere 0,06 mg/kg KG Glucagon. Der Gesamtwert von 1 mg darf nicht überschritten werden.

– Proben werden zu Beginn sowie nach 1, 3, 5, 10, 30, 45, 60, 90 und 120 Minuten genommen.

– Bestimme gleichzeitig die Insulinwerte.

b) Wirkung von Glucagon

– wird normalerweise von den Alphazellen der Langerhansschen Inseln produziert.

– Glucagon stimuliert die Insulinbildung durch direkte Wirkung auf die Betazellen (nach 1–2 min) und indirekt aufgrund seiner glukoneogenetischen und glykogenolytischen Eigenschaften (nach 15–30 min)

– Bei Vorhandensein eines Insulinoms werden die insulinbildenden Effekte drastisch verstärkt.

c) Normal
- Blutglucosewerte >150 mg/dl
- selten liegen die Insulinspiegel über 50 μE/ml

d) Anomal

– Abfall der Blutglucosewerte 1–2 min nach Glucagoninjektion (rasche Freisetzung von Insulin)

– Blutglucosekonzentrationen <135 mg/dl

– Hypoglykämie nach 60 bis 90 Minuten (pathognomonisch)

– Eine Minute nach der Injektion sind die Plasma-IRI-Werte >50 μE/ml, oder es kommt zu einem durchschnittlichen Anstieg von mehr als 18 μE/ml vom Nüchternwert zum Wert nach einer Minute post injectionem.

– Plasma-IRI : G-Verhältnis $>0{,}7$ μE/ml bei einer Minute nach Injektion.

e) Vorteil: leicht durchführbarer Test

f) Nachteil: zeitaufwendig, teuer

6) Tolbutamid-Test

a) Technik

– Appliziere 20 mg/kg KG (bis zu 1 g) Tolbutamid i. v. in 20 ml Kochsalzlösung.

– Proben werden zu Beginn und nach 10, 20, 30, 60, 90 und 120 Minuten genommen.

b) Wirkung von Tolbutamid
- Vergrößert die Insulinfreisetzung aus den Betazellen
- Potenziert die Insulinwirkung auf zellulärer Ebene

c) Normal: Verringerung der Blutglucose im Vergleich zum Nüchternwert beträgt 40%.

d) Anomal (diagnostisch beweisend)

– Verringerung >70%

– Die Hypoglykämie bleibt bei Hunden mit Insulinomen länger erhalten (drei Stunden).

e) *Beachte:* Der Test ist gefährlich!

– Die Wirkung dauert 18 Stunden.

– Wenn die initiale Konzentration der Blutglucose weniger als 50 mg/dl beträgt, sollte der Test nicht durchgeführt werden.

– Wenn sich Symptome einer Hypoglykämie entwickeln, ist der Test zu unterbrechen und Glucose i. v. zu applizieren.

7) L-Leucin-Test

a) Technik

– Verabreiche 150 mg/kg KG in Wasser suspendiertes L-Leucin p. o.

– Proben werden zu Beginn sowie nach 1, 5, 10, 15, 30, 45 und 60 Minuten genommen.

b) Wirkung

– Kann die periphere Wirkung von Insulin potenzieren

– Stimuliert besonders die neoplastischen Betazellen zur Insulinfreisetzung

c) Normal: keine Verringerung der Glucosewerte

d) Anormal

– Eine 40%ige Verringerung der Blutglucose beim Vergleich zum Nüchternwert innerhalb von 30 Minuten

– Exzessive Insulinsekretion

e) Vorteil: diagnostisch sehr zuverlässig

f) Nachteil: Hypoglykämie

8) Adrenalin

a) Technik

– Appliziere 1 ml Adrenalin i. m.

– Proben werden zu Beginn sowie nach 0, 30, 60, 90 und 120 Minuten genommen.

b) Wirkung: Zu erwarten ist eine Hyperglykämie durch Glykogenolyse.

c) Eine verringerte Hyperglykämie wird beobachtet bei:

– Verarmung an Glykogen in der Leber

– Keine Reaktion auf glykogenolytische Stimulation wie bei Hyperinsulinismus

– Bei Insulinomen beträgt der Anstieg des Glucosewertes nach 60 Minuten <35 mg/dl.

d) Nachteil: unspezifisch

M. Therapie

1) Ein chirurgischer Eingriff ist die Therapie der Wahl.

a) Es darf für zwei oder drei Tage postoperativ nichts oral verabreicht werden (Pankreatitis ist keine ungewöhnliche postoperative Komplikation.)

b) Glucocorticoide für 2 Tage präoperativ.

c) 5%iger Dextrosetropf während und nach der Operation. Die Infusion wird unterbrochen, wenn eine Hypoglykämie auftritt.

d) Sehr vorsichtige Behandlung

e) Wenn möglich lokale Exzision

f) Partielle Pankreatektomie, wenn der Tumor nicht palpierbar ist

g) Suche sorgfältig nach Metastasen in Lymphknoten, Leber, Netz, Milz, Darm und Mesenterium.

h) Intravenöse Infusion von Methylenblau (3 mg/kg KG) kann bei der Identifizierung eines Pankreasinselzelltumors hilfreich sein. Eine Heinzkörper-Anämie kann sich entwickeln.

i) Es wird immer eine Biopsie regionärer Lymphknoten durchgeführt.

j) Wenn eine vollständige Pankreatektomie durchgeführt wurde, wird der Patient auf Pankreasinsuffizienz und Diabetes mellitus behandelt.

k) In einigen Fällen ist eine Behandlung auf Diabetes mellitus erforderlich, selbst wenn das Pankreas nicht entfernt worden ist. Es wird angenommen, daß die normalen Betazellen bei Vorliegen eines Hyperinsulinismus atrophieren. Dies kann vorübergehend oder dauerhaft sein.

l) Die meisten Karzinome zeigen schon Mikrometastasierung oder Makrometastasierung zu der Zeit, wenn die Operation durchgeführt wird.

m) Wenn ein Primärtumor schwierig zu entfernen ist, muß eine Biopsie durchgeführt werden.

n) Ist eine Metastasierung aufgetreten, wird der Primärtumor entfernt; solitäre Metastasen werden nach Möglichkeit exzidiert. Unterstützend wirkt eine medikamentöse Therapie.

o) Überwache postoperativ die Elektrolyte (besonders Kalium), Glucose, Amylase und BUN.

p) Die Infusionsflüssigkeit muß mit Kaliumchlorid angereichert werden, da der Patient nichts per os aufnehmen darf.

q) Hunde mit metastatischen Erkrankungen sind meist auch nach der Operation weiter hypoglykämisch.

2) Konservative Therapie

a) Das Ziel einer konservativ-symptomatischen Behandlung ist es, die Schwere und Häufigkeit klinischer Symptome zu verringern.

b) Wird empfohlen, wenn ausgedehnte Metastasen vorhanden sind.

c) Indiziert, wenn der Patient ein großes Operationsrisiko hat.

d) Häufige Fütterungen (3 bis 6 kleine Mahlzeiten am Tag sind erforderlich). Vermeide die Fütterung von Futter, das große Mengen einfacher Zucker enthält (z. B. halbfeuchtes Futter), die schnell aus dem Gastrointestinaltrakt absorbiert werden.

e) Eine akute Hypoglykämie wird mit Zuckerwasser oder Sirup behandelt.

f) Die körperliche Bewegung wird eingeschränkt, um den Glucoseverbrauch zu verringern.

g) Glucocorticoide (Prednison) in einer Dosierung von 0,25 bis 0,5 mg/kg KG p. o. 2×tgl.

h) Diazoxid

- hemmt die Insulinfreisetzung
- 5 mg/kg KG 2×tgl. bis zu 40 mg/kg KG 2×tgl.
- Kann Arrhythmien, Natriumretention und Erbrechen verursachen.
- Die hyperglykämischen Wirkungen von Diazoxid werden durch Hydrochlorothiazid potenziert (2 bis 4 mg/kg KG 1×tgl.)

i) Propranolol, Phenytoin und L-Asparaginase können die Insulinproduktion verringern, Insulin freisetzen oder beides. Diese Wirkstoffe sind bei Hund und Katze noch nicht gut erforscht.

j) Alloxan ist ein Chemotherapeutikum, das normale Betazellen zerstört, aber meist nur geringe Wirkungen auf neoplastische Betazellen ausübt.

k) Streptozotocin
- zerstört Betazellen
- Beim Menschen sind vollständige Remissionen erreicht worden.
- Antibiotikum, das aus *Streptomyces achromogenes* stammt.
- Stark nephro- und hepatotoxisch

N. Prognose

1) Fälle im klinischen Stadium 1 haben signifikant längere krankheitsfreie Intervalle und Überlebenszeiten nach der Tumorexzision als Stadium-2 und Stadium-3-Patienten (s. Tabelle 22-2).

2) Patienten im klinischen Stadium 2 und 3 können zwei Jahre mit medikamentöser Behandlung und häufigen Fütterungen überleben.

7. Extrapankreatische, tumorinduzierte Hypoglykämie

A. Tumortypen

1) Hepatom
2) Lungenkarzinom
3) Metastasierendes Mammakarzinom
4) Melanom
5) Speicheldrüsenkarzinom
6) Hämangiosarkom
7) Metastasierende Lebertumoren
8) Polycythaemia vera

B. Theorien über die Entwicklung einer Hypoglykämie

1) Block des Glucose-Outputs der Leber

2) Exzessiver Glucoseverbrauch durch Tumorgewebe mit einer hohen Rate anaerober Glykolyse.

3) Hemmung der Lipolyse

4) kann mit einer hohen insulinähnlichen Aktivität (insulinlike activity, ILA) im Plasma in Verbindung stehen

a) In der Mehrzahl der Fälle sind die Spiegel des immunreaktiven Insulins (IRI) niedrig.

b) Beim Menschen sind Tumoren mit hoher insulinähnlicher Aktivität mit einem Radiorezeptortest ermittelt worden.

5) Somatostatin sezernierender Tumor

a) Hemmt die Glucagonfreisetzung oder- synthese

b) Hemmt die Insulinfreisetzung

C. Diagnose

1) Klinische Untersuchung und röntgenologische Beweise für eine Neoplasie

2) Normale IRI-Spiegel in der Mehrheit der Fälle

D. Therapie

1) Entfernung des Tumors

2) Streptozotocin ist experimentell versucht worden.

3) Diazoxid war nicht wirksam.

8. Diffuse Lebererkrankungen

A. Bei Lebererkrankungen ist eine Hypoglykämie relativ selten.

B. Durch die Leber wird die Glucosehömoostase durch Glukoneogenese und Glykogenolyse aufrechterhalten.

C. Experimentell müssen 80% des Lebergewebes zerstört sein, bevor sich eine Hypoglykämie entwickelt.

D. Die Entwicklung einer Hypoglykämie sagt nichts über die Reversibilität der Lebererkrankung aus.

E. Hypoglykämie kann mit den folgenden Krankheiten gekoppelt sein:

1) Diffuse, akute Hepatitis
2) Diffuse Lebernekrose
3) Terminale Zirrhose
4) Leberlipidose
5) Portovaskuläre Anomalien
6) Schwere Lebermetastasen

F. Die Diagnose wird durch andere klinische Symptome und Laborwerte gestellt.

G. Therapie

1) In Krisensituationen kann eine Bolusinjektion von Glucose erforderlich sein.
2) Eine andauernde Hypoglykämie macht einen i. v. Tropf mit Dextrose notwendig.
3) Bei einer chronischen Erkrankung muß häufig gefüttert werden.

9. Nebennierenrindeninsuffizienz (Morbus Addison) – s. Kapitel 14.

A. Hypoglykämie ist bei caninem Hypoadrenokortizismus relativ selten.

B. Eine Hypoglykämie entsteht durch herabgesetzte Glukoneogenese, die durch einen Glucocorticoidmangel verursacht wird.

C. Es kann ein Glucocorticoidmangel allein auftreten (d. h. Na : K-Verhältnis $>23:1$) oder in Kombination mit einem Mineralocorticoidmangel beobachtet werden (d. h. Na : K-Verhältnis $<23:1$).

D. Wird durch exogene Applikation von Glucocorticoiden korrigiert.

10. Endotoxinbedingte Hypoglykämie

A. Es treten eine erhöhte Glykogenolyse und eine verminderte Glukoneogenese in der Leber auf.

B. Aufnahme und Oxydation von Glucose sind verstärkt.

C. Der Mechanismus ist unbekannt, es werden aber Insulin oder insulinähnliche Verbindungen verdächtigt.

D. Wird bei Parvovirusinfektion, hämorrhagischer Gastroenteritis und Septikämie durch gramnegative Bakterien beobachtet.

E. Therapie

1) i. v. Bolusinjektion von Glucose
2) Dextrose im i. v. Tropf, um normale Blutglucosewerte aufrechtzuerhalten
3) Behandlung der Grundkrankheit

11. Hypopituitarismus

A. ACTH- und Somatotropin-Mangel können zu Hypoglykämie führen.

B. Seltene Ursache von Hypoglykämie bei Hunden.

C. Wird beim Deutschen Schäferhund als kongenitaler Defekt beobachtet.

D. Kann durch traumatische, entzündliche oder neoplastische Läsionen der Hypophyse erworben sein.

E. Die Diagnose wird durch Somatotropin- und ACTH-Stimulationstests bestätigt.

12. Renale Glukosurie

A. Verlust von Glucose durch Schädigungen der Nierentubuli wird beim Fanconi-Syndrom des Hundes und in einigen Fällen chronischer und akuter Nierenschädigungen beobachtet.

B. Der Verlust von Glucose über den Harn ist als Ursache einer Hypoglykämie bei Hunden noch nicht beschrieben worden, obwohl er in zwei Fällen von einem der Autoren beobachtet worden ist, als gleichzeitig eine Anorexie bestand.

13. Eine Hypoglykämie in der Trächtigkeit ist bei Hunden extrem selten.

Hyperglykämie

1. Eine Hyperglykämie besteht, wenn die Plasma- oder Serumglucosewerte 130 mg/dl übersteigen.

2. Zu bestimmen sind die Plasma- oder Serumglucosewerte in Proben von Tieren, die 12 bis 24 Stunden gefastet haben.

3. Klinische Symptome, die der Hyperglykämie zuzuschreiben sind, sind ungewöhnlich, wenn die Plasma- oder Serumglucosewerte nicht ständig über 180 mg/dl liegen.

Ursachen der Hyperglykämie

- Laborfehler
- Postprandiale Hyperglykämie
- Diabetes mellitus
- Streß-induzierte Hyperglykämie
- Endokrine Ursachen
  - Hyperadrenokortizismus
  - Phäochromozytom
  - Hyperthyreose
  - Iatrogener oder spontaner Überschuß von Somatotropin
  - Glucagon sezernierender Tumor
- Urämie
- Iatrogene Hyperglykämie
  - Glucoseinfusionen
  - Peritonealdialyse
  - Partielle oder totale parenterale Ernährung
  - Diazoxid

Thiaziddiuretika
Glucocorticoide (hohe oder protrahierte Dosen)
Intrakraniale Verletzungen
Pankreatitis
Pankreatektomie
Schwere Hyperosmolalität

1. Da ein Laborirrtum aufgetreten sein kann, muß die Reproduzierbarkeit der Hyperglykämie geprüft werden.
2. Eine postprandiale Hyperglykämie tritt normalerweise sofort nach einer kohlenhydratreichen Mahlzeit auf (z. B. halbfeuchtes Futter).
3. Diabetes mellitus ist die bedeutendste Ursache einer Hyperglykämie bei Kleintieren und wird als Ergebnis eines absoluten oder relativen Fehlens von Insulin angesehen. Diabetiker weisen eine Glukosurie und Serumglucosewerte auf, die durchweg 200 mg/dl überschreiten.
4. Eine streß-induzierte Hyperglykämie kann das Ergebnis einer Catecholaminausschüttung durch Angst, Furcht, körperliche Anstrengung oder Krämpfe sein.
   A. Das Ausmaß der Erhöhung ist variabel, es kann aber gelegentlich zu Erhöhungen der Serumglucose von mehr als 300 mg/dl kommen, besonders bei Katzen.
   B. Diese Erhöhung ist vorübergehend und die Blutglucose ist wieder auf ihren Normalwert zurückgekehrt, wenn eine Blutprobe eines Tieres, das sich wieder beruhigt hat, gewonnen wird.
5. Eine leichte Hyperglykämie (130 bis 170 mg/dl) kann wegen der Wirkung erhöhter Werte von zirkulierendem Cortisol bei Hunden mit Hyperadrenokortizismus beobachtet werden. Ein chronischer Hyperadrenokortizismus kann zur Erschöpfung der Inselzellen mit daraus folgendem Diabetes mellitus und stärkerer Erhöhung der Serumglucose führen (> 200 mg/dl).
   A. Ein Phäochromozytom kann ebenfalls eine leichte Hyperglykämie durch erhöhte Spiegel zirkulierenden Adrenalins verursachen. Das Ausmaß der Hyperglykämie variiert je nach funktionellem Status der neoplastischen Nebennierenrinde.
   B. Eine Hyperthyreose kann beim Menschen mit Hyperglykämie verbunden sein. Diese Beziehung ist bei caniner oder feliner Hyperthyreose nicht beobachtet worden, außer bei Tieren, die gleichzeitig einen Diabetes mellitus aufweisen.
   C. Iatrogener oder spontaner Überschuß von Somatotropin kann als Folge eines Hypophysentumors auftreten (am häufigsten bei Katzen) oder als Komplikation einer Progesteronproduktion während des Diöstrus bei Hündinnen vorkommen.
      2) Eine Applikation von Gestagenen kann zu einer iatrogenen Überproduktion von Somatotropin führen.
6. Urämie ist häufig mit einer leichten (130 bis 170 mg/dl) Hyperglykämie verbunden, welche durch kaum definierte Faktoren in der urämischen Umgebung verursacht wird, die einen Insulinantagonismus verursachen.
7. Eine parenterale Infusion von Glucose enthaltenden Flüssigkeiten verursacht regelmäßig eine Hyperglykämie, wenn die Geschwindigkeit der Glucoseinfusion größer ist als die des Glucoseabstroms aus dem Gefäßraum in die Zellen, durch Metabolismus und renale Exkretion.
   A. Eine Peritonealdialyse mit hypertonen Lösungen, die Glucose enthalten, kann zu einer Hyperglykämie führen. Dies tritt besonders stark auf, wenn die Glu-

cose im Dialysat in einer höheren Konzentration als 3%ig enthalten ist; schwere Hyperglykämie und Hyperosmolalität sind die Folge.

B. Eine partielle oder totale parenterale Ernährung bedeutet häufig große Mengen von Glucose als Energiequelle. Während der Infusion ist meist eine leichte Hyperglykämie vorhanden; eine schwere Hyperglykämie entsteht, wenn diese Flüssigkeiten zu schnell infundiert werden.

C. Verschiedene Pharmaka können eine Hyperglykämie verursachen, z. B. Diazoxid, Thiaziddiuretika und Glucocorticoide.

8. Intrakraniale Verletzungen können mit Hyperglykämie verbunden sein.
9. Pankreatitis kann mit Hyperglykämie und der Entwicklung eines Diabetes mellitus, der entweder sekundär nach Inselzellzerstörung oder durch andere neuroendokrine Reaktionen entsteht, verbunden sein.
10. Eine partielle (> 90%) oder vollständige Pankreatektomie führt zu Hyperglykämie.
11. Eine schwere Hyperosmolalität kann mit Hyperglykämie wegen der verminderten Fähigkeit, Insulin freizusetzen, verbunden sein.

Symptome der Hyperglykämie

Die Symptome einer mäßigen bis schweren Hyperglykämie (> 180 bis 200 mg/dl) sind zurückzuführen auf die osmotische Last, die zur glomerulären Filtration ansteht. Gesehen wird Polyurie mit kompensatorischer Polydipsie. Die Hyperglykämie trägt auch erheblich zu der steigenden Serumosmolalität bei, die zu einer zellulären Dehydratation führt (s. Kapitel 25.). Andere Symptome sind auf die Grundursache der Hyperglykämie, wie Hypertonie bei Phäochromozytom und Hepatomegalie bei Hyperadrenokortizismus oder Diabetes mellitus, zurückzuführen.

• Unkomplizierter Diabetes mellitus

1. Diabetes mellitus ist die einzige Erkrankung, die zu anhaltend hohen Serumglucosewerten führt, wodurch eine Therapie erforderlich wird, die auf die Korrektur der Serumglucosewerte zielt. Eine Hyperglykämie, die bei anderen Erkrankungen beobachtet wird, verringert sich, wenn die Grundkrankheit erfolgreich behandelt wird (z. B. Adrenalektomie oder o′-p′-DDD-Therapie bei Hyperadrenokortizismus, Korrektur der Infusionsgeschwindigkeit von Lösungen zur parenteralen Ernährung).
2. Die metabolische Dysfunktion, die bei Diabetes mellitus beobachtet wird, spiegelt in erster Linie wider, in welchem Grade ein absoluter oder relativer Insulinmangel besteht.

A. Ein minimaler Mangel führt zu einer Unfähigkeit, die Nährstoffe angemessen zu speichern, und führt zur Glucoseintoleranz.

B. Ein stärkerer Mangel ermöglicht die Akkumulation metabolischer Substanzen aus dem Betriebsstoffwechsel über die Fütterung, führt aber auch endogen zu exzessiver Mobilisierung dieser Substanzen während des Fastens (Hyperglykämie, erhöhte Fettsäuren- und Aminosäurenwerte im nüchternen Zustand).

C. Bei der schwersten Form eines Insulinmangels treten eine Überproduktion von Glucose und eine ausgeprägte Verstärkung der katabolen Prozesse (Lipolyse, Proteolyse) auf.

3. Pathophysiologie bei unkompliziertem Diabetes mellitus

A. Es bestehen ein Insulinmangel und eine daraus resultierende Hyperglykämie.

B. Die Unfähigkeit, Glucose zu verwerten, signalisiert dem Eßzentrum im Hypothalamus, den Appetit zu steigern.

C. Es entwickelt sich eine osmotische Diurese, wenn die Hyperglykämie die Nierenschwelle für Glucose überschreitet, und sie führt zu einer Glukosurie, die von einer kompensatorischen Polydipsie begleitet wird.

D. Ein Gewichtsverlust kann sogar trotz erhöhter Energiezufuhr auftreten, da der Körper unfähig ist, die Nährstoffe angemessen zu verwerten, weil ein kataboler Status besteht und Energie über den Harn verlorengeht.

4. Anamnese (unkompliziert)

A. Polydipsie

B. Polyurie

C. Polyphagie (möglicherweise frühere Adipositas)

D. Am häufigsten bei mittelalten bis älteren Hündinnen und älteren Katzen beiderlei Geschlechts

E. Eine schnelle Entwicklung von Katarakten kann vorkommen (nur Hunde, bei Katzen nicht beschrieben).

1) Wenn übermäßig Glucose in die Linse eintritt, wird Sorbitol produziert und abgelagert.

2) Sorbitol wirkt dann als osmotischer Wirkstoff, wodurch Flüssigkeit in die Linse eintritt und die Linsenfasern irreversibel zerrissen werden.

5. Körperliche Untersuchung

A. Katarakt (mehr oder weniger stark ausgeprägt)

B. Hepatomegalie, fettige Infiltration

1) Der verminderte Glucoseverbrauch führt zu exzessiver Fettmobilisierung.

2) Die Leber ist unfähig, Glycerol und Fettsäuren zur Energiegewinnung einzusetzen. Daher wird viel in Leberfette umgewandelt.

3) Eine verminderte Proteinsynthese in der Leber führt zu einer Abnahme der Lipoprotein-Triglyceride, welche die Leber nicht verlassen können. Es kommt zur Bildung von hepatischen Lipiden.

4) Triglyceride können wegen des Mangels an Lipoprotein-Lipase-Aktivität, eines Enzyms, das normalerweise durch Insulin aktiviert wird, nicht in andere Körpergewebe eintreten.

C. Adipositas, Normalgewicht oder Untergewicht

D. Die klinische Untersuchung ist ansonsten häufig ohne besondere Befunde.

6. Laboruntersuchung

A. Vollständige Erhebung der Laborwerte (vollständiges Blutbild, biochemisches Profil, Harnuntersuchung) aller diabetischen Patienten wird empfohlen.

B. Das Blutbild ist häufig normal.

C. Das biochemische Profil ist meist normal, außer Erhöhungen der Serumglucose auf > 150 mg/dl.

1) In den meisten Fällen liegt der Serumglucosewert über 200 mg/dl.

2) Glucosetoleranztests sind selten erforderlich (Serumglucose: 150 bis 200 mg/dl).

3) Es muß bedacht werden, daß eine Streßhyperglykämie vorliegen kann, besonders bei der Katze (u. U. > 300 mg/dl).

4) Eine Erhöhung der Leberenzyme kann sekundär zur Fettinfiltration der Leber beobachtet werden.

5) Eine Lipämie kann durch die verringerte Aktivität der Lipoprotein-Lipase vorhanden sein, die durch Insulin aktiviert wird und für den Metabolismus von Lipoproteinen und Chylomikronen erforderlich ist.

D. Harnuntersuchung

1) Es liegt eine Glukosurie vor.

a) Die Nierenschwelle für Glucose beim Hund beträgt etwa 180 mg/dl.

b) Die Nierenschwelle für Glucose bei der Katze beträgt etwa 300 mg/dl.

2) Eine leichte Ketonurie kann auftreten.

3) Das Vorhandensein einer Pyurie macht eine Harnkultur mit Resistenztest erforderlich, da asymptomatische Harnwegsinfektionen vorliegen können.

E. Die Diagnose Diabetes mellitus darf sich nicht auf die Erhöhung der Blutglucose stützen, wenn keine begleitende Glukosurie vorhanden ist.

7. Therapie

A. Das Ziel einer Therapie sollte die Verringerung der Blutglucosewerte sein, bis zu dem Zeitpunkt, wo klinische Manifestationen des Diabetes wie Polydipsie, Polyurie, Polyphagie und Gewichtsverlust beseitigt sind. Eine Hypoglykämie muß jedoch vermieden werden.

B. Es ist nicht erforderlich, die Serumglucose schnell zu verringern, da das Tier eine seit mehreren Wochen bis Monaten bestehende Erhöhung der Serumglucose aufwies.

C. Bedenke, daß eine Hypoglykämie lebensbedrohend ist, daher ist eine Hyperglykämie vorzuziehen.

D. Das Management und die Einstellung von Diabetikern werden am besten zu Hause durchgeführt. Wenn immer möglich, sollten die Tiere dort bleiben.

E. Obwohl beim Menschen häufig verwendet, werden orale Antidiabetika in der Veterinärmedizin selten angewandt, da die meisten Hunde und Katzen, die an Diabetes mellitus leiden, einen Insulinmangel haben und zu Ketose neigen.

1) Sulfonylharnstoffe stimulieren die Insulinsekretion aus den Betazellen und verringern die Glukoneogenese in der Leber.

2) Biguanide verzögern die Absorption der Nahrung und fördern die Glucoseaufnahme durch periphere Gewebe.

F. Insulin

1) Eine adäquate Kontrolle diabetischer Hunde und Katzen wird meist durch Applikation von Insulin einmal täglich und Befolgung eines strikten Fütterungsplanes erreicht.

2) Das erhältliche Insulin stammt meist vom Rind oder Schwein.

3) Klassifiziert nach Wirkungsbeginn und -dauer, gibt es kurzwirkendes, mittellangwirkendes oder langwirkendes Insulin (Tabelle 22–3).

4) NPH- und Protamin-Zink-Insulin werden am häufigsten für Hunde und besonders für Katzen ausgewählt.

5) Dosierung: 0,5 bis 1,0 E/kg KG s. c.

Tabelle 22-3 Häufig verwendete Insulinpräparate

Insulintyp	Beginn [1])	Maximale Wirkung [1])		Wirkungsdauer [1])	
		Hund	Katze	Hund	Katze
Altinsulin	0,25	2–4	2–4	6–8	6–8
NPH-Insulin	3	8–12	2–8	18–24	6–12
Lente-Insulin	3	10–12	?	18–28	?
Protamin-Zink-Insulin	3–4	14–20	3–12	24–36	12–24

[1]) Stunden nach subkutaner Applikation

a) Das Insulin wird etwa 30 Minuten vor der morgendlichen Fütterung appliziert. Die Abendmahlzeit sollte 6 bis 8 Stunden später gefüttert werden (etwa 2 Stunden vor der erwarteten Spitzenaktivität des Insulins). Jede Mahlzeit sollte etwa die Hälfte des Energiebedarfs decken.

b) Meist sind zwei bis drei Tage erforderlich, bis die Reaktion der Hunde und Katzen ins Gleichgewicht kommt. Während dieser Periode wird die Blutglucose nur zu der erwarteten Spitzenaktivität des Insulins überprüft.

c) Nach einer zwei- bis viertägigen Einstellung des Diabetes wird die Blutglucose häufig überprüft. Die Blutglucosekonzentrationen werden vor der Insulinapplikation und danach in zweistündigem Abstand gemessen. Die Morgen- und Abendmahlzeiten werden wie vorher gefüttert. Diese Überwachung sollte 24 Stunden fortgesetzt werden; sie ermöglicht eine Bestimmung des Zeitpunktes der Spitzenaktivität des Insulins.

d) Der Glucosewert kann durch Standardlabormethoden oder durch Teststäbchen ermittelt werden. Wenn eine Insulintherapie bei Katzen begonnen wird, ermöglicht die Plazierung eines Verweilkatheters in der V. jugularis das häufige Sammeln von Blutproben und minimiert streß-induzierte Veränderungen der Blutglucosewerte.

e) Im Idealfall erreichen die Glucosekonzentrationen ihren Tiefpunkt (etwa 80 mg/dl) 10 bis 12 Stunden nach der Insulinapplikation und erreichen Spitzenwerte 24 Stunden nach der Insulingabe.

f) Es kann sein, daß der Zeitpunkt der Fütterung am Nachmittag verschoben werden muß, nachdem der Insulingipfel durch in Abständen vorgenommene Bestimmung der Blutglucosewerte ermittelt worden ist. Die Nachmittagsfütterung sollte etwa 2 Stunden vor der Hauptwirkung des Insulins verabreicht werden.

g) Die Insulindosis muß eventuell erhöht werden, wenn die Blutglucosewerte 200 mg/dl überschreiten, oder verringert werden, wenn die Blutglucosewerte unter 80 mg/dl fallen. Veränderungen der Insulindosis werden gewöhnlich in der Größenordnung von 0,5 bis 1,0 E vorgenommen.

h) Wenn die Wirkungsdauer des ausgewählten Insulins bei einem diabetischen Patienten weniger als 20 Stunden beträgt, ist eine Veränderung des Insulintyps oder des Applikationsschemas erforderlich. Häufig ist ein Wechsel von Protamin-Zink-Insulin oder eine Applikation von Isophan(NPH)-Insulin zweimal täglich wirksam.

6) Verwende immer die dem jeweiligen Insulintyp zugehörigen Spritzen.

8. Managament und Überwachung erfolgen beim Besitzer.

A. Nachdem die Glucosekurve des diabetischen Patienten vervollständigt und der Tierarzt zuversichtlich ist, daß die Mehrzahl der an einem Tag durchgeführten Glucosebestimmungen Werte > 200 mg/dl ergibt, kann das Tier wieder dem Besitzer übergeben werden. Der Insulintyp, die Dosis, das Applikationsschema, die Injektionstechnik und das Fütterungsschema müssen dem Besitzer genau erläutert werden.

B. Der Insulinbedarf des Patienten kann sich von Tag zu Tag wegen unterschiedlicher körperlicher Bewegung, Futteraufnahme und Umweltreize ändern. Daher sollte eine Feinabstimmung der Therapie in der Klinik nicht versucht werden.

C. Anfangs wird der diabetische Patient alle ein bis zwei Wochen untersucht, bis der Blutglucosewert unter Kontrolle ist. Der Besitzer appliziert das Insulin und füttert wie gewöhnlich, bevor der Hund für serielle Bestimmungen der Blutglucose während des Tages in die Tierklinik gebracht wird. Erforderliche Korrekturen der Insulindosis, des Insulintyps, des Applikationsschemas und der Fütterungszeiten können nach diesen Bestimmungen der Blutglucose vorgenommen werden.

D. Es ist essentiell, daß jeden Tag die gleiche Futtermenge gefüttert wird.

1) Idealerweise wird eine Diät mit hohem Protein-, niedrigem Fett- und niedrigem Kohlenhydratgehalt gefüttert.

2) Halbfeuchte kommerzielle Futter sollten vermieden werden, da sie große Mengen einfacher Zucker enthalten.

3) Adipöse Tiere erhalten Futtermengen, die zu Gewichtsabnahme führen.

4) Der Besitzer muß angewiesen werden, diese Patienten zu Hause genau zu überwachen, da ihr Insulinbedarf mit Gewichtsveränderungen schwanken kann.

E. Die tägliche körperliche Bewegung muß konstant bleiben; Bewegung vermehrt die Glucoserezeptoren am Muskel und erhöht den Glucosebedarf, wodurch der Insulinbedarf verringert wird.

F. Sobald eine Stabilisierung erreicht worden ist, sollte der Patient alle zwei bis vier Monate wieder beurteilt werden, wobei eine vollständige Anamnese erhoben, eine körperliche Untersuchung durchgeführt und Blutglucosebestimmungen – über den Tag verteilt – durchgeführt werden.

G. Treten die klinischen Symptome des Diabetes wieder auf, d. h. Polydipsie/Polyurie/Polyphagie, muß das Tier sofort erneut untersucht werden.

H. Die Überwachung zu Hause besteht in der Beurteilung des Appetits, des Verhaltens, der Wasseraufnahme und des Harnabsatzes. Zusätzlich erklären sich manche Besitzer bereit, den Glucosegehalt im Harn ein- oder mehrmals täglich zu bestimmen. Diese Bestimmungen können mit kommerziellen Teststreifen vorgenommen werden. Idealerweise sollte zum Zeitpunkt der Abendmahlzeit keine Glucose im Harn vorhanden sein. Wenn sich eine persistierende Glukosurie, Ketonurie oder beides entwickeln, wird der Besitzer angewiesen, den Patienten für weitere Untersuchungen in die Klinik zurückzubringen. Die Beobachtungen des Besitzers und die Urinwerte können täglich aufgezeichnet werden.

I. Wegen der Schwierigkeiten bei der Interpretation der Glucosewerte, besonders bei persistierender morgendlicher Glukosurie oder dauernd negativen Harnglucosewerten, sollte die Angleichung der Insulintherapie nicht nur auf der Harnglucoseüberwachung basieren.

9. Hypoglykämische Reaktion

A. Liegt nur ein Schwächezustand vor, reicht eine orale Supplementation mit Sirup oder Honig aus.

B. Bei Krämpfen, Kollaps oder Koma:

1) Der Besitzer soll auf dem Weg in die Tierklinik Sirup oder Honig in das Zahnfleisch einmassieren.

2) Intravenöse Bolusinjektion von 50%iger Dextrose (1 ml/kg KG).

3) Dann muß das Tier an einen intravenösen Dextrosetropf angeschlossen werden, da sich die Insulinwirkung noch nicht erschöpft hat.

4) Am nächsten Tag wird die Insulindosis verringert.

5) Eine schwere Hypoglykämie und Krämpfe können zu zerebraler Anoxie und zerebralem Ödem führen. Dann sind Steroide indiziert, und Mannitol kann erforderlich sein.

C. Wird eine Hypoglykämie jeden Tag eine Stunde vor der Fütterung festgestellt, wird die zweite Mahlzeit früher verabreicht.

D. Wenn eine Hypoglykämie durchweg früher am Tag bemerkt wird, kann es sein, daß die Gipfelaktivität des Insulins früher als erwartet auftritt. Eine Änderung des Insulintyps oder des Applikationsschemas kann indiziert sein.

E. Stelle weitere Untersuchungen an, wenn ein Kollaps oder Schwäche zu anderen Zeiten als der Peakphase des Insulins auftritt (Blutglucose bestimmen!). Andere Krankheitsprozesse, z. B. eine schwere Hyperglykämie, können beteiligt sein.

F. Somogyi-Effekt

1) Es tritt eine Hypoglykämie auf, und der Körper reagiert mit einer Ausschüttung von Glucagon, Cortisol und Adrenalin.

2) Dadurch steigen die Blutglucosewerte, und es kommt zu mittel- bis hochgradiger Glukosurie.

3) Wenn der Besitzer die tägliche Insulindosis, basierend auf den Glucosebestimmungen im Morgenharn, ändert, steigert er die Insulindosis und beschleunigt dadurch weiter eine hypoglykämische Attacke.

4) Dieser Effekt zeigt meist eine früher einsetzende Spitzenaktivität des Insulins an.

10. Östrus und Trächtigkeit

A. Im Östrus ist der Insulinbedarf erhöht.

B. Während der Trächtigkeit ist der Insulinbedarf ebenfalls gesteigert; diabetische Patienten können eine Ketose entwickeln.

C. Alle weiblichen Tiere sollten kastriert werden, sobald ihr Blutzuckerwert eingestellt ist, damit größeren Schwankungen des Insulinbedarfs und dem Auftreten einer Ketose vorgebeugt wird.

11. Operationen beim diabetischen Patienten

A. Die Insulindosis und die Fütterung am Tag davor werden nicht verändert.

B. Am Tag der Operation wird die Hälfte der erforderlichen Insulindosis verabreicht und der Patient nicht gefüttert.

C. Führe die Operation am frühen Morgen durch.

D. Appliziere 5%ige Dextrose während der Operation.

E. Verabreiche die Hälfte der täglichen Futtermenge 8 bis 10 Stunden nach Applikation des Insulins.

F. Nach Möglichkeit wird das Tier am Nachmittag, wenn es vollständig aus der Narkose aufgewacht ist, nach Hause gebracht.

G. Appliziere am nächsten Tag doppelt soviel Insulin, wie am Tag der Operation verabreicht wurde.

12. Glykosyliertes Hämoglobin

A. Bestimmung der Glucosemenge, die während der Lebensdauer eines Erythrozyten irreversibel an Hämoglobin gebunden wird

B. Hilfreich beim Menschen zur Einschätzung der Blutglucosekontrolle über eine längere Zeitdauer

C. In der Tiermedizin selten verwendet

D. Bei Katzen ohne zuverlässige Wirkung

13. Prognose und Aufklärung der Patientenbesitzer

A. Mache den Patientenbesitzern Mut.

B. Erkläre, daß einige Mühen erforderlich sind, um ein fast normales Leben für das Tier zu ermöglichen. Die meisten Tiere mit unkompliziertem Diabetes entwikkeln sich gut, wenn sie einen umsichtigen Besitzer haben.

C. Gut eingestellte diabetische Tiere lebten noch 6 Jahre nach Diagnosestellung.

D. Es muß sicher sein, daß alles genau verstanden ist, bevor der Besitzer die Kontrolle eines diabetischen Patienten übernimmt. Euthanasie ist die häufigste Todesursache bei diabetischen Hunden und Katzen.

14. Unfähigkeit, den Glucosewert adäquat einzustellen, läßt vermuten, daß:

A. Insulin nicht sachgemäß (d. h. gekühlt) gelagert wurde oder der Verfallstermin abgelaufen ist,

B. vor der Injektion das Insulin nicht sachgemäß geschüttelt wurde,

C. eine ungeeignete Injektionsmethode verwendet worden,

D. gleichzeitig eine Infektion besteht (Respirationstrakt, Harntrakt und Haut sind die häufigsten Stellen),

E. Veränderungen der Futteraufnahme oder des Diätplanes aufgetreten sind,

F. es Veränderungen im Ausmaß der körperlichen Bewegung gegeben hat,

G. der Östrus eintritt,

H. Grundkrankheiten wie Hyperadrenokortizismus und Hypothyreose die Plasmaglucosekonzentration erhöhen.

1) Ein Hund mit Diabetes mellitus und Morbus Cushing kann nicht angemessen eingestellt werden, bevor der Morbus Cushing nicht kontrolliert ist.

2) Die Einstellung ist schwierig und kann gefährlich sein, während o′-p′-DDD verabreicht wird.

3) In diesen Fällen ist es besser, zu wenig Insulin zu geben.

I. Bildung von Antikörpern gegen Insulin.

J. Bildung von Antikörpern gegen Insulinrezeptoren.

K. Die Wirkungsdauer des Insulins ist kürzer („vorübergehende Insulin-Antwort“).

1) Einige Tiere verstoffwechseln Insulin schneller als andere.

2) Versuche Ultralente- oder Protamin-Zink-Insulin, da sie eine längere Wirkungsdauer haben (s. Tabelle 22–3).

3) Eine Aufteilung der Insulindosis kann bei NPH-Insulin erforderlich sein.

a) Appliziere Insulin morgens und 12 Stunden später (eine halbe Stunde vor der Abendfütterung).

b) Obwohl dieses Vorgehen schwierig aufrechtzuerhalten ist, befolgen es manche Patientenbesitzer.

- **Komplizierter Diabetes mellitus**

Von kompliziertem Diabetes mellitus spricht man dann, wenn zum Diabetes mellitus systemische Symptome, die in unkomplizierten Fällen nicht festgestellt werden, hinzukommen. Der Patient kann eine Ketoazidose haben.

1. Anamnestische Hinweise
   A. Anorexie
   B. Erbrechen
   C. Diarrhoe
   D. Schwere, angestrengte Atmung (Kussmaulsche Atmung)
   E. Schwäche, Depression
   F. Gewichtsverlust
   G. Koma
2. Körperliche Untersuchung (es werden nicht alle Symptome bei jedem Patienten erwartet)
   A. Dehydratation
   B. Kussmaulsche Atmung (wird bei Ketoazidose beobachtet)
   C. Geruch der Atemluft nach Aceton
   D. Gestörtes Allgemeinbefinden
   E. Schmerzhaftes Abdomen bei der Palpation
   F. Ikterus
   G. Koma
   H. Hepatomegalie
   I. Fieber
   J. Schock
3. Laboruntersuchungen
   A. Das Gesamtbild kann Hinweise auf Streß geben. Eine Neutrophilie mit einer Linksverschiebung kann vorhanden sein, wenn eine Infektion oder Pankreatitis vorliegt.
   B. Die Serumglucosewerte liegen über 150 mg/dl, meist über 300 mg/dl und erreichen in einigen Fällen 1 000 mg/dl.
   C. BUN, Kreatinin
      1) Meist wegen prärenaler Ursachen erhöht (Dehydratation, Vomitus, Diarrhoe).
      2) Als Ursache der Azotämie kann eine primäre Nierenerkrankung bestehen.
         a) Das spezifische Gewicht des Harnes sollte > 1,030 sein, wenn eine prärenale Azotämie besteht.
         b) Das Harnsediment kann „aktiv" sein, wenn eine Pyelonephritis oder Schädigungen der Tubuli vorliegen (Pyurie, Zylinder, Bakterien, verdünnter Urin).
   D. Das Serumnatrium ist meist normal oder erniedrigt. Eine scheinbare Hyponatriämie (Pseudohypernatriämie; s. Kapitel 25.) durch schwere Hypertriglyceridämie als Ursache für die niedrige Natriumkonzentration muß ausgeschlossen werden. Dies kann häufig visuell durch Betrachten des Blutplasmas geschehen.

1) Der gesamte Natriumgehalt des Körpers ist häufig verringert, unabhängig von der gemessenen Natriumkonzentration.

2) Natrium geht mit dem Harn durch die gesteigerte osmotische Diurese, die durch die Glukosurie induziert worden ist, und durch renale Exkretion von Natrium-Keton- und Kalium-Ketonsalzen verloren.

3) Eine Hyponatriämie kann auf Patienten hinweisen, die eine Prädisposition für die Entwicklung eines Hirnödems haben, wenn mit der Therapie begonnen wird. Eine Insulintherapie führt zu verringerten Plasmaglucosewerten, die eine verringerte Serumosmolalität bewirken; die Hyperosmolalität des Gehirns hält länger an, was dazu führt, daß Flüssigkeit in den Intrazellularraum eintritt, wodurch ein Hirnödem entsteht.

E. Serumkalium

1) Ein Defizit beim Gesamtkalium besteht bei Ketoazidose immer; das Defizit kann 10 mval/kg KG betragen.

2) In einigen Fällen ist die Plasmakaliumkonzentration trotz der großen Abnahme der Gesamtkörperspeicher normal bis erhöht, da die Azidose zu einer Verschiebung des intrazellulären K^+ in die Extrazellularflüssigkeit führt. Eine Volumenkontraktion führt zu einem verminderten renalen K^+-Verlust, wenn eine schwere Oligurie oder Anurie vorhanden ist.

3) Die initiale Hypokaliämie ist besonders gefahrvoll, da die Therapie dazu führt, daß Kalium noch weiter abnimmt und sich eine lebensbedrohende Hypokaliämie entwickeln kann. Die Kaliumwerte nehmen während der Therapie aus mehreren Gründen ab:

a) Verdünnung durch Rehydratation

b) Fortgesetzter Kaliumverlust über den Harn durch die Volumenexpansion und verstärkte Anlieferung zu den Nieren. Bis zur Hälfte des supplementierten Kaliums kann über den Harn verlorengehen.

c) Korrektur der Azidose führt zur Translokation von K^+ in die Zellen.

d) Erhöhte zelluläre Aufnahme von Kalium tritt wegen der Wirkung des Insulins auf.

F. Phosphat

1) Das Gesamtphosphat ist bei den meisten Diabetikern verringert, besonders bei solchen mit Ketoazidose.

a) Die Verarmung ist auf den erhöhten Gewebskatabolismus zurückzuführen, der mit einer erhöhten renalen Ausscheidung, gestörter Glucoseverwertung und zellulärer Phosphoraufnahme verbunden ist.

b) Das Serumphosphat kann erniedrigt, normal oder erhöht sein.

c) Eine prärenale Azotämie oder Oligurie kann zu einer Erhöhung des Serumphosphates führen, obwohl das Gesamtphosphat verringert ist.

2) Phosphat ist wichtig für die Bildung von 2,3-Diphosphoglycerat, einer Substanz, die sich mit Hämoglobin verbindet und dessen Affinität für Sauerstoff erhöht.

3) Eine Behandlung mit Kaliumphosphat zusammen mit einer oder als Ersatz für eine Kaliumchloridsupplementation kann hilfreich sein.

G. Die Serumamylase kann aus prärenalen Ursachen leicht erhöht sein oder ist noch auffälliger erhöht bei einer begleitenden Pankreatitis.

H. Die Leberenzymwerte können durch Fettinfiltration erhöht sein. Pankreatitis kann ebenfalls eine lokalisierte Leberentzündung und Enzymerhöhungen verursachen. Bei starkem Betroffensein der Leber oder Entzündung der Gallengänge durch die Pankreatitis tritt eine Erhöhung des Serumbilirubins auf.

I. Harnuntersuchung
   1) Es besteht eine Glukosurie.
   2) Eine Ketonurie kann vorhanden sein.
   3) Im Sediment können Hinweise auf eine Entzündung zu finden sein.
   4) Das spezifische Gewicht des Harnes ist variabel.

J. Eine Ketonämie und Ketonurie resultieren hauptsächlich aus einer erhöhten Ketonkörperbildung in der Leber.
   1) Erhöhte Spiegel freier Fettsäuren aus dem Fettgewebe resultieren aus dem Insulinmangel.
   2) Ketogene Stoffwechselwege in der Leber werden bei Fehlen von Insulin aktiviert. Es tritt besonders eine erhöhte Aktivität der Acyl-Carnitin-Transferase auf.
   3) Ein verminderter Verbrauch von Ketonkörpern für die Energiegewinnung in Muskeln und Gehirn führt zu einer erhöhten Substratlieferung für die Leber. Diabetische Hunde verbrauchen Ketonkörper wegen des Fehlens von Insulin weniger schnell als gesunde Hunde.

K. Bei der Bestimmung der Blutgase zeigt sich eine metabolische Azidose unterschiedlichen Ausmaßes.
   1) Acetoacetat und Beta-Hydroxybuttersäure sammeln sich an und spalten im Körper H^+ ab, da sie starke Säuren sind.
   2) Verringerungen des pH-Wertes stimulieren die Ventilation; dies führt zu einer erhöhten Atemfrequenz und -tiefe (Kussmaulsche Atmung) mit nachfolgenden Verringerungen des PCO_2.
   3) Eine geringe Gewebsperfusion durch die Dehydratation und den Schock trägt ebenfalls zur Entwicklung einer metabolischen Azidose bei.
   4) Eine Laktazidose kann als ungewöhnliche Ursache der Azidose und des Komas beim diabetischen Patienten auftreten. Bei diesem Zustand entwickelt sich die Azidose innerhalb von Stunden, im Gegensatz zu einer Ketoazidose, die sich über mehrere Tage entwickelt. Ein großes „Anion-gap“ ist bei Laktazidose und bei Ketoazidose vorhanden.

L. Röntgenaufnahmen
   1) Aufnahmen des Abdomens können Hinweise auf eine Pankreatitis geben.
   2) Eine Pyometra bei Diabetes mellitus ist nicht ungewöhnlich.
   3) Eine Pneumonie kann auf den Thoraxaufnahmen deutlich werden.

4. Mögliche gleichzeitig bestehende Erkrankungen
   A. Erkrankungen des Pankreas
      1) Akute Pankreatitis
      2) Chronische rezidivierende Pankreatitis
      3) Insuffizienz des exokrinen Pankreas
   B. Nierenerkrankungen
      1) Pyelonephritis
      2) Chronische interstitielle Nephritis
   C. Andere bakterielle Infektionen
      1) Zystitis
      2) Pneumonie
      3) Pyometra

D. Schwere Fettinfiltration der Leber
E. Kongestive Herzinsuffizienz
5. Prognose
A. Zweifelhaft bei kompliziertem Diabetes mellitus.
B. Wenn ein Tier stabilisiert werden kann, entwickelt es sich bei einem umsichtigen Besitzer meist gut.

– *Therapieziele bei kompliziertem Diabetes mellitus*

Rehydratation
Verringerung der Blutglucosewerte
Beendigung der Ketonkörperproduktion
Korrektur des Elektrolytungleichgewichtes (Kalium ist am wichtigsten)
Therapie der Azidose nur, wenn sie schwer ist (pH < 7,1)
Therapie der gleichzeitig bestehenden Krankheiten

A. Infusionstherapie

1) Eine sterile Vorgehensweise bei der Plazierung eines intravenösen Katheters ist unbedingt erforderlich, da bekannt ist, daß Diabetiker für Infektionen empfänglicher sind. Die routinemäßige Verwendung von Antibiotika, um die Möglichkeit einer Sepsis auszuschließen, ist umstritten. Bei Patienten mit einer gleichzeitig bestehenden Infektion muß ein geeignetes Antibiotikum verwendet werden.

2) Die Therapie bei Schock besteht in einem ausreichenden Volumenersatz und in Glucocorticosteroiden (obwohl sie die Insulinwirkung antagonisieren).

3) 0,9%ige physiologische Kochsalzlösung ist die Flüssigkeit der Wahl.
a) Dadurch wird die Natriumverarmung schnell korrigiert.
b) Alternativ kann Ringer-Lactat verwendet werden.

4) Schätze den Grad der Dehydratation ein und berechne den Flüssigkeitsbedarf (s. Kapitel 24.).

5) Die Hälfte der berechneten Flüssigkeit zur Behandlung der Dehydratation und für den Erhaltungsbedarf kann während der ersten sechs Stunden verabreicht werden, um die Korrektur der Dehydratation zu beschleunigen.

6) Im Falle einer schweren Oligurie oder Anurie muß darauf geachtet werden, den Patienten nicht zu überwässern.
a) Lege einen Harnkatheter, um die Harnbildung zu überwachen.
b) Ein Jugulariskatheter ermöglicht die Überwachung des zentralvenösen Drucks.

7) Beginne mit der Kaliumsupplementation nach einer schnellen Korrektur der Dehydratation.

8) Nach den ersten 18 bis 24 Stunden kann Ringer-Lactat statt der 0,9%igen Kochsalzlösung verwendet werden, es sei denn, normale Natriumwerte sind noch nicht erreicht.

B. Erniedrigung der Serumglucosewerte und Verringerung der Ketoazidose werden gleichzeitig erreicht.

C. Kaliumsupplementation

1) Da alle Diabetiker an Kaliumverarmung leiden, wird die Supplementation frühzeitig begonnen.

2) Die Geschwindigkeit der intravenösen Kaliumapplikation soll 0,5 mval/kg KG/Std. nicht überschreiten.

3) Füge Kalium zu der Infusionsflüssigkeit erst nach einer schnellen Rehydratationsperiode hinzu (etwa 6 Stunden), um ein Überschreiten der maximalen Geschwindigkeit der intravenösen Kaliuminfusion zu vermeiden.

4) Reguliere die Supplementation entsprechend der Serumkaliumkonzentration mittels der Skala nach Scott (s. Kapitel 25.).

5) Tägliche Bestimmungen der Serumkaliumwerte sind mindestens solange erforderlich, wie das Tier intravenöse Kaliumsupplementationen erhält. Häufigere Bestimmungen können zu Anfang der Insulintherapie erforderlich sein.

6) Sobald das Tier selbst zu fressen beginnt, werden die Kaliumergänzungen verringert und schließlich beendet.

7) Bei einer Anurie oder Oligurie ist eine Kaliumergänzung gefährlich.

a) Andere Faktoren können die Kaliumspiegel weiter senken (Insulin, Korrektur der Azidose, Rehydratation), und eine lebensbedrohliche Hypokaliämie kann auftreten.

b) Supplementiere Kalium auf niedrigerem Niveau und erstelle ein EKG oder bestimme die Kaliumwerte im Serum, um toxische Wirkungen zu erkennen.

D. Therapie bei metabolischer Azidose

1) Benutze keine alkalisierende Therapie, wenn der pH-Wert nicht weniger als 7,1 beträgt.

2) Eine schnelle Korrektur der Azidose könnte die Fähigkeit des Blutes zum Sauerstofftransport herabsetzen oder zu einer paradoxen Azidose des Liquor cerebrospinalis führen; eine letale Hypokaliämie kann ebenfalls auftreten.

3) Eine Rehydratation, eine Korrektur der Elektrolyte und die Applikation von Insulin korrigieren das Säure-Basen-Ungleichgewicht langsam und minimieren Komplikationen.

4) Bei Vorliegen einer schweren metabolischen Azidose wird die Infusionsflüssigkeit mit Natriumhydrogencarbonat ergänzt. Verabreiche es nicht als Bolusinjektion.

a) Berechnung

mval erforderliches $NaHCO_3 = 0,4 \times$ Körpergewicht (in kg) $\times$ Basendefizit (in mval/l)

b) Verabreiche ein Viertel der berechneten Menge in zwei Stunden und den Rest in den nächsten 24 Stunden (s. Kapitel 26.).

– *Insulintherapie*

1. *Niedrigdosierte intramuskuläre Methode*

A. Frühere Vorstellungen über die Insulinresistenz bei Ketoazidose und die Notwendigkeit für die Verabreichung größerer Dosen von Insulin sind aufgegeben worden.

B. Vorteile dieser Methode

1) Genaue Bestimmung des applizierten Insulins

2) Minimale Ausrüstung und Überwachung

3) Allmähliche Veringerung der Serumglucosewerte

4) Entwicklung einer Hypoglykämie oder schweren Hypokaliämie ist unwahrscheinlich.

a) Allmähliche Abnahme der Blutglucosewerte ist wünschenswert. Eine zu schnelle Abnahme kann zu einem Hirnödem führen, da die Blutglucosekonzentrationen schneller als die Glucosekonzentrationen im Liquor cerebrospinalis abnehmen und möglicherweise der osmotische Gradient zwischen Liquor und Plasma vergrößert wird.

C. Vorgehen

1) Verwende Altinsulin.

2) Dosis: 0,25 E/kg KG initial, gefolgt von stündlichen Injektionen von 0,1 E/kg KG, bis die Blutglucose weniger als 250 mg/dl beträgt.

3) Werden kleine Tiere behandelt (< 10 kg KG), wird die Genauigkeit der Insulindosierung verbessert, wenn das Insulin 1 : 10 mit kommerziellem Insulinverdünner oder steriler Kochsalzlösung verdünnt wird.

4) Vor jeder intramuskulären Injektion müssen die Blutglucosewerte stündlich gemessen werden.

5) Warte durchschnittlich etwa 5 Stunden, bis sich die Blutglucosewerte auf < 250 mg/dl verringert haben (Schwankungsbreite 2 bis 7 Stunden). Es kann eine durchschnittliche Abnahme der Blutglucose von etwa 88 mg/dl/Std. (Schwankungsbreite 42 bis 176 mg/dl/Std.) bei Verwendung dieser Technik erwartet werden.

a) Wenn die Blutglucosewerte 250 bis 300 mg/dl erreichen, füge 50%ige Dextrose zu der Infusionslösung hinzu, um eine 5%ige Dextroselösung zu erhalten.

b) Überwache ebenfalls die Elektrolyte und supplementiere erforderlichenfalls Kalium, Natrium und Phosphat (s. oben).

6) Wechsle auf subkutane Injektionen von Altinsulin im Abstand von 6 Stunden über, wenn die Blutglucose unter 250 mg/dl gesunken ist.

a) Überwache die Blutglucose alle ein bis zwei Stunden und gleiche die Insulindosis vor jeder Insulininjektion entsprechend an.

b) Fahre mit Injektionen von Altinsulin in 6stündigem Abstand fort, auch wenn die Plasmaglucose auf unter 200 mg/dl gesunken ist.

– Insulin wird für die Verwertung der schon vorhandenen Ketonkörper gebraucht.

– Die Unterbrechung der Insulininjektionen führt zu weiterem Gewebsabbau.

c) Als Kohlenhydratquelle und zur Prävention einer Hypoglykämie wird die Infusionstherapie mit einem 2,5%- oder 5%igen Dextrosetropf aufrechterhalten, bis das Tier zu fressen beginnt. Bei Vorliegen einer Pankreatitis ist die orale Supplementation jedoch kontraindiziert.

7) Wechsle auf tägliche Injektionen von länger wirkendem Insulin (NPH-Insulin; Protamin-Zink-Insulin) nur dann, wenn sich der Zustand des Patienten stabilisiert hat.

a) Es ist üblich, diese Veränderung vorzunehmen, wenn das Tier klinisch in gutem Zustand ist, frißt, nicht erbricht und sein Wasser- und Elektrolytgleichgewicht aufrechterhalten kann.

b) Beginne mit NPH-Insulin am Morgen.

c) Kommt aus irgendeiner Ursache während dieses Zeitraums Anorexie oder Erbrechen vor, wird NPH-Insulin abgesetzt, wieder Altinsulin und eine 2,5%- oder 5%ige Dextroseinfusion gegeben.

2. *Kontinuierliche intravenöse Methode*

A. Vorteile gegenüber der intermittierenden Bolustherapie

1) Konstante physiologische Insulinspiegel werden leichter erreicht.

2) Zeitpunkt und Dosierung von nachfolgend appliziertem Insulin sind unproblematisch.

3) Die Gefahr, daß sich eine Hypokaliämie entwickelt, ist geringer.

4) Die Gefahr, daß sich eine Hypoglykämie entwickelt, ist geringer.

5) Sobald die Infusion gestoppt wird, nimmt die Insulinkonzentration im Serum schnell ab, da Insulin eine kurze Halbwertszeit hat. Dies ermöglicht eine schnellere Reaktion, wenn sich eine Hypoglykämie oder eine Hypokaliämie entwickeln sollte.

B. Vorgehen

1) Füge 5 E Altinsulin zu 500 ml isotoner Lösung, um eine Konzentration von 1 E Insulin pro100 ml Flüssigkeit zu erhalten.

2) Infundiere Insulin mit einer Geschwindigkeit von 0,5 bis 1,0 E pro Stunde; dies entspricht 50 bis 100 ml Flüssigkeit. Appliziere es mit einer Infusionspumpe oder einem pädiatrischen Infusionsset, um die Infusion eines genauen Volumens sicherzustellen.

3) Die Hydratation wird mit einer anderen Lösung und möglicherweise einem anderen intravenösen Zugang gewährleistet.

4) Messe die Serumglucosewerte alle 0,5 bis 1,0 Stunden und verlangsame oder stoppe die Infusion, wenn eine Glucosekonzentration von 200 mg/dl oder weniger erreicht ist.

5) Zu diesem Zeitpunkt wird in einem 6stündigen Intervall mit den subkutanen Injektionen von Altinsulin begonnen, wie oben beschrieben.

3. *Intermittierende Methode*

A. Verwende nur Altinsulin.

B. Dosierung

1) Appliziere 0,5 bis 1,0 E/kg KG, verwende die niedrigere Dosis bei großen Hunden und Katzen, die höhere Dosis bei kleineren Hunden.

2) Wenn das Tier dehydratiert ist, gebe Insulin nicht subkutan, da bei einer Rehydratation eine übermäßige Absorption auftreten könnte.

3) Bis eine Rehydratation eingetreten ist, wird der intramuskuläre Applikationsweg gewählt.

4) Wenn das Tier einen hohen Blutglucosewert hat, komatös oder stark ketotisch ist, empfehlen einige Autoren die Applikation der halben Insulindosis i. v. und den Rest i. m.

5) Führe die Blutglucosebestimmung alle ein bis zwei Stunden durch.

a) Die Blutglucosewerte sollten verfügbar sein, da niedrige Insulindosen den Blutzucker ausgeprägt und unvorhersagbar verringern können.

b) Eine allmähliche Abnahme der Blutglucosewerte ist wünschenswert.

6) Wenn die Blutglucosewerte 250 bis 300 mg/dl erreichen, wird 50%ige Dextrose zu den Infusionsflüssigkeiten hinzugefügt, um eine 5%ige Lösung zu erhalten.

7) Gleiche die Insulindosis des Patienten alle 6 Stunden entsprechend den Ergebnissen der vorhergehenden Bestimmungen der Blutglucose an.

8) Setze die Injektionen von Altinsulin in 6stündigem Abstand fort, auch wenn die Plasmaglucose auf unter 200 mg/dl gesunken ist.

– *Hirnödem*

1. Eine Komplikation, die in der Kleintiermedizin beobachtet wird.
2. Die Tierärzte haben noch nicht sehr viele Erfahrungen in der Behandlung des mit Diabetes mellitus assoziierten Hirnödems.
3. Furosemid und Mannitol zur Therapie sind zu erwägen.
4. Gleichzeitig bestehende Erkrankungen oder Störungen sind zu behandeln.

• **Hyperosmolares, nichtketotisches diabetisches Koma**

Hyperosmolares, nichtketotisches diabetisches Koma ist ein Syndrom, das durch schwere Hyperglykämie, Hyperosmolalität, Beeinträchtigung des Sensoriums und Dehydratation bei Fehlen einer Ketoazidose gekennzeichnet ist. Beim Menschen kann ein hyperosmolares Koma das erste Symptom eines Diabetes mellitus sein. Dieser Zustand tritt bei Hunden und Katzen selten auf.

1. Schwere Symptome können auftreten, wenn die Serumosmolalität 375 mosm/kg KG überschreitet.
2. Die Osmolalität kann berechnet oder gemessen werden (s. Kapitel 25.).
3. Das Fehlen einer Ketose kann damit in Verbindung stehen, daß eine wesentlich geringere Menge an Insulin benötigt wird, um eine Lipolyse zu verhindern, verglichen mit der Menge, die benötigt wird, um Glukoneogenese und Glykogenolyse zu hemmen.

   A. Eine extreme Hyperosmolalität könnte eine Wirkung auf den Intermediärstoffwechsel und einen inhibitorischen Effekt auf die Lipolyse des Fettgewebes haben. Die Menge der freien Fettsäuren, die an die Leber geliefert wird, verringert sich; damit könnte einer erhöhten Ketogenese vorgebeugt werden.

   B. Somatotropin und Cortison sind lipolytische Wirkstoffe. Humanstudien haben gezeigt, daß bei hyperosmolaren diabetischen Patienten verringerte Spiegel dieser Hormone vorhanden sind.

4. Eine starke osmotische Diurese durch eine persistierende Hyperglykämie führt zu einem Verlust von mehr Wasser als Elektrolyten.
5. Die intrazelluläre Dehydratation des Gehirns führt zu neurologischen Ausfällen.
6. Die Serumnatriumspiegel können hoch, normal oder niedrig sein.

   A. Eine Hyponatriämie tritt auf, wenn durch die Hyperglykämie Wasser aus den Zellen in das Blutplasma übertritt, um eine normale Serumosmolalität aufrechtzuerhalten.

   B. Das Serumnatrium wird ebenfalls durch den Wasserverlust betroffen.

   C. Wenn der Flüssigkeitsverlust und die Dehydratation hochgradig werden, kann sich eine Hypernatriämie entwickeln.

7. Patienten mit hohen Blutglucosewerten entwickeln sehr wahrscheinlich ein Hirnödem.

   A. Das Vorhandensein osmotisch aktiver Partikel hilft, die intrazelluläre Hydratation der Neurone aufrechtzuerhalten.

   B. Eine schnelle Abnahme der Blutglucosewerte durch die Therapie könnte zur Entwicklung eines ungünstigen osmotischen Gradienten führen.

8. Studien an Hunden haben gezeigt, daß die plötzliche Verringerung einer ausgeprägten Hyperglykämie zu einem erhöhten Hirndruck und zu Hirnödem führen kann.

   A. Studien an Kaninchen haben gezeigt, daß

1) eine akute Hyperglykämie (nach zwei Stunden) zu einem Wasserverlust des Gehirns und einer intrazellulären Volumenkonzentration führt,

2) nach vier Stunden sich Gehirnvolumen und Hydratation wieder normalisiert haben,

3) Offensichtlich gibt es osmotisch aktive Partikel im Gehirn, die einen Wasserverlust sogar bei Hyperosmolalität verhindern.

4) Ursprünglich wurde angenommen, daß es sich bei diesen Partikeln um Sorbitol handelt, jetzt werden sie im englischsprachigen Schrifttum „idiogenic osmoles" genannt.

B. Diese Partikel scheinen nur allmählich zu verschwinden.

C. Mit Insulin nimmt die Osmolalität des Gehirns langsamer ab als die Plasmaosmolalität, und es entsteht ein Gradient.

D. Klinisch entwickelt sich ein Hirnödem, wenn die Blutglucosekonzentration schnell unter 300 mg/dl absinkt.

E. Die Plasmaglucosekonzentrationen sinken schneller als die Glucosekonzentrationen des Liquors, dies erweitert den osmotischen Liquor-Plasma-Gradienten.

F. Die oben genannten Faktoren könnten alle zu einem größeren osmotischen Gradienten zwischen Liquor und Plasma und zu einem intrazellulären Ödem des Nervengewebes führen.

9. Therapieziele und Vorgehen

A. Korrektur der Dehydratation und Hypotonie

B. Korrektur des Elektrolytungleichgewichtes

C. Langsame und stetige Erniedrigung der Blutglucosekonzentrationen durch vernünftigen Gebrauch von Altinsulin.

D. Es sollten keine Basen appliziert werden, solange keine signifikante Azidose besteht.

E. Verwende 0,45%ige NaCl-Lösung, wenn eine Normonatriämie oder Hypernatriämie vorliegt, damit der hyperosmolare Status nur minimal verringert wird. Verwende 0,9%ige Kochsalzlösung, wenn eine Hyponatriämie vorhanden ist.

F. Appliziere Altinsulin (0,5 E/kg KG); verabreiche die halbe Dosis i. v., die andere Hälfte i. m.

1) Führe nach 2 Stunden eine Blutglucosebestimmung durch.

2) Wenn keine deutliche Abnahme zustande gekommen ist (Abnahme < 100 mg/dl), wird dieselbe Insulindosis noch einmal verabreicht.

3) Appliziere Altinsulin alle 6 Stunden, nachdem Serumglucose-, Harnglucose- und Ketonkörperbestimmungen vorgenommen worden sind.

4) Wenn die Blutglucose unter 300 mg/dl fällt, wird Dextrose der Infusionsflüssigkeit zugefügt.

5) Um einem Hirnödem vorzubeugen, sollte ein plötzliches Absinken der Blutglucosewerte vermieden werden.

10. Kaliumergänzung

A. Beginne nach der initialen Rehydratationsperiode (sechs Stunden).

B. Die Richtlinien sind dieselben wie bei kompliziertem Diabetes.

- **Spezialfälle**

1. Es gibt Fälle mit transitorischem Hirnödem, besonders bei Katzen.

2. Nach akuter Pankreatitis können Hunde einen transitorischen Diabetes mellitus entwickeln. Kläre den Besitzer darüber auf und halte ihn an, den Tierarzt aufzusuchen, wenn eine stetige Abnahme des Insulinbedarfs beobachtet wird.

Literatur

- *Hypoglykämie*

Caywood, D. D., Klausner, J. S., O'Leary, T. P., et al.: Pancreatic insulin-secreting neoplasms: Clinical, diagnostic, and prognostic features in 73 dogs. J. Am. Anim. Hosp. Assoc. **24**, 577–584 (1988).

Nelson, R. W., and Foodman, M. S.: Medical management of canine hyperinsulinism. J. Amer. Vet. Med. Assoc. **187**, 78–82 (1985).

Rogers, K. S., and Luttgen, P. J.: Hyperinsulinism. Comp. Cont. Ed. Pract. Vet. **10**, 829–841 (1985).

Rossow, N., und Bolduan, G.: Stoffwechselstörungen bei Haustieren. Gustav Fischer Verlag, Jena-Stuttgart 1994.

- *Hyperglykämie*

Chastain, C. B., Nichols, C. E.: Current concepts on the control of diabetes mellitus. Vet. Clin. North Am. (Small Anim. Pract.) **14**, 859–872 (1984).

Chastain, C. B., and Nichols, C. E.: Low-dose intramuscular insulin therapy for diabetic ketoazidosis in dogs. J. Amer. Vet. Med. Assoc. **178**, 561–564 (1981).

Döcke, F. (Hrsg.): Veterinärmedizinische Endokrinologie. 3. Aufl. Gustav Fischer Verlag, Jena-Stuttgart 1994.

Feldman, E. C., and Nelson, R. W.: Canine and Feline Endocrinology and Reproduction. W. B. Saunders, Philadelphia, 1987.

Kapitel 23. **Harnuntersuchung**

(Dennis J. Chew)

Eine sachgemäß durchgeführte Harnuntersuchung kann wertvolle Informationen über den Harnapparat liefern oder systemische Erkrankungen erkennen lassen.

Sammlung des Urins

1. Als Untersuchungsmaterial kann Spontanharn, provozierter Harn (manuelles Ausdrücken), Katheterharn oder Punktionsharn gesammelt werden.
2. Allgemein sollte versucht werden, die Harnproben am Vormittag zu gewinnen, da die Harnkonzentration dann am größten ist.
3. Der Urin wird im einem sauberen und von Rückständen freien Gefäß zum Labor gebracht.
4. Führe die Harnuntersuchung so früh wie möglich durch, und kühle die Probe, wenn sie nicht innerhalb von 30 Minuten untersucht werden kann.

- **Entnahmetechnik für Urinproben**

– *Spontanharn*

1. Die Proben sollten aus dem Mittelstrahlharn entnommen werden, da der Anfangsharn die u. U. kontaminierte distale Urethra und Vagina oder das Präputium ausspült.
2. Spontanharnproben, die aus dem Käfig oder Boden gewonnen werden, sind weniger erwünscht, können aber noch von einigem Nutzen sein, wenn man den Kontaminationsfaktor berücksichtigt.
3. Spontanharnproben können für die Interpretation ausreichen; wenn jedoch eine Kontamination mit Zellen, Protein oder Bakterien vermutet wird, ist eine andere Sammelmethode zu empfehlen, um die Anomalie zu bestätigen.
4. Eine Abnahme von Spontanharn ist die Methode der Wahl bei der initialen Beurteilung einer Hämaturie, da bei den übrigen Methoden durch das während der Sammlung zugefügte Trauma zusätzlich Erythrozyten in die Probe gelangen können.

– *Provozierter Harn*

1. Diese Methode ist besonders für die Gewinnung einer Harnprobe bei Katzen und kleinen Hunden geeignet.

2. Schwieriger ist es, Urin aus der Harnblase eines Rüden oder Katers auszumassieren.
3. Das Trauma während der Versuche, Urin aus der Blase auszumassieren, kann bewirken, daß zusätzliche Erythrozyten oder Protein in der Harnprobe vorhanden sind. Es sollte auf den Schwierigkeitsgrad beim Ausmassieren des Urins geachtet werden.
4. Weist das Tier eine Urethraobstruktion, eine größere Devitalisierung des Blasengewebes oder ein frisches größeres Blasentrauma auf oder ist vor kurzem eine Zystotomie durchgeführt worden, sollte der Harn nicht durch Ausdrücken gewonnen werden.
5. Die Ruptur einer normalen Harnblase kann auftreten, wenn mit den Fingern zuviel Druck ausgeübt wird; zur Ruptur einer erkrankten Blase kann es noch leichter kommen.
6. Kontaminationen aus der distalen Urethra, Vagina oder dem Präputium müssen ebenfalls berücksichtigt werden, wenn mit dieser Technik abgenommener Harn beurteilt wird.
7. Wenn Versuche, den Harn auszumassieren, erfolglos sind, sollte man darauf vorbereitet sein, Spontanharn aufzufangen, da Tiere häufig Harn absetzen, wenn sie nach der Harnblasenpalpation wieder in den Käfig gebracht werden.

– *Katheterharn*

1. Diese Technik sollte so steril wie möglich vorgenommen werden.
2. Bei weiblichen Tieren wird einer direkten Visualisierung des Orificium urethrae der Vorzug gegenüber einer „blinden" Technik mit sterilen Handschuhen gegeben. Dies kann mittels eines Vaginalspekulums, eines otoskopischen Spekulums oder durch den Gebrauch einer Rektoskopieausrüstung aus der Humanmedizin erreicht werden.
3. Die Kontamination der Vagina, des Präputiums und des Perineums wird durch diese Technik umgangen, es sollte aber bedacht werden, daß dies nicht auf die distale Urethra zutrifft. Es kann sein, daß die distale Urethra nicht steril ist.
4. Das Einschleppen von Bakterien in die Blase während der Katheterisierung kann eine Infektion der Harnwege hervorrufen.
5. Eine Ruptur der erkrankten Urethra oder Harnblase kann auftreten, wenn auf den Katheter zuviel Druck ausgeübt wird. Eine fehlerhafte Technik kann auch zu einer Ruptur der normalen Urethra oder Harnblase führen.
6. Durch das Trauma während der Katheterisierung können Erythrozyten, Protein und Epithelzellen in die Probe gelangen.

– *Harnblasenpunktion*

1. Durch diese Technik wird die Kontamination der distalen Urethra, der Vagina, des Präputiums und Perineums umgangen.
2. Ein Reflux des Urins aus der proximalen Urethra und Prostata in den Harnblasenurin kann auftreten und es kann durchaus vorkommen, daß anomale Elemente in durch Harnblasenpunktion gewonnenen Proben entdeckt werden.
3. Diese Technik zur Sammlung des Harns ist nicht anzuwenden, wenn eine ob-

struktive Erkrankung der Urethra, eine Blasenatonie, ein schweres Trauma oder eine Devitalisierung vorliegt oder vor kurzem eine Zystotomie durchgeführt worden ist.
4. Diese Technik führt zur geringsten, nicht durch Urin bedingten, Kontamination der Harnprobe und der niedrigsten Anzahl von Leukozyten in normalem Urin.
5. Das Trauma von der Kanülenspitze während der Aspiration kann zu iatrogener Hämaturie führen.
6. Eine Harnblasenpunktion ist die Technik der Wahl für eine Harnsammlung, wenn eine Harnkultur angelegt werden soll und um eine Proteinurie und mikroskopische Bakteriurie zu bestätigen, die bei anderen Techniken der Harnsammlung festgestellt worden ist.

Technik der Harnuntersuchung

1. Untersuche stets frischen Harn.
2. Wärme gekühlten Harn vor der Untersuchung auf Raumtemperatur an.
3. Führe eine komplette Harnuntersuchung durch.
   A. Spezifisches Gewicht
   B. Untersuchung mit Teststreifen
   C. Untersuchung des Sediments nach Zentrifugation

Formular für die Harnuntersuchung

Name des Patienten ______________________

Probenabnahme: spontan provoziert Katheter Punktion

Volumen der eingereichten Probe in ml:

Farbe ____________	Zylinder:
Aussehen ____________	Hyalin ____________ / FnV
Spezifisches Gewicht ____________	Granuliert ____________ / FnV
pH ____________	Andere ____________ / FnV
Protein ____________	Leukozyten ____________ / FhV
Okkultes Blut ____________	Erythrozyten ____________ / FhV
Glucose ____________	Epithelzellen ____________ / FhV
Ketonkörper ____________	Kristalle ____________
Bilirubin ____________	Bakterien ____________
Urobilinogen ____________	Verschiedenes ____________

4. Die Harnuntersuchung sollte im eigenen Labor unter gleichbleibenden Bedingungen durchgeführt werden, so daß ein Vergleich und eine serienmäßige Beurteilung der Ergebnisse vorgenommen werden können.
5. Die Teststreifen-Farbreaktionen werden zu den vom Hersteller empfohlenen Zeitintervallen abgelesen. Vergleiche die Intensität der Farbreaktionen mit den Standards, die vom Hersteller beigefügt sind. Lese die Farbreaktionen bei guter Beleuchtung ab und halte die Ergebnisse fest.
6. Harnsediment (mikroskopische Untersuchung)

A. Initial wird bei geringer Vergrößerung die Lage anomaler Elemente identifiziert; dann wird auf ein stark vergrößerndes Trockensystem umgeschaltet, um die anomalen Elemente weiter zu charakterisieren und zu identifizieren.

B. Zähle mindestens 10 mikroskopische Felder und die durchschnittliche Anzahl von Elementen pro Feld aus.

C. Schreibe die Zylinder als Anzahl pro Feld bei niedriger Vergrößerung (FnV) auf. Notiere Erythrozyten, Leukozyten und Epithelzellen als Anzahl pro Feld bei hoher Vergrößerung (FhV). Bewährt hat sich vorstehendes Formular für die Befunddokumentation.

Interpretation der Harnuntersuchungsbefunde

1. Eine sachgemäße Interpretation erfordert, daß eine komplette Harnuntersuchung durchgeführt worden ist (spezifisches Gewicht, Teststreifen und mikroskopische Beurteilung des Harnsediments).
2. Beachte immer, wie die Probe gewonnen wurde, da die Art der Methode bestimmte Ergebnisse stark beeinflussen kann.

• Physikalische Eigenschaften

– *Farbe*

1. Die normale Farbe (gelb bis bernsteinfarben) ist hauptsächlich durch das Pigment Urochrom bedingt.
2. Abnorme Farbe

A. Tiefes Bernsteinbraun
1) Hochkonzentrierter Urin
2) Erhöhte Mengen von Gallenfarbstoffen im Urin

B. Rot bis rotbraun
1) Intakte Erythrozyten (Hämaturie)
2) Hämoglobinurie
3) Myoglobinurie (ungewöhnlich)
4) Porphyrine (selten)

C. Dunkelbraun bis schwarz – Konversion von Hämoglobin zu Methämoglobin in saurem Harn ist sehr wahrscheinlich.

D. Grün

1) Erhöhte Biliverdinwerte im Urin, da Bilirubin im Urin oxydiert wird.
2) Harnwegsinfektionen mit *Pseudomonas*-Arten
3) Applikation von Methylenblau (grünlich-blauer Urin)

E. Bedenke, daß viele Pharmaka die Harnfarbe verändern können, da die ursprüngliche Verbindung oder ihre Metabolite in den Harn ausgeschieden werden.

– *Aussehen*

1. Normaler Urin ist meist klar, wenn er in einem sauberen Reagenzglas bei hellem Licht beurteilt wird.
2. Wolkiger Urin kann bei einigen Hunden und Katzen, bei denen bei weiterer Analyse keine anderen Anomalien gefunden worden sind, normal sein.
3. Abnormes Aussehen, wolkig oder trüb
   A. Erythrozytenüberschuß
   B. Leukozytenüberschuß
   C. Epithelzellen
   D. Bakterien oder Pilze
   E. Spermatozoen
   F. Prostatasekret
   G. Schleim
   H. Kristalle
4. Abnormes Aussehen, flockig
   A. Leukozytenaggregate
   B. Klumpen von Epithelzellen
   C. Sehr kleiner Harngrieß

– *Spezifisches Gewicht*

1. Das spezifische Gewicht des Harns wird mit einem Refraktometer gemessen. Ältere Meßmethoden mit einem Hydrometer liefern keine genauen Ergebnisse. Neue Methoden mit Tauchstreifen, die in der Humanmedizin verwendet werden, können bei Hunden und Katzen ungenau sein.
2. Die meisten Human-Refraktometer messen ein spezifisches Gewicht bis zu 1,035. Um ein darüberliegendes spezifisches Gewicht messen zu können, werden gleiche Teile Wasser und Harn gemischt und das spezifische Gewicht erneut bestimmt. Die Zahlen rechts vom Dezimalpunkt werden mit dem Faktor zwei multipliziert, um das tatsächliche spezifische Gewicht zu bestimmen.
3. Verwende Veterinär-Refraktometer, die speziell für den Gebrauch bei Hunden, Katzen und Pferden ausgelegt sind, wodurch die Verdünnung mit Wasser nicht mehr erforderlich ist, da die Skala wesentlich größer ist.
4. Das spezifische Gewicht wird durch die Anzahl der Partikel, das Molekulargewicht und die Molekülgröße der im Urin gelösten Substanzen bestimmt.
   A. 1 000 mg/dl Glucose erhöhen das spezifische Gewicht um etwa 0,004.
   B. 1 000 mg/dl Protein erhöhen das spezifische Gewicht um etwa 0,003.
5. Ein etwas konzentrierter Harn wird meist bei gesunden Hunden und Katzen beobachtet.

A. Das spezifische Gewicht randomisierter Harnproben dieser gesunden Tiere hat häufig einen Wert von mehr als 1,020 bei Hunden und 1,030 bei Katzen.

B. Manche gesunde Hunde und Katzen weisen durchgängig Werte über 1,040 auf.

C. Eine randomisierte Harnprobe mit zu geringem spezifischem Gewicht zeigt nicht immer das Vorhandensein einer Erkrankung an. Ein wiederholt gemessenes zu geringes spezifisches Gewicht rechtfertigt die Suche nach möglichen Ursachen für den verdünnten Urin.

1) Primäre Nierenerkrankungen
2) Hypophyseninsuffizienz (Diabetes insipidus)
3) Lebererkrankungen
4) Morbus Cushing (Hyperadrenokortizismus)
5) Diabetes mellitus
6) Psychogene Polydipsie
7) Pyometra
8) Hyperkalzämie oder Hypokaliämie

6. Dehydrierte Hunde und Katzen sollten hochkonzentrierten Harn (< 1,030) produzieren, wenn ihre Nieren gesund sind.

7. Wenn irgendwie möglich, sollte das spezifische Gewicht vor der Applikation von Pharmaka oder Durchführung einer Infusionstherapie gemessen werden, da durch jene Maßnahmen das spezifische Gewicht verändert werden kann.

8. Das spezifische Gewicht ist der einzige Parameter bei der Harnuntersuchung, der die Nierenfunktion genau reflektieren kann.

9. Das spezifische Gewicht kann verwendet werden, um die relative Konzentration von pathologischen Elementen in einer Probe auszudrücken (z. B. 6 Erythrozyten/Feld bei starker Vergrößerung und einem spezifischen Gewicht von 1,065 können eine geringere Bedeutung haben als 6 Erythrozyten/Feld bei starker Vergrößerung und einem spezifischen Gewicht von 1,010).

• Chemische Eigenschaften (Untersuchung mit Teststreifen)

– *PH-Wert*

1. Der pH-Wert des Urins gesunder Hunde und Katzen liegt meist im sauren Bereich, kann aber von 5,5 bis 7,5 reichen.

2. Abnormer pH-Wert

A. Ein dauerhaft alkalischer Urin reflektiert sehr häufig eine Harnwegsinfektion mit urease-produzierenden Bakterien. (Eine Harnwegsinfektion braucht den pH-Wert des Urins nicht zu verändern.)

B. Vorübergehend kann alkalischer Urin nach den Mahlzeiten produziert werden (postprandiale Alkalisierung).

C. Eine bakterielle Kontamination des Urins kann zu alkalischem Urin durch Freisetzung von Ammoniak aus dem Harnstoff führen, wenn die Probe vor der Untersuchung länger steht.

D. Der Harn-pH-Wert kann u. U. mit dem Säure- oder Alkaligehalt des Blutes bei systemischen Erkrankungen korrelieren, gilt aber nicht als zuverlässiger Parameter für das Säure-Basen-Gleichgewicht.

E. Mittel, die den Urin ansäuern oder alkalisieren, verändern dessen pH-Wert.

– *Protein*

1. Die Teststreifen ermöglichen eine qualitative und semiquantitative Messung der Proteinurie. Diese Teststreifen sind wesentlich empfindlicher gegen Albumin als gegen andere Harnproteine.
2. Bei normalem Urin von Hunden und Katzen kann die Proteinbestimmung positiv ausfallen.
3. Proteinwerte bis zu 20 bis 30 mg/dl werden als normal betrachtet, wenn der Harn konzentriert ist. Hochkonzentrierter Harn (spezifisches Gewicht $>1{,}060$) kann 100 mg/dl Protein enthalten, was noch keine pathologische Proteinurie anzeigt.
4. Wenn der Test auf Protein positiv ist, wird dieses Ergebnis zusammen mit den Befunden der Sedimentuntersuchung analysiert.

A. Sind Entzündungszellen vorhanden, stammt das Protein wahrscheinlich von diesen Zellen.

B. Wenn keine Entzündungszellen oder zahlreiche Zylinder vorhanden sind, ist das Protein wahrscheinlich über die Nieren in den Harn gelangt.

5. Lokalisation der Proteinurie

A. Eine prärenale Azotämie tritt auf, wenn Proteine mit niedrigem Molekulargewicht im Überschuß die normalen Glomeruli passieren:

1) Bence-Jones-Proteine
2) Hämoglobinurie
3) Myoglobinurie

B. Renale Proteinurie

1) Abnorme Permeabilität des glomerulären Filters
   a) Glomerulonephritis
   b) Amyloidose
   c) Glomeruläre Atrophie
2) Abnorme tubuläre Reabsorption der gefilterten Proteine
3) Zufluß von Protein in den Harn durch intrarenale Entzündung
4) Kombinationen der Ursachen

C. Eine postrenale Proteinurie tritt meist in Verbindung mit erhöhten Erythrozyten- und Leukozytenzahlen im Harnsediment auf. Die Läsionen, die zur Proteinurie führen, können hämorrhagisch oder entzündlich sein und folgenden möglichen Ursprung haben:

1) Ureter
2) Harnblase
3) Urethra
4) Genitalsekrete

– *Glucose*

1. Glucose ist im Harn gesunder Hunde und Katzen nicht in feststellbarer Menge vorhanden.

2. Gekühlte Harnproben können zu falsch-positiven Ergebnissen führen; sie sollten vor dem Test auf Zimmertemperatur erwärmt werden.
3. Ursachen der Glukosurie
A. Diabetes mellitus ist die häufigste klinische Erkrankung, die zu Hyperglykämie und Glukosurie führt. Pankreatitis, Hyperadrenokortizismus, Phäochromozytom und Läsionen des Hypothalamus können gelegentlich mit Hyperglykämie und Glukosurie assoziiert sein.
B. Infusionsflüssigkeiten, die Glucose enthalten, können zu Hyperglykämie und Glukosurie führen.
C. Katzen können nach schwerem Streß oder Erregung eine vorübergehende Hyperglykämie und Glukosurie aufweisen. Manche Katzen mit schwerer Urethraobstruktion zeigen eine Glukosurie, deren Mechanismus unbekannt ist.
D. Eine Glukosurie, verbunden mit einem normalen Blutglucosewert, kann bei verminderter Tubulusfunktion der Niere auftreten.
1) Primäre renale Glukosurie
2) Fanconi-Syndrom
3) Nephropathie des Norwegischen Elchhundes und andere familiäre Nephropathien
4) Akute primäre Niereninsuffizienz
a) Nephrotoxische Tubulusschädigungen (pharmaka-induziert)
b) Ischämische Tubulusschädigungen

– *Ketonkörper*

1. Ketonkörper sind im normalen Harn nicht vorhanden.
2. Eine Ketonurie zeigt einen gestörten Fett- und Energiestoffwechsel an.
A. Eine diabetische Ketoazidose ist der häufigste klinische Zustand, der zu Ketonurie führt und mit Glukosurie einhergeht.
B. Langdauerndes Hungern kann ebenfalls zur Ketonurie führen, jedoch besteht dann keine Glukosurie.
C. Chronische katabole Erkrankungen
D. Persistierendes Fieber
E. Persistierende Hypoglykämie (nicht insulinvermittelt)

– *Okkultes Blut*

1. Die Teststreifen reagieren bei Vorhandensein von Häm-Pigmenten.
A. Intakte Erythrozyten
B. Freies Hämoglobin
C. Myoglobin
2. Die Reaktion läuft eher bei freien Farbstoffen ab als bei denen, die innerhalb intakter Erythrozyten vorkommen.
3. Mit Teststreifen kann eine Hämaturie nachgewiesen werden, lange bevor sie makroskopisch sichtbar wird.
4. Normaler Hunde- oder Katzenharn reagiert beim Test auf okkultes Blut nicht positiv.
5. Positive Testreaktionen auf okkultes Blut sollten zwecks einer situationsgerech-

ten Interpretation zusammen mit den Befunden der Harnsedimentuntersuchung betrachtet werden.

A. Intakte Erythrozyten, die im Harnsediment auftreten, bestätigen, daß eine Hämaturie die Ursache für eine positive Reaktion auf okkultes Blut ist.

B. Das Fehlen von Erythrozyten im Harnsediment bedeutet, daß die positive Reaktion auf okkultes Blut entweder durch freigesetztes Hämoglobin oder Myoglobin verursacht worden ist.

C. Eine Hämoglobinurie kann nach schwerer intravaskulärer Hämolyse oder Lyse der Erythrozyten, die sich im Harn befanden, verursacht sein.

D. Eine Myoglobinurie folgt auf eine schwere Schädigung der Muskelzellen.

6. Eine positive Reaktion auf okkultes Blut ist meist auf Erythrozyten, manchmal auf freigesetztes Hämoglobin und selten auf Myoglobin zurückzuführen.

7. Selten kann eine Kontamination der Probe mit Flohkot zu einer positiven Reaktion auf okkultes Blut führen.

– *Leukozyten*

1. Mit ihnen kann die Esterase von Humanleukozyten nachgewiesen werden.
2. Keine diagnostische Bedeutung bei Hunden, unbekannt bei Katzen
3. Leukozytennachweis kann für den routinemäßigen Gebrauch nicht empfohlen werden.

– *Bilirubin*

1. Die Proben für die Harnuntersuchung müssen frisch sein, da das Bilirubin sonst zu Biliverdin oxydiert oder zu unkonjugiertem Bilirubin hydrolysiert sein kann und dadurch nicht festzustellen ist.
2. Bilirubin ist im Harn gesunder Katzen nicht nachweisbar.
3. Etwa 60% aller gesunden Hunde zeigen Bilirubinämie. Spuren bis geringgradige Reaktionen können besonders bei hochkonzentrierten Harnproben festgestellt werden.
4. Jedes Bilirubin, das im Katzenharn nachgewiesen wird, ist anomal.
5. Bei Hunden wird eine +2 bis +3-Reaktion als signifikant anomal betrachtet. Weniger starke Reaktionen bei verdünntem Harn können ebenfalls signifikant sein.
6. Nur das konjugierte Bilirubin kann mit dem Harn ausgeschieden werden.
7. Der Hund hat eine niedrige Nierenschwelle für konjugiertes Bilirubin, wodurch eine Bilirubinurie festgestellt werden kann, bevor Erhöhungen der Serumbilirubinwerte auftreten.
8. Ursachen für eine pathologische Bilirubinurie

A. Prähepatisch

1) Eine Hämolyse kann zu einer Leberdysfunktion führen, da Anämie und Hämosiderose zu nachfolgendem Rückfluß von konjugiertem Bilirubin aus der Leber in das Blutplasma führen.

2) Bei Hunden kann eine Hämoglobinurie zu einer Bilirubinurie führen, da eine tubuläre Transformation des filtrierten Hämoglobins auftritt.

B. Lebererkrankungen

C. Posthepatisch – Eine Obstruktion der Gallengänge führt zur stärksten Bilirubinurie.

D. Febrile Erkrankungen und Hungern können zu einer geringen Bilirubinurie führen.

9. Es können erhebliche hepatische und posthepatische Erkrankungen vorliegen, ohne daß eine Bilirubinurie festgestellt werden kann.

Mikroskopische Untersuchung des Harnsediments

1. Die Beurteilung des Harnsediments erfordert eine korrekte Identifizierung der Zellen (Erythrozyten, Leukozyten, Epithelzellen), Zylinder, Mikroorganismen und Kristalle.
2. Es ist nicht immer möglich, alle Elemente im Harnsediment genau zu identifizieren, da sich ihre Morphologie im Harnmilieu verändern kann.
3. Ein normales Harnsediment enthält sehr wenige Zellen oder Zylinder und sollte keine Mikroorganismen aufweisen.
4. Normalwerte für das Harnsediment können zwischen den Laboratorien nicht festgelegt werden, da beim Durchführen der Analyse und im Aufbereiten des Sediments für eine mikroskopische Untersuchung methodische Unterschiede bestehen.
5. Die Identifizierung der Sedimentbestandteile wird erleichtert, wenn frischer Harn sofort analysiert und eine Sedimentfärbung verwendet wird.
6. Die mikroskopische Untersuchung wird sehr erleichtert, wenn eine Phasenkontrastbeleuchtung verwendet wird.
7. Es muß bei der Interpretation der Befunde in Betracht gezogen werden, auf welche Weise die Harnprobe gewonnen worden ist.
8. Ebenso sollte die Harnkonzentration (spezifisches Gewicht) berücksichtigt werden, um durch Bestimmung der relativen Konzentration der Sedimentbestandteile ihre Bedeutung beurteilen zu können.
9. Die Befunde der Harnsedimentuntersuchung müssen zusammen mit anderen Aspekten der Harnuntersuchung, der Anamnese des Patienten, der körperlichen Untersuchung und anderen Laborbefunden bewertet werden.
10. Zellen

A. Erythrozyten

1) Erythrozyten können in geringer Menge im normalen Urin von Hunden und Katzen auftreten.

2) Ungefähre Grenzwerte

a) 0 bis 8/ Feld bei starker Vergrößerung, wenn es sich um Spontanharn handelt.

b) 0 bis 5/ Feld bei starker Vergrößerung, wenn Katheterharn untersucht wird.

c) 0 bis 3/ Feld bei starker Vergrößerung, wenn der Urin durch Blasenpunktion gewonnen worden ist; nach Traumata überschreiten die Werte jedoch leicht 50/ Feld bei starker Vergrößerung.

3) Es sollte immer die Stärke des während des Sammlungsvorganges zuge-

fügten Traumas bei der Beurteilung großer Mengen von Erythrozyten berücksichtigt werden.

4) Der Terminus *Hämaturie* bezeichnet das Auftreten zahlreicher Erythrozyten im Urin.

5) Ursprung der Erythrozyten – Allein mit dem Auffinden von Erythrozryten im Urin kann nicht lokalisiert werden, wo die Erythrozyten so zahlreich in den Harn gelangt sind, falls die Erythrozyten nicht in Zylindern zusammengeschlossen sind, wodurch die Niere als Blutungsquelle verdächtig ist. An folgenden Stellen können die Erythrozyten in den Harn gelangen:

a) Niere
b) Ureter
c) Harnblase
d) Urethra
e) Vagina oder Präputium

6) Ursachen für eine Hämaturie:

a) Trauma
b) Harnsteine
c) Harnwegsinfektionen
d) Neoplasien der Harnwege
e) Niereninfarkt
f) jede nekrotische Läsion der Harnwege
g) Nephritis
h) Nephrose
i) Prostataerkrankungen
j) Zystitis (nicht bakteriell) oder Urethritis
k) Parasiten der Harnwege
l) Koagulopathie (Warfarin, DIC, Thrombozytopenie)

7) Ursachen für eine Hämaturie, die außerhalb des Urogenitalsystems liegen:

a) Östrus
b) Pyometra mit offener Zervix
c) Endometritis
d) Vaginalerkrankungen
e) Läsionen des Präputiums oder des Penis

B. Leukozyten

1) Wie Erythrozyten können auch einige Leukozyten im Harn gesunder Hunde und Katzen auftreten.

2) Ungefähre Grenzwerte

a) 0 bis 8/ Feld bei starker Vergrößerung, wenn Spontanharn untersucht wird.

b) 0 bis 5/ Feld bei starker Vergrößerung, wenn Katheterharn untersucht wird.

c) 0 bis 3/ Feld bei starker Vergrößerung, wenn der Urin durch Blasenpunktion gewonnen worden ist.

3) Der Terminus *Pyurie* bezeichnet eine exzessive Anzahl von Leukozyten im Urin.

4) Der Ursprung der Leukozyten im Urin ist nicht geklärt, wenn Leukozyten

nicht in Zylindern gefunden werden, wodurch wahrscheinlich ist, daß sie aus der Niere stammen. An folgenden Stellen können die Leukozyten in den Harn übergehen:

a) Niere
b) Ureter
c) Blase
d) Urethra
e) Vagina oder Präputium

5) Ursachen der Pyurie

a) Entzündung des Harntraktes
b) Kontamination mit einem entzündlichen Prozeß in Vagina oder Präputium.

6) Eine Harnwegsinfektion ist die häufigste Ursache für eine Pyurie.

a) Bei Harnwegsinfektionen können Zusammenballungen von Leukozyten auftreten.
b) Es muß sorgfältig nach Mikroorganismen, welche die Pyurie hervorrufen, gesucht werden.
c) Bakterien können sichtbar gemacht werden (frei beweglich, zwischen Zusammenballungen von Leukozyten oder wenn phagozytiert, innerhalb der Leukozyten liegend).
d) Hefen oder andere Pilze sind selten Ursachen einer Pyurie.

7) Es kann schwierig sein, Leukozyten genau zu identifizieren, sobald eine erhebliche morphologische Degeneration aufgetreten ist.

C. Epithelzellen

1) Plattenepithelzellen

a) Meist ohne diagnostische Bedeutung
b) Kleine Mengen von Plattenepithelzellen pro Feld bei starker Vergrößerung werden normalerweise in Sammel- oder Katheterharn beobachtet.
c) Während des Östrus kann die Anzahl der Plattenepithelzellen stark ansteigen.

2) Nierenepithelzellen

a) Es gibt keinen zuverlässigen Weg, um das kleine Epithel, das aus den Nierentubuli stammt, von den kleinen Übergangsepithelzelllen zu unterscheiden, wenn die Epithelzellen nicht in Zylinder eingeschlossen sind (und hierdurch angedeutet wird, daß die Epithelzellen aus der Niere stammen).
b) Nephritis
c) Nephrose

3) Übergangsepithelzellen

a) Manchmal können Übergangsepithelzellen bei stärkerer Vergrößerung im Harn gesunder Hunde und Katzen beobachtet werden.
b) Exzessive Mengen von Übergangszellen können auftreten bei:
- Harnwegsinfektionen
- Mechanischer Abschürfung (Urolithiasis oder Kathetertechnik)
- Neoplasie
- Chemischer Irritation (Cyclophosphamid-Therapie)

c) Zusammenballungen von Epithelzellen können bei Neoplasien beobachtet werden, aber auch als hyperplastische Reaktion auf eine Infektion vorkommen.

d) Zytologische Untersuchung der aggregierten Epithelzellen ist häufig erforderlich, um Neoplasien von Hyperplasien zu differenzieren.

11. Zylinder

A. Harnzylinder sind zylindrisch geformte Ausgüsse der Nierentubuli aus Proteinaggregaten oder von Zellen.

B. Im normalen Urin werden sehr wenige Zylinder gefunden.

1) 0 bis 2 hyaline Zylinder/Feld bei geringer Vergrößerung

2) 0 bis 2 granuläre Zylinder/Feld bei geringer Vergrößerung

3) keine anderen Arten von Zylindern

C. Der Terminus *Zylindrurie* bezeichnet die Exkretion abnormer Zylinder oder erhöhter Mengen von Zylindern.

D. Eine Zylindrurie hilft, das Vorhandensein einer Nierenerkrankung zu belegen, weist aber nicht auf den Grad der Nierenfunktionsstörung hin.

E. Hyaline Zylinder

1) Häufig mit Zuständen assoziiert, bei denen eine Proteinurie auftritt.

2) Sie können selbst dann auftreten, wenn die Nieren normal sind, wie bei Fieber, schwerer körperlicher Arbeit und Diuretikatherapie (Mensch). In diesen Fällen sind die hyalinen Zylinder ein vorübergehendes Phänomen.

3) Wenn dauerhaft hyaline Zylinder gefunden werden, deutet dies auf ein pathologisches Geschehen in den Nieren hin.

a) Glomerulär

b) Tubulär

F. Zelluläre Zylinder

1) Erythrozytenzylinder

a) Sie werden in Harnproben von Hunden und Katzen selten beobachtet.

b) Nierentrauma (Blutung in das Tubuluslumen ist der häufigste Grund)

c) Selten assoziiert mit Glomerulonephritis

d) Akute interstitielle Nephritis; selten werden reine Erythrozytenzylinder gefunden, sie können aber mit anderen Zellen vermischt sein.

2) Leukozytenzylinder

a) Pyelonephritis ist die häufigste Ursache.

b) jede aktive interstitielle Nephritis

c) Akute Tubulusnekrose

d) Exsudative Glomerulonephritis (Mensch)

e) Sie können mit anderen Zellen als gemischte Zylinder vorliegen.

2) Epithelzellzylinder

a) Sie deuten auf eine schwere Schädigung der Tubuluszellen hin.

b) Sie sind häufig mit nephrotoxischen oder ischämischen Nierenerkrankungen verbunden.

c) Pyelonephritis

d) Sie können zusammen mit anderen Zellen als gemischte Zylinder vorliegen.

G. Granulierte Zylinder

1) Die Granula in diesen Zylindern können bei einer Glomerulopathie Aggregate von Serumproteinen sein oder aus Zelldetritus bei einer Tubulusdegeneration entstanden sein.

2) Eine übermäßige Anzahl granulierter Zylinder deutet auf eine beschleu-

nigte Tubulusdegeneration hin, kann aber auch in vielen Fällen eine Schädigung der Glomeruli anzeigen.

H. Wachszylinder

1) Es wird angenommen, daß Wachszylinder das Endstadium der Degeneration granulierter Zylinder sind.

2) Da sich die Zylinder bis zum Auftreten dieses Degenerationsstadiums längere Zeit in den Nieren befunden haben müssen, deutet das Auftreten von Wachszylindern auf eine substantielle intrarenale Stase oder lokale Oligurie hin.

3) Wachszylinder sind am häufigsten mit chronischen Nierenerkrankungen assoziiert und können bei jeder Störung, die zur Bildung von intrarenalen zellulären oder granulierten Zylindern führt, beobachtet werden.

12. Mikroorganismen

A. Bakterien sollten im Harnsediment gesunder Hunde und Katzen fehlen, wenn die Harnprobe sachgemäß abgenommen wurde.

B. Bakteriurie bedeutet meist, daß bakterielle Harnwegsinfektionen bestehen.

C. Amorpher Zelldetritus kann mit Bakterien verwechselt werden, besonders durch die Brownsche Molekularbewegung, was zu einem falsch-positiven Befund führt.

D. Eine Harnwegsinfektion kann bestehen, auch wenn keine Bakterien zu ermitteln sind (falsch-negativer Befund).

E. Verdacht auf eine Harnwegsinfektion sollte durch zusätzliche Tests verifiziert werden.

1) Quantitative Urinkultur

2) Gramfärbung des Harnsediments

F. Häufig tritt während der Abnahme und während des Transportes der Harnproben oder durch die Flaschen mit der Farblösung eine Kontamination mit Pilzen auf. Eine echte Infektion mit Pilzen besteht selten, meist nur bei einer Harnwegsobstruktion und protrahierter Anwendung von Antibiotika. Eine immunsuppressive Therapie (einschließlich Corticosteroide) kann ebenfalls eine Pilzinfektion begünstigen.

13. Kristalle

A. Häufig finden sich Kristalle im normalen Harn.

B. Größere Mengen an Kristallen sind zu erwarten, wenn die Harnprobe hochkonzentriert (hohes spezifisches Gewicht) oder gekühlt ist oder der pH-Wert des Harns eine Präzipitation begünstigt.

C. Kristalle können nach Exkretion endogener oder exogener Substanzen im Urin auftreten.

D. Die Kristallbildung wird verstärkt, wenn sich die Ausscheidung der Substanzen erhöht oder ihre Konzentration im Urin als Folge einer erhöhten Aufnahme mit dem Futter, eines anomalen Metabolismus oder fehlender Reabsorption in den Nierentubuli ansteigt.

E. Beachtung des Harn-pH-Wertes kann beim Versuch, die Kristalle zu identifizieren, hilfreich sein.

F. Kristalle bilden sich am wahrscheinlichsten in alkalischem Harn.

1) Struvit (kann normal oder mit Urolithiasis verbunden sein)

2) amorphes Phosphat (kann normal oder mit Urolithiasis verbunden sein)

3) Calciumphosphat (Urolithiasis)

4) Calciumcarbonat (Urolithiasis)

5) Ammoniumurat
   a) Lebererkrankungen
   b) Portosystemischer Shunt

G. Kristalle bilden sich am wahrscheinlichsten in saurem Harn.
1) Harnsäure
   a) Urolithiasis
   b) Stoffwechseldefekt
2) Cystin
   a) Urolithiasis
   b) Stoffwechseldefekt
3) Calciumoxalat
   a) normal
   b) Ethylenglycolvergiftung
   c) Urolithiasis
4) Hippurat-ähnliche Kristalle
   a) Es sind keine echten Hippurate.
   b) Es handelt sich um eine wasserhaltige Form von Calciumoxalat.
   c) Ethylenglycolvergiftung

H. Bilirubinkristalle können bei Hunden normal sein, besonders bei Rüden, sie können aber auch eine Lebererkrankung oder Hämolyse anzeigen.

I. Bilirubinkristalle sind bei Katzen niemals normal.

J. Viele therapeutische Wirkstoffe, die schwierig zu differenzierende Kristalle bilden, werden in den Harn ausgeschieden. Sulfonamide bilden häufig Kristalle.

Literatur

Chew, D. J.: Urinanalysis. In: Bovee, K. C. (Ed.): Canine Nephrology. Media, P. A., Harwal Publishing Co., pp. 235–274, 1984.

Finco, D. R.: Kidney Function. In: Kaneko, J. J. (Ed.): Clinical Biochemistry of Domestic Animals, 4th ed., pp. 496–542. Academic Press, New York 1989.

Freudiger, U., Grünbaum, E.-G., und Schimke, E. (Hrsg.): Klinik der Hundekrankheiten. 2. Aufl. Gustav Fischer Verlag, Jena–Stuttgart 1993.

Osborne, C. A., and Stevens, J. B.: Handbook of Canine and Feline Urinanalysis. Ralston Purina Co., St. Louis, Missouri 1981.

Teil IV: Grundlagen des Wasser- und Elektrolythaushaltes

Kapitel 24. **Störungen des Wasserhaushaltes und Infusionstherapie**

(Dennis J. Chew, Catherine W. Kohn und Stephen P. DiBartola)

Normale Verteilung des Körperwassers

1. Das Gesamtkörperwasser beträgt 50% bis 70% des Körpergewichts ausgewachsener Tiere.

A. Bei den aufgenommenen Abbildungen wird festgesetzt, daß das Gesamtkörperwasser 60% des Körpergewichtes ausmacht (Abb. 24-1 und 24-2).

1) Mehrere Faktoren beeinflussen den Prozentsatz des Wasseranteils am Körpergewicht.

a) Alter: Bei jungen Welpen sind 70% bis 80% des Körpergewichtes Wasser.

b) Trächtigkeit und Laktation: Ein erhöhter Prozentsatz des Körpergewichtes ist Wasser.

c) Adipositas: Der prozentuale Anteil des Wassers am Körpergewicht ist verringert, da Fett weniger Wasser enthält.

d) Akkumulation von Flüssigkeiten in den Körperhöhlen (z. B. Aszites, Pleuraerguß): Ein erhöhter Prozentsatz des Körpergewichtes ist Wasser.

B. Das Gesamtkörperwasser ist annähernd auf zwei Drittel intrazelluläres Wasser (40% des KG) und ein Drittel extrazelluläres Wasser (20% des KG) verteilt. Das Verteilungsvolumen von appliziertem Wasser kann langsame und schnelle Phasen der Äquilibrierung nach sich ziehen. Die schnelle Phase der Äquilibrierung betrifft etwa zur Hälfte (30% des KG) intrazelluläres und (30% des KG) extrazelluläres Wasser.

2. Die extrazelluläre Flüssigkeit (EZF) ist weiter aufgeteilt in:

A. Plasmavolumen – etwa 5% des KG

B. Blutvolumen – etwa 8% des KG (umfaßt Plasmavolumen)

C. Interstitielle Flüssigkeit – etwa 15% des KG (umfaßt die transzelluläre Flüssigkeit)

D. Transzelluläre Flüssigkeit – etwa 3% des KG (Teil der interstitiellen Flüssigkeit)

1) Liquor cerebrospinalis, Galle, Gastrointestinalflüssigkeit

2) Langsame Äquilibrierung mit der extrazellulären Flüssigkeit

3. Die Flüssigkeitsverschiebung zwischen den Kompartimenten ist ein dynamischer Prozeß und kann schnell erfolgen.

4. Das Wasservolumen, das innerhalb eines Körperwasserkompartimentes zurückgehalten wird, steht in Beziehung zur Anzahl der osmotisch aktiven Teilchen, die in diesem Raum vorhanden sind.

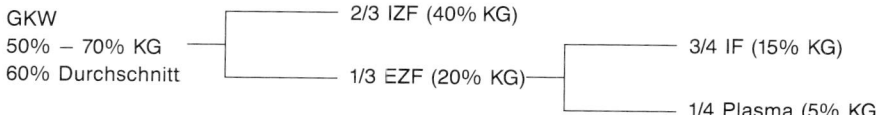

Abb. 24-1 Das Schema illustriert die unterschiedlichen Flüssigkeitsräume des Gesamtkörperwassers bei einem gesunden Säugetier. GKW = Gesamtkörperwasser; IZF = intrazelluläre Flüssigkeit, EZF = extrazelluläre Flüssigkeit; IF = interstitielle Flüssigkeit; KG = Körpergewicht.

GKW = 0,6×10 kg = 6 kg = 6 Liter
% KG×KG = GKW in Gewicht = GKW in Volumen

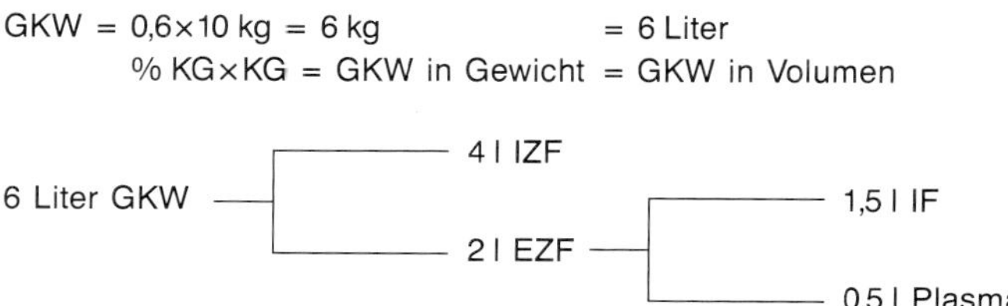

Abb. 24-2 Das Schema verdeutlicht die ungefähre Volumenverteilung des Körperwassers in den verschiedenen Flüssigkeitsräumen bei einem Beagle mit 10 kg Körpergewicht.

5. Alle Körperflüssigkeiten sind isoosmotisch. Es besteht ein Austausch von Wasser und gelösten Teilchen über semipermeable Membranen, um die Isotonizität des Körperflüssigkeitsraumes aufrechtzuerhalten.
6. Die sog. Starling-Kräfte sind wichtige Determinanten des Plasmavolumens. Der onkotische Druck des Plasmas und der hydrostatische Druck des Gewebes sind Kräfte, die die Aufrechterhaltung des Plasmavolumens begünstigen. Der hydrostatische Druck des Plasmas und der onkotische Druck des Gewebes sind Kräfte, die die Verschiebung von Flüssigkeit aus dem Plasmavolumen begünstigen.

Wasserhaushalt bei gesunden Tieren

1. Normale Quellen des Flüssigkeitsinputs zur Aufrechterhaltung des Gesamtkörperwassers:
   A. Aufgenommenes Wasser
   B. Wasser im Futter
   C. Metabolisches Wasser, das während der Oxydation von Nährstoffen oder bei anderen Stoffwechselvorgängen anfällt.
2. Normalerweise geht Flüssigkeit aus dem Gesamtkörperwasser verloren über
   A. Harn, 24 bis 48 ml/kg KG/Tag („sensible Verluste")
   B. Kot, Respiration, Schwitzen, 20 ml/kg KG/Tag („insensible Verluste")
3. Das Wasservolumen, das dem Gesamtkörperwasser zugefügt wird, ist gleich dem Volumen, das ein gesundes Tier aus dem Gesamtkörperwasser verliert (Wasserzufuhr minus Wasserabgabe = 0); man spricht von ausgeglichener Wasserbilanz.

4. Es bestehen physiologische Kontrollmechanismen, die für die Aufrechterhaltung einer ausgeglichenen Wasserbilanz wichtig sind. Insuffizienz dieser normalen Mechanismen führt zu einer schnellen Entwicklung einer Dehydratation des Patienten.
   A. Durst
   B. Renale Mechanismen
      1) Antidiuretisches Hormon
      2) Aldosteron
   C. Gastrointestinale Mechanismen, veränderte Absorption
   D. Metabolisches Wasser aus oxydativen Stoffwechselvorgängen im Gewebe
5. Täglicher Bedarf an Erhaltungswasser bei gesunden Tieren:
   A. 40 bis 60 ml/kg KG/Tag für ausgewachsene Tiere. Werte nahe 40 ml/kg KG/Tag gelten für große Hunde, Werte nahe 60 ml/kg KG/Tag für kleinere Tiere (Abb. 24-3).
   B. 60 bis 100 ml/kg KG/Tag für junge Welpen.
6. Der Ersatz von Erhaltungswasser in Höhe von 40 bis 60 ml/kg KG/Tag deckt die Erfordernisse sowohl der sensiblen als auch der insensiblen Verluste.
Bedarf durch sensible und insensible Verluste:
20 ml/kg KG/Tag + 1 bis 2 ml/kg KG/Std. (24 bis 48 ml/kg KG/Tag)
7. Alternativ kann auf Standardgrafiken (s. Abb. 24-3) oder Tabellen (Tabelle 24-1) Bezug genommen werden, um das Erhaltungsflüssigkeitsvolumen zu bestimmen.

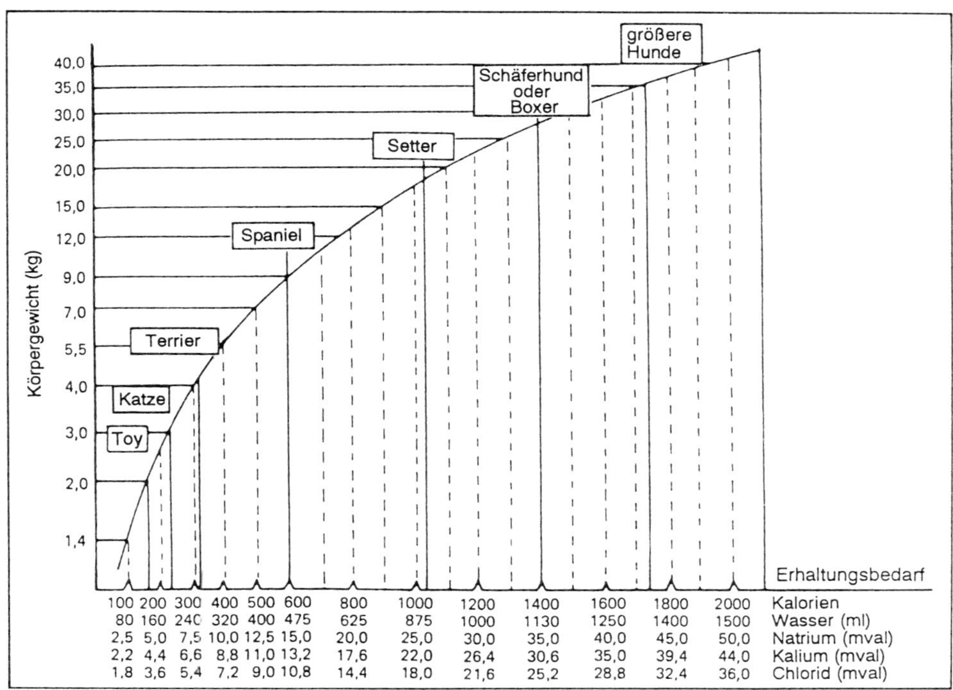

Abb. 24-3 Erhaltungsbedarf an Energie, Wasser und Elektrolyten bei Hunden und Katzen in Käfighaltung (nach Finco, aus Harrison, J. B.: J. Am. Anim. Hosp. Assoc. **8**, 179, 1972).

Tabelle 24-1 Täglicher Wasserbedarf von Hunden

Körpergewicht (kg)	Gesamtwasserbedarf pro Tag (ml)	Milliliter pro Kilogramm
1	140	140
2	232	116
3	312	104
4	385	96
5	453	91
6	518	86
7	580	83
8	639	80
9	696	77
10	752	75
11	806	73
12	859	71
13	911	70
14	961	68
15	1011	67
16	1060	66
17	1108	65
18	1155	64
19	1201	63
20	1247	62
25	1468	59
30	1677	56
35	1876	54
40	2068	52
45	2254	50
50	2434	49
60	2781	46
70	3112	44
80	3431	43
90	3739	41
100	4038	40

Aus: Ross, L.: Fluid Therapy for Acute and Chronic Renal Failure (Vet. Clin. North Am. **19**, 343–359, 1989).

8. Der Erhaltungsbedarf für Wasser ist gleich der Menge, die den täglichen obligatorischen Flüssigkeitsverlust aus dem Körper deckt. Ohne die Zufuhr dieser Menge würde eine Dehydratation entstehen.
9. Zu bedenken ist, daß der Erhaltungsbedarf an Wasser eine Funktion der Stoffwechselgeschwindigkeit, der Umgebungstemperatur, der Luftfeuchtigkeit, der Körpertemperatur, der Atemfrequenz und der Futteraufnahme ist. Daher ist es nicht möglich, die Erhaltungsflüssigkeit genau vorherzusagen oder zu berechnen.

Wasserhaushalt bei Krankheit – Dehydratation

1. Eine negative Wasserbilanz (Dehydratation) besteht, wenn der Verlust an Wasser größer ist als die Wasserzufuhr zum Gesamtkörperwasser. In diesem Kapitel steht der Terminus *Dehydratation* sowohl für den reinen Wasserverlust (selten) als auch für den Verlust von Flüssigkeit zusammen mit unterschiedlichen Mengen an Elektrolyten.
2. Es wird angenommen, daß der Verlust von Wasser und Elektrolyten zunächst im Extrazellularraum (EZR) auftritt und von einer kompensatorischen Bewegung von Wasser und Elektrolyten aus anderen Flüssigkeitsräumen gefolgt wird.
3. Die Art der Dehydratation kann benannt werden nach:
   A. dem Charakter des Flüssigkeitsverlustes aus dem Körper (isoton, hyperton oder hypoton),
   B. dem Charakter der Körperflüssigkeiten, nachdem der Flüssigkeitsverlust oder die Flüsssigkeitszunahme aufgetreten ist, wonach ein Verlust hypertoner Flüssigkeit zu einer hypotonen Körperflüssigkeit und ein Verlust hypotoner Flüssigkeit zu einer hypertonen Körperflüssigkeit führt. Retention hypertoner Flüssigkeiten führt zu einer Hypertonizität der Körperflüssigkeiten, Retention hypotoner Flüssigkeiten zu einer Hypotonizität.
4. NaCl und Wasser können in unterschiedlichen Proportionen (isoton, hypoton, hyperton) verlorengehen (Dehydratation) oder retiniert werden (Hydratation). Serumnatrium ist eine relative Menge, die sich verändern kann.
5. Bei Krankheiten können Wasser und Salzverluste in jeder Abstufung zwischen primärem Wasserverlust mit wenig oder keinem Salzverlust und primärem Salzverlust mit begleitendem geringem Wasserverlust auftreten.

Tabelle 24-2 Formen der Dehydratation

	Serum-Na^+	Extrazelluläre Flüssigkeit		Intrazelluläre Flüssigkeit	
		Volumen	Tonizität	Volumen	Tonizität
Hypertone Dehydratation [1]					
Reiner Wasserverlust	↑↑	↓	↑↑	↓↓	↑↑
Verlust hypertoner Flüssigkeit [2]	↑	↓↓	↑	↓	↑
Isotone Dehydratation [2]	N	↓↓↓↓	N	N	N
Hypotone Dehydratation					
Verlust hypotoner Flüssigkeit	↓	↓↓↓↓↓	↓	↑	↓
Verlust isotoner Flüssigkeit, ersetzt durch ein gleiches Volumen von Wasser [2]	↓↓	↓↓↓	↓↓	↑↑	↓↓

[1]) In diesem Klassifikationsschema beschreibt das Adjektiv vor dem Begriff „Dehydratation" die Tonizität der Flüssigkeit, die im Körper bleibt.
[2]) Häufigste klinische Störung.
N = normal; Anzahl der Pfeile = Ausmaß der Veränderung des betreffenden Parameters.

6. Da Natrium das häufigste Kation im EZR ist, ist es Gewohnheit geworden, die Dehydratation in Relation zur Serumkonzentration dieser Elektrolyte zu charakterisieren (Tabelle 24-2).

A. *Hypertone Dehydratation* – Das Plasma ist hyperosmolar und hypernatriämisch, was dazu führt, daß die Zellen beim Versuch, die Isoosmolalität wiederherzustellen, intrazelluläres Wasser in den EZR abgeben. Dies bringt eine intrazelluläre Dehydratation mit sich, wodurch die Volumenverringerung des EZR minimiert wird. Da Veränderungen des Volumens des EZR kaschiert werden, werden lediglich minimale Veränderungen des Hämatokrits und des Gesamtproteins beobachtet.

B. *Isotone Dehydratation* – Proportionale Verluste von Wasser und Salz sind mit den Körperflüssigkeiten isoosmotisch, wodurch keine Veränderung der Plasmaosmolalität oder der Natriumkonzentration auftritt. Daher finden keine Wasserverschiebungen zwischen EZR und den Zellen statt. Hämatokrit und Gesamtprotein sind normal.

C. *Hypotone Dehydratation* – Verluste von relativ mehr Salz als Wasser führen zu Hyponatriämie und Hypoosmolalität. Beim Versuch, die EZF- und IZF-Osmolalität zu äquilibrieren, wird Wasser aus dem EZR von den Zellen aufgenommen, was zu einer intrazellulären Hyperhydratation und einer Dehydratation des EZR führt. Es kommt so zu Erhöhungen des Hämatokrits und Gesamtproteins, einem verringerten effektiven Blutvolumen und einer Schockneigung.

• Beispiele physiologischer Regulationen

1. Bei einem Beagle mit 10 kg Körpergewicht

	Volumen (Liter)	**Tonizität (mosm/kg)**	**Total mosm**
EZF	2	300	600
IZF	4	300	1 200

A. Osmolalität der EZF = Osmolalität des IZF nach Äquilibrierung

B. Es wird angenommen, daß NaCl impermeabel ist.

2. Hypertone Dehydratation

A. Es tritt reiner Wasserverlust von 1 Liter aus dem EZR auf, und das Tier hat keinen Zugang zum Wasser. Es findet eine Verschiebung von Wasser aus dem IZR in den EZR statt, um den osmotischen Druck auszugleichen. Zu berechnen ist die neue Osmolalität der Körperflüssigkeiten.

neue Osmolalität der EZF = neue Osmolalität der IZF

$$\text{Osmolalität} = \frac{\text{mosm}}{\text{Volumen in Litern}}$$

Osmolalität der EZF = Osmolalität der IZF

$$\frac{600\,\text{mosm}}{(1+x)\,\text{Liter}} = \frac{1\,200\,\text{mosm}}{(4-x)\,\text{Liter}}$$

$$600(4-x) = 1200(1+x)$$

$$x = 0{,}67\,\text{Liter}$$

x = Volumen des an gelösten Teilchen freien Wassers, das sich zwischen den Flüssigkeitsräumen bewegt

$$EZF_{osm} = \frac{600\,mosm}{1,67\,Liter} = \frac{360\,mosm}{Liter}$$

$$IZF_{osm} = \frac{1200\,mosm}{3,33\,Liter} = \frac{360\,mosm}{Liter}$$

B. Ein hypotoner Flüssigkeitsverlust resultiert im Verlust von einem Liter EZF. Die verlorengegangene Flüssigkeit enthielt 200 mosm/Liter. Wie in dem obigen Beispiel bewegt sich das Wasser jetzt aus dem IZR in den EZR, um den osmotischen Druck zwischen den Flüssigkeitsräumen auszugleichen. Zu berechnen ist die neue Osmolalität zwischen den Flüssigkeitsräumen.
Vorhandene Osmole des EZF
= vorheriger Wert – 200 mosm
= 600 – 200
= 400 mosm

$$\text{neue } EZF_{osm} = \text{neue } IZF_{osm}$$

$$\frac{400\,mosm}{(1+x)\,Liter} = \frac{1200\,mosm}{(4-x)\,Liter}$$

x = 0,25 Liter = Volumen des an gelösten Teilchen freien Wassers, das sich zwischen den Flüssigkeitsräumen bewegt.

$$EZF_{osm} = \frac{400\,mosm}{1,67\,Liter} = \frac{320\,mosm}{Liter}$$

$$IZF_{osm} = \frac{1200\,mosm}{3,75\,Liter} = \frac{320\,mosm}{Liter}$$

Beachte, daß sich im ersten Beispiel mehr intrazelluläres Wasser in den Extrazellularraum bewegt hat, d. h., es tritt eine stärkere zelluläre Dehydratation mit Verlust von reinem Wasser auf. Beachte auch, daß das Volumen des EZR während des Verlustes von reinem Wasser in einem größeren Ausmaß aufrechterhalten wird, als wenn auch Elektrolyte verlorengegangen sind.

3. Isotone Dehydratation – Es tritt ein Verlust von 1 Liter isotoner Flüssigkeit aus dem EZR auf. Zu berechnen ist schnell die neue Osmolalität der Körperflüssigkeiten, bevor Verschiebungen durch die sog. Starling-Kräfte auftreten können:

$$\text{neue } EZF_{osm} = \text{neue } IZF_{osm}$$

Vorhandene Osmole des EZF
= vorheriger Gesamtwert – 300 mosm

$$600 - 300\,mosm = 300\,mosm$$

$$\frac{300\,mosm}{(1+x)\,Liter} = \frac{1200\,mosm}{(4-x)\,Liter}$$

x = 0 = keine Bewegung von an gelösten Teilchen freiem Wasser zwischen den Kompartimenten

$$EZF_{osm} = \frac{300\,mosm}{1\,Liter} = \frac{300\,mosm}{Liter}$$

$$IZF_{osm} = \frac{1200\,mosm}{4\,Liter} = \frac{300\,mosm}{Liter}$$

4. Hypotone Dehydratation – Es tritt ein Verlust von 1 Liter hypertoner Flüssigkeit aus dem EZR auf. Die Osmolalität der verlorengegangenen Flüssigkeit beträgt 400 mosm/Liter. Von gelösten Teilchen freies Wasser bewegt sich aus dem EZR in den IZR, um den osmotischen Druck auszugleichen. Zu berechnen ist die neue Osmolalität der Körperflüssigkeiten:

$$\text{neue } EZF_{osm} = 600 - 400 = 200\,\text{mosm}$$

$$\frac{200\,\text{mosm}}{(1+x)\,\text{Liter}} = \frac{1200\,\text{mosm}}{(4-x)\,\text{Liter}}$$

x = 0,286 Liter = Volumen des an gelösten Teilchen freiem Wassers, das sich vom EZR in den IZR bewegt

$$EZF_{osm} = \frac{200}{0,714} = \frac{280\,\text{mosm}}{\text{Liter}}$$

$$IZF_{osm} = \frac{1200}{4,286} = \frac{280\,\text{mosm}}{\text{Liter}}$$

• Ursachen der Dehydratation

1. Verringerte Wasseraufnahme (Hypodipsie, Adipsie)
   A. Fehlende Futteraufnahme verringert auch das verfügbare Wasser (Oxydationswasser und physikalisch vorhandenes Wasser).
   B. Das Appetit- und Durstzentrum kann bei systemisch kranken Tieren gedämpft sein.
   C. Unbeabsichtigter oder beabsichtigter Entzug von Wasser und Futter.
2. Erhöhter Verlust
   A. Harn (Polyurie)
   B. Gastrointestinal (Erbrechen, Diarrhoe)
   C. Respiration (Fieber, Hecheln)
   D. Haut (Verbrennungen, große Wunden)
   E. Exzessive Salivation

• Nachweis der Dehydratation

1. Durch anamnestische Hinweise drängt sich häufig der Verdacht auf eine Dehydratation auf, was den Tierarzt dazu führen muß, deren Ausmaß genauer zu bestimmen. Der Besitzer ist nach dem Volumen der Wasseraufnahme (Adipsie, Hypodipsie, Polydipsie oder normale Wasseraufnahme) zu fragen. Da das Volumen der Wasseraufnahme teilweise eine Funktion ist, die durch Futteraufnahme stimuliert wird, muß ebenfalls nach einer Anorexie gefragt werden. Um festzustellen, ob anomale Flüssigkeitsverluste des Körpers aufgetreten sind, wird der Patientenbesitzer nach Erbrechen, Diarrhoe, Polyurie, Hecheln, exzessivem Speicheln oder anderen Körperabsonderungen gefragt. Die Dauer dieser anamnestischen Symptome beeinflußt die Größe der klinisch feststellbaren Dehydratation.
2. Eine akute Verringerung des Körpergewichtes ist in erster Linie auf einen Wasserverlust zurückzuführen. Um einen stichhaltigen Vergleich ziehen zu können, müssen Daten des Körpergewichtes kurz vor der bestehenden Erkrankung bekannt

sein. Akute Abnahme des Körpergewichtes um 0,5 kg läßt eine Verringerung des Gesamtkörperwassers vermuten.

3. Bei der körperlichen Untersuchung gibt es allgemeine Richtlinien für das Aufdekken einer Dehydratation, aber deren Werte schwanken je nach Untersucher. Symptome der Antriebslosigkeit und Depression können bestehen, aber teilweise auf die Grundkrankheit oder gleichzeitig bestehende Störungen des Elektrolyt- und Säure-Basen-Gleichgewichtes zurückzuführen sein. Wenn die Dehydratation stärker wird, können eingesunkene Bulbi, Trockenheit der Schleimhäute, Tachykardie, verringerte kapillare Füllungszeit und Schocksymptome auftreten.

A. Die normale Hautelastizität (Hautturgor) hängt von der Wassersättigung (Hydratation) der Gewebe in dem getesteten Gebiet ab. Wähle zum Prüfen die Haut am Stamm aus. Vermeide Gebiete mit hängender Haut und die Haut am Nacken. Normale Haut kehrt sofort in ihre ursprüngliche Lage zurück, wenn sie etwas hochgehoben und dann losgelassen wird. Bei dehydratierter Haut verstreichen die Falten unterschiedlich langsam. Aus der Geschwindigkeit, mit der die Falten verstreichen, kann auf das Ausmaß der Dehydratation (Exsikkose) geschlossen werden; je langsamer sie verstreichen, um so stärker ist die Dehydratation (Tabelle 24-3).

B. Die klinische Feststellung der Dehydratation ist nicht möglich, wenn weniger als 4% bis 5% des Körpergewichts an Wasser verlorengegangen sind. Der Hautturgor adipöser Tiere kann trotz Dehydratation normal erscheinen. Dies ist auf die großen Mengen subkutanen Fettgewebes zurückzuführen. Es ist möglich, daß die Haut eines abgemagerten Tieres mit normaler Hydratation wegen eines Mangels an subkutanem Fett und elastischem Gewebe nicht in ihre normale Lage zurückkehrt. Daher ist die Möglichkeit einer Unterschätzung der Dehydratation bei adipösen Tieren und der Überschätzung der Dehydratation bei abgemagerten Tieren gegeben. Die Haut am Hals ist nicht zum Test zu verwenden, da die natürliche Hautfülle am Hals das Ergebnis verzerrt. Veränderungen des Hautturgors bei langhaarigen Tieren sind schwieriger festzustellen als bei kurzhaarigen. Zusätzlich können trockene Schleimhäute bei Tieren auftreten, die andauernd hecheln und bei solchen, denen Anticholinergika (atropin-ähnliche Wirkung) verabreicht wurden. Eingesunkene Bulbi kön-

Tabelle 24-3 Einschätzung der Dehydratation aufgrund körperlicher Symptome

Dehydratation in Prozent	Symptome
<4	nicht feststellbar
4–5	geringer Verlust der Hautelastizität
6–8	deutliche Verzögerung des Verstreichens von Hautfalten; die Augen können in die Augenhöhlen eingesunken sein; leicht verlängerte kapillare Füllungszeit; möglicherweise trockene Schleimhäute
10–12	Hautfalten verstreichen nicht; verlängerte kapillare Füllungszeit; die Augen sind in die Augenhöhlen eingesunken; trockene Schleimhäute; mögliche Anzeichen eines Schocks (erhöhte Herzfrequenz, schwacher Puls)
12–15	Symptome eines Schocks sind vorhanden, der Tod steht bevor

nen bei katabolischen Krankheitszuständen beobachtet werden, bei denen das Gewebe hinter dem Bulbus reduziert oder eine Atrophie der Kaumuskeln aufgetreten ist.

4. Beurteilung der Hydratation durch Laboruntersuchungen

A. Bestimmungen des Hämatokrits, des Plasmaproteins oder Gesamtproteins können die körperlichen Befunde, die auf eine Dehydratation hindeuten, untermauern. Das Ausmaß der intravaskulären Volumenabnahme (Dehydratation) kann nach Beurteilung der Größe der Abweichung durch simultane Bestimmung des Hämatokrits und Gesamtproteins geschätzt werden. Hämatokrit und Gesamtproteinwerte können innerhalb normaler Grenzen liegen, selbst bei einer Dehydratation, wenn nämlich die Dehydratation das Ergebnis akuter Blutungen ist oder kompensatorische Verschiebungen des Körperwassers in das vaskuläre Kompartiment aufgetreten sind. Bestimmungen des Hämatokrits und des Gesamtproteins können einfach, schnell und preiswert mit den Mikrohämatokrittechniken und einem Goldberg-Refraktometer mit nur wenigen Tropfen Blut durchgeführt werden. Bestimme den Hämatokrit und das Gesamtprotein routinemäßig als Wertepaar, um irreführende Informationen zu vermeiden, die bei der Messung nur eines Parameters vorkommen können (Tabelle 24-4).

B. Die Harnuntersuchung ist in all den Fällen wichtig, bei denen Verdacht auf Dehydratation besteht. Ein Tier, das exsikkotisch ist, ist praktisch seinem eigenen endogenen Wasserentzugstest unterzogen worden, was zur Produktion eine konzentrierten Harns (spezifisches Gewicht >1,030) geführt haben müßte, wenn die Nieren gesund sind. Ein erhöhtes spezifisches Gewicht stellt die Reaktion der gesunden Niere auf eine verringerte Perfusion dar. Das Auftreten eines hypotonen Harns (spezifisches Gewicht <1,030) deutet gleich darauf hin, daß die Nieren die Hauptursache der Dehydratation sind oder zumindest dazu beitragen. Eine weitere Beurteilung der Nierenfunktion ist in diesen Fällen angezeigt.

1) Urin zur Bestimmung des spezifischen Gewichts muß gewonnen werden, bevor eine Flüssigkeitstherapie oder diuretische Therapie aufgenommen wird, da

Tabelle 24-4 Simultane Beurteilung von Hämatokrit und Gesamtprotein

Hämatokrit (%)	Gesamtprotein (g/dl)	Mögliche Interpretation
↑	↑	Dehydratation
↑	N oder ↓	Milzkontraktion, Erythrozytose, Hypoproteinämie mit Dehydratation
N	↑	Hypoproteinämie mit Dehydratation, Anämie mit Dehydratation
↓	↑	Anämie mit Dehydratation, Anämie mit vorbestehender Hyperproteinämie
↓	N	Nicht durch Blutverlust bedingte Anämie, normale Hydratation
N	N	Normale Hydratation, Dehydratation nach sekundärer Verschiebung der Kompartimente, Dehydratation mit vorbestehender Anämie und Hypoproteinämie, akute Blutung

N = normal

diese Behandlung das spezifische Gewicht verändern und eine genaue Interpretation schwierig oder unmöglich machen kann.

2) Andere Komponenten der Harnuntersuchung können hilfreiche Informationen über die Ursache der Dehydratation liefern. Veränderungen des Harn-pH-Wertes können systemische Veränderungen des Säure-Basen-Gleichgewichts widerspiegeln (s. Kapitel 23.). Eine Glukosurie tritt am häufigsten bei Diabetes mellitus auf und ist fast pathognomonisch für diesen Zustand, wenn gleichzeitig Ketonkörper vorhanden sind. Die Untersuchung des Harnsediments kann Zylinder zeigen. Das Vorhandensein von Zylindern kann unabhängig von der Dehydratation auf eine schon vorher bestehende Nierenerkrankung zurückzuführen sein oder einen degenerativen Prozeß darstellen, der nach einer aus der Dehydratation resultierenden renalen Ischämie zustande gekommen ist.

C. Serumosmolalität (s. Kapitel 25.).

D. Serumelektrolyte: Abweichungen der Serumkonzentrationen von Na, K und Cl können bei dehydratierten Tieren auftreten. Die Einschätzung dieser Veränderungen hilft, die Art des Flüssigkeitsverlustes aus dem Körper zu charakterisieren (s. Tabelle 24-2 und Kapitel 25.).

E. Blutgase: Abweichungen der Blutgaswerte können bei dehydratierten Tieren durch den Verlust oder die Zunahme bestimmter Körperflüssigkeiten, die Aktivität des zugrunde liegenden Krankheitsprozesses selbst oder die verringerte Perfusion größerer Organsysteme entstehen (s. Kapitel 26.).

• Volumenersatz

1. Verwendung des vorher bekannten Körpergewichts

A. Beispiel

20 kg KG an Tag 1
−19 kg KG an Tag 2
1 kg Unterschied (spiegelt das Gewicht des akuten Wasserverlustes wider)
1 kg H_2O = 1 000 ml H_2O

$$1\,\text{kg} \times 1000\,\frac{\text{ml}}{\text{kg}} = 1000\,\text{ml}$$

B. Folglich sollten 1 000 ml Volumenersatz diese Dehydratation korrigieren. Diese Technik unterstreicht die Bedeutung einer korrekten Messung und einer häufigen Aufzeichnung des Körpergewichts.

2. Verwendung klinischer Schätzungen der Dehydratation

A. Beispiel: Es wird geschätzt, daß ein 20 kg schwerer Hund eine 10%ige Dehydratation aufweist. Wie viele ml einer Infusionslösung können diese Dehydratation korrigieren?

$$\%\ \text{Dehydratation} \times \text{Körpergewicht (kg)} = \text{kg Flüssigkeitsdefizit}$$

$$10\% \times 20\,\text{kg} = 2\,\text{kg Defizit}$$

$$2\,\text{kg Defizit} \times \frac{1000\,\text{ml}}{\text{kg}} = 2000\,\text{ml Defizit}$$

B. Beispiel: Es wird geschätzt, daß ein 18 kg schwerer Hund eine 10%ige Dehydratation aufweist.

% Dehydratation × Körpergewicht (kg) = Liter Defizit

10% Dehydratation × 18 kg = 1,8 kg = 1,8 l = 1 800 ml Defizit

Planung der täglichen Flüssigkeitstherapie

• Fragen in Fällen, die eine Infusionstherapie erfordern

1. Besteht eine Dehydratation oder Hyperhydratation? Wenn ja, in welchem Ausmaß?
2. Ist die extrazelluläre Flüssigkeit (EZF) hyperton, isoton oder hyperton?
3. Besteht eine ernste Störung des Säure-Basen-Gleichgewichtes?
4. Besteht eine Abweichung der Konzentration wichtiger Elektrolyte?

Die Antworten auf diese Fragen werden Ihnen helfen, folgende Entscheidungen zu treffen:

1. optimale Applikationsweise der benötigten Flüssigkeit,
2. optimal zu verabreichendes Flüssigkeitsvolumen,
3. die beste Art einer Infusionslösung, um den Bedarf des Tieres zu decken,
4. optimale Infusionsgeschwindigkeit.

• Flüssigkeitsmenge

1. Nach Berechnung des Flüssigkeitsbedarfs steht der Applikationsweg in der Regel schon fest.
2. Die Deckung des Flüssigkeitsbedarfs hat gewöhnlich Vorrang gegenüber der Art (Qualität) der Infusionslösung, die für den Patienten am günstigsten ist.
3. Addiere das Volumen des Erhaltungsbedarfs und das Volumen, das aus der Einschätzung der Dehydratation bestimmt wurde.
4. Berücksichtige den Flüssigkeitsverlust, der während der Flüssigkeitstherapie eintreten kann:
   A. Diarrhoe
   B. Erbrechen
   C. Aussickern von Serum bei Verbrennungen oder großflächigen Hautwunden
   D. Blut und andere Flüssigkeiten, die während chirurgischer Eingriffe verlorengehen

Ersatzvolumen (Korrektur der Dehydratation)
(% Dehydratation × Gewicht (0,5 kg) × 500 = ml)
\+
Insensibler Bedarf = 19 ml/0,5 kg/Tag
\+
Sensibler Bedarf = 10 – 20 ml/0,5 kg/Tag
oder gemessenes Harnvolumen
} Erhaltungsbedarf (Insensibler + Sensibler Bedarf)

fortbestehende (gleichzeitige) Verluste = (meist geschätzt)

Gesamter quantitativer Bedarf

Abb. 24-4 Die Berechnung des Flüssigkeitsbedarfs ermöglicht ein besseres Management bei der Flüssigkeitstherapie des Patienten.

E. Schnelle Ansammlung von Flüssigkeit bei Ergüssen in die Körperhöhlen.
5. Das Vorgehen bei der Berechnung des Gesamtbedarfs an Flüssigkeit erfolgt schrittweise; dann werden die einzelnen Volumina addiert (Abb. 24-3 und 24-4).
6. Alternativ kann ein Mehrfaches des Erhaltungsvolumens verordnet werden, um die Korrektur für die Dehydratation einzuschließen.
7. Wie aus Tabelle 24-5 hervorgeht, benötigen die meisten Tiere das 2- bis 3fache Erhaltungsvolumen, um sowohl die Dehydratation zu korrigieren als auch den Erhaltungsbedarf zu decken.

Tabelle 24-5 Flüssigkeitsbedarf zur Erhaltung und bei Dehydratation [1])

Erhaltung (M) + Dehydratation (%) [2])	ml/0,5 kg KG/Tag	Faktor x Erhaltung
M + 1	35	1,16
M + 2	40	1,33
M + 3	45	1 50
M + 4	50	1,67
M + 5	55	1,80
M + 6	60	2,00
M + 7	65	2,17
M + 8	70	2,33
M + 9	75	2,50
M + 10	80	2,70

[1]) Erhaltung definiert als 30 ml/0,5 kg KG/Tag.
[2]) Erhaltungs- + Dehydratationsbedarf sind aufgeführt als ml/0,5 kg KG/Tag.
Aus: Chew, D. J.: Parenteral Fluid Therapy. In: Sherding, R. G. (Ed.): The Cat: Diseases and Clinical Management. Churchill Livingstone, New York, 1989, pp. 35–80.

• Applikationswege

1. Auf welche Weise die Flüssigkeit verabfolgt wird, hängt von der Art, der Schwere und dem Beginn (akut oder chronisch) der klinischen Störung und von der Zusammensetzung der zu verabreichenden Flüssigkeit ab.
2. Der *orale* Weg ist hilfreich bei der Verabreichung von Präparationen mit hoher Energiedichte (die notwendigerweise hypoton sind), um die Ernährung und die Hydratation aufrechtzuerhalten. Diese Route kann nicht verwendet werden, wenn Erbrechen oder Diarrhoe besteht und bei Tieren, bei denen der Flüssigkeitsverlust plötzlich oder hochgradig aufgetreten ist. Forcierte Flüssigkeits- und Futtermengen können oral, durch eine Nasenschlundsonde (#8 Charrière Magensonde zur künstlichen Ernährung für die meisten Hunde und #5 Charrière für Katzen – die Sonde wird erst mit Lidocainsalbe bestrichen) oder durch eine Pharyngostomiesonde. Mit Wasser vermischtes Dosenfutter und eine Polyelektrolytlösung können über die Pharyngostomiesonde verabreicht werden.
3. Die *subkutane* Applikation von Flüssigkeiten wird bei Hunden und Katzen häufig vorgenommen; dazu sollten isotone oder leicht hypotone Flüssigkeiten verwendet

werden, um die Absorption zu verstärken. 5%ige Dextrose in Wasser als isotone Lösung ist bei schwerer Dehydratation auf diesem Wege nicht zu geben. Es besteht die Möglichkeit einer verzögerten Absorption mit nachfolgender Verteilung der Elektrolyte des Extrazellularraums in der Tasche der nicht absorbierten subkutanen Flüssigkeit.

A. Die Absorption subkutaner Flüssigkeit ist bei Zuständen wie Schock, schwerer Dehydratation oder Hypothermie durch periphere Vasokonstriktion unzuverlässig. Man sollte diesen Weg niemals zum Ersatz von Flüssigkeiten in Notfällen verwenden. Nur ganz schwach dehydratierten Tieren kann auf diese Weise geholfen werden. Eine Dehydratation bei anorektischen Tieren läßt sich damit verhindern. Im allgemeinen sollte die Therapie des ernsthaft kranken oder massiv dehydratierten Tieres initial die intravenöse Applikation von Flüssigkeiten und bei Besserung des Zustandes das Übergehen auf eine subkutane Applikation umfassen.

B. Das Flüssigkeitsvolumen, das subkutan appliziert werden kann, ist ahängig von der Hautelastizität des Patienten. Die Fähigkeit, die infundierte Flüssigkeit ohne Beschwerden zu tolerieren, ist von Tier zu Tier unterschiedlich. Die Stelle zur subkutanen Injektion sollte am Stamm liegen, damit die Flüssigkeit nicht in die Gliedmaßen absinken kann. Vermeide Gebiete mit Operationswunden, da die Flüssigkeit das heilende Gewebe zertrennen kann. Subkutane Infusionen können mit Hilfe der Schwerkraft durch eine intravenöse Applikationssonde oder durch direkte Injektion mit einer großvolumigen Spritze durchgeführt werden.

4. Die *intravenöse* Flüssigkeitsapplikation sollte durchgeführt werden, wenn eine genaue Dosierung des Flüssigkeitsvolumens und potenter Pharmakotherapeutika erforderlich ist. Verabreiche hypotone, isotone und hypertone Flüssigkeiten über diesen Weg, wenn der Bedarf steigt. Eine schnelle Infusion von Flüssigkeitsmengen kann über diese Route erreicht werden. Die anfallenden Kosten liegen durch die Infusionsgeräte und die Personalkosten, die durch die Pflege des Venenkatheters (Bandagen, Einstellen des Tropfes usw.) entstehen, höher.

– *Pflege des Venenkatheters*

1. Der Venenkatheter muß immer aseptisch gelegt werden. Dies umfaßt Schneiden der Haare um die Vene und eine chirurgische Säuberung. Nach Sichern des Venenkatheters in der Vene wird ein Mulltupfer mit einer antibiotischen Salbe über die Einstichstelle gelegt.
2. Komplikationen mit dem Venenkatheter umfassen Thrombophlebitis, Thromboembolie, Bakteriämie und bakterielle Endokarditis.
3. Um die Probleme zu minimieren, sollte folgendes beachtet werden:

A. Plaziere den Venenkatheter aseptisch.

B. Lasse den Venenkatheter nicht länger als 48 bis 72 Stunden in derselben Vene liegen.

C. Überwache den Patienten auf Fieber, Leukozytose und Herzgeräusche.

D. Halte die Stelle um den Venenkatheter sauber.

E. Wenn der Venenkatheter nicht gebraucht wird, wird er heparinisiert, um eine Blutgerinnung zu vermeiden. Verwende heparinisierte Kochsalzlösung (0,9%iges NaCl mit 5 E Heparin/ml).

– *Auswählen der Vene*

Die Vena jugularis und die Vena cephalica werden am häufigsten zum Legen eines Venenverweilkatheters ausgewählt. Die laterale V. saphena und V. femoralis können ebenfalls genommen werden. Wir wählen bei Katzen und kleinen Hunden bevorzugt die V. jugularis. Vorteile bei der V. jugularis sind die Möglichkeit, den zentralvenösen Druck zu messen, die Verwendung weitlumiger Venenkatheter für schnellere Infusionen, die rasche Applikation hypertoner Lösungen und anderer reizender Pharmaka durch die verdünnende Wirkung der stärkeren Durchblutung und die Leichtigkeit der Gewinnung von Proben aus dem intravenösen Zugang. Der größte Nachteil peripherer Extremitätenvenen ist, daß die Extremitätenposition die Geschwindigkeit der Infusion durch partiellen oder vollständigen Verschluß des Verweilkatheters häufig verändert. 19-Gauge-Katheter werden häufig bei Katzen und kleinen Hunden, 17-Gauge-Katheter im allgemeinen bei größeren Tieren verwendet. Katheter von größerem Durchmesser können in Notfallsituationen von Wert sein.

5. Eine *intraperitoneale* Flüssigkeitsapplikation wird selten durchgeführt.

A. Schwer anämische Hunde- und Katzenwelpen können durch diese Route eine Transfusion erhalten, wenn eine Vene nicht katheterisiert werden kann.

B. Kann zur Wiedererwärmung stark unterkühlter Tiere erwogen werden.

C. Verwende isotone bis leicht hypotone Flüssigkeiten, wenn dieses Verfahren zur Rehydratation verwendet wird.

6. *Intramedulläre* Infusion

A. Wurde bis vor kurzem selten verwendet, sollte häufiger in Betracht gezogen werden.

B. Blut und kristalloide Lösungen können sicher infundiert werden.

C. Knochenmark von Femur, Tibia oder Humerus wird mit einer Knochenmarkkanüle katheterisiert und die Kanüle gesichert.

D. Dadurch besteht ein schneller Zugang zur Zirkulation, wenn die venöse Katheterisierung nicht erfolgreich oder nicht möglich ist.

• Geschwindigkeit der Flüssigkeitszufuhr

1. Die Geschwindigkeit der Flüssigkeitszufuhr hängt von dem Ausmaß und der Schnelligkeit des Flüssigkeitsverlustes ab, ebenso wie von der Zusammensetzung der verwendeten Lösung. Schnelle oder ausgedehnte Flüssigkeitsverluste erfordern einen schnellen Ersatz. Bei chronischen Erkrankungen ist es nicht immer erforderlich, das Flüssigkeitsdefizit schnell zu ersetzen. Einige Tierärzte berechnen das Dehydratationsdefizit, addieren es zu dem täglichen Erhaltungsbedarf und verteilen die so berechnete Flüssigkeitsmenge über einen Zeitraum von 24 Stunden. Andere bevorzugen, das Flüssigkeitsdefizit während der ersten Stunden zu ersetzen (sog. „front-end loading“). Die Entscheidung hängt vom Zustand des jeweiligen Tieres ab. In der Literatur wird ein 75%iger bis 80%iger Ersatz des Flüssigkeitsdefizits am ersten Tag und der Ersatz der restlichen 20% bis 25% am zweiten Tag empfohlen. Wir meinen, daß dies unnötig ist und in den meisten Fällen die Dehydratation innerhalb von 24 Stunden sicher korrigiert werden kann.

2. Die maximale Infusionsgeschwindigkeit kann zur Behandlung des Schocks oder einer schweren Dehydratation erforderlich sein. Ein stündliches Blutvolumen von

isotoner Flüssigkeit in Höhe um 80 ml/kg KG/Std. für einen Hund und 60 ml/kg KG/Std. für eine Katze wird als maximale Infusionsgeschwindigkeit bei fehlender Überwachung des zentralvenösen Druckes empfohlen.

3. Messe die Harnausscheidung während der schnellen Flüssigkeitsinfusion als Hinweis auf die Organperfusion. Vorsicht mit der maximalen Infusionsgeschwindigkeit bei persistierender Oligurie! Der zentralvenöse Druck sollte überwacht werden, um eine Hyperhydratation zu vermeiden.

4. Bei weniger kritischen Zuständen wird die Flüssigkeit gleichmäßig über den Tag verteilt. Physiologisch kann dies vorteilhaft sein, da für eine angemessene Äquilibrierung des Wassers und der Elektrolyte zwischen den Körperkompartimenten mehr Zeit bleibt. Idealerweise kann dies mit einer 24stündigen intravenösen Dauerinfusion erreicht werden. Diese optimale Situation ist nicht gegeben, wenn nur sehr kleine Flüssigkeitsmengen infundiert werden oder eine Überwachung der intravenösen Infusion nur an bestimmten Stunden möglich ist. Als Alternative kann eine intermittierende Infusion über die maximal verfügbare Anzahl von Stunden vorgenommen werden. Bei dieser Technik wird die gesamte berechnete Tagesmenge während der Stunden, in denen der i. v. Tropf beobachtet werden kann, infundiert; dann wird der Venenkatheter mit heparinisierter Kochsalzlösung gespült und verschlossen, bis die Infusion am nächsten Tag wieder aufgenommen werden kann. Es ist zu überlegen, ob Flüssigkeit noch subkutan verabreicht wird, um den Flüssigkeitsbedarf des Tieres zu decken, bis die intravenöse Infusion wieder aufgenommen werden kann.

5. Die intravenöse Infusionsgeschwindigkeit von 10 ml/kg KG/Std. wird bei unkomplizierten Fällen, bei denen eine Allgemeinnarkose und ein operativer Eingriff vorgenommen werden, empfohlen. Fast alle potenten Inhalationsanästhetika verursachen eine Vasodilatation mit nachfolgender Verringerung des effektiven zirkulierenden Volumens.

• Berechnung und Überwachung der Tropfgeschwindigkeit bei intravenöser Infusion

1. Die Sets zur intravenösen Applikation sind als „Makrodrip"-Volumen von 10, 15 oder 20 Tropfen/ml erhältlich. Pädiatrische Infusionssets sind auch im „Minidrip"-Volumen von 60 Tropfen/ml erhältlich. Die Größe des Patienten und das zu infundierende Flüssigkeitsvolumen erlauben es dem Tierarzt, zwischen Minidrip- und Makrodrip-Systemen zu wählen.

2. *Beispiel I:* Hund, 5 kg, 10%ige Dehydratation

$0{,}1 \times 5\ \text{kg} \times 1\,000\ \text{ml/kg} = 500\ \text{ml}$ Flüssigkeit (= Flüssigkeitsdefizit)

$60\ \text{ml/kg KG/Tag} \times 5\ \text{kg} = 300\ \text{ml}$ Flüssigkeit/Tag (= Erhaltungsbedarf)

daraus folgt: 300 ml + 500 ml = 800 ml, verabreicht über 24 Stunden

$$\text{Makrodrip: } \frac{800\ \text{ml}}{24\ \text{Std.}} = 33\ \text{ml/Std.}$$

$$\frac{33\ \text{ml}}{\text{Std.}} \times \frac{1\ \text{Std.}}{60\ \text{min}} \times \frac{10\ \text{Tropfen}}{\text{ml}}$$

= 5,5 Tropfen/min = 1 Tropfen/10 bis 12 s

A. Dieser Fall würde sicher leichter zu handhaben sein, wenn ein pädriatrisches Tropfset (Minidrip) verwendet würde:

$$\frac{33\,\text{ml}}{\text{Std.}} \times \frac{1\,\text{Std.}}{60\,\text{min}} \times \frac{60\,\text{Tropfen}}{\text{ml}}$$

= 33 Tropfen/min = 1 Tropfen/2 s

1) Wenn ein Minidrip mit 60 Tropfen/ml verwendet wird, sind die berechneten ml/Std. gleich den Minidrips/min.

B. Dieser Fall könnte auch anders gehandhabt werden. Angenommen, die Dehydratation wird wegen der Einschätzung des Tierarztes, daß das Tier in einem kritischen Zustand ist, schnell innerhalb von 4 Stunden korrigiert. In diesem Fall bleiben 300 ml Erhaltungsflüssigkeit, die über einen Zeitraum von 20 Stunden infundiert werden sollen, nachdem die Dehydratation korrigiert worden ist.

$$\frac{300\,\text{ml}}{20\,\text{Std.}} = \frac{15\,\text{ml}}{\text{Std.}}$$

1) Makrodrip

$$\frac{15\,\text{ml}}{\text{Std.}} \times \frac{1\,\text{Std.}}{60\,\text{min}} \times \frac{10\,\text{Tropfen}}{\text{ml}}$$

= 15 Tropfen/min = 1 Tropfen/24 s

2) Minidrip

$$\frac{15\,\text{ml}}{\text{Std.}} \times \frac{1\,\text{Std.}}{60\,\text{min}} \times \frac{60\,\text{Tropfen}}{\text{ml}}$$

= 15 Tropfen/min = 1 Tropfen/4 s

3. Sobald der Drip auf die gewünschte Geschwindigkeit eingestellt worden ist, wird die Infusionsflasche, wie im folgenden Schema mit Klebeband markiert, um das stündliche Volumen der infundierten Flüssigkeit zu überwachen. Dies ermöglicht die Anpassung an individuelle Situationen (z. B. das Tier ändert die Lage der Gliedmaße, in der der Venenkatheter liegt). Die abgebildete Flasche ist für ein Tier vorgesehen, das 100 ml/Std. (etwa 17 Tropfen/min) mit einem 10-Tropfen/ml-Set erhalten soll.

4. Bei dehydratierten Tieren mit schwerer Oligurie oder Diurese kann die Messung der Harnproduktion hilfreich sein, um den Flüssigkeitsbedarf des Tieres genau dekken zu können. Ohne dieses System besteht die Tendenz, den tatsächlichen Flüssigkeitsbedarf bei einem oligurischen Tier zu überschätzen (was zu einer Hyperhydratation führt). Bei dieser Technik wird der Tag in sechs 4stündige Intervalle geteilt. Das Stundenintervall wird aufgrund der Schwere des Zustandes ausgewählt. Es könnte jede Stunde gewählt werden oder alle 6 bis 8 Stunden, je nach Bedarf. Bestimme durch Berechnung der insensiblen Verluste $\left(\frac{20\,\text{ml/kg KG}}{6}\right)$ und Messung der sensiblen Verluste (Harnmenge) den Flüssigkeitsbedarf in diesem Zeitraum. Das gemessene Volumen sensibler Verluste aus der vorhergehenden 4-Stunden-Periode wird dem Patienten in der nächsten 4-Stunden-Periode zurückgegeben. Es folgt ein Beispiel, wie diese Technik funktioniert, nachdem die initialen Flüssigkeitsdefizite ausgeglichen worden sind. Ersetze zunächst den vorher berechneten Flüssigkeitsbedarf und fahre dann wie nachfolgend angegeben fort.

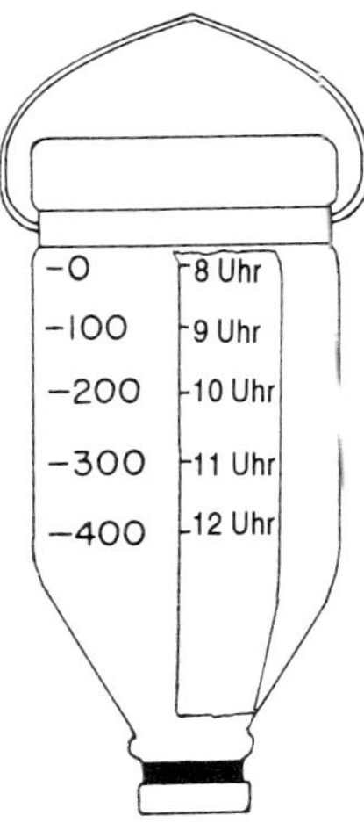

	Erste 4 Stunden	Zweite 4 Stunden	Dritte 4 Stunden
i. v. infundierte Menge	$\frac{10\,ml/0,5}{6}$	$\frac{10\,ml/0,5}{6} + x\,ml$	$\frac{10\,ml/0,5}{6} + y\,ml$
produzierte Harnmenge	x ml	y ml	z ml

A. Führe dies in identischer Weise über drei weitere Zeitperioden durch. Diese Überwachung des Flüssigkeitsvolumens ist beim initialen Management sehr kranker Tiere von Nutzen, besonders wenn zentralvenöser Druck und Nierenstatus unsicher sind.

B. Die Geschwindigkeit der Flüssigkeitszufuhr ist wichtig, wenn kaliumreiche Flüssigkeiten und solche, die eine große Menge an alkalischen Stoffen enthalten, appliziert werden sollen. Infundiere kaliumreiche Flüssigkeiten in einer maximalen Geschwindigkeit von 0,5 mval K^{+}/kg KG/Std., um toxische Effekte zu vermeiden (s. Kapitel 25., Störungen des Kaliumhaushaltes). Eine zu schnelle Infusion von $NaHCO_3$ kann Hyperosmolalität, Krämpfe oder Tetanie und eine paradoxe Azidose des Liquor cerebrospinalis (s. Kapitel 26., Störungen des Säure-Basen-Gleichgewichtes) verursachen.

5. Für kleine Hunde oder Katzen sollte der Gebrauch eines Buretriols oder ähnlichen Gerätes in Erwägung gezogen werden, um die Flüssigkeiten, die über die nächsten Stunden infundiert werden sollen, genau zu messen.

A. Flüssigkeiten aus dem Reservoirbeutel werden dann periodisch verwendet, um das Applikationsset wieder aufzuladen.

B. Diese Methode minimiert die Möglichkeit einer Hyperhydratation, da es eine genauere Dosierung kleiner Volumina ermöglicht.

6. Infusionspumpen

A. Stelle ml/Std. oder Tropfen/min ein, abhängig von der Art der Apparatur.

B. Der elektronische Tropfenzähler stellt die Dosierungsgenauigkeit sicher.

C. Die meisten Pumpen sind mit einem Alarmsystem ausgestattet, wenn die Flüssigkeit nicht mehr läuft.

D. Die Pumpen sind teuer, wenn sie neu sind. Gebrauchte Apparaturen können überraschend günstig erworben werden.

- **Qualität (Art) der Infusionsflüssigkeit**

1. Flüssigkeiten werden klassifiziert nach:
   A. Angestrebte Funktion
      1) Erhaltung
      2) Ersatz
   B. Kristalloid oder kolloid
   C. Osmolalität/Tonizität
      1) hypoton
      2) isoton
      3) hyperton
   D. Ähnlichkeit mit normalem Plasma
   E. Zusammensetzung der erhältlichen Flüssigkeiten und Zusätze: s. Tabelle 24-6.

2. Lösungen für den Erhaltungsbedarf sind so zusammengesetzt, daß sie den normalen täglichen Verlust hypotoner Flüssigkeiten und Elektrolyte decken. Sie sind auch so zusammengesetzt, daß sie den Kaliumbedarf eines gesunden Tieres dekken. Daher unterscheidet sich die Elektrolytzusammensetzung (Konzentration) dieser Lösungen auffallend von der des Plasmas; sie enthalten wesentlich weniger Natrium als Plasma, dagegen wesentlich mehr Kalium. Die Lösungen zur Erhaltung sind nicht für eine schnelle Infusion geeignet.

A. Ein Teil Ringer-Lactat, kombiniert mit zwei Teilen 5%iger Dextrose in Wasser, bietet sich als Erhaltungslösung an, wenn zusätzlich K^+ zugefügt wird.

B. Erhaltungslösungen ad us. vet. sind noch nicht lange verfügbar. Sobald die Dehydratation korrigiert und der fortbestehende gleichzeitige Verlust von Flüssigkeit minimiert worden ist, können hypotone Lösungen für den Erhaltungsbedarf gezielt ausgewählt werden. Die meisten Tierärzte benutzen weiterhin eine polyionische isotone Lösung, z. B. Ringer-Lactat, um die Hydratation aufrechtzuerhalten. Die Praxis ist nicht schädlich, wenn die Nierenfunktion ausreicht, um nicht benötigte Elektrolyte auszuscheiden und zusätzlich K^+ der Infusionslösung zugefügt wird.

C. Schätzungen des Elektrolytbedarfs zur Erhaltung können aus Tabelle 24-3 abgelesen werden, wenn auf die einzelnen Patienten abgestimmte Flüssigkeiten zur Infusion formuliert werden.

3. Die Replacementflüssigkeiten sind so zusammengesetzt, daß sie spezifische Defizite der Plasmakonzentration oder die Gesamtmenge von Elektrolyten und Basen (Natrium, Kalium, Chlorid, Hydrogencarbonat, Calcium, Phosphor) im Körper korrigieren.

A. Kommerzielle Flüssigkeiten liefern einen Elektrolytersatz, der durch den Hersteller formuliert wurde.

1) Häufig sind jedoch bestimmte Zusätze zu einer kommerziellen Lösung erforderlich, um den Ersatzbedarf für eine spezifische Substanz zu decken.

B. Ringer-Lactat-Lösung oder 0,9%ige Kochsalzlösung kann eine Ersatzflüssigkeit für Natrium, aber nicht für Kalium sein (s. Tabelle 24-6).

Tabelle 24-6 Zusammensetzung der zur Flüssigkeitstherapie verwendeten Lösungen

	Glucose [1] (g/l)	Na [1] (mval/l)	Cl^- (mval/l)	K^+ (mval/l)	Ca^{++} (mval/l)	Mg^{++} (mval/l)	Puffer [2] (mval/l)	Osmolarität (mosm/l)	kcal/l	pH-Wert
• Zusammensetzung von Dextrose- und Elektrolytlösungen										
5%ige Dextrose	50	0	0	0	0	0	0	252	170	4,0
10%ige Dextrose	100	0	0	0	0	0	0	505	340	4,0
2,5% Dextrose in 0,45%iger NaCl-Lösung	25	77	77	0	0	0	0	280	85	4,5
5% Dextrose in 0,45%iger NaCl-Lösung	50	77	77	0	0	0	0	406	170	4,0
5% Dextrose plus 0,9% NaCl	50	154	154	0	0	0	0	560	170	4,0
0,45% NaCl	0	77	77	0	0	0	0	154	0	5,0
0,85% NaCl	0	145	145	0	0	0	0	290	0	5,0
0,9% NaCl	0	154	154	0	0	0	0	308	0	5,0
3% NaCl	0	513	513	0	0	0	0	1026	0	5,0
7% NaCl	0	1197	1197	0	0	0	0	2394	0	–
Ringer-Lösung	0	147,5	156	4	4,5	0	0	310	0	5,5
Ringer-Lactat-Lösung	0	130	109	4	3	0	23(L)	272	9	6,5
2,5% Dextrose in Ringer-Lactat-Lösung	25	130	109	4	3	0	28(L)	398	94	5,0
5% Dextrose in Ringer-Lactat-Lösung	50	130	109	4	3	0	28(L)	524	179	5,0

Tabelle 24-6 (Fortsetzung)

2,5% Dextrose in Ringer-Lactal-Lösung halber Stärke	25	65,5	55	2	1,5	0	14(L)	263	89	5,0
Plasma	1	145	105	5	5	3	24(B)	300	–	7,4
• Zusätze und spezielle Lösungen										
20% Mannitol	200(M)	0	0	0	0	0	0	1099	–	
7,5% $NaHCO_3$	0	893(B)	0	0	0	0	893(B)	1786	0	
8,4% $NaHCO_3$	0	1000(B)	0	0	0	0	1000(B)	2000	0	
10% $CaCl_2$	0	0	2720	0	1360	0	0	4080	0	
14,9% KCl	0	0	2000	2000	0	0	0	4000	0	
50% Dextrose	500	0	0	0	0	0	0	2780	1700	4,2

[1]) Zucker immer Glucose, mit einer Ausnahme: M, Mannitol.

[2]) Verwendete Puffer: A, Acetat; B, Hydrogencarbonat; L, Lactat.

Aus: Chew, D. J., and DiBartola, S. P.: Manual of Small Animal Nephrology and Urology, pp. 308–309, Churchill Livingstone, New York, 1986.

4. Die Auswahl der Ersatz- oder Korrekturflüssigkeit, die infundiert werden soll, basiert auf der Kenntnis der Art der Flüssigkeit, die dem Körper verlorengegangen ist oder zugeführt wurde.

5. Als allgemeine Regel gilt: Es muß dem Patienten diejenige Flüssigkeit zurückgegeben werden, die dem Volumen und Gehalt der Elektrolyte, die dem Körper verlorengegangen sind, entspricht.

A. Substanzen, die im Körper retiniert wurden oder in einer zu hohen Plasmakonzentration vorhanden sind, dürfen nicht zugeführt werden.

B. Die Menge und die Elektrolytzusammensetzung der Flüssigkeit, die dem Körper verlorengegangen ist, werden in der Tiermedizin häufig nicht belegt. Mitunter ist Flüssigkeit nicht tatsächlich dem Körper verlorengegangen, z. B. bei zurückgehaltener Flüssigkeit infolge intestinaler Obstruktionen. In diesen Fällen ist es nicht möglich, die Menge und Qualität des Flüssigkeitsverlustes nachzuweisen.

6. Durch Anamnese und klinische Untersuchung erhält man Hinweise auf die Art (Qualität) der Flüssigkeit, die dem Körper verlorengegangen ist. Wasserentzug oder schwere Hypodipsie allein, die aus dem Vorbericht hervorgehen, ohne daß weitere Flüssigkeitsverluste bestehen, sollte den Verdacht auf eine hypertone Dehydratation hervorrufen (meistens ist ein hypotoner Flüssigkeitsverlust aufgetreten). Diese Patienten benötigen eine an gelösten Stoffen arme Lösung (meist Wasser). Ein Vorbericht mit schwerer Diarrhoe läßt vermuten, daß ein größerer Elektrolytverlust, einschließlich HCO_3^-, aufgetreten ist; dieser Patient sollte eine isotone Lösung mit alkalischer Supplementation erhalten. Ein Vorbericht mit schwerem Erbrechen und einer Pylorusobstruktion legt nahe, daß eine metabolische Azidose und schwere Chloridverarmung existieren. Die Flüssigkeit der Wahl für diesen Patienten ist eine 0,9%ige Kochsalzlösung oder Ringerlösung, wobei eine K^+-Supplementation erforderlich wird. Kenntnis des zugrunde liegenden Krankheitsprozesses erlaubt es, eine Vermutung über die Art der Störung des Flüssigkeitsgleichgewichtes anzustellen. Jedoch bestehen ohne Laboruntersuchungen Unzulänglichkeiten beim Planen der Flüssigkeitstherapie, wie unten aufgeführt wird.

7. Die biochemische Beurteilung einer Serumplasmaprobe kann Einsicht geben in die Art der Flüssigkeit, die dem Körper verlorengegangen ist. Wiederholte Bestimmungen der Serumwerte (Elektrolyte) und der Osmolalität zeigen an, was im EZR zurückgeblieben ist, nachdem die Verluste aufgetreten sind. Diese Werte stellen eher relative Konzentrationen als absolute Werte dar.

A. Allgemein sollte nach Erhalt der Laborwerte eine i. v. Lösung zur Infusion ausgesucht werden, in der keine oder nur wenige von den Elektrolyten enthalten sind, die in relativ großer Menge vorkommen, und reich an den Elektrolyten ist, an denen ein relativer Mangel besteht.

B. Die Elektrolyte, die bei dieser Art der Beurteilung am wertvollsten sind, sind Na, K, Cl und HCO_3. Eine spezifische Behandlung bei Erhöhung oder Verringerung dieser Parameter ist wichtig und wird in Kapitel 25. und Kapitel 26. ausführlich erörtert.

8. Die meisten Lösungen, die zur Infusion vorgesehen sind, werden *Kristalloide* genannt. Kristalloide Lösungen enthalten nur Substanzen, die eine semipermeable Membran passieren können. Im Gegensatz dazu enthalten sog. *kolloide* Lösungen Teilchen (z. B. Protein), die eine semipermeable Membran nicht passieren können. Vollblut und Plasma sind die am häufigsten verwendeten kolloidalen Lösungen in

der Tiermedizin. Dextrane von niedrigem Molekulargewicht können alternativ als kommerzielle kolloidale Lösungen verwendet werden, aber die Kosten und Nebenwirkungen, z. B. Pyrexie, haben ihre Anwendung begrenzt. Tabelle 24-6 enthält Informationen über die Zusammensetzung der häufig verwendeten Lösungen.

9. Flüssigkeiten werden auch nach ihrer Osmolalität oder Tonizität eingeteilt.

A. Die Tonizität der ausgewählten Lösung wird mit der von normalem Plasma verglichen.

B. Die Tonizität der ausgewählten Lösung wird ebenfalls mit der des Patientenplasmas verglichen (relative Tonizität).

C. 0,45%iges NaCl in H_2O ist ein Beispiel für eine hypotone Flüssigkeit.

D. 0,9%iges NaCl ist ein Beispiel für eine isotone Flüssigkeit, wenn sie mit normalem Plasma verglichen wird, könnte aber tatsächlich hypoton sein, wenn sie einem Parasiten verabreicht wird, der einen erhöhten Serumnatriumwert und erhöhte Osmolalität aufweist (z. B. 170 mval/l Na und 350 mosm/l).

E. Allgemein sollten hypotone Lösungen ausgewählt werden, wenn eine erhöhte Serumosmolalität besteht.

F. Wähle eine isotone oder leicht hypertone Lösung aus, wenn eine verringerte Serumosmolalität besteht.

G. Wähle isotone Lösungen aus, um eine Dehydratation bei Patienten mit normaler Serumosmolalität zu korrigieren.

H. Wähle isotone Flüssigkeiten für eine schnelle Infusion aus.

I. Wähle hypotone Flüssigkeiten für den Erhaltungsbedarf aus.

J. Der Dextrose-Anteil in Flüssigkeiten trägt nur vorübergehend zur Tonizität der Lösung bei, da er dann zu Wasser metabolisiert wird.

K. 0,45%iges NaCl in Dextrose ist isoton mit normalem Plasma, aber hypoton, wenn die Dextrose verbraucht ist.

– *Unzulänglichkeiten in der Beurteilung des Patienten und der Auswahl geeigneter Lösungen bei fehlenden Laboruntersuchungen*

1. Es gibt keine objektiven Fakten.
2. Die Vermutungen können falsch sein.
3. Der Patient kann ein ungewöhnlicher Fall sein.
4. Es gibt keine objektiven Anhaltspunkte zur Therapieüberwachung.

Wasserhaushalt bei Krankheit – Hyperhydratation

1. Die klinische Hyperhydratation (Hydrämie, positive Wasserbilanz) tritt bei Tieren wesentlich seltener auf als eine Dehydratation und wird mit größerer Wahrscheinlichkeit bei Tieren mit einem eingeschränkten kardiovaskulären oder renalen Status beobachtet. Wie bei der Dehydratation wirken wiederum Starling-Kräfte auf das Kapillarsystem ein. Wenn eine intravaskuläre Hyperhydratation auftritt, begünstigen ein erhöhter intravaskulärer hydrostatischer Druck und ein verringerter onkotischer Druck des Plasma den Abstrom von Flüssigkeit aus dem intravaskulären Raum in den interstitiellen Raum (Ödem).

2. Eine positive Wasserbilanz besteht, wenn der Input in das Gesamtkörperwasser größer ist als der Output aus dem Gesamtkörperwasser. Wie bei der Dehydratation kann eine Hyperhydratation in unterschiedlichem Ausmaß innerhalb der Flüssigkeitsräume des Körpers auftreten.

- **Ursachen der Hyperhydratation**

1. Erhöhter Zustrom von Wasser zum Gesamtkörperwasser
   A. Spontane orale Aufnahme (unwahrscheinlich)
   B. Akute Stoffwechselkrankheiten, die zu einem erhöhten Anfall von metabolischem Wasser führen
   C. Iatrogen (intravenöse Flüssigkeitsapplikation)
2. Verringerte Abgabe von Wasser aus dem Gesamtkörperwasser – oligurische primäre Niereninsuffizienz
3. Kombination von erhöhtem Input und verringertem Output
4. Shifts zwischen den Flüssigkeitskompartimenten
   A. Pleuraerguß
   B. Bauchhöhlenerguß
   C. Sequestrierte Gastrointestinalflüssigkeit

- **Diagnose der Hyperhydratation**

1. Klinische Untersuchung
   A. Die Haut und das Unterhautgewebe fühlen sich wie Gelatine an.
   B. Seröser Nasen- oder Augenausfluß
   C. Chemosis
   D. Subkutanes Ödem
   E. Lungenödem, Tachypnoe oder Rasselgeräusche
   F. Vomitus oder Diarrhoe
2. Das Körpergewicht erhöht sich schnell und unangemessen.
3. Erhöhter zentralvenöser Druck
4. Verringerter Hämatokrit und verringertes Gesamtprotein durch Verdünnung der intravaskulären Flüssigkeit

- **Therapie der Hyperhydratation**

1. Stelle alle Infusionen ein. Dies kann alles sein, was erforderlich ist, da dann durch normale kompensatorische physiologische Mechanismen die überflüssige Körperflüssigkeit ausgeschieden wird.
2. Verabreiche Diuretika (Furosemid 2 bis 4 mg/kg KG i. v.); falls innerhalb von 15 Minuten keine Wirkung auftritt, wird die Dosis verdoppelt.
3. Eine Peritonealdialyse kann notwendig sein. Verwende ein sehr hypertones Dialysat, um das Wasser bei lebensbedrohenden Umständen, bei denen das überschüssige Wasser nicht durch andere Mittel beseitigt werden kann, aus dem Körper zu entfernen.

4. Verabreiche Morphin, um die Compliance der Lungengefäße zu erhöhen.
5. Eine Phlebotomie kann angewendet werden, um das Blutvolumen zu verringern, wenn andere Methoden erfolglos waren.

– *Überwachung der Flüssigkeitstherapie*

1. Die klinische Untersuchung ist ein wichtiges Mittel, um die Flüssigkeitstherapie zu überwachen. Beurteile den Patienten mehrere Male täglich während der initialen Flüssigkeitstherapie, um die Rehydratation nachzuweisen, eine Hyperhydratation zu verhindern und einen gleichzeitig bestehenden Flüssigkeitsverlust aufzudecken. Normalisierung des Hautturgors, Befeuchtung der Schleimhäute, Stärkung des Pulses, Erhöhung der Perfusion (verringerte kapillare Füllungszeit) und erhöhte Lebhaftigkeit sind Ziele einer erfolgreichen Flüssigkeitstherapie. Eine fortgesetzte Überwachung des Patienten verhindert Hyperhydratation.
2. Das Überwachen des zentralvenösen Drucks hilft, eine Überlastung des Herzens und ein daraus resultierendes Lungenödem zu verhindern, wenn die Lösungen schnell appliziert werden. Überwache den zentralvenösen Druck mit einem Jugulariskatheter, dessen Spitze sich in Höhe des linken Atriums befindet. Der normale zentralvenöse Druck beträgt 0 bis 10 cm H_2O. Eine plötzliche Erhöhung des zentralvenösen Drucks während der Flüssigkeitstherapie zeigt die Unfähigkeit des Herz-Kreislauf-Systems, sich an die Geschwindigkeit der Flüssigkeitsinfusion anzupassen. Verringere die Applikationsgeschwindigkeit entsprechend.
3. Veränderungen des Körpergewichtes sind bei der Überwachung der Hydratation sehr hilfreich. Eine akute Zunahme oder Abnahme von 0,5 kg deutet auf eine Zufuhr oder Abgabe von 500 ml Körperwasser hin. Ein anorektisches Tier verliert durch den Gewebskatabolismus 0,1 bis 0,3 kg Körpergewicht pro Tag bei einem Tagesbedarf von 1 000 Kalorien.
4. Führe während der Flüssigkeitstherapie in Abständen Messungen des Hämatokrits und Gesamtproteins durch. Relative Veränderungen dieser beiden Parameter lassen darauf schließen, ob die Flüssigkeitstherapie angemessen ist oder nicht (Tabelle 24-7).
5. Eine Harnuntersuchung ist bei der Überwachung der Flüssigkeitstherapie von Wert, da stärkere Urinausscheidung auf eine verbesserte Organdurchblutung hindeutet. Diese erhöhte Harnbildung kann indirekt aufgedeckt werden, indem Harn von hohem spezifischem Gewicht weniger konzentriert wird. Das Vorhandensein eines stärker verdünnten Urins garantiert nicht, daß eine erfolgreiche Rehydratation erfolgt. Zu schnelle intravenöse Infusion kann zu einer vorübergehenden Volumenexpansion und Diurese führen, obwohl das nichtvaskuläre Kompartiment noch Flüssigkeit braucht. Das Auftreten eines stärker verdünnten Urins kann auch den Beginn einer primären Niereninsuffizienz bedeuten.
6. Bestimme in Abständen die Serumelektrolytwerte bei schwer dehydratierten Tieren, die eine Flüssigkeitstherapie erhalten. Im Idealfall zeigen Tiere, die einen Serumelektrolytmangel oder -überschuß hatten, nach entsprechender Therapie eine Verbesserung der Werte. Ebenso sollten Elektrolytbestimmungen in den Fällen vorgenommen werden, die anfangs normale Werte zeigten, um mögliche Konsequenzen der Volumenexpansion und Veränderungen des zugrunde liegenden Krankheitsprozesses aufzudecken.

Tabelle 24-7 Interpretation der Veränderungen des Hämatokrits (Hct) und Gesamtproteins (GP) während einer Flüssigkeitstherapie

Hct	GP	Mögliche Interpretation
↓[1]	↓	Überfüllung des intravaskulären Volumens (Rehydration), Hyperhydration
–	–	Die Rehydration hält Schritt mit dem derzeitigen Flüssigkeitsverlust; d. h. es besteht ein Gleichgewicht
↑	↑	Fortbestehender Flüssigkeitsverlust, der schneller als der Flüssigkeitsersatz auftritt
↑	↓	Fortbestehender Flüssigkeitsverlust mit möglichem Verlust der kapillären Integrität und Verlust von Protein aus dem intravaskulären Raum

[1]) Die Pfeile weisen auf die Richtung der Veränderung, verglichen mit den Hämatokrit- und Gesamtproteinwerten vor Beginn der Therapie, hin (modifiziert nach: Kohn, C. W.: Preparative Management of the Equine Patient with an Abdominal Crisis. Veterinary Clinics of North America, Large Animal Practice 1(2), 289–311, 1979).

7. Die Blutgase sind wertvoll bei der Charakterisierung der Art des Flüssigkeitsverlustes und für die Einschätzung der Effektivität der Therapie, welche die Blutgaswerte wieder normalisieren soll.

– *Mögliche Ursachen, wenn die Dehydratation nicht angemessen korrigiert werden kann*

1. Mathematische Berechnungsfehler
2. Irrtum bei Einschätzung des anfänglichen Dehydratationsgrades
3. Größere gleichzeitige Verluste als erwartet
4. Zu schnelle Infusion, die zu Diurese und Verlust von Flüssigkeit aus dem Körper führt
5. Mechanische Katheterprobleme, berechnete Flüssigkeitsmenge ist nicht infundiert worden
6. Erhöhte insensible Verluste, die nicht berücksichtigt wurden (Fieber, Hecheln)
7. Erhöhte sensible Verluste, die nicht berücksichtigt wurden (Polyurie)

Transfusionen

1. Frisches Vollblut, gelagertes Vollblut, gelagerte rote Blutzellen, frischgefrorenes Plasma und thrombozytenreiches Plasma können entsprechend dem spezifischen Bedarf verwendet werden.
2. In der privaten Praxis wird häufiger Vollblut verwendet.
3. Indikationen für frisches Vollblut
   A. Erythrozyten und Plasma werden benötigt.
   B. Gerinnungsfaktoren werden benötigt.
   C. Thrombozyten werden benötigt.

4. Indikationen für gelagertes Vollblut
   A. Erythrozyten und Plasma werden benötigt.
5. Gelagertes Erythrozytenkonzentrat
   A. Erythrozyten werden benötigt, aber kein Protein oder Albumin (Normovolämie).
6. Frischgefrorenes Plasma (Gerinnungsfaktoren)
7. Thrombozytenreiches Plasma (Bedarf an Thrombozyten)
8. Verwendung von Vollblut oder Erythrozytenkonzentrat

A. Anämie mit normalem Blutvolumen. Hunde und Katzen mit einem Hämatokrit von 10% bis 15% oder weniger können eine Infusion mit Vollblut oder Erythrozytenkonzentrat in einem Notfallverfahren benötigen, abhängig davon, wie schnell sich die Anämie entwickelt und abhängig von anderen Streßfaktoren. Bei Tieren mit immunvermittelter Hämolyse sollten Bluttransfusionen möglichst vermieden werden, bis der hämolytische Prozeß mit Corticosteroiden oder anderen immunsuppressiven Pharmaka unter Kontrolle ist.

B. Es ist allgemein wünschenswert, daß Tiere, die eine Allgemeinnarkose erhalten, einen Hämatokrit von 20% oder darüber haben.

C. Hämorrhagischer Schock. Hypovolämie durch Blutverlust, der groß genug ist, um einen Schock zu verursachen, erfordert Ersatz von Flüssigkeitsvolumen und Erythrozyten. Der Blutverlust kann äußerlich sichtbar oder verborgen sein. Ein verborgener Blutverlust kann in Brust- oder Bauchhöhle auftreten (Lungen, Retroperitonealraum) oder Gewebe betreffen, die eine Knochenfraktur umgeben. Weniger schwere Zustände nach Blutverlust können durch Infusionen kristalloider Lösungen und die allmähliche Produktion von Erythrozyten durch den Patienten stabilisiert werden.

1) <30 ml/kg Blutverlust wird schnell mit Kristalloiden behandelt
2) 30 bis 40 ml/kg Blutverlust sollte mit Plasma behandelt werden.
3) ≥ 50 ml/kg Blutverlust erfordert Vollblut.

• Blutspender

1. Ausblutung und Euthanasie eines gesunden Spenders

A. Der Bluttyp wird unbekannt sein, aber eine Kreuzprobe kann durchgeführt werden, wenn mehrfache Transfusionen des gleichen Blutes einem Hund verabreicht werden.

B. Die Kriterien für die Verwendung dieser Spender sind identisch mit denen, die für Dauerspender genannt sind.

2. Dauerspender: Diese werden in der Klinik gehalten oder auf Anruf schnell hingebracht (diese Tiere gehören entweder dem Tierbesitzer oder der Klinik).

A. Diese Tiere sollten bei guter körperlicher Gesundheit sein, fügsam und groß genug, um ein ausreichendes Volumen bei jedem Aderlaß zu liefern. Hunden und Katzen kann alle 2 Wochen 20 ml/kg KG Blut abgenommen werden, jedoch wird ein Aderlaß alle 3 Wochen für eine routinemäßige Sammlung empfohlen.

B. Die Hunde sollten frei sein von Dirofilarien, *Brucella canis*, *Ehrlichia canis* und Babesien. Katzen sollten FeLV-, FIV- und *Haemobartonella*-negativ sein. Die routinemäßigen Blutuntersuchungsbefunde müssen normal sein. Endo- und Ektoparasiten sollten als zusätzliche Ursachen für einen Blutverlust nicht vorhanden sein.

C. Hunde haben 8 Blutgruppen, aber nur drei sind bedeutende Erythrozyten-Antigene: canines-Erythrozyten-Antigen (CEA) 1, 2 und 7. Hunde, die die Erythrozyten-Antigene nicht aufweisen, sind als Spender wünschenswert, da deren Erythrozyten im Körper des Empfängers sogar nach mehrfachen Transfusionen nicht schnell zerstört werden.

1) CEA-1 (DEA 1,1) ist das wichtigste Antigen, da es die Isoantikörper am stärksten stimuliert (40% Inzidenz).

2) CEA-2 (DEA 1,2) ist ebenfalls wichtig (20% Inzidenz).

3) CEA-7 (40% Inzidenz).

4) Der universelle Blutspender sollte CEA-1- und CEA-2-negativ sein, der ideale Blutspender ist ebenfalls CEA-7-negativ.

5) Natürlich auftretende Isoantikörper gegen CEA-1 und CEA-2 existieren nicht.

6) Isoantikörper mit niedrigem Titer treten bei 15% der Hunde auf, die meisten bestehen gegen CEA-7.

D. Greyhounds sind wegen seltenen Auftretens signifikanter Erythrozytenantigene, des hohen Hämatokrits und der Leichtigkeit des venösen Zugangs sehr gute Blutspender.

E. Blutgruppenbestimmungen bei Hunden können an einigen Universitäten vorgenommen werden.

F. Blutgruppenbestimmungen bei Katzen sind kommerziell nicht verfügbar.

– Katzen haben drei Blutgruppen: A, B, AB (stehen nicht in Beziehung zu den Human- oder Hundeblutgruppen).

a) Die meisten Katzen in den USA haben die Blutgruppe A, weniger als 1% die Blutgruppe B.

b) In Australien haben fast 25% der Katzen die Blutgruppe B.

c) 25% der Katzen mit Blutgruppe A haben schwache, natürlich auftretende Anti-B-Isoantikörper.

d) 95% der Typ-B-Katzen haben starke Anti-A-Isoantikörper.

3. Autologe Transfusionen

A. Hier ist das Tier Empfänger und Spender zugleich. Wenn plötzlich massive Blutungen in die Brust- oder Bauchhöhle des Patienten einsetzen, kann dieses Blut präoperativ gesammelt, gelagert und infundiert werden, oder es kann zur Zeit der Operation gesammelt, antikoaguliert und reinfundiert werden.

B. Eine autologe Transfusion ist kontraindiziert, wenn eine Blutung wegen der direkten Wirkungen eines Tumors oder einer Infektion aufgetreten ist, da dies Metastasen oder Sepsis induzieren könnte. Andere Komplikationen umfassen Schädigungen der Erythrozyten während der Sammlung und daraus resultierende Hämolyse, Gerinnungsstörungen (Thrombozytopenie und disseminierte intravasale Gerinnung), Mikroemboli von Thrombozytenaggregaten, zelluläre Aggregate, Fett und Luft. Die Verwendung von Mikroporenfiltern (40 µm) im Infusionsschlauch wird empfohlen.

C. Sammle kein Blut zur autologen Transfusion, wenn es mehr als 24 Stunden lang mit serösen Oberflächen im Thorax oder Abdomen in Kontakt gewesen ist.

D. Eine autologe Transfusion hat Bedeutung, wenn der Bedarf an Blut entweder das Volumen des gelagerten Blutes oder das des frischen Spenderblutes überschreitet. Blut aus dieser Quelle ist schon warm und erfordert keine Kreuzprobe.

4. Sammlung und Lagerung von Vollblut

A. Spender, die euthanisiert werden sollen, werden mit einem Barbiturat anästhesiert; sie erhalten intravenöse Flüssigkeiten infundiert, um eine Hypotonie zu verhindern, dann werden sie durch Herzpunktion oder Katheterisierung der A. femoralis ausgeblutet. Von Hunden können etwa 60 ml/kg KG gesammelt werden. Am häufigsten wird Blut von Spenderhunden mittels Venenpunktion gesammelt, wobei ein Vakuumglas oder Plastikbeutel mit AD-Stabilisator oder CPD-Stabilisator als Antikoagulans verwendet werden. Blutbeutel aus Plastik können für die Sammlung mit Hilfe der Schwerkraft oder bei Verwendung einer Vakuumpumpe verwendet werden. Plastikbeutel führen zu geringeren Schäden an den Erythrozyten, geringerer Inaktivierung bestimmter Gerinnungsfaktoren und geringerer Thrombozytenaggregation.

B. Gekühltes Hundeblut, das mit ACD- oder CPD-Stabilisator antikoaguliert wurde, behält eine Lebensfähigkeit der Erythrozyten, wenn es bei 4 °C gelagert wird, für mindestens 3 Wochen und möglicherweise sogar bis zu 6 Wochen. Ein Trauma während der Sammlung des Blutes sowie die Lagerungs- und Infusionsbedingungen beeinflussen die Überlebensdauer der Erythrozyten im Patienten. Ausreichende 2,3-Diphosphoglycerat(DPG)-Spiegel werden in gelagertem Hundeblut für mindestens 3 bis 4 Wochen aufrechterhalten. Ein verringerter 2,3-DPG-Gehalt der Erythrozyten senkt ihre Fähigkeit, O_2 in die Gewebe zu transportieren. Selbst wenn die 2,3-DPG-Gehalte in den Erythrozyten in gelagertem Blut niedrig sind, können sie innerhalb von Stunden nach der Transfusion wieder Normalwerte erreichen. Das Ausmaß der 2,3-DPG-Abnahme in gelagertem Hundeblut entspricht nicht der Abnahme, die in gelagertem Humanblut beobachtet wird.

– Leichtes periodisches Bewegen des Blutes während der Lagerung kann helfen, die Überlebensfähigkeit der Erythrozyten nach der Transfusion zu verlängern.

C. Katzenblut wird häufig nicht über lange Zeiträume gelagert, sondern zum Zeitpunkt des Bedarfs gesammelt.

1) 1 ml CPD-Antikoagulans pro 5 bis 7 ml Blut in einer 50- bis 60-ml-Spritze

2) Sedierung mit Ketamin-Valium wird empfohlen, um das Blutsammeln zu erleichtern. Azepromazin ist wegen der hypotensiven Wirkungen zu vermeiden.

3) Heparin als Antikoagulans wird nicht empfohlen.

a) Aktivierung der Thrombozyten

b) Keine Nährstoffunterstützung für die Erythrozyten, daher muß es kurz nach der Sammlung infundiert werden (24 bis 36 Sekunden).

– 625 E/50 ml Blut

4) Gefrorenes Katzenblut, das mit ACD-Stabilisator gelagert wird, erhält die Lebensfähigkeit der Erythrozyten für mindestens 30 Tage aufrecht.

– 1 ml ACD/4 ml Blut

D. Mit verlängerter Lagerung von Vollblut tritt eine Hämolyse auf. Wird eine dunkle Verfärbung des Plasmas beobachtet, sollte dieses Blut verworfen werden. Hämolyse führt zu erhöhtem intrazellulärem K^+-Gehalt des Plasmas, doch ist der intrazelluläre K^+-Gehalt in Hundeerythrozyten wesentlich geringer als der humaner Erythrozyten. Daher ist es wesentlich unwahrscheinlicher, daß durch Infusion lange gelagerten Hundeblutes eine Hyperkaliämie auftritt.

5. Blutübertragung

A. Am häufigsten wird das Blut intravenös appliziert. Gelegentlich kann der intraperitoneale (i. p.) oder intramedulläre Applikationsweg gewählt werden.

1) 50% der i. p. verabreichten Erythrozyten werden innerhalb von 24 Stunden absorbiert, 65% innerhalb von 48 Stunden.

2) Nach intramedullärer Injektion sind 95% der Erythrozyten innerhalb von Minuten in der Zirkulation.

B. Gelagertes Blut sollte vor der Infusion leicht bewegt und auf Körpertemperatur vorgewärmt werden, sofern keine kritische Situation besteht. Das Anwärmen des Blutes verhindert ein Absinken der Körperwärme des Patienten. Es verringert ebenfalls die Viskosität, die bei kaltem Blut vorhanden ist, wodurch es einfacher wird, eine ausreichende Infusionsgeschwindigkeit sicherzustellen. Transfundiere das Blut über ein kommerziell erhältliches Applikationsset mit einem Nylonmaschenfilter (170 μm), um Mikroemboli und Thrombozytenaggregate aufzufangen. Verwende eine Polyethylensonde als Teil des Infusionsschlauches; tauche sie in warmes Wasser, um das zu transfundierende Blut warmzuhalten.

C. Sollen große Blutvolumina schnell infundiert werden, sollte Blut verwendet werden, das frisch gesammelt oder weniger als 10 Tage gelagert wird, um sicherzugehen, daß die 2,3-DPG-Konzentration und die Sauerstoffdissoziationskurve für eine sofortige O_2-Belieferung der Gewebe ausreichend sind. Weniger kritische Fälle erfordern dieses Vorgehen nicht, da sich 2,3-DPG und die normale Sauerstoffdissoziationskurve von länger gelagertem Blut bald normalisieren.

D. Infundiere keine kristalloiden Lösungen, die Kalzium enthalten (z. B. Ringer-Laktat) durch die gleichen Infusionsschläuche wie Blut. Diese Ca^{2+} enthaltenden Lösungen können den Effekt des Gerinnungshemmers im Blut unwirksam machen, was zur Bildung von Mikrothrombi führt. Infundiere keine hypotonen Lösungen, da eine Hämolyse auftreten kann. 0,9%iges NaCl ist meist die Flüssigkeit der Wahl, um mit Erythrozyten infundiert zu werden.

- **Zu verabreichende Blutmenge**

1. Hämorrhagischer Schock. Das erforderliche Volumen ist sehr unterschiedlich, aber in Kombination mit kristalloiden Lösungen sollte das Ziel sein, den Hämatokrit höher als 20% zu halten. Vollblut ist meist in initialen Phasen des Schocks durch Blutverlust nicht indiziert, kann aber erforderlich sein, wenn ein schwerer Blutverlust aufgetreten ist. Hämatokrit und Gesamtprotein sind in einigen Fällen von hämorrhagischem Schock normal geblieben , was die Nützlichkeit dieser Parameter begrenzt, wenn entschieden werden muß, ob Blut gegeben werden soll oder nicht.
2. Anämie (normovolämisch)

A. 1. allgemeine Regel – 1 ml Vollblut/0,5 kg KG, um den Hämatokrit um 1% zu heben (angenommener Hämatokrit des antikoagulierten Spenderblutes = 40% für Hunde und 30% für Katzen); 0,5 ml Erythrozytenkonzentrat/0,5 kg KG, um den Hämatokrit des Empfängers um 1% zu heben.

B. 2. allgemeine Regel –

ml antikoagulierten Blutes (vom Spender) das zur Transfusion erforderlich ist = Blutvolumen des Empfängers (ml) 40 ml/0,5 kg (Hund) 30 ml/0.5 kg (Katze)

$$\times \frac{\text{gewünschter Hämatokrit} - \text{tatsächlicher Hämatokrit des Empfängers}}{\text{Hämatokrit des antikoagulierten Spenderblutes}}$$

3. Die Voraussetzungen bei Verwendung dieser Formel sind:
A. Verlust oder Zerstörung der Erythrozyten tritt zu dieser Zeit kaum auf.
B. Die Erythrozyten bleiben im intravaskulären Raum.
C. Das expandierte Plasma wird nicht sofort durch kompensatorische physiologische Mechanismen verringert.
D. Wenn das erhaltene „Extra"-Plasmavolumen durch den Körper schnell ausgeglichen wird (z. B. durch Diurese), dann drückt diese Formel genau die Menge des erforderlichen Spenderblutes aus, um den Hämatokrit auf die erwarteten Werte zu heben (s. unten).
E. Die tatsächliche Berechnung in diesem Beispiel hebt den Hämatokrit nur um 25%, wie erwartet, wenn das Plasmavolumen nicht schnell verringert wird.

1) Beispiel 1 (bei Verwendung von Regel 1): Hund, 10 kg; Empfänger: 10% Hämatokrit; angenommener Hämatokrit des Spenderblutes: 40%.
a) Wieviel ml Vollblut müssen infundiert werden, um den Hämatokrit des Empfängers von 10% auf 30% zu heben?
b) Da etwa 1 ml/0,5 kg KG benötigt werden, um den Hämatokrit um 1% zu heben, braucht man etwa 20 ml/0,5 kg KG, um den Hämatokrit um 20% zu heben (von 10% auf 30%).
20 ml/0,5 kg KG $\times$ 10 kg KG = 400 ml Vollblut werden benötigt.
2) Beispiel 2 (bei Verwendung von Regel 2): Hund, 10 kg; Hämatokrit des Empfängers: 10%; Hämatokrit des antikoagulierten Spenderblutes = 40%
a) Wieviel ml antikoagulierten Spenderblutes müssen transfundiert werden, um den Hämatokrit des Empfängers von 10% auf 30% zu heben?

Erforderliches Volumen (ml) = 40 ml/0,5 kg Kg $\times$ 10 kg KG $\times \frac{30\% - 10\%}{40\%} = 800\,\text{ml} \times \frac{20\%}{40\%} = 400\,\text{ml}$ antikoagulierten Spenderblutes werden benötigt.

- **Initiale Vollblutmengen**

1. Katzen – 50 bis 60 ml
2. Hunde – 50, 100, 250, 500 oder 1 000 ml, abhängig von der Größe des Tieres
3. Hämorrhagischer Schock – Ersatz der geschätzten verlorenen Blutmenge
4. In Abständen muß der PCV-Wert wieder bestimmt werden, um beurteilen zu können, ob die ersetzte Menge adäquat ist.

- **Geschwindigkeit der Vollblutzufuhr**

1. Normovolämisch = 20 ml/kg KG/24 Std.
2. Hypovolämisch = 20 ml/kg KG/Std.
3. Herzinsuffizienz = 4 ml/kg KG/Std.
4. Wärme das Blut fast bis auf Körpertemperatur an; 37 °C dürfen nicht überschritten werden.
A. Die Blutbeutel werden in warmes Wasserbad eingetaucht, oder das Blut wird durch Schläuche infundiert, die durch warmes Wasser geleitet werden.
B. Das Blut darf nicht überhitzt werden; dies kann zur Agglutination von Erythrozyten, Hämolyse und Präzipitation von Plasmaproteinen führen.

5. Beende die Infusion der Erythrozyten innerhalb von 4 Stunden, um mögliche Komplikationen als Folge einer Keimbesiedlung des Blutes zu verhindern. Infundiere das Blut während der ersten 15 bis 20 Minuten langsam, um es auf mögliche schwere Nebenwirkungen zu überwachen.
6. Nicht gebrauchtes Blut, das auf 10 °C (etwa 30 Minuten bei Raumtemperatur) angewärmt wurde, darf nicht mehr eingefroren werden.

• Auswahl und Applikation von Spenderblut

1. Wähle Blut von derselben Spezies.
Appliziere möglichst Blut von bekannten, CEA-1-negativen Spendern auch bei der ersten Bluttransfusion, um den Empfänger nicht gegen folgende Infusionen von Erythrozyten zu sensibilisieren.
3. Ist der Bluttyp des Spenders nicht bekannt, sollte eine Kreuzprobe durchgeführt werden.
   A. Mische Spendererythrozyten und das Serum des Empfängers und beurteile, ob eine Mikroagglutination oder Hämolyse stattfindet.
      – Reaktionen bei Hunden und Katzen sind verglichen mit denen beim Menschen nicht stark ausgeprägt.
   B. Dies hilft, die Möglichkeit einer plötzlichen hämolytischen Reaktion auszuschließen, stellt aber keine Garantie dar, daß eine Sensibilisierung nicht auftritt, d. h. bei Exposition kann dasselbe Blut für eine zukünftige Infusion nicht mehr akzeptabel sein.
4. Führe eine Kreuzprobe durch, wenn mehrere Infusionen vorhergegangen sind.
5. Führe eine kleinere Kreuzprobe durch, wenn mehrere Plasmatransfusionen vorhergegangen sind.
   – Das Spenderplasma und die Erythrozyten des Empfängers werden beurteilt.
6. Wenn in einer Krisensituation erforderlich ist, daß die Sauerstoffversorgungskapazität sofort wiederhergestellt wird, muß Frischblut oder Blut, das 10 Tage oder weniger gelagert wurde, verwendet werden.
7. Antihistaminika werden in einigen Institutionen routinemäßig 10 bis 15 Minuten vor Beginn einer Transfusion appliziert, um die Transfusionsreaktionen zu verringern oder zu verhindern.
8. Vermeide Transfusionen bei Tieren, die an immunvermittelter hämolytischer Anämie leiden, bis es absolut notwendig wird. Stelle sicher, daß solche Patienten mit Corticosteroiden in immunsuppressiven Dosen vorbehandelt werden.
9. Beim Auftreten einer Transfusionsreaktion:
   A. Die Infusion muß eingestellt oder die Geschwindigkeit der weiteren Blutinfusion stark verringert werden.
   B. Die Infusionsgeschwindigkeit kristalloider Flüssigkeiten sollte erhöht werden.
   C. Antihistaminika, Corticosteroide
   D. Adrenalin bei Schock/Kollaps, der auf die oben genannten Maßnahmen nicht anspricht.

• Komplikationen bei Bluttransfusionen

1. Verkürzte Lebensdauer der Erthrozyten durch Sensibilisierung gegen Erthrozytenantigene (besonders während wiederholter Transfusionen) ist das häufigste Pro-

blem. Dies ist wahrscheinlicher, wenn Blutspender unbekannter Blutgruppe verwendet werden.

– Assoziiert mit positivem Coombs-Test.

2. Hämolyse ist selten.

A. Hunden fehlen nennenswerte Konzentrationen von natürlich auftretenden Isoantikörpern, so daß eine sofortige intravaskuläre Hämolyse durch Immunmechanismen während der ersten Transfusion nicht auftritt. Sobald der Patient sensibilisiert ist und eine Reexposition des Patienten an das gleiche Erythrozytenantigen erfolgt, kann eine Hämolyse sehr rasch erfolgen.

B. Typ-B-Katzen, die Blut der Gruppe A erhalten, können während der ersten Transfusion eine plötzliche und schwere Reaktion mit Todesfolge zeigen.

C. Bei altem Blut oder Blut, das während der Sammlung, Lagerung oder Infusion geschädigt wird, kann eine Hämolyse ohne Einfluß von Immunmechanismen eintreten.

3. Reaktionen des Plasmas und der Leukozyten können sich in Fieber, Schüttelfrost, Tremor, Emesis, Urinieren, Schwäche oder Urtikaria manifestieren.

4. Blut, das während der Sammlung und Lagerung kontaminiert wurde, kann zu Fieber und Septikämie führen. Bakterienwachstum kann dem Blut durch den Abbau des Hämoglobins eine dunkelbraune Farbe verleihen.

5. Das Fieber kann septisch oder aseptisch sein.

6. Übertragung von infektiösen Agentien durch unsachgemäß geschütztes Blut.

7. Erbrechen kann auftreten, wenn das Blut zu schnell infundiert wird oder sich eine Hypervolämie entwickelt.

8. Hypervolämie ist eher zu erwarten, wenn Vollblut als wenn Erythrozytenkonzentrat bei einem initial normovolämischen Tier infundiert wird.

9. Hypothermie kann auftreten, wenn kaltes Blut schnell in großen Mengen appliziert wird, besonders bei kleineren Tieren.

10. Herzarrythmien können aus einer Hypothermie, Hypokalzämie und möglicherweise Emboli resultieren.

11. Eine Embolisierung kann durch Mikroaggregate entstehen, die am häufigsten in der Lunge lokalisiert sind.

12. Disseminierte intravasale Gerinnung (DIC).

13. Anomale Koagulation durch Verdünnung der Gerinnungsfaktoren mit großen Volumina von Erythrozytenkonzentrat oder bei Infusion von nicht frischem Plasma, dem Gerinnungsfaktoren fehlen. Eine verringerte Thrombozytenfunktion des gelagerten Blutes kann ebenfalls dazu beitragen.

14. Nephrose durch Hämoglobinurie als Hämolysefolge ist selten.

15. Eine Hypokalzämie kann entstehen, wenn zuviel Citrat als Gerinnungshemmer zugefügt und dann das Blut zu schnell infundiert wird.

A. Hypokalzämie (ionisiertes Calcium) kann festgestellt werden, obwohl die Gesamtcalciumwerte normal sind.

B. Citrat wird normalerweise in der Leber schnell metabolisiert. Tiere mit Lebererkrankungen können wegen niedriger Werte ionisierten Calciums ein erhöhtes Risiko haben.

- **Blutplasma**

1. Entweder wird frischgefrorenes Plasma oder frisches Plasma verwendet, um den Patienten bei einer Koagulopathie mit Gerinnungsfaktoren zu versorgen (Hämophilie, v. Willebrand-Jürgens-Syndrom, Wafarinvergiftung, DIC).

A. Frischgefrorenes Plasma ist innerhalb von sechs Stunden nach der Sammlung einzufrieren und kann bis zu einem Jahr gelagert werden.

B. Frisches Plasma ist innerhalb von 4 Stunden nach der Sammlung von den Erythrozyten zu trennen und innerhalb von 24 Stunden zu verwenden.

C. Frisches Vollblut kann alternativ verwendet werden; es liefert ebenfalls Thrombozyten.

D. Verabreiche 10 ml/kg KG Plasma zweimal täglich, bis die Blutung steht; auch vor einer Allgemeinnarkose und Operation zu empfehlen.

2. Es ist nicht erforderlich, Plasma für eine routinemäßige Volumenexpansion zu verwenden. Kristalloide Lösungen oder Dextrane reichen in den meisten Fällen aus.

– Bei einem hämorrhagischen Schock kann eine Plasmainfusion günstig sein, um das effektive zirkulierende Blutvolumen aufrechtzuerhalten, wenn Vollblut nicht verfügbar ist.

3. Es ist fast unmöglich, eine schwere Hypoproteinämie oder Hypalbuminämie mit Plasmaeinheiten zu beheben (jede Plasmaeinheit enthält wenig Protein im Vergleich zu dem bestehenden Mangel), wenn die fortdauernden Proteinverluste erheblich sind.

A. Dies trifft besonders bei exsudativen Enteropathien oder Nephropathien zu.

B. Einige Patienten mit schwerem Ödem reagieren vorübergehend auf eine Plasmainfusion (Erhöhung des onkotischen Druckes), und zwar dann, wenn sie auf Diuretika nicht ansprechen.

Literatur

Auer, L., Bell, K., and Coates, S.: Blood transfusion reactions in the cat. J. Amer. Vet. Med. Assoc. **180**, 729–730 (1982).

Authement, J. M., Wolfsheimer, K. J., and Catchings, S.: Canine blood component therapy: product preparation, storage and administration. J. Am. Anim. Hosp. Assoc. **23**, 483–493 (1987).

Bell, F. W., and Osborne, C. A.: Maintenance fluid therapy. In: Kirk, R. W. (Ed.): Current Veterinary Therapy X: Small Anim. Pract., pp. 37–43. W. B. Saunders, Philadelphia 1989.

Carlson, G. P.: Fluid, electrolyte, and acid-base balance. In: Kaneko, J. J. (Ed.): Clinical Biochemistry of Domestic Animals, pp. 543–575. Academic press, San Diego 1989.

Clark, C. H., and Woodley, C. H.: The absorption of red blood cells after parenteral injection at various sites. Am. J. Vet. Res., 1062–1066 (1959).

Cornelius, L. M.: Fluid therapy in small animal practice. J. Amer. Vet. Med. Assoc. **176** (2), 110–114 (1980).

Finco, D. R.: Fluid therapy. In: Kirk, R. W. (Ed.): Current Veterinary Therapy VI, W. B. Saunders, Philadelphia 1977.

Greene, C. E.: Practical considerations of blood transfusion therapy. AAHA Proceedings 47. Meeting, pp. 187–191, 1980.

Hartmann, H., und Meyer, H. (Hrsg.): Klinische Pathologie der Haustiere. Gustav Fischer Verlag, Jena–Stuttgart 1994.

Hayes, A., Mastrota, F., Mooney, S., and Hurvitz, A.: Safety of transfusing blood in cats (Letter). J. Amer. Vet. Med. Assoc. **181**, 4–6 (1982).

Muir, W. W., and DiBartola, S. P.: Fluid therapy. In: Kirk, R. W. (Ed.): Current Veterinary Therapy VIII, Small Anim. Pract. 28–40. W. B. Saunders, Philadelphia 1983.

O'Rourke, L. G.: Practical blood transfusions. In: Kirk, R. W. (Ed.): Current Veterinary Therapy VIII, 408–411. W. B. saunders, Philadelphia 1983.

Rossow, N., und Bolduan, G.: Stoffwechselkrankheiten bei Haustieren. Gustav Fischer Verlag, Jena–Stuttgart 1994.

Schaer, M.: General principles of fluid therapy in small animal medicine. Vet. Clin. North Am. Small Anim. Pract. **19**, 203–213 (1989).

Schall, W. D.: General principles of fluid therapy. Vet. Clin. North Am. Small Anim. Pract. **12**, 453–462 (1982).

Tanger, C. H.: Transfusion theapy for the dog and cat. Compend. Contin. Educ. Pract. Vet. **4**, 521–527 (1982).

Tasker, J. B.: Fluids, elektrolytes, and acid-base. In: Kaneko, J. J. (Ed.): Clinical Biochemistry of Domestic Animals. Academic Press, New York 1980.

Kapitel 25. **Störungen des Elektrolytgleichgewichtes und Veränderungen der Osmolalität**

(Dennis J. Chew und Stephen P. DiBartola)

Störungen des Elektrolytgleichgewichtes

Wie das Körperwasser zeigen auch Elektrolyte eine kompartimentelle Verteilung zwischen den Flüssigkeitsräumen. Starke Unterschiede der Verteilung sind zwischen extrazellulären und intrazellulären Elektrolyten vorhanden, aber die Osmolalität ist für beide Kompartimente identisch. Natrium, Chlorid und Hydrogencarbonat sind vorherrschend in der Extrazellularflüssigkeit vorhanden (EZF); Kalium, Magnesium, organische Phosphate und negativ geladene Proteine herrschen in der Intrazellularflüssigkeit (IZF) vor. Die Konzentration der Elektrolyte in der Extrazellularflüssigkeit kann ziemlich genau durch eine Analyse von Plasma oder Serum beurteilt werden. Diese Elektrolytwerte stellen eher relative als absolute Mengen der Elektrolyte im Plasma dar. Es gibt zur Zeit keine genaue Methode, um die intrazelluläre Konzentration der Elektrolyte zu messen. Es muß daran gedacht werden, daß die Elektrolytkonzentration im Plasma nicht die intrazelluläre Elektrolytkonzentration widerspiegelt.

• Klinisches Vorgehen

Wenn bei der Laboruntersuchung eine signifikante Abweichung der Elektrolyte auffällt, sollte die Bestimmung wiederholt werden, um die Genauigkeit der Messung sicherzustellen. Elektrolytbestimmungen in Abständen bieten weitaus wertvollere klinische Informationen als eine einzige Probe, besonders während der Therapieüberwachung.

• Physiologie und Regulation des Serumnatriums

1. Fast das gesamte aufgenommene Natrium wird im Darm absorbiert. Im Fließgleichgewicht ist die Menge des aufgenommenen Natriums fast gleich der des über den Harn ausgeschiedenen.
2. Veränderungen der Natriumaufnahme über die Nahrung sind nach einer kurzen Adaptationsphase von parallelen Veränderungen der Natriumausscheidung über den Harn begleitet.
3. In der Niere wird Natrium in den Glomeruli filtriert und fast vollständig in den Tubuli reabsorbiert (>99% Reabsorption bei gesunden Tieren).

4. Das meiste Natrium befindet sich in der Extrazellularflüssigkeit. Eine niedrige intrazelluläre Natriumkonzentration wird eher durch die Aktivität der Natrium-Kalium-ATPase als durch die selektive Membranpermeabilität aufrechterhalten.

A. Das intrazelluläre Natrium im Muskel beträgt etwa 12 mval/l oder weniger als 10% seiner extrazellulären Konzentration.

5. Die festgestellten Normalwerte für Natrium im Serum betragen in den meisten Laboratorien 140 bis 155 mval/l bei Hunden und 145 bis 160 mval/l bei Katzen. Diese Werte werden innerhalb einer engen Schwankungsbreite beim Einzeltier aufrechterhalten.

6. Natrium und die dazugehörigen Anionen machen etwa 95% der osmotisch aktiven Substanzen in der Extrazellulärflüssigkeit aus.

7. Berichtigungen der Wasserbilanz (Durst und Vasopressin) werden vorgenommen, um die normale Osmolalität des Serums und die Natriumkonzentration im Serum aufrechtzuerhalten.

8. Anpassungen des Natriumgleichgewichtes halten das normale extrazelluläre Flüssigkeitsvolumen aufrecht. Dies betrifft die Wirkungen des glomerulotubulären Gleichgewichtes, des Aldosterons, atrialer natriuretischer Peptide und renaler hämodynamischer Faktoren.

A. Die Expansion des extrazellulären Flüssigkeitsvolumens erhöht die Natriumexkretion.

B. Die Verringerung des extrazellulären Flüssigkeitsvolumens verringert die Natriumexkretion.

• **Störungen des Natriumgleichgewichtes und der Osmolalität** (s. auch Kapitel 24.)

– *Hyponatriämie*

1. Eine Hyponatriämie besteht, wenn die gemessenen Natriumwerte unter 140 mval/l bei Hunden und unter 145 mval/l bei Katzen sinken.

2. Mechanismen, die eine Hyponatriämie verursachen

A. Unzureichende Salzaufnahme – Fehlende Salzaufnahme allein führt zu Hyponatriämie.

B. Verlust von Salz

C. Wasserzunahme

D. Salzzunahme mit mehr Wasserzunahme

E. Kombinationen der oben genannten Faktoren

Ursachen der Hyponatriämie

Salzverarmung

Unzureichende Aufnahme
Renaler Verlust
Diuretika
Nephropathie mit Salzverlust
Hypoadrenokortizismus

Extrarenaler Verlust
- Gastrointestinal
- Uroperitoneum (Ruptur der Harnwege)
- Verbrennungen
- Große Wunden
- Spülungen der Körperhöhlen
- Peritonealdialyse
- Chylothorax

Verdünnungen der Salzkonzentration

Isotonischer Verlust mit Wasserersatz
Iatrogene Wasserlast (hypotone Infusionsflüssigkeiten)
Sekundärer Hyperaldosteronismus
Kongestive Herzinsuffizenz
Nephrotisches Syndrom
Schwere Lebererkrankung
Psychogene Polydipsie (marginal)
Syndrom der unzureichenden Sekretion von Antidiuretischem Hormon (ADH)
Hyperglykämie
Mannitolapplikation

Pseudohyponatriämie

Hyperlipämie
Hyperproteinämie (hochgradig)

Laborfehler

1. Renaler Verlust von Natrium durch einen Mißbrauch von Diuretika kann vorkommen, besonders bei gleichzeitig bestehender Anorexie. Hunde mit Hypoadrenokortizismus haben klassischerweise eine Hyponatriämie aufgrund der Insuffizienz der Niere zur Salzkonservierung. Bei einer primären Nephropathie kann mitunter der Verlust einer größeren Salzmenge über den Harn vonstatten gehen.

4. Der extrarenale Verlust von Natrium erfolgt häufig über den Gastrointestinaltrakt. Die Möglichkeit eines Salzverlustes ist bei einer Diarrhoe oder bei Erbrechen groß.

5. Mangelnde Aufnahme von Salz über die Nahrung vergrößert das Ausmaß der Hyponatriämie bei Patienten mit exzessiven Salzverlusten. Wird die Wasseraufnahme aufrechterhalten, wird die Hyponatriämie offensichtlicher, da Wasser als verdünnende Komponente zugefügt wird.

6. Manchmal kann ein Verlust von hypertoner Flüssigkeit, wie er bei Verbrennungen, großen, sickernden Wunden, Spülungen der Körperhöhlen oder Peritonealdialyse auftritt, zu Hyponatriämie führen.

7. Die Verdünnung des Körpernatriums durch überschüssiges Wasser kann bei Patienten mit sekundärem Hyperaldosteronismus beobachtet werden. Dies kann bei kongestiver Herzinsuffizienz, schweren Lebererkrankungen (Zirrhose) oder nephroti-

schem Syndrom auftreten; die Patienten sind unhäufig, ihren Harn maximal zu verdünnen.

8. Die Verdünnung des Plasmas kann auch nach Applikation salzfreier Lösungen auftreten, besonders bei Patienten, die unfähig sind, eine rasche Diurese einzuleiten.

9. Eine physiologische Hyponatriämie kann auftreten, wenn eine schwere Hyperglykämie besteht. Diese Hyperglykämie führt zu einer erhöhten Osmolalität des Extrazellularraumes und einer kompensatorischen Verschiebung von Wasser in den Extrazellularraum, wodurch dessen Volumen expandiert. Infusion von Mannitol oder anderer unbeständiger, osmotisch wirksamer Teilchen kann ebenfalls eine Verdünnungshyponatriämie hervorrufen.

10. Das Syndrom einer unzureichenden Sekretion von ADH kann zu Hyponatriämie führen.

A. ADH wird trotz Fehlen normaler osmotischer oder nichtosmotischer Stimuli (Hypovolämie) freigesetzt.

B. Bei Tieren selten.

C. Es ist beim Menschen nach Erkrankungen des ZNS, nach Lungenkrankheiten, Neoplasien und bestimmten Pharmaka beobachtet worden.

D. Das Syndrom ist bekannt bei Hunden mit Dirofilariose, undifferenziertem Karzinom und möglicherweise bei Hunden mit Glucocorticoidmangel.

E. ADH kann nach größeren Verletzungen und durch Anästhesie freigesetzt werden.

– Eine exzessive Infusionstherapie während dieses Zeitraums kann eine Prädisposition für Hyponatriämie schaffen.

11. Pharmaka können die Freisetzung von ADH stimulieren oder dessen renale Wirkungen potenzieren.

A. Barbiturate
B. β-Adrenergika
C. Cholinergika
D. Chlorpropramid
E. Clofibrat
F. Narkotika
G. Lachgas
H. Vincristin

12. Schwere Hypothyreose mit Myxödem, Koma und begleitender Hyponatriämie ist bei Hunden ein selten beschriebener Zustand.

13. Wenn das Plasma stark lipämisch oder hyperproteinämisch ist, kann eine Pseudohyponatriämie als Artefakt entstehen.

A. Die Standard-Laborbestimmung von Natrium mißt den Natriumgehalt im Plasmawasser relativ zum gesamten Plasmavolumen.

– Natrium wird am häufigsten flammenphotometrisch bestimmt.

B. Normalerweise besteht das Plasma aus 93% Wasser und 7% Protein.

C. Wenn Komponenten wie Lipide oder zusätzliches Protein zum Plasmavolumen beitragen, verringert sich die relative Menge des Plasmawassers; folglich ist der gemessene Wert von Natrium pro Volumeneinheit Plasma ebenfalls verringert. Diese anomale Komponente des Plasmas schafft ein Verdrängungsvolumen, das von Natrium nicht besetzt wird.

D. Die Konzentration von Natrium im Plasmawasser kann in Wirklichkeit normal sein. Die Osmolalität des Plasmas oder Serums ist in diesen Fällen normal, da die verdrängenden Makromoleküle durch ihre Größe und Wasserunlöslichkeit keine nennenswerten Mengen von Partikeln zum Serumwasser hinzufügen.

E. Ionenspezifische Elektrodenverfahren messen die Konzentration von Elektrolyten in der wäßrigen Phase des Plasmas durch Potentiometrie.

1) Die Natriumkonzentration bleibt von der Menge nichtwäßriger Substanzen unbeeinflußt, wenn eine direkte Potentiometrie durchgeführt wird.

2) Bei der indirekten Potentiometrie wird die Probe anfangs verdünnt, wodurch eine Pseudohyponatriämie auftreten kann.

F. Das zur Bestimmung der Natriumkonzentration verwendete Laborverfahren muß bekannt sein, um feststellen zu können, ob eine Pseudohyponatriämie denkbar ist.

14. Ein Chylothorax führt manchmal klinisch und experimentell zu Hyponatriämie. Der Mechanismus ist unbekannt.

15. Die Differentialdiagnose der Hyponatriämie kann in bezug auf die Serumosmolalität in solche mit verringerter, normaler oder erhöhter Osmolalität eingeteilt werden.

A. Jene Patienten mit Hyponatriämie und verringerter Serumosmolalität können weiter in solche mit reduziertem Volumen, übersteigertem Volumen und mit normalem Volumen eingeteilt werden (Abb. 25-1).

Klinische Symptome der Hyponatriämie

Die Symptome sind hauptsächlich Schwäche und Abnahme des effektiven Extrazellularvolumens, was möglicherweise zum Schock führt. Eine schwere Hyponatriämie mit plötzlichem Beginn führt zu einer intrazellulären Hyperhydratation (Ödem), einschließlich Hirnödem und einer daraus resultierenden Depression.

Die Schwere der Symptome ist eine Funktion sowohl des Serumnatriumspiegels als auch der Geschwindigkeit, mit der die Natriumkonzentration gesunken ist. Viel schwerere Symptome werden beobachtet, wenn sich die Verringerung des Serumnatriumspiegels besonders schnell entwickelt hat.

Anorexie und Vomitus können durch die Hyponatriämie verursacht sein. Abdominale Krämpfe, paralytischer Ileus und Muskelzuckungen können ebenfalls auftreten. Die neurologischen Symptome umfassen sowohl fokale als auch diffuse Ausfälle, wobei manchmal Krämpfe in Erscheinung treten. Ein dauerhafter Gehirnschaden kann durch eine protrahierte Hyponatriämie verursacht werden. Es gibt bei Hyponatriämie keine deutlichen Veränderungen des EKG.

Abb. 25-1 Diagnostisches Vorgehen bei einem Patienten mit Hyponatriämie. FC_{Na} = Fraktionelle Clearance von Natrium. Normale Werte bei Hunden < 1%. Aus: DiBartola, S. P.: Hyponatremia, Vet. Clin. North Am. **19**, 215–230 (1989).

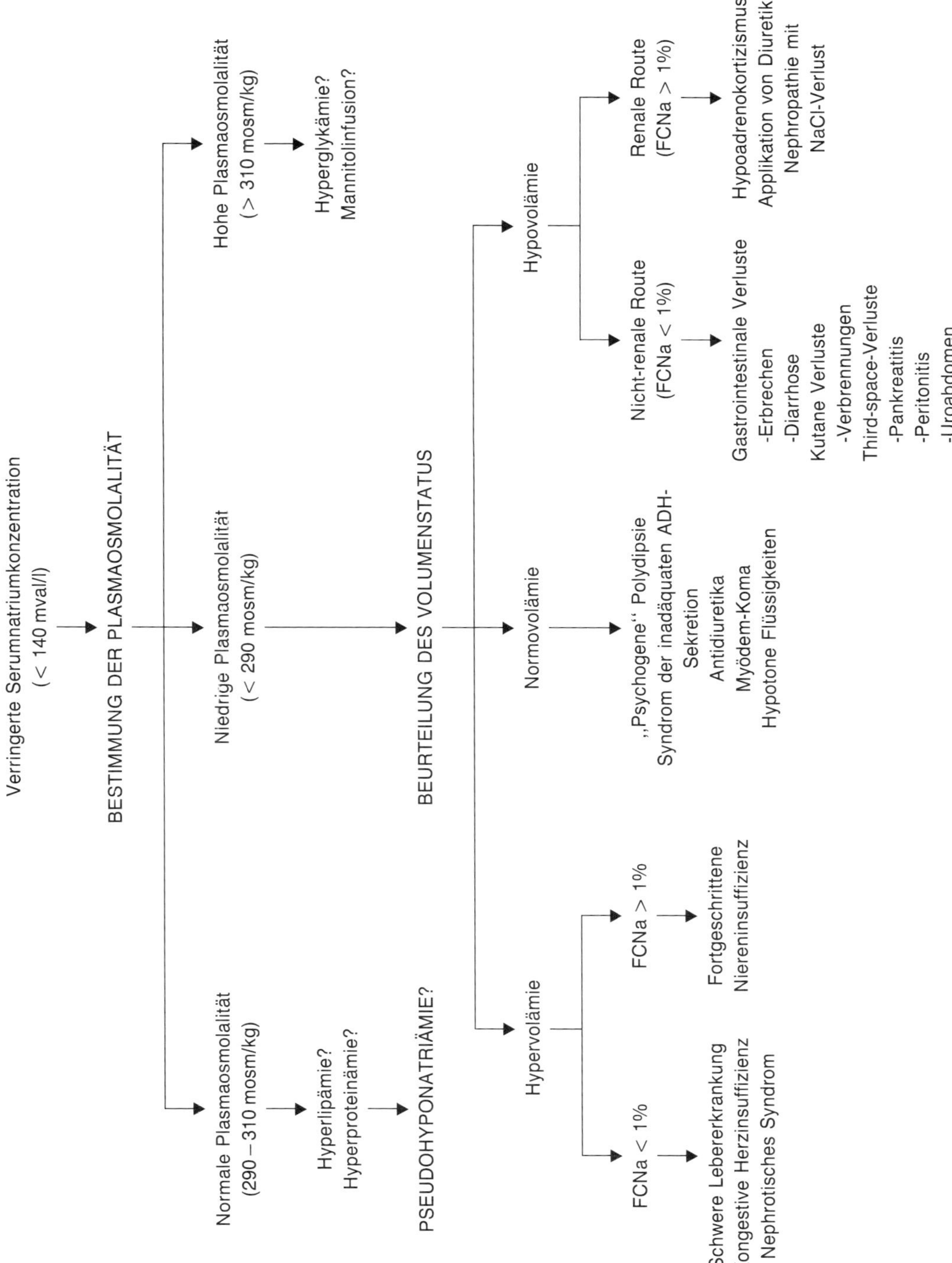
Verringerte Serumnatriumkonzentration
(< 140 mval/l)
BESTIMMUNG DER PLASMAOSMOLALITÄT
Normale Plasmaosmolalität
(290 – 310 mosm/kg)
Hyperlipämie?
Hyperproteinämie?
PSEUDOHYPONATRIÄMIE?
Niedrige Plasmaosmolalität
(< 290 mosm/kg)
Hohe Plasmaosmolalität
(> 310 mosm/kg)
Hyperglykämie?
Mannitolinfusion?
BEURTEILUNG DES VOLUMENSTATUS
Hypervolämie
Normovolämie
Hypovolämie
FCNa < 1%
Schwere Lebererkrankung
Kongestive Herzinsuffizienz
Nephrotisches Syndrom
FCNa > 1%
Fortgeschrittene
Niereninsuffizienz
„Psychogene“ Polydipsie
Syndrom der inadäquaten ADH-
Sekretion
Antidiuretika
Myödem-Koma
Hypotone Flüssigkeiten
Nicht-renale Route
(FCNa < 1%)
Gastrointestinale Verluste
-Erbrechen
-Diarrhose
Kutane Verluste
-Verbrennungen
Third-space-Verluste
-Pankreatitis
-Peritonitis
-Uroabdomen
Renale Route
(FCNa > 1%)
Hypoadrenokortizismus
Applikation von Diuretika
Nephropathie mit
NaCl-Verlust

Therapie der Hyponatriämie

1. Wenn die Ursache iatrogen ist, muß die Infusion der salzfreien Lösung eingestellt werden.
2. Die zugrunde liegende Ursache der Wasserretention oder des Salzverlustes ist zu behandeln.
3. Bei einer Hyponatriämie mit schweren klinischen Symptomen muß initial die Infusion einer hypertonen Kochsalzlösung in Erwägung gezogen werden. Zur gleichen Zeit können Schleifendiuretika verabreicht werden, wenn der Patient überwässert ist.
4. Bei Patienten mit einer mäßig symptomatischen Hyponatriämie und normalem kardiovaskulärem und renalem Status wird 0,9%ige Kochsalzlösung infundiert. In den meisten Fällen reicht dies für die Wiederauffüllung von Natrium aus, da die renale Retention von Natrium und die Ausscheidung von überschüssigem Wasser das Defizit korrigieren.
5. Wenn die Ursache eine psychogene Polydipsie oder die Hyponatriämie durch das seltene Syndrom der inadäquaten ADH-Sekretion bedingt ist, sollte eine Wasserrestriktion durchgeführt werden.
   – Lithium oder Demeclocyclin kann als Therapeutikum beim Syndrom der inadäquaten ADH-Sekretion in Erwägung gezogen werden.
6. Eine Pseudohyponatriämie erfordert keine Behandlung, da die Natriumkonzentration im Plasmawasser normal ist.
7. Versuche keine sofortige totale Korrektur des Natriumdefizits, da die Gefahr einer Überkompensation besteht.
   A. Dies betrifft besonders zu, wenn die Hyponatriämie chronisch ist.
      – Akute schwere symptomatische Hyponatriämie bei Hunden oder Katzen ist selten.
   B. Die schnelle Korrektur der chronischen Hyponatriämie kann zu einer Demyelinisierung im ZNS führen, aber dies ist umstritten.
   C. Eine persistierende Hyponatriämie kann zu Gehirnschädigungen führen, besonders wenn es sich um eine akute Hyponatriämie handelt.
   D. Wir schlagen eine initiale akute Natriumzufuhr von 10 mval/l vor.
   E. Danach wird Natrium erneut bestimmt und mehr Natrium zugeführt, wenn es klinisch erforderlich ist.

Berechnungsbeispiel

Ein Besitzer bringt einen Hund mit 10 kg Körpergewicht, dessen Natriumwert 110 mval/l beträgt; das Allgemeinbefinden des Hundes ist gestört. Wieviel Milliliter einer 3%igen Kochsalzlösung sind erforderlich, um den Serumnatriumwert auf 120 mval/l zu heben?

10-kg-Hund × 0,3

= Volumen der Verteilung für Natrium (= Volumen des EZR)

= 3 kg = 3 Liter

$\frac{110\,\text{mval}}{\text{l}} \times 3\,\text{l} = 330\,\text{mval}$ Natrium befinden sich initial im EZR des Hundes.

$\frac{120\,\text{mval}}{\text{l}} \times 3\,\text{l} = 360\,\text{mval}$ Natrium sind nach Zugabe von Natrium zum selben Volumen vorhanden.

360 mval gewünscht
−330 mval schon vorhanden
30 mval zusätzliches Natrium sind erforderlich.

$$3\%\ \text{NaCl enthält}\ \frac{513\,\text{mval}}{\text{l}}\ \text{Natrium}$$

$$\frac{\dfrac{30\ \text{mval erforderlich}}{513\,\text{mval verfügbar}}}{\text{l}} = 0{,}058\,\text{l} = 58\,\text{ml einer 3\%igen Kochsalzlösung}$$

58 ml einer hypertonen 3%igen Kochsalzlösung könnten schnell infudiert werden. Führe eine wiederholte Bestimmung des Natriumwertes durch, um die Wirkungen dieser Therapie zu beurteilen. Voraussetzungen für diese Beurteilung sind, daß eine substantielle Volumenexpansion auftritt und das gesamte verabreichte Natrium im Extrazellularraum verbleibt.

– *Hypernatriämie*

1. Eine Hypernatriämie besteht, wenn der gemessene Natriumwert bei Hunden größer als 155 mval/l und bei Katzen größer als 160 mval/l ist (Tabelle 25-1).
2. Grundmechanismen, die zu Hypernatriämie führen
   A. Verlust von Wasser
   B. Zunahme an Natrium
   C. Kombinationen beider Faktoren
3. Veränderungen des Extrazellularvolumens
   A. Ein reiner Wasserverlust führt zu einer relativen Erhaltung des Extrazellularvolumens.
   B. Ein Verlust von hypotonen Flüssigkeiten führt zu einem verringerten Extrazellularvolumen.
   C. Zunahme an Salz führt zu einer Vergrößerung des Extrazellularvolumens.
4. Bedingungen, die zu einer Hypernatriämie führen
   A. Unzureichende Wasseraufnahme bei fortdauerndem Verlust hypotoner Flüssigkeit führt zu Hypernatriämie und hypertoner Dehydratation.
   B. Exzessive Natriumaufnahme kann die Ursache sein. Daß eine spontane orale Aufnahme von Natrium eine Hypernatriämie verursacht, ist bei Kleintieren sehr selten. Die iatrogene Überdosierung natriumhaltiger Flüssigkeiten ist häufiger und kann zu Hypernatriämie führen, besonders in Fällen von Oligurie oder eingeschränkter Nierenfunktion.
   C. Fälle von fast terminalen chronischen Nierenerkrankungen können eine so ausgeprägte Behinderung der glomerulären Filtrationsrate aufweisen, daß eine Natriumretention auftritt. Fälle mit weniger chronischer Nierenerkrankung haben normale oder leicht erhöhte Serumnatriumwerte.
   D. Ein primärer Hyperaldosteronismus ist beim Hund in einem Fall beschrieben worden.
   E. Verlust von Wasser und Natrium kann zu Hypernatriämie führen, wenn relativ mehr Wasser als Natrium verlorengeht (hypertone Dehydratation durch hypotonen Flüssigkeitsverlust).
   F. Essentielle Hypernatriämie (primäre Adipsie oder Hypodipsie)

1) Defekt der zentralen Durst- und Osmorezeption des Hypothalamus; auch partieller ADH-Mangel.

2) Sehr selten bei Hunden, selten bei Katzen.

Tabelle 25-1 Ursachen einer Hypernatriämie bei Kleintieren

Hypernatriämie, assoziiert mit Wasserverlust	**Hypernatriämie, assoziiert mit Salzzunahme**
• **Reiner Wasserverlust**	
Erhöhtes Na^+ und normales EZR-Volumen	Erhöhtes Na^+ und erhöhtes EZR-Volumen
Hypophysärer Diabetes insipidus	Erhöhte Salzaufnahme
Nephrogener Diabetes insipidus	Diätetisch
Hitzschlag	Salzwasser
Hohe Umgebungstemperatur	i. v. hypertone Flüssigkeiten
Fieber	i. v. Natriumhydrogencarbonat
Unzureichender Zugang zu Wasser (ZNS-Krankheiten, Gebrechlichkeit)	Hyperaldosteronismus
Verbrennungen	Hyperadrenokortizismus
• **Hypotoner Wasserverlust**	
Erhöhtes Na^+ und normales EZR-Volumen	
Diarrhoe	
Erbrechen	
Orale Überernährung	
Osmotische Diurese	
Akute Niereninsuffizienz	
Chronische Niereninsuffizienz	
Diabetes mellitus	
Verwendung von Diuretika	
i. v. Applikation von Elektrolyten	
Hypoadrenokortizismus	

EZR = Extrazellularraum; i. v. = intravenös.
Aus: Hardy, R. M.: Hyponatriämie. Vet. Clin. North Am. (Small Anim. Pract.) **19**, 231–240 (1987).

Symptome der Hypernatriämie

Die meisten Symptome der Hypernatriämie betreffen das ZNS. Je schneller die Entwicklung einer Hypernatriämie erfolgt, desto schwerer sind die neurologischen Symptome. Eine akute Hypernatriämie führt zu einer akuten Hyperosmolalität des Extrazellularraums, die eine Schrumpfung der Gehirnzellen begünstigt; diese Veränderungen gehen bei einer chronischen Hypernatriämie zurück. Durch eine schwere Hypernatriämie kann eine Depression entstehen, aus der sich Koma, Krämpfe und möglichweise eine dauerhafte Schädigung des Gehirns entwickeln können.

Eine bei Katzen experimentell hervorgerufene schwere akute Hypernatriämie kann zu zerebralen Hämorrhagien und subduralen Hämatomen führen. Schwäche kann häufig beobachtet werden, die manchmal auf neuronale Veränderungen und bisweilen auf eine direkte Wirkung auf die Muskelzellen zurückzuführen ist. Das EKG ist meist normal. Wenn nicht eine Störung des hypothalamischen Durstzentrums die Ursache der Hypernatriämie ist, kann starker Durst beobachtet werden.

Therapie der Hypernatriämie

1. Die Infusion natriumreicher Infusionsflüssigkeit ist abzubrechen (0,9%ige Kochsalzlösung, Ringerlösung).
2. Die Supplementation mit Natriumsalzen (z. B. $NaHCO_3$) ist abzusetzen.
3. Der Einsatz von Saluretika ist in Betracht zu ziehen, wenn die Ursache iatrogen war (um die Ausscheidung überschüssigen Natriums zu beschleunigen).
4. Die Hypovolämie des Extrazellularraums ist zuerst mit isotonen Flüssigkeiten (0,9%iges NaCl, Ringer-Lactat-Lösung) zu korrigieren. Obwohl im Vergleich zu normalem Plasma isoton, sind diese Lösungen tatsächlich hypoton.
5. Es sind natriumarme Lösungen (5% Dextrose in Waser, 2,5% Dextrose in 0,45%iger Kochsalzlösung zu infundieren, um das Wasser wieder aufzufüllen und dadurch die Konzentration von Plasmanatrium zu verdünnen, nachdem die Volumenverringerung korrigiert worden ist.
6. Eine chronische Hypernatriämie darf nicht zu schnell korrigiert werden, da die Gehirnzellen wahrscheinlich eine Schutzanpassung durchgemacht haben, die zu osmotisch aktiven intrazellulären Partikeln, den sog. *idiogenen Osmolen* (Osmolyten), geführt hat.
   A. Die Produktion idiogener Osmole dient angesichts einer chronischen Hyperosmolalität des Extrazellularraumes der Aufrechterhaltung der zellulären Hydratation.
   B. Eine plötzliche Korrektur der chronisch hyperosmolaren EZF könnte zu einer zellulären Hyperhydratation führen, wenn nicht eine parallele Verringerung der Anzahl der intrazellulären idiogenen Osmole eintritt.
   C. Das Tier reagiert anfangs auf die Infusion hypotoner Flüssigkeiten mit klinischer Besserung; der psychische Zustand verschlechtert sich aber, wenn die Infusion hypotoner Flüssigkeiten fortgesetzt wird.
   D. Während der Behandlung der Hypernatriämie können Krämpfe auftreten, was meist auf eine zu schnelle Korrektur hindeutet.
      – Hirnödem
   E. Manche Autoren empfehlen die Korrektur einer schweren Hypernatriämie über 2 bis 3 Tage oder eine Verringerung von 0,5 bis 1 mval/l/Std. während der Rehydratation.
   F. Eine weniger schwere Hypernatriämie kann schneller ohne offensichtlichen Schaden korrigiert werden.
7. Dem Futter ist Wasser zuzusetzen, wenn die Diagnose Hypernatriämie lautet.

– *Störungen der Serumosmolalität*

1. Die Serumosmolalität wird bei gesunden Tieren innerhalb einer engen Schwankungsbreite gehalten. Die normale Serumosmolalität bei Hunden und Katzen be-

trägt 285 bis 310 mosm/kg KG. Sie kann durch Gefrierpunktserniedrigung oder osmometrisch gemessen oder durch verschiedene Formeln indirekt berechnet werden. Erkrankungen können zu einer Hyperosmolalität oder Hypoosmolalität führen oder die Osmolalität überhaupt nicht betreffen. Veränderungen der Osmolalität, die auf unbeständige Substanzen in der EZF zurückzuführen sind, führen zu Verschiebungen des Körperwassers, bis alle Kompartimente isoosmotisch sind.
2. Veränderungen der Serumosmolalität laufen meist mit Veränderungen der Serumnatriumkonzentration parallel, da Natrium und seine begleitenden Anionen den größten Teil der osmotisch aktiven Teilchen ausmachen, die normalerweise im EZF vorhanden sind. Na^+-Verschiebungen sind immer von einer gleichen Anzahl von Anionen begleitet, um die Elektroneutralität aufrechtzuerhalten.
3. Formeln für die indirekte Bestimmung der Serumosmolalität variieren in ihrer Genauigkeit und sollten spezies bezogen sein. Untersuchungen bei Hunden haben die Ungenauigkeit mehrerer der häufig veröffentlichten Formeln bestätigt. Zwei Formeln, die sich im veterinärmedizinischen Bereich als genau erwiesen haben:
- $2(\text{Na} + \text{K})$,

drückt ziemlich genau die gemessene Osmolalität aus, wenn keine Azotämie oder keine schwere Hyperglykämie besteht

- $1,86(\text{Na} + \text{K}) + \frac{\text{Glucose}}{18} + \frac{\text{BUN}}{2,8} + 9$,

drückt ziemlich genau die gemessene Osmolalität aus, wenn keine Azotämie oder keine Hyperglykämie besteht (Na und K werden in mval/l, Glucose und BUN in mg/dl gemessen).
4. Die zweite Formel erfaßt ziemlich genau die Serumosmolalität des Patienten; sie sollte bei Hunden mit starker Azotämie oder Hyperglykämie verwendet werden. Die 9 mosm/kg, die am Ende der zweiten Gleichung addiert werden, sind ein Überschlag der normalen osmotischen Teilchen, die normalerweise nicht gemessen werden.
5. Die zweite Gleichung zeigt, daß jede zusätzliche Erhöhung der Blutglucose um 100 mg/dl zu einer Erhöhung der Osmolalität um 5,5 führt. Eine Erhöhung des BUN von 100 mg/dl erhöht die Osmolalität um 35.
6. Der Unterschied zwischen der errechneten und der gemessenen Serumosmolalität sollte klein sein. Bei gesunden Hunden beträgt diese gegenwärtig 0–10 mosm/kg. Dieser Unterschied wird „*osmole gap*" genannt.
Gemessene – errechnete Osmolalität = „osmole gap"

Das Prinzip des „osmole gap"

1. Obwohl die errechnete und die gemessene Osmolalität bei der Beurteilung der Störungen der Osmolalität schon hilfreich sind, bieten diese und das berechnete „osmole gap" nützlichere Informationen.
2. Je größer der Wert des „osmole gap" ist, desto größer ist die Menge der nicht gemessenen gelösten Teilchen im Serum des Patienten.
3. Bestimmte Krankheitsstadien können das „osmole gap" signifikant erhöhen (nicht gemessene gelöste Teilchen; Tabelle 25-2).

Tabelle 25-2 Verwendung des „Osmole-Gap“ bei der Beurteilung von Körperflüssigkeiten

Serumosmolalität	Osmole-Gap	Interpretation
↓ berechnete normal gemessene	↑	Pseudohypernatriämie (↑ anomale Plasma-Makromoleküle)
↓ berechnete ↓ gemessene	Normal	echte Hypoosmolalität (Hyponatriämie)
berechnete > gemessene	↓ oder negativer Wert	Labor- oder Berechnungsfehler
↑ berechnete ↑ gemessene	Normal	Hyperosmolalität durch Verlust von Wasser, osmotisch aktive gelöste Teilchen (Glucose, BUN)
Normal oder ↑ berechnete ↑↑ gemessene	↑	Hyperosmolalität durch Addition nicht gemessener osmotisch aktiver Teilchen

4. Die Beurteilung des „osmole gap“ kann für die Diagnosestellung und – in Abständen wiederholt – für die Prognose bei Beginn der Therapie hilfreich sein.
5. Hyperosmolare Zustände, die durch Verlust von Wasser verursacht sind, haben ein normales „osmole gap“; hyperosmolare Zustände, die durch Krankheiten verursacht sind, durch die unbestimmte Mengen gelöster Teilchen hinzukommen, haben ein erhöhtes „osmole gap“.

– Erhöhtes „osmole gap“, Hyperosmolalität durch Ansammlung unbestimmter Mengen osmotisch aktiver gelöster Teilchen

Ethylenglycol (in der Veterinärmedizin am bedeutungsvollsten)
Andere Vergiftungen
    Ethanol
    Salicylat
    Pharmaka
Laktazidose
Schock (teilweise durch die Milchsäure)
Septikämie
Lymphosarkom
Zirrhose

6. Der größte Wert in der Veterinärmedizin bei der Verwendung des „osmole gap“ liegt in der initialen Beurteilung und Diagnose einer möglichen Ethylenglycolvergiftung. Starke Erhöhungen von gelöstem, osmotisch aktivem Ethylenglycol im Serum können kurz nach der Aufnahme und bis 24 Stunden danach entdeckt werden. Die meisten anderen Erkrankungen bei Tieren führen nicht zu den hohen Werten der Hyperosmolalität und des „osmole gap“, die während der initialen Phasen der Ethylenglycolvergiftung vorhanden sind.

7. Allgemeine Richtlinien für noch zu tolerierende Erhöhungen der Osmolalität geben meist ein oberes Limit von 245 bis 350 mosm/kg KG für Hund und Katze an.

8. Erhöhungen der Osmolalität durch zwischen den Flüssigkeitsräumen frei permeable Partikel führen nicht zu Verschiebungen von Wasser.

A. Eine durch Harnstoff oder Ethanol verursachte Hyperosmolalität des Serums führt nicht zu einer Nettobewegung des Wassers, da die Substanzen frei in die Zellen eindringen können.

B. Eine schnelle intravenöse Infusion von Harnstoff führt zu einem Ausstrom von Wasser aus den Zellen. Es existiert ein Konzentrationsgradient, bis sich der Harnstoff innerhalb der Zellen entsprechend verteilt hat; dann hört die Verschiebung des Wassers auf. Daher ist es besser, den „effektiven" Osmolalitätsgradienten zu berücksichtigen.

9. Die Osmolalität, bezogen auf die vom Harnstoff herrührenden Werte, ermöglicht eine genauere Einschätzung der osmotischen Kräfte, die Flüssigkeitsshifts verursachen (s. oben).

Korrigierte Osmolalität

$$= \text{gemessene Osmolalität} - \frac{\text{BUN}}{2,8} = \text{„effektive" Osmolalität}$$

BUN wird in mg/dl angegeben.

10. Bei einer Dehydratation, die hauptsächlich durch Wasserverlust entstanden ist (hypertone oder hypernatriämische Dehydratation), eignet sich die Serumosmolalität zur Beurteilung des Flüssigkeitsdefizits. Diese Formel kann *nur* bei hypertoner Dehydratation angewendet werden.

Berechnungsbeispiel

1. Wieviel von an gelösten Teilchen freier Flüssigkeit ist erforderlich, um die Serumosmolalität eines 10 kg schweren Hundes mit normalen BUN- und Glucosewerten von 320 auf 300 zu heben?

$$\text{Flüssigkeitsdefizit (l)} = \frac{320 - 300}{300} \times 0,6 \times 10\,\text{kg}$$

$$= \frac{10}{300} \times 6\,\text{kg} = 0,4\,\text{l} = 400\,\text{ml.}$$

2. Wieviel von an gelösten Teilchen freier Flüssigkeit ist erforderlich, um die Serumosmolalität eines 10 kg wiegenden Hundes mit einem BUN von 112 mg/dl von 350 auf 300 zu verringern? In diesem Fall muß die gemessene Serumosmolalität zuerst korrigiert werden, um die ineffektive osmotische Aktivität zu berücksichtigen, die durch den frei permeablen Harnstoff entsteht.

$$\text{BUN} = 112\,\frac{\text{mg}}{\text{dl}} \div 2,8$$

$$= \frac{40\,\text{mosm}}{\text{kg}} \text{ trägt der Harnstoff bei.}$$

Korrigierte Osmolalität = 350 − 40 = 310

$$\text{Flüssigkeitsdefizit (l)} = \frac{310 - 300}{300} \times 0,6 \times 10\,\text{kg} = \frac{10}{300} \times 6\,\text{kg} = 0,2\,\text{l} = 200\,\text{ml.}$$

Störungen des Kaliumgleichgewichtes

• Normale Physiologie und Regulation des Kaliumgleichgewichtes

1. Kalium ist das häufigste intrazelluläre Kation und daher größtenteils für die Aufrechterhaltung des intrazellulären Volumens verantwortlich.
2. Über 95% des Körperkaliums befindet sich in den Zellen, und nur 2% bis 5% des Körperkaliums befinden sich in der extrazellulären Flüssigkeit.
   – Die normale Kaliumkapazität des Körpers beträgt etwa 40 mval/kg.
3. Das Verhältnis von intrazellulärer zu extrazellulärer K^+-Konzentration ist wichtig bei der Bestimmung des Zellmembranpotentials. Schnelle Veränderungen der extrazellulären K^+-Konzentration verändern dieses Verhältnis und prädisponieren das Tier für Arrhythmien und Überleitungsstörungen in den erregbaren Geweben (Herz, Nerven, Muskeln).
4. Etwa 90% des aufgenommenen Kaliums werden über die Nieren ausgeschieden, 10% über die Faeces. Unter speziellen Umständen (wie bei chronischer Niereninsuffizienz) kann sich das Kolon anpassen und die Kaliumexkretion in die Faeces erhöhen.
5. Die tägliche Kaliumaufnahme ist bei gesunden Hunden und Katzen gleich dem täglichen Verlust. Der tägliche Bedarf beträgt 2,2 bis 44 mval (s. Abb. 24-3).
6. Die gesunde Niere ist als Organ der K^+-Ausscheidung gut entwickelt, ihre Fähigkeit, K^+ zu bewahren, weniger gut. Obligatorische Verluste von K^+ über den Urin treten sogar bei starker diätetischer Kaliumrestriktion auf.
7. Die Plasma- oder Serumkonzentration von K^+ bleibt trotz großer Variation der K^+-Aufnahme mit der Nahrung innerhalb einer engen Schwankungsbreite (4,0 bis 5,5 mval/l). Diese Kontrolle wird durch Sekretion von Insulin, durch das sympathische Nervensystem und renale oder adrenale Mechanismen aufrechterhalten.
8. Schicksal des Kaliums in der Niere
   A. Kalium wird durch die glomeruläre Filtration frei filtriert und entweder passiv oder aktiv entlang des gesamten Nephrons reabsorbiert.
   B. Im distalen Nephron fördert Aldosteron die Kaliumsekretion. Aldosteron stimuliert den aktiven Transport von K^+ aus der peritubulären Flüssigkeit in die Tubuluszelle. Durch passive Diffusion wandert Kalium aus der Zelle in die Tubulusflüssigkeit, da die Konzentration des intrazellulären K^+ steigt. Dieser Effekt kann ohne simultane Veränderungen der Na^+-Sekretion auftreten.
   C. Die Plasma-Aldosteronkonzentration wird sowohl durch das Renin-Angiotensin-System als auch durch direkte Stimulation der Nebennierenrinde reguliert.
   D. Die tubuläre Durchflußgeschwindigkeit nach der sezernierenden Stelle des distalen Nephrons ist ebenfalls wichtig. Die Kaliumexkretion hängt hier von der Erhaltung eines günstigen Gradienten zwischen der K^+-Konzentration in der Tubulusflüssigkeit und der K^+-Konzentration innerhalb der Tubuluszellen ab. Es wird ein Gradient, der für das Fortsetzen der Kaliumsekretion in die Tubulusflüssigkeit günstig ist, bei hoher tubulärer Durchflußgeschwindigkeit aufrechterhalten, da die maximale Sekretion von K^+ in die Tubuluszellen rasch erfolgt. Zur Verminderung dieses Gradienten kommt es bei niedriger tubulärer Durchströmung.
   E. Die gesunde Niere paßt sich an eine chronisch hohe Aufnahme von K^+ (Ka-

liumlast) durch noch nicht geklärte renale Mechanismen an. Eine akute Kaliumlast begrenzt die renale Kaliumexkretion in stärkerem Maße.

9. Die Plasma- oder Serumkonzentration kann das Gesamtkörperkalium nicht widerspiegeln, da die extrazelluläre Konzentration vorwiegend intrazellulärer Ionen gemessen wird.

A. Während einer chronischen Abnahme der Körpermuskelmasse gehen etwa 3 mval K^+ pro Gramm Proteinstickstoff-Verlust verloren. Bei chronischen Erkrankungen, die mit Verringerungen der Muskelmasse verbunden sind, ist das Serum-K^+ wahrscheinlich normal, obwohl die gesamten Kaliumspeicher im Körper verringert sind.

B. Während K^+ aus der extrazellulären Flüssigkeit verlorengeht, strömt K^+ aus den intrazellulären Speichern in den Extrazellularraum, wodurch die K^+-Verluste der extrazellulären Flüssigkeit maskiert werden.

C. Die Serum- oder Plasmakaliumkonzentrationen sind unter Berücksichtigung des Säure-Basen-Gleichgewichtes zu bewerten. Eine akute Azidose oder Alkalose führt zu einer Verschiebung von K^+ zwischen den intrazellulären und extrazellulären Kompartimenten. In der Regel tritt für jede Veränderung des Blut-pH um 0,1 E eine simultane inverse Veränderung des Serum-K^+ von 0,6 mval/l auf. Zum Beispiel stelle man sich einen Patienten mit einem pH von 7,1 und einem Serum-K^+ von 4,5 mval/l vor. Wenn die Azidose korrigiert ist (pH jetzt 7,4), beträgt der Serumwert von K^+ 2,7 mval/l; es besteht eine Hypokaliämie, wenn keine K^+-Supplementation vorgenommen worden ist.

– Diese Angaben treffen zu, wenn die metabolische Azidose durch anorganisch-chemische Ursachen bedingt ist, d. h., diese Veränderungen werden bei Laktatazidose nicht beobachtet.

• Hypokaliämie

1. Eine Hypokaliämie besteht, wenn die gemessenen Werte unter 4,0 mval/l liegen.

A. Eine Hypokaliämie wird meist klinisch bedeutsam, wenn die Konzentration auf weniger als 3,5 mval/l sinkt.

B. Hypokaliämie ist bei Katzen häufiger als bei Hunden.

2. Hypokaliämie kann anzeigen:

A. ein Kaliumdefizit des gesamten Körpers,

B. eine Verschiebung von K^+ in die Zellen ohne reales Defizit im gesamten Körper,

3. Negative Kaliumbilanz (K^+-Aufnahme – K^+-Verlust = negativer Wert)

A. Unzureichende Kaliumaufnahme

B. Erhöhter K^+-Verlust

1) Gastrointestinaltrakt

2) Harnapparat

C. Häufig besteht eine verringerte K^+-Aufnahme in Kombination mit einem erhöhten K^+-Verlust.

4. Die Symptome einer Hypokaliämie werden in metabolische, neuromuskuläre, kardiovaskuläre und renale eingeteilt.

A. Metabolische Symptome: Die verminderte Toleranz gegenüber Kohlenhydraten kann sich in einem erhöhten Nüchternblutglucosewert manifestieren. Die Insulinsekretion des Pankreas ist verringert, da sie K^+-abhängig ist.

B. Neuromuskuläre Symptome: Diese Symptome sind häufig, besonders wenn der K^+-Wert weniger als 2,5 mval/l beträgt.

1) Muskelschwäche, Krämpfe und Parästhesien können auftreten.

a) Schwäche bei Hunden betrifft besonders die Hintergliedmaßen.

b) Schwäche des Stammes ist bei Katzen das offensichtlichste Symptom und führt manchmal zu einer Ventroflexion von Kopf und Nacken.

2) Eine Myopathie kann aus einer chronischen Hypokaliämie resultieren; sie wurde bei Katzen dokumentiert.

3) Depression, Lethargie und Verwirrtheit können bestehen; Koma und Delirium treten selten auf.

4) Schwäche der glatten Muskulatur des Gastrointestinaltraktes kann zu verringerter Motilität des Darmes und zu Ileus führen. Ähnlich kann die Blase manchmal gelähmt sein, was Harnretention bewirkt.

5) Anorexie, Vomitus, Konstipation, verzögerte Magenentleerung und abdominale Krämpfe können auch aus einer Hypokaliämie resultieren.

6) Bei extremer Hypokaliämie kann der Tod durch Lähmung der Atemmuskulatur auftreten.

C. Kardiovaskuläre Symptome: Veränderungen des EKG können festgestellt werden, wenn das Serum-K^+ weniger als 3,0 mval/l beträgt; jedoch sind diese Anomalien bei Hunden mit Hypokaliämie fraglich. Wenn sie vorhanden sind, können Senkung der ST-Strecke, Abflachung oder Inversion der T-Wellen, Vorhandensein einer U-Welle, eine Erhöhung der P-Amplitude, eine Verlängerung des PR-Intervalls und eine Verlängerung der QRS-Dauer (bei schwerer Hypokaliämie) registriert werden. Eine Sinusbradykardie, Herzblock ersten und zweiten Grades, Vorhofflattern, paroxysmale Vorhoftachykardie, atrioventrikuläre Dissoziation und Kammerflimmern sind beobachtet worden. Herzmuskelnekrose kann bei schwerer Kaliumverarmung festgestellt werden, aber die vorher aufgeführten Anomalien entstehen durch Hypokaliämie und nicht durch die Nekrose.

D. Renale Symptome: Eine Hyposthenurie kann eine bedeutende renale Anomalie sein, die durch Hypokaliämie hervorgerufen wird. Die Konzentrierungsfähigkeit geht progressiv verloren, wenn das Kaliumdefizit groß wird. Die psychogene Stimulation des Durstzentrums im Hypothalamus kann dazu beitragen. Ein Absinken der GFR kann auftreten, wenn die K^+-Verarmung chronisch wird. Intrarenale Läsionen können ebenfalls entstehen.

1) Ein Syndrom mit Kaliumverarmung, Hypokaliämie und primärer Niereninsuffizienz ist vor einigen Jahren bei Katzen beschrieben worden (Felines kaliopenisches Polymyopathie/Nephropathie-Syndrom).

– *Ursachen der Hypokaliämie*

1. Verschiebung von K^+ aus dem Extrazellularraum in den Intrazellularraum
   A. Erhöhter pH-Wert (verringerte H^+), Alkalose
   B. Erhöhtes HCO_3^-
   C. Erhöhtes Plasmainsulin
   D. Erhöhte Plasmaglucose (nicht diabetisch)

E. Applikation von Diuretika
F. Catecholamine (Beta-2-agonistischer Effekt)
G. Schwere Hypothermie (catecholamin-induziert?)

2. Verringerte K^+-Aufnahme
A. Anorexie[1])
B. Applikation von Flüssigkeiten, die kein Kalium enthalten
C. K^+-Mangel im Futter (bei Katzen beschrieben, besonders wenn das Futter stark säuernd ist)

3. Gastrointestinale Verluste
A. Erbrechen[1])
B. Diarrhoe[1])
C. Zu häufiger Gebrauch von Klistieren, Laxantien oder Ionenaustauschern

4. Verlust über den Harnapparat
A. Parenchymale Nierenerkrankung
1) Renale tubuläre Azidose
2) Fanconi-Syndrom
3) Chronische Nierenerkrankung (manchmal), häufiger bei Katzen als bei Hunden
4) Dauerapplikation von Amphotericin B, Gentamicintherapie
5) Postobstruktive Diurese[1])
a) Urethraobstruktion beim Felinen Urologischen Syndrom (FUS)
b) Harnsteine
6) Diuretische Phase bei akutem primärem Nierenversagen[1])
B. Therapie mit Diuretika
C. Hypomagnesiämie
D. Erhöhte mineralokortikoide Wirkung (Hyperaldosteronismus)
E. Impermeable Anionen (Penicillin, Carbenicillin)
F. Chronische metabolische Azidose

5. Unechte Hypokaliämie: Verdünnung durch unzureichende Säuberung der i. v. Infusionsschläuche von der heparinisierten Kochsalzspülung

6. Parenterale Infusionstherapie mit unzureichender K^+-Supplementation
A. Die Volumenexpansion trägt zum verdünnenden Effekt bei.
B. Eine erhöhte renale tubuläre Durchströmung erhöht den K^+-Verlust über den Harn.

7. Paradoxe Hypokaliämie während der Applikation von mit K^+ supplementierten Lösungen (wurde bei Katzen mit Nierenerkrankungen und K^+-Verarmung beschrieben)

– *Therapie der Hypokaliämie*

Die klinischen Symptome des Patienten und das Ausmaß der Hypokaliämie bestimmen, wie aggressiv und über welchen Weg die Korrektur versucht wird. Patienten mit Serumkaliumwerten unter 2,5 mval/l werden im allgemeinen behandelt, selbst wenn keine spezifischen Symptome durch die Hypokaliämie vorhanden sind. Patienten mit Serumkaliumwerten von fast 2,0 mval/l können einen Notfallersatz von

[1]) Sehr häufige und wichtige Ursachen einer Hypokaliämie bei Hunden und Katzen.

Kalium benötigen. Fälle mit Kaliumwerten von 2,5 mval/l erfordern gewöhnlich eine Kaliumsupplementation, wenn Anorexie besteht; Fälle mit Kaliumwerten von 3,0 bis 3,5 mval/l können eine Kaliumsupplementation erfordern, wenn durch den Krankheitsprozeß entweder eine ständige Anorexie besteht oder Kaliumverluste auftreten.

Orale K^+-Substitution

Während der Genesungsphase vieler Krankheiten tritt die Korrektur mit der normalen Nahrungsaufnahme ein, sobald der Appetit wiederkehrt. Wenn die Anorexie andauert oder die Futteraufnahme für den K^+-Ersatz nicht ausreicht, ist eine kommerzielle K^+-Supplementation erhältlich. Es ist ratsam, diese Zubereitungen zu gleichen Teilen mit Wasser zu verrühren, da sonst häufig durch die reizende Flüsigkeit Übelkeit auftritt. Tabletten sind erhältlich, werden aber nicht empfohlen wegen der Probleme mit der Absorption und der Möglichkeit gastrointestinaler Geschwürsbildung. Die orale Supplementation kann bei Tieren, die erbrechen, wertlos sein. Die Dosierung des oralen K^+ richtet sich nach den in Abständen erfolgenden K^+-Bestimmungen.

Subkutane K^+-Substitution

Lösungen, die bis zu 30 mval/l K^+/l enthalten, können auf subkutanem Weg ohne lokale Reizung sicher appliziert werden. Die Wahrscheinlichkeit einer systemischen Toxizität durch Hyperkaliämie ist niedrig wegen der verlängerten Zeit, die zur subkutanen Flüssigkeitsabsorption erforderlich ist. Der subkutane Applikationsweg ist nicht ausreichend, wenn ernste Defizite von Kalium und Wasser bestehen.

Intravenöse K^+-Substitution

1. Im allgemeinen ist die Geschwindigkeit der K^+-Applikation (mval/Std.) für das Erreichen toxischer Spiegel wichtiger als die Gesamtmenge des verabreichten Kaliums.
   - A. Um eine Hyperkaliämie zu vermeiden, sollte die Menge des zugeführten K^+ 0,5 mval/kg KG/Std. nicht überschreiten.
   - B. 0,1 bis 0,2 mval/kg KG/Std. reicht zur Wiederauffüllung meist aus (Willard).
2. 3 bis 5 mval/kg KG/Tag können erforderlich sein, um eine mäßige bis schwere Hypokaliämie zu behandeln (Schaer).
3. Die gleitende Skala nach Cornelius bezieht die tägliche Kaliumdosis auf die bestehende K^+-Konzentration:
   - A. Leichter K^+-Mangel
     - 1) K^+ = 3,0 bis 3,7 mval/l
     - 2) Appliziere 1 bis 3 mval/kg KG/Tag an K^+.
   - B. Mäßiger K^+-Mangel
     - 1) K^+ = 2,5 bis 3,0 mval/l
     - 2) Appliziere 4 bis 6 mval/kg KG/Tag an K^+.

Tabelle 25-3 Modifizierte gleitende Skala nach Scott zur Behandlung von Patienten mit Hypokaliämie oder mit Kaliumverarmung und normalem Serumkalium

Serum-K^+ (mval)	mval K^+, die 250 ml Flüssigkeit zugefügt werden	mval K^+, die 250 ml Flüssigkeit zugefügt werden	Maximale Infusionsgeschwindigkeit [1]) (ml/kg/Std.)
< 2,0	20	80	6
2,1–2,5	15	60	8
2,6–3,0	10	40	12
3,1–3,5	7	28	18
> 3,5 < 5,0	5	20	25

[1]) bei 0,5 mg/kg/Std.

Aus: Chew, D. J.: Parenteral Fluid Therapy. In: Sherding, R. G. (Ed.): The Cat: Diseases and Clinical Management. Churchill Livingstone, New York 1989.

Die Flüssigkeitsmenge ist meist das Maß zur Erhaltung, kann aber auch den Bedarf zur Beseitigung der Dehydratation einschließen, wenn die Flüssigkeitsinfusion über 24 Stunden gleichmäßig verteilt wird und die Nierenfunktion störungsfrei abläuft.

C. Schwerer K^+-Mangel
   1) K < 2,5 mval/l
   2) Appliziere 7 bis 9 mval/kg KG/Tag an K^+.

4. Wenn die Serumwerte von K^+ nicht mindestens auf einer Tagesbedarfsbasis ermittelt werden können, kann folgende gleitende Skala nach Scott als Richtlinie für die K^+-Supplementation verwendet werden (Tabelle 25-3). Die Genauigkeit der K^+-Auffüllung bei Verwendung dieser Technik setzt eine genaue Berechnung des Flüssigkeitsbedarfs voraus. Kaliumreiche Flüssigkeiten zur Korrektur einer Dehydratation oder eines Schocks dürfen nicht schnell infundiert werden. Zur schnellen Korrektur sowohl einer Hyperkaliämie als auch einer Dehydratation müssen zwei Zugänge gelegt werden, über die mit unterschiedlicher Tropfgeschwindigkeit kaliumreiche (langsam) und kaliumarme (schnell) Lösungen infundiert werden.

5. Beurteile das Serum erneut, um die Wirksamkeit der Therapie zu bestimmen und gleiche die Menge des applizierten K^+ an. Wenn die K^+-Verluste durch den Krankheitsprozeß anhalten, wird die gleiche K^+-Menge auch am nächsten Tag zugeführt, obwohl die Serum-K^+-Werte sich wieder normalisiert haben können. In diesem Fall ist die Weiterführung der Supplementation erforderlich, um die Serum-K^+-Werte innerhalb der normalen Schwankungsbreite zu halten. Wenn sich das vorher zugeführte Kalium als nicht ausreichend erwiesen hat, um den Serumkaliumspiegel zu heben, wird die nächstgrößere Menge appliziert.

6. Risiken für die Entwicklung einer Hyperkaliämie während der K^+-Supplementation
   A. Oligurie/Anurie
   B. Azidose
   C. Schnelle Korrektur der Alkalose
   D. Ausgehungerte Patienten mit einem begrenzten Reservoir zur zellulären Aufnahme

– Die Gesamtkörper-K^+-Kapazität kann auf 20 bis 30 mval/kg KG reduziert sein, besonders bei schweren bis mittelgradigen Verlusten (normal sind etwa 40 mval/kg KG).

E. Schnelle Infusion K^+-haltiger Flüssigkeiten

7. Verändere die K^+-Applikationsrichtlinien bei den Zuständen, die unter 6 A bis 6 E vermerkt sind.

A. Weniger K^+ verabreichen

B. Genauer überwachen

8. Verringere die Menge der K^+-Supplementation schnell, wenn das Tier zu fressen beginnt; eine weitere i. v. Supplementation ist meist unnötig.

9. Eine andere Technik der K^+-Wiederauffüllung ist die Verabreichung einer Standardkonzentration von 30 mval K^+, die zu einem Liter Flüssigkeit hinzugegeben werden. Dies bedeutet eine leichte K^+-Supplementation (entspricht 7 bis 8 mval/K^+/250 ml Flüssigkeit) und kann sicher intravenös solchen Tieren verabreicht werden, die, basierend auf der Anamnese und der klinischen Untersuchung (z. B. Diabetes mellitus), wahrscheinlich einen Kaliummangel haben und deren Serum-K^+-Werte nicht schnell verfügbar sind.

10. Die parenterale Kaliumsupplementation ist in Form von Kaliumchlorid oder Kaliumphosphat möglich. Kaliumchlorid wird häufiger verwendet (meist in einer Dosis von 2 mval K^+/ml).

11. Der errechnete K^+-Mangel kann auch durch folgende Formel veranschlagt werden:

Kaliumdefizit ist gleich normales K^+ – vorhandenes $K^+ \times$ Volumen der K^+-Verteilung

$$= \frac{\text{mval}}{\text{l}} \times \text{l}$$

A. Da K^+ hauptsächlich ein intrazellulär vorkommendes Ion ist, ist das Verteilungsvolumen größer als der Extrazellularraum. 40% des Körpergewichtes werden empirisch angesetzt, um das angenommene intrazelluläre Defizit und die intrazelluläre Aufnahme zu kompensieren.

B. Die mit dieser Methode berechneten erforderlichen K^+-Mengen sind wesentlich kleiner als die nach der gleitenden Skala nach Scott berechneten.

12. Kalium kann vor der Entwicklung einer Hypokaliämie zu den Infusionsflüssigkeiten zugefügt werden (prophylaktische Verwendung).

A. Führe dies durch, wenn Flüssigkeiten voraussichtlich länger als 24 Stunden lang verabreicht werden.

B. Verwende die geringste, in der modifizierten gleitenden Skala nach Scott angegebene Menge

– 5 mval K^+/250 ml oder 20 mval K^+/1 000 ml

C. Die Zugabe hängt von dem allmählichen Transfer von K^+ in die Zellen und der Exkretion des zugefügten, nicht benötigten K^+ ab.

D. Alternativ sind 0,5 mval K^+/kg/Tag als Ausgangsmenge empfohlen worden, um die Entwicklung einer Hyperkaliämie während einer Flüssigkeitstherapie zu verhindern (Willard).

Berechnungsbeispiele

1. Sie beurteilen einen 10-kg-Hund mit 8% Dehydratation.

$$\frac{2,6\,\text{mval}}{\text{l}} = \text{Serum-K}^+$$

$$4,0 = \text{normales K}^+$$

A. Methode 1

3 bis 5 mval/kg = 30 bis 50 mval K^+ potentiell erforderlich pro Tag

B. Methode 2

$$\text{K}^+\text{-Defizit} = 4,0 - 2,6 = \frac{1,4\,\text{mval}}{\text{l}}$$

Subakutes Verteilungsvolumen für K^+ (VV) = 40% des Körpergewichtes

VV = $0,4 \times 10$ kg = 4 kg = 4 l

K^+-Defizit$\times$VV = erforderliche mval K^+

$$\frac{1,4\,\text{mval}}{\text{l}} \times 4\,\text{l} = 5,6\,\text{mval K}^+ \text{ sind zum initialen Ersatz erforderlich.}$$

Zusätzliches K^+ ist erforderlich zur Erhaltung und um den fortbestehenden K^+-Verlust auszugleichen (s. Abb. 24-3, die etwa 14 mval K^+ für die tägliche Erhaltung angibt). Die gesamte K^+-Applikation bei dieser Methode = 5,6 + 14 = etwa 20 mval.

C. Methode 3 (Technik nach Scott), derselbe Hund

$$\frac{2,6\,\text{mval}}{\text{l}} = \text{Serum-K}^+$$

10 mval K^+ Supplementation pro 250 ml Flüssigkeit.

Bedarf, um die Dehydratation auszugleichen = % Dehydratation$\times$Gewicht (0,453 kg)$\times$500 = ml

= $0,08 \times 22 \times 500$

= 880 ml

Erhaltung

$$= \frac{30\,\text{ml}}{0,453\,\text{kg}} \times \text{Gewicht } (0,453\,\text{kg}) = \text{ml}$$

$$= \frac{30\,\text{ml}}{0,453\,\text{kg}} \times 22 = 660\,\text{ml}$$

Gesamter Flüssigkeitsbedarf

= Erhaltung + Dehydratation

= 660 ml + 880 ml = 1 540 ml

1) Die K^+-Supplementation nach der gleitenden Skala beträgt 10 mval K^+ pro 250 ml infundierte Flüssigkeitsmenge (Dies ist gleich 40 mval K^+ Supplementation/l). Dieser Hund erhält etwa 60 mval K^+ über einen 24stündigen Zeitraum, wenn der Flüssigkeitsbedarf infundiert wird. Die K^+-Supplementation umfaßt sowohl den K^+-Ersatz als auch den Erhaltungsbedarf.

2) Tag 2. Die Hydratation ist normal.

$$\frac{2,9\,\text{mval}}{\text{l}} = \text{Serum K}^+$$

Gewicht = 10,9 kg (Gewichtszunahme durch Rehydratation)

3) Wieviel K^+ und Flüssigkeit sollte an Tag 2 infundiert werden?
Bedarf zur Deckung einer Dehydratation = 0
Erhaltungsbedarf = 30 ml/0,453 kg = 30 ml × 10,9 kg = 720 ml
Gesamtes Flüssigkeitsmenge, die infundiert werden soll = etwa 720 ml (etwa drei 250-ml-Flaschen).

4) Die K^+-Supplementation nach der gleitenden Skala beträgt immer noch 10 mval K^+ pro 250 ml infundierte Flüssigkeitsmenge. Da das Flüsigkeitsvolumen an Tag 2 wesentlich niedriger als an Tag 1 ist, muß sich die Gesamtmenge des infundierten K^+ proportional verringern. Es werden etwa 30 mval K^+ über einen 24stündigen Zeitraum ergänzt, während die berechnete Flüssigkeitsmenge infundiert wird.

• Hyperkaliämie

1. Eine Hyperkaliämie besteht, wenn die Serum-K^+-Werte gleich 6,0 mval/l oder höher sind.
2. Eine Hyperkaliämie kann entweder anzeigen, daß eine positive Kaliumbilanz vorliegt (K^+-Aufnahme – K^+-Verlust = positiver Wert) oder eine Verschiebung von Kalium aus dem IZR in den EZR ohne reale Veränderung des Gesamtkörperkaliums aufgetreten ist.

– *Symptome der Hyperkaliämie*

1. Bei der klinischen Untersuchung mancher Tiere ergeben sich überraschend wenig besondere Befunde, obwohl das Serumkalium 7,0 mval/l überschreiten kann.
2. Neuromuskuläre Schwäche oder Paralyse kann beobachtet werden. Lähmung der Atemmuskulatur kann auftreten und zum Tod führen. Parästhesien können vorhanden sein.
3. Kardiovaskulär (bei Hund und Katze am wichtigsten): Die Wirkung der Hyperkaliämie auf das Herz ist von großer Bedeutung, da der Patient an schweren Herzarrhythmien oder -asystolien sterben kann. Wirkungen auf das Herz sind unwahrscheinlich, wenn das Serum-K^+ unter 7,0 mval/l liegt, aber wahrscheinlich, wenn das Serum-K^+ mehr als 8,0 mval/l beträgt. Veränderungen des EKG, die auf die Hyperkaliämie zurückzuführen sind, werden durch Hyponatriämie, Hypokalzämie, Azidose und Hypermagnesiämie vergrößert. Hunde können häufig die Herzkontraktilität sogar bei schwerer Hyperkaliämie und Arrhythmien aufrechterhalten.

Progressive EKG-Anomalien

1. Höhere und spitzere T-Wellen
2. Senkung der ST-Strecke
3. Abnahme der Amplitude der R-Zacke
4. Verlängerung des P-R-Intervalls
5. Verringerte Amplitude der P-Welle, Vorhofstillstand
6. Verlängerung der Q-T-Dauer
7. Verlängerte QRS-Dauer
8. Sinuventrikulärer Rhythmus (P-Wellen fehlen)

9. Kammerflimmern oder Asystolie
10. Bradykardie ist das Kennzeichen einer Hyperkaliämie, aber ihr Fehlen schließt eine erhebliche Hyperkaliämie nicht aus. Die Feststellung auf dem EKG und das Folgen einer Hyperkaliämie wurden im allgemeinen bei Hunden und Katzen als diagnostisch zuverlässig angesehen (Abb. 25-2 und 25-3).

Abb. 25-2 Typisches EKG bei Hyperkaliämie. Beachte das Fehlen einer P-Welle (Vorhofstillstand) und die spitze T-Welle, typisch für eine gemäßigte Hyperkaliämie.

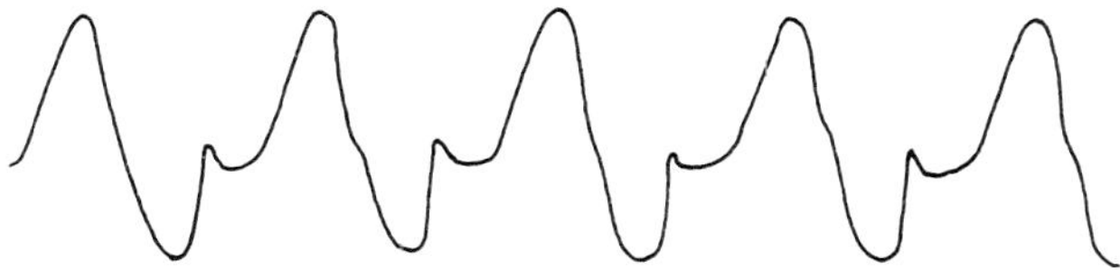

Abb. 25-3 Dieses EKG-Muster ist repräsentativ für einen sinoventrikulären Rhythmus, der bei fortgeschrittener Hyperkaliämie gesehen wird.

– *Ursachen der Hyperkaliämie*

1. Pseudohyperkaliämie
   A. Eine In-vitro-Freisetzung von K^+ aus den Zellen kann bei der Bildung eines Koagulums auftreten, wenn starke Erhöhungen der Thrombozyten- und Leukozytenzahlen vorhanden sind.
      1) Leukozytose (> 100 000)
      2) Thrombozytose (> 1 000 000 ml)
   B. Hämolyse: Wenn das Blut längere Zeit steht, bevor das Serum separiert wird, kann intrazelluläres K^+ in das Serum übertreten. Hämolysierte Erythrozyten, die während der Venenpunktion geschädigt worden sind, oder überlagertes Blut können ein Plasma mit erhöhten K^+-Werten aufweisen, aber die Menge des freigesetzten K^+ im Plasma ist bei Hunden klein.
      – Akita-Hunde haben soviel K^+ in ihren Erythrozyten, daß dieser Artefakt stark ausgeprägt ist.
   C. Die wiederholte K^+-Bestimmung des Plasmas und die K^+-Bestimmung in Zellen, die schnell vom Serum getrennt werden, ergeben normale Ergebnisse.
   D. Feste Staubinden oder starke Bewegungen der Gliedmaßen (bei widersetzlichen Tieren) können K^+ freisetzen und Azidose hervorrufen. Dies zeigt sich in dem venösen Blut, das von einer solchen Gliedmaße genommen wird.
2. Verringerte renale K^+-Exkretion
   A. Oligurische primäre Niereninsuffizienz (s. Kapitel 12.)
      1) Akut
      2) Chronisch (präterminal)

B. Hypoadrenokortizismus (caniner Morbus Addison; s. Kapitel 14.)
   1) Mangel an Mineralocorticoiden
   2) Volumenverringerung
   3) Azidose
C. Pharmakologische Blockade der K^+-Sekretion (K^+-sparende Diuretika)
   1) Spironolacton
   2) Triamteren
   3) Amilorid
D. Hyperaldosteronismus
   1) Verringerte Reninbildung
   2) Morbus Addison
E. Oligurische postrenale Insuffizienz (bei Hund und Katze häufig)
   1) Harnwegsobstruktion
      a) FUS mit Urethraobstruktion (s. Kapitel 13.)
      b) Urolithiasis
   2) Zerreißungen der harnableitenden Wege
      a) Blasenruptur (bei Hund und Katze häufig)
      b) Urethraruptur
      c) Urethraabriß
F. Isolierter K^+-sekretorischer Defekt der Niere (selten)

3. Verschiebung von K^+ aus dem Intrazellularraum in den Extrazellularraum
   A. Azidose (metabolisch oder respiratorisch)
   B. Schnelle zelluläre Freisetzung aus dem verletzten oder katabolen Gewebe, woraus eine Autoinfusion von K^+ resultiert.
      1) Quetschungen
      2) Chirurgische Eingriffe
      3) Massive Infektionen
      4) Chemotherapie mit massiver Nekrose des Tumorgewebes
      5) Succinylcholin-Depolarisation
      6) Akute Digitalisvergiftung
      7) Nach Argininfusion
      8) Tumor-Lyse-Syndrom nach Tumortherapie
      9) Rhabdomyolyse
   C. Fehlen von Insulin
   D. Hyperthermie
4. Erhöhte Kaliumaufnahme
   A. Exzessive orale Supplementation
   B. Zu schnelle intravenöse Infusion K^+-haltiger Lösungen
   C. Unzureichende Vermischung der K^+-Supplementation in flexiblen Plastikinfusionsflaschen
   D. Hochdosiertes K^+-Penicillin i. v. (1,7 mval K^+ werden mit 1 000 000 E Penicillin appliziert)
   E. Verwendung von KCl als Salzersatz mit gleichzeitiger Natriumrestriktion bei Patienten mit Herzinsuffizienz
   F. Schnelle Transfusion von altem Blut, minimale Wirkung beim Hund
5. Akute Erhöhungen der Osmolalität des Extrazellularraumes
   A. Glucose

B. Mannitol

C. Kochsalz (führt häufiger zu Hypokaliämie nach hypertonen Kochsalzlösungen)

D. Plötzliche Erhöhungen der Osmolalität des Extrazellularraumes fördern den Transfer von intrazellulärem Wasser in die extrazelluläre Flüsigkeit. Diese plötzliche Bewegung von Wasser kann intrazelluläres K^+ durch den Solvent-drag-Effekt (Lösungsmittel-carrier-Wirkung) mit sich ziehen.

6. Chylothorax (Mechanismus unbekannt)

7. Probenahmen aus einem nicht ausgepülten intravenösen Zugang, über den vorher K^+-haltige Flüssigkeiten infundiert wurden.

– *Therapie der Hyperkaliämie*

1. Stelle die gesamte orale und intravenöse K^+-Supplementation ein.

2. Beseitige nach Möglichkeit die Grundursache der Hyperkaliämie (z. B. beseitige eine Urethraobstruktion, fülle das Volumen auf und appliziere NNR-Steroide bei Hypoadrenokortizismus).

3. Die akute Behandlung richtet sich auf das Wiederherstellen des normalen Verhältnisses von intrazellulärem K^+ zu extrazellulärem K^+, wodurch das Zellmembranpotential vorläufig stabilisiert wird. Verwende Hydrogencarbonat oder Glucose und Insulin, wie unten aufgeführt, um die Verschiebung von K^+ aus dem EZR in den IZR zu unterstützen.

A. Verwende 1 bis 2 mval/kg $NaHCO_3$ i. v. als langsame Bolusinjektion. Die Verschiebung von K^+ in die Zellen wird durch einen erhöhten pH-Wert und durch eine direkte Wirkung der Hydrogencarbonationen begünstigt. Dieser Mechanismus reicht zur vorübergehenden Korrektur einer Hyperkaliämie aus und kann innerhalb von Minuten als Normalisierung des Herzschlages auf dem EKG beobachtet werden.

B. 1/2 bis 1 E/kg Altinsulin i. v. mit 2 g Glucose/E Insulin. Die Insulinapplikation fördert den Transfer von Glucose und K^+ in die Zellen. Verabreiche gleichzeitig Glucose, um eine Hyperglykämie durch das exogen zugeführte Insulin zu verhindern. Diese Technik ist erfolgreich angewendet worden, bietet aber keinen Vorteil gegenüber der Applikation von Natriumhydrogencarbonat.

C. Ein direkter Antagonismus zu den toxischen Wirkungen der Hyperkaliämie auf das Myokard kann mit Calcium erreicht werden. Infundiere langsam 2 bis 10 ml einer 10%igen Calciumgluconatlösung i. v. unter direkter Kontrolle am EKG. Diese Maßnahme ist in der Tiermedizin nicht weit verbreitet. Es sind 0,5 bis 1,0 ml/kg KG einer 10%igen Calciumgluconatlösung i. v. über 10 bis 15 Minuten empfohlen worden.

D. Kann die zugrunde liegende Ursache der Hyperkaliämie nicht korrigiert werden, ist eine Dauerbehandlung erforderlich, um das Tier am Leben zu erhalten.

1) Eine diätetische Restriktion auf Futter, das nur Kohlenhydrate und Fett enthält, ist optimal.

2) Ionenaustauscher können bei der Entfernung des K^+ aus dem Körper im Austausch gegen Natrium hilfreich sein. Verabreiche 20 bis 30 g Natriumpolstyrensulfonat p. o. (3–4mal/Tag). Gebe gleichzeitig 20 ml 70%iges Sorbitol, um die Bildung flüssiger Faeces zu fördern, wodurch die K^+-Exkretion verstärkt wird. Bei erbrechenden Tieren kann diese Behandlung durch einen aufgeblasenen Foley-Katheter als Retentionsklistier erforderlich sein.

3) Wenn durch diese Verfahren das Serum-K^+ nicht ausreichend gesenkt werden kann und die Nierenfunktion nicht auf eine Infusionstherapie reagiert (s. Kapitel 12.; Niereninsuffizienz) kann eine Dialyse in Betracht gezogen werden.
4. Nicht alle Fälle von Hyperkaliämie erfordern eine spezifische Behandlung. Dies hängt vom Ausmaß der Hyperkaliämie, vom klinischen Status des Tieres und von der Wahrscheinlichkeit ab, mit der physiologische Mechanismen das Serum-K^+ wieder normalisieren, wenn die Grundkrankheit vollständig korrigiert oder zumindest gebessert ist.

Störungen des Calciumgleichgewichtes

1. Die Konzentration von Ca^{++} in der extrazellulären Flüssigkeit wird innerhalb einer geringen Schwankungsbreite aufrechterhalten.
2. Parathormon (PTH), Vitamin D und Calcitonin sind primäre Regulatoren der Calciumhomöostase. Calcium wird durch den Darm absorbiert, im Knochen gespeichert und über die Nieren ausgeschieden.
A. Wirkungen von PTH, die das Plasma-Ca^{++} anheben
1) Mobilisierung von Ca^{++} aus dem Knochen
2) Erhöhte renale tubuläre Ca^{++}-Absorption
3) Erhöhte Exkretion von Phosphat über den Harn
4) Verstärkung der intestinalen Calciumabsorption
5) Erhöhte Aktivität von 1-Hydroxylase im Nierengewebe fördert die Konversion zu aktivem Vitamin D.
B. Vitamin-D-Wirkungen: Die vorherrschende Wirkung ist die Erhöhung der intestinalen Absorption von Calcium und Phosphat.
C. Calcitonin fördert die Senkung des Plasmacalciums.
3. Die normalen Gesamtcalciumwerte im Serum für ausgewachsene Hunde liegen bei 10,9 mg/dl mit einigen Variationen, die durch die Art des Futters und die verwendete Analysenmethode entstehen.
A. Junge Hunde, die schnell wachsen, können Calciumwerte von mehr als 12,0 mg/dl haben, die dann als normal angesehen werden.
B. Ältere Hunde (> 8 Jahre) können Calciumwerte von fast 9,0 mg/dl haben, die als normal zu betrachten sind.
C. Die Standardlabormessungen bestimmen das Gesamtcalcium im Plasma oder Serum.
D. Das Gesamtcalcium im Plasma besteht aus ionisiertem Calcium (etwa 50%) und Calciumkomplexen (10%) und einer proteingebundenen Calciumfraktion (40%).
E. Das ionisierte Calcium ist die Fraktion, die als biologisch aktiv angesehen wird, obwohl Messungen des ionisierten Calciums routinemäßig nicht vorgenommen werden.
– Ionenspezifische Methoden zur potentiometrischen Bestimmung des ionisierten Calciums können bei der Beurteilung ausgewählter Fälle mit Verdacht auf Störungen des Calciumgleichgewichtes hilfreich sein.
4. Ionisiertes Calcium ist wichtig zur Aufrechterhaltung der normalen Erregbarkeit des Nerven- und Muskelgewebes. Extreme Veränderungen der Calciumkonzentra-

tion (Hyperkalzämie oder Hypokalzämie) führen oft zu den klinischen Symptomen einer neuromuskulären Erkrankung.

5. Störungen der Serum- oder Plasmacalciumkonzentration werden mit zunehmender Häufigkeit beobachtet. Anomale Calciumkonzentrationen können entdeckt werden, bevor sich Symptome entwickeln, die direkt schweren Störungen des Calciumgleichgewichtes zuzuschreiben sind.

6. Die vollständige Beurteilung von Patienten mit Verdacht auf Störungen des Calciumgleichgewichtes umfaßt:
   A. Gesamtcalcium
   B. Ionisiertes Calcium (nicht errechnet)
   C. Phosphat
   D. PTH-Bestimmung (erfährt zunehmend weitere Verbreitung)
   E. Calcitriol
      1) begrenzte Verfügbarkeit
      2) teuer

7. Die praktische Beurteilung eines Patienten mit Störungen des Calciumgleichgewichtes umfaßt das Gesamtcalcium im Serum, Phosphat und manchmal die Messung von PTH.

8. Es können Formeln verwendet werden, um den Anteil des proteingebundenen Calcium am Gesamtcalciumwert, den das Labor gemessen hat, zu veranschlagen.
   A. Korrigiertes Gesamtcalcium = Calcium (mg/dl) – Albumin (g/dl) + 3,5
   B. Korrigiertes Gesamtcalcium = Calcium (mg/dl) – 0,4 (Gesamtprotein g/dl) + 3,3
   C. Gültig nur für Hunde (für Anwendung bei Katzen als untauglich beschrieben)
   D. Die meisten Fälle mit Hypoproteinämie/Hypalbuminämie und niedrigem Gesamtcalcium werden auf normale oder fast normale Werte „korrigiert".
   E. Manchmal werden Fälle mit normalem Calciumwert und niedrigem Proteinwert in den hyperkalzämischen Bereich „korrigiert".
   F. Die Tatsache, daß der Wert des „korrigierten" Gesamtcalciums im Serum normal ist, garantiert nicht, daß das ionisierte Calcium ebenfalls normal ist.

• Hypokalzämie

– *Ursachen der Hypokalzämie*

1. Hypalbuminämie
2. Chronische Niereninsuffizienz
3. Akute Niereninsuffizienz
4. Puerperaltetanie (Eklampsie)
5. Hypoparathyreoidismus
6. Akute Pankreatitis
7. Intestinale Malabsorption
8. Ethylenglycolvergiftung
9. D-Hypovitaminose
10. Hypomagnesiämie
11. Chelatbildung durch EDTA
12. Bluttransfusion (zu viel Citrat-Antikoagulans/Blutvolumen)

13. Massive Mineralisation des Weichteilgewebes
14. Therapie mit Pharmaka/Flüssigkeiten

– *Symptome der Hypokalzämie*

1. Eine Hypokalzämie existiert, wenn das Serum-Ca^{++} weniger als 9,0 mg/dl bei Hunden und weniger als 8,0 mg/dl bei Katzen beträgt.
2. Symptome der Hypokalzämie sind ähnlich, gleich welche Ätiologie zugrunde liegt.
   A. Muskelsymptome
      1) Tremor
      2) Zuckungen
      3) Krämpfe/Spasmen
   B. Nervale Symptome
      1) Generalisierte Krämpfe
      2) Veränderungen des Ganges (steifbeiniger Gang)
      3) Ataxie oder Parese
   C. Verhaltensänderungen
      1) Ruhelosigkeit
      2) Hecheln
      3) Demenz
      4) Übererregbarkeit
      5) Aggressives Verhalten
      6) Heulen
   D. Tachykardie, möglicherweise mit Verbreitung des Q-T-Intervalls im EKG
   E. Hyperthermie
   F. Polydipsie oder Polyurie (möglicherweise psychogen)
3. Die Symptome lassen nicht immer zuverlässig auf das Ausmaß der Hypokalzämie schließen.
4. Selbst wenn die Hypokalzämie ständig besteht, können die klinischen Symptome nur episodisch in Erscheinung treten.

– *Pathogenese der Hypokalzämie*

1. Hypalbuminämie ist die häufigste Ursache einer Hypokalzämie, da das erniedrigte Serumalbumin die proteingebundene Fraktion des Calciums verringert. Die Hypokalzämie ist meist gering ausgeprägt (7,5 bis 9,0 mg/dl); es gibt keine klinischen Symptome, da das ionisierte Calcium normal bleibt.

   A. Suche nach nephrotischem Syndrom, einer exsudativen Enteropathie, Insuffizienz der hepatischen Proteinsynthese und Blutverlust.

2. Chronische Niereninsuffizienz ist eine häufige Ursache der Hypokalzämie.

   A. Eine veringerte Transformation von 25-OH-Vitamin D zu 1,25-(OH_2)-D_3 (Calcitriol) tritt als Folge der verringerten funktionellen Nierenmasse auf.

   B. Erhöhungen des Serumphosphats sind nachweisbar, wenn eine starke Verringerung der glomerulären Filtrationsrate eintritt.

      1) Das erhöhte Plasmaphosphat verringert die Spiegel des ionisierten Calciums durch einen reziproken Effekt, der die Bewegung von Calcium aus der extrazellulären Flüssigkeit in das Knochenkompartiment begünstigt.

2) Erhöhte Serumphosphatspiegel können auch die Aktivität der 1-Alpha-Hydroxylase dämpfen, des Nierenenzyms, das für die Aktivierung zu Calcitriol erforderlich ist.

C. Obwohl eine Hypokalzämie von weniger als 7,0 mg/dl auftreten kann, ist es selten, daß Krämpfe oder Symptome entstehen, die auf den Serumcalciummangel zurückzuführen wären. Die Schutzwirkungen der metabolischen Azidose, die meist eine Niereninsuffizienz begleitet, minimieren die klinischen Symptome der Hypokalzämie. Die Azidose erhöht die Fraktion des biologisch aktiven, ionisierten Calciums.

D. Wenn möglich, wird eine direkte Behandlung der zugrunde liegenden funktionellen Nierenerkrankung durchgeführt. Beginne eine Vitamin-D- und Calciumsupplementation, nachdem die Hyperphosphatämie kontrolliert worden ist. Vermeide eine überschießende Therapie, um hypokalzämische Anzeichen zu verhindern (s. Kapitel 12., Niereninsuffizienz).

3. Ein akutes Nierenversagen kann zu einer signifikanten Phosphatretention führen. Es kann dadurch die Plasmacalciumkonzentration durch die reziproken Effekte der Massenwirkungen zwischen Phosphat und Calcium verringern. Wie bei der chronischen Niereninsuffizienz zeigen diese Tiere nicht immer Symptome einer Hypokalzämie. Die Supplementation mit Vitamin D und Calciumsalzen ist meist nicht erforderlich, da diese Tiere entweder sterben oder die Nieren ihre Funktion wieder in ausreichendem Maße aufnehmen (s. Kapitel 12.).

4. Gebärtetanie (Eklampsie) tritt bei Hündinnen kleiner Rassen häufig 1 bis 3 Wochen post partum auf. Gelegentlich sind auch Hündinnen großer Rassen betroffen.

A. Neuromuskuläre Symptome mit Tetanie sind typisch.

B. Das Serumcalcium beträgt oft weniger als 7,0 mg/dl; die Phosphatwerte sind ebenfalls verringert.

C. Das Ungleichgewicht zwischen Einstrom in den und Ausstrom aus dem Knochenpool ist verantwortlich für die Hypokalzämie und Hypophosphatämie.

D. Akute Behandlung

1) Kontrolliere die Tetanie oder die Krämpfe, wie unten beschrieben.

2) Entferne die Welpen von ihrer Mutter für 24 Stunden oder, wenn möglich, dauerhaft.

E. Dauerbehandlung

1) Verabreiche Vitamin D und Calcium während der Laktation.

2) Von einigen Autoren werden Corticosteroide als hilfreich erachtet, aber ihr Wert ist fraglich.

3) Füttere eine ausgewogene Calcium-Phosphat-Diät (1 : 1 oder weniger) während der Trächtigkeit,um die Nebenschilddrüsen für die Laktation vorzubereiten, denn sie werden stark beansprucht.

5. Hypoparathyreoidismus kann eine Hypokalzämie wegen des Mangels an Plasma-PTH verursachen.

A. Während Operationen im Halsbereich können versehentlich die Nebenschilddrüsen mit entfernt werden. Eine Kompression der die Nebenschilddrüsen versorgenden Gefäße kann ebenfalls zu Hypoparathyreoidismus führen.

1) Dies ist am häufigsten nach bilateraler Thyreoidektomie bei Katzen mit Hyperthyreose der Fall.

– Hypoparathyreoidismus kann dauerhaft sein.

2) Unilaterale Thyreoidektomie führt manchmal zu Hypokalzämie.

a) Meist innerhalb von ein bis drei Tagen nach der Operation.

b) Häufig vorübergehend, es kann aber Wochen bis Monate dauern, bis die restliche Parathyreoidea die normale Funktion wieder aufnehmen kann.

B. Eine lymphoplasmazytäre Parathyreoiditis unbekannter Ursache kann zu Hypoparathyreoidismus führen. Ein immunologischer oder autoimmuner Prozeß wird als Ätiopathogenese vermutet.

C. Idiopathische Atrophie

D. Die Diagnose kann durch Messung niedriger Konzentrationen von PTH in einem Radioimmunoassy zum Zeitpunkt der niedrigen Serumcalciumkonzentration bestätigt werden. Eine leichte Hyperphosphatämie kann wegen des Fehlens einer PTH-induzierten Phosphaturie festgestellt werden. Die Histopathologie der Parathyreoidea hilft, die Art der Grundkrankheit in der Parathyreoidea zu bestätigen.

6. Hypokalzämie unterschiedlichen Ausmaßes, häufig auf eine Verseifung (Calciumseifenbildung) des peripankreatischen Fettgewebes zurückzuführen, tritt manchmal bei akuter Pankreatitis auf. Das Ausmaß der Hypokalzämie kann nicht ganz durch die Verseifung erklärt werden; noch unbekannte Mechanismen spielen wohl ebenfalls eine Rolle.

7. Die intestinale Malabsorption kann mit einer Hypokalzämie verbunden sein, wenn eine schwere Steatorrhoe auftritt. Verlust von fettlöslichem Vitamin D und Verlust von Calcium bestehen bei Steatorrhoe.

8. Eine Ethylenglycolvergiftung (Kühlerflüssigkeit) verursacht mitunter eine symptomatische Hypokalzämie durch Chelatbindung von Calcium aus dem Plasma mit Metaboliten des Ethylenglycols.

9. Eine D-Hypovitaminose ist eine mögliche, aber unwahrscheinliche Ursache der Hypokalzämie.

10. Eine Hypomagnesiämie ist bis jetzt als Ursache der Hypokalzämie bei Kleintieren nicht beschrieben worden. Eine Hypomagnesiämie kann zu einem Mangel an Cofaktor führen, der zur Produktion von zyklischem AMP und zur Freisetzung von Parathormon erforderlich ist.

11. Plasmaanalyseproben, die in EDTA-beschichtete Röhrchen abgefüllt sind, können eine Hypokalzämie vortäuschen.

12. Gerinnungsfrei gemachtes Blut, das für das applizierte Blutvolumen zuviel Citrat enthält, kann zu einer Bindung des Plasmacalciums durch das Citrat führen, wenn das Volumen des transfundierten Blutes groß ist.

13. Eine Calciumaufnahme der Weichteile kann nach massivem Trauma oder Rhabdomyolyse auftreten.

14. Therapie mit Pharmaka/Flüssigkeiten

A. Eine Verdünnungshypokalzämie kann nach schneller Infusion calciumfreier Flüssigkeiten auftreten.

B. Die schnelle intravenöse Infusion von phosphatergänzten Flüssigkeiten kann die Serumcalciumspiegel drücken.

C. Die rektale Applikation von phosphathaltigen Klistieren kann eine systemische Phosphatabsorption ermöglichen und zu nachfolgender Hypokalzämie führen (besonders bei Katzen).

D. Die $NaHCO_3$-Applikation kann sowohl das ionisierte als auch das Gesamtcalcium verringern.

– *Therapie der Hypokalzämie*

1. Es ist keine Therapie erforderlich, wenn die Hypokalzämie auf eine Verringerung des Albumins oder des Gesamtproteins zurückzuführen ist.
2. Akutes Management einer symptomatischen Hypokalzämie (Tetanie, Krämpfe, Hyperthermie)
   A. Die Therapie muß in jedem Fall individuell abgestimmt werden.
      1) Die klinischen Symptome einer Hypokalzämie verschwinden oft, obwohl eine Normokalzämie noch nicht erreicht worden ist.
      2) Es ist nicht erforderlich, einen Serumcalciumwert von 10,0 mg/dl während einer Therapie zu erreichen. Eine angemessene Behandlung führt zu Serumcalciumwerten von 7,0 bis 9,0 mg/dl.
   B. Infundiere Calcium langsam i. v.
      1) 10 bis 15 mg/kg KG elementares Calcium über 10 bis 20 Minuten (Peterson)
      2) Eine zu schnelle Infusion von Calcium kann zu Herzstillstand führen.
         a) Stelle die Therapie vorübergehend ein, wenn sich eine Bradykardie entwickelt.
         b) Es wird eine EKG-Überwachung empfohlen.
      3) Calciumgluconat ist das am häufigsten verwendete Salz.
   C. Erwäge ein Alkoholbad oder Kühlen mit dem Fön, wenn die Körpertemperatur durch Krämpfe oder Muskeltremor mehr als 40,5 °C beträgt.
   D. Es ist nicht zu erwarten, daß sich der Zustand des Tieres sofort normalisiert, obwohl das Serumcalcium sich normalisiert hat. Es kann eine Verzögerung von 30 bis 60 Minuten auftreten (Russo).
3. Subakutes Management – Erhaltung des Serumcalciums
   – Verabreiche weiterhin Calciumsalze in Flüssigkeiten.
      1) Verabreiche 60 bis 90 mg/kg KG/Tag elementares Calcium (Peterson).
      2) In manchen Fällen können 5 bis 10 mg/kg KG/Std erforderlich sein, um eine Normokalzämie aufrechtzuerhalten (entspricht 120 bis 240 mg/kg KG/Tag).
4. Calciumsalze zur Injektion
   A. Calciumgluconat, 10%ig (93 mg Calcium in 10 ml)
      1) 0,465 mval/l Calcium
      2) 9,2 mg/ml elementares Calcium
      3) 1,0 bis 1,5 ml/kg KG zur initialen Kontrolle
      4) 2,5 ml/kg KG alle sechs bis acht Stunden zur Erhaltung
      5) i. v. Applikationsweg
   B. Calciumchlorid, 10%ig (272 mg in 10 ml)
      1) 1,36 mval/ml Calcium
      2) 27,2 mg/ml elementares Calcium
      3) 0,4 bis 0,6 ml/kg KG zur initialen Kontrolle
      4) i. v. Applikationsweg
   C. Calciumgluceptat, 22%ig, in 5 ml
      1) 18,0 mg/ml elementares Calcium
      2) 0,5 bis 0,8 ml/kg KG zur initialen Kontrolle
      3) i. v. oder i. m.
   D. Calciumglycerophosphat und Lactat, 1%ig

1) 0,08 mval/l
2) 1,9 mg/ml elementares Calcium
3) 30 bis 45 ml/kg KG zur Erhaltung

E. Calciumglycerophosphat und Lactat, 10%ig
1) 18,7 mg/ml elementares Calcium
2) 3 bis 5 ml/kg KG zur Erhaltung
3) nur i. m.

F. Beide Calciumglycerophosphat-Zubereitungen enthalten Phosphat, das bei bestimmten Ursachen der Hypokalzämie ungünstig wirkt.

5. Mische keine Calciumsalze in Flüssigkeiten, die Lactat, Acetat oder Hydrogencarbonat enthalten.
6. Injiziere keine Calciumsalze durch dieselben i. v. Zugänge, die antikoagulansbehandeltes Blut enthalten.
7. Vermeide eine aggressive Calciumsalzapplikation, wenn das Serumphosphat hoch bleibt.
   – Risiko der Mineralisierung des Weichteilgewebes
8. Beginne sobald wie möglich eine orale Vitamin-D- und Calciumsalz-Supplementation.
9. Die parenteral applizierten Calciumsalze werden zwei bis drei Tage nach Beginn der oralen Medikation in der Dosierung bis zum Ausschleichen herabgesetzt.
10. Orale Medikation

A. Dihydrotachysterol (DHT) ist das Mittel der Wahl.
1) 0,03 bis 0,06 mg/kg KG/Tag über zwei bis drei Tage
2) 0,02 bis 0,03 mg/kg KG/Tag für die nächsten zwei bis drei Tage
3) 0,01 mg/kg KG/Tag bis zur Veränderung des Serumcalciums
4) Schnellerer Beginn und kürzere Wirkungsdauer als Vitamin D_2; ebenso ist die renale Hydroxylierung der Verbindung nicht erforderlich.
5) 1 mg DHT = 120 000 E Vitamin D_2 (3 mg)

B. Vitamin D_2
1) 4 000 bis 6 000 E/kg KG/Tag für eine bis zwei Wochen
2) 1 000 bis 2 000 E/kg KG/Tag zur Erhaltung
3) Es kann Wochen dauern, bis die maximale Wirkung einsetzt (bedeutende Speicher im Fettgewebe).

C. 1,25-Dihydroxy-Vitamin D_3 (0,25 μg)
1) Wird wegen der Kosten nicht häufig verwendet.
2) Sehr schneller Beginn, kurze Halbwertszeit, kaum Speicherung

D. Orale Calciumsupplementation von 50 bis 100 mg/kg KG/Tag elementares Calcium während initialer Behandlungen, um ausreichende Absorption intestinalen Calciums sicherzustellen.
1) Calciumgluconat
2) Calciumlactat
3) Calciumchlorid
4) Calciumcarbonat

E. Reduziere die Dosierung der Calciumsalze allmählich, während die volle Wirkung von Vitamin D eintritt. Führe in Fällen mit persistierender Hyperphosphatämie die Calciumsalzsupplementation fort, da sich dieses Calcium im Darmlumen mit Phosphat verbindet und dessen Aufnahme in den Körper verringert.

11. Das Risiko einer Hyperkalzämie während der Behandlung ist erheblich und kann durch die Entwicklung einer Polyurie und Polydipsie angekündigt werden (s. folgende Diskussion der Hyperkalzämie).

- **Hyperkalzämie**

1. Eine Hyperkalzämie besteht, wenn die Serum- oder Plasmacalciumwerte 12,0 mg/dl bei ausgewachsenen Hunden oder 11,0 mg/dl bei Katzen überschreiten.
2. Eine Hyperkalzämie kann aus erhöhter Resorption des Knochencalciums, erhöhter gastrointestinaler Absorption von Calcium, erhöhter Proteinbindung von Calcium und verringerter Ausscheidung von Calcium über die Nieren resultieren.
3. Die Symptome einer Hyperkalzämie ähneln sich unabhängig von der Ursache.
   A. Harnapparat
      1) Polyurie und Polydipsie
      2) Dehydratation, prärenale Azotämie
      3) Primäre Niereninsuffizienz
   B. Gastrointestinaltrakt
      1) Anorexie
      2) Vomitus
      3) Konstipation
   C. Stütz- und Bewegungsapparat
      1) Generalisierte Muskelschwäche
      2) Lahmheit durch Knochenschmerzen, wenn eine Demineralisation besteht
   D. Nervensystem
      1) Depression
      2) Stupor oder Koma
      3) Krämpfe oder Muskelzuckungen
   E. Herz-Kreislauf-System
      1) Arrhythmie, einschließlich Kammerflimmern bei schwerer Hyperkalzämie
      2) Verkürztes Q-T-Intervall
      3) Verbreitertes P-R-Intervall
4. Die Schwere der Symptome steht in Beziehung zum Ausmaß der Erhöhung des Serumcalciums und zur Geschwindigkeit, mit der sich die Erhöhung entwickelt hat. Die Schwere der klinischen Symptome bei hyperkalzämischen Patienten wird stark durch begleitende Störungen des Elektrolyt- und Säure-Basen-Gleichgewichtes beeinflußt.
5. Patienten mit Serumcalciumwerten über 16,0 mg/dl haben im allgemeinen die schwersten Symptome.
6. Maligne Neoplasien sind für die meisten Fällen einer Hyperkalzämie bei Kleintieren verantwortlich. Bei Hyperkalzämie ohne offensichtliche Ursache muß immer ein Tumor als mögliche Ursache ausgeschlossen werden.

– *Zustände, die mit Hyperkalzämie verbunden sind*

- *Nicht pathologisch*

Nicht nüchtern

Laborfehler
Unecht
    Lipämie
    Kontamination der Probe/des Röhrchens mit Detergentien
Physiologisches Wachstum bei jungen Tieren
- *Vorübergehend und unbedeutend*
Hämokonzentration
    Hyperproteinämie
Hypoadrenokortizismus (?)
Schwere umgebungsbedingte Hypothermie
- *Pathologisch und als Folgeeffekt*
Assoziiert mit malignen Tumoren
    Humorale Hyperkalzämie durch bösartige Neoplasien
        Lymphosarkom
        Adenokarzinom der apokrinen Analbeuteldrüsen
        Sonstige Tumoren
    Lokal-osteolytische Neoplasien
        Plasmozytom
        Hämatopoetische Neoplasie (myeloproliferativ)
        Lymphosarkom
        Metastatisch oder primäre Knochenmarkneoplasien (fokal und multifokal)
Hypoadrenokortizismus
Chronische Niereninsuffizienz
D-Hypervitaminose
    Iatrogen
    Pflanzen
        Cestrum diurnum
        Solanum malacoxylon
        Triestum flavescens
    Rodentizide
    Granulomatöse Erkrankungen
        Blastomykose
Primärer Hyperparathyreoidismus
    Adenom/Adenokarzinom
    Hyperplasie (diffus und nodulär)
Akute Niereninsuffizienz
Läsionen des Stützapparates (nicht maligne)
    Osteomyelitis (bakteriell und mykotisch)
    Hypertrophe Osteodystrophie (HOD)
    Osteoporose durch fehlende Bewegung (Immobilisation)
Überschuß an intestinalen Phosphatbindern
Exzessive Calciumsupplementation (Calciumcarbonat)
Human
    Thiaziddiuretika
    A-Hypervitaminose
    Milch-Alkali-Syndrom
    Thyreotoxikose

Phäochromozytom
Postrenale Transplantation
Aluminiumexposition

– *Ursachen der Hyperkalzämie*

1. Schließe aus, daß die Hyperkalzämie kein Artefakt durch eine Lipämie ist.
   A. Eine Lipämie kann dazu führen, daß stark erhöhte Calciumwerte gemessen werden.
   B. Beurteile den Serumcalciumwert in einer Nüchternprobe.
2. Beachte, daß junge Hunde im Wachstum höhere Serumcalciumwerte haben können als andere Hunde.
3. Hyperkalzämie tritt bei Katzen selten auf.
4. Stelle sicher, daß die Hyperkalzämie ein reproduzierbarer Befund ist. Eine leichte, vorübergehende (nicht reproduzierbare) Hyperkalzämie ist häufig.
5. Hämokonzentration kann zu einer leichten, vorübergehenden Hyperkalzämie führen.
   A. Hyperproteinämie durch Volumenverringerung und erhöhte Calciumbindung
   B. Bei einer Volumenverringerung wird den Nieren signalisiert, die tubuläre Reabsorption von Calcium zu erhöhen.
   C. Die meisten dehydratierten Tiere entwickeln jedoch keine Hyperkalzämie.
6. Bösartige Neubildungen sind die häufigste Ursache einer persistierenden Hyperkalzämie.
   A. Zuerst muß immer ein Tumor ausgeschlossen werden.
   B. Das Lymphosarkom ist der häufigste Tumor bei Hunden, der mit Hyperkalzämie einhergeht. 10% bis 40% aller Hunde mit Lymphosarkom haben eine Hyperkalzämie. Eine mediastinale oder viszerale Beteiligung besteht meist bei hyperkalzämischen Hunden mit Lymphosarkom, wobei auch eine periphere Lymphadenopathie vorhanden sein kann.
   C. Karzinome der perirektalen apokrinen Drüsen sind eine andere Gruppe von Tumoren, die mit Pseudohyperparathyreoidismus verbunden sind. Es ist möglich, daß der Tumor nicht auffällt, bis bei einer rektalen Untersuchung eine Raumforderung festgestellt wird, die mit dem Analbeutel verbunden ist. Dieses Syndrom tritt häufig bei älteren Hündinnen auf, obwohl in seltenen Fällen auch männliche Tiere betroffen sind. Eine Metastasierung in den Darmbeinlymphknoten tritt am häufigsten auf, aber auch Metastasen in der Lunge werden beobachtet.
   D. Primäre oder metastatische Knochentumoren verursachen manchmal eine Hyperkalzämie (Myelom, Lymphosarkom).
7. Hypoadrenokortizismus stellt sich manchmal zusätzlich zu anderen klassischen Störungen des Elektrolytgleichgewichtes mit Hyperkalzämie dar. Diese Hyperkalzämie ist vorübergehend und verschwindet schnell, wenn eine Standardtherapie gegen Hypoadrenokortizismus begonnen wird.
8. Eine primäre Niereninsuffizienz kann manchmal zu Hyperkalzämie führen, obwohl in den meisten Fällen Hypokalzämie oder Normokalzämie besteht.
   A. Chronische Niereninsuffizienz
   B. Akute Niereninsuffizienz, diuretische Phase
   C. Die Mechanismen können Erhöhung des ionisierten Calciums oder Erhöhungen des Calciumkomplexes ohne Erhöhung des ionisierten Calciums umfassen.

D. Hyperkalzämie kann eine Nierenerkrankung verursachen. In manchen Fällen ist es schwierig zu sagen, ob die Hyperkalzämie die Niereninsuffizienz verursacht oder umgekehrt.

9. Eine D-Hypervitaminose führt zu Hyperkalzämie. Eine Hyperphosphatämie unterschiedlichen Ausmaßes ist ebenfalls häufig vorhanden. Die alkalische Phosphatase im Serum kann leicht erhöht sein.

A. Die wichtigste Ursache ist die Aufnahme von Rodentiziden, die Cholecalciferol enthalten.

B. Diätetische Übersupplementation durch Züchter oder Tierärzte.

C. Unsachgemäße Behandlung des Hypoparathyreoidismus.

D. *Cestrum diurnum* (eine Jasmin-Art) ist eine Zimmerpflanze, die hohe Konzentration von Vitamin D_3 aufweist, die zu einer D-Hypervitaminose führt. Diese Pflanze ist für Katzen attraktiv, welche die Angewohnheit haben, Zimmerpflanzen zu fressen.

10. Primärer Hyperparathyreoidismus tritt manchmal bei älteren Hunden auf. Eine funktionelle Läsion in der Parathyreoidea führt zu einer exzessiven Produktion von PTH.

A. Adenome sind am häufigsten im Nacken.

B. Selten sind Adenome an der Herzbasis (embryologisches Relikt).

C. Karzinome sind selten.

D. Die Tumoren sind nicht palpierbar.

E. Erhöhtes Serumcalcium, erniedrigtes Serumphosphat und erhöhte alkalische Phosphatase im Serum können beobachtet werden.

F. Die Knochendemineralisation und die Mineralisation des weichen Gewebes können möglicherweise auf Röntgenaufnahmen gesehen werden.

11. Nichtmaligne Läsionen des Stützapparates können Ursache einer Hyperkalzämie sein.

A. Osteolytische Läsionen können Hyperkalzämie verursachen, wenn eine Knochenzerstörung schnell in großem Ausmaß auftritt.

B. Osteoporose durch fehlende Bewegung tritt bei Tieren selten auf; sie kommt vor bei Patienten, die wegen schwerer Verletzungen des Stütz- und Bewegungsapparates oder neurologischer Verletzungen unfähig sind umherzugehen.

12. Selten kann eine Kontamination der Serumproben mit Detergentien (wie bei wiederverwendeten und gesäuberten Spritzen oder Sonden) zu erhöhten Serumcalciumspiegeln führen.

– *Therapie der Hyperkalzämie*

1. Beseitige die Grundursache, die meist eine Neoplasie ist.
   A. Chirurgische Therapie (Exzision)
   B. Chemotherapie
   C. Strahlentherapie
   D. Immuntherapie
   E. Eine Hyperkalzämie löst sich auf, wenn die Tumormasse ausreichend reduziert wird; sie tritt erneut auf, wenn der Tumor wieder wächst.
2. Beende die Vitamin-D-Supplementation, wenn diese die Ursache ist.
3. Behandle Infektionen, die eine Osteolyse verursachen können.

4. Sorge für unterstützende Maßnahmen.
   A. Eine Infusionstherapie ist der wichtigste initiale Schritt.
      1) Korrigiere die Dehydratation, um die Konzentration des Plasmacalciums zu verdünnen.
      2) Eine Volumenexpansion mit 0,9%iger NaCl-Lösung fördert eine an Natrium und Calcium reiche Diurese.
   B. Eine Furosemiddiurese fördert die Calciumausscheidung über den Harn.
      1) 1 mg/kg KG (3mal pro Tag minimale Mengen)
      2) Es können bis zu 1 mg/kg KG/Std. erforderlich sein.
      3) Ausreichender Flüssigkeitsersatz mittels Infusionen, um eine Dehydratation und eine Verschlechterung der Hyperkalzämie zu vermeiden.
   C. Glucocorticoide können zur Verringerung der gastrointestinalen Absorption von Calcium, Verringerung der Knochenresorption und Erhöhung der renalen Exkretion von Calcium von Wert sein.
      1) 2 bis 4 mg/kg KG Prednison, verteilt auf zweimal täglich.
      2) Fertige eine Biopsie vor Beginn der Behandlung an, sonst kann ein Lymphosarkom schwierig oder nicht definitiv zu diagnostizieren sein.
   D. Natriumhydrogencarbonat i. v. kann das ionisierte Serumcalcium und das Gesamtcalcium im Serum erniedrigen.
      1) Die Wirkung ist schnell und kann während einer hyperkalzämischen Krise hilfreich sein.
      2) 2 bis 4 mval/kg KG als langsame i. v. Bolusinjektion.
   E. Die Anwendung von Bisphosphonaten, Calcitonin, Mithramycin, EDTA und einer Peritonealdialyse zur Behandlung einer Hyperkalzämie, die auf die oben aufgeführte konventionellere Therapie nicht anspricht, kann in Betracht gezogen werden.
   F. Die Kombination von Infusionstherapie und Furosemid kann zu einem Abfall des Serumcalciums von etwa 3 mg/dl führen. Erwarte nicht, daß die Serumcalciumwerte damit normalisiert werden, wenn die anfängliche Hyperkalzämie schwerwiegend ist.
   G. Glucocorticoide bewirken eine schnelle Verringerung der Serumcalciumwerte, wenn die Ursache ein Lymphosarkom ist. Erwarte eine geringere Reduktion des Serumcalciums, wenn die Hyperkalzämie auf anderen Ursachen beruht.
   H. Die diätetische Calciumrestriktion ist hilfreich zur Kontrolle der Hyperkalzämie, wenn diese durch eine D-Hypervitaminose verursacht ist.
      1) Mageres Fleisch und Reis
      2) Intestinale Phosphatbinder, die kein Calcium enthalten, sind hilfreich, wenn begleitend hohe Serumphosphatwerte auftreten.
5. Therapie der Niereninsuffizienz
   A. Ein gewisser Grad der Azotämie ist meist prärenal bedingt.
      1) Dehydratation
      2) Vasokonstriktiver präglomerulärer Effekt von Calcium
   B. Intrarenale Läsionen können auf die Hyperkalzämie zurückzuführen sein.
      1) Akute primäre Niereninsuffizienz (manchmal)
      2) Chronische Niereninsuffizienz (häufiger)
   C. Es ist keine spezifische Therapie verfügbar, um die Läsionen schon bestehender primärer Nierenerkrankungen zu beheben. Eine spontane Reparation und Funktionshypertrophie können im Nephron vor sich gehen, wenn der Patient

über einen ausreichend langen Zeitraum am Leben erhalten werden kann (s. Kapitel 12., Niereninsuffizienz).

D. Korrigiere die Dehydratation und halte die Hydratation aufrecht, um prärenale Faktoren, die zur Azotämie beitragen, zu verringern.

Störungen des Phosphatgleichgewichtes

1. Über 80% des Phosphats befinden sich im Knochen, der Rest in den Weichteilgeweben, z. B. in der Muskulatur.
2. Phosphat findet sich in den Zellen vorwiegend als organische Verbindungen, die wichtig für die Energieproduktion der Zelle und die Erhaltung der Zellmembran sind.
3. Phosphat im Extrazellularraum liegt meist in anorganischer Form vor und wird in mg/dl gemessen, da Veränderungen des Blut-pH das Gleichgewicht ändern und damit die gemessenen mval/ beeinflussen.
4. Normales Serumphosphat: 2,5 bis 6,0 mg/dl.
5. Lipämie und Hämolyse verursachen eine artefizielle Erhöhung der Serumphosphatkonzentration.
6. Postprandiale Wirkungen können die Serumphosphatkonzentration verändern.
   A. Kohlenhydrate verringern den Serumphosphatspiegel.
   B. Proteinreiche Nahrung erhöht den Serumphosphatspiegel.
7. Die Serumphosphatkonzentration wird durch die Phosphataufnahme über die Nahrung, über Faktoren, die die transzelluläre Bewegung von Phosphat fördern oder inhibieren, die renale Exkretion und über die Interaktionen von Hormonen (Vitamin D, und PTH) reguliert.

• Hypophosphatämie

1. > 2,5 mg/dl
2. Eine leichte Hypophosphatämie (2,9 bis 2,5 mg/dl) ist häufig und oft vorübergehend.
3. Eine klinisch bedeutende Hypophosphatämie besteht meist in bezug zum Diabetes mellitus.
4. Eine schwere Hypophosphatämie (< 1,5 mg/dl) ist selten, kann aber lebensbedrohend sein, besonders wenn der Wert unter 1,0 mg/dl liegt.
5. Hypophosphatämie entwickelt sich als Folge von:
   A. verringerter intestinaler Absorption,
   B. Futter mit niedrigem Phosphatgehalt,
   C. transzellulären Shifts (Maldistribution),
   D. erhöhtem Verlust
      1) Harnapparat
      2) Gastrointestinaltrakt
      3) Laktation

– *Zustände, die mit Hypophosphatämie verbunden sind*

Verschiebung in den Intrazellularraum
- Postprandial (Alkaliflut und Insulinsekretion)
- Glucose
- Aminosäuren
- Insulin
- Respiratorische Alkalose
- Steroidapplikation
- Diuretika
- Adrenalin
- Natriumhydrogencarbonat

Diabetes mellitus
Eklampsie
Hyperparathyreoidismus (primärer/Pseudo-)
Hungern
Intestinale phosphatbindende Substanzen
Malabsorption
D-Hypovitaminose
Renaler tubulärer Verlust
Schwere umgebungsbedingte Hypothermie
Dialyse
Laborfehler

– *Folgen schwerer Hypophosphatämie*

1. Verminderte zelluläre Energieproduktion
2. Gestörter Kohlenhydrat-, Protein- und Lipidstoffwechsel
3. Verringerte O_2-Abgabe an die Gewebe (vermindertes 2,3-DPG)
4. Hämolyse
5. Verringerte Chemotaxis, Phagozytose und Bakterizidie der Leukozyten
   – Verringerte Überlebenszeit
6. Muskelschmerzen
   – Rhabdomyolyse
7. Anorexie/Vomitus
   – Ileus
8. Enzephalopathie
9. Herabgesetztes Muskelmembranpotential
10. Verringerte Herzkontraktilität
11. Tod

– *Therapie der Hypophospatämie*

1. Behandle nur bei schwerer und persistierender Hypophosphatämie.
2. Übersupplementation kann verursachen:
   A. Hyperphosphatämie
   B. Hypokalzämie

C. Tetanie/Krämpfe
D. Mineralisation der Weichteile
E. Hyperkaliämie, wenn durch Kaliumphosphat bedingt
F. Hypernatriämie, wenn durch Natriumphosphat bedingt

3. Supplementiere nur, wenn Phosphat < 2,0 mg/dl
4. Intravenöse Dosierung

A. 0,01 bis 0,03 mmol Phosphat/kg KG/Std. über drei bis sechs Stunden (Willard)
B. 2,5 mg/kg KG Phosphat werden ebenfalls als Ausgangsdosis vorgeschlagen.
C. Die am häufigsten verwendeten Zubereitungen enthalten 3,0 mmol Phosphat/ml.

1) Natriumphosphat: 3,0 mmol/ml (93,0 mg/ml Phosphat)
– 4,0 mval/l Na^+
2) Kaliumphosphat: 3,0 mmol/ml (99,0 mg/ml Phosphat)
– 4,36 mval/ml K^+

D. Füge das Phosphat zu den Ersatz- und Erhaltungslösungen hinzu.
E. Füge das Phosphat zu calciumfreien Lösungen hinzu.

5. Orale Dosierung

A. Phospho-Soda
1) 4,15 mmol/ml Phosphat
2) 0,5 bis 2 mmol/kg KG/Tag
B. Kuhmilch (Vollmilch)
1) 0,029 mmol/ml Phosphat
2) 0,5 bis 2 mmol/kg KG/Tag

6. Bestimme häufig das Serumphosphat, um die Supplementation nach Bedarf anzugleichen oder zu unterbrechen.

• Hyperphosphatämie

1. > 6,0 mg/dl
2. Serumphosphat kann mit 8,0 bis 9,0 mg/dl bei Hundewelpen groß- und kleinwüchsiger Rassen physiologisch normal sein. Katzenwelpen haben ebenfalls Werte, welche die ausgewachsener Katzen überschreiten, aber nicht so hoch wie Hunde.
3. Eine Hyperphosphatämie entwickelt sich am häufigsten als Folge einer reduzierten renalen Exkretion.

A. Eine erhöhte Aufnahme ist manchmal die Ursache.
B. Eine Verschiebung des intrazellulären Phosphats in den Extrazellularraum ist eine seltene Ursache.

– Zustände, die mit Hyperphosphatämie verbunden sind

Lipämie
Wachstum bei jungen Tieren
Primäre Niereninsuffizienz (akut/chronisch)
Obstruktive Nephropathie
Uroperitoneum

Hyperthyreose bei Katzen
Schnelle Zellzerstörung
- Hämolyse
- Rhabdomyolyse
- Tumor-Lyse-Syndrom (nach Behandlung)
- Größere Gewebstraumen (Nekrose)

Metabolische Azidose (Translokation)
Aufnahme von Kühlerflüssigkeit
Vitamin-D-Vergiftung
Hypoparathyreoidismus
Phosphathaltige Klistiere
Phosphatsupplementierte Infusionsflüssigkeiten
Akromegalie
Kontamination der Glaswaren mit Detergentien
Laborfehler

– *Folgen der Hyperphosphatämie*

1. Hypokalzämie
2. Tetanie/Krämpfe
3. Stimulation eines sekundären Hypoparathyreoidismus
   A. Nach dem Massenwirkungsgesetz: Interaktionen, die das ionisierte Calcium verringern.
   B. Verringerte Konversion zu Calcitriol durch 1-Alpha-Hydroxylase
4. Mineralisation der Weichteile
5. Verstärkte Progredienz der chronischen Niereninsuffizienz?
6. Verstärkte Erhaltungsphase akuter primärer Niereninsuffizienz?

– *Therapie der Hyperphosphatämie*

1. Unterbreche die Supplementation von Infusionslösungen mit Phosphaten.
2. Setze die Vitamin-D-Verbindungen ab, wenn ebenfalls eine Hyperkalzämie vorliegt.
3. Verbessere die Nierenfunktion mit i. v. Flüssigkeiten.
4. Behandle die metabolische Azidose, wenn diese ausgeprägt ist.
5. Ziehe die Anwendung dextrosehaltiger Lösungen in Betracht, um die transzelluläre Verringerung des Serumphosphats zu fördern.
6. Beseitige zugrunde liegende Obstruktionen oder Zerreißungen der Harnwege falls erforderlich.
7. Behandle die spezifischen Ursachen der akuten oder chronischen intrinsischen Niereninsuffizienz (s. Kapitel 12., Niereninsuffizienz).
8. Füttere eine Diät mit niedrigem Phosphatgehalt.
9. Verabreiche zusammen mit dem Futter intestinale Phosphatbinder.
10. Keine Behandlung ist erforderlich, wenn die erhöhten Phosphatwerte wachstumsbedingt sind oder es sich um ein Artefakt infolge von Lipämie handelt.
11. Verabreiche Vitamin-D-Präparate an hypoparathyreoide, hypokalzämische Patienten, da das erhöhte Calcium das Serumphosphat durch Verstärkung einer Phosphaturie verringern kann.

Literatur

Bell, F. W., and Osborne, C. A.: Treatment of Hypokalemia. In: Kirk, R. W. (ed.): Current Veterinary Therapy IX: Small Animal Practica. W. B. Saunders, Philadelphia, p. 101, 1986.

Chew, D. J.: Parenteral Fluid Therapy. In: Sherding, R. G. (Ed.): The Cat. Churchill Livingstone, New York, pp. 35–80, 1989.

Chew, D. J., and Carothers, M.: Hypercalcemia. Vet. Clin. North Am. (Small Anim. Pract.) **19**, 265–287 (1989).

Chew, D. J., and Meuten, D. J.: Disorders of calcium and phosphorus metabolism. Vet. Clin. North Am. (Small Anim. Pract.) **12**, 411–438 (1982).

Cornelius, L. M.: Abnormalities of the standard biochemical profile. In: Lorenz, M. D., and Cornelius, C. M. (Eds.): Small Animal Medical Diagnosis. J. B. Lippincott, Philadelphia, 1987.

DiBartola, S. P.: Hyponatremia. Vet. Clin. North Am. (Small Anim.Pract.) **19**, 215–230 (1989).

Fettmann, M. J.: Feline kaliopenic polymyopathy/nephropathy/syndrome. Vet. Clin. North Am. (Small Anim. Pract.) **19**, 415–432 (1989).

Forrester, S. D., and Moreland, K. J.: Hypophosphatemia: Causes and clinical consequences.J. Vet. Inter. Med. **3**, 149–159 (1989).

Hardy, R. M.: Hypernatremia. Vet. Clin. North Am. (Small Anim. Pract.) **19**, 231–240 (1989).

Hardy, R. M., and Adams, L. G.: Hypophosphatemia. In: Kirk, R. W. (ed.): Current Veterinary Therapy X: Small Animal Practice. W. B. Saunders, Philadelphia, pp. 43–47, 1989.

Peterson, M. E.: Hypoparathyroidsm. In: Kirk, R. W. (Ed.): Current Veterinary Therapy IX: Small Animal Practice. W. B. Saunders, Philadelphia, pp. 1031–1045, 1986.

Rossow, N., und Bolduan, G.: Stoffwechselkrankheiten bei Haustieren. Gustav Fischer Verlag, Jena-Stuttgart 1994.

Russo, E. A., and Lees, G. E.: Treatment of hypocalcemia. In: Kirk, R. W. (Ed.): Current Veterinary Therapy IX: Small Animal Practice. W. B. Saunders, Philadelphia, 1986.

Schaer, M.: Disorders of potassium metabolism. Vet. Clin. North Am. (Small Anim Pract.) **12**, 399–409 (1982).

Scott, R. C.: Disorders of sodium metabolism. Vet. Clin. North Am. Small Anim Pract.) **12**, 375–397 (1982).

Willard, M. D.: Disorders of potassium homeostasis. Vet. Clin. North Am. (Small Anim Pract.) **19**, 241–263 (1989).

Kapitel 26. **Störungen des Säure-Basen-Gleichgewichtes**

(Dennis J. Chew und Catherine W. Kohn)

Säure-Basen-Gleichgewicht

1. Bei gesunden Tieren sind die Mengen der Säuren oder Basen, die vom Körper aufgenommen oder durch Stoffwechselprozesse im Körper erzeugt werden, gleich der Menge, die aus dem Körper verlorengeht (d. h. im Gleichgewichtszustand des Säure-Basen-Haushaltes besteht kein Nettogewinn oder -verlust an Säuren oder Basen).
2. Der Körper schützt sich selbst gegen eine anomale H^+-Konzentration durch mehrere Puffermechanismen in Blut, Interstitialflüssigkeit und Intrazellularflüssigkeit. Drei Viertel der chemischen Pufferkapazität machen intrazelluläre Proteine aus. Chemische Puffer bestehen aus einer schwachen Säure und ihrem Salz (Base), die Veränderungen des pH-Wertes Widerstand leisten, wenn entweder Säure oder Base zu dem System hinzugefügt wird.

Die Kohlensäure-Hydrogencarbonat $\frac{(HCO_3^-)}{H_2CO_3}$, Phosphat $\frac{(HPO_4^{--})}{H_2PO_4}$ und Protein $\frac{(\text{Protein}^-)}{H-\text{Protein}}$ Puffer sind Säure-Basen-Paare, die in physiologischen Flüssigkeiten wirksam sind. Kenntnisse des Wasserstoffionenstatus eines jeden Puffers sind erforderlich, um das Säure-Basen-Gleichgewicht zu bestimmen, da nur die H^+-Konzentration in einer physiologischen Lösung existieren kann. Wir wählen gewöhnlich das Hydrogencarbonat-Kohlensäure-Paar aus, wenn wir den Säure-Basen-Status untersuchen, da die Komponenten schnell bestimmt werden können und es der einzige Puffer ist, dessen Komponenten unabhängig von physiologischen Kontrollmechanismen variieren können. Die chemische Pufferung geschieht schnell innerhalb der Intrazellularflüssigkeit nach dem Massenwirkungsgesetz.

1. Hydratationsgleichung für CO_2

$$PaCO_2 \rightarrow CO_2 + H_2O \xleftrightarrow{\text{Carboanhydrase}} H_2CO_3 \leftrightarrow H^+ + HCO_3^-$$

B. Jede Addition auf der linken Seite (z. B. $\uparrow PCO_2$) oder Subtraktion auf der rechten Seite (z. B. $\downarrow HCO_3^-$ durch Diarrhoe) führt zu einer Verschiebung der Gleichung nach rechts. Jede Addition auf der rechten Seite ($\uparrow H^+$ durch Azidose oder $\uparrow HCO_3^-$ bei Alkalose) oder eine Verringerung auf der linken Seite (d. h. $\downarrow PCO_2$) verschiebt die Gleichung nach links.

3. Ursachen für einen Zuwachs auf beiden Seiten der Hydratationsgleichung (Verlust oder Gewinn) sind aus dem folgenden Schema erkennbar:

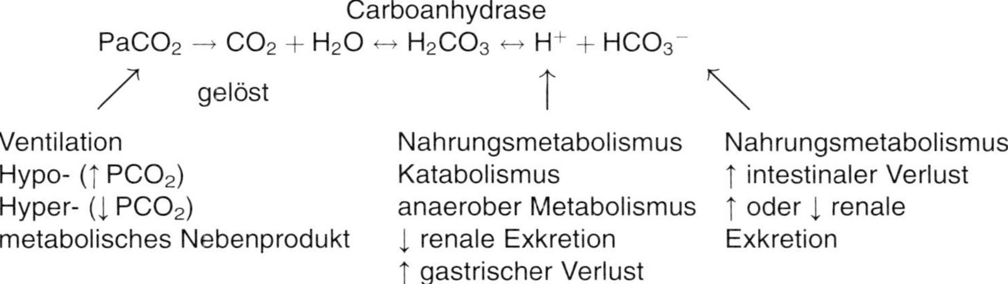

4. Die Analyse der Henderson-Hasselbalch-Gleichung[1]) zeigt, daß $[H^+]$ oder pH eine Funktion der HCO_3^- Konzentration und des PCO_2 ist. Veränderungen der Azidität des Plasmas können nur durch Veränderungen des HCO_3^- (mval/l) oder des PCO_2 (mm/Hg) korrigiert werden. Das Verhältnis von HCO_3^- zu H_2CO_3 beträgt normalerweise 20 zu 1, ein Verhältnis <20 zu 1 zeigt eine Azidämie und ein Verhältnis >20 zu 1 eine Alkalämie an. Die Wasserstoffionenkonzentration wird erhöht (↓ pH) entweder durch einen erhöhten PCO_2- oder einen verringerten HCO_3^--Wert. Die H^+-Konzentration wird verringert (↑ pH) durch einen verringerten PCO_2- oder einen erhöhten HCO_3^--Wert.

Analyse des Blutes auf Störungen des Säure-Basen-Gleichgewichtes

1. Die Blutgasbestimmung ist hilfreich für die Aufklärung der Art der Säure-Basen-Gleichgewichtsstörungen und für das Therapiemonitoring.
2. Arterielles Blut wird manchmal gegenüber venösem Blut für die Analyse bevorzugt, da es weniger wahrscheinlich ist, daß lokale Faktoren zu den Laborwerten beitragen. Arterielles Blut ist für eine Interpretation des PO_2 erforderlich.
3. Venöse Blutproben können bei der Beurteilung des Zustandes nach Herzstillstand und bei Herzrhythmusstörungen wertvoller als arterielle Proben sein.
4. Arterielles Blut wird bei Hunden und Katzen am häufigsten aus der A. femoralis gewonnen. Man kann bei anästhesierten Tieren auch die A. lingualis benutzen, besonders wenn die A. femoralis wegen der Position des Patienten oder anderer Ursachen nicht zugänglich ist.
5. Führe eine arterielle Punktion mit einer 25-Gauge-Kanüle durch. Etwa 1 ml Blut in einer heparinisierten Spritze reicht für die Analyse. Andere Antikoagulantien haben sich nicht bewährt.

[1]) $$pH = 6{,}1 + \log \frac{[HCO_3^-]}{0{,}0301 \times PaCO_2} \quad \begin{matrix}\text{metabolische Komponente}\\ \text{respiratorische Komponente}\end{matrix}$$

$$[H^+] = 24 \times \frac{PaCO_2}{[HCO_3^-]} \quad \begin{matrix}\text{metabolische Komponente}\\ \text{respiratorische Komponente}\end{matrix}$$

6. Beseitige schnell den Totraum und Luftblasen innerhalb der Spritze und verschließe die Kanülenspitze mit einem Korken. Schon kurzes Stehenlassen des Blutes in der Raumluft oder Lufttaschen innerhalb der Spritze können signifikante Veränderungen der Säure-Basen-Werte verursachen.
7. Bestimme die Blutwerte innerhalb von 5 bis 10 Minuten. Sind längere Verzögerungen unvermeidbar, muß die Blutprobe in einen Container mit zerkleinertem Eis gestellt werden, um Effekte des zellulären In-vitro-Stoffwechsels und daraus folgende falsche Laborwerte zu verhindern. Die gekühlten Proben bleiben für eine Analyse ein bis zwei Stunden verwendbar.
8. Erhöhe die Validität durch Serienbestimmungen entweder arterieller oder venöser Blutgasproben (Säure-Basen-Bestimmungen).
9. Normale Werte für venöse Proben unterscheiden sich etwas von den arteriellen Werten. Bei venösen Proben sind die PO_2-Befunde für die praktische Anwendung unbrauchbar.

• Normale Blutgaswerte

1. Messe O_2, CO_2, pH, HCO_3^- und Basendefizit oder berechne sie aus den gemessenen Blutgaswerten.
2. O_2
   A. 30 bis 50 mm Hg venös
   B. 90 bis 110 mm Hg arteriell
3. CO_2
   A. 40 bis 48 mm Hg venös (Durchschnitt 45)
   B. 35 bis 45 mm Hg arteriell (Durchschnitt 40)
4. pH
   A. 7,35 bis 7,45 (Durchschnitt 7,40)
   B. Venöse Proben liegen häufig mehr im niedrigen Grenzbereich der oben genannten Schwankungsbreite.
5. HCO_3^-: Die Werte schwanken meist zwischen 20 und 25 mval/l, mit leicht höheren Grenzwerten bei venösen gegenüber arteriellen Proben auf Grund der höheren PCO_2-Konzentration im venösen Blut.
6. Basendefizit
   A. Basendifizit (bzw. Basenüberschuß): derjenige mval-Wert von Säure oder Base, der erforderlich ist, um unter Standardbedingungen (40 mm Hg PCO_2, 37 °C) 1 l Blut auf ein pH von 7,4 zu bringen. Dies kann durch Titration in einem Labor bestimmt werden, wird aber gewöhnlich unter Verwendung der Variablen pH, PCO_2 und Hämatokrit durch Nomogramme berechnet.
   B. Der Normalwert für das Basendefizit beträgt meist 1 bis 8 mval/l.
   C. Der Basenüberschuß oder das Basendefizit ist ein Index, der mit Hydrogencarbonat-Konzentration ausgedrückt wird und auf die Korrektur des PCO_2 und die Pufferwirkungen von Hämoglobin, Phosphat und Blutprotein ausgerichtet wird.
   D. Das Basendefizit entspricht nicht der reinen Differenz zwischen tatsächlichen und normalen HCO_3^--Werten.
   E. Der Wert der Bestimmung des Basendefizits oder -überschusses liegt darin, daß damit das Ausmaß jener Störungen des Säure-Basen-Gleichgewichtes erfaßt

wird, die durch metabolische Komponenten verursacht werden (nicht-respiratorischer Anteil).
7. Blutgasgeräte messen direkt den pH^-, PCO_2- und PO_2-Wert durch nomographische Berechnung aus Standardkurven von HCO_3^- und dem Basendefizit. Blutgasgeräte sind teuer und in den meisten Tierkliniken wahrscheinlich nicht vorhanden.
8. Eine weniger teure Alternative zu einer Blutgasmeßapparatur ist der Harleco-CO_2-Apparat, der das Gesamtplasma-CO_2 nach Ansäuerung der Probe mißt. Durch die Ansäuerung wird HCO_3^- zu CO_2 konvertiert, das dann akkumuliert und einen Kolben niederdrückt, mit dem der HCO_3^--Gehalt der Probe exakt abgelesen werden kann. Diese Technik ist einfach, schnell, zuverlässig und nicht teuer. Die anomalen HCO_3^--Werte, die so gemessen werden, können primäre Stoffwechselstörungen oder primäre respiratorische Störungen mit sekundären kompensatorischen Veränderungen von $[HCO_3^-]$ widerspiegeln, die durch die renale Exkretion vermittelt werden. Die Wertung der HCO_3^--Werte im Kontext zu den klinischen Befunden kann eine Differenzierung zwischen einem primär metabolischen und einem primär respiratorischen Problem ermöglichen, d. h., ein niedriger HCO_3^--Wert bei einem Hund mit schwerer Diarrhoe stellt wahrscheinlich eine metabolische Azidose dar, ein niedriger HCO_3^--Wert bei einem Hund mit einem chronischen respiratorischen Krankheitszustand stellt wahrscheinlich eine respiratorische Alkalose mit einer kompensatorischen metabolischen Azidose dar.
9. Der HCO_3^--Wert kann auch aus dem Gesamt-CO_2-Wert, der aus vielen automatisierten biochemischen Profilen hervorgeht, genau berechnet werden. Der Gesamt-CO_2-Wert spiegelt das HCO_3^- im Bereich von 1–2 mval/l wider und kann nach den im vorhergehenden Abschnitt gemachten Angaben angewendet werden.

Interpretation der Störungen des Säure-Basen-Gleichgewichtes

1. Stelle die Richtung fest, in die sich der pH-Wert verändert hat. Jeder pH-Wert $>7{,}45$ zeigt eine Alkalämie an, jeder Wert $<7{,}35$ eine Azidämie. Extreme pH-Werte ($<6{,}8$ oder $>7{,}6$) lassen sich mit dem Leben nicht vereinbaren.
2. Die HCO_3^-- und PCO_2-Werte werden bestimmt, um die Ursachen einer Azidämie und das Ausmaß der kompensatorischen Veränderungen jedes Wertes zu erfassen (Abb. 26-1).

A. Bei einer Azidämie wird zuerst der HCO_3^--Wert beurteilt. Ist die Azidämie metabolischen Ursprungs, ist das HCO_3^- verringert. Fand eine respiratorische Kompensation zur Minimierung der pH-Veränderungen statt, ist der PCO_2-Wert erhöht; wenn eine metabolische Kompensation der pH-Veränderung eintritt, besteht ebenfalls eine Erhöhung des HCO_3^- (s. Abb. 26-1).

B. Eine metabolische Azidose (Azidämie) ist die häufigste Störung des Säure-Basen-Gleichgewichtes, die bei Kleintieren vorkommt. Daher konzentriert sich der größte Teil der Diskussion auf diese Störung.

C. Bei einer Akalämie metabolischen Ursprungs ist das HCO_3^- erhöht; ein erhöhter PCO_2-Wert ist zu erwarten, wenn eine respiratorische Kompensation aufgetreten ist. Ist die Alkalämie respiratorischen Ursprungs, ist der PCO_2-Wert niedrig; trat eine metabolische Kompensation ein, ist das HCO_3^- niedrig (Tabelle 26-1).

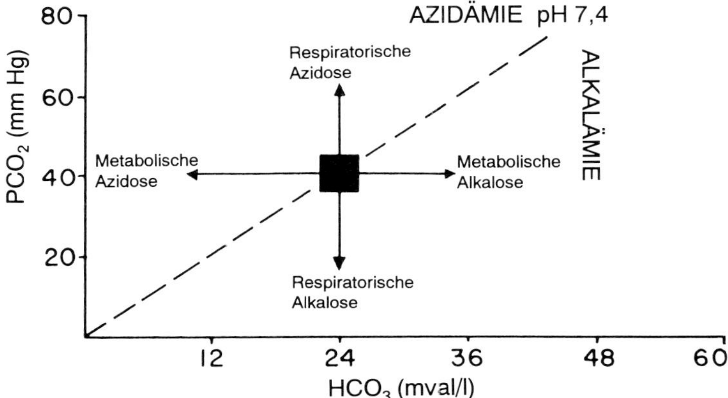

Abb. 26-1 „Reine" Abweichungen vom Normalzustand bei primären Störungen des Säure-Basen-Gleichgewichtes. Die kompensatorischen Stadien werden an Punkten innerhalb eines der Quadranten liegen. Der normale pH-Wert von 7,4 ist abhängig von der Aufrechterhaltung eines konstanten Verhältnisses von HCO_3^- zu H_2CO_3 ($0{,}03 \times PaCO_2$). Das Rechteck stellt das Gebiet mit normalem pH, HCO_3^- und PCO_2 dar.

D. Obwohl kompensatorische Veränderungen auftreten, um die pH-Verschiebungen zu minimieren, reichen jene selten aus, um den pH-Wert vollkommen auf den Normalwert zu bringen. Der pH-Wert weicht noch zu einer Seite der primären Säure-Basen-Störung ab (Azidämie oder Alkalämie).

3. Beurteile das Basendefizit oder den Basenüberschuß zwecks Festlegung des Pufferbedarfs bei der Therapie.

Tabelle 26-1 Störungen des Säure-Basen-Gleichgewichtes

Primäre Störung des Säure-Basen-Gleichgewichtes	**pH**	**HCO_3^-**	**PCO_2**
Azidämie (Azidose)			
Metabolisch	↓	↓↓[1])	↓
Respiratorisch	↓	↑	↑↑
Alkalämie (Alkalose)			
Metabolisch	↑	↑↑	↑
Respiratorisch	↑	↓	↓↓

[1]) Die Doppelpfeile zeigen das einleitende Ereignis bei der Störung des Säure-Basen-Gleichgewichtes an. Die einfachen Pfeile zeigen kompensatorische Veränderungen, die der primären Anomalie folgen. Diese kompensatorischen Veränderungen sichern ein fast normales Verhältnis von HCO_3^- zu H_2CO_3 ($0{,}03 \times PaCO_2$) und daraus abgeleitet eine weniger drastische Veränderung des pH-Wertes.

Metabolische Azidose (Azidämie)

1. Eine metabolische Azidose besteht, wenn eine Azidämie (erhöhte $[H^+]$) als Ergebnis eines verringerten HCO_3^- im Plasma auftritt.
2. Die Reduktion des HCO_3^- kann eintreten durch:
   A. exzessiven Verlust von HCO_3^- aus dem Körper (z. B. Diarrhoe),
   B. Verbrauch von HCO_3^- bei der Pufferung durch Zufügung einer starken Säure (z. B. Ketoazidose),
   C. Verbrauch von HCO_3^- bei der Pufferung, wenn die Exkretion von Säuren verringert ist (z. B. Niereninsuffizienz).
3. Respiratorische Kompensation zur Minimierung der pH-Änderungen tritt innerhalb von Minuten oder Stunden auf. Eine reduzierte Hydrogencarbonat- und erhöhte Wasserstoffionenkonzentration haben einen direkten Effekt auf das Atemzentrum in der Medulla oblongata; sie führen zu einer erhöhten alveolären Ventilation und einem verringerten $PaCO_2$.
4. Bei einer Steady-state-Kompensation ist der erwartete PCO_2-Wert bei metabolischer Azidose dem Wert der Abnahme an HCO_3^- annähernd proportional.
   A. $\Delta\, PaCO_2 = 1{,}2 \times (\Delta\, HCO_3^-)$
      1) HCO_3^- normal = 24 mval/l
      HCO_3^- vorhanden = 14 mval/l
      $\Delta\, HCO_3^- = 10$
      2) Wie hoch ist der erwartete $PaCO_2$, nachdem eine adäquate respiratorische Kompensation aufgetreten ist?
      $\Delta\, PaCO_2 = 1{,}2 \times (10)$
      $\Delta\, PaCO_2 = 12$

Wenn der normale $PaCO_2$ = 400 mm Hg beträgt, fällt der $PaCO_2$ auf 28 mm Hg, wenn die volle respiratorische Kompensation eintritt.

   B. $PCO_2 = 1{,}54 \times (HCO_3^-) + 8{,}4 \pm 1$
      1) Beispiel
      HCO_3^- normal = 24 mval/l
      HCO_3^- vorhanden = 14 mval/l
      2) Wie sollte der PCO_2-Wert sein, wenn eine adäquate respiratorische Kompensation eingetreten ist?
      $PCO_2 = 1{,}54(14) + 8{,}4 \pm 1 = 21{,}6 + 8{,}4 \pm 1$
      PCO_2 = 29 bis 31 mm Hg
   C. Die beiden genannten Formeln ermöglichen eine grobe Schätzung, ob der PCO_2-Wert für das Ausmaß der vorhandenen metabolischen Azidose angemessen ist.
      1) Beispiel
      HCO_3^- normal = 24 mval/l
      HCO_3^- vorhanden = 14 mval/l
      tatsächlicher PCO_2 = 38 mm Hg
      2) Angenommen, daß in diesem Fall eine Azidämie vorliegt, ist der PCO_2-Spiegel eine adäquate Kompensation für das Ausmaß der Azidämie? Basierend auf einer der beiden Formeln, sollte PCO_2 annähernd 28 bis 31 mm Hg betragen, wenn eine angemessene respiratorische Kompensation eintritt. In diesem Beispiel ist eine entsprechende Kompensation nicht eingetreten, und es besteht Verdacht auf eine

gleichzeitige respiratorische Azidose. Eine andere Deutung ist, daß sich die Azidämie sehr schnell entwickelt hat und die Zeit für eine volle respiratorische Kompensation nicht vorhanden war.

5. Patienten mit einer metabolischen Azidose können in solche mit einem normalen „anion-gap" und solche mit einem erhöhten „anion-gap" eingeteilt werden. Das „anion-gap" ist ein abgeleiteter Wert, der in vielen automatisierten biochemischen Profilen enthalten ist.

A. Die Anzahl von Kationen in der Extrazellularflüssigkeit (EZF) muß entsprechend dem Gesetz der Elektroneutralität gleich der Anzahl von Anionen in der EZF sein.

B. [Kationen] = [Anionen]
Na + K + UK (unbestimmte Kationen: Ca, Mg) = Cl + HCO_3^- + UA (nicht bestimmte Anionen: PO_4, SO_4, Proteinate, organische Säuren)

C. Na + K – (Cl + HCO_3^-), häufig gemessen
= UA – UK = „anion-gap", selten gemessen

D. „Anion-gap" ist ein unzureichender Terminus, um diese Gleichung zu beschreiben, da die Elektroneutralität noch bestehen muß. Das „anion-gap" entsteht, weil es bei den Laborwerten mehr ungemessene Anionen als gemessene Kationen gibt. Wenn alle Kationen und Anionen gemessen werden könnten, würde das „anion-gap" gleich Null sein. Die Analyse der obigen Gleichung zeigt, daß das „anion-gap" durch die Differenz der nicht gemessenen Ionen bestimmt wird.

E. Die Anwendung des „Anion-gap"-Konzeptes ist hilfreich, um Hinweise auf Störungen des Säure-Basen- und Elektrolytgleichgewichtes zu erhalten.

F. Das normale „anion-gap" für Hunde beträgt 15 bis 25. Werte darüber und Werte darunter sind von hohem diagnostischem und manchmal auch prognostischem Wert.

G. Mögliche Interpretation eines anomalen „anion-gap".

1) ↑ „anion-gap" durch ↑ unbestimmte Anionen

a) Akkumulation von organischen Säuren bei metabolischer Azidose
- Ketoazidose
- Laktazidose
- Niereninsuffizienz (fortgeschrittenes Stadium)
- Hyperosmolares, hyperglykämisches, nicht-ketotisches Koma
- Vergiftungen
  - Ethylenglycol
  - Methanol
  - Salicylat
  - Paraldehyd
  - Phenol

b) Akkumulation organischer Anionen – Einleitung einer Basentherapie, wenn die metabolische Konversion begrenzt ist
- Ringer-Lactat, Lactat
- Natriumacetat, Acetat
- Carbenicillin oder Penicillin; hohe Dosen sind nicht mit einer Azidose assoziiert, aber mit erhöhtem „anion-gap"

c) Akkumulation anorganischer Anionen – Niereninsuffizienz – PO_4, SO_4

d) Hämokonzentration

e) Alkalose, metabolisch und respiratorisch
2) ↓ „anion-gap" durch ↑ unbestimmte Kationen
a) ↓ Calcium
b) ↓ Magnesium
3) ↑ „anion-gap" durch Laborfehler (↑ Na, ↑ K, ↓Cl, ↓ HCO_3^-)
4) ↓ „anion-gap" durch ↓ unbestimmte Anionen
a) Hypoalbuminämie (veterinärmedizinisch bedeutsam)
b) Verdünnung mit Wasser oder Hydrogencarbonatarmen Lösungen
5) ↓ „anion-gap" durch ↑ unbestimmte Kationen
a) ↑ Calcium
b) ↑ Magnesium
c) Paraproteinämien (Myelom)
d) Polymyxin B
e) Lithiumverbindungen
6) ↓ „anion-gap" durch Labor (↓ Na, ↓ K, ↑ Cl, ↑ HCO_3^-)

6. Eine metabolische Azidose, die mit einem normalen „anion-gap" verbunden ist, wird beobachtet, wenn HCO_3^- tatsächlich aus dem Körper verlorengeht oder Säure mit Chlorid als Anion dem Körper hinzugefügt wird.
A. Verlust von HCO_3^-
1) Diarrhoe
2) Azidose durch Verdünnung (schnelle Volumenexpansion des EZR)
3) Renaler Verlust
a) Renale tubuläre Azidose
b) Obstruktive Nephropathie (nur mäßige Abnahme der glomerulären Filtrationsrate)
c) Diuretika, welche die Carboanhydrase hemmen
B. Zufügung von HCl
1) NH_4Cl → HCl
2) Lysin → HCl nach Metabolisierung
3) Arginin → HCl nach Metabolisierung

7. Metabolische Azidose in Verbindung mit einem erhöhten „anion-gap" resultiert aus einer Überproduktion organischer Säuren durch Retention von Anionen
A. Überproduktion organischer Säuren
1) Ketoazidose
2) Prolongiertes Hungern
3) Laktazidose
4) Vergiftungen
a) Methanol
b) Ethylenglycol
c) Paraldehyd
d) Salicylat
e) Phenol
B. Retention von Anionen – Niereninsuffizienz – PO_4, SO_4

8. Laktazidose
A. Resultiert aus einem gestörten Lactat-Pyruvat-Stoffwechsel.
B. Wird bei Kleintieren nicht häufig bestimmt.
C. Der prognostische Wert bei Kleintieren mit metabolischer Azidose ist sicher.

D. Eine anaerobe Glykolyse durch unzureichende Sauerstoffaufnahme der Gewebe (Hypoxie) führt in den meisten Fällen zu einer Überproduktion von Milchsäure.

E. Eine Überproduktion von Milchsäure kann vorübergehend während starker körperlicher Belastung und prolongierter Konvulsionen auftreten (Status epilepticus). Zu erhöhter Milchsäurebildung kommt es auch während eines Schocks, bei Herzstillstand, schwerer Hypoxämie und schwerer Anämie.

F. Eine spontane Laktazidose kann bei Störungen, die nicht durch Gewebshypoxie gekennzeichnet sind, wie Diabetes mellitus, Pankreatitis, Leukämie und schweren bakteriellen Infektionen, vorkommen. Das Auftreten einer Laktazidose bei schwerkranken Patienten wird häufig als terminales Ereignis betrachtet.

G. Eine Laktazidose beginnt meist plötzlich mit einem jähen Absinken des pH-Wertes, der zur Normalisierung eine sehr große Menge von Basen (HCO_3^-) erfordern kann.

H. Eine definitive Diagnose der Laktazidose erfordert die Messung der Serumlactatkonzentration.

• Klinische Symptome, die zur metabolischen Azidose in Beziehung stehen

1. Eine veränderte Aktivität der intrazellulären Enzyme ist letztlich für viele der deletären Effekte einer Azidämie verantwortlich.
2. Es kann eine Hyperventilation beobachtet werden, wenn das Atmungssystem versucht, die Ventilation zu erhöhen, den PCO_2-Wert zu verringern und Änderungen des pH-Wertes zu minimieren.
3. Kardiovaskuläre Auswirkungen

   A. Die Herzkontraktilität kann herabgesetzt sein, und periphere Gefäße können als Reaktion auf die Azidose dilatiert sein, was zu einer Hypotonie führt.

   B. Kammerflimmern kann bei einer metabolischen Azidose schneller auftreten.
4. Gastrointestinale Manifestationen umfassen Anorexie und Vomitus.
5. Hyperkaliämie und begleitende Probleme (s. Kapitel 25) können aus einer schweren metabolischen Azidose resultieren, da bei einem Pufferaustausch für H^+ eine Verschiebung des K^+ vom IZR in den EZR erfolgt.

• Therapie der metabolischen Azidose

1. Die Grundursache sollte beseitigt werden. Das allein reicht häufig aus, um eine normale Exkretion von H^+ zu ermöglichen, wodurch der pH-Wert ohne exogene Zufuhr von Basen wieder normalisiert wird.
2. Behandle den Patienten parenteral mit Basen, wenn der pH-Wert 7,2 oder weniger beträgt, auch wenn die zugrunde liegende Ursache relativ schnell beseitigt werden kann.
3. Bei einer mäßigen metabolischen Azidose (pH 7,2 bis 7,39) kann eine Behandlung mit Basen notwendig sein, abhängig von der Schwere der klinischen Symptome. Es ist nicht ratsam, einen pH- oder HCO_3^--Wert allein zu behandeln.
4. Komplikationen einer Basen ($NaHCO_3$)-Therapie resultieren aus der zu schnellen oder zu umfangreichen Applikation.

A. Volumenüberlastung, Ödem (Lunge)
B. Hyperosmolalität/Hypernatriämie
C. Tetanie durch Verschiebungen ionisierten Calciums
D. Paradoxe Azidose des Liquor cerebrospinalis
E. Überkorrektur der metabolischen Azidose
F. Hypokaliämie

5. Die Menge der Basen, die erforderlich ist, um fast normale HCO_3^-- und pH-Werte aufrechtzuerhalten, hängt von dem bestehenden Basendefizit und der Größe der bestehenden H^+-Zufuhr ab. Der exakte Bedarf an zu applizierenden Basen ist schwer zu berechnen.

6. Berechnungen des HCO_3^--Bedarfs dienen nur als grobe Richtlinien für die Behandlung des Patienten. Applizierte Basen erreichen die volle Äquilibrierung innerhalb der EZF innerhalb von 30 Minuten. Daher helfen Intervallbestimmungen der Blutgase bei der Einschätzung, ob die HCO_3^--Supplementation angemessen ist.

7. Die vollständige Äquilibrierung des applizierten HCO_3^- mit der IZF braucht mehrere (bis zu 18) Stunden.

8. Erforderliche mval $HCO_3^- = 0{,}3 \times \text{kg}$ Körpergewicht $\times$ HCO_3^--Defizit[1]) (extrazelluläres Volumen für die HCO_3^--Verteilung 30%) oder

$$\text{erforderliche mval } HCO_3^- = \frac{0,5\,\text{kg Körpergewicht}}{7} \times HCO_3^-\text{-Defizit}$$

A. *Beachte:* Ein Viertel bis die Hälfte dieses berechneten Wertes wird als langsame intravenöse Bolusinjektion verabreicht, der Rest langsamer mit der Infusionslösung.

B. Nach den Ergebnissen dieser Formel wird so behandelt, als ob das Basendefizit nur in der EZF bestünde. Deshalb ist es sehr hilfreich, wenn Mehrfachbestimmungen der Blutgase während der Basensupplementation durchgeführt werden.

1) Beispiel: 10 kg Körpergewicht
Aktuelles HCO_3^- = 15 mval/l
Gewünschtes HCO_3^- = 25 mval/l
HCO_3^--Defizit = 10 mval/l

2) Wie viele mval/l von HCO_3^- müssen infundiert werden, um das Basendefizit zu korrigieren?
Erforderliche mval HCO_3^- = 0,3 × 10 kg × 10 mval/l = 30 mval/l

9. Erforderliche mval HCO_3^- = 0,6 × kg Körpergewicht × HCO_3^--Defizit.
Durch Anwendung dieser Formel bezieht sich die Behandlung sowohl auf intrazelluläre als auch auf extrazelluläre Basendefizite. Bis zu einem Viertel dieser Dosis wird als langsame Bolusinjektion verabreicht, der Rest zur langsameren Applikation in die Infusionslösung gegeben.

10. Der Erfolg der Basentherapie wird durch wiederholte Blutgasbestimmungen eingeschätzt. Wenn eine Korrektur eintritt, müssen Dosis und Geschwindigkeit der HCO_3^--Zufuhr angepaßt werden.

[1]) HCO_3^--Defizit = gewünschter HCO_3^--Wert = tatsächlicher HCO_3^--Wert (das Basendefizit, falls verfügbar, kann an die Stelle des HCO_3^--Defizits gesetzt werden).

11. Therapie der metabolischen Azidose ohne Verwendung der Blutgas- oder HCO_3^--Werte

A. In kritischen Situationen, in denen die metabolische Azidose wahrscheinlich schwer ist, wird 1 bis 2 mval/kg KG i. v. als Bolus injiziert und der Status erneut beurteilt.

B. Der geschätzte HCO_3^--Bedarf wird auf einen allmählichen Ersatz über mehrere Stunden ausgerichtet (nach Finco).

Geschätzte klinische Schwere der metabolischen Azidose	**mval HCO_3^-/kg Körpergewicht**
leicht	3
mäßig	6
schwer	9

Respiratorische Azidose (Azidämie)

1. Eine primäre respiratorische Azidose besteht, wenn die Azidämie durch Erhöhung des PCO_2 bedingt ist. Ein erhöhter PCO_2-Wert resultiert aus Behinderungen der alveolären Ventilation, die durch Störungen von Atemzentrum, Atemmuskeln, Brustkorb, Pleuraraum, Lungenparenchym und Luftwegen verursacht sein können.
2. Ursachen
   A. Generalisierte, schwere Lungenkrankheit (z. B. Lungenödem, Pneumonie)
   B. Pleuraerguß, Pneumothorax, „Dreschflegelbrust“
   C. Obstruktion der Luftwege
   D. Dämpfung der Ventilation durch Pharmaka
      1) Allgemeinanästhesie
      2) Tranquilizer
      3) Narkotika
      4) Barbiturate
   E. Läsionen des ZNS, die das medulläre Atemzentrum betreffen
   F. Krankheiten der Atemmuskeln (z. B. Zeckenparalyse, Coonhound-Lähmung)
   G. Herzstillstand
   H. Schlecht eingestelltes Beatmungsgerät

• Klinische Symptome

1. Wenn ein erhöhter PCO_2-Wert akut auftritt, sind die klinischen Symptome meist schwerer.
   A. Ängstlichkeit
   B. Beeinträchtigung des Sensoriums
   C. Stupor oder Koma
2. Bei einem chronisch erhöhten PCO_2 können offensichtliche klinische Symptome fehlen. Lethargie kann das einzige auffallende Symptom sein.

3. Ein Papillenödem kann in Fällen von stark erhöhtem PCO_2 beobachtet werden, möglicherweise wegen des erhöhten intrakranialen Druckes durch Vasodilatation.
4. Eine schwere Hyperkapnie wird von einer Hypoxie begleitet, die zu den klinischen Symptomen beiträgt.

• Physiologische Kompensation

1. Wenn sich die Hydratationsgleichung durch den erhöhten PCO_2-Wert nach rechts verschiebt, wird aufgrund des Massenwirkungsgesetzes sofort mehr HCO_3^- erzeugt. Das zur gleichen Zeit gebildete H^+ wird durch Nicht-Hydrogencarbonatpuffer gepuffert.

A. *Beachte:* Für jede Erhöhung des PCO_2 um 10 mm Hg über 40 mm Hg entspricht das „extra“ erzeugte HCO_3^- gleich 1 mval/l.

B. Beispiel einer akuten Hyperkapnie
PCO_2 = 80 mm Hg
Normales HCO_3^- = 24 mval/l

C. Wie groß ist die Menge des durch die Erhöhung des PCO_2 zusätzlich erzeugten HCO_3^-?
ΔPCO_2 = 40 mm Hg oder 4 E einer 10-mm-Hg Veränderung

$$4 \text{ E der Veränderung} \times 1 \frac{\text{mval/l}}{\text{E}}$$

$$= 4 \frac{\text{mval/l}}{\text{E}} \text{ zusätzlich erzeugtes } HCO_3^-$$

D. Der zu erwartende HCO_3^--Gesamtwert beträgt 24 mval/l (normal) + 4 mval/l = 28 mval/l.

2. Adaptive renale Reaktionen beginnen Stunden nach Beginn der Hyperkapnie und können Tage bis zur maximalen Wirkung brauchen.

A. Die erhöhte H^+-Sekretion durch die Nierentubuli wird durch einen erhöhten PCO_2-Wert stimuliert.

B. Ein erhöhter Na^+/H^+-Austausch fördert eine erhöhte Säureexkretion und die Erzeugung „neuen“ Hydrogencarbonates, das in den Körper zugekehrt. Dieser Prozeß wird größtenteils durch vermehrte Ausscheidung von Ammoniak erreicht.

3. Erhöhte HCO_3^--Spiegel kaschieren häufig die Veränderungen des pH-Wertes (Azidämie), die durch den höheren PCO_2-Wert ausgelöst werden, da es das Verhältnis von HCO_3^- zu $0{,}03 \times PCO_2$ ist, das letztendlich den pH-Wert bestimmt.

• Therapie

1. Die Grundursache muß behandelt oder beseitigt werden (z. B. Drainage der Pleuraflüssigkeit, Applikation von Antibiotika bei Pneumonie).
2. Sorge für eine Unterstützung der Atmung (tracheale Intubation, mechanische Ventilation).
3. Führe Sauerstoff zu. Es muß vorsichtig vorgegangen werden, wenn die Hyperkapnie chronisch ist, da die niedrigen O_2-Spiegel für den Atemantrieb verantwortlich

sein können; plötzliche Erhöhungen des PO_2 würden dann den einzigen Stimulus zur Ventilation beseitigen.
4. Eine plötzliche Korrektur des erhöhten PCO_2 kann zu einer Alkalose durch die Folgen der Hyperkapnie führen, da die renalen adaptiven Mechanismen, die für die HCO_3^--Erzeugung verantwortlich sind, nicht sofort abbrechen.

Metabolische Alkalose

1. Eine primäre metabolische Alkalose besteht, wenn eine Alkalämie (↑ pH) auf einen erhöhten HCO_3^--Wert zurückzuführen ist.
2. Um die elektrische Neutralität aufrechtzuerhalten, wenn die Plasmahydrogencarbonatkonzentration erhöht ist, muß die Plasmakonzentration der übrigen Anionen abnehmen. Da Chlorid den Hauptteil der verbleibenden Anionen ausmacht, muß eine Hypochlorämie ebenfalls bestehen.

- **Entstehung einer Alkalose**

1. Applikation von Basen
   A. Hydrogencarbonat
   B. Citrat, Lactat, Acetat, Hydrogencarbonat-Vorläufer
   C. Rasche Applikation oder schwache Nierenfunktion
2. Verlust von H^+-Ionen
   A. Verlust über den Magen, Erbrechen
   B. Verlust über die Niere, der durch Diuretika gefördert wird
   C. Verlust über die Niere in Verbindung mit Hyperaldosteronismus
   D. H^+-Verschiebung in die Zellen bei K^+-Mangel
3. Größere Verluste von Chlorid und anderen Ionen in Flüssigkeiten, die kein HCO_3^- enthalten, führen zu einer Alkalose, da HCO_3^- in einem jetzt kleineren Flüssigkeitsvolumen vorliegt und seine Konzentration folglich gestiegen ist.
   A. Der Verlust von Cl^- über den Magen ist hoch.
   B. Der Verlust von Cl^- über die Nieren ohne Verlust von HCO_3^- ist bei Gebrauch potenter Diuretika hoch.

- **Erhaltung der metabolischen Alkalose**

1. Applikation von Basen
   A. Die Applikation von Basen ist mit einer Volumenexpansion verbunden, da Natrium gleichzeitig zugefügt wird. Durch die Volumenexpansion entsteht eine Hypochlorämie.
   B. Die Volumenexpansion führt zu einer schnellen renalen Exkretion von Na^+, HCO_3^- und Wasser durch die gesunden Nieren.
   C. Eine Alkalose kann nur weiterbestehen, wenn die Nierenfunktion behindert ist oder die Geschwindigkeit der Basenzufuhr sehr hoch ist.

2. Verluste von H^+ oder von Cl^-

A. Situationen, die zu einem Verlust von H^+ oder von Cl^- führen, sind mit einer Volumenkontraktion verbunden.

B. Die Volumenkontraktion führt zu einer erhöhten Reabsorption von Natrium durch die proximalen Nierentubuli.

C. Die Natriumreabsorption muß von einer parallelen Reabsorption von Anionen (Cl^-) begleitet sein. Um die Elektroneutralität bei Fehlen absorbierbarer Anionen aufrechtzuerhalten, kann Natrium im Austausch gegen ein Kation (H^+ oder K^+) reabsorbiert werden.

D. Um die erhöhte Natriumreabsorption abzubauen, tritt ein beschleunigter Natrium-Kationen-Austausch (Na^+/K^+ oder Na^+/H^+) auf.

E. Der Na^+/H^+-Austausch führt zu einer Zurückgewinnung des filtrierten HCO_3^- in den Körper, und zwar eher als zu einer Elimination von $NaHCO_3^-$ über den Harn, die eingetreten wäre, wenn ein geeignetes resorbierbares Anion zur Verfügung gestanden hätte, d. h. wenn Cl^- zusammen mit Na^+ zur Reabsorption verfügbar gewesen wäre.

- **Kaliumverarmung**

Die K^+-Verarmung ist meist mit einer metabolischen Alkalose verbunden. Bei akuten Zuständen ist die K^+-Verarmung wahrscheinlicher das Ergebnis als die Ursache der Alkalose.

1. K^+-Verlust kann mit demselben Flüssigkeitsverlust auftreten, mit dem auch H^+ oder Cl^- verlorengeht.
2. Ein beschleunigter Natrium-Kationen-Austausch kann zu einem erhöhten Na^+/K^+-Austausch führen.
3. Ein Hyperaldosteronismus durch eine Volumenverringerung kann auftreten.
4. Eine chronische metabolische Azidose kann zu einer „paradoxen" K^+-Verarmung durch eine verstärkte renale Kaliumausscheidung führen.

- **Ursachen einer metabolischen Alkalose**

1. Erbrechen
2. Diuretika (Furosemid, Thiazide)
3. Applikation von Basen
4. Hyperaldosteronismus
5. Zustand nach chronischer Hyperkapnie
6. Schwere K^+-Verarmung

- **Symptome**

Symptome einer metabolischen Alkalose sind unspezifisch, können sich aber durch neuromuskuläre Wirkungen in Krämpfen oder Tetanie äußern. Wahrscheinlicher ist, daß Symptome einer begleitenden Hypokaliämie (s. Kapitel 25.) festgestellt werden.

- **Therapie**

Die meisten Fälle von metabolischer Azidose können durch renale Clearance überschüssigen HCO_3^- schnell auf einen normalen pH-Wert gebracht werden, wenn ausreichende Mengen resorbierbarer Anionen in Form von Cl^- bereitgestellt werden. Dies kann meist durch intravenöse Applikation von 0,9%igem NaCl erreicht werden. Häufig ermöglicht der Cl^--Ersatz allein die Korrektur des pH-Wertes und die Wiederauffüllung der K^+-Speicher im Körper.
Da bei einer metabolischen Alkalose häufig eine K^+-Verarmung besteht, wird meist zu der 0,9%igen NaCl-Lösung K^+ dazugegeben. Es gibt Fälle, bei denen die Alkalose und Hypochlorämie nicht korrigiert werden, bis ein ausreichender K^+-Ersatz vorgenommen worden ist (z. B. schwerer K^+-Mangel und Hyperaldosteronismus).

Respiratorische Alkalose

Eine primäre respiratorische Alkalose besteht, wenn die Alkalämie durch einen verringerten PCO_2-Wert zustande kommt. Ein verringerter PCO_2-Wert kann nur durch Hyperventilation auftreten.

- **Ursachen der Hyperventilation**

1. Furcht, Angst, NNR-Stimulation
2. Intrathorakale Erkrankungen, neurale Reflexe
3. Erkrankungen des ZNS und des Atemzentrums
4. Hypoxie, Stimulation der Chemorezeptoren
5. Fieber, Stimulation des Atemzentrums
6. Schwere Leberinsuffizienz, Mechanismen unbekannt
7. Septikämie durch gramnegative Erreger, Mechanismen unbekannt
8. Unzureichende mechanische Ventilation

- **Physiologische Kompensation**

1. Ein verringerter PCO_2-Wert ruft aufgrund der Wirksamkeit der Hydratationsgleichung und des Massenwirkungsgesetzes sofort eine gewisse Steigerung der HCO_3^--Bildung hervor.
2. Ein verringerter PCO_2-Wert bewirkt, daß durch renale Mechanismen weniger HCO_3^- für den Körper wiedergewonnen wird. Diese Veränderung ist erst nach mehreren Tagen maximal wirksam.
3. Die kompensatorischen Mechanismen sind im Hinblick auf die Minimierung der pH-Änderungen bei respiratorischer Alkalose vollständiger und wirksamer als bei respiratorischer Azidose.
4. Kompensatorische Prozesse, die zu einem verringerten HCO_3^- führen, haben zum Ziel, ein normaleres Verhältnis von HCO_3^- zu $\alpha \times PaCO_2$ und damit einen normaleren pH-Wert aufrechtzuerhalten.

- **Symptome**

Wahrscheinlich werden bei Tieren mit respiratorischer Alkalose keine spezifischen Symptome festgestellt. Angestrengte Atmung sowie Erhöhung der Atemtiefe oder -frequenz können klinisch nicht festgestellt werden, selbst wenn der PCO_2-Wert beträchtlich abgenommen hat.

- **Therapie**

Die Therapie besteht nur in der Beseitigung der zugrunde liegenden Ursache.

Literatur

Cohen, J. J., and Kassierer, J. C.: Acid-base metabolism. In: Maxwell, M. H., and Kleeman, C. R. (Eds.): Clinical Disorders of Fluid and Electrolyte Metabolism. McGraw-Hill, New York 1980.

Hartmann, H., und Meyer, H. (Hrsg.): Klinische Pathologie der Haustiere. Gustav Fischer Verlag, Jena-Stuttgart 1994.

Rossow, N., und Bolduan, G.: Stoffwechselstörungen der Haustiere. Gustav Fischer Verlag, Jena–Stuttgart 1994.

Teil V: Physikalische und chemische Schädigungen

Kapitel 27. **Physikalische Schädigungen**

(William R. Fenner, John S. Cave und Roy Fenner)

Rauchvergiftung

Eine Rauchvergiftung tritt als Ergebnis von Schädigungen des Atmungssystems durch Inhalation heißer Gase auf. Die Schädigungen können zu den thermischen Wirkungen oder den toxischen Wirkungen der Gase oder beidem in Beziehung stehen.
1. Heißer Rauch ruft Schädigungen der Schleimhäute hervor, die zu Ödem, Ulzera und abnormaler Sekretion führen.
2. Thermische Schädigungen können zu Larnyxspasmen führen.
3. Eine Kohlenmonoxidintoxikation kann eine Gewebshypoxie hervorrufen.
4. Sulfat, Nitrat und sehr heiße Partikel (Kohle) führen zur Entzündung der Mukosa und verursachen übermäßige Schleimproduktion.
5. Die Lungenalveolen können akut oder verzögert mit Ödemflüssigkeit durchtränkt werden (alveoläres Lungenödem).
6. Eine letal endende, durch chemische Substanzen ausgelöste Pneumonie kann noch 48 Stunden nach der Rauchinhalation vorkommen.

- **Klinisches Bild**

1. Die Anamnese ergibt, daß das Tier während eines Feuers in einem brennenden Gebäude gefangen war. Bei der erstmaligen Vorstellung kann der Patient außer dem Vorhandensein von Konjunktivitis, Korneaödem, intensivem Rauchgeruch und angesengten Haaren gesund erscheinen.
2. Ein schwerer, persistierender, feuchter Husten durch Reizung des Bronchialbaumes und eine exzessive Schleimproduktion sind die frühesten Symptome.
3. Nach 48 bis 72 Stunden können die gesamten Auswirkungen auf den Atmungsapparat beobachtet werden. Zyanose und Dyspnoe entwickeln sich, während die Lunge ihre Compliance verliert und ein Ödem entsteht. Es sei daran erinnert, daß eine Kohlenmonoxidvergiftung zu einer kirschroten Farbe des Blutes führt, die das Vorhandensein einer Hypoxie maskiert, die normalerweise als Zyanose beobachtet wird.
4. In fortgeschrittenen Fällen befindet sich der Patient wegen der Hypoxie des ZNS im Koma.

Wunde aus und kann sich bei Kopf- und Beinbissen bis zur unteren Brustregion bzw. Abdominalregion ausdehnen.
3. Manche Tiere haben starke Schmerzen, wenn eine große Giftmenge injiziert wurde; diese Tiere können einen Schock entwickeln (s. Kapitel 1., Schock).

- **Behandlung**

1. Wenn das Tier erst vor kurzem gebissen worden ist, werden die Einstichstellen in einer pflockähnlichen Umschneidung von etwa 0,5 cm Tiefe exzidiert. Dies wird den größten Teil des Giftes entfernen, falls es innerhalb einer Stunde geschieht. Obwohl diese Technik in der Humanmedizin häufig vorgenommen wird, ist sie bei Tieren selten möglich außer bei Wunden an Kopf, Schulter oder Hüfte. Öffne die Einstichstellen, um das Gift und das hämolysierte Blut austreten zu lassen. Befindet sich die Bißstelle an einer Gliedmaße, kann eine leichte Staubinde über der Schwellung angelegt werden.
2. Die wirksamste Behandlung ist die i. v. Applikation von polyvalentem Schlangengiftserum und Ringer-Lactat-Lösung. Die Flüssigkeitsmenge wird durch die Größe des Tieres und den klinischen Zustand bestimmt (s. Kapitel 24., Infusionstherapie). Beginne zur gleichen Zeit mit einer Breitspektrumantibiotikumtherapie und führe sie fort, bis die Wunde geheilt ist. Manche Tierärzte befürworten den Einsatz von Corticosteroiden. Steroide (Dexamethason 2 mg/kg KG) werden verwendet, wenn das Tier in einem Schockzustand ist oder eine schwere Entzündung des Gewebes vorliegt. Wenn die Schwellung andauert und sich der Allgemeinzustand des Tieres verschlechtert, wird die Schlangengiftserum-Applikation wiederholt. Es scheint sogar noch klinisch wirksam zu sein, wenn es erst 24 bis 48 Stunden nach dem Biß verabreicht wird. Eine auffällige Besserung kann innerhalb weniger Stunden nach Schlangengiftserum-Applikation beobachtet werden. Bei kritischer Situation kann versucht werden, das passende Schlangengiftserum aus dem Notfallraum des örtlichen Krankenhauses zu erhalten.
3. Aus wirtschaftlichen Gründen ist es ratsam, den Gebrauch des Schlangengiftserums mit dem Patientenbesitzer vor der Anwendung zu diskutieren. Obwohl die Wirkungen des Schlangengiftserums lebensrettend und dramatisch sind, möchten manche Patientenbesitzer die Kosten, die mit seinem Einsatz verbunden sind, vermeiden.
4. Sind mehrere Stunden verstrichen, und scheint das Tier nur geringe Symptome zu haben (das Tier ist lebhaft und fühlt sich offensichtlich wohl und hat an der Bißstelle nach mehreren Stunden nur eine kleinere Schwellung), sind nur Antibiotika, eine Wundreinigung und u. U. Steroide erforderlich. Es ist meist sicher, das Tier nach Hause zu senden, wenn der Besitzer instruiert worden ist, zu beobachten, ob weitere Probleme auftreten. Wenn es systemisch krank erscheint oder schwere Prellungen aufweist, sollte es in der Klinik behalten werden und eine unterstützende Medikation bekommen.
5. Häufig löst sich das Gewebe um die Bißstelle nach mehreren Tagen ab. Ist der Biß im Kopfbereich, können sich das hämolysierte Blut und das lokale Gewebsödem in den Geweben unter dem Kinn und Nacken ansammeln, und es entstehen schwere Schwellungen. Diese Hautbezirke können sich ablösen und offene Wun-

den hinterlassen. Wenn dies auftritt, muß das nekrotische Gewebe von Zeit zu Zeit weggeschnitten, die Gegend saubergehalten und eine örtliche Therapie durchgeführt werden, bis sich die Wunde geschlossen hat. Dieser Prozeß kann mehrere Wochen dauern, aber meist wächst das Haar wieder nach, und es ist nur eine schwache Narbenbildung zu sehen.

Verbrennungen

- **Klassifikation**

1. *Erster Grad* – Die Verletzung ist auf das Epithel begrenzt. Diese Verletzungen heilen rasch, meist in 10 oder weniger Tagen; sie sind nicht ernst, werden beim Tier nur selten entdeckt und deshalb in diesem Abschnitt auch nicht behandelt.
2. *Zweiter Grad* – Die Verletzung betrifft die Epidermis und die oberflächliche Koriumschicht. Bei diesen Verletzungen tritt Serum aus; es bilden sich Blasen, aber die Verletzung heilt innerhalb von zwei Wochen.
3. *Dritter Grad* – Bei Verbrennungen dritten Grades ist die Haut in ihrer gesamten Dicke zerstört.

- **Grundprinzipien**

1. Verbrennungen werden durch eine Vielzahl thermischer und/oder chemischer Einwirkungen verursacht. Unabhängig von der Ursache sind die pathologischen Vorgänge und die Behandlung im wesentlichen gleich.
2. Es kann schwierig sein, am Anfang die Tiefe einer Verbrennung festzustellen; daher sollte ein größeres Gebiet um die verbrannte Haut forciert behandelt und während der nächsten 48 Stunden beobachtet werden.
3. Thermische Verbrennungen sind häufig mit Rauchvergiftungen verbunden, daher muß auf Anzeichen einer Atemnot geachtet werden. Verbrennungen durch Ätzmittel sind meist mit der Aufnahme ätzender Substanzen verbunden, und die Hauptschädigungen finden sich im Pharynx und Ösophagus.
4. Die Hauptkomplikationen bei jenen Verbrennungen, die einen großen Teil der Körperoberfläche betreffen, sind Flüssigkeits- und Proteinverlust, Septikämie und oligurische Niereninsuffizienz.
5. Ausgedehnte Verbrennungen des Stammes, Verbrennungen des Ösophagus und Verbrennungen des Bronchialbaumes (Rauchinhalation) enden häufig tödlich.

- **Behandlung**

1. Bestimme das Ausmaß der Verbrennung und informiere den Besitzer über die Kosten und das Ausmaß der Therapie, die erforderlich ist, um das Tier zu behandeln; die Behandlung von Verbrennungspatienten ist teuer.
2. Sediere das Tier mit einem starken Analgetikum (bei der Katze mit Ketaminhydrochlorid), säubere die Gegend und führe eine Wundtoilette durch. Vermeide chirurgische Seifen auf Hexachlorophenbasis, da sie durch die verbrannte Haut schnell absorbiert werden und Schäden des Nervensystems verursachen können.

3. Verbinde die Wunde mit Mafenid oder Silber-Sulfadiazinsalbe unter lockerem Verbandmull; wechsle die Bandage in den ersten drei Tagen zweimal täglich.

4. Tiere mit ausgedehnten Verbrennungen sollten täglich gewogen und die Harnbildung überwacht werden. Der Flüssigkeitsverlust muß ersetzt und der Elektrolythaushalt aufrechterhalten werden. Das Tier muß eine Infusion von ausgewogener Elektrolytlösung erhalten, bis es fähig ist, den Wasser- und Elektrolythaushalt per os aufrechtzuerhalten.

5. Leukozytenzahl, Differentialblutbild, BUN, Serumelektrolyte und Serumalbumin werden periodisch überprüft, um Infektionen, Hypoproteinämie und Niereninsuffizienz feststellen zu können. Plasmatransfusionen und Futtermittel mit hohem Proteingehalt sind die wesentlichen Quellen für den Ersatz von Proteinen.

6. Appliziere Breitspektrumantibiotika, wie Cephalosporine oder Ampicillin-Aminoglykocid-Kombinationen, um eine Septikämie zu vermeiden. Eine systematische Antibiotikatherapie ist kein Ersatz für eine sachgemäße Wundbehandlung; die Wunde muß saubergehalten und behandelt werden.

7. Verletzungen des Ösophagus sind durch eine verstärkte Salivation und sofortige Regurgitation aller aufgenommenen Speisen gekennzeichnet. Verletzungen des Ösophagus sind schwierig zu behandeln: Corticosteroide sind die Hauptstütze der Behandlung, indem sie die Entzündung reduzieren und einer Narbenbildung vorbeugen. Appliziere 2 mg/kg KG Prednisolon (2mal/Tag) für die ersten 10 Tage parenteral. Lege via Gastrotomie eine Magensonde und füttere das Tier mit Haferschleim, bis der orale Futtertest erfolgreich ist. Führe periodisch eine Ösophagographie und eine Ösophagoskopie durch, um die Fortschritte des Patienten zu objektivieren. Zusätzlich kann während des Heilungsprozesses ein Pharyngostomietubus verwendet werden.

8. Bei Verbrennungspatienten mit Rauchinhalation muß diese ebenso wie die Hautverbrennungen behandelt werden.

9. Achte auf elektrische Verbrennungen und daraus resultierende kardiopulmonale Schädigungen.

10. Entferne verbrannte Hautstücke, die länger als eine Woche bestehen, um die Bildung von Abszessen unter der devitalisierten Haut zu vermeiden. Die Kontraktion der devitalisierten Haut kann zu einer verringerten Ausdehnungsmöglichkeit des Brustkorbes und zu Atemnot führen; wenn dies auftritt, muß die Haut entfernt werden.

11. Die meisten Tierärzte haben mit Hauttransplantationen keine Erfahrung. Erforderlichenfalls muß das Tier an ein Institut überwiesen werden, das mit der Durchführung von Hauttransplantationen vertraut ist. Glücklicherweise schließen sich die meisten Defekte, auch wenn es viele Wochen dauert. Während des Heilungsprozesses muß die Kommunikation mit dem Patientenbesitzer aufrechterhalten und das Tier häufig zum Verbandswechsel wiederbestellt werden.

Hitzschlag

1. Die Hitzelast übersteigt die Wärmeableitung. Wegen ihrer geringeren Kapazität, Wärme auszutauschen, tritt dieses Problem bei Hunden und Katzen häufiger auf als beim Menschen.

2. Die mit steigender Hitze auftretende Vasodilatation führt zu einer Organminderdurchblutung. Eine Körpertemperatur über 41,5 °C führt zu Gewebsschädigungen als Folge der Minderdurchblutung.

A. Eine zerebrale Kongestion führt zu intrakraniellen Blutungen, Absterben von Neuronen und Nekrose.

B. Es tritt Nekrose der Gastrointestinalschleimhaut auf.

C. Disseminierte intravasale Gerinnung (DIC) resultiert aus der Freisetzung von Thromboplastin aus dem nekrotischen Gewebe und von Faktor XII auf Grund von Endothelschäden.

D. Es können sowohl Leber als auch Nierenschädigungen durch den Hitzschlag auftreten.

• Klinisches Bild

1. Die Symptome werden im allgemeinen während der Sommermonate beobachtet, und zwar besonders bei Tieren, die sich in heißer, schwach ventilierter Umgebung aufhalten müssen.
2. Die Symptome umfassen schnelle Atmung, Tachykardie, Depression, Diarrhoe, Vomitus, Dehydratation, Krämpfe und Kollaps.
3. Die Körpertemperatur beträgt meist mehr als 42,5 °C.
4. DIC ist eine häufige Komplikation. Bei Tieren mit Petechien der Schleimhäute ist die Prognose meist infaust.
5. Der Tod tritt meist nach Erscheinen von Hirnstammsymptomen ein (z. B. Störungen des Sensoriums, Opisthotonus, abnormale Augenbewegungen).

• Behandlung

1. Das Tier muß sofort mit Acepromazin sediert werden (0,5 mg/kg KG i. v.).
2. Der Patient wird in kaltem Wasser gebadet oder mit Alkohol abgerieben. Man legt ihn vor einen Ventilator, um die Evaporation zu beschleunigen.
3. Der Ventilator wird abgestellt und das Tier getrocknet, wenn die Körpertemperatur auf 40 °C gesunken ist. Überprüfe die Temperatur des Tieres jede Stunde, bis sie stabil ist. Das Wärmeregulationszentrum ist nach einem Hitzschlag häufig gestört. Tritt dies ein, ist das Tier unfähig, die optimale Körpertemperatur aufrechtzuerhalten. Wenn eine Hypothermie auftritt, ist es erforderlich, das Tier mit Wärmekissen oder Decken warmzuhalten.
4. Plaziere einen intravenösen Verweilkatheter und behandle das Tier auf hypovolämischen Schock (s. Kapitel 1., Schock).
5. Überwache die Harnproduktion; entwickelt sich eine oligurische Niereninsuffizienz, muß diese forciert behandelt werden. Eine Niereninsuffizienz entwickelt sich im allgemeinen innerhalb der ersten 24 Stunden nach dem Hitzschlag.
6. Manche Kliniker führen bei Tieren, deren Körpertemperatur über 43 °C liegt, eine prophylaktische Behandlung mit Natriumheparin durch (200 E/kg KG alle 4 Stunden), um dem Auftreten einer DIC vorzubeugen. Diese Therapie ist umstritten.

Erfrierungen

1. Bei Erfrierungen kommt es zum Gefrieren des Gewebes mit der Bildung von Eiskristallen.
2. Die in der Tiermedizin am häufigsten beobachtete Lokalisation von Erfrierungen sind die Ohrspitzen. In aller Regel tritt eine Demarkation mit Ablösen der Ohrspitzen ohne Komplikationen ein.
3. Die Einschätzung der Erfrierungen ist ähnlich der von Verbrennungen (s. oben). Das Ausmaß der Schädigungen kann in den ersten 24 bis 48 Stunden noch nicht klar sein.

- **Behandlung**

1. Wärme das gefrorene Gebiet in warmem Wasser (40 °C bis 40,5 °C) und halte das Wasser lauwarm.
2. Reibe die betroffene Gegend nicht, da dies eine Mazeration des Gewebes zur Folge haben kann.
3. Lege nach Möglichkeit an dem betroffenen Gebiet eine Baumwollbandage an.
4. Es kann Tage dauern, bis die Demarkation auftritt. Sobald sich das nekrotische Gebiet ablöst oder exzidiert wird, wird die Wunde entweder chirurgisch geschlossen oder offen behandelt, abhängig von der Größe des Defektes. Betrifft die Erfrierung eine Extremität, ist häufig eine Amputation notwendig.
5. Es muß verhindert werden, daß ein vorher aufgetautes Gebiet wieder gefriert.

Literatur

Hapke, H.-J.: Toxikologie für Veterinärmediziner. 2. Aufl. Enke Verlag, Stuttgart 1988.
Kühnert, M. (Hrsg.): Veterinärmedizinische Toxikologie. Gustav Fischer Verlag, Jena–Stuttgart 1991.

28. Kapitel. **Vergiftungen**

(Diane F. Gerken)

Einleitung

1. Vergiftungen bei Tieren resultieren aus der unbeabsichtigten Exposition gegenüber einem Stoff, der in bestimmter Menge klinische Erkrankungen hervorruft. Viele der Substanzen, die bei Kleintieren Vergiftungsprobleme verursachen, sind pharmakologische Substanzen, die für die Tierbesitzer bestimmt waren.
2. Die Symptome einer Vergiftung setzen meist schnell ein und sind häufig stark ausgeprägt. Da die meisten Giftstoffe potentiell zum Tod führen können, sollten Vergiftungen als echte Notfälle behandelt werden.
3. Die anfänglichen Symptome betreffen häufig den Gastrointestinaltrakt, das Nervensystem oder beides.
4. Da die meisten klinischen Symptome unspezifisch sind, ist eine vollständige Anamnese erforderlich, um die wahrscheinlichste Ursache der Vergiftung bestimmen zu können.
5. Viele Vergiftungen führen zu gerichtlichen Schritten, so daß jeder Versuch unternommen werden sollte, die Diagnose analytisch zu bestätigen. Vorbericht, bestehende klinische Symptome, therapeutische Maßnahmen und die Reaktion auf die Therapie sollten exakt dokumentiert werden.
6. Eine Übersicht der Differentialdiagnosen findet sich in diesem Kapitel zusammen mit Informationen über häufig anzutreffende Giftstoffe, die schwere klinische Symptome verursachen.

Allgemeines klinisches Management

1. Wenn ein Patient keine klinischen Symptome aufweist, muß die Wahrscheinlichkeit einer Exposition bestimmt werden. Mit oder ohne klinische Symptome besteht die Tendenz, aufwendige Maßnahmen zu ergreifen, die häufig unnötig sind. Viele Notfallbehandlungen und pharmakologische Wirkstoffe sind für den Patienten nicht ohne Risiko.
2. Die Behandlung einer Intoxikation erfordert ein ruhiges, überlegtes Vorgehen.
   A. Erhalte die Vitalfunktionen wie bei jedem Notfall aufrecht.
   B. Entferne den Giftstoff, um dessen Absorption zu verringern.

1) Orale Exposition

a) Leite Erbrechen ein, wenn das Tier innerhalb von 4 bis 6 Stunden nach der Exposition vorgestellt wird.

– Apomorphin

A. Kann subkutan oder in den Konjunktivalsack appliziert werden

B. Wirkt zentral

C. Kann Atemdepression verursachen und bei Patienten mit Depression des ZNS kontraindiziert sein.

D. Es kann sein, daß kein Erbrechen auftritt, wenn der Magen leer ist. Orale Applikation von Flüssigkeiten vor Einleitung des Erbrechens verbessert die Wirksamkeit des Emetikums.

E. Gegen die apomorphin-induzierte Depression oder protrahiertes Erbrechen kann ein Narkotikum-Antagonist gegeben werden.

– Ipecacuanha-Sirup (kann vom Besitzer vor Ankunft in der Tierklinik verabreicht werden)

b) Wenn Erbrechen kontraindiziert ist, z. B. bei Krämpfen, bei Bewußtlosigkeit, bei Patienten mit schlechtem Allgemeinzustand oder bei Patienten, die möglicherweise Erdöldestillate, starke Säuren und Basen und andere Antiemetika aufgenommen haben, sollte eine Magenspülung innerhalb von 4 bis 6 Stunden nach der Exposition vorgenommen werden.

– Vor der Magenspülung muß immer ein Endotrachealtubus mit aufgeblasener Manschette gelegt werden.

– Verwende eine Magensonde.

– Spüle den Magen mit großen Mengen warmen Wassers oder isotoner Flüssigkeiten.

– Die Entfernung großer Volumina von Mageninhalt kann sowohl Störungen des Elektrolyt- als auch des Säure-Basen-Gleichgewichtes verursachen, die eine Korrektur erforderlich machen können. Aus diesem Grund ist eine periodische Beurteilung des Elektrolytgleichgewichtes erforderlich.

c) Aktivkohle (oral)

– Sie wird verabreicht, um der Absorption von Toxin oder dem enterohepatischen Kreislauf des Toxins vorzubeugen; kann zu jeder Zeit während der Vergiftung verabreicht werden.

– Appliziere keine anderen Suvstanzen per os gleichzeitig.

– Kommerzielle Zubereitungen sind leicht erhältlich.

d) Natriumsulfat, Magnesiumsulfat oder Paraffinöl.

– Kann allein oder nach Aktivkohle verabreicht werden, um die Entfernung des Toxins aus dem Gastrointestinaltrakt zu steigern.

– Sollte nicht verabreicht werden, wenn das Toxin eine schwere Entzündung des Gastrointestinaltraktes verursacht hat.

– Paraffinöl, aber nicht Speiseöl, kann wirksam sein, wenn das Toxin lipidlöslich ist.

2) Dermale Exposition

– Ganzkörperbad mit milder Seife und viel Wasser.

C. Identifiziere das Toxin nach Möglichkeit und führe eine entsprechende Behandlung durch.

1) Toxische Bestandteile vieler Haushaltsprodukte, Medikamente, Pestizide

und Produkte für das Auto können durch den toxikologischen Beratungsdienst ermittelt werden.

2) Wenn es ein Antidot gibt, sollte dieses verabreicht werden. Ist das Antidot in der eigenen Praxis nicht verfügbar, sollte ein örtliches Krankenhaus oder eine Apotheke kontaktiert werden. Es sind nur wenige Antidote ad us. vet. zugelassen, daher sind die meisten als Chemikalien oder Humanpräparate erhältlich.

D. Unterstützende Maßnahmen

1) Flüssigkeitszufuhr, um eine leichte bis mäßige Diurese zu fördern.

2) Korrektur der Säure-Basen- und Elektrolytstörungen.

3) Behandlung der durch das Gift hauptsächlich betroffenen Gewebe und der daraus entstehenden Erkrankungen, wie Niereninsuffizienz, Konvulsionen, Koma und Veränderungen der Körpertemperatur.

E. Entferne das Gift aus der Umgebung des Tieres, um eine Reexposition zu verhindern.

Differentialdiagnosen

- **Symptome des Nervensystems**

– *Depression*

Chemikalien
Ethylenglycol
Gerinnungshemmende Rodentizide
Erdöldestillate
Organophosphate/Carbamate
Ethanol, Methanol, Isopropanol
DEET
Naphthalin
Bromethalin
Cholecalciferol (Vitamin D)
Pharmaka
Acetaminophen, Salicylate, Ibuprofen
Barbiturate
Ivermectin
Benzodiazepin
5-Fluoruracil

– *Erblindung*

Methanol
Blei
Quecksilber

– *Krämpfe/Erregungszustände*
Chemikalien
Organophosphate/Carbamate
Chlorierte Kohlenwasserstoffe
Strychnin
Kampfer
Kohlenmonoxid
Blei
Phenol
Cyanid
Schokolade
4-Aminopyridin
DEET
Pyrethrine/Pyrethroide
Bromethalin
Metaldehyd
Pharmaka
Antidepressiva
Antipsychotika
β-Blocker (Propranolol)
Hypoglykämische Wirkstoffe
Methylxanthin
narkotische Analgetika
Amphetamin
Phenylpropanolamin
Antihistaminika
Atropin
Kokain
Bronchodilatatoren (Terbutalin)
PCP

– *Tremor (von Muskelzuckungen bis zu Muskelstarre)*
Organophosphate/Carbamate
2,4-D
Metaldehyd
Strychnin
Pyrethrine/Pyrethroide
4-Aminopyridin
Chlorierte Kohlenwasserstoffe
DEET
Naphthalin
Bromethalin
Phenole
Schlangengifte
Pharmaka
Ivermectin
Kokain

- **Gastrointestinale Symptome**

– *Vomitus*

Chemikalien
Ethylenglycol
Detergentien, Bleichmittel
Blei
Schokolade
Chlorierte Kohlenwasserstoffe
Naphthalin
Arsen
Bromethalin
Cholecalciferol (Vitamin D)
Phenole
Isopropanol
Borate
Metaldehyd
Erdöldestillate
Pflanzen
Weihnachtsstern
Philodendron
Pharmaka
Ibuprofen
Zinkoxid
Acetaminophen
Acetylsalicylsäure
5-Fluoruracil

– *Diarrhoe*

Detergentien
Organophosphate/Carbamate
Arsen
Borate

– *Speicheln*

Chemikalien
Oxalat enthaltende Pflanzen
Chlorierte Kohlenwasserstoffe
Pyrethrine/Pyrethroide
DEET
Organophosphate/Carbamate
Arsen

Phenole
Borate
Kiefernöl
Schlangengift
Pharmaka
Ivermectin
PCP
5-Fluoruracil

- **Blei**

1. Allgemeines
   A. Quellen: Farbe, Linoleum, Batterien, Golfbälle, bestimmte Dachabdeckungen, Gardinenband, Spielzeug
   B. Das klinische Bild der Bleivergiftung ähnelt häufig dem der Hundestaupe.
   C. Tritt oft bei jungen Hunden auf, da diese häufig alles ankauen.
2. Klinisches Bild
   A. Gastrointestinale Symptome (können den neurologischen Symptomen vorangehen)
      1) Bauchschmerzen
      2) Erbrechen
      3) Anorexie
      4) Intermittierende Diarrhoe
   B. Neurologische Symptome
      1) Krämpfe
      2) Hysterie
      3) Verhaltensänderungen
      4) Erblindung
3. Labordiagnose
   A. Kernhaltige Erythrozyten ohne schwere Anämie.
   B. Erythrozyten können eine basophile Tüpfelung aufweisen oder eine andere anomale Morphologie zeigen.
   C. Bleikonzentration im Blut.
      1) Frage das Labor, ob Heparin oder EDTA als Antikoagulans erforderlich ist. Sende Vollblut, da sich 90% des zirkulierenden Bleis in den Erythrozyten befinden. Eine starke Anämie kann die Interpretation dieses Parameters beeinflussen.
      2) Laborergebnisse über 60 µg/dl sind für eine Bleivergiftung diagnostisch beweisend.
      3) Liegt der Laborwert zwischen 25 und 60 µg/dl, und zeigt der Patient klinische Symptome, muß eine Bleivergiftung als Differentialdiagnose in Betracht gezogen werden.
   D. Röntgenaufnahmen des Abdomens können strahlendichtes Material zeigen, sie sollten angefertigt werden, da eine Therapie mit Chelatbildnern die Absorption aus dem Gastrointestinaltrakt fördern kann.
4. Therapie
   A. Eine weitere Absorption muß vor Beginn der Therapie mit Chelatbildnern verhindert werden.

1) Entferne das Blei aus dem Gastrointestinaltrakt mit einem Abführmittel oder Emetikum.

2) Zur Chelatbildung mit Blei werden 100 mg/kg KG Na_2Ca-EDTA s.c. pro Tag, verdünnt mit 5%iger Dextroselösung (endgültige Konzentration 10 mg EDTA/ml), für zwei bis fünf Tage verabreicht.

3) Bei einigen Hunden kann eine wiederholte Behandlung nach fünf Tagen erforderlich sein; diese zweite Behandlung sollte jedoch erst nach kurzer Ruhepause begonnnen werden.

4) Als Alternative oder Folgebehandlung kann dem Patienten oral Penicillamin in einer Dosis von 100 mg/kg KG täglich über eine bis vier Wochen verabreicht werden.

5) Wenn neurologische Symptome nach Beginn der EDTA Therapie andauern, können zur Behandlung des Hirnödems Steroide verabreicht werden.

6) Halten die Krämpfe an, sollte ein kurzwirkendes Antikonvulsivum gegeben werden.

Prognose

Die Prognose ist gut, wenn die neurologischen Symptome unter der Therapie geringer werden.

- **Organophosphate/Carbamate**

– *Allgemeines*

1. Es handelt sich um wirksame Insektizide, die in vielen kommerziellen Pflanzenschutzmitteln einschließlich Antiparasitika zur äußerlichen Behandlung zu finden sind.
2. Meist zeigt das Etikett, ob es sich bei den Inhaltsstoffen um Organophosphate oder Carbamate handelt, was bedeutet, daß Atropin das Antidot ist.
3. Die klinischen Symptome deuten auf eine Hemmung der zentralen und peripheren Cholinesterase hin.
4. Katzen können gegen einige Verbindungen empfindlicher sein als Hunde.
5. Es kann eine Wechselwirkung zwischen diesen Insektiziden und Phenothiazintranquilizern auftreten.

– *Klinisches Bild*

1. Erbrechen, Diarrhoe, Speicheln, Harnabsatz
2. Muskelzittern, das zu Lähmungen fortschreitet
3. Miosis
4. Dyspnoe durch verstärkte Sekretionen
5. Meist Depression des ZNS, manchmal Stimulation des ZNS
6. Entweder Bradykardie oder Tachykardie

– *Labordiagnose*

1. Cholinesterase in Erythrozyten, Vollblut oder Plasma.
   A. Pseudo- oder unspezifische Cholinesterase kommt in der Leber vor.
   B. Echte Cholinesterase wird in Erythrozyten oder in den Zielgeweben gefunden.
   C. >50% Depression der Plasma- oder Erythrozytenaktivität kann zu cholinergen Symptomen führen.
   D. Die Ergebnisse dieses Tests können im Hinblick auf Carbamat-Exposition schwierig zu interpretieren seln, da Carbamate die Cholinesterase reversibel hemmen.

– *Therapie*

1. Appliziere Atropinsulfat, bis die parasympatholytischen Symptome auftreten; meist ist ausreichend Atropin verabreicht worden, wenn eine Tachykardie beobachtet wird.
   A. Atropinsulfat sollte alle 4 bis 6 Stunden appliziert werden, um die Atropinisierung während des ganzen Verlaufs der Vergiftung aufrechtzuerhalten.
   B. Atropin wird die parasympathischen Symptome lindern, aber nicht das Muskelzittern.
2. Pralidoxim oder 2-PAM ist am wirksamsten, wenn es innerhalb der ersten 24 Stunden nach der Exposition verwendet wird.
   A. 20 bis 50 mg/kg KG i. v. oder i. m.
   B. Es sollte nicht allein, sondern in Verbindung mit Atropin appliziert werden.
   C. Nicht bei Carbamatvergiftung geben.

Prognose

Wenn die Therapie frühzeitig nach der Vergiftung erfolgt und die Behandlung über einen ausreichenden Zeitraum aufrechterhalten wird, ist die Prognose gut.

- **Ethylenglycol**

– *Allgemeines*

1. Quellen: Frostschutzmittel für Autos, Rostentferner
   A. Letale Dosen können für Hunde schon bei 4 ml/kg KG und bei Katzen sogar schon bei 1,5 ml/kg KG liegen.
2. Die frühen klinischen Symptome sind das Ergebnis der Ethylenglycolwirkung, die späteren schwereren das Ergebnis der Metabolisierung des Ethylenglycols. Die Therapie richtet sich auf die Blockade der Metabolisierung des Ethylenglycols, während die Exkretion des Ethylenglycols und seiner Metabolite gefördert wird.
3. Tiere können an dieser Vergiftung 12 Stunden bis 7 Tage nach Aufnahme sterben.

– *Klinisches Bild*

1. Erbrechen
2. Orientierungslosigkeit, Ataxie
3. Tachypnoe
4. Die Tiere scheinen sich innerhalb der ersten 12 Stunden nach der Exposition zu erholen.
5. Störungen des Sensoriums
6. Initial Polydipsie und Polyurie, die sich zu Oligurie entwickeln
7. Nierenschmerzen
8. Krämpfe, Koma

– *Labordiagnose*

1. Biochemische Blutuntersuchung
   A. Zu Beginn der Vergiftung liegt eine Hyperosmolalität vor.
   B. Elektrolytstörungen
      1) Erhöhte Kaliumwerte
      2) Verminderte Calciumwerte
      3) Schwere Azidose
      4) Großes Anion-gap- >40 bis 50 mval/l
      5) Erhöhter BUN-Wert
      6) Erhöhte Kreatininwerte
2. Harnuntersuchung
   A. Verringertes spezifisches Gewicht
   B. Hämaturie
   C. Proteinurie
   D. Calciumoxalatkristalle

– *Therapie*

1. Verabreiche Aktivkohle.
2. Korrigiere die Störungen des Säure-Basen-Gleichgewichtes.
3. Korrigiere die Störungen des Elektrolytgleichgewichtes.
4. Fördere die Exkretion des nicht metabolisierten Ethylenglycols durch Blockade seiner Metabolisierung mit Ethanol (i. v.).
   A. Dosis für Hunde: 5,5 ml/kg KG 20%iges Ethanol alle vier Stunden für 5 Behandlungen, dann alle 6 Stunden für 4 Behandlungen.
   B. Dosis für Katzen: 5 ml/kg KG 20%iges Ethanol intraperitoneal alle 6 Stunden für 5 Behandlungen, dann alle 8 Stunden für 4 Behandlungen.
   C. Obwohl die Ethanoltherapie die ZNS-Depression verstärken und die Entstehung eines Lungenödems durch die erhöhten Flüssigkeitsmengen fördern kann, ist Ethanol bei einem Patienten indiziert, der innerhalb von 24 Stunden nach der Exposition oder vor Auftreten einer Niereninsuffizienz vorgestellt wird.
5. Behandle die Nierenerkrankung
   – Diurese: Verwende entweder Mannitol oder Furosemid i. v. und erhalte die Diurese aufrecht, bis im Harn keine Oxalatkristalle mehr vorkommen.

Prognose

Die Prognose ist in allen Fällen ungünstig, wenn die empfohlenen Behandlungen nicht innerhalb weniger Stunden nach der Exposition begonnen werden.

- **Strychnin**

Allgemeines

1. Strychnin ist ein pflanzliches Alkaloid, das als Rodentizid und früher als Magenstimulans in der Großtierpraxis verwendet wurde.
2. Strychnin interferiert mit den hemmenden spinalen Neuronen, daher sind die Symptome das Ergebnis der kontinuierlichen Erregung der exzitatorischen spinalen Neurone.
3. Klinische Symptome können innerhalb von 30 Minuten nach der Aufnahme beobachtet werden, der Tod kann in weniger als einer Stunde eintreten.

– *Klinisches Bild*

1. Ängstlichkeit
2. Muskelrigidität
3. Heftige Krämpfe, häufig induziert durch Lärm oder andere Reize
4. Extreme Rigidität der Extensoren
5. Hyperthermie durch die Muskelarbeit

– *Labordiagnose*

Chemische Analyse des Erbrochenen oder des Mageninhaltes.

– *Therapie*

1. Verhindere eine weitere Absorption.
   A. Wenn der Patient bei Bewußtsein ist und keine klinischen Symptome zeigt, löse Erbrechen aus und verabreiche Aktivkohle.
   B. Zeigt der Patient klinische Symptome, versuche nicht, Erbrechen einzuleiten, da jedes Handling Krämpfe auslösen kann.
   C. Wenn der Patient klinische Symptome zeigt, wird er anästhesiert und eine Magenspülung durchgeführt.
2. Behandle die Krämpfe und Muskelspasmen.
   A. Valium i. v. (0,25 bis 0,5 mg/kg KG nach Wirkung) oder ausreichend Pentobarbital i. v., um die Muskelrelaxation aufrechtzuerhalten.
   B. Eine Inhalationsanästhesie kann erforderlich sein.
   C. Guaifenesin (110 mg/kg KG) kann verabreicht werden, wenn die oben beschriebenen Maßnahmen nicht zu einer ausreichenden Relaxation führen.
   D. Methocarbamol i. v. (150 mg/kg KG) ist verwendet worden, um die Krämpfe zu beseitigen.

3. Unterstützende Maßnahmen
   A. Zur Aufrechterhaltung der Atmung kann ein Beatmungsgerät erforderlich sein.
   B. Senke die Körpertemperatur, wenn eine Hyperthermie vorliegt.
   C. Beginne eine Infusionstherapie, um die Diurese zu verstärken.

– *Prognose*

1. Wird die Therapie schnell begonnen, genesen die meisten Tiere ohne Zwischenfälle.
2. Wenn das Tier die ersten 24 Stunden nach der Exposition überlebt, besteht eine gute Chance für eine Genesung, obwohl das Tier noch bis zu 3 Tage lang behandelt werden muß.

- **Amphetamin und Amphetaminderivate**

– *Allgemeines*

1. Meist nach Aufnahme von Medikamenten für den Besitzer: Amphetamin, Methamphetamin, Dextroamphetamin. Sie werden in der Humanmedizin meist zur Gewichtsreduktion, gegen Müdigkeit, Depression und bei hyperaktiven Kindern verschrieben.
2. Diese Pharmaka sind potente Stimulatoren des sympathischen Nervensystems und des kardiovaskulären Systems.

– *Klinisches Bild*

1. Kardiovaskulär
   A. Erhöhte Herzfrequenz
   B. Erhöhter Blutdruck
2. ZNS
   A. Pupillendilatation
   B. Erregung
   C. Erregtheit
   D. Verwirrtheitszustände
   E. Delirium
   F. Konvulsionen
3. Systemisch
   A. Hyperthermie
   B. Erhöhte Stoffwechselgeschwindigkeit

– *Labordiagnostik*

Chemische Analyse auf Amphetamin im Harn

– *Therapie*

1. Acepromazinmaleat in einer Dosierung von 0,2 mg/kg KG i. m. oder Thorazin 0,5 bis 1,0 mg/kg KG i. m.

2. Eine Therapie mit Valium i. v. kann erforderlich sein, um die Konvulsionen zu beseitigen. Wenn ein Barbiturat in Verbindung mit Tranquilizern verwendet wird, muß darauf geachtet werden, daß eine übermäßige Depression des ZNS vermieden wird.
3. Hyperthermie: Temperaturen bis zu 41 °C sind nicht ungewöhnlich. Eiswasserbäder senken die Temperatur. Messe wiederholt die Körpertemperatur.

• Metaldehyd

– *Allgemeines*

1. Metaldehyd ist neuerdings als Schneckengift (Molluskizid) bekannt geworden; es wird gewöhnlich im Garten verstreut. Die toxische Dosis beträgt 400 mg/kg KG.
2. Das klinische Syndrom kann auf die extreme Azidose zurückzuführen sein.

– *Klinisches Bild*

1. Fehlendes Koordinationsvermögen und leichtes Muskelzittern
2. Ängstlichkeit oder Erregtheit
3. Das Muskelzittern kann dauerhaft und heftig werden, wird aber nicht durch Geräusche oder Berührungen wie bei Strychnin verstärkt.
4. Hyperthermie, wiederum durch das Muskelzittern
5. Polypnoe und Tachykardie

– *Labordiagnostik*

1. Azidose
2. Chemische Analyse auf Acetaldehyd im Mageninhalt

– *Therapie*

1. Nicht absorbiertes Material wird entweder durch Magenspülung oder induziertes Erbrechen entfernt.
2. Behandle das Muskelzittern, verabreiche Methocarbamol 150 mg/kg KG i. m., Xylazin langsam nach Wirkung oder Valium i. v. nach Wirkung.
3. In schweren Fällen kann eine Allgemeinanästhesie erforderlich sein.
4. Es wird eine Infusionstherapie durchgeführt, um die Hydratation aufrechtzuerhalten und die Azidose zu korrigieren.

• Chlorierte Kohlenwasserstoffe

– *Allgemeines*

1. Werden hauptsächlich als Insektizide verwendet
2. Haben eine lange biologische Halbwertszeit
3. Durch Parenchymschädigungen der Leber steigen die Leberenzyme stark an.

– *Klinisches Bild*

1. Muskelzittern
2. Übersteigerte Reaktion auf Stimuli
3. Generalisierte Krämpfe
4. Koma

– *Labordiagnostik*

Es stehen keine Routineverfahren zur Verfügung.

– *Therapie*

1. Kontrolliere die Krämpfe mit einer flachen Narkose.
2. Sedativa gegen die Erregbarkeit; verwende keine Phenothiazine, da sie die Krampfschwelle senken.
3. Aktivkohle, um die Exkretion zu fördern.

– *Prognose*

Zweifelhaft, es gibt kein Antidot.

- **Marihuana**

– *Allgemeines*

Ursache der Intoxikation ist die zufällige Aufnahme von Marihuana des Besitzers. Manchmal verabreichen die Besitzer selbst ihren Hunden Marihuana, damit sie „ihre Erfahrung teilen".

– *Klinisches Bild*

1. Erregbarkeit oder Depression
2. Desorientiertheit
3. Ataxie
4. Schwäche
5. Charakteristisch für eine Marihuana-Intoxikation sind die schnell wechselnden klinischen Symptome.

– *Labordiagnostik*

Chemische Analyse des Harns

– *Therapie*

1. Verabreiche ein Emetikum, wenn das Tier innerhalb von 4 bis 6 Stunden nach der Drogenaufnahme vorgestellt wird.

2. Halte das Tier ruhig.
3. Unterstützende Maßnahmen

– *Prognose*

Gut, aber eine vollständige Erholung kann zwei bis drei Tage dauern.

- **Xanthin**

– *Allgemeines*

1. Substanzen, die zur Xanthingruppe gehören, sind Coffein, Theobromin und Theophyllin. Diese Verbindungen können in Schokolade, rezeptfrei erhältlichen Humanarzneimitteln und Tierarzneimitteln enthalten sein.
2. Theobromin hat beim Hund eine lange Plasmahalbwertszeit (17 Stunden).

– *Klinisches Bild*

1. Erregbarkeit
2. Ruhelosigkeit
3. Tremor
4. Herzarrhythmien
5. Krämpfe
6. Starke Zunahme der Harnmenge
7. Erbrechen und Diarrhoe
8. Koma

– *Labordiagnostik*

Chemische Analyse im Harn und Blut

– *Therapie*

1. Verabreiche ein Emetikum, wenn das Tier innerhalb von 4 bis 6 Stunden nach der Exposition vorgestellt wird.
2. Verabreiche Aktivkohle, um die Elimination zu fördern.
3. Behandle die bestehenden Herzarrhythmien.
4. Beseitige die Krämpfe und das Muskelzittern.
5. Unterstützende Maßnahmen

– *Prognose*

Die Prognose ist bei aggressiver Therapie, die frühzeitig nach der Exposition durchgeführt wird, gut.

• Ätzende Gifte und Teerprodukte

– *Allgemeines*

1. Substanzen, die zu dieser Gruppe gehören, sind starke Säuren und Basen, wie Phenol, Kreosot, Kreosol, Naphthol, Tanninsäure, Holzteer u. a.
2. Diese Verbindungen verursachen in erster Linie eine Verätzung der Haut und der Schleimhäute.
3. Katzen sind wegen artbedingter Unterschiede im Stoffwechsel besonders empfindlich gegen die Phenolverbindungen.

– *Klinisches Bild*

1. Ätzende Gifte
   A. Ödematöse und hämorrhagische Haut oder Schleimhäute, abhängig vom Expositionsweg
   B. Erbrechen bei oraler Exposition
2. Leicht oder nicht ätzende Mittel
   A. Depression, Schwäche
   B. Muskelzuckungen
   C. Dyspnoe und möglicherweise Krämpfe
   D. Ikterus

– *Labordiagnostik*

1. Intravaskuläre Hämolyse der Erythrozyten, Anämie
2. Erhöhte Bilirubinwerte
3. Erhöhte BUN- und Kreatininwerte
4. Harntest auf Phenolverbindungen
   A. Gebe 1 ml Eisenchlorid zu 10 ml Harn.
   B. Violett- oder Blaufärbung bedeutet einen positiven Befund.

– *Therapie*

1. Neutralisiere starke Säuren und Basen.
   A. Säuren: Gib 5%iges Natriumhydrogencarbonat nur bei dermaler Exposition.
   B. Basen: Verabreiche Essig.
2. Bei Exposition an starke Säuren oder Basen sollte kein Erbrechen induziert werden, da die Gefahr einer weiteren Schädigung des Ösophagus besteht.
3. Magenspülungen, um die Substanz zu entfernen.
4. Bade das Tier, wenn die Haut betroffen wurde.
5. Unterstützende Maßnahmen

– *Prognose*

Die Prognose ist bei Tieren mit klinischen Symptomen zweifelhaft.

- **Salicylat (Acetylsalicylsäure)**

– *Allgemeines*

Ursachen einer akuten Vergiftung sind die zufällige Aufnahme der Medikamente des Besitzers und eine Überdosierung des Medikamentes durch den Besitzer.

– *Klinisches Bild*

1. Depression
2. Erbrechen und Dehydratation
3. Tachypnoe
4. Erhöhung der Körpertemperatur
5. Es entwickeln sich u. U. Krämpfe, Schwäche und Schock.
6. Nebenwirkungen einer chronischen Exposition können Anämie, Hepatitis und Koagulopathien sein.

– *Labordiagnostik*

1. Ausgeprägtes Säure-Basen-Ungleichgewicht
   A. Initiale respiratorische Alkalose
   B. Metabolische Azidose
2. Chemischer Suchtest im Harn
   A. Füge 2 Tropfen von 10%igem Eisenchlorid zu 2 ml Harn hinzu.
   B. Der Harn färbt sich dunkel, wenn Salizylate vorhanden sind.

– *Therapie*

1. Verabreiche innerhalb von Stunden nach der Ingestion ein Emetikum.
2. Behandle den Schock.
3. Korrigiere den Säure-Basen-Status.
4. Behandle die Krämpfe.
5. Verabreiche Aktivkohle.
6. Die Exkretion kann durch Alkalisierung des Harns mit Natriumhydrogencarbonat i. v. erhöht werden.
7. Thrombozytenersatz bei Gerinnungsstörungen.

– *Prognose*

Die Prognose ist bei frühzeitiger Behandlung gut.

- **Acetaminophen**

– *Allgemeines*

1. Dieses Produkt sollte wegen seiner Toxizität und der Verfügbarkeit von therapeutischen Alternativen bei Hunden und Katzen nicht therapeutisch verwendet werden.

2. Katzen werden von geringeren Dosen vergiftet als Hunde. Eine 500-mg-Kapsel kann bei Katzen toxische Symptome hervorrufen.

– *Klinisches Bild*

1. Depression
2. Anorexie
3. Zyanose, Tachypnoe
4. Gesichtsödem
5. Erbrechen und Bauchschmerzen
6. Schokoladenfarbiger Harn/Hämaturie

– *Labordiagnostik*

1. Erhöhte Leberenzyme und Methämoglobinämie bei Hunden
2. Methämoglobinämie und Heinzsche Innenkörper-Anämie bei Katzen

– *Therapie*

1. Löse innerhalb weniger Stunden nach der Ingestion Erbrechen aus.
2. Aktivkohle
3. Applikation von N-Acetylcystein p. o. oder i. v.
4. Vitamin C zur Behandlung der Methämoglobinämie
5. Unterstützende Therapie

– *Prognose*

Die Prognose ist ungünstig, wenn eine schwere Anämie, Methämoglobinämie oder Lebernekrose vorhanden sind.

• **Tranquilizer (Phenothiazine)**

– *Allgemeines*

1. Tiere bekommen Zugang zu geöffneten Flaschen mit dem Medikament und nehmen es auf. Die Hauptwirkungen dieser Pharmaka sind Depression und Hypotonie.

– *Klinisches Bild*

1. Ausgeprägte Depression, u. U. Koma
2. Hypotoner Schock

– *Labordiagnostik*

Es sind keine Routineverfahren verfügbar.

– *Therapie*

1. Unterstützende Maßnahmen
2. Zeit gewähren zur Metabolisierung des Pharmakons
3. Auslösen von Erbrechen (nur wenn das Tier wach ist)

– *Prognose*

1. Die Prognose ist bei Durchführung unterstützender Maßnahmen gut.

• Gerinnungshemmende Rodentizide

– *Allgemeines*

1. Diese Biozide werden oft als blaugrün gefärbte Köder angelegt. Dieser Farbstoff wird nicht vom Gastrointestinaltrakt absorbiert und führt zu einer blaugrünen Färbung der Faeces oder des Erbrochenen. Nicht alle Rodentizide, denen blaugrüner Farbstoff zugefügt ist, sind Antikoagulantien.
2. Diese Rodentizide blockieren in der Leber die Verwertung von Vitamin K, wodurch die Synthese von Gerinnungsfaktoren gehemmt wird. Die Therapie zielt darauf ab, ausreichend Vitamin K zur Verfügung zu stellen, während das Rodentizid metabolisiert und ausgeschieden wird. Die Länge der Therapie hängt von der chemischen Struktur der Verbindung ab und kann von 7 Tagen für Warfarin zu 5 bis 6 Wochen für Diphacinon dauern.
3. Durch die chemische Struktur der neueren Depot-Rodentizide kann das klinische Bild nach einer einmaligen Aufnahme 5 bis 8 Tage verzögert erscheinen.

– *Klinisches Bild*

1. Schwäche
2. Dyspnoe und Blässe der Schleimhäute
3. Äußerliche Symptome, wie subkutane Hämorrhagien, gelegentlich Nasenbluten, blutiger Kot oder Hämaturie, werden beobachtet. Die Blutungszeit bei Punktion der Venen ist stark verlängert.
4. Das Tier wird zunehmend schwächer und hat kalte Extremitäten; der Tod tritt innerhalb von 24 Stunden nach Beginn der klinischen Symptome ein.

– *Labordiagnostik*

1. Abnormal niedriger Hämatokrit und niedrige Erythrozytenzahl; nur die Thrombozytenzahl ist in der Regel normal.
2. Verlängerte Prothrombinzeit; u. U. verlängerte partielle Thromboplastinzeit; die Konzentrationen der Faktoren II (Prothrombin), VII, IV und X im Blut sind verringert.
3. Abnormales Verhältnis von Vitamin K Oxid/Vitamin K im Blut

– *Therapie*

1. Orale Vitamin-K-Applikation: Nur Vitamin K_1 sollte verabreicht werden.

A. Vitamin K sollte zusammen mit Fett verabreicht werden, da es ein fettlösliches Vitamin ist, zu dessen Resorption Gallensalze erforderlich sind. Wird Vitamin K oral appliziert, wird es direkt zum Zielgewebe – zur Leber – transportiert.

B. Vitamin K kann subkutan verabfolgt werden, wenn die Gewebsdurchblutung ausreicht.

C. Es sollte intravenös wegen der möglichen Gefahr eines anaphylaktischen Schocks nur in Flüssigkeiten verdünnt appliziert werden.

D. Vitamin K sollte nicht intramuskulär verabreicht werden, wenn die Gerinnungszeiten nicht normal sind, da das Risiko einer lebensbedrohlichen intramuskulären Blutung besteht.

E. In schweren Fällen appliziert man 5 mg/kg KG alle 12 Stunden und gibt weiterhin 3 bis 5 mg/kg KG täglich über mehrere Wochen, wenn es sich bei dem Rodentizid nicht um Warfarin gehandelt hat. Der Gerinnungsstatus wird nach 24stündigem Absetzen der Vitamin-K-Therapie beurteilt. Wenn die Gerinnungszeiten nicht normal sind, wird die Therapie noch mindestens eine Woche lang fortgeführt. Es kann sein, daß das Tier bis zu 6 Wochen lang behandelt werden muß, besonders wenn das Rodentizid mehrmals aufgenommen wurde.

F. Hat das Tier Warfarin aufgenommen, wird es mit Vitamin K 7 Tage lang per os behandelt.

– *Prognose*

Die Prognose ist bei frühzeitiger Behandlung sehr gut.

- **Vergiftungsfälle durch Pflanzen**

Häufige Vergiftungsmöglichkeiten sind in Tabelle 28-1 aufgeführt.

Literatur

Ellenhorn und Barceloux: Medical Toxicology. Elsevier, New York 1988.

Kirk, R. W. (Ed.): Current Veterinary Therapy, 10th Ed. W. B. Saunders, Philadelphia 1989.

Kühnert, M. (Hrsg.): Veterinärmedizinische Toxikologie. Gustav Fischer Verlag, Jena–Stuttgart 1991.

Lampe und McCann: AMA Handbook of Poisonous and Injurious Plants, Chicago Review Press, Chicago, 1985.

Liebenow, H., und Liebenow, K.: Giftpflanzen. 4. Aufl. Gustav Fischer Verlag, Jena–Stuttgart 1993.

Osweiler, Carson, Buck and Van Gelder: Clinical and Diagnostic Veterinary Toxicology. 3. Ed. Kendall/Hunt Publishing, Dubuque 1985.

Tabelle 28-1 Pflanzen, die häufig an Vergiftungsfällen beteiligt sind

Art/Gattung/Familie	Giftiger Teil der Pflanze/wirksames Prinzip, falls bekannt	Symptome	Therapie
Dieffenbachia, Caladium, Alocasia, Colocasia, Philodendron	alle Teile	schwere Reizung der Schleimhäute, Übelkeit und Erbrechen, Diarrhoe, Salivation; keine direkten systemischen Wirkungen	einhüllende Mittel (Milch, Öl) per os
Oleander (*Nerium oleander*)	alle Teile (Oleandrin)	die gleichen wie bei Digitalis	wie bei Digitalisvergiftung
Eibe (*Taxus baccata*)	Holz, Rinde, Blätter, Samen	Nausea, Vomitus, Diarrhoe, Bauchschmerzen, Dyspnoe, dilatierte Pupillen, Schwäche, Konvulsionen, Schock, Koma	▲
Paradiesvogelblume (*Caesalpinia gilliesii*)	Samenschale	Nausea, Vomitus, Diarrhoe	▲, Milch, rohe Eier, Paraffinöl, Flüssigkeitsersatz
Aesculus-Arten	Samen (ein Glykosid)	Nausea, Vomitus, Diarrhoe, Schwäche, Paralyse	▲
Kirsche (*Prunus*-Arten)	Samen (Amygdalin)	Stupor, Lähmung der Stimmbänder, Konvulsionen und Koma durch Kauen der Samen	▲, Cyanidvergiftung behandeln
Chrysanthemum	alle Teile (ein Resin)	exsudative Dermatitis durch Überempfindlichkeit	Waschen der Haut
Ranunculaceen (Hahnenfußgewächse)	alle Teile	Nausea, Vomitus, Diarrhoe, Ruhelosigkeit, schwacher Puls, Konvulsionen	▲, künstliche Beatmung, Aufrechterhaltung des Blutdrucks
Rhodomyrtus macrocarpa	Frucht	vollständige und dauerhafte Erblindung innerhalb von 24 Stunden	▲
Stechpalme (*Ilex*-Arten)	Beeren	Vomitus, Diarrhoe, betäubende Wirkung	▲

Tabelle 28-1 (Fortsetzung)

Hortensie (*Hydrangea*)	alle Teile (blausäurebildend)	Schwindel, respiratorische Stimulation, Tachykardie, Konvulsionen	▲, Cyanidvergiftung behandeln
Lobelie (*Lobelia inflata*)	alle Teile (α-Lobelin)	unstillbares Erbrechen, Schwäche, Stupor, Tremor, „Stecknadelkopfpupillen", Bewußtlosigkeit	▲, künstliche Beatmung, Atropin (2 mg s. c.)
Iridaceen	Wurzeln	Nausea, heftige Diarrhoe	▲
Gelber Jasmin (*Gelsemium sempervirens*)	alle Teile (Gelsemin und verwandte Alkaloide)	Muskelschwäche, Konvulsionen, Ateminsuffizienz	▲, Atropin (2 mg s. c. alle 4 Stunden), künstliche Beatmung
Kalmia-Arten	alle Teile (Andromedotoxin)	Salivation, verstärkte Tränenbildung, Nasenausfluß, Vomitus, Konvulsionen, langsamer Puls, Paralyse	▲
Lupinus-Arten	alle Teile, besonders die Beeren (Lupinin und verwandte Alkaloide)	Paralyse, schwacher Puls, Atemdepression, Konvulsionen	▲, künstliche Beatmung, Behandlung der Konvulsionen
Hippomane mancinella	Saft	schwere Reizung, Blasenbildung, Abschälung der Haut durch Kontakt mit dem Saft	Waschen mit Seife und Wasser oder Alkohol
Amerikanische Mistel (*Phoradendron flavescens*)	alle Teile, aber besonders die Beeren	Vomitus, Diarrhoe, langsamer Puls, ähnlich wie bei Digitalis	wie bei Digitalisvergiftung
Weihnachtsstern (*Euphorbia pulcherrima*)	Blätter, Stiele, Saft	Reizung, Blasenbildung, Gastroenteritis	▲, den Saft von der Haut mit Wasser und Seife abwaschen
Primula-Arten	Stiele und Blätter	Hautrötung und Irritation, Juckreiz, Schwellung und Blasenbildung bei Kontakt mit der Pflanze	Waschen der Haut mit Alkohol
Liguster (*Ligustrum vulgare*)	Beeren und Blätter	gastrointestinale Reizung, Nierenschäden	▲

Tabelle 28-1 (Fortsetzung)

Haplopappus heterophyllus	alle Teile (Tremetol)	Milch von Tieren, die mit *Haplopappus* gefüttert worden sind, verursacht Nausea, Appetitverlust, Schwäche, schweres Erbrechen, Ikterus durch Leberschädigung, Konstipation und Konvulsionen. Es kann wegen der Nierenschädigung eine Anurie oder Polyurie auftreten.	behandle die Leberschäden und die Anurie
Platterbsen (*Lathyrus*-Arten)	alle Teile, aber besonders die Samen	Paralyse, schwacher Puls, Atemdepression, Konvulsionen	▲, künstliche Beatmung, Behandlung der Konvulsionen
Gloriosa superba	alle Teile	Schmerzen im Abdomen, Erbrechen, blutige Diarrhoc, Ataxie, Konvulsionen, Koma, Ateminsuffizienz	▲
Blauregen (*Wisteria*)	alle Teile	Magenverstimmung, Erbrechen	▲

▲ Das aufgenommene Gift ist durch Magenspülung oder induziertes Erbrechen zu entfernen; ferner symptomatische Therapie (nach Dreisbach, R. H.: Poisoning. 6. Ed. Lange Publications, Palo Alto 1969).

Sachregister